实用中医眼科学

主 编 庞荣 张健 张彬

中国中医药出版社
·北京·

图书在版编目（CIP）数据

实用中医眼科学 / 庞荣，张健，张彬主编 . —北京：
中国中医药出版社，2020.11
ISBN 978 – 7 – 5132 – 6167 – 8

Ⅰ.①实… Ⅱ.①庞… ②张… ③张… Ⅲ.①中医五
官科学—眼科学 Ⅳ.① R276.7

中国版本图书馆 CIP 数据核字（2020）第 046572 号

中国中医药出版社出版

北京经济技术开发区科创十三街 31 号院二区 8 号楼
邮政编码　100176
传真　010-64405750
山东临沂新华印刷物流集团有限责任公司印刷
各地新华书店经销

开本 889×1194　1/16　印张 42.75　字数 1050 千字
2020 年 11 月第 1 版　2020 年 11 月第 1 次印刷
书号　ISBN 978 – 7 – 5132 – 6167 – 8

定价　198.00 元
网址　www.cptcm.com

社 长 热 线　010-64405720
购 书 热 线　010-89535836
维 权 打 假　010-64405753

微信服务号　zgzyycbs
微商城网址　https://kdt.im/LIdUGr
官 方 微 博　http://e.weibo.com/cptcm
天猫旗舰店网址　https://zgzyycbs.tmall.com

如有印装质量问题请与本社出版部联系（010-64405510）

实用中医眼科学
编委会

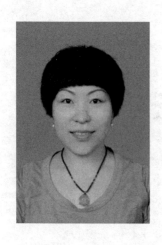

庞荣，1978年出生，河北巨鹿人，系我国著名中医眼科学家庞赞襄教授之嫡孙女、庞氏眼科第五代学术经验代表性传承人，国家首批中医流派传承工作室——河北庞氏眼科流派传承工作室负责人。毕业于河北医科大学中医学院，获医学硕士学位。河北省人民医院中医眼科副主任医师。自幼深受医家世传的熏陶，年少习医，得祖父庞赞襄的亲传。从事中医眼科临床、教学和科学研究工作20余年，将家传学术思想和经验应用于临床实践，采用中医药、针刺等方法治疗眼病取得了良好的效果，擅长治疗角膜炎、葡萄膜炎、麻痹性斜视、上睑下垂、视神经萎缩等疑难眼病。在国家及省级刊物上发表学术论文30余篇。主编《庞氏中医眼科学术思想传承研究》《庞赞襄中医眼科验案精选》和《农村急病防治》，并参编《中小学生眼病防治300问》《五官科金方》等眼科类书籍数部。

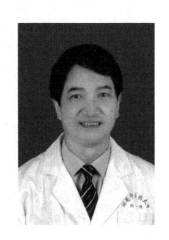

　　张健，1953年出生，湖南长沙市人，湖南中医药大学第一附属医院眼科主任医师、教授，硕士生导师，第三批湖南省名中医，兼任国际眼科学会常委。《国际眼科（中文版）》《眼科新进展》等杂志编委特聘编辑和审稿人。从事医疗、教学、科研40余载，精于中医，兼通西医眼科，治疗角膜炎、青光眼、白内障、眼型重症肌无力、视网膜及脉络膜血管病和眼底变性病变等疑难眼病有独到之处。主编《张怀安医案精华》《张健眼科医案》《张怀安眼科临床经验集》《中西医眼科临证备要》等系列书籍，参编了高等医药院校教材《中医眼科学》《中医眼科病症学》《中西医结合眼科学》等30部眼科专著。主持"青光眼240例的辨证论治及疗效观察的研究"，主要参与"眼明丸治疗视网膜色素变性的临床研究""PC—1500（A）中医专家系统及其构造工具"等多项科学研究，有6项荣获省科研成果奖。曾发表学术论文百余篇。

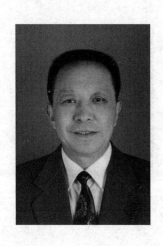

　　张彬，1961年出生，河北邯郸人，河北省人民医院中医眼科主任医师，副教授。1985年1月拜师于庞赞襄主任医师。曾任中华中医药学会眼科分会常务委员兼副秘书长、中国中西医结合学会眼科专业委员会委员、世界中医药学会联合会眼科专业委员会委员，河北省中医药管理局首批科技咨询与科技评审专家，河北省中医药学会眼科专业委员会常务副主任委员，河北省针灸学会常务理事兼副秘书长。出版《庞赞襄中医眼科经验》《针刺治疗眼病图解》《中西医结合诊治眼病》《中医治疗视神经萎缩》等专著；参编《中医眼科学》《庞赞襄中医眼科验案精选》。发表论文近六十篇。应用中医药、针刺治疗角膜炎、葡萄膜炎、白内障初发期、麻痹性斜视、上睑下垂、视神经炎、视神经萎缩、中心性浆液性脉络膜视网膜病变、急性视网膜色素上皮炎、视网膜色素变性等疾病取得较好效果。

序

　　中医药学是中国古代科学的瑰宝，也是打开中华文明宝库的钥匙。中医眼科作为中医药事业的重要组成部分，博大精深，源远流长，早在殷墟甲骨文当中，就有"疾目"的记载，在《神农本草经》当中，也记载了目翳、青盲、眼赤白膜等眼科病症。宋初编成的《太平圣惠方》提出"眼通五脏，气贯五轮"，强调了眼与整体的密切关系。进入新时代，党的十九大报告指出，"坚持中西医并重，传承发展中医药事业"，乘着全面深化医改的春风，中医药发展也迎来了春天。弘扬中医文化，传承中医国粹，成为新时代题中之意。

　　由河北省人民医院中医眼科"河北庞氏眼科流派"庞赞襄学术思想代表性传承人庞荣、张彬等和湖南中医药大学第一附属医院"湖湘张氏眼科流派"张怀安学术思想代表性传承人张健等编著的《实用中医眼科学》，在深入发掘中医药宝库中的精华，继承前辈经验，结合作者临床实践的基础上，以中医为主，中西医结合，汲取当代新成果、新经验，编撰成册，以飨读者，具有很高的学术价值和临床科学价值。

　　河北庞氏眼科，已历六世，始于庞凤岐，祖居于河北省邢台市巨鹿县小王路村，自清代开始行医乡里，在冀南平原颇负盛名，在全国影响较广。至第三代传人庞赞襄，继承先人之志，怀救世之心，秉超悟之哲，沉酣岐黄，屡起沉疴，以德高术精享誉海内外杏林，使庞氏眼科发扬光大。庞赞襄主任医师博采众长，学验俱丰，临证既遵循典籍、继承家传，又善于探索创新，在认识眼病的发生、发展、转归、预后和治疗上，提出了许多独到的见解，如"目病多郁论"，弥补了古代眼科医家因历史条件限制对眼底病认识的不足，进一步完善和发展了中医眼科学。嫡孙女庞荣幼承祖训，在继承前人和家传经验的基础上，坚持"理论与实践相依、继承与创新并举"，研究、拟定了许多疗效卓著的新方药。

　　湖湘张氏眼科，历时百年，经三代家族传承及从业师传，张怀安系第一代湖湘张氏眼科流派创始人，少年从师学医，悬壶于乡，德艺双馨，仁心仁术。张怀安治疗眼病强调"外障眼病，祛风为先；内障眼病，治肝为要；中西互参，病证结合"，辨证强调整体，诊断强调运用现代技术，治疗突出中医特色。第二代湖湘张氏眼科流派的代表性传承人张健，作为首批全国老中医药专家经验继承人，医钵真传，深得要旨，从事医疗、教学、科研四十余载，精于中医，兼通西医眼科，博采众长，独辟蹊径，治疗角膜炎、青光眼、白内障、眼型重症肌无力、视网膜及脉络膜血管病和眼底变性病变等疑难眼病有独到之处，使无数眼病患者重见光明。2014年被评为湖南省名中医，张健教授半生讲学路，弘扬岐黄术，时年逾六旬，仍躬耕杏林，教泽绵长，甘为人梯，令人叹服。

　　薪火相传，以名医之道泽被后人。庞氏、张氏两家堪称我国中医眼科世家，一南一北，交相辉映。传承"大医精诚"风范，弘扬"大爱无疆"精神，两家历代传人不仅是中医眼科的传承人，也是我国中医药文化的缩影。中医眼科文化的传承任重道远，两家的传人胸怀家国，矢志不渝，初心不改，悟真求道，勤于临床，在不断传承中探求新知。步入新时代，希望他们更能扛起中医眼科发展的旗帜，肩负起传承中医文化的使命，传承而不墨守成规，不断推陈出新，续写中医眼科发展的新篇章。本书即将付梓，传世济人，实乃幸事一件。余草附数语，以冠卷首为之序。

中国中医药信息学会眼科分会会长

北京中医药大学东方医院

韦企平

2020 年 2 月 15 日

前言

眼为视觉器官。人类感知外界环境各种信息，绝大部分是通过眼的视觉功能来完成的，故眼为人体的重要感觉器官。中医眼科学是研究眼的生理、病理和眼病的临床表现、诊断、辨证、治疗与预防的专门学科，是中医临床学科中不可缺少的一个重要组成部分。它的任务是防治眼病，维护人体视觉器官的健康。中医眼科学经过数千年发展而形成一门具有独特的理论体系、丰富的诊疗手段与治疗方法的临床医学，是历代医家长期同眼病做斗争的经验总结，为中华民族儿女的"光明事业"做出了巨大贡献。

近年来，随着科技的飞速发展，中医眼科学对眼病的诊断与治疗水平日趋提高，取得了很多新的进展和突破。为了及时总结中医眼科学的新成果、新技术，促进中医眼科学的发展，"河北庞氏眼科流派传承工作室"和"湖湘张氏眼科流派传承工作室"合编了《实用中医眼科学》。在编写过程中，我们尽可能全面地收集了当代全国名老中医在治疗眼病时的经验，希冀广大眼科医师阅读后对工作有所裨益，同时也希望这些宝贵的诊疗经验可以得到传承与发展。

在此书出版之际，特向将终生所得之宝贵诊疗经验分享给我们的名老中医们致敬，向奋斗在临床一线的医疗工作者们致敬，向所有参与完成本书的同仁们致敬。最后，希望在我们的共同努力下，中医眼科事业可以蒸蒸日上。

纪念庞赞襄教授、张怀安主任医师！

沉痛悼念英年早逝的朋友——张彬教授！

河北庞氏眼科流派传承工作室主任　庞荣
湖湘张氏眼科流派传承工作室主任　张健
2020 年 2 月 15 日

编写说明

　　《实用中医眼科学》由河北省中医眼科"河北庞氏眼科流派"庞赞襄学术思想代表性传承人庞荣、张彬等和湖南省中医眼科"湖湘张氏眼科流派"张怀安学术思想代表性传承人张健等，继承前辈经验，参考古今医著，结合临床实践，并汲取当代新成果、新技术、新理论、新观点、新方法、新经验撰集而成。

　　本书从临床实用出发，以中医为主，西医为辅，中西医结合。在系统介绍中医眼科理论体系、辨证论治的前提下，也介绍了有关的西医眼科知识，如眼的生理解剖、眼病的检查诊断及有关中西医治疗方法等内容。

　　为便于中西医学术交流，本书采用西医病名。在每个病例的概述中列有对照中医病名。

　　本书对眼病从病因病机、临床表现、辅助检查、诊断要点、鉴别诊断、治疗、病案举例、治疗心得、食疗方、名医经验、治疗进展、预防与调护等方面论述。其中病因病机包含了西医病因病理和中医的病因病机，临床表现以西医术语为主，治疗上则以中医辨证论治为主，西医治疗为辅；关于诊断要点，凡国家中医药管理局颁发的《中医病证诊断疗效标准》规定有的参照执行，没有的则参考中西医眼科教科书等权威书籍自拟。

　　本书所涉及的中药处方的用药用量，是庞氏或张氏眼科流派常规用药药量，若年老体弱及小儿患者，可酌情减量。

　　本书设有眼科常用方剂歌诀、眼科测量正常值和方剂索引等，以便查阅。

　　本书可作为中医、中西医结合、眼科医疗，以及相关教学、科研工作的重要参考书籍，对眼病病友寻医问药也有很大的帮助。

《实用中医眼科学》编委会

2020 年 10 月

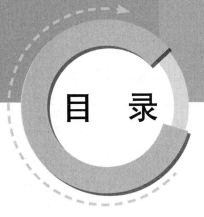

目　录

第一部分　概论

第二部分　常见眼病的诊疗

第一部分
概　论

第一章　眼的应用解剖生理

眼为视觉器官，包括眼球、眼附属器和视路 3 部分。眼球接受视觉信息，经视路向视皮质传递，从而完成视觉功能；眼附属器具有保护、容纳眼球及保证眼球的转动等作用。

第一节　眼　球

眼球近似球形，中医学称为眼珠、睛珠。成人眼球前后径约为 24mm，垂直径约 23mm，横径（水平）约 23.5mm。人出生时，正常眼球前后径约 16mm，3 岁时约 23mm，到 15～16 岁时，眼球大小与成人相近。

眼球位于眼眶内，约后 2/3 由脂肪等组织包裹。眼球向前平视时，突出于外侧眶缘 12～14mm，一般两眼突出度相差不超过 2mm。眼球的前端暴露于外，易遭受外伤。眼球由眼球壁和眼球内容物两部分组成。临床上习惯将眼球分为眼前段和眼后段，常以晶状体后极为切面，切面以前为眼前段，其后为眼后段。

一、眼球壁

眼球壁分 3 层：外层为纤维膜，中层为葡萄膜，内层为视网膜。

1. 纤维膜　外层由致密纤维组织构成，故又称为纤维膜。前 1/6 为透明的角膜，后 5/6 为瓷白色的巩膜，二者相交区域为角巩膜缘，共同构成完整封闭的眼球外壁，具有保护眼内组织和维持眼球形状的作用。

（1）角膜：中医学称为黑睛，位于眼球前极中央，是重要的屈光介质，周围是结膜、巩膜组织，后有房水。角膜为稍向前凸的半球状透明组织，其形略呈横椭圆。成人角膜横径为 11.5～12.0mm，垂直径为 10.5～11.0mm。中央瞳孔区附近约 4mm 直径的圆形范围近似球形，各点曲率半径基本相等，其外的各部角膜较扁平，各点曲率半径不同。角膜前表面的水平方向曲率半径约为 7.8mm，垂直方向曲率半径约为 7.7mm。角膜周边厚约为 1mm，中心稍薄为 0.5～0.55mm。角膜的组织结构从外至内分为 5 层。

①上皮细胞层：厚约 35μm，占整个角膜厚度的 10%，由 5～6 层鳞状上皮细胞构成，排列整齐，表层无角化，基底细胞无色素，再生能力极强，损伤后在无感染的条件下，约于 24 小时内修复，不遗留瘢痕。

②前弹力层：无细胞成分的均质透明薄膜，终止于角膜周边部。前弹力层前面光滑，易使上皮细胞层脱落。其抵抗力弱，极易损伤，不能再生。损伤后由新生的结缔组织代替，形成较薄瘢痕组织，临床中称云翳。

③基质层：为角膜组织最厚的一层，占角膜总厚度的 90%。由与角膜表面平行的胶原纤维束薄板组成。纤维薄板排列规则，屈光指数相同，该层向周围延伸至巩膜组织中，病变时多相互影响。基质层无再生能力，病变或损伤后由不透明的瘢痕组织代替，形成的瘢痕临床称之为角膜翳。

④后弹力层：是一层较坚韧的透明均质膜，由胶原纤维组成，在前房角处分成细条并移行到小梁组织中。该层损伤后可再生。后弹力层疏松地附着在基质层上，富于弹性，抵抗力强。

⑤内皮细胞层：由六角形单层扁平细胞构成。位于角膜最内面，紧贴后弹力层。角膜内皮细胞数量正常为每平方毫米 2899±410 个，细胞间紧密连接，具有角膜－房水屏障功能。正常情况下房水不能透过此层渗入到角膜组织里，当其损伤后房水就可透过该层渗入到角膜组织里引起基质层水肿。内皮细胞损伤后不能再生，受损后缺损区由邻近细胞扩张和移行来覆盖。如果内皮细胞失去代偿功能，角膜会发生水肿或大泡性角膜病变。角膜内皮细胞数量随年龄的增长而逐渐减少。

角膜表面有一层泪膜，称角膜前泪膜。泪膜分为 3 层：表面为脂质层，中间为水液层，底部为黏蛋白层。其主要作用为润滑角膜、防止角膜干燥、供给角膜氧气等。角膜富含三叉神经末梢，感觉极其灵敏。角膜透明、无血管，其营养代谢主要来自房水、泪膜和角膜缘血管网。角膜是眼球重要的屈光介质之一，总屈光力为 +43D。

（2）巩膜：由致密的相互交错的胶原纤维组成。位于眼球的中后部分，占整个纤维膜的 5/6。巩膜前接角膜缘，外由眼球筋膜及球结膜覆盖，内面紧贴睫状体、脉络膜；其后在与视神经相交处分内外两层，外 2/3 移行于视神经鞘膜，内 1/3 呈细小筛状孔，此处极薄，称为巩膜筛板，视神经纤维束由此穿出眼球。巩膜厚度差异较大，视神经周围最厚约 1mm，各直肌附着处较薄约为 0.3mm，巩膜筛板处最薄。因此，巩膜筛板处抵抗力弱，易受眼内压的影响，若眼压升高压迫视盘会出现生理凹陷加深、扩大的病理改变。组织学上巩膜由表层巩膜、巩膜实质层及棕黑板层构成。巩膜呈乳白色，不透明，质地坚韧，有弹性，且坚固。表面组织富有血管、神经，发炎时疼痛较明显；深层组织血管、神经少，代谢缓慢，病变时反应不剧烈，病程多较长。

（3）角膜缘：是从透明角膜嵌入不透明巩膜的过渡区域，没有十分明确的界线，宽约 1mm。组织学上多认为，角膜缘前界起于角膜前弹力层止端，后缘为角膜后弹力层止端。角膜、巩膜和结膜三者在此处汇合，是临床部分眼内手术常用切口部位或重要标志。

角膜缘内面是前房角组织。前房角前界的标志为许瓦伯（Schwalbe）线，依次有小梁网（滤帘）、输淋（Schlemm）管（又称巩膜静脉窦）、巩膜突、睫状体带及虹膜根部。

2. 葡萄膜 中层为葡萄膜，具有丰富的血管及色素，故分别称之为血管膜和色素膜。由于有丰富的血管和色素，所以具有供给眼球营养、遮光和暗室的作用。

葡萄膜从前至后分为 3 部分：虹膜、睫状体、脉络膜，其组织相互衔接。

（1）虹膜：位于角膜后面，形为圆盘状，是葡萄膜最前面的部分。其周边根部与睫状体相连，直伸晶状体前面，由此将眼球前部腔隙分隔成前房和后房两部分，虹膜悬在房水中。虹膜表面呈高低不平的辐射状隆起的条纹，形成虹膜纹理和隐窝。虹膜内缘于中央形成圆孔，称瞳孔，其直径为2.5～4mm。组织学上，虹膜主要由前面的基质层和后面的色素上皮层构成。虹膜具有丰富的血管和密布的三叉神经纤维网，感觉特别敏锐。在炎症时，虹膜肿胀，纹理消失，并有剧烈的眼痛及大量的渗出，甚至出血。

（2）睫状体：在巩膜内面，前接虹膜根部，后与脉络膜相连，是宽为6～7mm的环带组织。其色深褐，矢状面约呈三角形，基底朝向虹膜根部。前1/3肥厚，称睫状冠，宽约2mm，富含血管，有70～80个纵行放射状突起，称睫状突；后2/3薄而扁平，称为睫状体扁平部。扁平部与脉络膜相连处呈锯齿状，称锯齿缘。睫状突上皮细胞产生房水，房水可供给眼球内组织的营养，维持眼内压。睫状体主要由睫状肌和睫状上皮细胞组成。睫状肌由外侧的纵行、中间的放射状和前内侧的环行三组肌纤维组成，为平滑肌，受副交感神经支配。睫状体到晶状体赤道部有纤细的晶状体悬韧带联系。睫状肌的舒缩对晶状体起调节作用和房水外流作用。

（3）脉络膜：前接睫状体扁平部的锯齿缘，向后止于视盘周围，介于巩膜与视网膜之间。脉络膜由外向内分为：①脉络膜上腔：为血管、神经通过的要道，有睫状后长动脉、睫状后短动脉、睫状神经等从此通过；②大血管层：血管的网状条纹特别显著，是豹纹眼底的由来；③中血管层；④毛细血管层；⑤玻璃膜（Bruch膜）：无结构的透明组织，与视网膜的色素上皮层紧密相连。脉络膜血液主要来自睫状后短动脉，血管极多，血容量也大，有"眼球血库"之称，占眼球血液总量的65%左右，供给视网膜外层和玻璃体的营养。但因血流出入口均小，血流缓慢，故血中病原体易在此停留而产生病变。脉络膜含有丰富的色素，有遮光作用，使眼球成暗箱，确保成像清晰。

3. 内层　视网膜是一层透明的膜。位于脉络膜与玻璃体之间，前界位于锯齿缘，后止于视盘周围。视网膜由外向内分为10层：①色素上皮层：是视网膜的最外层，与脉络膜的最内层玻璃膜紧密相连。色素上皮细胞间有封闭小带，又称紧密连接，避免脉络膜血管正常漏出液中大分子物质进入视网膜，具有血－视网膜外屏障作用，亦称视网膜－脉络膜屏障。②视锥、视杆细胞层：又称光感受器细胞层。视锥细胞主要分布在黄斑及中心凹，感受明光，分辨颜色，具有明视觉和主管色觉的作用。视杆细胞分布在黄斑区以外的视网膜，越近黄斑区数量越少，至黄斑中心凹则无此种细胞。③外界膜：是一网状薄膜。网眼大小不一，视锥细胞经过的网眼较视杆细胞的网眼大。④外核层：又称外颗粒层，由光感受器细胞核组成。此层没有血管，营养来自脉络膜。⑤外丛状层：为疏松的网状结构，是视锥细胞、视杆细胞和双极细胞树突、水平细胞突起相连接的突触部位。⑥内核层：又称内颗粒层，主要由双极细胞、水平细胞的细胞核组成。水平细胞为神经胶质细胞，具有联络和支持作用。⑦内丛状层：主要由双极细胞与神经节细胞相互接触形成突触的部位。⑧神经节细胞层：由神经节细胞核构成。⑨神经纤维层：由神经纤维构成。神经纤维最后集中形成视神经。该层血管丰富。⑩内界膜：是介于视网膜和玻璃体间的一层透明薄膜。

视网膜上的重要组织有黄斑、视网膜的血管及视盘等。黄斑位于视盘颞侧约3mm处，呈横椭圆形凹陷区，正中为中心凹。中心凹为视觉最敏锐的地方，中心凹处有一反光亮点，称中心凹光反射。黄斑区中央部分为无血管区，因其色素上皮细胞排列紧密，含色素较多，再加之下面脉络膜血管网特别厚，因此颜色较深。视盘位于眼底后极部，是视网膜神经节细胞发出的神经纤维汇集的部位，呈圆形或椭圆形，其色为不均匀的淡红色，直径约 1.5mm。其中央或稍偏颞侧有一凹陷，称生理凹陷，中央动脉、中央静脉由此通过。视盘仅有神经纤维而无视网膜的其他各层，因此无视觉功能，即视野检查时会出现盲点，称生理盲点。视盘血液供应：其表面的神经纤维层由视网膜中央动脉的毛细血管供给，筛板和筛板前由睫状后短动脉的分支供给。

二、眼球内容物

眼球内容物包括房水、晶状体、玻璃体，三者均为透明体。房水、晶状体、玻璃体连同角膜一并构成眼的屈光介质，又称屈光系统，是光线进入眼内并到达视网膜的通路。

1. 房水

（1）前房：角膜后面，虹膜、瞳孔和晶状体前面，周围以前房角为界的空间称前房。前房内充满房水，中央深度为 2.5 ~ 3mm，周边稍浅。

（2）后房：虹膜、瞳孔后面，睫状体前端和晶状体赤道前面的环形腔隙称后房。其间充满房水。

（3）房水：由睫状突的上皮细胞产生，并充满后房、前房。房水循环途径是：产生的房水首先进入后房，经过瞳孔到前房，从前房角小梁进入输淋管，通过房水静脉，最后流入巩膜表面睫状前静脉回到血液循环。此外，有少部分房水由虹膜表面吸收和从脉络膜上腔排出。其主要成分为水，另含少量乳酸、维生素 C、葡萄糖、肌醇、谷胱甘肽、尿素、钠、钾、蛋白质等。主要功能是营养角膜、晶状体和玻璃体，维持眼内压。

2. 晶状体

晶状体位于虹膜后面，玻璃体的前面。是富有弹性的形如双凸透镜的透明体，前面弯曲度较后面为小。前后面环行交界处，称晶状体赤道部，前面的顶点为晶状体前极，后面顶点称为后极，晶状体的直径约为 9mm，厚度 4 ~ 5mm。晶状体在临床上简略地分为晶状体囊膜、晶状体皮质、晶状体核。晶状体悬韧带是晶状体与睫状体连接的小带。

晶状体是眼屈光介质的重要组成部分，其屈光度约为 19D 的凸透镜，可滤去部分紫外线，对视网膜有一定的保护作用。通过睫状肌的舒缩，使晶状体悬韧带或松或紧，晶状体随之变凸或扁平，以完成眼的调节功能。随着年龄增长，晶状体弹性减弱，调节功能减退而出现老视（又称老花眼）。

晶状体无血管，营养来自房水。若晶状体受损或房水代谢发生变化时，可出现混浊，临床称之为白内障。

3. 玻璃体

（1）玻璃体腔：在晶状体赤道部及睫状体以后，由视网膜包绕的腔体。其内由透明的玻璃体填充。

（2）玻璃体：在玻璃体腔内，占眼球内容积的 4/5。玻璃体为透明的胶质体，其中 99% 为水。玻璃体前面有一凹面，称玻璃体凹，以容纳晶状体。玻璃体其他部分与视网膜和睫状体相贴，在视盘边缘、黄斑中心凹附近及锯齿缘前 2mm 和后 4mm 区域紧密粘连。其前部表面和晶状体后囊间有圆环形粘连，以青少年时期为紧密。玻璃体为眼重要的屈光介质之一，对视网膜和眼球壁起着支撑的作用。玻璃体无血管，营养来自脉络膜和房水。

第二节　眼附属器的解剖与生理

眼附属器包括眼眶、眼睑、结膜、泪器、眼外肌五部分。

一、眼眶

眼眶是略呈锥形的骨腔，尖端向后，底部向前，成人深度为 4～5cm，由额骨、蝶骨、筛骨、腭骨、泪骨、上颌骨、颧骨共 7 块骨组成。眼眶内侧壁骨质很薄，外侧壁较厚，上方有颅腔和额窦，内侧有筛窦和鼻腔，下方有上颌窦。内侧壁前下方为泪囊窝，眶外上角有泪腺窝。

眼眶内容纳有眼球、视神经、眼外肌、泪腺、血管、神经、筋膜及眶脂肪。筋膜及脂肪共同形成软垫，可减少对眼球的震动。

眼眶骨壁的主要结构为：

1. 视神经孔及视神经管　视神经孔位于眶尖，呈圆形，直径为 4～6mm。视神经孔后是与颅腔相通的视神经管，管长 4～9mm，视神经及三层鞘膜、眼动脉和交感神经的一些小支从此穿过。若此处骨折可压迫视神经，导致视神经病变。

2. 眶上裂　在视神经孔外下方，眶上壁和眶外壁分界处，为一长形裂孔，沟通颅中窝。眼的动眼神经、滑车神经、外展神经、三叉神经的眼支、交感神经纤维丛和眼上静脉由此通过。所以此处受伤波及通过的神经和血管时，则发生眶上裂综合征。

3. 眶下裂　在眶下壁与眶外壁之间，有三叉神经的第二支、眶下动脉及眶下神经等通过。

4. 眶上切迹　在眶上缘偏内侧，有眶上动静脉、三叉神经第一支和眶上神经经过，为眶上神经痛的压痛点。

5. 眶下孔　在眶下缘正中下方，距眶缘约 4mm 处，有眶下神经通过，是泪囊手术麻醉点之一。

此外，总腱环在眶间视神经孔周围、眶尖前 10mm 处。此处有睫状神经节，是眼内手术球后麻醉的关键部位。

眼眶的动脉来自颈内动脉。眼眶静脉最终汇于海绵窦与颅腔静脉吻合。

二、眼睑

眼睑位于眼眶外面及眼球前面。分上睑、下睑。在上者称上睑，上以眉弓为界；在下者为下睑，下以眶骨为界。上下睑之间裂隙称睑裂。眼睑游离缘称睑缘，是皮肤和结膜联合处。睑缘有排列整齐的睫毛。上下睑缘的联合处在外呈锐角的称外眦，在内呈钝角的称内眦。在上下睑缘近内眦处各有一个乳头状突起，中有一小孔称泪点，是泪液排泄路径的起点。内眦处结膜上有一肉状隆起，称为泪阜。

组织学上眼睑从外向内分为 5 层。

1. 眼睑皮肤 是人体最薄的皮肤之一，细嫩而富有弹性，容易成皱褶，年老时尤为显著。眼睑皮肤血液供给异常丰富，因此在外伤后，伤口愈合迅速。

2. 皮下组织 为疏松的呈蜂窝状的结缔组织，有少量脂肪。由于组织结构的特点，每当炎症、外伤时，眼睑易出现水肿、瘀血。

3. 肌肉层

（1）眼轮匝肌：属横纹肌。在眶部和睑部，环绕上下眼睑一周，肌纤维与睑裂平行，受面神经支配，收缩时眼睑闭合。

（2）提上睑肌：起于眶尖视神经孔前的总腱环，沿眶上壁向前行，止于睑板前面。肌纤维呈扇形展开，前部薄而宽的腱膜穿过眶隔，部分纤维穿过眼轮匝肌止于上睑皮肤下，形成双重睑。提上睑肌由动眼神经支配，起开睑作用。

4. 睑板 是由致密的结缔组织和丰富的弹力纤维组成的半月形软骨样板，是上下睑的支架组织。两端与内外眦韧带相连，借此固定在眼眶内外侧眶缘上。睑板上有纵行排列的睑板腺，腺口开于睑缘。睑板腺分泌脂肪样物质以润滑睑缘，减少摩擦及防止泪液外溢。

5. 睑结膜 是紧贴在睑板上面的黏膜层，起于睑缘，止于睑板内缘，不能推动，薄而透明，表面光滑，富有血管。上睑结膜距睑缘后唇约 2mm 处有一与睑缘平行的浅沟，称睑板上沟，常易存留异物。

眼睑具有保护眼球的作用。眼睑通过瞬目使泪液润湿眼球表面，以保持结膜、角膜的光泽，同时还可清除眼球表面的灰尘及细菌。

三、结膜

结膜是一层薄而光滑透明的黏膜。起于睑缘，止于角膜缘，覆盖在睑板上面和眼球前面。按其解剖位置分为睑结膜、球结膜、穹窿结膜。

1. 睑结膜 覆盖在睑板上面的结膜。

2. 球结膜 疏松地覆盖在眼球前部的巩膜表面上，终于角巩膜缘。球结膜推之可移动，球结膜和巩膜之间为眼球筋膜。在角膜缘外宽约 3mm 范围的球结膜与其下的筋膜和巩膜组织紧密相连。在内眦部有一个半月形的结膜皱褶，称半月皱襞。半月皱襞的鼻侧有泪阜。

3. 穹窿结膜 即睑结膜与球结膜之间成水平皱襞的结膜，是结膜组织最松弛的部分，以便于眼球自由运动。

四、泪器

泪器包括分泌泪液的泪腺和排泄泪液的泪道。

1. 泪腺 位于眼眶前外上方的泪腺窝内，由结缔组织固定在眶骨膜上。泪腺分泌泪液，排出管开口在外侧上穹窿结膜。

2. 泪道 为泪液排出的通道，包括泪点、泪小管、泪总管、泪囊及鼻泪管。

（1）泪小点：位于内眦上下睑缘，呈乳头状隆起，中有一小孔，开口紧贴于眼球表面，是泪液排出的起点。

（2）泪小管：是连接泪小点与泪囊的小管，从泪小点开始垂直深 1～2mm，然后转直角向鼻侧，全长约 10mm。上下泪小管汇合成泪总管，进入泪囊。

（3）泪囊：位于泪骨的泪囊窝内，在内眦韧带的后面。泪囊上方为圆形的盲端，下方与鼻泪管相连接。泪囊长约 12mm，前后宽 4～7mm，左右宽 2～3mm。

（4）鼻泪管：上接泪囊，向下开口于下鼻道的前部，长约 18mm。鼻泪管下端开口处有一半月形瓣膜，系胚胎期的残留物，出生后若未能开放可发生新生儿泪囊炎。

泪液的排出：分泌的泪液排到结膜囊后，一部分蒸发，一部分靠瞬目运动分布在眼球的前表面，经泪道排入鼻腔。

五、眼外肌

眼球的运动依赖 6 条眼外肌。每眼有 4 条直肌、2 条斜肌。直肌是上直肌、下直肌、内直肌和外直肌；斜肌是上斜肌和下斜肌。

下斜肌起于眼眶下壁前内侧，附着于眼球赤道部后外侧的巩膜上；其余 5 条眼外肌都起于视神经孔前的总腱环。上斜肌的上端附着在眼球外上方的巩膜上，而 4 条直肌止端均附着在巩膜上。上斜肌由滑车神经支配，外直肌由外展神经支配，其余 4 条眼外肌均由动眼神经支配。

第三节 视 路

视路是视觉信息从视网膜光感受器到大脑枕叶视中枢的传导路径。即从视神经开始经过视交叉、视束、外侧膝状体、视放射至大脑枕叶的神经传导路径。

一、视神经

视神经是从视盘起至视交叉的这段神经。总长度 42～50mm，分为眼内段、眶内段、管内段及颅内段四部分。

1. 眼内段 是从视盘开始，视神经纤维成束穿过巩膜筛板，长约 1mm 的部分。此段神经纤维无髓鞘，故质地透明，其后为有髓鞘神经纤维。由视网膜动脉分支和睫状后短动脉分支供给营养。

2. 眶内段 从巩膜后孔到骨性神经管（孔）前端，此段长约 30mm，呈 S 形弯曲。视神经外由神经鞘膜包裹，此鞘膜从三层脑膜延续而来，鞘膜间隙与颅内同名间隙相通，内充满脑脊液。血供来自眼动脉分支和视网膜中央动脉分支。

3. 管内段 是通过颅骨视神经管的部分，长 5～10mm。其鞘膜与骨膜紧密粘连，使视神经得以固定。若该管外伤或骨折时，可导致视神经损伤。其血液供应主要来自眼动脉。

4. 颅内段 是视神经出视神经骨管进入颅内到视交叉前角、长约 10mm 的部分，位于蝶鞍之上。由颈内动脉和眼动脉供血。

二、视交叉

视交叉位于颅内蝶鞍上方。为长方体、横径约 12mm、前后径约 8mm、厚 2 ～ 5mm 的神经组织。两眼视神经纤维在该处进行部分交叉，即来自视网膜鼻侧的纤维在此处交叉到对侧，而来自两眼视网膜颞侧的纤维在此处不交叉。

三、视束

在视交叉后重新排列的左、右各一束神经称为视束。这段神经束由一眼颞侧神经纤维与另一眼鼻侧神经纤维组成，绕大脑脚至外侧膝状体。因此，一侧视束发生病变时，可见两眼同侧盲。

四、外侧膝状体

外侧膝状体为视觉的皮质下中枢，位于大脑脚外侧。视网膜神经节细胞发出的神经纤维在此同外侧膝状体的神经节细胞形成突触，其中的神经节细胞是视路最后的神经元，由此神经元发出的纤维形成视放射，为视分析器的低级视中枢。

五、视放射

视放射是外侧膝状体换神经元后发出的神经纤维，向下呈扇形展开，分成 3 束到达枕叶，是联系外侧膝状体和大脑枕叶皮质的神经纤维结构。

六、视皮质

视皮质位于大脑枕叶皮质的距状裂上下唇和枕叶纹状区，全部视觉纤维在此终止，是人类视觉的最高中枢。视路中视觉纤维在各段排列不同，当中枢神经系统发生病变或受损时，可表现出特定的视野异常，从而对病变及损伤的定位诊断具有十分重要的意义。

第二章 眼与脏腑经络的关系

眼为五官之一，主司视觉。眼虽属局部器官，但与整体，特别是与脏腑经络有着密切的内在联系。眼禀先天之精所成，受后天之精所养。《灵枢·大惑论》说："五脏六腑之精气，皆上注于目而为之精。精之窠为眼，骨之精为瞳子，筋之精为黑眼，血之精为络，其窠气之精为白眼，肌肉之精为约束，裹撷筋骨血气之精而与脉并为系，上属于脑，后出于项中。"揭示了眼的发育构成是五脏六腑精气作用的结果，而眼视万物、察秋毫、辨形状、别颜色亦需五脏六腑精气的充养。精气是人体生命活动，包括视觉产生的物质基础。故《审视瑶函·内外二障论》指出："眼乃五脏六腑之精华，上注于目而为明。"若脏腑功能失调，既不能化生精气，亦不能输送精气至目，致使目失精气的充养而影响视觉功能。

第一节 眼与脏腑的生理关系

一、眼与肝的生理关系

1. 肝开窍于目，目为肝之外候 《素问·金匮真言论》在论述五脏应四时、同气相求、各有所归时说："东方青色，入通于肝，开窍于目，藏精于肝。"其意是深藏于体内的肝脏通向体外的窍道为目。基于肝与目的脏窍联系，一方面肝所受藏的精微物质能上输至目，供养目窍，从而维持眼的视觉功能；另一方面，肝脏若发生病理改变，可从眼部表现出来。《灵枢·五阅五使》谓："五官者，五脏之阅也。"其中"目者，肝之官也"，即言五官为五脏的外候，而肝外候于目。

2. 肝气通于目，肝和则能辨色视物 目为肝窍，肝气可直接通达于目，故肝气的调和与否直接影响到眼的视觉功能。一是肝气可调畅气机，使气机升降出入有序，有利于气血津液上输至目，目得所养而能辨色视物。故《灵枢·脉度》说："肝气通于目，肝和则目能辨五色矣。"所谓肝和，即肝疏泄有度，既不抑郁，亦不亢奋。二是肝气能条达情志，肝和则条达有度，七情平和，气血均衡，眼才能明视不衰。

3. 肝主藏血，肝受血而目能视 肝主藏血，王冰在《增广补注黄帝内经素问》中说："人动则血运于诸经，人静则血归于肝脏。"而《素问·五脏生成》有"肝受血而能视"之论。肝藏之血含有眼目所需的各种精微物质，故特称之为"真血"。《审视瑶函·目为至宝论》阐释说："真血者，即肝中升运于目，轻清之血，乃滋目经络之血也。"

4. 肝主泪液，润泽目珠　五脏化生五液，肝化液为泪。故《素问·宣明五气》说："五脏化液……肝为泪。"《银海精微》明确指出："泪乃肝之液。"泪液有润泽目珠的作用，《灵枢·口问》说："液者，所以灌精濡空窍者也。"泪液的生成和排泄与肝的功能有关，泪液运行有序而不外溢，正是肝气的制约作用使然。故《灵枢·九针》说："肝主泣。"

二、眼与心的生理关系

1. 心主血液，血养目珠　《审视瑶函·开导之后宜补论》说："夫目之有血，为养目之源，充和则有发生长养之功，而目不病。少有亏滞，目病生焉。"可见，血液充盈及运行有序是目视睛明的重要条件。循环至目的血液均始发于心，又归集于心。《素问·五脏生成》说："诸血者，皆属于心。"《景岳全书·杂证谟》亦指出：血"生化于脾，总统于心"，并说"凡七窍之用……无非血之用也"。血液在心气的推动下，通过血脉源源不断地输送至目，以供养眼目。与此同时，眼中神水源于目之血液，神水透明而又富含营养，以濡养神膏、晶珠等，从而保证眼产生正常的视觉功能。正如《审视瑶函·目为至宝论》中所说："血养水，水养膏，膏护瞳神。"

2. 心合血脉，诸脉属目　《素问·调经论》说："五脏之道，皆出于经隧，以行气血。"血从心上达于目，亦须以经脉为通道。而"心主身之血脉"（《素问·痿论》），"心之合脉也"（《素问·五脏生成》），即言全身的血脉均与心相连而沟通。血脉在目分支为络，《审视瑶函·目为至宝论》引华佗语谓：目"内有大络者五……中络者六……外有旁支细络，莫知其数"。脉络在目的广泛分布，保证了气血充养于目有足够的通道。《灵枢·口问》明确指出："目者，宗脉之所聚也，上液之道也。"

3. 心合神明，目为心使　《素问·灵兰秘典论》说："心者，君主之官，神明出焉。"《灵枢·本神》说："所以任物者谓之心。"说明接受外来事物或刺激并作出相应反应是由心来完成的，包括眼接受光线刺激而产生的视觉。故《灵枢·大惑论》指出："目者，心之使也；心者，神之舍也。"《证治准绳·杂病·七窍门》认为，心主火，并把心神作用于目的活动称为神光，谓"火在目为神光"。《审视瑶函·目为至宝论》解释说："神光者，谓目中自然能视之精华也……发于心，皆火之用事。"表明神光是指受心神主导的视觉活动。此外，《素问·解精微论》说："夫心者，五脏之专精也；目者，其窍也。"由于心主神明，为五脏六腑之大主，目有赖于脏腑精气所养，又受心神支配。因此，人体脏腑精气的盛衰，以及精神活动状态均可反映于目，故目又为心之外窍。

三、眼与脾的生理关系

1. 脾主运化，输精于目　脾主运化水谷精微，为后天之本。脾运健旺，气血生化有源，目得精气营血之养则目光敏锐。若脾失健运，精微化生不足，目失所养则视物不明。《素问·玉机真脏论》在论及脾的虚实时说："其不及则令人九窍不通。"脾胃学说倡导者李东垣特别注重脾与目的关系，其在所著的《兰室秘藏·眼耳鼻门》更明确指出："夫五脏六腑之精气皆禀受于脾，上贯于目……故脾虚则五脏之精气皆失所司，不能归明于目矣。"这就突出了脾之精气对视觉功能的重要性。除此之外，脾运化水谷之精有滋养肌肉的作用，眼睑肌肉及眼带（眼外肌）得脾之精气充养，则眼睑开合自如，眼珠转动灵活。

2. 脾升清阳，通至目窍 目为清阳之窍，位于人体上部，脉道细微，惟清阳之气易达之。《素问·阴阳应象大论》说："清阳出上窍。"《脾胃论·五脏之气交变论》进一步提出："耳、目、口、鼻为清气所奉于天。"说明清阳之气上达目窍是眼维持辨色视物之功能不可缺少的要素。而只有脾气上升，清阳之气方可升运于目，目得清阳之气温煦才能窍通目明。"清阳不升，九窍为之不利"（《脾胃论·脾胃虚则九窍不通论》），目为九窍之一，清阳之气不升，则阴火上乘目窍致目为病。

3. 脾气统血，循行目络 《兰室秘藏·眼耳鼻门》说："脾者，诸阴之首也；目者，血脉之宗也。"血属阴，脉为血府，血液能在目络中运行而不外溢，有赖于脾气的统摄。《难经·四十二难》谓：脾"主裹血"。由于目为宗脉所聚之处，若脾气虚弱，失去统摄之力，则可导致眼部，尤其是眼内发生出血病症。《景岳全书·杂证谟》对脾虚气弱导致的出血做出了解释，指出："盖脾统血，脾气虚则不能收摄；脾化血，脾气虚则不能运化，是皆血无所主，因而脱陷妄行。"

四、眼与肺的生理关系

1. 肺为气本，气和目明 《素问·五脏生成》说："诸气者皆属于肺。"《素问·六节藏象论》亦指出："肺者，气之本。""肺主气，气调则营卫脏腑无所不治。"肺主气，司呼吸，不但与大自然之气进行交换，并与体内水谷之气相结合而敷布全身，温煦充养各组织器官。肺气旺盛，全身气机调畅，五脏六腑精阳之气顺达于目，目得其养则明视万物；若肺气不足，脏腑之气不充，目失所养则视物昏暗，正如《灵枢·决气》所说："气脱者，目不明。"与此同时，肺朝百脉，又主一身之气，气能推动脉中之血布散全身。肺气充和，血行流畅，则目得濡养而无脉涩窍闭之虞。

2. 肺主宣降，眼络通畅 宣即宣布散发，指肺能布散气血津液至全身；降即清肃下降，指肺能通调水道，维持正常的水液代谢。宣发与肃降相互制约，互济协调，使全身血脉通利，眼络通畅。一方面使目得到气血津液的濡养；另一方面避免多余体液留存于目。此外，肺主表，肺宣降有序，可将卫气与津液输布体表，使体表及眼周的脉络得其温煦濡养，卫外有权，以阻止外邪对眼的伤害。

五、眼与肾的生理关系

1. 肾主藏精，精充目明 《灵枢·大惑论》说："目者，五脏六腑之精也。"寓含眼的形成有赖于精；眼之能视，凭借于精。而肾主藏精，《素问·上古天真论》谓："肾者……受五脏六腑之精而藏之。"肾既藏先天之精，亦藏后天之精。《审视瑶函·目为至宝论》指出："真精者，乃先后二天元气所化之精汁，先起于肾……而后及乎瞳神也。"肾精的盛衰直接影响到眼的视觉功能，正如《素问·脉要精微论》所言："夫精明者，所以视万物、别白黑、审短长；以长为短、以白为黑，如是则精衰矣"。

2. 肾生脑髓，目系属脑 肾主骨生髓，《素问·阴阳应象大论》说："肾生骨髓。"诸髓属脑，"脑为髓之海"（《灵枢·海论》）。由于脑与髓均为肾精所化生，肾精充足，髓海丰满，则目视精明；

若肾精不足，髓海空虚，则头晕目眩、视物昏花。故《灵枢·海论》明言："髓海不足，则脑转耳鸣……目无所见。"而目系"上属于脑，后出于项中"（《灵枢·大惑论》）。因目系属脑出于项，若邪袭于项，"则随眼系以入于脑，入于脑则脑转，脑转则引目系急，目系急则目眩以转矣"。王清任在中医理论的基础上，结合当时所认识的解剖知识，进一步阐述了肾－脑－眼密切的内在联系，明确地将眼的视觉归结于肾精所生之脑，其在《医林改错·脑髓说》中指出："精汁之清者，化而为髓，由脊骨上行入脑，名曰脑髓……两目即脑汁所生，两目系如线，长于脑，所见之物归于脑。"

3. 肾主津液，润养目珠 《素问·逆调论》说："肾者水脏，主津液。"明示肾脏对体内水液的代谢与分布起着重要作用。《灵枢·五癃津液别》指出："五脏六腑之津液，尽上渗于目。"津液在肾的调节下，不断输送至目，为目外润泽之水及充养目内之液提供了物质保障。目内充满津液，除具有养目之功外，还可维持眼圆润如珠的形状。故《外台秘要·卷第二十一》说："其眼根寻无他物，直是水耳。轻膜裹水，圆满精微，皎洁明净，状如宝珠。"

4. 肾寓阴阳，涵养瞳神 肾寓真阴真阳，为水火之脏，水为真阴所化，火为真阳所生，为全身阴阳之根本。五脏之阳由此升发，五脏之阴靠此滋养。肾之精华化生以供养瞳神，《审视瑶函·目为至宝论》说："肾之精腾，结而为水轮。"水轮位在瞳神，而神光藏于瞳神。《证治准绳·杂病·七窍门》认为瞳神"乃先天之气所生，后天之气所成，阴阳之妙用，水火之精华"。说明瞳神内含阴阳是产生视觉的基础，肾精的滋养、命门之火的温煦是视觉产生的条件。《灵枢·大惑论》谓："阴阳合抟而精明也。"张志聪在《黄帝内经灵枢集注》中说："火之精为神，水之精为精，精上抟于神，共凑于目而为睛明。"说明阴阳交合、水火互济才能产生视觉。此外，《眼科秘诀》说："人之一身，气血升降，水火既济，则万病不生矣。"若水火阴阳失去平衡，则可产生眼病，如《审视瑶函·目为至宝论》所说："水衰则有火盛燥暴之患，水竭则有目轮大小之疾，耗涩则有昏渺之危。"

六、眼与胆的生理关系

肝与胆脏腑相合，肝之余气溢入于胆，聚而成精，乃为胆汁。胆汁的分泌与排泄均受到肝疏泄功能的影响。胆汁有助脾胃消化水谷、化生气血以营养于目之功。胆汁关系到视力状况，故《灵枢·天年》说："五十岁，肝气始衰，肝叶始薄，胆汁始灭，目始不明。"《证治准绳·杂病·七窍门》在前人有关胆汁与眼关系论述的基础上指出："神膏者，目内包涵膏液……此膏由胆中渗润精汁积而成者，能涵养瞳神，衰则有损。"指出胆汁在神膏的生成及养护瞳神方面起着重要作用。

七、眼与小肠的生理关系

《素问·灵兰秘典论》说："小肠者，受盛之官，化物出焉。"饮食水谷由胃腐熟后，传入小肠，并经小肠进一步消化，分清别浊，其清者由脾输布到全身，从而使目得到滋养；其浊者下注大肠，多余的津液下渗膀胱。若小肠功能失调，清浊不分，清者不升，浊者不降，即可引起浊阴上泛目窍而致病。再者，心与小肠脏腑相合，经脉相互络属，其经气相通。心为火脏，小肠为火腑，易招火热之邪，不论先脏后腑，还是先腑后脏，常相互波及，引动火热之邪上炎于目而为病。

八、眼与胃的生理关系

胃为水谷之海，食物从口入胃而被受纳，加以腐熟，下传小肠，其精微物质经过脾的运化，以供养全身。脾胃密切配合，完成气血的生化，故合称为"后天之本"。其中对眼有温煦濡养作用的清阳之气主要源于胃气。《内外伤辨惑论·辨阴证阳证》说："夫元气、谷气、荣气、清气、生发诸阳上升之气，此六者，皆饮食入胃，谷气上行，胃气之异名，其实一也。"李东垣进一步指出了胃气对眼的重要性，其在《脾胃论·脾胃虚实传变论》中说："九窍者，五脏主之，五脏皆得胃气乃能通利。""胃气一虚，耳、目、口、鼻，俱为之病"，脾胃居于中焦，既是清阳之气生发之所，又是清阳之气升降之枢。

九、眼与大肠的生理关系

《素问·灵兰秘典论》说："大肠者，传导之官，变化出焉。"大肠主司传导之责，与肺脏腑相合，其上承清纯之气，下输糟粕之物。大肠传导之功是完成食物消化、吸收、排泄的最后阶段。若肺失肃降，大肠传导之令不行，热结于下，熏蒸于上而发为眼病；反之，大肠积热，腑气不通，亦可使肺气不降，气壅于上而导致眼病。临床上眼病兼有大便秘结者，常有目赤肿痛诸症，若腑气一通，则结解热散，诸症悉减。

十、眼与膀胱的生理关系

膀胱在脏腑中居于最下层，为水液汇聚之处，其在人体的水液代谢过程中有贮藏津液、化气行水、排泄尿液的功能。故《素问·灵兰秘典论》说："膀胱者，州都之官，津液藏焉，气化则能出矣。"当水液聚集膀胱之后，在肾中命门真火的蒸化作用下，将其中清澈者气化升腾为津液，以濡润包括目窍在内的脏腑官窍；其重浊者由肾气推动，成为尿液而排出体外。膀胱的气化作用主要取决于肾气的盛衰。《血证论·阴阳水火气血论》说："膀胱肾中之水阴，即随气升腾而为津液……气化于下，则水道通而为溺。"由于津液多上渗于目，若在水湿津液的代谢过程中，肾与膀胱的功能失常，就会在眼部出现水湿泛滥之证。同时水湿停聚可变生湿热，不仅可表现为小便淋涩，还可产生湿热蕴蒸的眼病。如李东垣在《兰室秘藏·眼耳鼻门》中记载的眼生翳障、隐涩难开的眼病即为"太阳膀胱为命门相火煎熬逆行"所致。

十一、眼与三焦的生理关系

三焦为孤腑，主通行元气、运化水谷和疏理水道。《难经·三十一难》说："三焦者，水谷之道路，气之所终始也。"《难经·八难》还指出，肾间动气是"三焦之原"。说明肾之元气须借三焦才能敷布全身，以激发、推动各脏腑器官的功能活动。脏腑的精气、津液均须通过三焦而上行灌注，使目得到滋养。若三焦功能失常，可致水谷精微的消化吸收和输布发生障碍；或使脏腑气机失调，气血不能贯通；亦可使水道不利，水湿上泛，均可引发眼病。此外，《证治准绳·杂病·七窍门》认为，眼内所涵的房水是由"三焦而发源"。若三焦功能失常，神水化生不足，使目失濡润与充养而导致多种眼病。

总之，眼之所以能辨色视物，有赖于脏腑化生和收藏的精、气、血、津液的濡养及神的整合。《灵枢·本脏》说："人之血气精神者，所以奉生而周于性命者也。"每个脏腑的各种功能对眼均起着重要的生理作用，但在眼与五脏六腑的关系中各有侧重，正如《审视瑶函·明目至宝论》说："大抵目窍于肝，生于肾，用于心，润于肺，藏于脾。"人体是一个有机整体，无论脏与脏、脏与腑，还是腑与腑之间均有经络相互联系，它们在生理上相互协调，相互依存。

第二节　眼与经络的关系

人体经络运行气血，沟通表里，贯穿上下，联络脏腑、器官，把人体有机地连接成一个统一的整体。《灵枢·口问》云："目者，宗脉之所聚也。"正如《灵枢·邪气脏腑病形》所说："十二经脉三百六十五络，其血气皆上于面而走空窍，其精阳气上走于目而为睛。"可见眼与脏腑之间的有机联系，主要依靠经络为之连接贯通，使眼不断得到经络输送的气、血、津、液的濡养，才能维持正常的视觉功能。因此，眼与经络的关系极为密切。

一、眼与十二经脉的关系

十二经脉，三阴三阳表里相合，正经首尾相贯，旁支别络纵横交错，布于周身，始于手太阴，终于足厥阴，周而复始，如环无端，运行不息。现将与眼发生联系的经脉按其循行于眼的部位分述如下：

1. 起止、交接及循行于眼内眦的经脉

（1）足太阳膀胱经：《灵枢·经脉》说："膀胱足太阳之脉，起于目内眦，上额交巅。"即足太阳膀胱经受手太阳之交，起于目内眦之睛明穴，上额循攒竹，过神庭、通天，斜行交督脉于颠顶百会穴。

（2）足阳明胃经：《灵枢·经脉》说："胃足阳明之脉，起于鼻之交頞中……至额颅。"即足阳明胃经起于鼻旁迎香穴，经过目内眦睛明穴，与足太阳膀胱经交会。

（3）手太阳小肠经：《灵枢·经脉》说："小肠手太阳之脉……其支者别颊上䪼，抵鼻，至目内眦。"即手太阳小肠经一支脉从颊部别出，上走眼眶之下，抵于鼻旁，至目内眦睛明穴，与足太阳膀胱经相接。

（4）手阳明大肠经：《灵枢·经脉》说："大肠手阳明之脉……其支者，从缺盆上颈，贯颊，入下齿中；还出挟口，交人中。左之右、右之左，上挟鼻孔。"即手阳明大肠经其支脉上行头面，左右相交于人中，上挟鼻孔，循禾髎，终于眼下鼻旁之迎香穴，与足阳明胃经相接而间接与目内眦有关。

2. 起止、交接及循行于眼外眦的经脉

（1）足少阳胆经：《灵枢·经脉》说："胆足少阳之脉，起于目锐眦，上抵头角，下耳后……其支者，从耳后下耳中，出走耳前，至目锐眦后。其支者，别锐眦，下大迎，合于手少阳……"即足少阳胆经起于目锐眦之瞳子髎，由听会过上关，上抵额角之颔厌，下行耳后，经风池至颈。其一支脉，从耳后入耳中，出耳前，再行至目锐眦之瞳子髎后。另一支脉又从瞳子髎下走大迎，会合手少阳经，到达眼眶下。此外，由本经别出之正经（足少阳之正），亦上行头面，系目系，并与足少阳经会合于目锐眦。

（2）手少阳三焦经：《灵枢·经脉》说："三焦手少阳之脉……其支者，从膻中，上出缺盆，上项，系耳后，直上出耳上角，以屈下颊。其支者，从耳后下耳中，出走耳前，过客主人前，交颊，至目锐眦。"即手少阳三焦经有一支脉从胸上项，沿耳后翳风上行，出耳上角，至角孙，过阳白、禾髎，再屈曲下行至面颊，直达眼眶之下。另一耳部支脉入耳中，走耳前，与前一条支脉交会于面颊部，到达目锐眦，与足少阳胆经相接。由此可知，手少阳三焦经通过两条支脉与目外眦发生联系。

（3）手太阳小肠经：《灵枢·经脉》说："小肠手太阳之脉……其支者，从缺盆循颈上颊，至目锐眦，却入耳中。"即手太阳小肠经有一支脉循颈上颊，抵颧髎，上至目锐眦，过瞳子髎，后转入耳中。

3. 与目系有联系的经脉

（1）足厥阴肝经：《灵枢·经脉》说："肝足厥阴之经脉……循喉咙之后，上入颃颡，连目系，上出额，与督脉会于巅，其支者，从目系下颊里，环唇内。"即足厥阴肝经之主脉沿喉咙之后，上入颃颡，行大迎、地仓、四白、阳白之外直接与目系相连。

（2）手少阴心经：《灵枢·经脉》说："心手少阴之脉……其支者，从心系，上挟咽，系目系。"即手少阴心经的支脉系目系。

（3）足太阳膀胱经：《灵枢·寒热病》说："足太阳有通项入于脑者，正属目本，名曰眼系。"足太阳膀胱经有通过项部的玉枕穴入脑直属目本的，称眼系。玉枕穴正处于现代针刺治疗视力低下及皮质盲等疾病常用的视区内。

综上所述，足三阳经之本经均起于眼或眼周围，而手三阳经均有1～2条支脉止于眼或眼附近。与目系有联系者有足厥阴肝经、手少阴心经及足太阳膀胱经，其中足厥阴肝经为主脉与目系相连。

二、眼与奇经八脉的关系

奇经八脉是指十二经脉之外的八条经脉，与脏腑无直接络属关系，然而它们交叉贯穿于十二经脉之间，具有加强经脉之间的联系以调节正经气血的作用。奇经八脉中起止及循行路径与眼直接有关的主要有督脉、任脉、阳跷脉、阴跷脉及阳维脉。

1. 眼与督脉的关系　督脉为"阳脉之海"，总督一身之阳经。《素问·骨空论》说："督脉者，起于少腹以下骨中央……与太阳起于目内眦，上额交巅上，入络脑……其少腹直上者，贯脐中央，上贯心入喉，上颐环唇，上系两目之下中央。"即督脉起于少腹下毛际间耻骨内之中央，有一分支绕臀而上，与足太阳膀胱经交会于目内眦，上行到前额，交会于颠顶，入络于脑；另一分支从小腹内直上贯通脐窝，向上贯心，到达咽喉部与任脉和冲脉会合，向上到下颌部，环绕口唇，至目下中央。

2. 眼与任脉的关系　任脉为"阴脉之海"，总督一身之阴经。《素问·骨空论》说："任脉者，起于中极之下，以上毛际，循腹里，上关元，至咽喉，上颐循面入目。"即任脉起始于中极下的会阴部，向上到阴毛处，沿腹里，上出关元穴，向上到咽喉部，再上行到下颌，环口分左右两支沿面部至目眶下之承泣穴。

3. 眼与阳跷脉的关系　《灵枢·寒热病》说："足太阳有通项入于脑者，正属目本，名曰眼系……在项中两筋间入脑，乃别阴跷、阳跷，阴阳相交……交于目锐（应为内）眦。"即足太阳经有通过项部入于脑内……在后项正中两筋间入脑，分别为阴跷、阳跷二脉，阴跷、阳跷相互交会于目内眦。《奇经八脉考》曰："阳跷者……至目内眦与手足太阳、足阳明、阴跷五脉会于睛明穴。"

4. 眼与阴跷脉的关系　《灵枢·脉度》说："（阴）跷脉者，少阴之别，起于然骨之后……上循胸里，入缺盆，上出人迎之前……属目内眦，合于太阳。阳跷而上行，气并相还，则为濡目……"即阴跷脉是足少阴肾经的支脉，起于然骨之后的照海穴……上入胸内，入于缺盆，向上出人迎的前面，到达鼻旁，连属于目内眦，与足太阳经、阳跷脉会合而上行，阴跷与阳跷的脉气并行回还而濡养眼目。

5. 眼与阳维脉的关系　阳维脉维系诸阳经。《十四经发挥·奇经八脉》说："阳维，维于阳。其脉起于诸阳之会……其在头也，与足少阳会于阳白。"即阳维脉经阳白穴而与眼有关。

另外，阴维脉、冲脉、带脉虽然与眼未发生着直接联系，但阴维脉维系诸阴经，冲脉为血海，带脉约束联系纵行躯干部的各条足经，故均与眼有间接联系。

第三节　五轮学说

五轮学说起源于《黄帝内经》，《灵枢·大惑论》曰："五脏六腑之精气，皆上注于目而为之精，精之窠为眼，骨之精为瞳子，筋之精为黑眼，血之精为络，其窠气之精为白眼，肌肉之精为约束，裹撷筋骨血气之精而与脉并为系，上属于脑，后出于项中。"为五轮学说的形成奠定了基础。该学说在我国现存医籍中以《太平圣惠方·眼论》记载为最早。五轮中的轮是比喻眼珠形圆而转动灵活如车轮之意。正如《审视瑶函》所说："五轮者，皆五脏之精华所发，名之曰轮，其像如车轮圆转，运动之意也。"五轮学说是根据眼与脏腑密切相关的理论，将眼局部由外至内分为眼睑、两眦、白睛、黑睛和瞳神等五个部分，分属于五脏分别命名为肉轮、血轮、气轮、风轮、水轮，借以说明眼的解剖、生理、病理及其与脏腑的关系，并用于指导临床辨证的一种学说。

五轮的解剖部位及脏腑分属：

肉轮：指胞睑，包括眼睑皮肤、皮下组织、肌肉、睑板和睑结膜。眼睑分上、下两部分，司眼之开合，有保护眼珠的作用。胞睑在脏属脾，脾主肌肉，故称肉轮。脾与胃相表里，所以胞睑病变往往与脾胃有关。

血轮：指内、外两眦，包括内外眦部的皮肤、结膜、血管及内眦的泪阜、半月皱襞和上下泪点。两眦在脏属心，心主血，故称血轮。心与小肠相表里，所以两眦病变常责之于心和小肠。

气轮：指白睛，包括球结膜、球筋膜和前部巩膜。其表层无色，薄而透明；里层色白，质地坚韧，具有保护眼珠内部组织的作用。白睛在脏属肺，肺主气，故称气轮。肺与大肠相表里，所以白睛疾病常常与肺和大肠有关。

风轮：指黑睛，即角膜。位于眼珠前部的正中央，质地坚韧而清澈透明，是光线进入眼内的必经之路，有保护眼内组织的作用。黑睛在脏属肝，肝主风，故称风轮。肝与胆相表里，所以黑睛疾病常与肝胆有关。

水轮：指瞳神，包括其后的虹膜、房水、晶状体、玻璃体、脉络膜、视网膜、视神经等。水轮是眼能明视万物的主要部分。瞳神在脏属肾，肾主水，故称水轮。因肾与膀胱相表里，所以水轮病变常与肾、膀胱有关。但由于瞳神包括多种不同组织，且结构复杂，故除与肾和膀胱有关外，与其他脏腑也密切相关。

此外，眼外肌相当于约束，为肉轮所属；黄仁位居黑睛之后，而瞳神又位于黄仁中央，瞳神的功能直接与黄仁有关，因此黄仁与风轮、水轮皆有关系。而黄仁色黄，五色之中，黄色为脾所主，故黄仁病变常与肝、脾、肾相关。

第三章　眼科诊法

第一节　眼科四诊

一、望诊

医生用肉眼或借助现代仪器观察眼部一系列改变以及全身出现的异常变化，借以了解病情、诊断疾病，均归入望诊。临床常用如下：

1. 望目珠

（1）眼珠偏斜：眼珠偏斜，复视目眩，为风邪中络，或风痰阻络，考虑目眶、约束病变。

（2）眼珠颤动：眼珠颤动，视力低下，多系先天禀赋不足，或幼年患病引起。

（3）眼珠突出：眼珠突出，红肿硬痛，乃热毒壅滞所致，伴有粗颈、心悸等，则属于瘿瘤之证，考虑甲亢、炎症性病变或占位性病变。

（4）眼珠低陷：多见于久病重病，津血大伤，亦可因外伤而致目眶骨折，或眼珠破裂而下陷。

2. 望胞睑（眼睑）

望双睑是否对称，上睑提起及闭合功能是否正常，胞睑有无牵拽跳动，有无红肿、硬结、瘢痕、瘀血、气肿等。望睑缘位置是否异常，有无红赤溃烂、鳞屑、脓痂、内翻或外翻。睫毛排列是否整齐，有无丛生、倒睫、变色、缺损等。翻转眼睑，检查睑内面是否红赤，表面是否光滑，有无红肿、颗粒、脓点、结石、瘢痕及异物嵌顿等。

3. 望两眦（泪器）

望两眦部有无红肿、干裂、糜烂、肿块，上下泪窍大小及位置，睛明穴下方有无红肿及瘘管，压迫该处后有无脓液及黏液自泪窍溢出，自内眦部白睛有无赤脉侵及黑睛。

4. 望白睛（结膜）

观察白睛有无红赤，红赤为局部还是整个白睛红赤；观察白睛有无异物、肿胀、小泡样或结节样隆起，白睛是否发黄或有青蓝色斑块，是否与眼睑粘连。如有外伤，须注意白睛外层有无撕裂，内层有无穿通伤，伤口有无异物及眼内容物嵌顿。

5. 望黑睛（角膜）

观察黑睛大小、透明度、表面是否光滑、有无混浊，如有混浊须观察混浊的范围、位置、形态、深浅及表面是否光滑，有无凹陷，有无赤脉相伴。

6. 望神水（房水）

需借助裂隙灯观察神水有无混浊、闪辉、积血、积脓或有无异物等，注意前房深浅。

7. 望黄仁（虹膜）

观察黄仁颜色、纹理，注意有无血丝、结节、虫蚀样萎缩、色素脱失，是否与晶珠粘连，如有粘连则观察粘连的部分与范围，有无根部离断及缺损，眼球转动时有无黄仁震颤及其方位。

8. 望瞳神（瞳孔及其后的内眼组织）

观察瞳孔大小、形态、位置、对光反射，双眼对比检查。正常瞳孔左右等大等圆，位置居中，强光下缩小，弱光或暗处散大。

9. 望舌

舌苔薄白为正常或外感风寒；苔薄黄则为风热；舌尖红为心火上炎；舌红绛为血热，多为热毒较重；苔黄燥者，为热盛伤津；苔白厚腻者，为痰湿；舌红无苔或苔剥脱，多为阴虚火旺；舌淡无苔，为虚寒。

二、闻诊

眼科闻诊同一般闻诊，包括闻患者声音与气息，人体散发的不同气味及患者发出的不同声音，均可反映五脏六腑的生理功能和病理变化。张望之在《眼科探骊》一书中所描述："言语声低微，说话断续，呼吸气短，多是虚证；声音响亮有力，多属实证；言语重着，带鼻音者，多属外伤风邪；口臭为胃热，汗臭为瘟疫，大便酸臭是胃肠有积滞。"因此，在中医眼科的闻诊思辨中，主要是通过声音高低、气味的不同变化及气息的长短来辨别人体脏腑的虚实，从而指导眼科症状和治法的确立。除了听患者的声音和闻患者气味，还要注意患者病室的异常气味，同时也可通过了解患者排泄物的气味来协助辨证、鉴别，这对一些眼病的诊断有一定的参考意义。

三、问诊

问诊在眼科诊断中占有重要地位，通过问诊可以了解眼病的发病原因、发病时间、起病情况、治疗经过；了解眼部及全身自觉症状，为眼病的诊断与辨证提供依据。

1. 病史采集 包括一般情况：姓名、性别、年龄、婚配、职业、民族、籍贯、通讯地址、电话、主诉、现病史、既往史、个人史、家族史。

2. 问眼部及全身症状

询问视力下降的程度及缓急；眼前是否有阴影，漂浮不定还是固定不移；视物不清有无时间及环境因素影响；有无视一为二，视物变形，视物变色；视灯光有无虹视，眼前有无闪光感、疼痛等症状；有无视野缺损。全身有无头痛、饮食与二便、睡眠如何、妇女经带胎产。

四、切（触）诊

切脉是中医诊病的重要方法之一，也是眼科诊病的重要手段之一。如常见浮脉主表证，眼科外障眼病见浮脉，如暴风客热、聚星障等，多考虑为外邪袭表所致；沉脉主里证，内障眼病如青盲内障、高风雀目见沉脉者，多考虑为肝肾不足、气血亏损导致；弦脉属肝，内障中暴盲、视瞻昏渺、青盲等病见弦脉，则当思之为肝气郁结所致的实证；迟脉多主寒证，聚星障若脉象见沉迟，则考虑为阳虚体质或过服寒凉导致里寒内生。在中医眼科的脉诊中，脉象虽不能直接进行眼病的诊断，但对中医眼科症状诊断具有重要的实用价值。中医眼科不专重切脉，临床脉证不符时，多舍脉从证，以查病候来自何脏及其虚实。

触诊如触按眼睑有无肿块、结节及压痛，肿块的软硬及是否与皮肤有粘连；用两手食指触按眼珠的软硬，以判断眼压情况；可借助触诊判断脓成与否；有眶骨外伤者，注意触摸眶骨有无骨折、皮下有无气肿；如有眼球突出，可触按眶压是否增高，眶内有无肿块，以及其部位、质地、大小和边界是否清楚，表面是否光滑及其有无弹性。按压内眦处须注意有无脓液或黏液从泪小点溢出。触诊眼部时，肿痛拒按属实，肿而不痛喜按属虚；触按眼球坚硬属实，按之萎软属虚。

第二节　眼科辨证法

一、五轮辨证

五轮学说是整个中医眼科理论的精华，实为眼部藏象学说，将胞睑、两眦、白睛、黑睛、瞳神，定为肉轮、血轮、气轮、风轮、水轮，分别配属脾、心、肺、肝、肾五脏。

古人认为五轮的轮脏隶属关系中，轮属标，脏属本。轮之有病，多由脏腑功能失调所致。在临床上，根据五轮理论，轮脏相应，通过观察眼部各轮所显症状，推断相应脏腑内蕴病变的方法，即是眼科独特的五轮辨证。这实际上是一种从眼局部进行脏腑辨证的方法。由于五轮本身在辨证中主要是起确定病位的作用，故临证时尚须与八纲、病因、气血津液等若干辨证方法结合起来运用，才可得到全面准确的诊断，以指导治疗。按照五轮学说，白睛疾病如急慢性结膜炎可从肺论治，清热解毒宣肺、滋阴生津润肺等；胞睑疾病如上睑下垂、睑腺炎等从脾论治，应用健脾益气、清利脾胃湿热等法，这不仅是中医眼科的首选治法，也被西医眼科界广泛使用；黑睛疾病如角膜炎、角膜溃疡等，从肝胆风热、肝胆热毒、肝胆湿热论治，都是临床疗效满意的治疗方法。

肉轮系指上下胞睑，在脏属脾。脾主肌肉，故称肉轮。脾与胃相表里，故肉轮病变多与脾胃有关。血轮系指两眦，在脏属心，心主血，故称血轮。心与小肠相表里，故血轮病变多与心或小肠有关。气轮系指白睛，在脏属肺，肺主气，故称气轮。肺与大肠相表里，故气轮病变多与肺或大肠有关。风轮系指黑睛，在脏属肝。肝主风，故称风轮。肝与胆相表里，故风轮病变多与肝胆有关。水轮系指瞳神，在脏属肾。肾主水，故称水轮。肾与膀胱相表里，肝肾同源，故水轮病变多与肝肾或膀胱有关。

二、内外障辨证

外障，病位在胞睑、两眦、白睛、黑睛。病因以六淫侵袭、痰湿积滞、脾虚气弱、虚火上炎多见。症状特点为红赤肿胀、翳膜胬肉、湿烂生眵、脓泪交流等外候及眼痛焮热、沙涩发痒、羞明难睁等自觉症状。

内障，有广义和狭义之分。狭义内障是指瞳神中生翳障者，其主要病变在晶珠；而广义的内障则泛指水轮疾病，即包括发生于瞳神及其后一切眼内组织的病变，病位在黄仁、神水、晶珠、神膏、视衣、目系等眼内组织。病因以脏腑内损、气血两亏、目失濡养、阴虚火旺、虚火上炎、忧思郁怒、七情过伤、肝失条达、气滞血瘀、玄府闭塞、风火痰湿、上扰清窍多见；或外障眼病之邪毒入里，以及外伤损及眼内组织等引起。其症状特点为眼外观端好，伴见抱轮红赤，或见瞳神散大、缩小与变形、变色等，内眼可见晶珠、神膏混浊，或视衣出血、渗出、水肿，或视衣、目系的其他病理改变等。视力有不同程度减退，或自觉视物昏蒙，有如薄纱笼罩、云雾中行，或眼前黑花飞舞、萤星满目、蛛丝飘舞、飞蝇幻视、视灯光周围有虹晕，或视物变色变形、入夜目盲等，有的还可引起眼珠痛，甚至头眼俱痛。

三、六经辨证

中医眼科六经辨证，是陈达夫教授依据《伤寒论》的六经辨证体系移植应用于中医眼科而创立的一种眼科辨证方法，此法突破了历代中医眼科医家和有关医籍以症命名疾病的传统格局，用六经辨证归类命名和诊治一切眼科疾病，主要根据太阳、阳明、少阳、太阴、少阴、厥阴六经所系脏腑的病理变化引起之眼疾，以及六经经络循行途径所出现的病变等来进行辨证，辨证基础为脏腑经络学说。

眼科六经辨证的基本方法：①从眼发病的部位与六经循行的关系来归经，如目内眦属足太阳膀胱经，目外眦属足少阳胆经。②从传统的眼五轮八廓所属脏腑来归经，如白睛部位系气轮，属肺主表，其病多属太阳表证；胞睑部位为肉轮，属脾胃，其病多属阳明热证等。③从眼病所出现的症状与脏腑经络的关系归经，如突然发病、白睛红赤、沙涩痒痛，伴汗出恶风、头顶痛、脉浮等，为太阳伤风证；胞睑红肿、白睛红赤、泪热如汤、羞明疼痛，伴前额疼痛、口渴欲饮、苔黄脉洪等属阳明经证。④根据五脏主五色的理论，从自觉异色辨证归经。⑤根据《伤寒论》之病理方药辨证，此法常与八纲辨证、脏腑辨证、五轮八廓辨证、卫气营血辨证等方法结合应用。一般来讲，三阳眼病多见于外障，三阴眼病多见于内障。

四、精、气血、津液辨证

精、气血、津液不仅是构成整体的基本物质，也是局部代谢和功能的基本物质，精、气血、津液功能失调或运行异常是眼底病发生的主要病因，也是眼底病症状演变的主要机制。精、气血、津液上联脏腑功能，同时也是脏腑生理活动的产物，而脏腑又赖精气血津液的濡养，所以其与脏腑关系密切，又是不同脏腑功能失调的反映。脏腑功能失调也可表现内生五邪，其与眼部病变有着重要的相关性。络脉及其周围组织是精、气血、津液功能活动的载体，"目者，宗脉之所聚也"，因此眼是络脉最丰富的器官，精、气血、津液正是通过络脉运行、濡养眼部组织，若精、气血、津液运行障碍则组织缺乏濡养而发生病变，组织病变又能加重络脉病变，其中"痰""瘀""火"既是致病的产物，又可成为二次病因。所以，精、气血、津液的盛衰和循行状态既反映了脏腑功能，亦决定了眼部脉络的盈亏和是否通调，是眼部辨别虚实、寒热病情的重要标志，是贯穿疾病辨证始终的主线。

第三节　眼科常规检查

一、视力检查

查视力须两眼分别进行，顺序为先右后左，检查一眼时可用手掌或挡眼板遮盖另眼，但不要压迫眼球。视力表须有充足的光线照明，远视力检查的距离为 5m，近视力检查的距离为 30cm。检查者用指示杆指向视力表的视标，嘱受试者说出或用手势表示该视标的缺口方向，逐行检查，找出受试者的最佳辨认行。

对于 < 3 岁不能配合检查的患儿，检查视力需耐心诱导观察。新生儿有追随光及瞳孔对光反应；1 个月龄婴儿有主动浏览周围目标的能力；3 个月时可双眼集合注视手指。交替遮盖法可发现患眼，当遮盖患眼时患儿无反应，而遮盖健眼时患儿试图躲避。

二、视野检查

视野是指眼向前方固视时所能见到的空间范围，相对于视力的中心视锐度而言，它反映了周边视力。距注视点 30°以内的范围称为中心视野，30°以外的范围为周边视野。

常用的视野检查法

1. 对照法　此法以检查者的正常视野与受试者的视野作比较，以确定受试者的视野是否正常。方法为检查者与患者面对面而坐，距离约 1m。检查右眼时，受检者遮左眼，右眼注视医生的左眼。而医生遮右眼，左眼注视受检者的右眼。医生将手指置于自己与患者的中间等距离处，分别从上、下、左、右各方位向中央移动，嘱患者发现手指出现时即告之，这样医生就能以自己的正常视野比较患者视野的大致情况。此法的优点是操作简便，不需仪器。缺点是不够精确，且无法记录供以后对比。

2. 平面视野计　是简单的中心 30°动态视野计。其黑色屏布 1m 或 2m，中心为注视点，屏两侧水平经线 15 ～ 20°，用黑线各缝一竖圆示生理盲点。检查时用不同大小的视标绘出各自的等视线。

3. 弧形视野计　是简单的动态周边视野计。其底板为 180°的弧形板，半径为 33cm，其移动视标的钮与记录笔是同步运行的，操作简便。

4. Goldmann 视野计　为半球形视屏投光式视野计，半球屏的半径为 33cm，背景光为 31.5asb，视标的大小及亮度都以对数梯度变化。视标面积是以 0.6log 单位（4 倍）变换，共 6 种。视标亮度以 0.1log 单位（1.25 倍）变换，共 20 个光阶。此视野计为以后各式视野计的发展提供了刺激光的标准指标。

5. 自动视野计 电脑控制的静态定量视野计，有针对青光眼、黄斑疾病、神经系统疾病的特殊检查程序，能自动监控受试者固视的情况，能对多次随诊的视野进行统计学分析，提示视野缺损是否改善或病情恶化。

三、色觉检查

假同色图测验（色盲本测验），临床上较常用假同色设计的色盲本检查色觉，是最广泛应用的色觉检测方法。优点是简便、价廉、易操作，适于大规模的临床普查，但它只能检测色觉异常者，不能精确判定色觉异常的类型和程度，而且被检者需有一定的认知和判断力。检查在自然光线下进行。检查距离为 0.5m，患者应在 5 秒内读出图中的图形或数字。按册内规定判断患者为正常或异常，如为异常时，可进一步分辨其为全色盲、绿色盲、红色盲、红绿色盲或色弱。

四、视觉电生理

常用的临床电生理检查 包括视网膜电图（ERG）、眼电图（EOG）和视觉诱发电位（VEP）。各种视觉电生理检测方法及其波形与视网膜各层组织的关系概述如下：视网膜组织结构——电生理检查；色素上皮——EOG；光感受器——ERG 的 a 波；双极细胞、Muller 细胞——ERG 的 b 波；无长突细胞等——ERG 的 Ops 波；神经节细胞——图形 ERG；视神经——VEP 和图形 ERG。

1. 眼电图（EOG） 记录的是眼的静息电位（不需额外光刺激），其产生于视网膜色素上皮，暗适应后眼的静息电位下降，此时最低值称为暗谷，转入明适应后眼的静息电位上升，逐渐达到最大值。EOG 异常可见于视网膜色素上皮、光感受器细胞疾病，中毒性视网膜疾病。一般情况下 EOG 反应与 ERG 反应一致，EOG 可用于某些不接受 ERG 角膜接触镜电极的儿童受试者。

2. 视网膜电图 记录了闪光或图形刺激视网膜后的动作电位。通过改变背景光、刺激光及记录条件，分析 ERG 不同的波，可辅助诊断各种视网膜疾病。

3. 视觉诱发电位 视皮层外侧纤维主要来自黄斑区，因此 VEP 也是判断黄斑功能的一种方法。从视网膜神经节细胞到视皮层任何部位神经纤维的病变都可产生异常的 VEP（增加闪光、图形 VEP）。

五、角膜检查

1. 荧光素染色试验 宜用细滴管向结膜囊内滴入 1% ～ 2% 荧光素钠溶液一滴，继而滴用抗生素滴眼液，将染色剂稀释，也可用玻璃棒蘸取染色剂，涂于结膜囊内，无须稀释，数分钟后观察，角膜上皮缺损区域着染，白光下见着染呈绿色，钴蓝光下呈黄绿色。

2. 角膜知觉检查 检查角膜知觉时，用消毒棉签捻出一条细棉絮，以其尖端自被检者的一侧轻触角膜，如不引起瞬目反射或双眼瞬目的速度有明显差异，说明角膜知觉减退。

六、前房检查

将手电筒水平置于颞侧角膜缘处照向内眦，观察虹膜被照亮的部分，当鼻侧虹膜完全被照亮则为深前房，若鼻侧虹膜小环被照亮为中等深前房，若鼻侧虹膜仅被照亮至瞳孔缘外 1mm 处则为浅前房，鼻侧瞳孔缘处虹膜被照亮不到 1mm 为极浅前房。

七、瞳孔检查

1. 直接对光反应　在暗光照明环境中用手电直接照射一眼瞳孔，该瞳孔迅速缩小，为直接对光反应灵敏。

2. 间接对光反应　在暗光照明环境中，用手半遮盖左眼，使之不受手电光影响，用手电直接照射右眼瞳孔，左眼瞳孔缩小，为间接对光反应存在。

3. 集合反射　自然光线下，嘱被检者注视远方，继而嘱其注视 15cm 处目标，观察其瞳孔随集合运动而缩小，为集合反射阳性。

八、裂隙灯显微镜检查

裂隙灯显微镜为眼科最基本的检查设备之一，主要用于眼前节和部分眼后节的检查，包括晶状体和前部玻璃体。裂隙灯显微镜简称裂隙灯，主要包括照明系统和双目显微镜两部分。

1. 受检者的准备　检查时尽量使患者头部舒适地固定于下颌架上。检查前先调整仪器，避免长时间用强光照射患者眼部。医师右手调节显微镜的手柄、裂隙的宽度和隔板的镂空，左手可撑开患者的眼睑。

2. 弥散光照射法　将裂隙充分开大，用弥散光低倍镜放大进行观察。用于眼睑、结膜、巩膜的一般检查和角膜、虹膜、晶状体的全面观察。

3. 直接焦点照射法　照射光线的焦点与显微镜的焦点完全一致。裂隙光照射在透明的角膜和晶状体上，可见一境界清楚的乳白色、透明的光学六面体。可以观察到角膜、晶状体各层和前房中的病变。根据检查的需要又可分为宽光照射、窄光照射和圆锥光照射。

4. 后部反光照射法　将光线聚焦在观察目标的后方，借助后方反射光线，检查组织的病变，此方法可查角膜上皮水肿、角膜基质层病变及角膜内皮及晶状体病变。

5. 镜面反光照射法　光线从角膜颞侧照射，在角膜颞侧可呈现一反光区，将角膜光带内皮面与此区重合，即可出现镜面反光。此法用于观察角膜内皮细胞和晶状体前、后囊。

6. 角膜缘分光照射法　光线从侧面照射角膜缘，使对侧角膜缘出现光晕，聚焦在角膜上可清晰观察角膜的各种病变。

7. 裂隙灯显微镜眼底检查法　用裂隙灯显微镜检查眼底需联合不同的物镜，常用的有前置镜和接触镜。

（1）前置镜：传统的前置镜为 -55 ～ -58.6D 的平凹镜，装置于裂隙灯上，被检眼前方。前置镜所见眼底为立体正像，视野小，放大倍率高。仅适用于观察眼底的后极部靠近眼球中央轴的玻璃体。

（2）接触镜：接触镜中常用的为 Goldmann 三面镜，三面镜中央为凹面镜，所见为正像，三面反射镜的斜度分别为 59°、67°、75°。用中央部可观察眼底的中央部分，用三个反射镜分别可观察房角和眼底及周边部、赤道部至周边部、眼底 30° 内至赤道部的视网膜。

九、直接检眼镜检查

直接检眼镜检查所见眼底为正像，放大约 16 倍。通常可不需散瞳检查，若需详细检查则应散瞳。检查右眼时，检者右手拿眼镜，站在（或坐在）被检者的右侧，以右眼观察眼底（称为"三右"）。检查左眼时相反"三左"。检查顺序及内容如下：先用透照法检查眼屈光介质（角膜、房水、晶状体、玻璃体）有无混浊。将检眼镜转盘拨到 +8D ～ +12D，使检眼镜的光线自 10 ～ 16cm 远射入被检眼内，此时通过镜的观察孔可看到被检眼瞳孔区呈现一片橘红色眼底反光。然后由远而近依次观察被检眼的角膜、前房、晶状体及玻璃体（一直可以看到离正视眼底约 4mm 处）。如屈光介质有混浊改变，则在橘红色的反光中可见到黑影，此时嘱病员转动眼球，漂浮的黑影是玻璃体的混浊，固定的黑影是角膜或晶体的混浊。检查时还可将正镜片度数逐步减小，度数越小越接近眼底，用以估计混浊的位置。检查眼底：被检者可取坐位或卧位，两眼睁开，向前方注视。检查时被检者不戴眼镜，但检者可以戴镜，检者与被检者尽量靠近，但不要触及被检者的睫毛和眼、面部。在检眼镜的光线透入被检眼内的同时，检者通过观察孔窥见被检者眼底，如不能看清，可旋转正、负球面透镜转盘，即能得到清晰的眼底像。

（1）视盘：位于眼球后极偏鼻侧 3 ～ 4mm，直径约 1.5mm，呈椭圆形、色淡红，但颞侧颜色稍淡。边界清楚，上、下方因视神经纤维拥挤，稍呈模糊状态。颞侧边缘常有黑色弧，为视网膜色素上皮过度伸入形成。视盘中央呈漏斗形凹陷，颜色较白，称为生理凹陷，此凹陷的大小、深浅不一，但绝不会到达视盘边缘。有时在凹陷内可见暗灰色小点，为透明的巩膜筛板孔。凹陷与视盘垂直直径之比称为杯盘比（C/D），应记录之。

（2）血管：视网膜中央动脉和静脉穿过视盘，分出上、下两支，再分成鼻上、颞上、鼻下、颞下四支，又分为许多小支，分布于整个视网膜。这些血管分支彼此不相吻合。动脉色鲜红，管径细而较直，中央有鲜明的反射光条，宽约为管径的 1/3。静脉色暗红，管径稍粗而较弯曲，管腔的反射较暗而细小。动脉与静脉的比例约为 3 : 4 或 2 : 3。在视盘内，有时可见静脉搏动，为正常现象。动脉如有搏动，则为病理现象。

（3）黄斑部：位于视盘颞侧稍偏下，距视盘约 2 个视盘直径（PD）处，范围约为 1PD 大小，通常是一个圆形区域，较眼底其他部位稍暗，呈暗红色。颞上及颞下血管小支弯向此处，但黄斑中央部并无血管可见，其正中有一中心凹，呈现很强的点状反光，称中心凹光反射。

（4）眼底的一般形态：视网膜本身是透明的，检眼镜灯光照射之下整个眼底呈现弥漫性橘红色，这是由于视网膜色素上皮及脉络膜的色素加脉络膜毛细血管内血液的色泽所形成。色素多者眼底颜色较深，色素少者可透见脉络膜血管，如果脉络膜色素较多而聚于血管之间，即呈现出红色和褐色相间的条纹状，称豹纹状眼底。儿童时期视网膜表面反光较强，尤以血管附近更为显著。检查周边眼底时，最好予以扩大瞳孔，嘱病人将眼球转向一侧，检者亦应将头适当倾斜。

十、双目间接检眼镜

间接检眼镜放大倍数小，可见范围大，所见为倒像，具有立体感，一般需散瞳检查。用间接检眼镜检查眼底所见视野比直接检眼镜大，能比较全面地观察眼底情况，不易漏诊眼底病变。辅以巩膜压迫器，可看到锯齿缘，有利于查找视网膜裂孔。因其能在较远距离检查眼底，可直视下进行视网膜裂孔封闭及巩膜外垫压等操作。

检查者以左手拇指及食指或中指持镜，小指做支点固定于受检眼之眶缘，使物镜与眼表面距离约5cm，物镜的凸面向检查者。根据患者屈光情况、病变高度及检查者屈光情况等微微前后移动，以调节所成之影像的清晰度。患者平卧或坐位，检查者围绕患者，辅以受检眼向各方向转动，按直接检眼镜眼底检查顺序检查眼底，以防遗漏。远周边部，需用巩膜压迫器在眼睑外顺序、正确压迫检查，力量要轻缓，力的方向向着检查者，使光源、物镜、压迫的部位三点保持在一直线上。

第四节　眼科特殊检查及意义

一、眼附属器检查

（一）泪器

1. 泪液分泌实验　采用5mm×35mm的消毒滤纸条，一端于5mm处折成直角，将滤纸条折叠端放置于下睑内侧1/3下穹窿处，长端悬挂于睑外，闭眼或睁眼均可，5分钟后测量滤纸条被泪液浸湿的长度，折叠端的5mm不计算在内，10～15mm为正常。检查前不滴用任何眼药。

2. 泪道冲洗试验　冲洗时患者取坐位，头部固定，结膜囊内滴丁卡因1～2滴，或用沾有丁卡因的棉签夹在上下泪点之间1～2分钟，术者用拇指将下睑轻向外翻，暴露下泪点，如泪点较小，可先用泪点扩张器扩大，垂直插进泪点1～2mm，再转向水平方向，捻转进入一段距离。用5mL注射器加冲洗针头，垂直插入泪小点1～2mm后向内转，针头呈水平位，沿泪小管走行方向将针头推进泪小管，注入生理盐水。此时应询问患者有无水进入咽部，并注意注水时有无阻力及泪点有无水反流。根据冲洗液流动的情况判断泪道是否通畅。冲洗完毕在该眼滴抗生素眼药水。

3. 泪道碘油造影　先压迫泪囊并冲洗泪道。按泪道冲洗法，由下泪点注入40%碘化油或30%碘苯脂0.3～0.5mL，并在X线申请单上注明注药时间。注入后立即做X线摄片。

4. 泪膜破裂时间　将患者头部置于裂隙灯头架上，用钴蓝色滤光片观察。于结膜囊滴2%荧光素钠1滴，眨眼数次使荧光素均匀分布于角膜，再注视前方。检查时以患者睁眼时开始立即持续观察并计时，直到角膜出现一个黑斑泪膜缺损时为止，<10秒为泪膜破裂时间缩短。

（二）结膜检查

1. 下睑翻转法　检查者以拇指向下牵拉下睑中部，令患者向上看，充分暴露下睑结膜和下穹窿部结膜。

2. 上睑翻转法

（1）单手法：检查者拇指和食指轻轻捏住被检者上睑皮肤，食指轻轻向下推压睑板上缘，拇指向上轻捻皮肤，使上睑向外翻转，暴露上睑结膜。

（2）双手法：检查者左手捏住被检者上睑皮肤，用右手食指或棉签轻轻向下推压睑板下缘，使上睑翻转。

3. 上穹窿部结膜暴露法 检查者用拇指将被检者已翻转的上睑向上、向后固定于眶上缘，同时让患者向下看，上穹窿结膜即可暴露。

4. 球结膜暴露法 检查者用拇指和食指分开被检者上下睑，让患者向各个方向注视，可暴露球结膜各部分。

（三）眼眶检查

眼球突出度测量法 眼球突出度指眼球向前或向后移位的程度，即沿矢状轴测量眼球的位置。

1. 直尺测量法 患者双眼向前方水平注视，将直尺一端接触颞侧眶缘最低处，直尺与视线平行。检查者由侧面读出角膜顶点与眶缘间的距离，为眼球突出度。双眼之差即为患眼突出或后陷的程度。

2. 眼球突出计测量法 检查者与被检者相对平视，将测量器两端的弯曲足板卡在被检者两侧眶外缘，嘱患者双眼平视，观察测量器的反光镜，检查者视线必须与突眼计在同一水平面，反映角膜顶端和毫米尺镜中的两条红线必须重叠，此时角膜顶点所在位置的毫米数即是眼球突出度，标尺上刻度为眶距。记录时分别记录双眼的眼球突出度和眶距。

二、眼压测量

眼压测量包括指测法及眼压计测量法。

（一）指测法

最简单的定性估计眼压方法，需要一定的临床实践经验。测量时嘱咐患者两眼向下注视，检查者将两手食指尖放在上眼睑皮肤面，两指交替轻压眼球，像检查波动感那样感觉眼球的张力，估计眼球硬度。初学者可触压自己的前额、鼻尖及嘴唇，粗略感受高、中、低 3 种眼压。记录时以 Tn 表示眼压正常，用 T+1 ～ T+3 表示眼压增高的程度，用 T–1 ～ T–3 表示眼压降低的程度。

（二）眼压计测量法

眼压计分压平式、压陷式两类。

1. 压陷式 Schiotz 眼压计，是用一定重量的眼压测杆将角膜压成凹陷，在眼压计重量不变的条件下，压陷越深其眼压越低。其测量值受到眼球壁硬度的影响。

Schiotz 眼压计目前在我国应用仍较广泛。此眼压计为压陷式，其刻度的多少取决于眼压计压针压迫角膜向下凹陷的程度，所以测出的数值受到球壁硬度的影响。

2. 压平式 是用足够力量将角膜压平，根据角膜压平的面积或压力大小又分两种。一种为固定压平面积，看压平该面积所需力的大小，所需力小者眼压亦小。压平式眼压计测量眼压时，使角膜凸面稍稍变平而不下陷，眼球容积改变很小，因此不受眼球壁硬度的影响，如 Goldmann 压平眼压计。另一种为固定压力（眼压计重量不变）看压平面积，压平面积越大眼压越低，如 Maklakow

压平式眼压计，这种眼压计测量时眼球容积的影响较大，所测得的眼压值受眼球壁硬度的影响。

（1）Goldmann 压平眼压计：这是目前国际通用的标准眼压计，它附装在裂隙灯显微镜上，用显微镜观察，坐位测量。它属于压平眼压计，在测量时仅使角膜压平而不下陷，所以不受球壁硬度的影响。但是近来的研究发现，中央角膜的厚度会影响其测量的眼压数值。如中央角膜厚，眼压值会高估；中央角膜薄，眼压值低估。Perkin 眼压计为手持式压平眼压计，检查时不需裂隙灯显微镜，受试者取坐位、卧位均可。

（2）非接触眼压计（自动眼压计）：其原理是利用可控的空气脉冲，其压力具有线性增加的特性，使角膜压平到一定的面积，通过监测系统感受角膜表面反射的光线，并记录角膜压平到某种程度的时间，将其换算眼压值。其优点是避免了眼压计接触角膜所致的交叉感染，可用于角膜表面麻醉剂过敏的患者。缺点是所测数值不够准确。测量时，患者坐位，下颌部放于眼压计下颌托处，固定头位，眼向前方注视，检查者调节眼压计亮度、焦距，观察屏幕出现双圆形中间出现两个圆点，将圆点调节到垂直线后，按测量键，双眼先后测量，然后打印数据。

三、前房角镜检查

（一）前房角及前房角镜

1. 前房角　由前壁、后壁及两壁所夹的隐窝三部分组成。

（1）前壁最前为 Schwalbe 线，为角膜后弹力层终止处，呈白色，有光泽，略微突起；继之为小梁网，上有色素附着，是房水排出的通路，巩膜静脉窦即位于它的外侧；前壁的终点为巩膜突，呈白色。

（2）隐窝是睫状体前端，呈黑色，又称睫状体带。

（3）后壁为虹膜根部。

2. 前房角镜　前房角的各种结构必须利用前房角镜，通过光线的折射（直接房角镜）或反射（利用间接房角镜配合裂隙灯显微镜）才能查见。前房角镜检查是青光眼防治工作中的常用方法。此外，为了发现前房角的细小异物、新生物及新生血管等病变，也必须应用前房角镜。

（二）前房角镜检查法

1. 检查前准备　滴表面麻醉剂 2～3 次，使用前用肥皂水或洗衣粉及自来水洗净接触镜，再用无菌生理盐水冲洗。

2. 检查方法　先在接触镜凹面滴入少量生理盐水、甲基纤维蛋白或抗生素眼药水。检查者以左手手指轻轻分开患者上、下睑，嘱患者稍向上注视；检查者用右手持接触镜轻轻置于患者角膜缘下方，再嘱患者稍向下注视，迅速将接触镜置于患者角膜上。检查时检查者一手适当地辅助接触镜，以免接触镜跌落或进入气泡。用裂隙灯直接焦点照明法检查前房角或眼底，并按顺序检查各部位情况。在估计房角宽度时，不可压迫眼球或倾斜房角镜，应在原位或静态观察。查毕，滴抗生素滴眼液，青光眼患者继续滴缩瞳剂，必要时测眼压，取下的接触镜用肥皂水及自来水洗净，放回原处。

判断前房角的宽窄与开闭对青光眼的诊断、分类、治疗及预防具有重要意义。

四、眼底血管造影

眼底血管造影（FFA）是将造影剂从肘静脉注入人体，利用特定滤光片的眼底照相机拍摄眼底血管及其灌注的过程。可分为荧光素眼底血管造影（FFA）及吲哚青绿血管造影（ICGA）两种，前者是以荧光素钠为造影剂，主要反映视网膜血管的情况，是常用、基本的眼底血管造影方法；后者以吲哚青绿为造影剂，反映脉络膜血管的情况，辅助前者发现早期的脉络膜新生血管、渗漏等，因为FFA出现脉络膜血管影像的时间仅几秒，很快被视网膜血管影像所遮盖。

FFA正常人臂 – 视网膜循环时间在7～12秒。荧光素眼底血管造影血管充盈的分期：视网膜动脉前期（视盘早期荧光→动脉层流）、动脉期（动脉层流→动脉充盈）、动静脉期（动脉充盈→静脉层流）和静脉期（静脉层流→静脉充盈）、晚期（注射荧光素5～10分钟后）。

FFA异常眼底荧光形态：

1. 强荧光

（1）透见荧光：见于视网膜色素上皮萎缩和先天性色素上皮减少。特点：①在荧光造影早期出现，与脉络膜同时充盈，造影晚期随着脉络膜染料的排空而减弱或消失；②在造影晚期其荧光的形态和大小无变化。

（2）异常血管及其吻合：如血管迂曲扩张、微动脉瘤，常见的原因有视网膜静脉阻塞、糖尿病视网膜病变、视网膜前膜、先天性血管扩张、视盘水肿、视盘炎等。

（3）新生血管：可发生在视网膜、视网膜下或视盘上，并可进入玻璃体内。新生血管可引起荧光素渗漏。视网膜新生血管主要由视网膜缺血所致，最常见于糖尿病视网膜病变、视网膜静脉阻塞、视网膜静脉周围炎等，有些病变可引起脉络膜新生血管，例如老年性黄斑变性。

（4）视网膜渗漏：由于视网膜血管内皮和色素上皮屏障受到破坏，染料渗入到组织间隙，特点是出现在造影晚期。黄斑血管渗漏常表现为囊样水肿。

（5）脉络膜渗漏：分为池样充盈和组织染色。①池样充盈（pooling）又称为积存，荧光形态和亮度随时间的进展愈来愈大，愈来愈强，荧光维持时间达数小时之久。荧光素积聚在视网膜感觉层下（边境不清）与色素上皮层下（边界清）。②组织染色（staining），指视网膜下异常结构或物质可因脉络膜渗漏而染色，以致形成晚期强荧光，如玻璃膜疣染色、黄斑瘢痕染色。

2. 弱荧光

（1）荧光遮蔽：正常情况下应显示荧光的部位，由于其上存在混浊物质，如血液、色素，使荧光明显减弱或消失。

（2）血管充盈缺损：由于血管阻塞、血管内无荧光充盈所致的弱荧光。如无脉病、颈动脉狭窄、眼动脉或视网膜中央动脉阻塞，视网膜静脉病变可致静脉充盈不良。如果毛细血管闭塞可形成大片无荧光的暗区，称为无灌注区，常见于糖尿病视网膜病变、视网膜静脉阻塞后等。

五、眼科影像学检查

近年来眼科影像学检查发展很快，逐渐成为眼科临床诊断的常用方法。在此仅概述检查原理及适应证。

（一）眼超声检查

眼科常用超声扫描仪分为 A 型和 B 型，近年彩色超声多普勒已用于眼科。

1. A 型超声 显示探测组织每个声学界面的回声，以波峰形式，按回声返回探头的时间顺序依次排列在基线上，构成与探测方向一致的一维图像。优点是测距精确，回声的强弱量化。

2. B 型超声 通过扇形或线阵扫描，将界面反射回声转为大小不等、亮度不同的光点形式显示，光点明暗代表回声强弱，回声形成的许多光点在示波屏上构成一幅局部组织的二维声学切面图像。实时动态扫描可提供病灶的位置、大小、形态及与周围组织的关系，对所探测病变获得直观、实际的印象。

3. 彩色超声多普勒成像（CDI） 当超声探头与被检测界面间有相对运动时，产生频移，这种现象称多普勒效应。CDI 是利用多普勒原理，将血流特征以彩色的形式叠加在 B 型灰阶图上，红色表示血流流向探头（常为动脉），背向探头的血流为蓝色（常为静脉）。以血流彩色作为指示，定位、取样及定量分析。可检测眼动脉，视网膜中央动脉，睫状后动脉血流，眼内、眶内肿瘤等，以及眼内肿瘤、眼球突出的病因诊断，眼和眶部血流动力学研究。

（二）电子计算机断层扫描（CT）

利用电离射线和计算机的辅助形成多个横断面的影像，可用于观察软组织或骨性结构。每次扫描的层厚通常为 1 ～ 2mm。造影剂可用于血管结构的评估，当正常的毛细血管的屏障作用被破坏会产生明显的渗漏。

（三）磁共振成像（MRI）

MRI 是利用人体内氢原子中的质子在强磁场内被相适应频率的射频脉冲激发，质子吸收能量产生共振。射频脉冲终止后质子恢复原态时释放出能量，即 MRI 信号，通过接收线圈，接收并经计算机转换成 MRI 图像。图像为灰阶二维图像，亮白色为高信号，暗黑色为低信号。T1 加权成像（T1WI）是指这种成像方法重点突出组织纵向弛豫差别，而尽量减少组织其他特性如横向弛豫对图像的影响；T2 加权成像（T2WI）重点突出组织的横向弛豫差别。

（四）眼科计算机图像分析

计算机图像处理、扫描共焦激光等技术的应用是现代眼科发展的重要标志，为眼科诊断及研究提供了更精密的检查方法，简介如下：

1. 相干光断层成像（OCT） 是 20 世纪 90 年代初期发展起来的一种新型非接触性无创光学影像诊断技术，是利用眼内不同组织对光（用 830nm 近红外光）的反射性的不同，通过低相干性光干涉测量仪比较反射光波和参照光波来测定反射光波的延迟时间和反射强度，分析出不同组织的结构及其距离，经计算机处理成像，并以伪彩形式显示组织的断面结构。轴向分辨率可达 10μm。它对黄斑部疾病的诊断有重要应用价值。但 OCT 的分辨率是靠组织结构的反光性质不同对组织进行区分，视网膜断层中真正较易明确区分的有神经上皮光带、色素上皮光带和脉络膜光带，神经上皮层间的结构尚难明确分辨。

2. 角膜地形图 也称为计算机辅助的角膜地形分析系统，即通过计算机图像处理系统将角膜形态进行数字化分析，然后将所获得的信息以不同特征的彩色形态图来表现，因其恰似地理学中地球表面的高低起伏状态，故称为角膜地形图。角膜地形图可以对角膜中央到周边部的绝大部分的角膜屈光力进行检测，因而可以获得更多的信息量，在角膜屈光力的检测中具有重要临床意义。正常角膜的角膜中央一般均较陡峭，向周边则逐渐变扁平，多数角膜大致变平 4.00D；对于同一个体，其角膜地形图时常相似，但对于不同个体，其角膜地形图却常常彼此互不相同。一般可将正常角膜的角膜地形图分为圆形、椭圆形、对称或不对称的领结形（或称 8 字形）和不规则形几种。

3. 角膜内皮镜 是利用光线照在角膜、晶状体等透明屈光构件的界面上发生反射，在角膜内皮与房水界面之间，细胞间隙会发生反射而形成暗线，从而显示出角膜内皮细胞的镶嵌式六边形外观。现代角膜内皮镜检查与计算机相结合，自动对角膜内皮细胞形态进行分析。角膜内皮镜检查法分接触型和非接触型，常用的是非接触型内皮镜，它是当裂隙灯显微镜的照明光轴和观察轴对称地从角膜顶点垂直线向两侧分开时，看到角膜内皮细胞形态。角膜内皮的状况与角膜营养代谢密切相关，有利于角膜内皮功能的评价。

4. 角膜共焦显微镜 利用共焦激光对活体角膜进行不同层面的扫描，可显示角膜的超微结构，辅助真菌、棘阿米巴角膜炎的诊断。

5. 扫描激光偏振仪 采用相互垂直的两束偏振激光扫描视盘周围的视网膜神经纤维层（RNFL），平行于 RNFL 排列的光反射比垂直于 RNFL 的光反射快，两者反射的时间差称为偏振延迟值，此值间接反映 RNFL 的厚度，辅助青光眼早期诊断。

6. 激光扫描拓扑仪 利用共焦激光进行视盘 32 个层面的扫描，对视盘表面地形给予三维描绘，自动检测视盘、视杯、盘沿多个有关参数，用于青光眼早期诊断及视神经病变随诊监测。

第二部分
常见眼病的诊疗

第四章　眼睑病

眼睑位于眼球前面，分为上下眼睑，缘部称为睑缘，其上有睫毛、一些腺体的开口和泪小点。上下两睑间的裂隙称为睑裂。两睑连接处分别称为内眦及外眦。从组织学上眼睑分为皮肤层、皮下组织层、肌肉层、纤维层和结膜层。

眼睑的主要生理功能为保护眼球。上下睑的闭合，可避免外界的微生物、灰尘等侵及，瞬目运动又可使腺体的分泌物均匀分布于眼球表面，滑润眼球，使角膜有正常的光泽。睫毛还可阻挡过多的光线入眼。

眼睑的病变以炎症性病变最多见，常见有睑腺炎、睑板腺囊肿、睑缘炎、病毒性眼睑炎、接触性睑皮炎、睑内翻倒睫、上睑下垂、眼睑震颤等。眼睑肿瘤分为良性肿瘤和恶性肿瘤，良性肿瘤为血管瘤、黄色瘤、色素痣等，恶性肿瘤以睑板腺癌、鳞状细胞癌、基底细胞癌、皮脂腺癌多见。此外，还有眼睑位置和功能异常，如眼睑闭合不全、内眦赘皮、先天性睑裂狭小综合征、双行睫、先天性眼睑缺损等。

眼睑中医称之为胞睑，又名眼胞、睥。俗名眼皮。《灵枢·大惑论》曰："睛之窠为眼，骨之精为瞳子，筋之精为黑睛，血之精为络，其窠气之精为白眼，肌肉之精为约束。"胞睑主要由肌肉构成，它属于《灵枢·大惑论》中之"约束"。《黄帝内经》曰："脾主肌肉。"故胞睑属五轮学说之中之"肉轮"，内应于脾，脾与胃相表里，故胞睑有病时，首当责之于脾胃。

胞睑疾病属于外障眼病范畴，为临床常见多发的一类眼病。胞睑属眼的卫外屏障，易受六淫侵入，尤以风、湿、热三邪为患多见，若饮食失宜，损伤脾胃，脾胃运化功能失调，湿热内蕴，内外合邪，上攻胞睑，滞留脉络，气血瘀滞更易导致胞睑疾病。风性主动，故风邪致病易致眼睑震颤等病症；若脾胃虚弱，中气下陷，运化失常，精血不足，目失濡养，则见上睑下垂等症。胞睑还容易受物理性损伤及化学性灼伤，以及临近组织病变的波及。

胞睑疾病的主要临床表现：红肿热痛，生疮溃脓，睑缘红赤、烂、痒、倒睫，或肿核等。

治疗上宜审证求因，审辨局部症状，结合全身症状，从本治疗。如属于风热外袭所致者，当以祛风清热治法为主；属于脾胃热毒上攻所致者，当以泻火解毒治法为主；属于湿热上攻所致者，当以清热利湿治法为主；属于风湿热合邪上攻所致者，当以疏风清热利湿治法为主；脾胃虚弱，当以补中益气为主等。

第一节　睑腺炎

睑腺炎又称麦粒肿，是指胞睑近睑弦部生小疖肿，形似麦粒，易于溃脓的眼病，是睫毛毛囊附近的皮脂腺或睑板腺的急性化脓性炎症。睑腺炎又分两种，即内睑腺炎和外睑腺炎。外睑腺炎是睫毛根部的皮脂腺或毛囊的急性炎症；内睑腺炎是眼睑里面睑板腺的急性炎症。本病可发生在任何季节、年龄，单眼或双眼发病，尤以青少年为多见。体质虚弱、近视、远视、过度疲劳、不注意眼部卫生者容易患病，且可反复发作，上、下睑均可发病，以上睑发病为多见。本病属中医学的"针眼""偷针""土疳""土疡"等范畴。

【病因病机】

西医认为本病的病因大多为葡萄球菌感染眼睑腺体及睫毛毛囊附近腺体所致，形成脓肿。脓肿周围有水肿和炎性细胞浸润，最后脓肿于毛囊处破溃，脓与坏死组织流出。破溃处纤维增生，瘢痕愈合。

中医认为本病的病因：风热之邪外袭，客于胞睑，风热壅阻于胞睑肌腠之间，气血不畅，变生疮疡，发为本病；过食辛辣炙煿，脾胃积热，上攻胞睑，致气血凝滞，局部化热酿脓；余邪未尽，热毒蕴伏，或脾胃虚弱，卫外不固，营卫失调，易感风热之邪，常致本病反复发作。

【临床表现】

外睑腺炎：眼睑微痒痛，近睑弦部皮肤微红肿，继之近睑缘处形成局限性硬结，并有压痛，硬结与皮肤相连。若病变在外眦部者疼痛特别显著，外侧球结膜也发生水肿。炎症严重时可上睑或下睑弥漫性红肿。轻者经治疗或未治疗可自行消退，或3～5日后硬结逐渐软化，在睫毛根部有黄色脓头，积脓一旦穿破皮肤，向外排出，则红肿迅速消退，疼痛也随之消失；重者常伴耳前或颌下淋巴结肿大并有压痛，致病菌毒力强者或全身抵抗力弱者，炎症可由一个腺体扩展到其他腺体，形成多个脓点，可发展为睑蜂窝织炎，伴畏寒、发热等全身症状。

内睑腺炎：眼睑红肿、疼痛，红肿一般较外睑腺炎轻，但疼痛却较之为重。在脓肿尚未穿破之前，相应的睑结膜面充血，常隐见黄色脓头，可自行穿破，脓液排出后，红肿即消退。如果致病菌毒性强烈，则在脓液未向外穿破前，炎症已扩散，侵犯整个睑板而形成眼睑脓肿。

【诊断要点】

1.眼睑局部发痒、红肿热痛。

2.睑缘处局限性的硬结，形如麦粒，压痛明显。

3.3～5日后红肿硬结表面出现黄白色脓头。

【鉴别诊断】

根据典型病史及查体见眼睑隆起、红肿，有时可伴球结膜水肿。触诊可扪及硬结，边界清，伴压痛，即可基本诊断。

1. 胞肿如桃 胞睑皮肤红赤，高肿难睁，状如桃李，肿痛拒按，白睛赤肿。相当于西医学的眼睑炎性水肿。

2. 眼丹 发病部位同针眼，但眼睑赤痛漫肿，质硬拒按，常有恶寒发热、头痛等全身症状。

3. 眼痈 发病部位在眼睑皮下，较针眼病势凶猛，红肿热痛甚，化腐成脓范围大，可波及全部眼睑，并有畏寒高热、头痛等全身症状。

【治疗】

（一）治疗原则

目前西医对本病的治疗是在脓未形成之前，以温水热敷，改善局部的血液循环，局部和全身使用抗生素，促进炎症吸收、消退；脓肿成熟后，进行切开排脓。

本病的中医治疗原则上是在未成脓时，应辨其风热或脾胃热毒上攻而分别施治，以达退赤消肿、促其消散之目的；已成脓者，当促其溃脓或切开排脓，以早日痊愈。

（二）中医治疗

1. 辨证论治

（1）风热客睑证

症状：病初起，局部微有红肿痒痛，并伴有头痛、发热、全身不适等，舌苔薄白，脉浮数。

分析：风热之邪客于胞睑，风胜则痒，热胜则肿，故胞睑红肿而痒。所见全身症状均为风热袭表之征。

治法：疏风清热。

方剂：银翘散（《温病条辨》）加减。

药物：金银花12g，蒲公英12g，连翘12g，薄荷5g[后下]，荆芥10g，桔梗5g，黄芩10g，竹叶10g，芦根15g，桑叶10g，菊花10g，甘草5g。

方解：本方以薄荷、荆芥、桔梗、桑叶、菊花疏风解表，金银花、蒲公英、连翘、黄芩清热解毒，配竹叶、芦根、甘草以助清热。诸药合用，共奏疏风清热之功。

加减：热偏重者，可去荆芥，加黄连5g，以助清热解毒。

（2）热毒壅盛证

症状：胞睑局部红肿，硬结较大，灼热疼痛，伴有口渴喜饮、便秘溲赤，舌质红，苔黄，脉数等。

分析：喜食辛辣炙煿，脾胃积热，热毒上攻胞睑，阻滞脉络，气血凝滞，故疖肿红赤焮痛；内热重，故伴口渴喜饮、便秘溲赤，苔黄脉数等症。

治法：清热泻火，解毒消肿。

方剂：仙方活命饮（《校注妇人良方》）合五味消毒饮（《医宗金鉴》）加减。

药物：金银花 15g，野菊花 10g，蒲公英 15g，紫花地丁 10g，防风 6g，赤芍 15g，牡丹皮 10g，黄芩 10g，黄连 3g，浙贝母 10g，天花粉 15g，陈皮 5g，皂角刺 15g，甘草 5g。

方解：方中金银花、野菊花、蒲公英、紫花地丁清热解毒、清脾胃积热，黄芩、黄连泻火解毒，防风助散伏火，赤芍、牡丹皮凉血清热散瘀，陈皮理气，天花粉、皂角刺消肿排脓。共奏清热泻火、解毒消肿、溃坚活血止痛之功。

加减：若便秘可加大黄 10g[后下]，芒硝 10g[冲服]；肿痛明显加乳香 5g，没药 5g，炮山甲 5g。

（3）脾虚伏热证

症状：针眼反复发作，但诸症不重，或见面色无华、神疲乏力、食欲不振，舌淡苔白，脉细数。

分析：余邪未清，脾胃伏热，不时上攻胞睑，阻滞脉络，或脾胃虚弱，气血不足，正气不固，时感外邪，以致本病反复发作。由于正气虚，邪气不盛，故诸症不重。

治法：清解脾胃伏热，扶正祛邪。

方剂：清脾散（《审视瑶函》）加减。

药物：防风 10g，薄荷 5g[后下]，生石膏 10g[打碎先煎]，升麻 5g，甘草 5g，炒栀子 10g，赤芍 10g，枳壳 10g，黄芩 10g，陈皮 5g，藿香 10g。

方解：生石膏清泻胃火；栀子、黄芩、赤芍清热凉血；升麻、防风、薄荷升阳散火；枳壳、陈皮理气健脾；藿香佐防风疏散伏火；甘草泻火调胃。合之为清脾泻火之方。诸药合用，共奏泻脾伏火、调理脾胃气机的作用。

加减：脾胃虚弱者，四君子汤加当归 10g，白芍 10g，山楂 10g，神曲 10g，麦芽 10g，以健脾益气、和血消滞，并配伍解毒排脓之品，使其标本兼顾，以收扶正祛邪之功。

2. 其他疗法

（1）针刺法

主穴：攒竹、太阳、球后、承泣。

配穴：鱼腰、四白、合谷、列缺、外关等。一般针眼生于上睑近睑弦靠内眦部，可取攒竹、睛明穴；靠外眦部，可取丝竹空、瞳子髎穴；在中间，可取阳白、鱼腰穴；在下睑可取四白、承泣穴。同时配合远端取穴，如合谷、列缺、外关等。

注意：眼部取穴应在小疖红肿区以外。

手法：用中刺激或重刺激。

（2）针挑法：在肺俞或膏肓穴附近皮肤面，找出红点一个或数个，若不明显，可轻刮之后再找。消毒后，用毫针挑破，挤出黏液或血水。

（3）点刺放血法：取同侧耳垂或耳尖，用三棱针点刺放血，每日 1 次，具有泻热止痛消肿的功效。

（4）熏疗法：中药熏疗是利用药物煎煮后所产生的蒸汽，借助药力和热力，促使眼部腠理疏通、脉络调和、气血流畅，达到治疗目的一种中医外治方法。可用中药熏疗仪，或用中药煎煮后对眼部熏蒸。

适用于睑腺炎的初中期，尚未成脓或脓未成熟的患者。

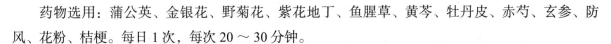

药物选用：蒲公英、金银花、野菊花、紫花地丁、鱼腥草、黄芩、牡丹皮、赤芍、玄参、防风、花粉、桔梗。每日 1 次，每次 20 ～ 30 分钟。

（二）西医治疗

1. 未酿脓者，滴抗生素滴眼液，每日 4 ～ 6 次，睡前涂抗生素眼用凝胶；局部可用湿热敷以助炎症消散。

2. 已成脓者，当切开排脓。若脓头在眼睑皮肤面者，切口与睑缘平行，脓头位于睑内面者，切口与睑缘垂直，宜稍大，以利脓液排流，但不可伤及睑缘。

（三）微波治疗

使用微波治疗仪治疗。适用于睑腺炎反复发作经久不愈，眼睑肉芽组织增生及瘢痕形成的患者。方法：令患者闭目，常规消毒患眼，利多卡因局麻，选择功率 30 瓦，时间 3 秒，微波探头多次间断热凝病变部位，致病变组织变平坦、结痂。

注意：微波探头不能直对眼球，以免微波辐射灼伤晶体和视网膜。

【病案举例】

例 1 张健验案（《张健眼科医案》）

陈某，男，13 岁，湖南省长沙市望城一中，学生。于 2013 年 5 月 6 日初诊。

主诉：左上睑红肿热痛 2 日。

病史：患者于本月 4 日午睡起床后出现左上睑微红肿，微痒、微痛感，并伴有轻微头痛不适。

检查：视力右眼 0.3，左眼 0.4；双眼矫正视力均 1.0。左眼近睑缘处皮肤微红微肿，有局限性硬结，压痛明显。舌质红，苔薄黄，脉浮数。

诊断：①睑腺炎（左眼）；②屈光不正（双眼）。

辨证：风热外袭证。

治法：祛风清热解毒。

方剂：银翘荆防汤（《张怀安眼科临床经验集》）加减。

处方：金银花 20g，板蓝根 20g，蒲公英 20g，连翘 10g，荆芥 10g，防风 10g，柴胡 10g，桔梗 10g，黄芩 10g，赤芍 10g，薄荷 5g[后下]，甘草 5g。2 剂。

服法：水煎，每日 1 剂，分 2 次温服。

外治：如意金黄膏，外敷，每次敷 6 小时，每日 1 次。

医嘱：①注意眼睑卫生。②禁食辛辣炙煿之品。③切忌挤压患处。

二诊（2013 年 5 月 8 日）：左上睑红肿已消，原方去板蓝根，再服 2 剂而愈。

按语：《证治准绳·杂病·七窍门》曰："犯触辛热燥腻风沙火。""窍未实，因风乘虚而入。"该患者为风热之邪侵及眼睑，气血不畅，故眼睑肿胀，微红；风邪作祟，故眼痒；舌质红，苔薄黄，脉浮数为风热外袭之候。治宜祛风清热解毒。银翘荆防汤方中金银花、连翘清热解毒为君药；板蓝根、蒲公英、黄芩苦寒配金银花、连翘清热解毒，共为臣药；薄荷、荆芥、防风祛风散邪，加赤芍以活血散瘀，均为佐药；柴胡解表、疏肝，桔梗引药上行，甘草调和诸药，均为使药。病程短，内服外敷，药与证合，应手取效。

例 2　张健验案（《张健眼科医案》）

任某，男，20 岁，中南工大机电工程学院，学生。于 2014 年 7 月 6 日初诊。

主诉：右上睑红肿热痛 2 日。

病史：患者于本月 4 日早上出现右上睑红肿热痛，伴口渴喜饮，便秘溲赤。

检查：视力右眼 1.0，左眼 1.2。右眼外眦部睑缘皮肤红肿，硬结疼痛拒按，外眦部球结膜充血水肿。同侧耳前可扪及肿大的淋巴结，约 10mm×10mm 大小，触之可移动，并有压痛。舌质红，苔薄黄，脉数。

诊断：睑腺炎（右眼）。

辨证：热毒壅盛证。

治法：清热解毒消肿。

方剂：内疏黄连汤（《素问病机气宜保命集》）加减。

处方：栀子 10g，连翘 20g，薄荷 5g[后下]，黄芩 10g，黄连 5g，桔梗 10g，大黄 10g[后下]，当归 10g，赤芍 10g，槟榔 5g，木香 3g，金银花 15g，蒲公英 15g，甘草 5g。2 剂。

服法：水煎，每日 1 剂，分 2 次温服。

外治：如意金黄膏，外敷，每次敷 6 小时，每日 1 次。

医嘱：①注意眼睑卫生。②禁食辛辣炙煿之品。③切忌挤压患处。

二诊（2014 年 7 月 8 日）：便通症减，原方去大黄，再服 2 剂而愈。

按语：《诸病源候论·目病诸候·针眼候》曰："此由热气客在眦间，热搏于津液所成。"该患者为热毒上攻胞睑，故胞睑出现红、肿、热、痛，此热毒深重，硬结疼痛拒按，白睛红赤肿胀；热伤津液，故口渴喜饮，便秘溲赤；舌质红，苔薄黄，脉数为热盛之候。内疏黄连汤加减方中黄连、黄芩、栀子清里热以解毒；金银花、蒲公英、连翘、薄荷、桔梗解表热而消肿；当归、赤芍活血和营；槟榔、木香行气散结；大黄通便泻火；甘草调和诸药，配合同用共奏清热解毒、消肿散结之功，药后肿消痛除，其病乃愈。

【治疗心得】

本病多因外感风热之邪，或过食辛辣炙煿，脾胃积热，内外合邪上攻胞睑，致脉络瘀滞，气血不畅，局部化热酿脓；或因素体脾胃虚弱，卫外不固，营卫失调，余邪未尽，热毒蕴伏，常致本病反复发作。本病初起多因风热偏盛，故治以疏风清热为主；中期多因热毒炽盛，治以清热泻火解毒为主；后期多因余邪蕴伏，治以清解脾胃伏热为主。外治滴抗生素滴眼液每日 4～6 次，睡前涂抗生素眼膏；未成脓者可配合湿热敷、中药熏疗、针刺等治疗，以助炎症消散；已成脓者，当切开排脓，若脓头在眼睑皮肤面者，切口与睑缘平行，脓头位于睑内面者，切口与睑缘垂直，切口宜稍大，以利脓液排出，促其早日痊愈；若反复发作经久不愈，眼睑肉芽组织增生，可使用微波治疗仪治疗，愈后可不留明显的瘢痕。本病一般预后良好。只要及时治疗，避免对患部用力挤压，并发症也较少。

【食疗方】

1. 绿豆粥

组成：石榴叶 10g，绿豆 30g。

功效：燥湿健脾，清热解毒。

主治：睑腺炎。中医辨证属脾失健运，湿热内蕴。

方解：石榴叶方出《滇南本草》，能收敛止泻、解毒杀虫；绿豆味甘性寒，入心、胃经，在《本草纲目》里记载：绿豆煮食可消肿下气、清热解毒、消暑解渴、调和五脏、安精神、补元气、滋润皮肤；石榴叶具有益气健脾、清热解毒、消暑利尿、消肿止痒、收敛生肌、明目退翳之功效。二者合用具有燥湿健脾、清热解毒的功效。

制法：石榴叶煎水去渣，加绿豆，文火熬成粥。

用法：每日 2～3 次。

2. 黄瓜汤

组成：黄瓜 1 根，苦参 10g。

功效：清热燥湿，解毒杀虫。

主治：睑腺炎。中医辨证属脾胃湿热。

方解：黄瓜味甘甜性凉、无毒，入脾、胃、大肠经，除热，利水利尿，清热解毒；苦参味苦性寒，归心、肝、胃、大肠、膀胱经，清热燥湿，杀虫，利尿。二者合用具有清热燥湿、解毒杀虫之功效。

制法：黄瓜洗净切片，加入苦参同煮 30 分钟，过滤即可。

用法：每日服 2 次。

3. 荸荠茶

组成：丝瓜藤 30g，鲜荸荠 30g，茶叶 6g。

功效：祛风解表，清热化湿，杀虫解毒。

主治：睑腺炎。中医辨证属外感风热，内蕴湿热。

方解：丝瓜藤为葫芦科植物丝瓜或粤丝瓜的茎，味苦，性微寒，小毒，归心、脾、肾三经，健脾消肿，杀虫解毒；荸荠性寒，清热解毒，凉血生津，化湿祛痰，明目；茶叶具有祛风解表、清热明目、解毒消肿之功效。三者配合使用具有祛风解表、清热化湿、杀虫解毒的功效。

制法：丝瓜藤洗净，切成段，鲜荸荠切片，与茶叶同煮 30 分钟，过滤即可。

用法：每日服 2 次。

4. 二决明粥

组成：石决明 25g[先煎]，决明子 10g，白菊花 15g，粳米 100g，冰糖适量。

功效：疏风清热，平肝健脾。

主治：睑腺炎。中医辨证属脾虚肝旺，风火攻目。

方解：石决明味咸，性寒凉，入肝、肾经，平肝潜阳，清肝明目；决明子味甘、苦、微咸，性寒，归肝、大肠经，清肝明目，润肠通便；白菊花味辛、甘、苦，性微寒，归肺、肝经，疏散风热，平肝明目，清热解毒；粳米是黏性较强、胀性小的一种大米品种，其性味甘性平，是健脾胃、培中气、养五脏的良药。四者合用具有疏风清热，平肝健脾的功效。

制法：先将石决明炒至出香味起锅，再将白菊花、决明子、石决明入砂锅煎汁去渣，粳米洗净与药汁同煮成稀粥，加冰糖即可。

服法：当早餐，每日1次。

【名医经验】

庞赞襄经验（河北省人民医院中医眼科名中医）：认为本病是由于过食辛辣炙煿燥热之品，致脾胃湿热内蕴，以致皮脂腺或睑板腺分泌过盛，复受风邪外袭，使热毒上攻壅阻于眼睑皮肤之间而发病。治法：清热解毒，散风行血。方剂：清热解毒消肿汤。药物：金银花15g，蒲公英15g，天花粉10g，黄芩10g，赤芍10g，生地黄10g，荆芥10g，防风10g，甘草3g。加减：大便燥，加大黄3 ~ 10g[后下]；病势较重，加全蝎3 ~ 10g，倍加金银花、蒲公英；胃纳欠佳，去生地黄，加青皮10g，枳壳10g，槟榔3g。

【治疗进展】

本病初起可采用冷敷，硬结未软化时可湿热敷，每日3 ~ 4次，每次15分钟。抗生素滴眼液滴眼，结膜囊内涂抗生素眼膏有助于控制感染。症状较重者或发展为眼睑蜂窝织炎者，需口服、肌内注射或静脉滴注抗生素。清热解毒中药及针灸、超声波理疗均有一定的疗效。脓肿形成后及时切开排脓以免自溃后疮口不齐，留下明显疤痕。

【预防与调护】

1. 平时应注意眼部卫生，增强体质，避免偏食，有屈光不正者应及时矫治。
2. 发病后切忌对局部用力挤压，要及时治疗。
3. 忌食辛辣炙煿之物，以免脾胃积热，病情反复。

第二节　睑板腺囊肿

睑板腺囊肿是睑板腺的慢性肉芽肿性炎症，又称霰粒肿。本病以上睑多见，多单个发生，亦可新旧数个交替存在。一般病程进展缓慢，多见于青壮年。本病属于中医学"胞生痰核""睥生痰核""眼胞痰核""疣病""目疣"范畴。

【病因病机】

西医认为本病多因睑板腺分泌旺盛，或排泄管阻塞，腺体内的分泌物潴留，刺激该腺及其周围组织而逐渐形成的慢性炎性肉芽肿。它有一纤维结缔组织包囊，囊内含有睑板腺分泌物及包括巨细胞在内的慢性炎性细胞的浸润。

中医认为本病多因脾失健运，聚湿生痰，上阻胞睑脉络，或恣食炙煿厚味，脾胃蕴热，炼津生痰，痰热互结，以致气血与痰热混结于睑内，隐隐起核。

【临床表现】

睑内肿核小者，无明显自觉症状；肿核较大者，眼睑可有重坠感；肿核于睑内溃破而生肉芽肿者，可有异物样摩擦感。检视眼睑皮下可触及一圆形肿核，大小不一，较大者可使眼睑皮肤局部隆起，触之不痛，略有弹性，与皮肤不粘连。翻转眼睑时，相应的结膜面可见一紫红色或灰蓝色的圆形病灶，微隆起。小的囊肿需仔细触摸方可发现，部分可自行吸收，但多数长期不变，或逐渐长大。囊肿偶可自破，排出胶样内容物后，在结膜面上见到外观呈息肉样肉芽。若继发感染，其表现与内睑腺炎相同。

【诊断要点】

1. 眼睑皮下可触及大小不一的圆形肿核，按之不痛，与皮肤不粘连。

2. 睑结膜面有局限圆形病灶，呈紫红色或灰蓝色。若囊肿自行溃破，可在睑内形成肉芽肿，有异物样摩擦感。

【鉴别诊断】

本病需与睑腺炎相鉴别。本病病位在眼睑皮下，可触及圆形肿核，与皮肤不粘连，不红不痛，一般不化脓，病势缓；睑腺炎病位多在近睑缘或睑内，有触痛之硬结，红肿焮痛明显，常化脓溃破，病势急。

对于老年患者，其肿块质硬，呈结节状，与皮肤有粘连，或经手术切除后又多次复发，应考虑睑板腺癌的可能，可作病理切片确诊。

【治疗】

（一）治疗原则

肿核小者可用药物和物理疗法促其消散，大者宜手术治疗。

（二）中医治疗

1. 辨证论治

（1）痰湿互结证

症状：眼睑皮下可触及肿核，压之不痛，推之可移，皮色不变，与皮肤不粘连。若肿核较大者，眼睑有重坠感，睑结膜面呈灰蓝色。舌淡苔白腻，脉弦滑。

分析：痰湿阻滞胞睑脉络，混结成核，故胞睑内生硬核；苔淡白腻、脉弦滑均为痰湿之候。

治法：化痰软坚散结。

方剂：化坚二陈汤（《医宗金鉴》）加减。

药物：陈皮 5g，制半夏 10g，茯苓 15g，炒僵蚕 5g，黄连 5g，生甘草 5g，荷叶 10g。

方解：方中二陈汤健脾化痰，理气祛湿而散结；加僵蚕化痰散结，黄连清热燥湿，荷叶清热明目散结。全方共奏清热燥湿、化痰散结之功。

加减：睑内肿核色紫红者，加赤芍 10g，桃仁 10g，以活血行滞；若肿核日久不散，加夏枯草 10g，浙贝母 10g，以软坚散结。

（2）痰热互结证

症状：眼睑肿核处皮色微红，相应的睑结膜面呈紫红色，舌红苔黄，脉滑数。

分析：痰湿阻滞胞睑脉络，致气血不行，混结于睑内，故睑内生硬核而推之可动，睑内灰蓝色隆起，为痰湿互结，瘀而化热之象。

治法：清热化痰散结。

方剂：黄连温胆汤（《六因条辨》）加减。

药物：黄连 5g，姜半夏 10g，竹茹 10g，枳实 10g，陈皮 5g，甘草 5g，茯苓 10g，生姜 3 片，大枣 1 枚。

方解：方中半夏辛温，燥湿化痰，和胃止呕，为君药；竹茹甘而微寒，清热化痰，除烦止呕为臣药；黄连清热除湿；陈皮辛温，理气行滞，燥湿化痰；枳实辛苦微寒，降气导滞，消痰除痞；茯苓健脾渗湿，以杜生痰之源；生姜、大枣调和脾胃，且生姜兼制半夏之毒，共为佐药；甘草为使，调和诸药。共奏清胆和胃、理气化痰散结之功。

加减：硬结日久，加僵蚕 5g，天花粉 10g，以增强散结之力；睑内紫红显著者，加牡丹皮 10g，栀子 10g，清热凉血。

2. 中药热敷

可用中药内服方再煎取汁作湿热敷；或取生南星加冰片少许研末，醋调敷患处皮肤面。

（三）西医治疗

1. 局部可用甲泼尼龙注射在近肿核处的结膜下；或用醋酸曲安奈德直接注射在肿核内，对部分病例有效。

2. 若睑结膜面病灶紫红明显伴压痛者，可滴用抗生素滴眼液，每日 3～5 次。

3. 肿核较大而影响外观或压迫眼球者，宜手术切开刮除。

【病案举例】

例1 张健验案（《张健眼科医案》）

黄某，男，25 岁，湖南省水利水电勘测设计研究总院，行政。于 2014 年 3 月 8 日初诊。

主诉：左上眼睑内生小包块不红不痛 10 日。

病史：患者于 10 日前无意中发现左上眼皮肤下有一硬结，触之不痛。

检查：视力右眼 1.0，左眼 1.0。左上睑内触摸一个 3mm×3mm 大小的硬结，与皮肤无粘连，按之不痛，推之可移动，睑内无异常。舌质淡，苔白腻，脉滑。

诊断：睑板腺囊肿（左眼）。

辨证：痰湿瘀阻证。

治法：化痰软坚散结。

方剂：化痰散结汤（《张怀安眼科临床经验集》）。

处方：法半夏 10g，茯苓 10g，陈皮 6g，桔梗 10g，浙贝母 10g，昆布 10g，海藻 10g，前胡 10g，夏枯草 10g，玄参 10g，连翘 10g。7 剂。

服法：水煎，每日 1 剂，分 2 次温服。

外治：局部按摩，并用玄明粉 30g，煎水，作眼部湿热敷，每日 2 次，以促其消散。

医嘱：①注意按时休息，保持睡眠充足。②饮食宜清淡，禁辛辣炙煿之品。

二诊（2014 年 3 月 15 日）：左眼上睑硬结已明显缩小，原方再进 7 剂。

三诊（2014 年 3 月 22 日）：睑内硬结已消，触之无肿块。

按语：脾失健运，湿痰内聚，上阻胞睑脉络，与气血混结而成本病；患者舌质淡，苔白腻，脉滑，为痰湿瘀阻之候。治宜化痰利湿，软坚散结。化痰散结汤方中以半夏、浙贝母化痰散结为君药；夏枯草、连翘、玄参清热化痰，与昆布、海藻相配，能消痰软坚散结为臣药；茯苓、陈皮、前胡健脾除生痰之源为佐药；桔梗祛痰且载药上行为使药。本方结构严谨，散收相合，标本兼顾，燥湿理气祛已生之痰，健脾渗湿杜生痰之源，故痰化核消。

例 2　张健验案（《张健眼科医案》）

吴某，男，19 岁，中南大学铁道学院，学生。于 2015 年 6 月 25 日初诊。

主诉：右眼睑内常反复长包块，术后复发 1 月余。

病史：患者右上睑内反复长包块半年余，曾手术两次，反复发作。

检查：视力右眼 1.2，左眼 1.5。右上睑内触摸一个 5mm×5mm 大小的肿核，与皮肤无粘连，肿块对应的睑结膜面，有灰蓝色的病灶，无压痛；舌质红，苔黄，脉滑数。

诊断：睑板腺囊肿（右眼）。

辨证：痰热互结证。

治法：清热化痰散结。

方剂：防风散结汤（《原机启微》）加减。

处方：防风 10g，羌活 10g，当归尾 10g，赤芍 10g，红花 5g，苏木 10g，苍术 10g，茯苓 10g，独活 5g，前胡 10g，黄芩 10g，甘草 5g，防己 10g，连翘 10g，黄连 5g，柴胡 10g。5 剂。

服法：水煎，每日 1 剂，分 2 次温服。

外治：局麻下手术刮除右眼睑板腺囊肿。术后第 2 日，外用玄明粉 30g，煎水，作眼部湿热敷，每日 2 次。

医嘱：①注意按时休息，保持充足睡眠。②饮食宜清淡，禁辛辣煎炸之品。

二诊（2015 年 6 月 30 日）：右上眼睑内肿块消失，皮色如常。

按语：《审视瑶函·脾生痰核症》曰："凡是脾生痰核，痰火结滞所成。"临床多由恣食炙煿厚味，脾失健运，湿痰内聚，上阻胞睑脉络，与气血混结而成本病。患者痰湿阻滞胞睑脉络，致气血不行，混结于睑内，故睑内生硬核而推之可动，睑内灰蓝色隆起，为痰湿互结，瘀而化热之象。治宜清热化痰散结。防风散结汤加减方中以防风、羌活升发阳气为君药；赤芍、当归尾、红花、苏木破凝行血为臣药；茯苓、苍术祛痰湿，前胡利五脏，独活除风邪，黄芩清热燥湿为佐药；甘草调和诸药，防己行十二经为使药，因病在上睑，加黄连、柴胡，以走手少阴、足厥阴；加连翘以清热解毒，消肿散结，疏散风热。胞生痰核日久则药不能去，故必手术除之，术毕，以升发之药散之，药术皆至，病去不再复发。

【治疗心得】

本病初起，在中药治疗的同时，配合局部按摩或湿热敷，可促进其气血畅行，以利散结消肿。若睑结膜面紫红或有肉芽时，可滴清热解毒类或抗生素类滴眼液，每日4～6次。若痰核大或溃破形成肉芽者，宜在局麻下行切开刮除术。即用睑板腺囊肿核夹夹住硬核部位，翻转眼睑，在睑结膜面与睑缘相垂直的切口，切开睑结膜及囊肿内壁，刮出囊肿内容物，并向两侧分离囊肿壁，将囊壁刮除。若在睑结膜面溃破，形成肉芽者，先剪除肉芽后，再摘出囊壁。术后中药调理脾胃，防止复发。

【食疗方】

1. 消痰散结汤

组成：海带15g，制半夏10g，陈皮6g，炙僵蚕10g。

功效：理气化痰，消肿散结。

主治：睑板腺囊肿。中医辨证属痰湿互结。

方解：海带消肿散结，制半夏化痰消结，陈皮理气化痰，炙僵蚕散结化痰。4种食材搭配在一起，具有理气化痰、消肿散结功效。

制法：将上述4种食材放砂锅内，加适量水煎30分钟至200mL取汁，另加适量水再煎30分钟至200mL取汁，将两次的汤汁混合均匀即可。

用法：每次200mL，分早晚两次口服。

2. 谷芽海带汤

组成：谷芽30g，海带15g，陈皮10g，炙僵蚕10g。

功效：清热化痰，消肿散结。

主治：睑板腺囊肿。中医辨证属痰热互结。

方解：谷芽消热下气，海带消肿散结，陈皮理气化痰，炙僵蚕散结化痰。上述4种食材搭配在一起，具有清热化痰、消肿散结功效。

制法：将上述4种食材放砂锅内，加适量水煎30分钟至200mL取汁，另加适量水再煎30分钟至200mL取汁，将两次的汤汁混合均匀即可。

用法：每次200mL，分早晚两次口服。

【名医经验】

庞赞襄经验（河北省人民医院中医眼科名中医）：认为本病较大的硬核，采用药物内治，取效较为困难，而用手术治疗收效较快。但对于术后反复发作难以根治，而较小的硬核，可用化痰散结药物内服，亦可收到一定的疗效。方剂：化坚二陈汤加减。药物：清半夏10g，茯苓10g，橘红10g，僵蚕10g，蝉蜕10g，桔梗10g，枳壳10g，防风10g，生甘草5g。加减：咽喉发堵，加苏梗

10g，厚朴 10g；胃纳欠佳，加青皮 10g，莱菔子 10g，槟榔 3g；感染红肿，加金银花 15g，蒲公英 15g，白芷 6g，赤芍 5g，生地黄 10g。

【治疗进展】

睑板腺囊肿有自愈可能，因此早期做湿热敷及中药治疗可促其消散，较小的睑板腺囊肿还可进行病灶局部激素注射。如果不能自愈且影响视力和外观可行切开刮除引流术。切口在结膜面行顺着睑板腺的纵向切口，便于引流，避免睑板腺的横行瘢痕。行手术之前要在病变周围麻醉。局麻后睑板腺夹放置于睑板腺囊肿上，翻转眼睑。沿睑板腺及睑板腺垂直切口，避免损伤睑缘。用刮匙伸入囊腔，将囊腔内的胶冻样物质和腺上皮细胞刮除。剪除分离后的囊壁以防复发。术毕注意加压止血，结膜囊内涂抗生素眼用凝胶。复发病例或可疑病例应将囊肿内容物送活检。如果囊肿已自行穿破，有肉芽组织突出，需将肉芽组织连同囊肿内容物及囊壁一起清除干净，并进行病理检查。

【预防与调护】

1. 本症若继发感染，参照睑腺炎治疗。
2. 对于复发性或老年人睑板腺囊肿，应将切除物进行病理检查，以排除睑板腺癌。
3. 注意饮食调护，少食辛温燥热之品。

第三节　睑缘炎

睑缘炎是发生在睑缘皮肤、睫毛毛囊及腺体的亚急性或慢性炎症。常双眼发病，病情较为顽固，愈后可复发。临床上分为鳞屑性、溃疡性和眦部睑缘炎三种。

本病属于中医学"眼弦赤烂"范畴。眦部睑缘炎又专称"眦帷赤烂""目赤烂眦"。

【病因病机】

西医认为①鳞屑性睑缘炎：与眼睑皮脂腺及睑板腺脂溢过多有关。患部常可发现卵圆皮屑芽孢菌，它能把脂类物质分解为有刺激性的脂肪酸。屈光不正、视疲劳、长期使用不适宜化妆品，以及营养不良均可成为其发病的诱因。②溃疡性睑缘炎：多为金黄色葡萄球菌感染，也有由螨虫寄生于睫毛毛囊所致者，鳞屑性睑缘炎的各种因素常同时存在，亦可由鳞屑性睑缘炎感染后转变为溃疡性。③眦部睑缘炎：多由莫 – 阿双杆菌感染引起，或与核黄素及维生素 B 缺乏有关。

中医认为本病多因脾胃湿热内蕴，复受风邪，风湿热邪搏结于睑弦所致；或因心火内盛，外受风邪，引动心火，风火上攻，灼伤睑眦而成。

【临床表现】

患眼睑缘或眦部灼热疼痛，刺痒难忍，可伴有干涩不适。根据病变的部位、性质及程度的不同，其体征有一定的差异。①鳞屑性睑缘炎：睑缘及睫毛根部有糠皮样鳞屑附着，色蜡黄或灰白，清除后可见睑缘充血、潮红，但无溃疡，无脓点。睫毛易脱落，但可复生。②溃疡性睑缘炎：睑缘充血肿胀，有散在的小脓疱，睫毛根部有黄色脓痂附着，除去痂皮后有脓液渗出，并露出小溃疡。睫毛常与脓痂黏结成束状，随痂皮剥脱而睫毛脱落，脱落的睫毛往往不能再生而形成秃睫，或睫毛乱生而排列不整。患病日久或久治不愈者，睑缘常肥厚变形，引起外翻泪溢。③眦部睑缘炎：眼睑内外眦皮肤充血，浸渍糜烂，时有小皲裂和出血。眦部常附着少量黄白色分泌物，多合并眦部结膜炎。

【诊断要点】

1. 鳞屑性睑缘炎　自觉刺痒为主，以睑缘附有鳞屑、无脓点、无溃疡为特征。

2. 溃疡性睑缘炎　自觉疼痛灼热为主，以睑缘附有脓痂、溃疡，睫毛生长异常为特征。

3. 眦部睑缘炎　自觉刺痒灼热为主，以眦部充血糜烂为特征。

【鉴别诊断】

本病与结膜炎二者都有眼部灼热疼痛、刺痒难忍，但结膜炎的典型体征是结膜充血、结膜滤泡增多、乳头增生、分泌物多，而眼睑皮肤是正常的，睫毛亦无脱落或乱生。可资鉴别。

【治疗】

（一）治疗原则

本病较为顽固，常迁延难愈，愈后又常复发。因此，必须内外兼治，愈后仍需坚持用药一段时间，以巩固疗效。

（二）中医治疗

1. 辨证论治

（1）风热外袭证

症状：睑缘红赤，睫毛根部有糠皮样鳞屑，灼热刺痒，干涩不适，舌红苔薄黄，脉浮数。

分析：风盛则痒，热盛则痛，风热客于睑弦，故睑弦赤痒，灼热疼痛；伤津化燥，故睫毛根部有糠皮样鳞屑；舌脉为风热偏盛之候。

治法：疏风清热。

方剂：消风散（《太平惠民和剂局方》）加减。

药物：荆芥 10g，羌活 10g，防风 10g，川芎 5g，僵蚕 5g，蝉蜕 5g，茯苓 10g，陈皮 5g，厚朴 10g，党参 10g，甘草 5g，藿香叶 10g。

方解：方中荆芥、羌活、防风、僵蚕、蝉蜕、川芎均为辛散祛风药，诸药合用，可达祛风止痒之功；陈皮理气健脾；厚朴燥湿健脾；党参、茯苓、甘草补中益气，运湿健脾，脾健则腠理密，风邪不易入侵，亦可达止痒之功。诸药合用，共奏祛风止痒补脾之功。

加减：睑缘红赤显著者，加牡丹皮 10g，赤芍 10g，以凉血活血；干涩较重者，加麦冬 10g，天花粉 10g，以生津润燥。

（2）湿热壅盛证

症状：睑缘红赤溃烂，溢脓出血，眵泪胶黏，睫毛脱落或秃睫，疼痛并作，舌红苔黄腻，脉濡数。

分析：风湿热邪上攻睑弦，又因湿热偏盛，故患眼痒痛并作，睑弦红赤溃烂，眵泪胶黏；舌脉为湿热偏盛之候。

治法：清热除湿。

方剂：除湿汤（《秘传眼科纂要》）加减。

药物：连翘 10g，滑石 10g[包煎]，车前子 10g[包煎]，枳壳 10g，黄芩 10g，黄连 5g，木通 5g，甘草 5g，陈皮 5g，茯苓 10g，防风 10g，荆芥 10g。

方解：方中黄连、黄芩、连翘清热燥湿，兼以解毒，治目赤烂；滑石、木通、车前子清利湿热，使热从小便出；茯苓健脾祛湿；荆芥、防风散风清头目，止目痒；枳壳、陈皮、甘草健脾理气逐湿。全方共奏散风清热利湿之功。

加减：痛痒明显者，加刺蒺藜 10g，白鲜皮 10g，夏枯草 10g，以疏风止痛止痒；糜烂脓多者，加苦参 5g，栀子 10g，蒲公英 10g，以清热解毒除湿。

（3）心火上炎证

症状：眦部睑缘红赤糜烂，甚至皲裂出血，灼热刺痒，小便短赤，舌红苔黄，脉数。

分析：心火素盛，复受风邪引动，心火上炎，灼伤睑眦，故眦部睑弦红赤，灼热刺痒，舌脉为心火偏盛之候。

治法：清心泻火。

方剂：导赤散（《小儿药证直诀》）合黄连解毒汤（《外台秘要》）加减。

药物：生地黄 15g，木通 10g，甘草 5g，淡竹叶 10g，黄连 5g，黄芩 10g，黄柏 10g，栀子 10g。

方解：导赤散方中生地黄清热凉血，兼能养阴；木通、竹叶清心降火，利水通淋；生甘草和胃清热，通淋止痛。诸药相合，既能清热凉血，又可利水通淋。由于利水与益阴并重，所以利水而不伤阴。黄连解毒汤方中以大苦大寒之黄连清泻心火为君，兼泻中焦之火；以黄芩清上焦之火为臣；以黄柏泻下焦之火为佐；栀子清泻三焦之火，导热下行，引邪热从小便而出为使。四药合用，苦寒直折，三焦之火邪去而热毒解，诸症可愈。

加减：若刺痒较重者，加蝉蜕 5g，乌梢蛇 10g，以祛风止痒；糜烂显著者，加茵陈 10g，车前子 10g[包煎]，清热利湿；眦部结膜充血者，加牡丹皮 10g，赤芍 10g，以凉血退赤。

2. 其他疗法

（1）中药煎水洗眼：对于不同类型睑缘炎均可使用。偏风重者，用二圣散（《眼科阐微》）：明矾 1g，胆矾 1g，大枣 5g；偏湿重者，用疏风散湿汤；偏热重者，用万金膏（《眼科纂要》）：荆芥 10g，防风 10g，黄连 3g，文蛤 5g，苦参 10g，薄荷 5g，铜绿 3g。煎水去渣外洗。

（2）针刺治疗：主穴选取丝竹空透攒竹、太阳、承泣。配合合谷、四白、阴陵泉、三阴交。手法：首先是用 1.5 寸针横眉直刺丝竹空方向进针，太阳、承泣用 1 寸针直刺。合谷、阴陵泉、三阴交直刺 1 寸，四白平刺 0.5 寸。

（二）西医治疗

1. 鳞屑性睑缘炎 用生理盐水或 3% 硼酸溶液清洁局部，并以湿棉签拭去鳞屑后涂抗生素眼膏。痊愈后还应坚持用药 2 周。

2. 溃疡性睑缘炎 用 3% 硼酸溶液或生理盐水清洗睑缘，除去痂皮及已经松脱的睫毛，可用 2% 碘酊涂搽患处，或 2% 硝酸银烧灼溃疡面，并选用敏感抗生素滴眼液或眼膏，治疗至炎症完全消退后，坚持用药 2～3 周。发现蠕形螨者可用甲硝唑液涂搽患处。

3. 眦部睑缘炎 用 0.5% 硫酸锌滴眼液滴眼；睑缘及其附近病损处先涂 3% 硼酸溶液，再涂 2% 氧化锌眼膏。可内服复合维生素，尤其是维生素 B。发现螨虫者可服用甲硝唑片。

【病案举例】

例 1 张健验案（《张健眼科医案》）

谭某，女，52 岁，湖南省宁乡县双江口镇，农民。于 2013 年 6 月 16 日初诊。

主诉：双眼痒、刺痛、烧灼感 2 月余。

病史：患者于今年 4 月中旬开始双眼痒、刺痛、烧灼感，眵泪胶黏，睫毛成束、脱落。在当地诊为"睑缘炎"，用妥布霉素滴眼液滴眼，开始有效，滴 1 周后出现眼睑灼痛和肿胀、结膜红斑过敏而停用。喜食辛辣，小便黄赤，大便秘结。

检查：视力右眼 0.6，左眼 0.6。双眼睫毛成束，睫毛根部有散在小脓疱，被痂皮覆盖，擦去后有脓点溢血；舌质红，苔黄腻，脉濡数。

诊断：溃疡性睑缘炎（双眼）。

辨证：湿热偏盛证。

治法：清热除湿止痒。

方剂：除湿汤（《眼科纂要》）加减。

处方：连翘 10g，车前子 10g[包煎]，枳壳 10g，陈皮 6g，黄芩 10g，黄连 5g，荆芥 10g，防风 10g，栀子 10g，苦参 10g，金银花 10g，蒲公英 10g，苍术 10g，白鲜皮 10g，茯苓 10g，滑石 15g[包煎]，大黄 10g[后下]，甘草 3g。7 剂。

服法：水煎，每日 1 剂，分 2 次温服。

外治：① 0.3% 加替沙星滴眼液滴双眼，1 日 4 次。② 千里光 15g，白鲜皮 15g，苦参 10g，野菊花 10g，蒲公英 15g，蛇床子 10g，玄明粉 30g。煎水，清洗睑缘，除去痂皮及已松脱的倒睫拳毛，并涂 0.5% 四环素眼膏，每日 2 次。

医嘱：①保持眼部清洁，避免风沙烟尘刺激。②注意饮食调节，勿过食辛辣炙煿之品。

二诊（2013 年 6 月 23 日）：眼痒已明显减轻，大便通畅。原方去大黄、苦参、黄连。7 剂。

三诊（2013 年 6 月 30 日）：痒痛已除，睫毛已不再脱落。检查视力右眼 0.8，左眼 1.0。舌质淡红，苔薄白，脉平。上方加黄芪 15g，白术 10g，以健脾益气，托毒排脓，敛疮生肌。7 剂。

按语：该患者脾胃湿热，外感风邪，风湿热邪相搏，结于睑弦发病，风盛则痒，热盛则痛，湿盛则糜烂。治宜清热除湿，祛风止痒。除湿汤加减方中以黄芩、黄连、栀子清热燥湿；大黄泻热通腑；金银花、蒲公英清热解毒；苦参、白鲜皮、苍术清热燥湿，祛风止痒；连翘透肌解表，清热逐风，除风热之邪，为疮家要药；荆芥、防风祛风止痒；茯苓、滑石、车前子健脾清热利湿；枳壳、陈皮理气健脾；甘草调和诸药。共奏清热除湿，祛风止痒之效，使热清湿净风去，弦烂眼痒渐愈。

例 2 庞荣验案

郑某，男，47 岁，职员，于 2019 年 10 月 21 日初诊。

主诉：双眼睑发红伴睫毛脱落 15 日。

病史：患者 15 日前双眼睑发红伴睫毛脱落，经人介绍来我院就诊。

检查：双眼视力均 1.0。裂隙灯检查：双眼睑缘部充血，有鳞屑附着在睫毛周围，睑缘轻度肥厚外翻；舌质淡红，苔黄，脉弦细数。

诊断：双眼睑缘炎（双眼睑弦赤烂）。

辨证：风热外侵证。

治法：清热散风除湿。

方剂：清热散风燥湿汤（《中医眼科临床实践》）。

处方：金银花 30g，蒲公英 30g，天花粉 10g，荆芥穗 10g，防风 10g，白芷 10g，陈皮 10g，白术 10g，苍术 10g，黄芩 10g，枳壳 3g，甘草 3g。

服法：水煎，每日 1 剂，分 2 次温服。

医嘱：①保持眼部清洁，避免风沙烟尘刺激。②注意饮食调节，勿过食辛辣炙煿之品。

二诊：前方服药 7 剂，双眼视力均 1.0。裂隙灯检查：双眼睑缘充血减轻，鳞屑明显减少，睑缘较前清洁，前方加龙胆 10g，继服。

三诊（2019 年 11 月 6 日）：检查视力，双眼均 1.0，眼睑缘皮肤色泽正常，已无鳞屑而愈。

按语：本病治以清热散风、燥湿除邪为主，方中以金银花、蒲公英、白芷、天花粉清热解毒，以荆芥穗、防风散风驱邪，陈皮、白术、苍术健脾燥湿，祛除湿邪，后加黄芩、龙胆增强清热除湿之力，甘草调和诸品，以此共奏清热散风除湿之功。

【治疗心得】

本病多因风、湿、热邪合而为病，但临床时需根据邪气的偏胜有所侧重，同时应配合外治法治疗，以求减少复发，彻底治愈。

【食疗方】

1. 黄连菊花汤

组成：黄连 10g，野菊花 15g。

功效：清热解毒燥湿。

主治：睑缘炎。中医辨证属脾胃湿热。

方解：黄连、野菊花清热解毒。2 种食材搭配在一起，具有清热解毒燥湿的功效。

制法：将上述 2 种食材同放砂锅内，加适量水煎 30 分钟后至 200mL 取汁，另加适量水再熬 30 分钟后至 200mL 取汁，将两次的汤汁混合均匀即可。

用法：每次 200mL，分早晚口服。

2. 薏苡黄柏汤

组成：薏苡仁 24g，黄柏 10g，炒栀子 10g。

功效：清热燥湿利水。

主治：睑缘炎。中医辨证属风热外袭。

方解：薏苡仁利水渗湿，黄柏清热燥湿，炒栀子清热泻火。3 种食材搭配在一起，具有清热燥湿利水的功效。

制法：将上述 3 种食材同放砂锅内，加适量水煎 30 分钟后至 200mL 取汁，另加适量水再熬 30 分钟后至 200mL 取汁，将两次的汤汁混合均匀即可。

用法：每次 200mL，分早晚口服。

3. 黄芪银花蜜

组成：黄芪 15g，金银花 20g，蜂蜜 30g。

功效：清热解毒利湿。

主治：睑缘炎。中医辨证属湿热壅盛。

方解：黄芪补气利水；金银花清热解毒，疏散风热；蜂蜜调补脾胃、润肠通便。3 种食材搭配在一起，具有益气清热解毒的功效。

制法：将上述 3 种食材同放砂锅内，加适量水煎 30 分钟后至 200mL 取汁，另加适量水再熬 30 分钟后至 200mL 取汁，将两次的汤汁混合均匀即可。

用法：每次 200mL，分早晚口服。

【名医经验】

1. 庞赞襄经验（河北省人民医院中医眼科名中医）：认为本病无结痂时，应用外治法，收效较为显著。兼有结痂时应配合内治法，往往结痂而愈。外治法：清热渗湿，化腐生肌为主。①苦参汤：苦参 12g，五倍子 10g，黄连 10g，防风 10g，荆芥穗 10g，薏仁 10g，漳丹 2g，铜绿 2g。水煎，用药棉蘸药水洗患处，每剂洗 3 日，每日洗 3 次。②菊矾汤：白矾 10g，白菊花 10g。水煎，用药棉蘸药水洗患处，每剂洗 2 日，每日洗 3 次。内治法：祛风清热，除湿解毒为主。方剂：清热散风燥湿汤。药物：金银花 12g，蒲公英 12g，天花粉 10g，荆芥穗 10g，防风 10g，白芷 10g，陈皮 10g，白术 10g，苍术 10g，甘草 3g。水煎服。

2. 韦玉英经验（中国中医科学院广安门医院眼科名医）：将本病分为 4 证辨证论治：①风燥证。主证：眼感刺痒，干涩不适，睑弦红赤，赤多烂少，睫毛根部有糠皮样脱屑，灼热疼痛，甚至双眼难睁，视物不能持久，口干微渴，舌淡红，苔黄，脉弦。治法：祛风清热，凉血滋阴。药物：柴胡散加减。药物：柴胡、防风、赤芍、荆芥、羌活、桔梗、生地黄、甘草。②热毒证。主证：睑弦红赤溃烂，痒痛并作，睫毛成束或倒睫，睫毛脱落不能复生，眵黏多泪，烦躁不安，舌红苔黄，脉数。治法：清热燥湿，泻火解毒。方剂：三黄汤加减。药物：黄芩、黄连、大黄、栀子、蒲公英、野菊花、金银花、茯苓、甘草。③风湿热证。主证：睑弦痒痛，红赤溃烂，肿厚有脓痂，眵泪胶黏，口渴不欲饮，舌苔黄腻，脉濡数。治法：祛风清热除湿。方剂：除湿汤加减。药物：连翘、滑石、车前子、枳壳、黄芩、黄连、木通、陈皮、荆芥、茯苓、防风、甘草。④心火亢盛证。症状：

两眦部睑弦红赤糜烂，灼热刺痒，甚至眦部睑弦破裂出血，口舌生疮，小便短赤；舌红，脉数。治法：清心泻火。方剂：退眼角红方（经验方）合导赤散。药物：栀子、知母、黄芩、桑叶、菊花、生地黄、薄荷、竹叶、木通、甘草梢。

【治疗进展】

本病病因复杂，有细菌感染、理化刺激、屈光不正、慢性结膜炎、溢泪、隐性斜视、不良卫生习惯等，可针对病因治疗，如矫正屈光不正，进行分泌物细菌培养查找致病菌，合理选择抗生素等。局部用药，方便快捷。症状较重者可以全身应用抗生素、激素、维生素之类。但激素、抗生素都有一定的副作用，且停药后易复发。中医治疗本病主要以疏风、清热、祛湿为原则，用内治与外治相结合的给药途径。中医辨证论治，全身调理，增加机体抵抗力，可避免因用西药产生的一些不良反应，增加患者对医疗的依从性。临床多以中医内治与西医外治相结合，可取得较好的治疗效果。

【预防与调护】

1. 注意饮食调节，少食辛辣炙煿及肥甘厚味之物，以防助湿生热。
2. 注意个人卫生，除去各种诱因，避免过用目力，防止风沙烟尘对眼的过度刺激。

第四节　单纯疱疹病毒性睑皮炎

单纯疱疹病毒性睑皮炎是由单纯性疱疹病毒Ⅰ型感染所致的急性眼周皮肤疾病，常复发。中医学称为"风赤疮痍"。

【病因病机】

西医认为是由单纯性疱疹病毒Ⅰ型感染所引起。病毒通常存在于人体内，当感冒、高热或身体抵抗力降低时趋于活跃。因发热性疾病常可致病，所以又称为热性疱疹性睑皮炎。

中医认为多因风邪热毒上乘胞睑。

【临床表现】

病变可发生于上、下睑，以下睑多见，与三叉神经眶下支分布范围相符。初发时，睑部皮肤出现丘疹，常成簇状出现，很快形成半透明水疱，周围有红晕。眼睑水肿，眼部有刺痛、烧灼感。水疱易破，渗出黄色黏稠液体。约一周后充血减退，肿胀减轻，水疱干涸，结痂脱落后不留瘢痕，但可有轻度色素沉着，可以复发。如发生于睑缘处，有可能蔓延至角膜。如发生在唇部和鼻前庭部，可出现同样的损害。

【辅助检查】

病变基底刮片常证实有多核巨细胞。

【诊断要点】

1. 常有感冒、发热或过度劳累及单纯疱疹角膜炎、结膜炎病史。

2. 下睑皮肤出现簇生的半透明的水疱，周围轻度红肿。

3. 可同时出现于嘴唇与鼻翼皮肤，数日或一周后结痂脱落，不留瘢痕。

【鉴别诊断】

1. 眼睑带状疱疹：眼睑带状疱疹病变部位在三叉神经眼支支配区域，愈后常遗留瘢痕。

2. 眼睑过敏性皮炎：局部过敏是由于滴入或涂抹一些药物进入眼内，全身性者则有接触某些致敏物质或某种食物过敏所致，长期流泪或戴金属镜框也可致敏。其他部位与致敏物使用部位相关，全身性则双眼发病，无上下眼睑之分。

【治疗】

（一）治疗原则

一般采用抗病毒凝胶外用，内服祛风、清热、除湿、解毒中药，内外合治，以提高疗效。

（二）中医治疗

辨证论治

（1）脾经风热证

症状：眼睑皮肤外侧红赤，半透明水疱成簇状，并有黄色黏稠液体渗出，舌质红，苔薄黄，脉浮数。

分析：脾经风邪上攻胞睑，故眼睑皮肤红赤、痒痛、灼热，起水疱；风热在表，故伴恶寒发热；在里则大便秘结；舌脉之象为风热之候。

治法：祛风清热除湿。

方剂：除风清脾饮（《审视瑶函》）加减。

药物：陈皮 5g，连翘 10g，防风 10g，知母 10g，黄芩 10g，玄参 10g，黄连 5g，荆芥 10g，桔梗 10g，甘草 5g，生地黄 15g，大黄 10g[后下]，金银花 15g，板蓝根 15g。

方解：除风清脾饮加减方中黄连、黄芩、连翘、玄参、知母清脾胃，泻热毒；大黄通腑，泻脾胃积热；荆芥、防风疏风散邪；桔梗、陈皮理气和胃祛湿；生地黄配合大黄凉血活血消滞，寓以"治风先治血，血行风自灭"之意；加金银花、板蓝根以清热解毒；甘草调和诸药。合之共奏清脾泻热、疏风散邪之效。

加减：大便通畅者，去大黄；水疱渗水多者，为湿邪偏重，加苍术 10g，厚朴 10g，连翘 10g，刺蒺藜 10g。

（2）风热外袭证

症状：患眼痒涩刺痛，畏光流泪，眼睑皮肤出现簇生的半透明的水疱，周围轻度红肿，兼见头痛、鼻塞、恶风，舌质红，苔薄白或微黄，脉浮数。

分析：病变初起，风热之邪上犯眼睑，故见痒涩刺痛，畏光流泪，眼睑皮肤出现簇生的半透明的水疱，周围轻度红肿等眼症；风为阳邪，上先受之，且鼻为肺窍，故头痛鼻塞恶风；舌脉为风热之候。

治法：疏风清热。

方剂：银翘散（《温病条辨》）加减。

药物：金银花 15g，连翘 10g，桔梗 10g，牛蒡子 10g，荆芥穗 10g，薄荷 5g[后下]，板蓝根 10g，芦根 10g，淡竹叶 10g，甘草 5g。

方解：方中金银花、板蓝根、连翘清热解毒；薄荷、荆芥发汗解表，清泄外邪；桔梗、牛蒡子开利肺气，祛风化痰；甘草、淡竹叶、芦根清上焦风热，兼养胃阴。病在上焦者，有辛凉透表、清热解毒之功。

加减：若结膜充血，可加野菊花 10g，蒲公英 10g，紫草 10g，牡丹皮 10g 以清热解毒、凉血退赤。

【病案举例】

例 1　张健验案（《张健眼科医案》）

文某，女，59 岁，湖南省南县房地产公司，干部。于 2015 年 5 月 12 日初诊。

主诉：右下睑刺痛、烧灼感，长水疱 4 日。

病史：患者于本月 7 日感冒发热后出现右下睑刺痛、烧灼感，继而长水疱；伴恶寒发热，大便秘结。

检查：视力右眼 0.8，左眼 0.8。右下睑皮肤外侧红赤，半透明水疱成簇状，并有黄色黏稠液体渗出。舌质红，苔薄黄，脉浮数。

诊断：单纯疱疹病毒性睑皮炎（右眼）。

辨证：脾经风热证。

治法：祛风清热除湿。

方剂：除风清脾饮（《审视瑶函》）加减。

处方：陈皮 5g，连翘 10g，防风 10g，知母 10g，黄芩 10g，玄参 10g，黄连 5g，荆芥 10g，桔梗 10g，甘草 5g，生地黄 15g，大黄 10g[后下]，金银花 15g，板蓝根 15g。7 剂。

服法：水煎，每日 1 剂，分 2 次温服。

外治：青黛膏外涂，每日 2 次。

医嘱：①饮食宜清淡，忌食辛辣肥甘厚味之品。②保持皮肤清洁，切忌搔抓揉搓，以免变生他症。

二诊（2015 年 5 月 19 日）：便通症减。检查：右眼皮肤水疱干涸结痂。原方去大黄。再服 7 剂痂脱而愈。

按语:《眼科纂要·眼皮腐烂》认为本病是由"湿热停滞脾胃所致"。该患者为脾经风邪上攻胞睑,故眼睑皮肤红赤、痒痛、灼热、起水疱;风热在表,故伴恶寒发热;在里则大便秘结;舌脉之象为风热之候。除风清脾饮加减方中黄连、黄芩、连翘、玄参、知母清脾胃,泻热毒;大黄通腑,泻脾胃积热;荆芥、防风疏风散邪;桔梗、陈皮理气和胃祛湿;生地黄配合大黄凉血活血消滞,寓以"治风先治血,血行风自灭"之意;加金银花、板蓝根以清热解毒;甘草调和诸药。合之共奏清脾泻热,疏风散邪之效。

例2 张健验案(《张健眼科医案》)

刘某,男,36岁,湖南省长沙市望城区雷锋镇,农民。于2015年5月22日初诊。

主诉:右下睑及口角上方刺痛、烧灼感,长水疱3日。

病史:患者于本月19日感冒发热后出现右下睑刺痛、烧灼感、极痒,继而长水疱、脓疱;伴胸闷纳呆,口中黏腻,饮不解渴,大便秘结。

检查:视力右眼0.8,左眼1.2。右下睑皮肤红赤,水疱成簇状,部分糜烂渗出黄色黏稠液体。舌质红,苔腻,脉浮滑数。

诊断:单纯疱疹病毒性睑皮炎(右眼)。

辨证:风湿热毒证。

治法:祛风除湿解毒。

方剂:除湿汤(《眼科纂要》)加减。

处方:连翘10g,车前子10g[包煎],枳壳10g,陈皮5g,黄芩10g,黄连5g,荆芥10g,防风10g,栀子10g,苦参10g,地肤子10g,金银花15g,蒲公英15g,板蓝根15g,苍术10g,白鲜皮10g,茯苓10g,滑石15g[包煎],大黄10g[后下],甘草3g。5剂。

服法:水煎,每日1剂,分2次温服。

外治:①0.1%更昔洛韦(晶明)滴眼液,滴入眼睑内,1次2滴,每2小时1次,1日给药五六次。②0.15%更昔洛韦(丽科明)眼用凝胶,外涂患处,适量,每日3次。

医嘱:①适当休息,提高身体抵抗力。②饮食宜清淡,忌食辛辣肥甘厚味。③保持皮肤清洁,切忌搔抓揉搓,以免变生他症。

二诊(2015年5月27日):病情好转。检查:右眼皮肤水疱干涸结痂。原方去黄连、大黄、苦参;加黄芪15g,白术10g,以补气健脾,托毒生肌。7剂。痂脱而愈。

医嘱:①平素注意增强体质,精神舒畅,避免过度劳及感冒。②饮食宜清淡,忌食辛辣肥甘厚味。③尽量保持患处皮肤清洁干燥,切忌搔抓揉搓,以免变生他症。

按语:患者因风湿热邪壅盛,蒸灼睑肤,故胞睑红赤疼痛,水疱脓疱簇生,极痒,破溃流水,糜烂;湿困脾胃,故胸闷纳呆,口中黏腻;湿郁化热,则饮不解渴,大便秘结;舌质红,苔腻,脉浮滑数为湿热内蕴之候。除湿汤加减方中以黄芩、黄连、栀子清热燥湿;大黄泻热通腑;金银花、蒲公英、板蓝根清热解毒;苦参、白鲜皮、苍术、地肤子清热燥湿,祛风止痒;连翘透肌解表,清热逐风,除风热之邪,为疮家要药;荆芥、防风祛风止痒;茯苓、滑石、车前子健脾清热利湿;枳壳、陈皮理气健脾;甘草调和诸药。共奏清热除湿、祛风止痒之效,风湿热俱去,诸症则除。

【治疗心得】

本病应采取有效措施，取中西医之长，及时控制病毒在眼睑蔓延，防止并发症，减少瘢痕形成；中医治疗也有肯定的疗效，能抗病毒，减轻症状，并能防止复发。

【食疗方】

1. 菊花龙井茶

组成：菊花 10g，龙井茶 3g（或一般绿茶）。

功效：清热解毒。

主治：单纯疱疹病毒性睑皮炎。中医辨证属风热外袭。

方解：菊花能清热泻火；龙井茶有"色绿、香郁、味甘、形美"四绝的特点，能生津止渴，提神益思，消食化腻，消炎解毒。

制法：菊花、龙井茶冲入开水，加盖焖片刻，即可。

用法：每日饮用 2 次。

2. 栀子粳米粥

组成：栀子 6g（捣为末），粳米 50g。

功效：清热利湿。

主治：单纯疱疹病毒性睑皮炎。中医辨证属脾经湿热。

方解：栀子清热利湿，粳米温中和胃。上述 2 种食材搭配在一起，具有健脾清热利湿的功效。

制法：将栀子研为细末，粳米煮粥，临熟时下栀子末，搅匀即成。

用法：每日 1 次，当早餐。

【治疗进展】

本病为单纯疱疹病毒所致，当病变蔓延及角膜时，则可引发单纯疱疹病毒性角膜炎，应引起足够的重视，一旦出现角膜症状，则严格按单纯疱疹病毒性角膜炎的治疗原则进行治疗。另外单纯性疱疹病毒性睑皮炎痊愈后，其病毒可长期存在于人体内，当感冒、高热或身体抵抗力降低时，趋于活跃，因发热性疾病常可再次发病，所以当眼皮炎痊愈后，仍可服数日扶正治本的中药预防复发。

【预防与调护】

1. 眼部保持清洁，防止继发感染。避免揉眼。

2. 少食辛辣炙煿之物。

第五节　带状疱疹病毒性睑皮炎

带状疱疹病毒性睑皮炎，是指由带状疱疹病毒感染三叉神经半月神经节或三叉神经第一支所致的睑皮炎。中医学称"风赤疮痍"。

【病因病机】

西医认为本病是由带状疱疹病毒感染三叉神经半月神经节或三叉神经第一支所致。

中医认为多因脾胃湿热内蕴或肝胆湿热上乘胞睑。

【临床表现】

发病前常有轻重不等的前驱症状，如全身不适、发热等，继而在病变区出现剧烈神经痛。数日后，患侧眼睑、前额皮肤和头皮潮红、肿胀，出现成簇透明小疱。疱疹的分布不越过睑和鼻的中心界限。小疱的基底有红晕，疱群之间的皮肤正常。数日后疱疹内液体混浊化脓，形成深溃疡，约两周后结痂脱落。因皮损深达真皮层，脱痂后留下永久性皮肤瘢痕。炎症消退后，皮肤感觉数月后才能恢复。可同时发生带状疱疹性角膜炎或虹膜炎，当鼻睫神经受累后，鼻翼出现疱疹时，这种可能性更大。

【辅助检查】

1. 免疫荧光法。测定血清中特异病毒抗体。
2. 急性期在眼睑病变处取材进行病毒培养。

【诊断要点】

1. 常有感冒或外伤病史，可有与活动期水痘患者或带状疱疹患者接触史。
2. 病初起时三叉神经分布区域剧烈疼痛，皮肤充血肿胀，簇生无数透明水疱，继而成脓疱，终则干燥结痂，愈后遗留瘢痕。

【鉴别诊断】

单纯疱疹病毒睑皮炎　单纯疱疹病毒引起的眼部感染一般较轻，而且病变部位不局限于三叉神经第一支支配的区域，愈后不留瘢痕。

【治疗】

（一）治疗原则

本病为病毒感染所致，抗病毒为第一要务，以局部用药为主。中药以清热除湿解毒为治疗大法。

（二）中医治疗

1. 辨证论治

（1）脾胃湿热证

症状：眼睑皮肤红赤，痒痛，灼热，起水疱，或伴有发热恶寒，舌质红，苔黄腻，脉数。

分析：脾胃湿热内蕴，上攻胞睑，气血不利则眼睑皮肤红赤、痒痛、灼热，起水疱；风热外袭，卫气失宣，则发热恶寒；舌质红，苔黄腻，脉数均为湿热内蕴之候。

治法：清脾除湿。

方剂：清脾除湿饮（《医宗金鉴》）加减。

药物：茵陈 10g，泽泻 10g，生地黄 10g，栀子 10g，黄芩 10g，连翘 10g，甘草 5g，赤茯苓 10g，麦冬 10g，苍术 10g，白术 10g，枳壳 10g，玄明粉 10g[冲服]，板蓝根 15g，金银花 10g。

方解：方中泽泻、赤茯苓、茵陈利湿清热；苍术、白术燥湿健脾；生地黄、麦冬滋阴清热；栀子、黄芩、连翘清热解毒；枳壳理气和中；玄明粉苦寒清热，荡阳明湿热积滞；甘草调和诸药。板蓝根、金银花清热解毒。共奏清脾除湿解毒之效。

加减：大便通畅者，去玄明粉；水疱渗水多者，为湿邪偏重，加厚朴 10g，连翘 10g，刺蒺藜 10g；兼风热外邪者，加荆芥 10g，防风 10g，以祛风清热。

（2）风火上攻证

症状：眼睑红赤如朱，焮热疼痛难忍，水疱簇生甚而溃烂，或伴发热寒战，舌质红，苔黄燥，脉数有力。

分析：风热引动内火，灼伤肌肤，故胞睑红赤如朱，焮热疼痛难忍，水疱簇生甚而溃烂；热入半表半里，伴发热寒战；舌质红，苔黄燥，脉数有力为热盛之候。

治法：清热解毒，疏风散邪。

方剂：普济消毒饮（《东垣试效方》）加减。

药物：黄芩 10g，黄连 5g，陈皮 5g，甘草 5g，玄参 10g，柴胡 10g，桔梗 10g，连翘 10g，板蓝根 10g，马勃 3g[包煎]，牛蒡子 10g，薄荷 3g[后下]，僵蚕 3g，升麻 3g。

方解：方中黄芩、黄连、板蓝根、马勃、升麻、甘草清热解毒，退赤消肿；牛蒡子、连翘、薄荷、僵蚕、柴胡疏风散邪，止痛止痒；玄参凉血滋阴；陈皮理气行滞；桔梗载药上行，引药上达头目。诸药配伍，共收清热解毒、疏散风热之功。

加减：临证时常去方中陈皮、升麻、马勃，加赤芍 10g，生地黄 15g，牡丹皮 10g，以加强清热凉血、散瘀止痛作用；眼睑红肿甚者，加金银花 10g，生地黄 10g，赤芍 10g，以增清热凉血解毒之力。

（3）肝胆湿热证

症状：眼睑及额部簇生水疱，疼痛剧烈，睫状充血，甚则瞳孔缩小，小便短赤，舌红苔黄，脉弦数。

分析：肝胆湿热上泛于目，则眼睑及额部簇生水疱，疼痛剧烈，睫状充血，甚则瞳孔缩小，小便短赤；舌红苔黄、脉弦数均为肝胆湿热之候。

治法：清肝泻火。

方剂：龙胆泻肝汤（《医方集解》）加减。

处方：龙胆10g，生地黄10g，当归10g，柴胡10g，木通10g，泽泻10g，车前子10g^[包煎]，栀子10g，黄芩10g，金银花15g，板蓝根15g，地肤子10g，白鲜皮10g，羌活10g，防风10g，乳香5g，没药5g，生甘草5g。

方解：方中龙胆大苦大寒，为泻肝胆之要药；柴胡清足少阳胆经之热；黄芩、栀子清肺与三焦之热；泽泻、木通、车前子泻小肠之热、膀胱之湿，导湿热从小便出，于是湿去热清；金银花、板蓝根清热解毒；地肤子、白鲜皮除湿止痒；羌活、防风、乳香、没药祛风止痛；甘草调和苦寒之性；生地黄、当归养血补肝。方中泻中有补，利中有滋，以使火降热清，湿浊分清，循经所发诸症皆可相应而愈。

加减：兼有风热者，加荆芥、薄荷疏风清热；若疼痛剧烈者，加夏枯草行滞止痛；角膜感染者，加决明子、青葙子退翳明目。

2. 针刺治疗

主穴：丝竹空透攒竹、太阳、承泣。配穴选合谷、四白、阴陵泉、三阴交。手法：首先是用1.5寸针刺横眉直刺丝竹空向攒竹穴方向进针，太阳、承泣用1寸针直刺。合谷、阴陵泉、三阴交直刺1寸，四白平刺0.5寸。

（三）西医治疗

1. 可于皮损处涂更昔洛韦眼用凝胶，结膜囊内滴更昔洛韦滴眼液，以防角膜感染。

2. 若并发角膜炎、虹膜睫状体炎者，应及时应用抗病毒滴眼液及眼膏，并注意散瞳。

3. 疼痛剧烈者，可适当使用镇痛剂，首选非成瘾性药物。

4. 带状疱疹病毒性睑皮炎患者，可注射胎盘球蛋白或丙种球蛋白，以提高机体抵抗力，亦可在恢复期肌注血清或全血。炎症严重者，可应用抗病毒、抗生素药物及糖皮质激素。

【病案举例】

例1　张健验案（《张健眼科医案》）

廖某，女，23岁，湖南省长沙县跳马镇，农民。于2014年6月29日初诊。

主诉：左上睑红赤、刺痛、烧灼感，长水疱4日。

病史：患者于本月25日感冒发热后出现左上睑刺痛、烧灼感，继而长小水疱，剧痛；伴发热、微恶风寒，头痛口渴，咳嗽咽痛。

检查：视力右眼1.2，左眼1.0。左眼上睑、前额皮肤潮红、肿胀，有簇状透明小疱，小疱基底有红晕，疱群之间的皮肤正常；舌尖红，苔薄黄，脉浮数。

诊断：带状疱疹病毒性睑皮炎（左眼）。

辨证：风热上犯证。

治法：祛风清热解毒。

方剂：银翘荆防汤（《张怀安眼科临床经验集》）加减。

处方：金银花20g，板蓝根20g，蒲公英20g，连翘10g，荆芥10g，防风10g，柴胡10g，桔梗 10g，黄芩 10g，赤芍 10g，薄荷 5g[后下]，甘草 5g。7 剂。

服法：水煎，每日 1 剂，分 2 次温服。

外治：① 0.1% 更昔洛韦（晶明）滴眼液，滴入眼睑内，1 次 2 滴，每 2 小时 1 次，1 日给药 5～6 次。② 0.15% 更昔洛韦（丽科明）眼用凝胶，外涂患处，适量，每日 3 次。

医嘱：①适当休息，提高身体抵抗力。②饮食宜清淡，忌食辛辣肥甘厚味。③保持皮肤清洁，切忌搔抓揉搓，以免变生他症。

二诊（2014 年 7 月 6）：左眼上睑红肿已消，原方，再服 7 剂，痂脱而愈。

按语：患者为温病初起，风热之邪侵及眼睑，故眼睑红赤水疱；病邪在卫分，卫气被郁，开合失司，则发热、微恶风寒；肺位最高开窍于鼻，邪自口鼻而入，上犯于肺，肺气失宣，则咳嗽；风热蕴结成毒，侵袭肺系门户，则咽喉红肿而痛；邪热伤津，则口渴；舌尖红，苔薄黄，脉浮数均为温病初犯之象。治宜祛风清热解毒。银翘荆防汤方中金银花、连翘清热解毒为君药；板蓝根、蒲公英、黄芩苦寒配金银花、连翘清热解毒为臣药；薄荷、荆芥、防风祛风散邪，加赤芍以活血散瘀为佐药；柴胡解表、疏肝，桔梗引药上行，甘草调和诸药，为使药。病程短，内服外涂，药与证合，则诸症得愈。

例 2　张健验案（《张健眼科医案》）

龚某，女，55 岁，湖南省长沙市西湖渔场，农民。于 2014 年 5 月 10 日初诊。

主诉：右上睑红赤、刺痛、烧灼感，长水疱 5 日。

病史：患者于本月 5 日感冒发热后出现右上睑刺痛、烧灼感，继而长小水疱，痒痛难忍；伴发热、恶寒，头痛。

检查：视力右眼 0.8，左眼 0.6。右眼上睑、前额皮肤潮红、肿胀，有簇状透明小疱，小疱基底有红晕，疱疹的分布未越过睑和鼻的中心界限；舌质红，苔薄黄，脉浮数。

诊断：带状疱疹病毒性睑皮炎（右眼）。

辨证：脾经湿热证。

治法：清脾除湿止痒。

方剂：清脾除湿饮（《医宗金鉴》）加减。

处方：赤茯苓 20g，白术 12g，苍术 10g，泽泻 10g，黄芩 10g，栀子 10g，连翘 10g，桔梗 10g，茵陈 10g，枳壳 10g，生地黄 10g，麦冬 10g，金银花 15g，板蓝根 15g，防风 10g，荆芥 10g，甘草 5g。7 剂。

服法：水煎，每日 1 剂，分 2 次温服。

外治：① 0.1% 更昔洛韦（晶明）滴眼液，滴入眼睑内，1 次 2 滴，每 2 小时 1 次，1 日给药 5～6 次。② 0.15% 更昔洛韦（丽科明）眼用凝胶，外涂患处，适量，每日 3 次。

医嘱：①饮食宜清淡，忌食辛辣肥甘厚味。②保持皮肤清洁，切忌搔抓揉搓，以免变生他症。

二诊（2014 年 5 月 17 日）：右眼上睑红肿水疱已消。原方 7 剂。痂脱而愈。

按语：患者为脾经风邪上攻胞睑，故眼睑皮肤红赤、痒痛、灼热，起水疱；风热在表，故伴恶寒发热；在里则大便秘结；舌脉之象为风热之候。清脾除湿饮方中泽泻、赤茯苓、茵陈利湿清热；苍术、白术燥湿健脾；生地黄、麦冬滋阴清热；栀子、黄芩、连翘清热解毒；枳壳理气和中；

荆芥、防风祛风止痒；金银花、板蓝根清热解毒；桔梗载药上行；甘草调和诸药。共奏清脾除湿作用。同时配合外用抗病毒药物，内外兼治，故取效速。

【治疗心得】

眼部带状疱疹虽有自愈倾向，但仍应尽早明确诊断并予以及时的正规治疗，缩短病程时间并尽可能地减少一系列并发症，减轻患者痛苦。

【食疗方】

1. 鱼腥草汤

组成：鱼腥草干品 30g～50g（鲜品 250g）。

功效：清热解毒。

主治：带状疱疹病毒性睑皮炎。中医辨证属风火上攻。

方解：鱼腥草能清热解毒，消痈排脓。药理实验证明，鱼腥草可抑制各种致病菌及病毒，还有镇痛、止血、抑制浆液分泌、促进组织再生的作用，对带状疱疹出现水疱溃破、疼痛有良效。

制法：将鱼腥草洗净，入砂锅，加入适量水，上火煎汤 20 分钟，盛碗温服。

用法：每日 1 剂，分 3 次服，可连续服用 3～7 日。

2. 菱角粥

组成：粳米 100g，菱角 500g，红糖 100g。

功效：清热祛湿。

主治：带状疱疹病毒性睑皮炎。中医辨证属肝胆湿热。

方解：粳米能补中气，健脾胃，除烦止渴，养阴生津；菱角益气健胃，清热祛湿；红糖益气补血，健脾暖胃等作用。3 种食材共奏益气健胃、清热祛湿的作用。

制法：将菱角煮熟去壳取肉，切碎。粳米洗净加水煮至米粒开花时，放菱角，共煮成稠粥，加红糖调味。

用法：当早餐食。

3. 柴胡青叶粥

组成：柴胡 15g，大青叶 15g，粳米 30g，白糖适量。

功效：疏肝清热。

主治：带状疱疹病毒性睑皮炎。中医辨证属肝胆风热。

方解：柴胡疏肝清热；大青叶清热解毒；粳米能补中气，健脾胃，除烦止渴，养阴生津；白糖润肺生津，和中益肺，舒缓肝气，滋阴，还能调味。

制法：将柴胡、大青叶同放入锅内加水适量上火煎煮，去渣取汁，用药汁煮粳米成粥，加入白糖调味即可。

用法：每日服食 1 次，6 日为 1 疗程。

【名医经验】

陈达夫经验（四川成都中医药大学附属医院眼科名中医）：陈达夫认为本病是由肝火妄动，脾胃湿热内蕴，外发于皮肤、腠理之间而成。①风热偏盛。患部刺痒灼热，皮肤微红，皮疹透明。治法：疏风清热。方剂：蝉花散加减。药物：蝉蜕10g，菊花15g，黄芩10g，赤芍15g，刺蒺藜25g，薄荷6g[后下]，蒲公英25g，甘草6g。②风热夹湿。患部刺痒灼热，皮疹破溃，疮面潮红，渗流黄水。治法：疏风清热，除湿解毒。方剂：陈达夫经验方。药物：菊花15g，刺蒺藜25g，黄芩10g，赤芍10g，防风15g，苍术10g，蒲公英25g，萆薢25g。③火毒盛者。皮肤发红，水疱由透明渐转混浊化脓，疼痛剧烈。治法：清泻肝胆湿热。方剂：龙胆泻肝汤加减。药物：柴胡10g，栀子10g，黄芩10g，生地黄15g，当归10g，车前子20g[包煎]，泽泻10g，板蓝根15g，僵蚕12g，蒲公英25g。

【治疗进展】

带状疱疹病毒性睑皮炎的中医治疗多以疏风、清热、除湿为治法，并通过内服汤剂、静脉滴注、局部熏洗、针刺等综合治疗，可取得较好的疗效。有报道以健脾益气、滋肝养血为主治疗，药用：黄芪30g，党参20g，当归15g，山茱萸15g，生地黄15g，茯苓15g，菊花10g，白芍10g，防风10g，柴胡10g，甘草6g。或用益气凉血中药治疗，如党参12g，黄芪12g，生地黄15g，牡丹皮10g，赤芍10g，当归10g，夏枯草30g，生石膏30g[打碎先煎]，金银花15g，蒲公英10g，连翘10g，全蝎10g，僵蚕10g，蜈蚣2g，蝉蜕10g，甘草10g。或同时兼用双黄连注射液、清开灵注射液静脉滴注。外敷中药多用清热解毒、消肿止痛之品，如鲜马齿苋、青黛、半枝莲、熊胆、季德胜蛇药片、藤黄散等。一般认为中药局部外敷，药性直达病所，更增清热解毒、祛风除湿之功。

【预防与调护】

1. 应尽量保持眼睑皮肤清洁干燥，切忌搔抓。
2. 患病期间应卧床休息，尤其是老年人；忌辛辣厚味，宜食易于消化、富含营养的食物。
3. 平素应注意锻炼身体，增强体质，避免过劳或感冒。

第六节 接触性睑皮炎

接触性睑皮炎是眼睑皮肤对某种致敏原所产生的过敏反应。眼睑可被单独侵犯，亦可是头面部皮肤过敏反应的部分表现。单眼或双眼发病，以营养不良及过敏体质者多见。

本病属于中医学"风赤疮痍"范畴，又名"风赤疮疾"。

【病因病机】

西医认为本病病理为接触过敏原所致。常见的致敏源是药物，如眼局部应用的抗生素溶液，表面麻醉剂，硫酸阿托品，硝酸毛果芸香碱，磺胺、碘、汞等制剂。还包括与眼睑接触的化学物质，如化妆品、清洁剂、气雾剂、按摩膏、染发剂、眼影粉、眼镜及全身接触某些致敏物质等也可诱发本病发生。

中医认为本病多因风热外袭，客于胞睑；或脾胃蕴结湿热，循经上攻于目，郁于胞睑所致。若病情迁延，热邪灼津，血虚化燥生风，则可加重本病。

【临床表现】

患眼发痒及有灼热感，甚则全身发热恶寒。急性者眼睑红肿，随即出现丘疹、水疱或脓疱，疱内为黄色黏稠液体，继则糜烂，胶黏结痂，脱屑。有时睑结膜充血明显。慢性者眼睑皮肤肥厚粗糙，表面有鳞屑样物脱落，呈苔藓状。

【辅助检查】

1. 血常规检查　可见酸性粒细胞增多。

2. 实验室诊断　除嗜酸性粒细胞增加外，有报告表明抗原性皮肤试验呈阳性反应者，作变应原排除试验使皮肤试验症状改善；亦可用嗜碱性粒细胞脱敏颗粒试验、淋巴细胞转化试验、IgE 的测定等以协助诊断。

【诊断要点】

1. 常有接触油漆、药物、化妆品等致敏原病史。
2. 眼睑突然红肿，皮肤出现丘疹、水疱或脓疱，伴有微黄黏稠渗液。
3. 慢性者皮肤粗糙、肥厚，表面有鳞屑脱落，呈苔藓样。

【鉴别要点】

单纯性疱疹：二者皆有眼睑红肿、瘙痒、灼热、丘疹、水疱，但两者病因不同，前者为病毒感染，水疱簇生；后者为过敏所致，红斑丘疹，散在水疱。

【治疗】

（一）治疗原则

应查找病因，脱离过敏源，采取中西医结合方法进行治疗，取效更速。

（二）中医治疗

1. 辨证论治

（1）风热侵袭证

症状：病初起，眼睑皮肤灼热瘙痒，皮色红赤肿胀，间有丘疹，舌淡红，苔薄黄，脉浮数。

分析：风胜则眼睑皮肤灼热瘙痒，兼夹热邪则皮色红赤肿胀，间有丘疹；舌淡红、苔薄黄、脉浮数亦为外邪侵袭，风重于热之候。

治法：祛风清热。

方剂：消风散（《太平惠民和剂局方》）加减。

药物：荆芥 10g，羌活 10g，防风 10g，川芎 5g，僵蚕 5g，蝉蜕 5g，茯苓 10g，陈皮 5g，厚朴 10g，党参 6g，甘草 5g，藿香叶 10g。

方解：方中荆芥、羌活、防风、僵蚕、蝉蜕、川芎均为辛散祛风药，诸药合用，可收祛风止痒之功；陈皮理气健脾；厚朴燥湿健脾；党参、茯苓、甘草补中益气，运湿健脾，脾健则腠理密，风邪不易入侵，亦可达止痒之功。诸药合用，共奏祛风止痒兼有补脾作用。

加减：灼热明显者，可去方中辛温之羌活、益气恋邪之党参，加连翘 10g，黄芩 10g，以清热；红赤明显者，加牡丹皮 10g，栀子 10g，以凉血退赤；肿胀显著者，加金银花 10g，蒲公英 10g，以解毒消肿。

（2）湿热内蕴证

症状：眼睑红肿而灼热，水疱、脓疱并见，渗液糜烂，痂皮污秽，舌红苔黄腻，脉濡数。

分析：热盛则眼睑红肿而灼热，水疱、脓疱并见，湿盛则渗液糜烂，痂皮污秽；舌红苔黄腻、脉濡数为湿热侵袭之候。

治法：清热除湿。

方剂：清脾散（《审视瑶函》）加减。

药物：薄荷 5g[后下]，升麻 5g，甘草 5g，栀子 10g[炒]，赤芍 10g，枳壳 10g，黄芩 10g，陈皮 5g，藿香 10g，生石膏 10g[打碎先煎]，防风 10g。

方解：石膏清泻胃火；栀子、黄芩、赤芍清热凉血；升麻、防风、薄荷升阳散火；枳壳、陈皮理气健脾；藿香佐防风疏散伏火；甘草泻火调胃。合之为清脾泻火除湿之方。

加减：睑肿甚者，加金银花 10g，连翘 10g，以清热解毒消肿；湿热重者，加茵陈 10g，猪苓 10g，以淡渗利湿；若脓疱灼热而痛者，加大青叶 10g，蒲公英 10g，以清热止痛。

（3）血虚风燥证

症状：病情迁延，眼睑皮肤奇痒，粗糙肥厚，表面有鳞屑，舌淡红，苔少或无苔，脉弱。

分析：风湿热邪久恋胞睑，伤津灼阴，正虚邪留，则病情迁延；津血亏虚，风邪留恋则眼睑皮肤奇痒，粗糙肥厚，表面有鳞屑；舌淡红、苔少或无苔、脉弱均血虚风燥之候。

治法：养血祛风。

方剂：当归饮子（《重订严氏济生方》）加减。

药物：荆芥 10g，防风 10g，刺蒺藜 10g，黄芪 10g，甘草 5g，何首乌 10g，生地黄 15g，当归 10g，白芍 10g，川芎 5g。

方解：血虚则易生风，方中当归、白芍、何首乌、川芎、生地黄、黄芪、甘草补虚养血润燥；荆芥、防风、刺蒺藜祛风止痒。

加减：若眼睑瘙痒显著者，加蝉蜕 5g，僵蚕 10g，以祛风止痒；若搔抓后又出现红肿糜烂者，加牡丹皮 10g，车前子 10g[包煎]，以凉血利湿。

（三）西医治疗

1. 急性期渗液明显者，可用 3% 硼酸溶液湿敷，或滑石粉撒布患处，或青黛散外搽；结膜囊内滴糖皮质激素类及抗组胺滴眼液。眼睑渗液停止后，可涂糖皮质激素类眼膏。慢性期眼睑皮肤近于干燥的病变，可涂 5% 氧化锌软膏或糖皮质激素类眼膏。

2. 慢性顽固性病例，局部可作浅层放射治疗。

3. 口服维生素 C 及抗组胺药等，如氯苯那敏等。反应严重者，可口服泼尼松或地塞米松等糖皮质激素。

【病案举例】

例 1　张健验案（《张健眼科医案》）

彭某，女，35 岁，湖南省湘潭县板塘铺镇，个体户。于 2015 年 6 月 22 日初诊。

主诉：双眼睑红肿，丘疹 2 日。

病史：患者于 2 日前染发，当日晚上出现眼部及头面部奇痒，红肿，搔后出现丘疹。

检查：视力右眼 1.0，左眼 0.8。双眼睑皮肤红肿，有丘疹；舌质红，苔薄黄，脉浮数。

诊断：接触性睑皮炎（双眼）。

辨证：风邪外袭证。

治法：祛风清热解毒。

方剂：消风散（《外科正宗》）。

处方：荆芥 10g，防风 10g，牛蒡子 10g，蝉蜕 6g，苍术 10g，苦参 6g，石膏 10g[打碎先煎]，知母 10g，当归 10g，胡麻仁 10g，生地黄 10g，木通 5g，甘草 5g。3 剂。

服法：水煎，每日 1 剂，分 2 次温服。

外治：①地塞米松磷酸钠滴眼液，滴入眼睑内，1 日 3～4 次，用前摇匀。②丁酸氢化可的松乳膏（尤卓尔）外涂患处，适量，每日 2 次。

医嘱：①饮食宜清淡，忌食辛辣肥甘厚味。②保持皮肤清洁，切忌搔抓。

二诊（2015 年 6 月 25 日）：双眼红赤消失，头面部痒痛亦随之而愈。停外用药。中药原方。再进 3 剂，以资巩固疗效。并嘱其以后不再染发。

按语：风盛则痒，风邪客于胞睑及头面部，则红赤痒痛；舌质红，苔薄黄，脉浮数，均为风邪在表之候。由于痒自风来，故止痒必先疏风，消风散方中荆芥、防风、牛蒡子、蝉蜕疏风止痒为君药，以祛除在表之风邪；配伍苍术祛风燥湿，苦参清热燥湿，木通渗利湿热，俱为臣药；更佐以知母、石膏清热泻火，当归、生地黄、胡麻仁养血活血；生甘草清热解毒，调和诸药，为使药。方中以祛风为主，配伍祛湿、清热、养血之品，如此则祛邪与扶正兼顾，既能祛风除湿，又可养血以助疏风。使风湿得去，血脉调和，则瘙痒自止。配合外用激素类药物，可提高疗效，但激素副作用较大，应中病即止。

例 2　张健验案（《张健眼科医案》）

范某，女，38 岁，湖南省长沙市望城区靖巷镇，个体户。于 2015 年 4 月 20 日初诊。

主诉：双眼睑红肿灼热，流水 3 日。

病史：患者本月 17 日因接触化妆品后出现双眼睑红肿灼热，继而流水，痒痛并作，大便秘结。

检查：视力右眼 1.0，左眼 1.2。双眼睑皮肤红赤溃烂，胶黏结痂；舌质红，苔黄腻，脉濡数。

诊断：接触性睑皮炎（双眼）。

辨证：湿热内蕴证。

治法：清热除湿。

方剂：祛风除湿汤（《眼科纂要》）加减。

处方：连翘 10g，车前子 10g[包煎]，枳壳 10g，陈皮 6g，黄芩 10g，黄连 5g，荆芥 10g，防风 10g，栀子 10g，苦参 10g，金银花 10g，蒲公英 10g，苍术 10g，白鲜皮 10g，茯苓 10g，滑石 15g[包煎]，大黄 10g[后下]，蝉蜕 5g，甘草 3g。7 剂。

服法：水煎，每日 1 剂，分 2 次温服。

外治：①千里光 15g，白鲜皮 15g，苦参 10g，野菊花 10g，蒲公英 15g，蛇床子 10g，玄明粉 30g。煎水，清洗睑缘，除去痂皮，并涂四环素可的松眼膏，每日 2 次。②地塞米松磷酸钠滴眼液，滴入眼睑内，1 日 3～4 次，用前摇匀。

医嘱：①注意皮肤清洁；②忌食辛辣炙煿之品，以免助热化火。

二诊（2015 年 4 月 27 日）：眼痒已明显减轻，大便通畅。原方去大黄、苦参。7 剂。

三诊（2015 年 5 月 4 日）：痒痛已除，眼睑皮色微红。检查：远视力：右眼 1.2，左眼 1.2。舌质淡红，苔薄白，脉平。上方加黄芪 15g，白术 10g，以健脾益气。7 剂。以资巩固疗效，停用外用药物。

按语：患者脾胃湿热，外感风邪，风湿热邪相搏，结于眼睑发病，风甚则痒，热甚则痛，湿甚则糜烂、渗液。治宜清热除湿，祛风止痒。除湿汤加减方中以黄芩、黄连、栀子清热燥湿；大黄泻热通腑；金银花、蒲公英清热解毒；苦参、白鲜皮、蝉蜕、苍术清热燥湿，祛风止痒；连翘透肌解表，清热逐风，除风热之邪，为疮家要药；荆芥、防风祛风止痒；茯苓、滑石、车前子健脾清热利湿；枳壳、陈皮理气健脾；甘草调和诸药。共奏清热除湿、祛风止痒之效，使热清湿净风去，眼痒渐愈。

【治疗心得】

本病应尽快查清病因，立即脱离致敏原，若患者同时应用多种药物，难以确认何种药物导致过敏者，暂时停用所有药物。中医以祛风、清热、除湿为治疗要点；西医可局部及全身应用糖皮质激素。

【食疗方】

1. 薏苡仁汤

组成：薏苡仁 24g，黄芩 10g，炒栀子 10g。

功效：清热燥湿利水。

主治：接触性睑皮炎。中医辨证属湿热内蕴。

方解：薏苡仁利水渗湿，黄芩清热燥湿，栀子清热泻火。3 种食材搭配在一起，具有清热燥湿利水的功效。

制法：将上述 3 种食材放入砂锅，加入适量水煎熬 30 分钟后至 200mL 取汁，另加适量水再熬 30 分钟后至 200mL 取汁，将两次的汤汁混合均匀即可。

用法：每次 200mL，分早晚口服。

2. 野菊黄连汤

组成：野菊花 15g，黄连 5g。

功效：清热利湿消肿。

主治：接触性睑皮炎。中医辨证属湿热壅盛。

方解：野菊花、黄连清热利湿，燥湿消肿。2 种食材具有清热利湿消肿功效。

制法：将上述 2 种食材同放在砂锅内，加入适量水煎熬 30 分钟后至 200mL 取汁，另加适量水再熬 30 分钟后至 200mL 取汁，将两次的汤汁混合均匀即可。

用法：每次 200mL，2 次 / 日，分早晚口服。

【名医经验】

萧国士经验（湖南中医药大学第二附属医院眼科名中医）：萧国士认为中医治疗本病，应从风热或湿热论治，古代医家喜用内疏黄连汤或荆防败毒散加减，疏风热，清湿热，则肿痒可止。根据作者观察，本病多由风热所致，可选散热消毒饮加减治之，眼睑湿烂重者可加白芷、蔓荆子、金银花、紫花地丁、苦参等祛风燥湿、清热解毒之药，水煎内服外洗。眼睑肿痒重者，可加白芷、刺蒺藜、蝉蜕、浮萍、赭石等祛风抗过敏的药。过敏性眼病和眼睑隐虫性皮炎，多从风热或热毒论治，可选用荆防败毒散或普济消毒饮加减治疗。风热清，热毒解，则眼睑的肿痒湿烂可止，亦可加白芷、蔓荆子、金银花、地丁、苦参等祛风燥湿、清热解毒之药，水煎内服外洗。眼睑湿烂严重者，可用防风通圣散加减治疗，内外双解，数剂可愈。

【治疗进展】

接触性睑皮炎是眼睑皮肤对某种致敏原或化学物质产生的过敏反应用或刺激反应，故首先应立即停止与致敏原的接触。如果患者同时应用多种药物，难以确认何种药物引起过敏时，可暂停所有药物，必要时做特殊变应原筛查。进行冷湿敷，使用药物但不宜包扎。中药以祛风清热解毒利湿为大要。

【预防与调护】

1. 注意局部清洁，不宜包扎患眼。

2. 眼睑皮肤渗液较多者，应及时用消毒棉球拭去，禁止搔抓。

3. 少食辛辣炙煿之品，以免助热化火，加重病情。

第七节　上睑下垂

上睑下垂是指提上睑肌及 Müller 平滑肌功能不全导致上睑不能提起而呈下垂状态的眼病。轻者不遮盖瞳孔，只影响外观，重者则遮盖部分或全部瞳孔，妨碍视功能。本病可单眼发病，亦可为双眼，可突然发生，亦可缓慢起病。本病属中医学"眼睑垂缓"范畴，又名"睢目""侵风"，严重者称为"睑废"。

【病因病机】

西医认为本病的病因有先天与后天之分。先天者多与遗传有关，主要由于提上睑肌或动眼神经核发育不良，为常染色体显性遗传；后天者多为动眼神经麻痹引起，常见于脑血管硬化、颅内或眶内炎症、肿瘤及全身中毒等，亦可由交感神经麻痹所致，如颈部交感神经受伤。此外，重症肌无力、提上睑肌损伤，以及机械性开睑运动障碍，如上睑的炎症肿胀或新生物等亦可导致本病。

中医认为本病可因先天禀赋不足，眼肌发育不全，胞睑乏力所致；亦可因后天脾虚气弱，清阳之气不升，无力抬举胞睑；或脾失健运，聚湿生痰，风痰阻络，胞睑经脉迟缓引发。

【临床表现】

上睑下垂，影响视物；或伴有复视。两眼自然睁开向前平视时，有不同程度的睑裂变窄，上睑遮盖角膜上缘超过 2mm，甚至遮盖部分或全部瞳孔。患者常仰头视物，或需耸眉皱额，借额肌牵拉睁眼视物，日久则额部皱纹加深，眉毛高耸，或需用手指抬起上睑方能视物。检查时，用拇指紧压眉弓部，让患者向上注视，上睑抬举困难。

【辅助检查】

皮下或肌肉注射甲基硫酸新斯的明 0.5mg，15～30 分钟后，若见上睑下垂减轻或消失者，多为重症肌无力眼肌型。

【诊断要点】

1. 上睑下垂，影响视物，常需仰头、耸眉、皱额以助视物。

2. 两眼向前平视时，上睑遮盖角膜上缘超过 2mm，睑裂变窄。

【鉴别诊断】

1. 瘢痕性上睑下垂　系上睑缺乏正常支撑所致，见于无眼球、小眼球、眼球内陷、半侧面部萎缩、老年人脂肪减少，以及外伤性眼睑下移等。

2. 癔症性上睑下垂　多为双侧，系眼轮匝肌痉挛。一般睑裂窄与眉弓上提并存，伴有癔症性表现，如黑蒙及管状视野等。

【治疗】

（一）治疗原则

本病的治疗，如因先天所致者或用药物治疗效果不理想，宜手术矫治；后天者，在内服中药的基础上配合针刺治疗。

（二）中医治疗

1. 辨证论治

（1）脾虚气弱证

症状：上睑下垂，晨轻暮重或劳累加重，甚或眼珠转动不灵，四肢乏力，精神困倦，舌淡苔白，脉弱。

分析：脾虚气弱，清阳不升，午后阳气渐衰或劳累致气血亏耗，故上胞提举乏力，甚或眼珠转动不灵，晨轻暮重或劳累加重；脾主四肢，脾虚则四肢乏力，精神困倦；舌淡苔白、脉弱为脾虚气弱之候。

治法：健脾益气。

方剂：补中益气汤（《脾胃论》）加减。

药物：炙黄芪30g，炙甘草5g，红参10g（或党参15g），当归10g，陈皮5g，升麻5g，柴胡5g，炒白术10g。

方解：方中黄芪补中益气，升阳固表为君药，量宜重用；配伍红参、白术、炙甘草健脾益气为臣药，与黄芪合用，以增强其补中益气之功；当归养血和营，协红参、黄芪以补气养血；陈皮理气和胃，使诸药不滞，共为佐药；并以少量升麻、柴胡以升陷，协助君药以升提下陷之气，共为佐使。诸药合用，使气虚得补，气陷得升，则诸症自愈。

加减：眼球活动失灵，视一为二者，加僵蚕5g，全蝎3g，以祛风通络；食欲不振者，加怀山药10g，扁豆10g，健脾以助运化。

（2）风痰阻络证

症状：突发上睑下垂，眼珠转动失灵，或视一为二；舌淡苔白腻，脉弦滑。

分析：脾蓄痰湿，复感风邪，因风痰阻滞脉络，眼带失养，弛缓不用，故上胞垂下骤然发生，目偏视，视一为二；风痰蒙蔽清窍，故头晕，恶心，泛吐痰涎；舌脉为痰浊内阻之候。

治法：祛风化痰。

方剂：正容汤（《审视瑶函》）加减。

药物：羌活10g，白附子5g，防风10g，秦艽10g，胆南星5g，僵蚕10g，制半夏10g，木瓜10g，甘草5g，黄松节（即茯神心木）10g，生姜3片，黄酒适量。

方解：上睑下垂、风牵偏视乃属脾胃二经病变，阳明胃经循行面颊，脾胃气虚，络脉空虚，风邪乘虚而入，中邪之处，血脉涣散，遂致口眼歪斜。风性善动，故眼睑颤动。通睛多见于小儿，乃发育不全，偶因惊风、天吊等病后遗而成。上述诸证皆属风痰阻于经络而成。本方以羌活、防风祛风化痰；秦艽、木瓜舒筋活络；僵蚕、白附子、胆南星、法半夏祛风化痰，燥湿解痉；黄松节、生姜燥湿化痰和胃；黄酒以助药力。诸药合用，使风痰除，血脉通而诸症自除。

加减：突然发病者，加全蝎 3g，伸筋草 10g，以祛络中之风；眼珠转动失灵日久者，加桃仁 10g，地龙 10g，以活血通络。

2. 针刺治疗

（1）选攒竹、鱼腰、足三里、血海、脾俞、胃俞、阳陵泉，每次取 2～3 穴，每日针刺 1 次，用补法。局部穴可加用按摩，远端穴可针与灸并用。

（2）梅花针点刺患侧眼睑及眼眶部皮肤。

（三）西医治疗

1. 应用能量合剂、神经保护剂，如三磷腺苷、肌苷、维生素 B_1、维生素 B_{12} 等。

2. 重症肌无力者，可用抗胆碱酯酶药物，如新斯的明、溴吡斯的明等。

3. 手术治疗：先天性上睑下垂者，若提上睑肌功能尚未完全丧失，可做上睑提肌缩短术或前徙术；若提上睑肌已完全丧失，则宜采用借助额肌力量的术式，如额肌止点下移术或额肌瓣悬吊术。

4. 眶神经干刺激疗法：适用于麻痹性上睑下垂者。方法是取眶上神经与面神经刺激点，即位于眶上切迹与眼外眦连线的中点，眶上神经接负极，面神经刺激点接正极，每次 20 分钟，隔日 1 次，10 次为一疗程。

【病案举例】

例1　张健验案（《张健眼科医案》）

杜某，女，2 岁，湖南省长沙市万婴幼儿园，幼儿。于 2014 年 10 月 5 日初诊。

其母代诉：双上睑从出生起即上睑下垂，右眼轻左眼重。

病史：患儿从出生数日后其家长发现双眼难睁，喜抬头视物。患儿系足月顺产，出生时 2.3kg，母乳哺育至 11 个月，现体重、食欲正常。无家族病史。

检查：双上睑下垂，右眼遮 1/3 角膜，左眼遮 1/2 角膜，睑裂变窄，视瞻时昂头举额，面色无华；舌质淡红，苔薄白，指纹在风关，色淡红。

诊断：先天性上睑下垂（双眼）。

辨证：命门火衰证。

治法：温补肾阳。

方剂：右归饮（《景岳全书》）加减。

处方：熟地黄 2g，山药 5g，枸杞子 2g，杜仲 2g，山茱萸 2g，炙甘草 2g，桂枝 1g，太子参 2g，白术 2g，黄芪 3g。6 剂（中药配方颗粒）。

服法：每日 2 次，开水冲服。

二诊（2014 年 10 月 11 日）：双眼上睑下垂无明显变化；舌质淡红，苔薄白，指纹在风关，色淡红。原方 6 剂。

三～十诊（2014 年 10 月 17 日～12 月 1 日）：已服 42 剂，双眼上胞下垂明显减轻，面色红润；舌质淡红，苔薄白，指纹在风关，色淡红。改全鹿丸（由全鹿干、补骨脂、锁阳、杜仲、菟丝子、肉苁蓉、楮实子、胡芦巴、巴戟天、续断、花椒、小茴香、五味子、覆盆子、芡实、党参、炙黄芪、茯苓、白术、山药、炙甘草、熟地黄、当归、天冬、麦冬、枸杞子、生地黄、青盐、陈皮、沉香、牛膝、川芎等组成），口服，1次1g（10丸），每日2次，连服3月。

十一诊（2015年3月12日）：双眼上胞下垂明显改善，视物不需昂头扬眉张口，活泼爱笑，面色红润；舌质淡红，苔薄白，指纹在风关，色淡红。继续口服全鹿丸，1次1g（10丸），每日2次，服3个月。

按语：患儿为先天禀赋不足，命门火衰，致中气不足，睑肌无力，约束失用；自幼双眼上胞下垂，无力抬举，属肾阳不足，脾失温煦。治宜温补肾阳。右归饮中桂枝温补肾阳以温煦全身，但肾中有肾阴肾阳，纯用热药势必伤阴，故配六味地黄丸中之山药、山茱萸、熟地黄以滋阴，使阳有所附，枸杞子补肝肾，杜仲益肾强腰脊，炙甘草补中和肾，合成甘温壮阳之剂。原方附子具有很强的毒性，幼儿不宜入汤剂，加太子参、白术、黄芪健脾益气。中药取效改服全鹿丸以补肾填精，益气培元，缓缓收功。

例2 张健验案（《张健眼科医案》）

范某，男，3岁，湖南省株洲县龙凤乡天台寺村，幼儿。于2014年10月8日初诊。

其母代诉：双眼上睑下垂7日，以右眼为甚。

病史：家长于本月1日发现右眼上睑下垂，次日左眼亦同时发生上睑下垂。早晨起床时轻，下午加重，纳差，体倦。曾在外院诊断为"重症肌无力"。口服溴吡斯的明，1次15mg，每日3次，能暂时缓解症状。

检查：双眼上睑下垂，右眼上睑下垂遮盖1/3角膜，左眼上睑下垂遮盖1/4角膜，眼珠转动如常。舌质淡红，苔白厚，脉弱。

诊断：重症肌无力性上睑下垂（双眼）。

辨证：脾虚气弱证。

治法：健脾益气。

方剂：补中益气汤（《脾胃论》）加减。

处方：黄芪15g，红参1.5g，白术3g，炙甘草3g，当归3g，陈皮2g，升麻2g，柴胡2g，山药5g，防风2g。6剂（中药配方颗粒）。

服法：每日2次，开水冲服。

医嘱：预防感冒，注意饮食调养。

二诊（2014年10月14日）：上睑下垂症状减轻，尤以晨起时双眼睁开如常。舌质淡红，苔薄白，脉细弱。原方。6剂。

三～八诊：（2014年10月20日～11月20日）：服药30剂。双眼上睑下垂恢复正常，眼珠活动自如。舌质淡，苔薄白，脉弱。改服补中益气丸，小蜜丸，每次2g，每日3次，连服3个月，以善其后。

按语：患儿脾运不健，故食欲不振，化源亏乏，元气不足，故精神疲倦，苔薄脉弱；脾虚气弱，清阳不升，胞睑失养，上胞无力上举而下垂。治宜健脾益气，升阳举陷。补中益气汤加减方中黄芪补中益气，升阳固表为君药，量宜重用。配伍红参、白术、炙甘草健脾益气为臣药，与黄芪合用，以增强其补中益气之功。当归养血和营，协红参、黄芪以补气养血；陈皮理气和胃，使诸药不滞，共为佐药。并以少量升麻、柴胡以升陷，协助君药以升提下陷之气，共为佐使。加山药健脾养胃；防风固表御风。诸药合用，使气虚得补，气陷得升，则诸症自愈。

例3 庞荣验案

李某，男，65岁，工人，于2019年11月6日初诊。

主诉：右眼上睑不能抬举伴眼球不能外展1个月。

病史：患者右眼上睑不能抬举伴眼球不能外展，在其他医院就诊，诊断为"右眼动眼神经麻痹"，经输液治疗，效果不明显，故来我院就诊。

检查：视力：右眼0.6，左眼1.0，外眼检查：右眼上睑垂落，不能向上抬举，呈闭合状态，眼球向上、下、内、外均不能转动。眼底检查：未见明显异常。舌质淡薄白苔，脉沉细。

诊断：右眼上睑下垂合并麻痹性斜视（右眼睑废合并视一为二症）。

辨证：脾虚气弱，风邪客睑证。

治法：健脾和胃，升阳益气，散风疏络。

方剂：培土健肌汤加减（《中医眼科临床实践》）。

处方：党参10g，白术10g，茯苓10g，当归10g，黄芪10g，银柴胡10g，陈皮10g，附子10g [先煎]，肉桂10g [后下]，升麻5g，甘草3g。

服法：水煎，每日1剂，分2次温服。

外治：配合针刺治疗：穴位选承泣、攒竹、太阳、风池、丝竹空、上星、百会。每日1次，每次留针30分钟。

医嘱：保持充足睡眠，勿过度劳累。

二诊：前方服10剂，右眼上睑稍能睁开。

三诊：继服30剂，右眼上睑下垂已愈，但眼球转动不能自如，前方去附子、肉桂，加羌活10g，防风10g。

四诊：再服15剂，右眼上睑举睑有力，睑裂大小恢复正常，眼球转动自如而停药。

按语：本病多由于脾胃虚弱，阳气下陷，外受风邪，肌腠疏开，脉络失畅，风邪客于胞睑，则胞睑不能上举，眼球活动受限。治宜健脾和胃，升阳益气，散风疏络。方中党参补中益气。白术补脾燥湿，利水止汗。茯苓利水渗湿，健脾宁心。当归补血活血。黄芪补气升阳，利水退肿。银柴胡疏肝解郁，益阴举阳。陈皮行气除胀，燥湿化痰，健脾和中。附子回阳救逆，补火助阳，散寒止痛。肉桂补火助阳，引火归原。升麻发表透疹，清热解毒，升举阳气。甘草补中益气，泻火解毒。配合针刺治疗，以达内外合治之效。

【治疗心得】

本病因先天所致，应用药物治疗效果不佳者，宜行手术矫治；后天性患者在内服中药的基础上常配合针刺治疗可收到良好效果。由颅内或眼窝肿瘤引起者由专科治疗。

【食疗方】

1. 羊肉汤

组成：羊肉 250g，黄芪 30g，党参 15g，炙甘草 10g，陈皮 10g。

功效：健脾益胃，补中益气。

主治：上睑下垂，中医辨证属脾虚气陷者。

方解：羊肉暖中补虚，补中益气开胃健身，益肾气，养胆明目；黄芪补中益气；党参、炙甘草益气健脾；陈皮理气和胃。5 种食材搭配在一起，具有健脾益胃、补中益气的功效。

制法：将上述 5 种食材同放入砂锅内，加适量水后用文火炖成烂熟。加入精盐、佐料即可。

用法：可供中、晚餐菜肴，每日 1 次。

2. 枸杞子桑椹汤

组成：枸杞 10g，桑椹 10g，山药 10g，大枣 10 枚。

功效：健脾益肾，补中益气。

主治：上睑下垂。中医辨证属脾虚气陷者。

方解：枸杞滋补肝肾，益精养血，明目；桑椹滋阴补血，生津润肠；山药健脾补肺，益胃补肾，聪耳明目；大枣补益中气，并润脏燥。4 种食材搭配在一起，具有健脾益肾、补中益气的功效。

制法：上述 4 种食材同放入砂锅内，加入适量水煎熬 30 分钟后至 200ml 取汁，另加适量水再煎熬 30 分钟后至 200mL，取汁，将两次的汤汁混合均匀即可。

用法：每次 200mL，分早晚口服。

【名医经验】

1. 庞赞襄经验（河北省人民医院中医眼科名中医）：认为本病多因脾虚气弱，脉络失和，肌腠疏开，邪风客于胞睑，则胞睑麻木不仁，不能上举而下垂。治以健脾益气，养血疏络为主。方剂：培土健肌汤。药物：党参 10g，白术 10g，茯苓 10g，当归 10g，炙黄芪 10g，银柴胡 3g，升麻 3g，陈皮 3g，钩藤 10g[后下]，全蝎 10g，甘草 3g。加减：胃纳欠佳，大便溏薄者，加吴茱萸 10g，炮姜 10g，黑附子 3 ～ 10g[先煎]；口渴烦躁者，加麦冬 10g，天花粉 10g，玄参 10g；头痛颈项拘紧者，加羌活 10g，防风 10g，前胡 10g。

2. 姚和清经验（上海第六人民医院眼科名中医）：认为本病主要由脾虚，卫气不行，清阳不能上达，以致上睑无法升提而下垂。也可由创伤、跌仆而致者。老年患者多由肝阳偏亢，化风上窜，脾土受制所致。辨证论治分 4 证：①脾虚卫气不行。除眼睑下垂外，尚伴有眼外肌麻痹而出现复视。患者体质薄弱，形寒气短，脉虚沉微。治以健脾益气升阳为主，用补中益气汤；如舌质较红，脉虚细，可予益气聪明汤。②风邪入络，气血凝滞。除眼睑下垂外，尚伴有眼肌麻痹，兼见头痛、眼痛发胀，舌赤，脉浮数。治以祛风活络，调和气血，用加味牵正散；如由外伤引起，用除风益损汤合牵正散。③肝阳上亢。眼睑下垂可同时伴有上、下、内直肌及下斜肌、瞳孔括约肌麻痹，多见于老年人，而伴头痛、晕眩、脉弦。治以平肝潜阳息风，用菊花钩藤饮；如脉细涩，则系气虚血瘀，治当补气活血，行经通络，用补阳还五汤；如舌质较红，脉细弦，为阴虚阳亢，治宜益阴潜

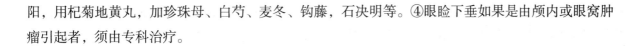

阳，用杞菊地黄丸，加珍珠母、白芍、麦冬、钩藤，石决明等。④眼睑下垂如果是由颅内或眼窝肿瘤引起者，须由专科治疗。

【治疗进展】

上睑下垂可突然发生，亦可缓慢起病，临床上有完全性与部分性、单眼性与双眼性、先天性与后天性、神经性、神经源与肌源性（内分泌源）等不同类型。治疗上首先要明确诊断，针对病因采取相应治疗措施，先天性及部分先天性患者需手术治疗。先天性者，多在手术后恢复正常外观，若无严重弱视并治疗及时，患儿视力可完全正常；若治疗不及时，或年龄偏大者，外观虽恢复而视力难以恢复。属肌无力患者，排除或切除胸腺肿瘤，多可以中西药物维持正常生活，部分可以治愈。近年来老年性肌无力患者增多，大部分难以治愈，需终生服药。因动眼神经而致者，治愈率很高。其中因糖尿病而致之神经麻痹者，可多次反复发病，但预后良好。手术及外伤而致者，疗效在个体之间差异很大

【预防与调护】

1. 避免过劳，注意休息。
2. 注意饮食调养。

第八节　睑内翻倒睫

睑内翻是指睑缘内卷，睫毛部分或全部倒向眼球。倒睫是指睫毛倒向眼球的不正常状态。其多少不一，有时仅一二根，有时为部分或全部倒向眼球。睑内翻根据起病的原因不同分为先天性、痉挛性、瘢痕性三种，临床上凡是引起睑内翻的各种原因均能造成倒睫，但有倒睫不一定有睑内翻，如睑缘炎、睑腺炎、睑烧伤、睑外伤均可由于睑结膜瘢痕收缩而改变睫毛方向形成倒睫。睑内翻倒睫患者常有畏光、流泪、异物感等症状，若不治疗，由于睫毛经常磨擦角膜可引起角膜混浊或溃疡，以致视力出现不同程度的减退。睑内翻倒睫属中医学"倒睫拳毛"范畴，又名"拳毛倒睫""倒睫拳挛"。

【病因病机】

西医根据病因分为几种。瘢痕性睑内翻：主要由于睑结膜或睑板经受某种病变后瘢痕收缩所致。多由沙眼引起，其他如结膜灼伤、结膜天疱疮及白喉性结膜炎等病变之后亦可发生，上、下睑均可出现。痉挛性睑内翻：主要发生在下睑，常见于老年人。由于皮肤失去正常张力，同时皮下组织松弛，使睑板下缘处的眼轮匝肌纤维向前上方滑动而压迫睑板上缘；或因眶脂肪萎缩，眼球内陷，下睑失去依托，使其向内翻卷，故亦称为老年性睑内翻，或退变性睑内翻。若因炎症刺激，引起眼轮匝肌，特别是近睑缘的眼轮匝肌反射性痉挛，导致睑缘向内倒卷者，称之为急性痉挛性睑内

翻。此外，尚有先天性者，主要见于婴幼儿下睑内倒，大多由于内眦赘皮及体质肥胖加之鼻根部发育不够饱满所致。无眼球、小眼球、眼睑发育异常等患者亦可发生。

中医认为本病多因脾虚气弱或肝血不足，风邪乘虚而入，眼睑筋脉或肌肉失养、紧缩所致。多发于胞睑或白睛疾病失治误治之后，亦见于年老体弱或先天禀赋不足者。

【临床表现】

临床表现往往有不同程度的异物感、疼痛、畏光、流泪，甚至视力障碍。先天性者常见于双眼，瘢痕性和痉挛性者可为单眼。睑缘向眼球方向卷曲，睫毛亦随之倒向眼球刺激角膜。倒睫不断摩擦角膜，致角膜上皮脱落，荧光素染色呈弥漫性着色。若继发感染，则发展成为角膜溃疡。长期慢性刺激可使角膜表层发生混浊，失去透明性，并有新生血管生长。

【辅助检查】

1. 如怀疑沙眼并发症，应行分泌物涂片或结膜涂片，染色检查沙眼包涵体。

2. 荧光抗体染色，酶联免疫检测到沙眼衣原体抗原。

【诊断要点】

1. 患眼有异物感、畏光、流泪等刺激症状。

2. 睑缘内翻，部分或全部睫毛倒向眼球。

3. 角膜可有混浊等炎症性改变。

【治疗】

（一）治疗原则

本病应积极治疗原发病，以手术治疗为主，并配合抗生素滴眼液滴眼。对于痉挛性睑内翻行中医针刺治疗结合辨证论治，可收到较好效果。

（二）中医治疗

1. 辨证论治

（1）脾虚气弱证

症状：眼皮紧小，倒睫拳毛，面色无华，肢体困倦，舌质淡，脉弱。

分析：脾虚气弱，阳气不能升发，筋脉失养，胞内筋脉紧缩，故见眼皮紧小、倒睫拳毛；面色无华、肢体困倦、舌质淡、脉弱均为脾虚气弱之候。

法治：益气升阳。

方剂：神效黄芪汤（《审视瑶函》）加减。

药物：党参10g，黄芪15g，炙甘草5g，白芍10g，蔓荆子10g，陈皮5g。

方解：方中党参健脾益气；黄芪、炙甘草补脾肺之气；白芍和营止痛；蔓荆子祛风止痛；陈皮理气行滞。合之具有补脾益气升阳之效。

加减：大便溏泄，加白术10g，神曲10g，以健脾化湿；血虚，加当归10g，制何首乌10g，熟地黄 10g，以补虚生血。

（2）阴血不足证

症状：胞睑内翻，睫毛倒入眼内，泪少不润，舌质红，少津，脉细。

分析：阴血不足，胞睑筋脉失养而挛缩，则眼皮干紧，睑裂缩小，胞睑内翻，睫毛倒入眼内，泪少不润，舌质红，少津，脉细亦为阴血不足之候。

治法：滋阴养血。

方剂：四物汤（《太平惠民和剂局方》）加味。

药物：熟地黄 15g，白芍 10g，当归 10g，川芎 5g，桑椹 10g，枸杞子 10g，阿胶 10g[烊化兑服]，麦冬 10g，蔓荆子 10g。

方解：方中以四物汤补血和血；桑椹、阿胶、枸杞子滋阴补血，益精明目；麦冬养阴润肺，益胃生津；蔓荆子疏散风热，清利头目。

加减：若兼气虚者，加黄芪 10g，党参 10g，以益气升阳；血虚生风，眼睑跳动，加僵蚕 5g，蝉蜕 5g，以祛风；眼睑挛缩，加全蝎 3g，防风 10g，以镇痉。

2. 针刺治疗：主穴取攒竹、阳白、四白；配穴取太阳、合谷、行间。每次取主、配穴各 2 个，每日 1 次。亦可对眼局部穴位按摩。

（三）西医治疗

1. 滴抗生素滴眼液，以防治角膜病变。

2. 老年性内翻患者，可试行肉毒杆菌毒素局部注射。

3. 手术治疗：倒睫只有少数倒睫而无明显内翻者，可用睫毛电解器破坏睫毛毛囊。使用时将电解器阳极端贴附在患者面颊部，阴极毫针插入倒睫的睫毛根部 1～2mm 后通电，通电 5～10 秒即可取出睫毛。若睫毛不易取出，可重复电解。先天性睑内翻：随年龄增长，可自行消失。若 5～6 岁时，睫毛仍然内翻者，可考虑行穹窿部 – 眼睑皮肤穿线术，利用缝线牵拉的力量，向外牵拉睑缘以矫正内翻。老年性睑内翻：药物治疗无效者，宜行手术以切除多余的松弛皮肤和切断部分眼轮匝肌纤维；较轻者可做单纯缝线结扎术。瘢痕性睑内翻：必须手术治疗，常用从睑皮肤面作切口的睑板切断术或睑板楔形切除术；亦可行睑结膜面作切口的结膜睑板切除术。

【病案举例】

例 1　张健验案（《张健眼科医案》）

冯某，女，5 岁，湖南省长沙市诺贝尔摇篮金帆幼儿园，幼儿。于 2014 年 5 月 25 日初诊。

家长代诉：患儿从出生 6 个月起喜用手揉眼、流泪。

病史：发现患儿从出生 6 个月起眼睑裂较小，喜用手揉眼、流泪，经医院检查，泪道冲洗双下入咽，唯有下睑内翻倒睫；面色少华，肢体倦怠。

检查：远视力右眼 0.6，左眼 0.6。睑裂较窄，双眼下睑微内翻有几根睫毛触及眼球，结膜微充血；舌质淡，苔薄白，脉弱。

诊断：睑内翻倒睫（双眼下睑）。

辨证：脾虚气弱证。

治法：健脾益气。

方剂：神效黄芪汤（《审视瑶函》）加减。

处方：太子参5g，黄芪10g，炙甘草3g，白芍5g，蔓荆子3g，陈皮3g，白术5g，神曲5g，蝉蜕3g，刺蒺藜5g。6剂（中药配方颗粒）。

服法：每日2次，每次1格，开水冲服。

外治：鱼腥草滴眼液，滴双眼，1日4次，1次1～2滴。

西药：维生素AD胶丸，口服，1次1丸，每日1次。

医嘱：①每日将下眼睑皮肤往下反复拉5～6次。②忌食辛辣，保持饮食营养均衡，多吃新鲜蔬菜水果。

二诊（2014年5月31日）：眼痒流泪减轻，舌质淡，苔薄白，脉弱。原方。6剂。每日2次，每次1格，开水冲服。

三诊～五诊（2014年6月6～18日）：服药12剂，眼痒流泪消失，裂隙灯显微镜检查：未见睫毛触及眼球。

按语：患儿脾虚气弱，阳气不能升发，筋脉失养，胞睑筋脉紧缩，故见眼皮内急、睑裂较窄；面色少华，肢体倦怠，舌质淡，苔薄白，脉弱，均为脾虚气弱之候。神效黄芪汤加减方中太子参补益脾胃，益气生津；黄芪、炙甘草补脾胃之气；蔓荆子、蝉蜕、刺蒺藜祛风止泪；白芍补血和营；白术、神曲健脾化食；陈皮理气防滞，合之为祛风补脾益气之功。配合滴药、手法，内外合治，故能取效。

例2 张健验案（《张健眼科医案》）

王某，女，65岁，湖南省长沙市岳麓区望城坡办事处，居民。于2014年5月2日初诊。

主诉：双眼刺痛、畏光、流泪1年，加重1周。

病史：患者双眼刺痛、畏光、流泪1年，常滴抗生素滴眼液，症状缓解。近1周双眼刺痛、畏光、流泪加重。

检查：远视力右眼0.6，左眼0.8。双下睑内翻睫毛触及眼球，双眼睑结膜血管模糊，乳头增生，滤泡形成，近穹窿部有网状瘢痕，角膜上方有新生血管伸入；冲洗泪道检查：双眼泪道均通畅；舌质红，苔薄黄，脉弦。

诊断：①睑内翻倒睫（双眼下睑）；②沙眼Ⅱ期（双眼）。

辨证：风热上攻证。

治法：祛风清热。

方剂：石膏羌活散（《审视瑶函》）加减。

处方：苍术10g，羌活10g，密蒙花10g，白芷10g，石膏10g[打碎先煎]，火麻仁10g，木贼5g，藁本10g，黄连3g，细辛3g，菊花10g，荆芥10g，川芎3g，蝉蜕5g，刺蒺藜10g，甘草5g。7剂。

服法：水煎，每日1剂，分2次服。

外治：①局麻下行双眼下睑皮肤切除术。②0.25%氯霉素滴眼液，滴双眼，1日4次，1次1～2滴。③盐酸左氧氟沙星眼用凝胶，涂于切口皮肤及眼下睑穹窿部，每日3次（早、中、晚各1次）。

医嘱：忌食辛辣，保持饮食营养均衡。

二诊（2014年5月9日）：手术拆线，伤口愈合良好，矫正满意。舌质红，苔薄黄，脉弦。原方。7剂。

三诊（2014年5月16日）：双眼刺痛畏光流泪消失，裂隙灯显微镜检查：未见睫毛触及眼球。

按语：下睑内翻倒睫多见于老年人，常由眼轮匝肌痉挛收缩所致。皮肤切除术效果良好，患者收效满意。术后除抗感染外，风热上攻者可内服石膏羌活散加减方，方中羌活、密蒙花、菊花、荆芥、刺蒺藜祛风止痒；苍术健脾燥湿，祛风明目；白芷、细辛、藁本祛风止痛；石膏、火麻仁、黄连清热泻火；川芎活血散瘀；木贼、蝉蜕退翳明目；甘草调和诸药。手术切除多余的眼睑皮肤，使下睑不再内翻，睫毛自然不再倒刺眼球，术后内服中药祛风清热，活血退翳明目，病乃痊愈。

【治疗心得】

只有少数几根睫毛触及眼球，为永久治愈，可用电解法破坏毛囊并拔除，或可在显微镜直视下将毛囊切除。也可用微型冷冻器对切开的毛囊进行冷冻。倒睫数量较多者应行睑内翻矫正手术。术后滴抗生素滴眼液和眼用凝胶，积极治疗原发病，以防复发。

【食疗方】

1. 木耳大枣汤

组成：黑木耳30g，大枣20枚[去核]，粳米50g，红糖适量。

功效：健脾益胃，养阴生津。

主治：睑内翻倒睫。中医辨证属气阴两虚者。

方解：黑木耳具有益气强身、滋肾养胃、活血等功能；大枣能补脾养血安神；粳米具有养阴生津、除烦止渴、健脾胃、补中气、固肠止泻的作用；红糖性温、味甘、入脾，具有益气补血、健脾暖胃、缓中止痛、活血化瘀的作用。4种食材搭配在一起，具有健脾益胃、养阴生津的功效。

制法：黑木耳、大枣、粳米同煮粥，加红糖适量即可。

用法：可当早、晚餐，每日1次。

2. 枸杞子黄连汤

组成：枸杞子15g，黄连3g。

功效：滋补肝肾，清热燥湿。

主治：睑内翻倒睫。中医辨证属阴虚燥热者。

方解：枸杞子能滋补肝肾，益精明目；黄连清热燥湿，泻火解毒。2种食材搭配在一起，具有滋补肝肾、清热燥湿的功效。

制法：将枸杞子、黄连沸水冲泡10分钟。

用法：饮用，每日1次。

【名医经验】

张子述经验（陕西中医学院中医眼科名中医）：认为本病其因有三：①常因粟疮时发时愈，发则眼睑肿，愈则眼皮松，形成内急外驰，故成拳毛倒睫。②因饮食不节，脾伤不能化湿，湿邪郁久则生热，肝乘脾湿而生风，湿热风邪壅滞胞络，以致经脉失调，故成倒睫。③因久病迎风流泪，频拭不已，日久以致皮宽弦紧，内急外驰，毛根松动，倒入眼内，故成倒睫。此病可分虚实两种，实证眼胞赤肿刺痛，流热泪；虚证眼胞不赤肿刺痛，但觉少涩发痒，流冷泪。治法分内治外治两种：内治症见眼胞红肿，热邪壅盛者属实，宜解热散血汤（《定静轩医学四种》）：生栀子、桑白皮、生地黄、黄芩、赤芍、厚朴、连翘、红花、枳壳、甘草。如肝气不和而有风热侵犯者，宜养肝活血汤（《定静轩医学四种》）：生地黄、赤芍、当归、川芎、防风、白芷、桔梗、菊花、酒黄芩、连翘、甘草。或和血息风汤加减（经验方）：当归 10g，川芎 8g，赤芍 10g，刺蒺藜 10g，防风 10g，桔梗 8g，黄芩 10g，栀子 10g，连翘 12g，酒大黄 8g[后下]。外治法；睫毛倒入较少者，可用消毒镊子拔去倒毛，再用花椒浸菜油涂毛孔，以防再生；如睫毛倒的较多者，宜用起睫膏搐鼻法；如倒睫更多者，宜做眼睑手术治疗。

【治疗进展】

本病应积极治疗原发病，以手术治疗为主，先天性睑内翻主要行睑板固定术、条形皮肤轮匝肌切除术、内眦赘皮矫正术及下睑轮匝肌增强术；瘢痕性睑内翻主要行睑板固定术、部分睑板切除术及睑缘灰线劈开、下睑缩肌延长联合异体巩膜植入术；老年性或痉挛性睑内翻，主要行下睑轮匝肌增强术。术后并配合抗生素滴眼液及眼用凝胶滴眼，中医辨证论治，可减少复发率。

【预防与调护】

1. 预防和积极治疗沙眼。做好安全教育工作，预防化学物眼外伤。
2. 少食辛辣炙煿及肥甘厚腻之品，以免助热化湿生痰。

第九节　睑外翻

睑外翻是睑缘向外翻转离开眼球，睑结膜不同程度暴露在外，常合并睑裂闭合不全。睑外翻属于中医学"脾翻粘睑"范畴，又名"地倾""残风""皮翻粘睑"。其中中医学将麻痹性睑外翻称为"风牵睑出""风牵生睑"。

【病因病机】

西医认为导致睑外翻的常见因素：①眼睑皮肤广泛瘢痕收缩所致。多见于眼睑烧伤、炎症、创伤或眼睑手术后，上、下睑均可发生，此类称为瘢痕性睑外翻。②面神经麻痹，眼轮匝肌收缩功能丧失引起。由于重力关系，这一种睑外翻多发生于下睑，称为麻痹性睑外翻。③老年人眼轮匝肌功能减弱，眼睑皮肤及外眦韧带亦较松弛，并因重力作用，使眼睑不能紧贴眼球，常见于下睑，因与老年相关，故称为老年性睑外翻。

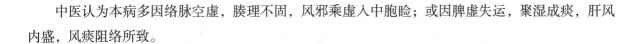

中医认为本病多因络脉空虚，腠理不固，风邪乘虚入中胞睑；或因脾虚失运，聚湿成痰，肝风内盛，风痰阻络所致。

【临床表现】

流泪，可伴有口眼㖞斜。睑外翻轻者仅有睑缘离开眼球，眼睑与球结膜之间有细缝样空隙；重者则睑缘外翻，部分或全部睑结膜暴露在外。结膜干燥充血，久之粗糙肥厚；严重者眼睑闭合不全，角膜暴露而致干燥脱落，甚则形成溃疡。

【诊断要点】

1. 根据病史和诱因如外伤、沙眼、结膜炎、眼睑匝肌痉挛及流泪等。

2. 具有典型的上睑及下睑外翻，轻者睑缘与眼球离开，睑缘外旋，但由于眼睑与眼球之间的毛细血管作用而导致泪溢。重者睑缘外翻，使部分和全部睑结膜暴露在外。

【鉴别诊断】

眼睑闭合不全：指上下眼睑不能完全闭合，致部分眼球暴露。

【治疗】

（一）治疗原则

麻痹性睑外翻可用中药及针刺治疗；瘢痕性及老年性睑外翻通常需手术治疗。

（二）中医治疗

1. 辨证论治

（1）风中经络证

症状：起病急，口眼㖞斜，下睑外翻，睑内干燥，流泪，舌淡苔白，脉缓。

分析：风性善行而数变，脉络空虚，风邪外袭，入中头面，则见骤然发病，口眼歪斜，下睑外翻，睑内干燥，流泪，舌质淡，苔白，脉缓。

治法：祛风通络。

方剂：钩藤饮子（《审视瑶函》）合牵正散（《杨氏家藏方》）加减。

药物：钩藤10g[后下]，麻黄3g，炙甘草5g，天麻10g，川芎5g，防风10g，党参10g，全蝎3g，僵蚕5g，生姜10g，白附子3g。

方解：钩藤饮子本方乃《审视瑶函》辘轳转关之主方，临证可用于治疗风邪中络之眼球震颤、睑外翻。方中麻黄、防风、川芎、生姜辛温升浮，发散外风；天麻、钩藤平肝潜阳，息风止痉；全蝎、僵蚕祛风通络，定颤止震；党参补益元气，扶正祛邪；甘草味甘性缓，调和药性。牵正散为（《杨氏家藏方》）治疗风痰阻络之口眼歪斜、风牵偏视主方，方中白附子辛温燥烈，入阳明经而走头面，以祛风化痰，尤其善散头面之风为君；全蝎、僵蚕均能祛风止痉，其中全蝎长于通络，僵蚕且能化痰，合用既助君药祛风化痰之力，又能通络止痉，共为臣药；用热酒调服，以助宣通血脉，并能引药入络，直达病所，以为佐使。药虽三味，合而用之，力专而效著，风邪得散，痰浊得化，经络通畅，则㖞斜之口眼得以复正，是名"牵正"。

加减：加白芍 10g，油松节 10g，伸筋草 10g，以加强舒筋解痉之力；体弱气虚者，加黄芪 10g，白术 10g，黄精 10g，以益气扶正；睑内干燥充血明显者，加生地黄 10g，玄参 10g，麦冬 10g，以增液润燥。

（2）风痰阻络证

症状：下睑外翻，如舌舐唇之状，睑内粗糙，流泪，舌淡苔白腻，脉弦滑。

分析：血热瘀滞，风热痰湿传滞使眼睑不能复返而转，如舌舐唇之状，睑内粗糙，流泪；舌淡苔白腻、脉弦滑，为风痰阻络之候。

治法：祛风化痰。

方剂：排风散（《审视瑶函》）合牵正散（《杨氏家藏方》）加减。

药物：桔梗 10g，天麻 10g，防风 10g，五味子 3g，全蝎 3g，乌梢蛇 10g，细辛 3g，赤芍 10g。

方解：天麻、全蝎、乌梢蛇、僵蚕祛风止痉，平抑肝阳，祛风通络；防风祛风解表，胜湿止痛，止痉；细辛解表散寒，祛风止痛；赤芍清热凉血，散瘀止痛；五味子收敛固涩，益气生津，补肾宁心；白附子祛风化痰，善散头面之风；桔梗既能宣肺祛痰，又能载药上行。诸药合用，共奏祛风化痰之功效。

加减：体弱气虚者，加黄芪 10g，党参 10g，白术 10g，以益气扶正。

2. 针刺治疗

针刺主穴取阳白、承泣、迎香、地仓；配穴取颊车、翳风。亦可用透刺疗法，如攒竹透丝竹空、地仓透迎香、颊车透下关等。还可配合电针，或下睑皮肤梅花针点刺。

（三）西医治疗

1. 麻痹性睑外翻可局部涂眼用凝胶，以保护角膜及结膜，或行上、下睑暂时缝合。

2. 手术治疗瘢痕性睑外翻。其矫正原则是清除和松解瘢痕的牵引作用，并可行游离植皮术。老年性睑外翻：主要切除部分睑板，并缝合拉紧皮肤以矫正。麻痹性睑外翻：可做筋膜条悬吊术。

【病案举例】

张健验案

陈某，女，58 岁，湖南省长沙市望城区雷锋街道办事处，居民。于 2014 年 4 月 15 日初诊。

主诉：下睑外翻，流泪 1 月余。

病史：患者于 2014 年 3 月中旬突发"面神经麻痹"经多方治疗稍有改善，但仍长期流泪，迎风更甚。

检查：视力右眼 0.8，左眼 1.0；右侧口眼歪斜，下睑外翻，如舌舐唇之状，睑内粗糙，冲洗泪道，双泪道通畅；舌淡苔白腻，脉弦滑。

诊断：①下睑外翻（右眼）；②面神经麻痹。

辨证：风痰阻络。

治法：祛风化痰。

方剂：排风散（《审视瑶函》）合牵正散（《杨氏家藏方》）加减。

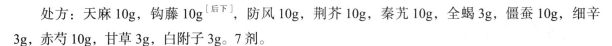

处方：天麻 10g，钩藤 10g[后下]，防风 10g，荆芥 10g，秦艽 10g，全蝎 3g，僵蚕 10g，细辛 3g，赤芍 10g，甘草 3g，白附子 3g。7 剂。

服法：水煎，每日 1 剂，分 2 次温服。

外治：针刺治疗：选主穴阳白、承泣、迎香、地仓；配穴颊车、翳风。每日 1 次。

医嘱：忌食辛辣，保持饮食营养均衡。

二～五诊（2014 年 4 月 22 日～5 月 13 日）：右眼流泪消失，下睑外翻及口眼歪斜基本好转。

按语：血热瘀滞，风热痰湿挟滞使眼睑不能复返而转，如舌舐唇之状，睑内粗糙，流泪；舌淡苔白腻、脉弦滑，为风痰阻络之候。治宜祛风化痰。排风散合牵正散加减方中，天麻、全蝎、僵蚕祛风止痉，平抑肝阳，祛风通络；荆芥、防风祛风解表，胜湿止痛，止痉；细辛解表散寒，祛风止痛；赤芍清热凉血，散瘀止痛；白附子祛风化痰，善散头面之风；桔梗既能宣肺祛痰，又能载药上行。诸药合用，共奏祛风化痰之功效。配合针刺治疗，较快得愈。

【治疗心得】

麻痹性睑外翻可用中药及针刺治疗，尤其是早期治疗疗效确切；瘢痕性及老年性睑外翻必须手术治疗。

【食疗方】

1. 生地蝎子汤

组成：生地黄 20g，枸杞子 10g，全蝎 3～5 只，天麻 10g，猪肉 100g，陈皮 5g，生姜 10g，盐适量。

功效：滋养阴血，祛风通络。

主治：睑外翻。中医辨证属血虚风痰阻络者。

方解：此方中全蝎为治风要药和知名的虫豸食物，各药食料相配，能滋养阴血、祛风通络，中期和恢复期病人尤其是素来肝肾阴虚，伴头晕耳鸣肢麻，外风、内风兼见者饮用。

制法：将猪肉洗净切片，生地黄、全蝎[布包]、天麻、陈皮、生姜，加水适量煲汤，熟透后加入枸杞子、盐适量。

用法：晚餐食用，每日 1 次。

2. 防风粥

组成：防风 15g，葱白茎（大葱根部的茎）30g，粳米 60g。

功效：祛风解表散寒。

主治：睑外翻。中医辨证属风痰入络者。

方解：防风祛风解表，胜湿止痛，解痉止痒；葱白根茎发汗解表，通阳；粳米健脾益胃，补益中气，养阴生津。

制法：防风、葱白根茎水煎取汁，去渣，粳米煮粥，待粥将熟时加入药汁，煮成稀粥。

用法：当早餐，每日 1 次。

【名医经验】

李传课经验（湖南中医药大学第一附属医院眼科名中医）：治疗麻痹性睑外翻分2证：①风中经络。主证：骤然起病，口眼歪斜，下睑外翻，流泪，舌质淡红，舌苔薄白，脉缓或浮滑。治法：祛风通络。方剂：排风散加减。药物：天麻10g，钩藤10g[后下]，防风10g，秦艽10g，全蝎3g，僵蚕10g，细辛3g，赤芍10g，甘草3g。加减：若病情日久则多瘀，加丹参、丝瓜络，以活血通经活络。②风痰阻络。主证：下睑外翻，流泪，手足不利，步态不稳，口眼歪斜，舌质红，脉弦细。治法：平肝息风化痰。方剂：天麻钩藤饮加减。药物：天麻10g，钩藤10g[后下]，石决明10g[先煎]，牛膝10g，桑寄生10g，首乌藤10g，茯神10g，胆南星6g，半夏10g，甘草3g。加减：若结膜角膜干燥，为阴津不足，加生地黄、玄参、麦冬，以滋阴生津。

【治疗进展】

瘢痕性睑外翻必须依靠手术治疗，其治疗原则为增加眼睑前层的垂直长度，消除睑缘垂直方向的牵拉力。轻度的睑外翻可采用穿透电热疗法，在睑缘4～5mm结膜面对睑板下方进行电热，使胶原纤维收缩将眼睑拉回正常位置。中、重度眼睑外翻需行瘢痕松解及清除后联合自体游离植皮术。老年性睑外翻做"Z"形皮瓣矫正或"V""Y"成形术。麻痹性睑外翻积极治疗原发病。先天性面神经麻痹患者，眼轮匝肌常可自发恢复，故应采取保守治疗，可选择润滑性眼用凝胶夜间涂眼、湿房镜保护或暂时性睑缘缝合，保护角膜。不可逆的麻痹性睑外翻可在睑裂部的内外远端分别做永久性睑缘缝合，或自行阔筋膜通过睑缘皮下，分别缝合固定于内外眦韧带，使外翻复位。

【预防与调护】

1. 睑外翻擦拭眼泪时，勿将下睑向下牵拉，否则将使下睑进一步外翻而加重病情。
2. 睑外翻致眼睑闭合不全者，睡前宜涂眼用凝胶，并用纱布遮盖以保护角膜。
3. 少食辛辣炙煿之物。

第十节 眼睑震颤

眼睑震颤，是指眼轮匝肌颤搐引起的眼病。常见于成年人，上下睑均可发生，但以上睑常见。轻者则不药而愈，重者则需治疗。中医学称为"胞轮震跳""睥轮震跳""眼胞震跳"等。

【病因病机】

西医认为主要是因为眼轮匝肌反复收缩，主要是原因有二：一是休息、睡眠不足，或者是因为贫血、烟酒过度；二是由其他眼病引起，如近视、远视、散光、眼疲劳、结膜炎。

中医认为本病发于肝脾两经，或由肝血不足，血虚生风；或因肝肾阴亏，虚火内动；或系脾虚气陷，升降失调。由于以上病因导致肝脾气血不和，筋失所养，所以眼睑筋肉震跳。

【临床表现】

上睑或下睑肌肤不自主跳动，多数在睡眠不足、视力疲劳、屈光不正等情况下发生或加重。轻者持续数秒钟或数分钟即愈，重者发作频繁，可持续数分钟以上。甚至于时时震跳，还可牵及眉际面颊等处。

【诊断要点】

上睑或下睑肌肤跳动，不能自控。

【鉴别诊断】

面肌痉挛，又称面肌抽搐。为一种半侧面部不自主抽搐的病症。抽搐呈阵发性且不规则，程度不等，可因疲倦、精神紧张及自主运动等而加重。起病多从眼轮匝肌开始，然后涉及整个面部。本病多在中年后发生，常见于女性。

【治疗】

（一）治疗原则

轻者或偶发者可不治自愈；若跳动过频，应药物和针灸配合治疗。

（二）中医治疗

1. 辨证论治

（1）血虚生风证

症状：眼睑肌肤震跳，牵及眉际面颊，频频不已，头晕眼花，面色不华，舌质淡红，苔薄白，脉细。

分析：肝脾气血亏虚生风，虚风上扰头面，故眼睑肌肤震跳，牵及眉际面颊，频频不已；血虚不能上荣头目，故头晕眼花，面色不华；舌质淡红、苔薄白、脉细，均为血虚之候。

治法：养血祛风。

方剂：当归活血饮（《审视瑶函》）加减。

药物：当归 10g，川芎 5g，熟地黄 20g，白芍 10g，防风 10g，羌活 10g，苍术 10g，黄芪 30g，薄荷 5g [后下]，甘草 5g。

方解：方中熟地黄、当归、白芍、川芎补血养血；黄芪补气生血；苍术燥湿健脾，脾能生血；羌活、防风、薄荷上行祛风；甘草调和诸药。

加减：口唇、额面相牵掣动者，加全蝎 5g，僵蚕 6g，钩藤 10g [后下]，白附子 5g，以养血平肝息风。

（2）心脾两虚证

症状：眼皮跳动，时疏时频，劳累或失眠时加重，可伴心烦失眠、怔忡健忘、食少体倦，舌淡白，脉细弱。

分析：心脾两虚致气血生化不足，胞睑筋肉跳动，时疏时频，劳累或失眠时加重；心脾两虚，故心烦失眠，怔忡健忘，食少体倦；舌淡白、脉细弱均为心脾两虚之候。

治法：补益心脾。

方剂：归脾汤（《重订严氏济生方》）加减。

药物：白术 10g，茯神 10g，黄芪 10g，酸枣仁 10g，党参 10g，当归 10g，远志 10g，钩藤 10g[后下]，天麻 10g，龙眼肉 10g[后下]，木香 3g，炙甘草 5g。

方解：方中以党参、黄芪、白术、炙甘草甘温补脾益气；当归甘辛温养肝而生心血；茯神、酸枣仁、龙眼肉甘平养心安神；远志交通心肾而定志宁心；木香理气醒脾，以防益气补血药滋腻滞气，有碍脾胃运化功效；加钩藤息风定惊，清热平肝。

加减：若伴心烦不眠等症，加桑椹 10g，龟甲 10g[先煎]，以加强养血补心之功效。

2. 其他治法

（1）针刺治疗：本病针用补法，选攒竹、丝竹空、头维、四白、三阴交、血海、承泣为主穴，配合谷、足三里等穴，每日或隔日针 1 次，以 7 次为 1 疗程。休息数天，继续第 2 疗程。梅花针点刺患侧眼睑及眶部。

（2）按摩：轻柔按摩眼睑及眶部。

【病案举例】

例 1　张健验案（《张健眼科医案》）

余某，女，36 岁，湖南省长沙市天心区裕南街东瓜山一条巷，个体户。于 2014 年 11 月 19 日初诊。

主诉：左眼睑不自主跳动月余。

病史：患者于上月中旬左眼睑不自主地跳动，近 1 周牵及眉际处。患者体胖，头晕，恶心，泛吐痰涎。

检查：视力右眼 0.8，左眼 1.0。左眼上睑及眉弓处震颤；舌质淡胖，苔黄腻，脉滑数。

诊断：眼睑震颤（左眼）。

辨证：风痰阻络证。

治法：祛风化痰。

方剂：正容汤（《审视瑶函》）加减。

处方：羌活 10g，白附子 3g，防风 10g，秦艽 10g，胆南星 3g，僵蚕 5g，法半夏 10g，木瓜 10g，茯苓 15g，甘草 3g，全蝎 3g，天麻 10g，钩藤 10g[后下]，伸筋草 10g。7 剂。

服法：水煎，每日 1 剂，分 2 次温服。

针刺治疗：①针用补法，选攒竹、头维、四白、三阴交、血海、丝竹空、足三里等穴，每日 1 次。②梅花针点刺患侧眼睑及眉弓处。

医嘱：忌食肥甘厚味，慎避风寒，预防感冒，保持充足睡眠，勿过度劳累。

二诊（2014 年 11 月 26 日）：左眼眼睑震颤减轻，舌质淡胖，苔黄腻，脉滑数。原方，7 剂。

三～五诊（2014 年 12 月 3 ～ 17 日）：已服上方 14 剂，左眼上睑及眉弓处震颤消失。

按语：患者骤然发病，眼睑震颤为风痰乘虚阻络所致；舌质淡胖，苔黄腻，脉滑数均为风痰阻络之候。治宜祛风化痰。正容汤加减方中羌活、防风散足太阳之风，搜经络之邪；胞睑内应于脾胃，故以白附子入胃，胆南星入脾，以祛脾胃之风痰；更以半夏入脾胃化痰散结；僵蚕化痰，能祛经络之风；秦艽既祛风湿，又可与胆南星、甘草配伍，制诸药之燥热；本病睑垂不举与筋缓不收有关，肝主筋，故以木瓜、茯苓调理经筋；加钩藤、全蝎、天麻、伸筋草以增强祛风通络之功。药证相合，并配合针刺治疗，眼睑震颤消除。

例2　张健验案（《张健眼科医案》）

彭某，女，49岁，湖南省湘潭市湘乡市泉塘镇湖山村，个体户。于2014年10月8日初诊。

主诉：右眼皮跳，时疏时频1月余。

病史：患者经常熬夜，于上月初开始出现右眼下睑不自主地跳动，时作时止，劳累或失眠时加重。心烦，睡眠质量差，心悸、怔忡、健忘，食少体倦。

检查：视力：右眼0.8，左眼1.0。可见右眼下睑局限性震跳；舌质淡，苔薄白，脉细弱。

诊断：眼睑震颤（右眼）。

辨证：心脾两虚证。

治法：补益心脾。

方剂：归脾汤（《重订严氏济生方》）加减。

处方：白术10g，茯神10g，黄芪15g，龙眼肉10g[后下]，酸枣仁10g，党参10g，木香3g，炙甘草5g，当归10g，远志5g，首乌藤15g，天麻10g，钩藤10g[后下]，桑椹10g，龟甲10g[先煎]。7剂。

服法：水煎，每日1剂，分2次服。

医嘱：①避免过度劳，注意休息。②忌食辛辣肥甘厚味。

二诊（2014年10月15日）：右眼睑胞轮振跳已除。舌质红，苔薄白，脉细。原方，7剂。水煎，每日1剂，分2次服。

三诊（2014年10月22日）：胞轮振跳已除。嘱停药。

按语：患者因心脾两虚致气血生化不足，胞睑筋肉失养而拘挛，故胞睑跳动，劳累或失眠时加重；心脾两虚，故心烦失眠，怔忡健忘，食少体倦；舌质淡，苔薄白，脉细弱为心脾两虚之候。归脾汤加减方从心脾两脏治疗，方中以黄芪、党参、白术、甘草之甘温补脾益气；以酸枣仁、远志、茯神宁心安神，当归、龙眼肉补血养心；用木香行气舒脾，以使补气血之药补而不滞，得以流通，更能发挥其补益之功；加天麻、钩藤以搜风止痉；酸枣仁配首乌藤以养心安神，祛风通络；桑椹、龟甲以增养血补心之效。意在心脾同治，但重点在治脾，因为脾是气血化生之源，补脾即可以养心，且脾气得补，则血行得到统摄，方能引血归脾，方中虽是气血并补之剂，但重点在益气生血，黄芪配当归，即寓有当归补血汤之意，使气旺血自生，血足心自养，胞轮振跳自除。

【治疗心得】

本病轻或偶尔发生，注意适当休息，不必治疗。若发作频繁，则按上法治疗，预后好。

【食疗方】

1. 黄芪鸡肉汤

组成：黄芪 30g，鲜鸡肉 250g，砂仁 15g[后下]，山药 30g，生姜、蒜、葱各适量。

功效：益气补血，健脾开胃。

主治：眼睑震颤。中医辨证属血虚生风者。

方解：黄芪补中益气；鸡肉健脾益气，温中补虚；砂仁、山药健脾开胃。4 种食材搭配在一起，具有益气补血、健脾开胃的功效。

制法：将上述 4 种食材洗净后同放入砂锅内，加适量水后用文火炖成烂熟。加入精盐、佐料即可。

用法：可作早、晚餐菜肴，每日 1 次。

2. 天麻鸽肉汤

组成：天麻 15g，鸽肉 200g，精盐、佐料各适量。

功效：益气补血，息风解痉。

主治：眼睑震颤。中医辨证属血虚风动者。

方解：天麻通络息风止痛，镇静抗惊厥；鸽肉益气，祛风解毒。二者搭配在一起，具有益气补血、息风解痉的功效。

制法：将上述 2 种食材洗净后同放入砂锅内，加适量水后用文火炖成烂熟。加入精盐和佐料即可。

用法：可作中、晚餐菜肴，每日 1 次。

【名医经验】

1. 姚和清经验（上海第六人民医院眼科名中医）：认为本病发于肝脾二经，是由于肝脾气血不和，营卫不调，风火内生，筋失所养，故眼睑筋肉震跳，甚则眼睑失去升提开张之力，以致强直下垂。①血虚生风。表现为双眼眼睑频频多眨，并伴面色不华，唇淡肌涩，舌赤，脉细数。治以养血益肝，散风火为主。用四物汤加柴胡、栀子，或当归活血汤。眼部症状较重且伴面部肌肉颤搐，多见于老年人，如形体较实，用加味牵正散。②肝肾亏损。表现为眼睑牵引多眨，干涩酸楚，舌质淡红，脉虚细软。治以滋肾养肝，用六味地黄汤。③脾阳气虚。表现为眼睑多眨瞤动，眼酸痛疲劳，睁开乏力，有时甚至眼睑闭合，无法睁开。多伴面萎苍老，少食倦怠，头目眩晕，舌淡白，脉沉细。治以健脾益气，升阳活血为主，随证选用补中益气汤，助阳活阳汤。

2. 陈达夫经验（四川成都中医药大学附属医院眼科名中医）：认为本病若偶发，可不必治疗。但跳动过频，若久而不治，可转为牵吊坏症。若胞睑震跳，夜寐不酣，头晕心悸，为血不养肝，肝风上扰。治法：平肝养血息风。方剂：天麻钩藤饮加减。药物：天麻 10g，钩藤 15g[后下]，石决明 25g[先煎]，白芍 15g，当归 10g，首乌藤 30g，防风 15g，僵蚕 12g，木瓜 15g，丝瓜络 6g。若眼睑震跳，兼现头胀作痛等，则属外风引动内风。治法：祛风通络。方剂：正容汤加减。药物：炒白附子 10g，胆南星 6g，法半夏 10g，木瓜 15g，赤芍 15g，防风 10g，羌活 6g，僵蚕 12g，黄松节

25g，全蝎 3g。

【治疗进展】

有明确病因者，针对病因处理。病因不明者也可采用中医辨证论治，并可配合针灸、按摩局部等治疗。

【预防与调护】

1. 注意劳逸结合，睡眠宜充足。
2. 饮食宜清淡富有营养，不食辛辣肥甘厚味。
3. 有屈光不正者，应配镜矫正。

第五章 泪器病

泪器包括泪腺和泪道两大部分。泪腺司分泌功能，泪道司排出功能。泪腺位于眼眶外上方泪腺窝内，于结膜穹窿部还有副泪腺，正常时均不可触及。泪道包括泪小点、泪小管、泪囊和鼻泪管。泪小点上下各一，位于睑缘内部与眼球紧密相贴；泪囊位于泪骨的泪囊窝内，内韧带后面，上端为盲端，下端与鼻泪管相连；鼻泪管开口于鼻腔下鼻道内。泪液入结膜囊后经泪小管的虹吸作用入泪小管至泪囊、鼻泪管到鼻咽。泪器病包括泪腺和泪道两部分，属中医眼科学两眦疾病的范畴。

两眦属五轮中血轮，内应于心，心与小肠相表里，故两眦疾病与心和小肠密切相关；而泪为肝液，肝肾同源，故两眦疾病亦与肝肾两经有关。两眦疾病的病因，外则以风热、毒邪犯目为主，内则与心火内炽、虚火上炎、肝血不足、肝肾亏虚有关。治疗上，实火者宜疏风清热、清心泻火解毒为主；虚火者宜滋宜降，当以滋阴降火为主。肺气不足者，补益肺气；肝肾不足者，当以补益肝肾。并当结合眼药滴眼、泪道冲洗、局部熏洗、手术治疗等，内外合治，更易奏效。

第一节 泪道狭窄或阻塞

鼻泪管下端是一个解剖学狭窄段，易受鼻腔病变的影响出现阻塞。泪道起始部（泪点、泪小管、泪总管）管径窄细，位置表浅，并与结膜囊比邻相通，容易受到炎症、外伤的影响而发生阻塞。

【病因病机】

西医认为多为泪小管至鼻泪管的阻塞或狭窄，包括先天性闭锁、炎症、肿瘤、结石、外伤、异物、药物毒性等各种原因引起的泪道结构或功能不全，导致泪液不能排出。还有其他原因，诸如鼻阻塞等。

中医认为泪为肝之液，肝肾亏虚，精血不能上荣于目，目失濡养，泪窍空虚，风邪乘虚引泪而出；或气血不足，不能约束泪液而致冷泪常流；或椒疮邪毒侵犯泪窍，窍道闭塞，泪液无以排泄而致无时泪流。

【临床表现】

主要表现为泪溢，并给患者带来不适感，影响容貌。长期泪液浸渍，可引起慢性刺激性结膜炎、下睑和面颊部湿疹性皮炎。病人长期揩拭眼泪，致下睑外翻，从而加重泪溢症状。

【辅助检查】

1. 染料检查　在双眼结膜囊内滴入 1 滴 2% 荧光素钠溶液，5 分钟后观察和比较双眼泪膜中荧光素消退情况，如一眼荧光素保留较多，表明该眼可能有相对性泪道阻塞；或滴入 2% 荧光素钠溶液 2 分钟后，用一湿棉棒擦拭下鼻道，若棉棒带有绿黄色，说明泪道通畅或没有完全性阻塞。

2. 泪道冲洗术　采用钝圆针头从泪点注入生理盐水，根据冲洗液体流向，判断有无阻塞及阻塞部位。通常有以下几种情况：①冲洗无阻力，液体顺利流入鼻腔或咽部，表明泪道通畅；②冲洗液完全从注入原路返回，为泪小管阻塞；③冲洗液自下泪管注入，由上泪点反流，为泪总管阻塞；④冲洗有阻力，部分自泪点返回，部分流入鼻腔，为鼻泪管狭窄；⑤冲洗液自上泪点反流，同时有黏液脓性分泌物，为鼻泪管阻塞合并慢性泪囊炎。

【诊断要点】

1. 无时流泪。
2. 挤压泪囊区时，无分泌物从泪小点溢出。
3. 冲洗泪道或通畅，或狭窄，或阻塞。

【鉴别诊断】

慢性泪囊炎：溢黏液性或脓性分泌物，冲洗泪道时，可见冲洗液全部反流，同时伴有黏液或脓性分泌物自泪小点反流。

【治疗】

（一）治疗原则

功能性泪溢者，以中医治疗为主，治宜补虚；器质性流泪者，以手术治疗为主，术后配合中药治疗，以巩固疗效。

（二）中医治疗

1. 辨证论治

（1）肝血不足证

症状：患眼无红赤肿痛，流泪，迎风更甚，隐涩不适，兼头晕目眩、面色少华，舌淡苔薄，脉细。

分析：肝血不足，泪窍失养，风邪入侵，泪窍失密，故迎风流泪更甚；全身脉症均为肝血亏虚之候。

治法：补养肝血，祛风散邪。

方剂：止泪补肝散（《银海精微》）加减。

药物：熟地黄 15g，白芍 10g，当归 10g，川芎 5g，刺蒺藜（炒，去刺）10g，木贼 5g，防风 10g，夏枯草 10g。

方解：本方由两组药物，一组为熟地黄、白芍、当归、川芎，以补肝养血为主；一组为刺蒺藜、木贼、防风、夏枯草，以祛风散邪。两组配合，既补肝，又止泪，故用于治疗肝虚流泪。

加减：气虚乏力者，加黄芪 10g，党参 10g，以补气摄泪；流泪迎风甚者，可加白薇 10g，菊花 10g，石榴皮 10g，以祛风止泪。

（2）气血不足证

症状：无时泪下，泪液清冷稀薄，不耐久视。面色无华，神疲乏力，心悸健忘，舌淡，苔薄，脉细弱。

分析：脾虚生化乏源，气血不足，不能收摄其液，故见清冷稀薄之泪无时溢出、不耐久视；全身脉症均为气血两虚之候。

治法：益气养血，收摄止泪。

方剂：八珍汤（《正体类要》）加减。

药物：党参 10g，白术 10g，茯苓 10g，当归 10g，川芎 5g，白芍 10g，熟地黄 15g，炙甘草 6g，生姜 3 片，大枣 5 枚。

方解：方中人参与熟地黄相配，益气养血，共为君药。白术、茯苓健脾渗湿，助人参益气补脾；当归、白芍养血和营，助熟地黄滋养心肝，均为臣药。川芎为佐，活血行气，使地、归、芍补而不滞。炙甘草为使，益气和中，调和诸药。全方八药，实为四君子汤和四物汤的复方。用法中加入姜、枣为引，调和脾胃，以资生气血，亦为佐使之用。

加减：迎风泪多者，加防风 10g，白芷 10g，菊花 10g，以祛风止泪；若遇寒泪多，畏寒肢冷者，酌加细辛 10g，桂枝 10g，巴戟天 10g，以温阳散寒摄泪。

（3）肝肾两虚证

症状：眼泪常流，拭之又生，或泪液清冷稀薄；兼头昏耳鸣、腰膝酸软，脉细弱。

分析：肝主泪，肾主水，肝肾不足，约束无权，故见以泪流无常或泪液清冷稀薄；全身脉症均为肝肾两虚之候。

治法：补益肝肾，固摄止泪。

方剂：左归饮（《景岳全书》）加减。

药物：熟地黄 15g，山药 10g，枸杞子 10g，炙甘草 5g，茯苓 10g，山茱萸 5g。

方解：方中重用熟地为君，甘温滋肾以填真阴；臣以山茱萸、枸杞子养肝血，合君药以加强滋肾阴而养肝血之效；佐以茯苓、炙甘草益气健脾，山药益阴健脾滋肾。

加减：流泪较甚者，加五味子 5g，防风 10g，以收敛祛风止泪；若感泪液清冷者，加巴戟天 10g，肉苁蓉 10g，桑螵蛸 10g，以加强温补肾阳之力而助固摄止泪之功。

2. 针刺治疗

主穴：取睛明、四白、肝俞、太冲、合谷、风池、肾俞、脾俞、足三里。针法以补法为主，针灸并用。若流泪清冷者，可加神阙艾灸及同侧睛明穴温针治疗。

（三）西医治疗

泪点狭窄、闭塞或缺如导致后天泪道狭窄则可滴局部麻醉剂例如 0.5% 丙氧苯卡因后进行扩张泪点，然后用钝头的泪管细针头将等渗盐水缓慢地冲洗鼻泪系统（在盐水中加 1 滴荧光素便很容易发现鼻腔阻塞）。如果此法失败，则施行泪道探通或可使其通畅，对不完全阻塞者逐步用增粗的探针探通，再用无菌等渗盐水冲洗，或可成功；完全阻塞者则需手术治疗，从泪囊打通进入鼻腔。

泪管阻塞常用泪道硅管留置治疗。近年来开展激光治疗泪道阻塞，通过探针引导光纤维至阻塞部位，利用脉冲 YAG 激光的气化效应打通阻塞，术后配合插管或置线，提高疗效。对于泪总管阻塞，可采用结膜 – 泪囊鼻腔吻合术，用 Pyrex 管或自身静脉建立人造泪液导管，将泪液直接从结膜囊引流到泪囊或鼻腔。鼻泪管狭窄严重者必要时可行泪囊鼻腔吻合术。

【病案举例】

例 1　张健验案（《张健眼科医案》）

李某，男，65 岁，湖南省长沙市芙蓉区火星镇，村民。于 2014 年 1 月 12 日初诊。

主诉：双眼流泪半年，迎风加重半个月。

病史：双眼冷泪常流半年，近 15 日来迎风更甚；自汗畏风，声音低微。

检查：视力：右眼 0.8，左眼 0.6。双眼结膜无充血，角膜透明；冲洗泪道检查：双眼泪道均狭窄；舌胖质淡，苔薄白，脉细弱。

诊断：泪道狭窄（双眼）。

辨证：肺气不足证。

治法：补益肺气。

方剂：补肺汤（《永类钤方》）加减。

处方：西洋参 10g，黄芪 15g，熟地黄 15g，五味子 5g，桑白皮 10g，秦皮 10g，紫菀 10g，浮小麦 15g，防风 10g，白术 10g。7 剂。

服法：水煎，每日 1 剂，分 2 次服。

针刺治疗：主穴取睛明、四白、肝俞、太冲、合谷、风池、肾俞、脾俞、足三里。针法以补为主，针灸并用。

医嘱：①户外活动应戴防护眼镜，以减少强光、风沙和尘埃的刺激。②忌食辛辣，保持饮食营养均衡。

二诊（2014 年 1 月 19 日）：双眼流泪减轻，自汗畏风减轻；舌质淡红，苔薄白，脉细。原方。7 剂。

三诊（2014 年 1 月 26 日）：双眼流泪症状消失。嘱服杞菊地黄丸，水蜜丸 1 次 6g，1 日 2 次，连服 1 月，以资巩固。

按语：肺气虚弱，卫阳不足，风邪乘虚而入，邪引泪出，迎风更甚；肺主一身之表，表卫不固，则自汗畏风；肺气虚衰，则声音低微；舌胖质淡，苔薄白，脉细弱为气虚之候。补肺汤加减方中西洋参、黄芪气阴双补；熟地黄、五味子补肾收泪；桑白皮、秦皮、紫菀润肺明目；浮小麦、防风、白术健脾祛风止泪。结合针灸，肺气足而泪止。

例 2　张健验案（《张健眼科医案》）

陈某，女，54 岁，湖南省长沙市望城区丁字湾街道办事处，居民。于 2014 年 11 月 11 日初诊。

主诉：双眼流泪 2 年余。

病史：双眼冷泪常流 2 年，迎风流泪更甚；头晕耳鸣，腰膝酸软。

检查：视力右眼 0.8，左眼 0.8。双眼结膜无充血，角膜透明；冲洗泪道检查：双眼鼻泪管阻塞；舌质淡红，苔薄白，脉细。

诊断：鼻泪管阻塞（双眼）。

辨证：肝肾亏损证。

治法：补益肝肾。

方剂：左归饮（《景岳全书》）加减。

处方：熟地黄 15g，山药 10g，枸杞子 10g，炙甘草 5g，茯苓 10g，山茱萸 5g，刺蒺藜 10g，防风 10g，白芷 10g，蝉蜕 5g。7 剂。

服法：水煎，每日 1 剂，分 2 次服。

外治：局麻下行双侧鼻泪管支架植入术，术后每日冲洗泪道一次。

医嘱：①户外活动应戴防护眼镜，以减少强光、风沙和尘埃的刺激。②忌食辛辣，保持饮食营养均衡。

二诊（2014 年 11 月 18 日）：双眼流泪减轻，头晕耳鸣，腰膝酸软亦有所减轻；舌质淡红，苔薄白，脉细。原方 7 剂。

三诊（2014 年 11 月 25 日）：双眼流泪症状消失。嘱服杞菊地黄丸，水蜜丸 1 次 6g，1 日 2 次，连服 1 月，以资巩固。

按语：肝在液为泪，肾主五脏，肝肾同源，若肝肾不足，泪失约束，则冷泪常流；头晕耳鸣，腰膝酸软，舌质淡红，苔薄白，脉细属肝肾不足之候。左归饮加减方中左归饮源于六味地黄丸，方中重用熟地黄，滋肾填阴为主；山茱萸、枸杞子加强滋肾阴养肝血为辅；茯苓渗湿健脾为佐，炙甘草、山药益气健脾，合并诸药而俱有益肾养肝健脾之功效；方中刺蒺藜、防风、白芷、蝉蜕，意在疏风止泪。配合手术治疗，内外合治，收效甚捷。

【治疗心得】

泪道狭窄可药物配合针灸等治疗；泪道阻塞者，应配合手术治疗。

【食疗方】

1. 乌鸡四物汤

组成：乌骨鸡 1 只，当归 10g，川芎 6g，白芍 10g，熟地黄 10g，防风 10g，精盐、佐料各适量。

功效：补养肝血，兼祛风邪。

主治：泪道狭窄或阻塞。中医辨证属肝血不足者。

方解：乌骨鸡提高生理功能，延缓衰老，强筋健骨，补中益气；当归、川芎、白芍补血活血；

熟地黄滋阴补肾；防风清热退赤，止泪。6 种食材搭配在一起，具有补养肝血，兼祛风邪的功效。

制法：将鸡去内脏洗净，以上药物洗净用双层纱布包好，再加入清水和清盐，佐料，隔水炖至鸡肉及骨架软，去药包即可。

用法：可作早、晚餐菜肴，每日 1 次。

2. 猪肝枸杞子汤

组成：猪肝 50g，枸杞子 50g，胡萝卜 150g，精盐、佐料各适量。

功效：补肝益肾，固涩止泪。

主治：泪道狭窄或阻塞。中医辨证属肝肾两虚者。

方解：猪肝含有多种营养物质，它富含维生素 A 和微量元素铁、锌、铜；枸杞子中维生素 C，β-胡萝卜素、铁含量高；胡萝卜含丰富的胡萝卜素。3 种食材搭配在一起，具有补肝益肾、固涩止泪的功效。

制法：将猪肝、胡萝卜洗净后切碎，加适量的水、枸杞子、精盐、佐料煮烂即可。

用法：可作早餐，每日 1 次。

【名医经验】

1. 庞赞襄经验（河北省人民医院中医眼科名中医）：本病治疗以滋阴益肾、纳气养肝为主。方药：熟地黄 15g，山药 12g，枸杞子 12g，女贞子 12g，地骨皮 10g，盐知母 10g，蕤仁 10g，菊花 10g，霜桑叶 10g，黄芩 6g，五味子 3g。加减：胃纳欠佳者，加青皮 10g，神曲 10g，麦芽 10g，山楂 10g；孕妇，加当归 10g，白芍 10g。同时针刺：取睛明、承泣、太阳、风池、合谷等穴。

2. 姚和清经验（上海第六人民医院眼科名中医）：认为泪腺在中医学称为"上液道"。上液道不密而窍虚，风邪引泪外出。其症多与肾水不足，肝气虚弱有关。①肝肾亏损。多见于老年人，伴头晕耳鸣，舌淡赤，脉细，治以补益肝肾，用三子菊花饮、菊睛丸、杞菊地黄丸；如形体消瘦，形寒肌热，舌苔薄白，脉虚软无力，可予河间当归汤、炙甘草汤。②外感风邪。多见青年人，病发骤然，多伴头胀，舌白，脉弦缓或浮缓，治以祛风逐邪，用菊花茶调散、白僵蚕散。局部用真珠散或止泪散涂眼，每日 3 次。

【治疗进展】

对泪道狭窄或阻塞的治疗，必须寻找原因，针对病因治疗，泪道部分通畅者，可选择中医辨证论治，或配合针灸、局部药物熏法及推拿等手术治疗。泪道狭窄或阻塞，可选择泪道探通术、激光泪道探通术，术后泪道注入玻璃酸钠抗生素混合液，或泪道插管等手术治疗，此类手术疗效确切，但术后仍有部分患者复发。

【预防与调护】

1. 户外工作者可戴防护眼镜，减少风沙对泪道的刺激。

2. 增强体质，或做睛明按摩，有助于改善流泪症状。

3. 预防泪道部位的创伤、炎症，可减少泪道阻塞。

第二节 慢性泪囊炎

由于鼻泪管的阻塞或狭窄而引起，这是一种比较常见的眼病，好发于中老年女性，农村和边远地区多见。常见于沙眼、泪道外伤、鼻炎、鼻中隔偏曲、鼻息肉、下鼻甲肥大等阻塞鼻泪道，泪液不能排出，长期滞留在泪囊内。表现溢泪、有黏液或脓性分泌物自泪小点流出等症状。本病属中医学"眦漏""脓漏""睛漏"。

【病因病机】

西医认为本病是由于鼻泪管的阻塞或狭窄而引起，常见于沙眼、泪道外伤、鼻炎、鼻中隔偏曲、鼻息肉、下鼻甲肥大等阻塞鼻泪道，泪液不能排出，长期滞留在泪囊内，泪液中的细菌，如肺炎球菌、葡萄球菌等在此滋生，刺激泪囊壁，引起泪囊黏膜慢性炎症，产生黏液性或脓性分泌物。

中医认为本病是风热外侵，邪留泪窍，积伏日久，溃而成脓；或心有伏火，脾蕴湿热，循经上攻内眦积聚成脓；或先天性泪窍阻塞或素有椒疮、邪毒侵及泪窍，邪毒久伏，酿脓为患。

【临床表现】

溢泪，内眦部结膜充血，皮肤常有湿疹。以手指挤压泪囊部，有黏液或脓性分泌物自泪小点流出。由于分泌物大量聚积，泪囊逐渐扩张，内眦韧带下方呈囊状隆起。

【诊断要点】

1. 泪溢。所溢之泪为黏液或黏性脓液。
2. 指压泪囊区，有黏液或黏液性分泌物从泪小点流出。
3. 泪道冲洗时，冲洗液自上、下泪点反流，同时有黏液或黏性脓液。

【鉴别诊断】

1. 泪道阻塞或狭窄，所溢之泪为水液性，指压泪囊区，无黏液或黏液脓性分泌物自泪小点流出。
2. 急性泪囊炎：发病部位虽同在泪道，但急性泪囊炎起病时，内眦部突然红肿高起，灼热疼痛，继之溃破出脓，重者可致眼睑红、结膜充血明显、头痛身热等候。它可由慢性泪囊炎演变而来，也可突然发生。

【治疗】

（一）治疗原则

手术治疗为主。可用中药治疗，或滴抗生素滴眼液，或冲洗泪道等以缓解症状。

（二）中医治疗

1. 辨证论治

（1）风热停留证

症状：初起自觉隐涩不舒，无时泪下，大眦头皮色如常或稍红，或见睛明穴下方稍显隆起，按之不痛，但见少量水样黏液或脓液自泪窍溢出；或见恶寒发热，头身疼痛；舌红，苔白，脉浮数。

分析：脏腑津液上注于目而为泪，今风热伏于大眦，闭塞泪窍则无时泪下，泪液受灼，渐变稠浊，肉腐成脓。脓液黏睛则隐涩不舒；脓液积久则满，故睛明穴下方稍显隆起，风热停留但内热不盛，故大眦头皮色如常，按之不痛，惟脓液沁沁而出；风热外袭则见恶寒发热、头身疼痛、脉浮数等症。

治法：疏风清热，祛瘀消滞。

方剂：白薇丸（《审视瑶函》）加减。

药物：白薇10g，石榴皮10g，防风10g，刺蒺藜10g，羌活10g。

方解：白薇、刺蒺藜、防风、羌活祛风透邪，石榴皮收涩止泪。

加减：热毒偏盛者，加金银花10g，连翘10g，以加强清热解毒之力。

（2）心脾湿热证

症状：大眦头微红潮湿，黏稠脓液常自泪窍溢出，浸渍睑眦，拭之又生；或见小便黄赤；舌红，苔黄腻，脉滑。

分析：大眦属心，胞睑属脾，心有伏火，脾有湿热，流注经络，上攻睑眦，故大眦头微红；湿热浊邪闭塞泪窍，积聚成脓，满溢而出，故稠浊脓液自泪窍流出而浸渍睑眦，拭之又生；心火移热于小肠，故小便黄赤，脾经湿热上蒸，故舌红，苔黄腻，脉滑。

治法：清心利湿，消滞排脓。

方剂：竹叶泻经汤（《原机启微》）加减。

药物：柴胡10g，栀子10g，羌活10g，升麻5g，炙甘草5g，黄芩10g，黄连6g，大黄6g[后下]，茯苓10g，赤芍10g，泽泻10g，决明子10g，车前子10g[包煎]，淡竹叶10g。

方解：方中黄连、栀子、黄芩、大黄清心降火，解毒消脓；决明子、羌活、柴胡、升麻疏风散热，退红消肿；赤芍凉血活血，行滞散结；泽泻、茯苓、车前子、竹叶利尿渗湿，导热下行；炙甘草和胃调中。

加减：脓多黏稠者，去羌活，选加乳香5g，没药5g，天花粉10g，以加强祛瘀消滞之力。

（3）正虚邪恋证

症状：漏睛日久，大眦头不红不肿，按之不痛，唯清稀浊液自泪窍沁沁而出，绵绵不已；或见头晕乏力；舌淡，苔薄，脉细弱。

分析：邪热伏于大眦，闭塞泪窍，灼熬泪液而成漏睛。绵绵不愈则耗伤正气，不能托毒外出，正虚邪恋，但热毒不盛，故大眦头不红不肿，按之不痛，唯清稀浊液自泪窍沁沁而出，绵绵不已；正气亏损，故头晕乏力、舌淡、苔薄、脉细弱。

治法：扶正祛邪，化腐生肌。

方剂：治风黄芪汤（《秘传眼科龙木论》）加减。

药物：黄芪 15g，防风 10g，远志 5g，地骨皮 10g，人参 10g，茯苓 10g，大黄 6g[后下]，知母 10g。

方解：方中黄芪、人参以益气健脾；茯苓以健脾渗湿；防风以祛风排毒；知母以滋阴排毒；大黄泻热排毒。

加减：面色无华，口唇色淡，可去大黄，加当归 10g，养血活血。

2. 针刺疗法

选少泽、迎香、临泣、后溪、阳谷穴针刺，每日 1 次，每次选 2～3 穴。手法以中刺激或重刺激。

（三）西医治疗

（1）滴抗生素滴眼液。

（2）用生理盐水或抗生素稀释液或 0.002% α–糜蛋白酶溶液冲洗泪道，以清除泪囊分泌物。

（3）经药物和冲洗泪道治疗，黏性脓性分泌物消失后，可行泪道探通术。

（4）手术治疗是治疗本病的根本措施，根据病情选择手术方式。

【病案举例】

例 1　张健验案（《张健眼科医案》）

江某，女，52 岁，湖南省宁乡县双凫铺镇月华村，农民。于 2015 年 3 月 2 日初诊。

主诉：双眼内眼角常溢黏液性分泌物 2 年余。

病史：双眼流泪 3 年，近 2 年来双眼内眼角常溢黏液性分泌物；伴小便黄赤，大便秘结。

检查：视力：右眼 0.5，左眼 0.8。双眼大眦部微红；冲洗泪道检查：双眼冲洗液从泪点反流出黏液脓性分泌物；舌质红，苔黄腻，脉濡数。

诊断：慢性泪囊炎（双眼）。

辨证：心脾积热证。

治法：清心利湿。

方剂：竹叶泻经汤（《原机启微》）。

处方：柴胡 10g，栀子 10g，羌活 10g，升麻 3g，炙甘草 5g，黄芩 10g，黄连 3g，大黄 10g[后下]，茯苓 10g，泽泻 10g，赤芍 10g，决明子 10g，车前子 10g[包煎]，竹叶 10g。7 剂。

服法：水煎，每日 1 剂，分 2 次服。

外治：局麻下行双侧鼻泪管支架植入术，术后每日或隔日冲洗泪道一次。

医嘱：忌食辛辣炙煿等刺激性食物。

二诊（2015 年 3 月 9 日）：双眼流泪症状消失。冲洗双泪道通畅。

按语：《诸病源候论·目病诸候》中认为本病因"风热客于睑眦之间，热搏于血液，令眦内结聚，津液乘之不止，故成脓液不尽"所致。大眦为心所主，肉轮为脾所主，今心有伏火，脾有湿热，流注经络，上攻胞眦，故大眦部微红；湿热闭塞泪窍，积聚成脓，满溢而出，故有黏液脓性分泌物自泪窍流出，浸渍睑眦，拭之又生；心火移于小肠，故小便黄赤，舌质红，苔黄腻；大肠有热，则大便秘结。竹叶泻经汤方中黄连、栀子、黄芩、大黄清心降火，解毒消脓；决明子、羌活、

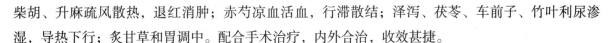

柴胡、升麻疏风散热，退红消肿；赤芍凉血活血，行滞散结；泽泻、茯苓、车前子、竹叶利尿渗湿，导热下行；炙甘草和胃调中。配合手术治疗，内外合治，收效甚捷。

例2 张健验案（《张健眼科医案》）

李某，女，55岁，湖南省攸县大铜桥镇，农民。于2015年5月9日初诊。

主诉：双眼内眼角常溢黏液性分泌物3年余。

病史：双眼流泪5年，近3年来内眼角常溢黏液性分泌物；伴头晕乏力。

检查：视力右眼0.6，左眼0.8。双眼内眦部无红肿，压迫泪囊部有清稀浊液自上下泪小点逆流而出；冲洗泪道检查：双眼冲洗液从泪点反流出黏液脓性分泌物；舌质淡红，苔薄白，脉细弱。

诊断：慢性泪囊炎（双眼）。

辨证：正虚邪留证。

治法：扶正祛邪。

方剂：托里消毒散（《医宗金鉴》）加减。

处方：生黄芪10g，皂角刺10g，金银花10g，甘草5g，桔梗10g，白芷10g，川芎5g，当归10g，白芍10g，白术10g，茯苓10g，党参10g。7剂。

服法：水煎，每日1剂，分2次服。

外治：局麻下行双侧鼻泪管支架植入术，术后每日或隔日冲洗泪道一次。

医嘱：忌食辛辣炙煿等刺激性食物。

二诊（2015年5月16日）：双眼流泪症状消失。冲洗双泪道通畅。

按语：邪热久伏于大眦，闭塞泪窍，泪液受灼而成漏睛。病情迁延日久，缠绵不愈，则耗伤正气，不能托邪外出；热毒留恋不清，故大眦头不红不肿，而有清稀浊液自泪窍沁沁而出，绵绵不已；正气亏虚，故头晕乏力，舌质淡红，苔薄白，脉细弱。托里消毒散加减方中党参、白术、茯苓、甘草，能补益气血而利生肌；当归、川芎、白芍、生黄芪，补益气血，托毒排脓；金银花、白芷、桔梗，清热解毒，提脓生肌收口；皂角刺消肿排脓。补益气血与托毒消肿合用，使正气充则祛邪有力，余毒随即外泄。配合手术治疗，标本兼治，其效必速。

【治疗心得】

慢性泪囊炎是一种常见的慢性的眼病，目前单纯中医保守治疗对本病的彻底治愈相当困难。治疗以重新建立泪液引流途径为主要原则，故主要选择手术治疗。

【食疗方】

1. 猪肝萝卜汤

组成：猪肝100g，胡萝卜100g，薏苡仁60g，黄芪30g，精盐、佐料各适量。

功效：扶正祛邪，托里排脓。

主治：慢性泪囊炎。中医辨证属正虚邪恋者。

方解：猪肝、胡萝卜含大量的维生素A和胡萝卜素可以促进泪道黏膜修复；薏苡仁健脾利湿；黄芪扶正祛邪，托里排脓。4种食材搭配在一起，具有扶正祛邪、托里排脓的功效。

制法：将猪肝、胡萝卜洗净，切碎，放入砂锅内，加适量水，薏苡仁、黄芪同熬烂，加入精盐、佐料，即可。

用法：可作早、晚餐菜肴，每日 1 次。

2. 银花鸡肝汤

组成：金银花 30g，鸡肝 50g，菠菜 30g，绿豆粉 50g，精盐、佐料各适量。

功效：疏风清热，解毒消滞。

主治：慢性泪囊炎。中医辨证属风邪停留者。

方解：金银花解毒，消炎，杀菌，利尿，止痒；绿豆抗菌，抑菌；菠菜、鸡肝含大量的维生素 A 和胡萝卜素可以促进泪道黏膜修复。4 种食材搭配在一起，具有疏风清热、解毒消滞的功效。

制法：将上述 4 种食材洗净后，将金银花、鸡肝、绿豆粉同放入砂锅内，加适量水熬烂，加入菠菜、精盐、佐料，即可。

用法：可作早、晚餐菜肴，每日 1 次。

【名医经验】

1. 庞赞襄经验（河北省人民医院中医眼科名中医）：认为本病为风热停留泪窍，热灼泪液，蕴酿成脓。治以清热散风、化腐生肌为主。服银花全蝎饮。药物：金银花 12g，全蝎 10g，蒲公英 12g，天花粉 10g，当归 6g，赤芍 10g，防风 10g，白芷 10g，陈皮 10g，乳香 6g，没药 6g，荆芥穗 6g，羌活 5g，黄连 3g，甘草 3g。水煎服，日 1 剂。

2. 陈达夫经验（四川成都中医药大学附属医院眼科名中医）：认为本病是由太阴里实，脾有实热，心火上炎，引动肝风，风热上壅，闭塞泪窍者，属内生风热。仅现胞肉中空，按之脓出，内眦并无红肿焮痛。治法：清热搜风排脓。方剂：白薇丸加减。药物：白薇 25g，石榴皮 10g，羌活 6g，防风 10g，刺蒺藜 25g，赤芍 15g，蒲公英 25g，漏芦根 25g。若为年久之病，胞肉过空，极难生长，宜外点补漏生肌散。药物：枯矾 1g，轻粉 1g，血竭 1g，乳香 1g。研极细末，点内眦外，1 日 3 次。

【治疗进展】

慢性泪囊炎中医治疗可以改善症状，但难以彻底治愈。治疗应以重新建立泪液引流途径为主要原则，故主要选择手术治疗。近年来，随着激光、内窥镜技术、高分子材料及其他医疗器械的不断发展和完善，其治疗手段有了长足的进步。泪道内窥镜可以直接获得泪道组织的形态学图像，直观地判断黏膜情况，明确区分急慢性黏膜组织炎症，选择合适的手术方式。泪道激光手术、鼻内窥激光泪囊鼻腔吻合术、气囊导管扩张成型术、高频电泪道成型术等一批新手术方式提高了泪道阻塞的治疗效果，但是如何阻止手术后再次粘连阻塞仍是一个重要课题。

【预防与调护】

本病绝大多数预后良好。但该病多数因泪窍阻塞所致，故单独服药或外用药物绝难根治，需配合外治之法，内外兼治方可痊愈。极个别病例可因失治、误治或调护不当而演变成漏睛疮。

1. 对椒疮重症，鼻窒，鼻衄，或流泪症患者，应及时治疗，防止并发漏睛。

2. 调畅情志，调节饮食，以防心脾湿热而致本病。

3. 防止感受外邪。

4. 本病治疗时间较长，必须坚持用药。在点外用药前，先须按压睛明穴下方，将脓液排净，方可用药。

5. 忌食辛辣炙煿等食物，以防脾胃积热，突发漏睛疮。

6. 探通泪窍时，切忌用力过猛，以免形成假道，加重病情。

第三节　急性泪囊炎

急性泪囊炎多由慢性泪囊炎转变而来，但也有开始即为急性原发细菌感染者。常见致病微生物有肺炎双球菌、金黄色葡萄球菌、β - 溶血性链球菌、流感病毒等。本病可发生于任何年龄、季节，多为单眼发病，中年女性多见，局部成脓后，常自皮肤破溃出脓，红肿消退，1～2 周痊愈，亦有溃后疮口难收，脓汁常流而成瘘管，以致病程迁延，反复发作，预后一般良好。本病属中医学"漏睛疮"范畴。

【病因病机】

西医认为本病可以在无泪道阻塞的基础上突然发生，也可由于鼻泪管阻塞的同时尚有泪小管的阻塞，使脓性分泌物不能排出，或在慢性泪囊炎的基础上发生，继发性感染所致。

中医认为本病心经蕴热，或素有漏睛，复感风邪，风热相搏，内外合邪，上攻目窍，壅塞经络，气血凝滞而发为本病；或素食辛辣炙煿，心脾热毒壅盛，上攻目窍，气血瘀滞，结聚成疮；或气血亏虚，邪气留恋，病变反复发作，缠绵不愈。

【临床表现】

泪囊局部组织表现为急性蜂窝织炎、充血、肿胀、发热剧疼，重者可引起上下睑及鼻梁部肿胀，结膜充血水肿、流泪加剧，继则形成脓肿，可有波动，若穿破皮肤则形成瘘管。炎症消退后通过瘘管，脓液由皮肤或鼻腔排出。可伴有全身发热，头痛，下颌淋巴结及耳前淋巴结肿大、压痛等不适。

【诊断要点】

1. 常有慢性泪囊炎病史。

2. 以泪囊为中心，局部红、肿、热、痛，肿胀可蔓延到眼睑、鼻根部及本侧频部。

3. 耳前及颌下淋巴管肿大及压痛。

4. 患眼有异物感和有结膜炎的热感。

5.可有体温升高、白细胞增多等全身表现。

6.患眼内眦以下泪囊区有红肿及压痛。

7.轻压泪囊区可见脓液由泪小点反流。

【鉴别诊断】

睑腺炎：本病急性发作时，红肿热痛，红肿范围可波及眼睑，常易与眼睑疾病如生于内眦附近的睑腺炎相混淆，其主要鉴别点在于本病红肿压痛的中心部位在睛明穴下方，而不是在眼睑上。另外，患本病时同侧泪道冲洗不通，而其他疾患冲洗泪道畅通无阻。

【治疗】

（一）治疗原则

对本病的治疗必须采取有效措施，以中西医之长，及时控制炎症，防止并发症，病情稳定后考虑手术根治。

（二）中医治疗

1.辨证论治

根据症状的轻重、病程长短，可分为早、中、晚三期。一般而言，发病初期，患部红肿疼痛多属风热上攻；进一步发展，红肿疼痛加剧而拒按，甚至蔓延至面颊及胞睑，属热毒炽盛；继则脓成溃破，排脓肿消，有时患部微红微肿稍有压痛，但不溃破，或溃后瘘口难敛，脓少而不绝，则与正气不足有关。

（1）风热上攻证

症状：患处红肿疼痛、高起，头痛泪多，恶寒发热；苔薄黄，脉浮数。

分析：风热相搏，客于泪窍，气血凝滞，络脉阻塞，故大眦红肿疼痛、高起；泪窍闭塞故而泪多；风热袭表，营卫不和，故见恶寒发热、苔薄黄、脉浮而数。

治法：疏风清热，消肿散结。

方剂：驱风散热饮子（《审视瑶函》）加减。

药物：连翘10g，羌活10g，牛蒡子10g，薄荷5g[后下]，大黄6g[后下]，赤芍10g，防风10g，当归尾10g，甘草6g。

方解：方中羌活、防风、薄荷祛散风邪，清利头目；连翘、牛蒡子清热解毒，引邪外达；大黄、栀子清热泻火，凉心解毒；赤芍、当归尾、川芎凉血活血，退红消肿，甘草调和诸药。

加减：大便通畅者，去大黄，加黄连5g，以加强清热解毒之力。

（2）热毒炽盛证

症状：患处红肿高起，触之坚硬，疼痛拒按，红肿可蔓延至面颊及胞睑，耳前及颌下有压痛；或见身热心烦，口渴思饮，大便秘结，小便赤涩；舌质红，苔黄厚，脉数有力。

分析：大眦属心，面颊胞睑属阳明，心脾热毒上攻，故该处红肿热痛；热毒蕴结，瘀塞脉络，气血不行，故坚硬拒按；邪毒走窜则耳前或颌下核压痛；阳明热盛，心火内扰，故身热心烦；热灼津液因而口渴思饮；大便秘结、小便赤涩、舌红苔黄、脉数有力，皆为火热炽盛之征。

治法：清热解毒，消瘀散结。

方剂：黄连解毒汤（《外台秘要》）加减。

药物：黄连 10g，黄柏 10g，黄芩 10g，栀子 10g。

方解：方中黄连泻心火，黄芩泻肺火，黄柏泻肾火，栀子清三焦火，诸味合用，既可清解脏腑热邪，又可清解脏腑毒邪。

加减：若患处肿块坚硬、疼痛剧烈者，可加穿山甲 10g，皂角刺 10g，以攻坚散结。

（3）正虚邪留证

症状：患处时有微红微肿，稍有压痛，但不溃破，或溃后瘘口难敛，脓汁少而不绝；面色苍白，神疲乏力；舌淡，苔薄，脉弱无力。

分析：热毒上攻，闭塞泪窍，气血凝滞，结聚生疮，久延不愈，损伤气血，邪毒留恋，如遇风热外袭或食辛辣炙煿心脾，热毒上攻则见微红微肿，稍有压痛；正虚不能托邪外出，则脓肿不易溃破或溃后瘘口难敛，脓汁少而不绝；气血两亏，不能充盈于脉而荣润肌肤，故见面色苍白、神疲乏力、舌淡、苔薄、脉弱无力。

治法：补气养血，托里排毒。

方剂：千金托里散（《眼科集成》）加减。

药物：党参 15g，生黄芪 15g，茯苓 10g，当归 10g，甘草 5g，白芍 10g，川芎 10g，桔梗 10g，金银花 10g，白芷 10g，防风 10g，麦冬 10g。

方解：方中党参、生黄芪以补气益气，其中生黄芪可托毒外出，茯苓健脾渗湿，当归、川芎以养血，金银花以清热解毒，麦冬以滋阴润燥，白芍以养血柔肝。

加减：若瘘口不敛、脓水不断者，可加白术 10g，薏苡仁 10g，以健脾除湿排脓，补土生肌。

2. 敷药法

未成脓者，用如意金黄散或紫金锭外涂。亦可用新鲜的芙蓉叶、野菊花洗净捣烂外敷。

3. 针刺疗法

选攒竹、承泣、风池、曲池、合谷等穴位，用泻法针刺。

（三）西医治疗

认为本病炎症早期超短波治疗或热敷，可促进炎症消退或加速化脓；用药物控制感染，常肌注青霉素 80 万 U 和链霉素 0.5g（均需皮试），每日 2 次。或肌注庆大霉素 8 万 U，每日 2 次。出现脓点后，应沿皮纹切开排脓，并放入引流条，每日换药 1 次，至无脓液排出时拔出，伤口愈合；反复发作或瘘管长期不愈合者，应在炎症完全消退后将泪囊及瘘管摘除，或行泪囊鼻腔吻合术，同时切除瘘管。

手术：

（1）切开排脓：若肿处有波动或黄色脓点时，宜切开排脓，并放置引流条，每日换药；待无脓时除去引流条，使切口愈合。切忌挤压，以免脓毒扩散。

（2）摘除泪囊：对病变反复发作，疮口不敛而成瘘管者，可摘除泪囊和瘘管。

【病案举例】

例1 张健验案（《张健眼科医案》）

邹某，女，53岁，湖南省宁乡县道林镇盘龙村，农民。于2015年3月15日初诊。

主诉：左眼流泪3年，热泪频多，红肿热痛3日。

病史：患者从2012年2月开始左眼流泪；近3日内眦部突发疼痛，伴头痛，恶寒，发热，大便秘结。

检查：视力右眼0.8，左眼睁不开眼睑无法测视力。左眼泪囊处皮肤红肿、坚硬、压痛明显，眼睑皮肤、鼻根部亦肿胀；舌质红，苔薄黄，脉浮而数。

诊断：急性泪囊炎（左眼）。

辨证：风热上攻证。

治法：疏风清热。

方剂：仙方活命饮（《校注妇人良方》）加减。

处方：金银花15g，蒲公英15g，白芷10g，土贝母10g，防风10g，赤芍10g，当归10g，甘草6g，皂角刺6g，天花粉10g，乳香5g，没药5g，陈皮5g，大黄10g[后下]。3剂。

服法：水酒各半煎服，每日1剂，分2次温服。

外治：如意金黄膏，外敷，每次敷6小时，每日1次。

西药：阿莫西林胶囊，1次0.5g，每6～8小时1次。

医嘱：①注意眼睑卫生。②禁食辛辣炙煿之品。③切忌挤压患处。

二诊（2015年3月18日）：大便稀软，诸症悉减，原方去大黄，服3剂，红肿消退，建议患者日后手术根治。

按语：《医宗金鉴·外科心法要诀》认为本病的病因为："漏睛疮在大眦生，肝热风湿病睛明。"今风热相搏，客于泪窍，气血凝滞，脉络失和，故内眦部红肿疼痛；泪窍闭塞，泪液不能下渗而外溢，故热泪频多；风热之邪，波及胞睑，故胞睑微肿；风热袭表，营卫不和故恶寒发热，舌质红，苔薄黄，脉浮而数。仙方活命饮是治疗热毒痈肿的常用方，《医宗金鉴》谓"此为疮疡之圣药，外科之首方"。仙方活命饮加减方中金银花性味甘寒，最善清热解毒疗疔疮，前人称之为"疮疡圣药"，故重用为君药。然单用清热解毒，则气滞血瘀难消，肿结不散，又以当归、赤芍、乳香、没药、陈皮行气活血通络，消肿止痛，加蒲公英以增解毒之功，共为臣药。疮疡初起，其邪多羁留于肌肤腠理之间，更用辛散的白芷、防风相配，通滞而散其结，使热毒从外透解；气机阻滞可导致液聚成痰，故配用土贝母、天花粉清热化痰散结，可使脓未成即消；皂角刺通行经络，透脓溃坚，可使脓成即溃，均为佐药。加大黄通便泄热；甘草清热解毒，并调和诸药；煎药加酒者，借其通瘀而行周身，助药力直达病所，共为使药。诸药合用，共奏清热解毒、消肿溃坚、活血止痛之功。

例2 张健验案（《张健眼科医案》）

杨某，女，57岁，湖南省宁乡县道林镇盘龙村，农民。于2015年4月28日初诊。

主诉：左眼流泪3年，内眼角下方红肿疼痛2日。

病史：患者从2012年2月开始左眼流泪，红肿灼热，曾在外地诊为"慢性泪囊炎"，患者惧怕手术而未经治疗；近两日红肿焮热，疼痛难忍，热泪频流，伴身热心烦，口渴思饮，大便秘结。

检查：视力右眼 0.8，左眼 0.6。左眼泪囊处皮肤红肿、坚硬、拒按，红肿肿及胞睑与面颊；舌质红，苔黄燥，脉洪数。

诊断：急性泪囊炎（左眼）。

辨证：热毒炽盛证。

治法：清热解毒。

方剂：黄连解毒汤（《外台秘要》）合五味消毒饮（《医宗金鉴》）加减。

处方：黄连 5g，黄芩 10g，黄柏 10g，栀子 10g，大黄 12g[后下]，金银花 15g，野菊花 10g，蒲公英 15g，紫花地丁 10g，紫背天葵 10g。3 剂。

服法：水煎，每日 1 剂，分 2 次服。

外治：如意金黄膏，外敷，每次敷 6 小时，每日 1 次。

西药：阿莫西林胶囊，1 次 0.5g，每 6～8 小时 1 次。

医嘱：①注意眼睑卫生。②禁食辛辣炙煿之品。③切忌挤压患处。

二诊（2015 年 5 月 1 日）：便通症减。原方去大黄。再服 3 剂，红肿消退。建议患者日后行慢性泪囊炎根治手术。

按语：大眦属心，胞睑、面颊属阳明，今心脾蕴热，火毒上攻，故该处红肿热痛；热毒瘀塞络脉，气血不行，故肿核坚硬拒按；阳明热盛，心火内扰，故身热心烦，口渴思饮，大便秘结；舌质红，苔黄燥，脉洪数为火热炽盛之象。黄连解毒汤方中以大苦大寒之黄连清泻心火为君，兼泻中焦之火。以黄芩清上焦之火为臣。以黄柏泻下焦之火为佐。栀子清泻三焦之火，导热下行，引邪热从小便而出为使。四药合用，苦寒直折，三焦之火邪去而热毒解。合方五味消毒饮方中金银花、野菊花皆甘寒，有清热解毒、消肿散结之功，能疗目赤肿痛；蒲公英、紫花地丁、紫背天葵皆能清热解毒，三药加强金银花与野菊花清热解毒之力。五味药物皆为疗疔毒疮疖之佳品，共消目中赤痛。西医认为泪囊炎其致病菌多为金黄色葡萄球菌或溶血性链球菌，因阿莫西林之类药物对其高度敏感，配合应用，故疗效快捷，目病得愈。

【治疗心得】

急性泪囊炎是以目大眦睛明穴下方突发赤肿硬痛高起，继之破溃出脓为特征的眼病，多为单眼发病，可发生于任何年龄，但以中年女性多见。常由慢性泪囊炎演变而来，亦可突然发生。发病多由心经蕴热或素有漏睛，热毒内蕴，复为风邪外袭，引动内火，风热搏结于内眦；或素嗜辛辣炙煿，心肝热毒壅盛，上攻泪窍而致。初起多实，日久亦可致虚，临床上需与胞睑疾病如针眼、胞肿如桃相鉴别。本病起病急骤，必须及时治疗，未成脓时以消散为主，初起风热上攻，治宜疏风清热，消肿散结；若热毒炽盛，治宜清热解毒，祛瘀消肿；后期多正气耗损，邪气留恋，治宜扶正祛邪，托里排毒，并配合清热解毒药膏外敷。如已成脓，则应手术切开排脓。脓出热毒散而迅速痊愈。脓未成者，切忌挤压，以免邪毒扩散造成危候。另外，对流泪症及漏睛患者应及时治疗，并嘱患者注意眼部卫生，忌食辛燥之品，防止本病的发生。

【食疗方】

1. 冬瓜绿豆汤

组成：冬瓜 100g，绿豆 100g，蒲公英 30g，精盐适量。

功效：清热解毒，消瘀散结。

主治：急性泪囊炎。中医辨证属热毒炽盛者。

方解：冬瓜清热解毒，利水消痰；绿豆中的某些成分直接有抑菌作用，并通过提高免疫功能间接发挥抗菌作用；蒲公英清热解毒消痈。3 种食材搭配在一起，具有清热解毒、消瘀散结的功效。

制法：将冬瓜、绿豆洗净，与蒲公英一起放入容器中，加水煮沸 30 分钟后再加入精盐即可。

用法：当茶饮。

2. 银花绿豆汤

组成：金银花 60g，绿豆 100g，苦瓜 50g，醋 100mL。

功效：疏风清热。

主治：急性泪囊炎。中医辨证属风热上攻者。

方解：金银花清热解毒，消炎，杀毒，杀菌，利尿，止痒；绿豆抗菌，抑菌；苦瓜清热解毒，明目；醋促进食欲，防腐杀菌。4 种食材搭配在一起，具有疏风清热的功效。

制法：将金银花、绿豆、苦瓜洗净，放入容器中，加适量水煮沸后，将火调小倒入醋，待汤沸后续煮 20 分钟即可。

用法：当茶饮用，每日 1 次。

【名医经验】

1. 庞赞襄经验（河北省人民医院中医眼科名中医）：认为本病常为急性起病，内眦睛明穴下方红肿，触之有硬结，压痛明显，往往伴有头痛、口干、便燥，脉弦数或伴有恶寒、发热并全身不适感。多因热毒炽盛兼风邪外袭。治宜清热解毒，驱风散瘀。方剂：清热解毒消肿汤。药物：金银花 15g，蒲公英 15g，天花粉 10g，黄芩 10g，赤芍 10g，生地黄 10g，荆芥 10g，防风 10g，甘草 3g，白芷 10g，陈皮 10g，全蝎 12g，大黄 10g[后下]，枳壳 10g，黄连 3g。水煎服。加减：如胃纳欠佳，去大黄，加焦神曲 10g，麦芽 10g，山楂 10g；孕妇去大黄、赤芍，加当归 10g，白芍 10g。

2. 陈达夫经验（四川成都中医药大学附属医院眼科名中医）：认为本病若急性发作，内眦下方红肿焮痛者，为内蕴风热，复感热毒之邪。治法：祛风清热，解毒排脓。方剂：仙方活命饮加减方。药物：金银花 25g，防风 12g，白芷 6g，浙贝母 10g，花粉 15g，乳香 3g，山甲珠 3g，皂刺 10g，赤芍 15g，蒲公英 25g，败酱草 25g，甘草 6g。水煎服，每日 1 剂。适用于漏睛疮内眦下红肿焮痛者。

【治疗进展】

急性泪囊炎的治疗原则是要积极控制感染，缓解疼痛，使堵塞的泪道重新通畅。急性泪囊炎早期局部可用热敷、针灸、理疗、滴抗生素滴眼液，辨证论治内服中药和全身应用抗生素。一旦急性泪囊炎缓解，大多数患者应选择合适的手术，疏通泪道。

【预防与调护】

1. 患流泪症或慢性泪囊炎者，忌食辛辣炙煿食物，以防引发急性泪囊炎。
2. 及时治疗流泪症和慢性泪囊炎。
3. 平时注意眼部卫生。
4. 本病发病急骤，应及早治疗以求消散，以免溃而成瘘。
5. 急性发作时不可挤压患处，忌行泪道冲洗或泪道探通，以免导致感染扩散。

第四节 新生儿泪囊炎

新生儿泪囊炎又称先天性泪囊炎，是由于鼻泪管下端开口处的胚胎残膜在发育过程中不退缩，或因开口处被上皮碎屑所堵塞，致使鼻泪管不通畅，泪液和细菌潴留在泪囊中，引起继发性感染所致。临床表现为溢泪，结膜囊有少许黏液脓性分泌物，泪囊局部稍隆起，内眦部皮肤有时充血或出现湿疹，压迫泪囊区有黏液或黏液脓性分泌物溢出。本病需与新生儿眼炎相鉴别。

【病因病机】

由于鼻泪管下端开口处的胚胎残膜在发育过程中不退缩，或因开口处被上皮碎屑所堵塞，致使鼻泪管不通畅，泪液和细菌潴留在泪囊中，引起继发性感染所致。

【临床表现】

溢泪，常表现为单侧，但也有双侧发生的。患儿出生后不久即流泪，逐步变为脓性分泌物，常误诊为结膜炎，但压迫泪囊区时有黏液脓性分泌物回流，有的显现泪囊区肿胀。发病年龄一般为出生后6周，少数在1岁以后，一般为慢性，逐渐瘢痕化阻塞全泪道。少数扩散成急性泪囊周围炎，可致瘘管形成。

【辅助检查】

冲洗泪道：冲洗液从上、下泪小点反流，同时伴有黏液性脓性分泌物随冲洗液反流。

【诊断要点】

1. 溢泪。压泪囊部有黏液性脓性分泌物从上、下泪小点反流而出。
2. 冲洗泪道时，冲洗液从上、下泪小点反流，同时伴有黏液性脓性分泌物随冲洗液反流。

【鉴别诊断】

新生儿泪囊炎需与新生儿眼炎相鉴别,后者发生在出生后 2～3 天,结膜重度充血,而新生儿泪囊炎很少发生在出生后六周以内,结膜充血极轻,此为鉴别要点。

【治疗】

本病要早发现、早治疗。局部滴药可应用抗生素滴眼液,有条件的可做细菌培养和药敏试验,选用敏感的抗生素。滴药次数应频繁,滴药前应先将泪囊囊腔内分泌物全部挤出,然后再滴入滴眼液。在局部滴抗生素滴眼液的同时,应对泪囊部进行轻压按摩,方向朝向鼻腔,3～5 次/日。经按摩治疗两周以上无效者,应做加压泪道冲洗,再无效,则等患儿月龄稍大(生后 2～6 个月)做泪道探通术。

【病案举例】

张健验案(《张健眼科医案》)

张某,女,3 个月。于 2015 年 4 月 7 日就诊。

母亲代诉:出生 1 周后其父母即发现患儿右眼流眼泪、起眼眵。其母怀孕期间喜食辛辣炙煿之品。

检查:右眼泪囊区微肿隆起,压之可见脓液从上、下泪小点逆流而出。

诊断:新生儿泪囊炎(右眼)。

辨证:胎毒入目证。

治法:除湿解毒。

方剂:除湿解毒汤(《张健眼科医案》)。

处方:土茯苓 2g,连翘 2g,黄芪 2g,白术 2g。3 剂(中药配方颗粒)。

服法:每日 2 次,开水冲服。

外治:①鱼腥草滴眼液,滴眼,1 日 4 次。② 0.02% 荧光素钠冲洗溶液(在 5mL 生理盐水中加入 1 滴 2% 荧光素钠溶液)做泪道冲洗。

二诊(2015 年 4 月 10 日):冲洗泪道第 3 次后,见荧光素钠冲洗溶液从鼻腔流出。告愈。

按语:中医认为婴幼儿在胎育时期禀受母体内蕴之毒邪,出生后而发病的,称之为胎毒。本病多由于其母在妊娠期间失于自身调养或过食辛热之物,邪热之毒伏于胞胎,而结为胎毒入目而成。除湿解毒汤方中土茯苓除湿解毒,为君药。连翘清热解毒,消肿散结,疏风散热,为臣药。黄芪、白术健脾益气,托毒排脓,敛疮生肌为佐使。诸药合用,既能除湿解毒,祛风散热,又能健脾益气,托毒排脓,扶正又能祛邪,祛邪不伤正。结合泪道冲洗,效果颇佳。

【治疗心得】

以往强调新生儿泪囊炎在 1 周岁内不宜手术处理,1 周岁后在全身麻醉下行泪道探通术。但是,新生儿泪囊炎如果长时间不治疗,泪囊长久扩张使泪囊壁失去弹力,日后即使泪道通畅,流泪也依然存在，亦可能因泪道炎症过久而形成永久性瘢痕性闭塞，况且泪囊脓液不断排入结膜囊，还可能导致结膜慢性炎症，引起角膜溃疡，对眼球有潜在的危险，所以必须尽早去除隐患。首先采用保守治疗，局部滴用抗生素滴眼液，同时向鼻泪管方向对泪囊进行按摩，每日 2～3 次，有可能将先天膜或上皮屑冲开。如此法无效时可行泪道冲洗，以冲破阻塞，仍不奏效时，2 个月以上的婴儿可考虑做泪道探通术，一般只需表面麻醉，往往只要一次探通，即可痊愈。

【预防与调护】

1. 冲洗泪道或泪道探通术，一般选坐位，以免冲洗液吸入气管导致吸入性肺炎。
2. 泪道冲洗或泪道探通术时应注意轻、巧、准，不要造成假道。

第五节　泪腺炎

泪腺炎是由于感染或特发性炎症使泪腺在短期内出现急性红肿、增大等。常并发于麻疹、流行性腮腺炎或流行性感冒。慢性泪腺炎较急性泪腺炎多见，可由急性泪腺炎迁延而来，病情进展缓慢，多为双侧性，也有单侧性肉芽肿性病变致泪腺慢性炎症和缓慢增大。

【病因病机】

泪腺炎分原发性和继发性，原发性感染可能为病原菌由结膜囊经泪腺腺管入侵或血源性感染。发病前可有上呼吸道感染，有时呈流行性，并伴有明显的全身症状。继发性有来自局部或全身者。局部感染，多来自穿通伤、烧伤，常引起局部化脓或坏死；睑板腺或结膜的葡萄球菌感染、睑腺炎、眶蜂窝织炎等均可直接扩散至泪腺。病灶转移多为远处化脓性病灶转移而来，如扁桃体炎、中耳炎、龋齿、肾盂肾炎等。全身感染常见于如葡萄球菌所致的疖肿，链球菌所致的猩红热、肺炎链球菌和大肠埃希杆菌感染，多为化脓性，一侧泪腺受累。

【临床表现】

原发性者多见于儿童和青年，常为单侧，多累及睑部泪腺和眶部泪腺，可单独或同时发病，急性睑部泪腺炎，可见上睑外侧发红、肿胀疼痛、流泪不适，睑缘呈横"S"形下垂，肿胀可扩展到颞、颊部，耳前淋巴结肿大有压痛，睑内可扪及实性包块，有压痛，与眶壁及睑缘无粘连。眼睑分开时可见颞上结膜充血水肿，泪腺组织充血隆起有黏液样分泌物。可伴有发热、头痛、全身不适。急性眶部泪腺炎可见局部症状类似睑部泪腺炎，疼痛剧烈而结膜水肿较轻。可在外上侧眶骨缘下扪及包块。眼球向内下方突出，向外、上运动受限并伴有复视。亚急性患者消退时间较长，少数化脓，脓液从上睑外侧皮肤流出，可形成瘘管。慢性泪腺炎没有急性泪腺炎的明显临床症状。泪腺局部可触及结节状物，疼痛并不明显，可以活动。眼睑可以红肿，脓肿形成后可以有波动感，泪腺增大明显时可出现上睑下垂及眼球运动障碍。

【辅助检查】

1. 血液检查 急性期可以进行血液常规检查，明确感染的性质及程度。

2. 组织病理学检查 可行泪腺组织活检，根据不同的组织病理学表现可以确定泪腺的炎症类型。

3. 超声检查 B超表现为泪腺窝内杏核状异常回声，边界清楚，眼球和肿大的泪腺之间可见透声裂隙，压缩性不明显显示泪腺增大呈花瓣状结构，边界不整齐，内回声不均。同时可显示眼球筋膜囊水肿，A超显示病变内中高反射。

4. CT检查 横轴位和冠状CT显示泪腺扁平形肿大突出眶缘，邻近眼外肌增厚。有时可合并眼环增厚，双侧发病临床并不少见，部分合并鼻窦炎症。

5. MRI检查 MRI显示眼球外侧泪腺肿大并包绕眼球，T_1WI和T_2WI均呈中信号，增强明显。由于病变邻近眼睑皮肤，增强MRI可显示周围软组织信号增强。

【诊断要点】

1. 泪腺部疼痛流泪。

2. 眶外上方局部肿胀、触痛，上睑水肿呈S形弯曲变形，表面皮肤红肿，有黏性分泌物。

3. 触诊可扪及包块，有压痛。

【鉴别诊断】

1. 睑腺炎 发病部位主要在睑缘部。睑局部水肿、充血，有胀痛、压痛感。近睑缘部可摸到硬结。

2. 眶脓肿 多位于肌肉圆锥内，部分位于圆锥外。临床表现为发热、畏寒、周身不适。外周血检查白细胞计数增高，中性粒细胞为主。眼部见眼睑充血水肿，睑裂缩小。结膜充血水肿，甚者突出睑裂之外，睑缘不能闭合，结膜干燥坏死，暴露性角膜炎、角膜溃疡等。严重者眼球突出，运动障碍。CT、MRI检查有助于临床诊断。

【治疗】

（一）治疗原则

中医以疏风清热、清肺泻热、化痰散结为治法，兼以解毒排脓、祛瘀消肿。配合抗生素或抗病毒药物控制炎症，同时进行病因治疗。脓肿形成时切开引流，睑部泪腺炎可通过结膜切开，眶部泪腺化脓可通过皮肤切开排脓。

（二）中医治疗

1. 辨证论治

（1）风火热毒证

症状：目赤肿痛，肿胀如桃；兼见头痛身热，恶风鼻塞；舌苔黄，脉浮数。

分析：风火热毒上攻于目，则目赤肿痛，肿胀如桃；头痛身热、恶风鼻塞、舌苔黄、脉浮数为风火热毒之候。

治法：清热泻火，祛风解毒。

方剂：普济消毒饮（《东垣试效方》）加减。

药物：黄芩 10g，黄连 5g，陈皮 5g，甘草 5g，玄参 10g，柴胡 10g，桔梗 10g，连翘 10g，板蓝根 10g，马勃 3g[包煎]，牛蒡子 10g，薄荷 3g[后下]，僵蚕 3g，升麻 3g。

方解：方中黄芩、黄连、板蓝根、马勃、升麻、甘草清热解毒，退赤消肿；牛蒡子、连翘、薄荷、僵蚕、柴胡疏风散邪，止痛止痒；玄参凉血滋阴；陈皮理气行滞；桔梗载药上行，引药上达头目。诸药配伍，共奏清热解毒、疏散风热之功。

加减：眼睑红肿甚者，加金银花 15g，生地黄 15g，赤芍 10g；头痛甚者，加白芷 10g，菊花 10g，刺蒺藜 10g，以祛风止痛。

②肺热壅盛证

症状：目赤疼痛，畏光流泪，眼睑肿胀，结膜充血、水肿；伴壮热头痛，口渴引饮，溲赤便秘；舌质红，苔黄，脉数。

分析：肺热壅盛，则目赤疼痛，畏光流泪，眼睑肿胀，结膜充血、水肿；火热上攻，则壮热头痛，口渴引饮；肺热移于大小肠，则溲赤便秘；舌质红、苔黄、脉数均为肺热壅盛之征。

治法：清热泻肺。

方剂：桑白皮汤（《审视瑶函》）加减

药物：桑白皮 10g，泽泻 10g，玄参 10g，麦冬 12g，黄芩 10g，菊花 10g，地骨皮 10g，桔梗 10g，茯苓 10g，旋覆花 10g[包煎]，甘草 3g。

方解：方中桑白皮、地骨皮、黄芩、旋覆花清降肺中伏热；茯苓、泽泻渗湿以清热；玄参、麦冬清肺润燥；菊花清利头目；桔梗载药上浮，引药入经；甘草调和诸药。诸药合之，共奏清肺养阴、利湿清热之功。

加减：泪腺肿胀显著者，加龙胆 10g，金银花 15g，黄芩 10g，苦参 10g，蒲公英 15g，以增强清热解毒之效；大便秘结者，加大黄 10g[后下]，枳实 10g，以清热通腑。

（3）痰瘀互结证

症状：胞内生有硬结，皮色如常；舌黯红或有瘀点，舌苔白或腻，脉弦滑。

分析：痰瘀互结于胞内，则生有硬结，皮色如常；舌黯红或有瘀点、舌苔白或腻、脉弦滑均为痰瘀互结之候。

治法：化痰散结，祛瘀消肿。

方剂：化坚二陈丸（《医宗金鉴》）合桃红四物汤（《医垒元戎》）加减。

药物：制半夏 10g，陈皮 6g，茯苓 10g，甘草 5g，僵蚕 6g，黄连 5g，荷叶 10g，桃仁 10g，红花 10g，生地黄 20g，当归 10g，赤芍 10g，川芎 5g。

方解：本方为眼科化痰散结之代表方，方中陈皮、半夏、茯苓、甘草为二陈汤，乃燥痰化湿、理气和中的基本方剂；僵蚕以助利湿化痰散结；黄连、荷叶以清热燥湿，痰清湿除，则痰核可消。桃红四物汤方中桃仁、红花破血祛瘀；当归、川芎、赤芍养血活血；生地黄凉血止血，寓活中有止之意。本方为活血祛瘀常用之方。从整个药物组成看，既破血又养血，既活血又止血，破中有止，止中有活，为临床各科所习用。

加减：纳差者，加白术 10g，山楂 10g，鸡内金 10g，以健脾消食，化痰散结。

（三）西医治疗

1. 治疗原发病。病变局限者作泪腺切除。

2. 对泪腺肉样瘤病和良性淋巴上皮病变可全身应用皮质激素治疗，一般效果良好。为避免其复发，可做放射治疗。

3. 综合征患者在应用药物抗炎和免疫治疗的同时使用人工泪液等。

4. 对特殊病因进行不同的治疗，合理使用抗生素等，局部采用热敷。

5. 脓肿形成需切开引流，睑部泪腺炎从上睑外侧皮肤切口；眶部者则从上穹窿侧结膜切口。

【病案举例】

例 1　张健验案（《中医眼科临床经验集》）

万某，女，36 岁，湖南省长沙市望城旺旺饼干厂，工人。于 2015 年 12 月 13 日初诊。

主诉：双上睑肿胀 7 日。

病史：患者于 2015 年 12 月 6 日开始出现双上睑肿胀、红痛，继而加重。伴头目疼痛，发热恶寒。

检查：视力：右眼 1.0，左眼 1.2。双眼睑红赤肿胀，以右为甚，双上眶缘可触及肿大的泪腺，压痛明显。CT 眼眶平扫增强，三维成像检查所见：双侧泪腺肿胀，边缘模糊，增强后明显强化，双侧外直肌受累，余外眼形态正常，眼环连续。双眼晶状体结构清晰，双眼外直肌未见明显异常，球内未见明显异常密度影。双侧视神经连续。骨窗示眼眶诸骨无明显骨折征象。筛窦密度高。诊断：双眼泪腺改变，性质待定，泪腺 Ca？炎症？舌质红，苔薄黄，脉浮数。

诊断：泪腺炎（双眼）。

辨证：风热毒攻证。

治法：疏风清热解毒。

方剂：散热消毒饮子（《审视瑶函》）加减。

处方：牛蒡子 10g，羌活 10g，黄连 5g，黄芩 10g，薄荷 5g，防风 10g，连翘 10g，蒲公英 15g，大青叶 10g，赤芍 10g，牡丹皮 10g，夏枯草 10g。6 剂（中药配方颗粒）。

服法：每日 2 次，开水冲服。

医嘱：切勿挤压患病处，忌食辛辣炙煿，肥甘厚味，慎避风寒，预防感冒。

外治：用野菊花 10g，金银花 15g，防风 10g，桑叶 15g，当归 10g，黄连 10g，薄荷 10g。水煎，取汁作眼部湿热敷。

二诊（2015 年 12 月 19 日）：双眼睑红赤肿痛明显减轻，舌质红，苔薄黄，脉浮数。原方 6 剂。

三～八诊（2015 年 12 月 25 日～2016 年 1 月 26 日）：原方先后去薄荷、黄连、大青叶，加黄芪 15g，白术 10g，以益气健脾。共服 30 剂，双眼睑肿胀逐渐消失，触摸眼眶泪腺部无肿块。2016 年 11 月 19 日追访，双眼无异常。

按语：泪腺炎临床并不常见，《世医得效方·眼科》认为本病是因"风毒流注五脏，不能消散，忽发突起痒痛，乃热极所致"。此例中医辨证为风热毒邪循经上乘，邪毒内侵，正邪相搏，上攻于胞睑，致眶上内脉络气血郁阻所致。治宜疏风清热解毒，散热消毒饮子方中黄连、黄芩、连翘、牛蒡子清热泻火，解毒散结；羌活、防风、薄荷辛散向上，祛风消肿；加蒲公英、大青叶，以增强清热解毒之力；加赤芍、牡丹皮、夏枯草，以消肿散结止痛。诸药合之，共奏清热解毒、祛风散邪、消肿散结止痛之功。配合眼部祛风清热解毒药物湿热敷，既有物理又有药物双重治疗作用。如此内服外治则疗效快捷。

例2　张健验案（《中医眼科临床经验集》）

吴某，女，38岁，湖南省长沙市望城区格塘乡，居民。于2014年4月25日初诊。

主诉：右上睑红肿7日。

病史：患者于2014年4月18日开始右眼上睑皮肤红肿，2014年4月22日于某医院就诊，眼眶三维成像：右眼泪腺区可见一片软组织样密度影，边缘不清，平扫CT值约20HU，大小约1.5×1.2cm，病灶向前方局限性突出，局部相邻眼环受累，局限性增厚，且相应眼环右上缘及邻近右侧眼外肌受压、推移改变。右侧眼环完整，球内未见明显异常密度影，球后脂肪间隙清晰。眼外肌及神经未见明显异常增粗。左眼未见明显异常。双眼内外壁未见明显骨质异常。影像学诊断：右眼泪腺区占位：性质待定，泪腺肿瘤可能，请结合临床。经抗感染治疗3日未效。伴有头痛身热，恶风鼻塞。

检查：视力右眼1.0，左眼1.0。右上睑眼睑皮肤红肿，可扪及肿胀的泪腺包块，压痛。彩色B超报告：超声测量右眼轴23mm，右眼球后间隙16mm，右眼晶状体厚度3.5mm；左眼轴23mm，左眼球后间隙15mm，左眼晶状体厚度3.6mm。超声所见：双眼晶体不厚，周边光滑。双侧玻璃体内透声可，球后壁未见明显异常光带。右侧上睑皮下可见4.6mm×3mm的稍低回声区，形态欠规则，边界欠清。CDFI：右眼皮下结节内未见异常血彩。右眼动脉血流速22.6Vp（cm/s），0.61RI；左眼动脉血流速20.3Vp（cm/s），0.62RI。右眼视网膜中央动脉血流速9.5Vp（cm/s），0.69RI；左眼视网膜中央动脉血流速10.6Vp（cm/s），0.60RI。超声提示：①双眼未见明显异常声像。②右眼睑皮下稍低回声区，考虑炎性所致，建议复查。提示：泪腺炎（右眼）。舌质红，苔黄，脉浮数。

诊断：泪腺炎（右眼）。

辨证：风火热毒证。

治法：清热解毒散结。

方剂：普济消毒饮（《东垣试效方》）加减。

处方：黄芩10g，黄连5g，陈皮5g，甘草5g，玄参15g，连翘10g，板蓝根10g，金银花10g，牛蒡子10g，薄荷5g[后下]，僵蚕5g，升麻3g，柴胡10g，桔梗10g。5剂。

服法：水煎，每日1剂，分2次温服。

医嘱：清淡饮食，忌食辛辣炙煿之品。

二诊（2014年4月30日）：右眼红肿减轻，头痛身热，恶风鼻塞症状基本已愈。舌质红，苔黄，脉浮数。原方，7剂。

三诊（2014年5月7日）：右眼红肿消失，肿块已扪不到。舌质红，苔薄黄，脉浮数。黄芩

10g，黄连 3g，陈皮 5g，甘草 5g，玄参 15g，连翘 10g，板蓝根 10g，金银花 10g，牛蒡子 10g，僵蚕 5g，升麻 3g，柴胡 10g，桔梗 10g。7 剂。

四诊（2014 年 5 月 14 日）：右眼肿块消失，诸恙亦除。

按语：中医认为本病多属风热毒邪客于胞睑肌肤之间，以疏风清热、清肺化痰散结为治法。普济消毒饮主治感受风热毒邪，壅于上焦，发于头面之病。风热毒邪上攻头面，气血壅滞，乃致头面红肿热痛，甚则目不能开；初起风热毒邪侵袭肌表，卫阳被郁，正邪相争，故恶寒发热；舌苔黄，脉浮数，为表里热盛之象。毒邪宜清解，风热宜疏散，病位在上宜因势利导，疏散上焦之风热，清解上焦之毒邪，故法当解毒散邪兼施而以清热解毒为主。方中重用黄连、黄芩清热泻火，祛上焦头面热毒为君。牛蒡子、连翘、薄荷、僵蚕辛凉疏散头面风热为臣。玄参、金银花、板蓝根有加强清热解毒之功；配甘草、桔梗以清热解毒，并引药上行；陈皮理气疏壅，以散邪热郁结，共为佐药。升麻、柴胡疏散风热，并引诸药上达头面，且寓"火郁发之"之意，功兼佐使之用。诸药配伍，共奏清热解毒，疏散风热之功。

【治疗心得】

泪腺炎分急性泪腺炎和慢性泪腺炎，免疫因素在急性或慢性泪腺炎的发病中均起重要作用，也可由细菌和病毒感染造成泪腺发炎肿胀，而慢性泪腺炎一般为自身的免疫性非特异性炎症多见。慢性泪腺炎平时一般无疼痛，所以很多人不在意，一旦发病，就会出现肿痛。对于急性泪腺炎，无明显的感染表现，则往往与免疫相关，可使用激素或免疫抑制剂治疗；若是高度怀疑细菌或病毒感染所致，使用抗生素及抗病毒药物，往往就能缓解。当然，如果出现了泪腺脓肿形成，则需做切开引流，以避免自行破溃后伤口不规则、不易愈合的情况发生，同时也可以缩短病程。中医学以疏风清热、清肺泻热、化痰散结为治法，兼以解毒排脓、祛瘀消肿。

【食疗方】

1. 银花公英粥

组成：金银花 50g，蒲公英 60g，粳米 100g。

功效：清热解毒，和营消肿。

主治：泪腺炎，中医辨证属热毒炽盛者。

方解：金银花清热解毒，疏散风热；蒲公英清热解毒，消肿散结；粳米具有养阴生津，除烦止渴，健脾胃，补中气等作用。3 种食材搭配在一起，具有清热解毒、和营消肿的功效。

制法：将金银花和蒲公英去杂质后，放入砂锅煎汤，去渣取汁；把粳米淘干净，放入砂锅中，加入药液煮成稀粥，即可。

用法：每日 1 剂，分早、中、晚服食。

2. 公英菊花粥

组成：蒲公英 300g，野菊花 10g，粳米 100g。

功效：祛风清热解毒。

主治：泪腺炎。中医辨证属风火热毒者。

方解：蒲公英清热解毒，消肿散结；野菊花清热解毒，疏风平肝；粳米具有养阴生津，除烦止渴，健脾胃，补中气等作用。3 种食材搭配在一起，具有祛风清热解毒的功效。

制法：将蒲公英和野菊花去杂质后，放入砂锅煎汤，去渣取汁；把粳米淘干净，放入砂锅中，加入药液煮成稀粥，即可。

用法：每日 1 剂，分早、中、晚佐餐服食。

【名医经验】

夏济勋经验（河北省石家庄市中医院眼科老中医）：认为本病是由脾胃气虚，脾失健运，精微输布升举无力，浊阴不降，与气血混结于胞睑所致，或脾肺蕴热，或肝经实热传脾，风热壅于胞睑所致；或风热毒邪侵于胞睑。治法：补中益气，清热解毒。方剂：清补汤。药物：金银花 30g，川黄连 10g，青连翘 20g，浙贝母 10g[打碎]，生黄芪 30g，炒白术 10g，云茯苓 10g，全当归 10g，白芍 12g，生升麻 3g，银柴胡 5g，生甘草 5g。

【治疗进展】

针对病因或原发病进行治疗。可根据不同病情采用中医辨证论治，必要时应用抗生素及皮质类固醇，无效可考虑手术切除。

【预防与调护】

忌食辛辣炙煿之物，以免脾胃积热，病情反复。

第六章　眼表疾病

　　眼表的解剖学含义指起始于上、下眼睑缘间的眼球表面全部黏膜上皮，包括角膜上皮和结膜上皮（球结膜、睑结膜、穹窿部结膜），这一概念强调了角膜上皮与结膜上皮在维系眼表健康时相互依赖的关系，眼表上皮来源于各自的干细胞，角膜上皮来源于位于角膜缘的干细胞，由于干细胞不断地增殖、分化和迁移，因此，角膜上皮是高度分化、可以迅速进行自我更新的组织。结膜上皮由复层扁平细胞为主，夹有许多可以分泌黏蛋白的杯状细胞，结膜上皮可能来源于结膜穹窿部或睑缘的皮肤黏膜结合处，也有研究认为结膜的干细胞均匀地分布于眼表。

　　清晰视觉功能的获得和维持不仅要有健康的眼表上皮，还要求眼球表面必须覆盖一层稳定的泪膜。泪膜是通过眼睑的瞬目运动将泪液涂布在眼表形成的 7～10μm 厚的超薄层，从外向内分别由脂质层、水样层和黏蛋白层构成。最近的一些研究认为泪膜厚约 40μm，大部分由黏蛋白凝胶构成，且水样层与黏蛋白层之间没有界限。影响泪膜稳定的因素包括泪膜的组成成分和水压动力学及眼睑的结构和运动。泪膜脂质层抑制泪液蒸发、稳定和保持泪膜的弧度，由睑板腺分泌。水样层的成分主要由泪腺、副泪腺产生，为角膜输送各种水溶性营养成分。黏蛋白层由结膜杯状细胞分泌的黏蛋白、结膜非杯状细胞和角膜上皮细胞表达的跨膜蛋白构成。瞬目运动由三叉神经第一支作为感觉支传入及面神经交感支和副交感支作为运动支传出的反射弧来完成。

　　正常及稳定的泪膜是维持眼表上皮正常结构及功能的基础，而眼表上皮细胞（包括杯状细胞及非杯状细胞）分泌的黏蛋白成分又参与泪膜的构成。因此眼表上皮和泪膜之间互相依赖、互相影响，任何一方的异常不仅影响另一方，同时也导致眼表功能的异常，进而影响视功能及引起眼部不适。因此，具有临床意义的眼表包括结膜、角膜、眼睑、泪器及泪道，是指参与维持眼球表面健康的防护体系中的所有外眼附属器。

　　Nelson 于 1980 年提出眼表疾病的概念，泛指损害角膜、结膜等眼表正常结构与功能的疾病。由于眼表是一个整体概念，对于任何原因引起的眼表改变，均要从眼表构成系统考虑，才能使疾病的诊断及治疗获得理想的效果。眼表的健康是通过为眼球表面提供稳定泪膜的外源性因素，以及眼表上皮下的基质微环境等内源性因素，共同调控上皮干细胞而维持眼表状态的正常。其中任何一个环节发生病变都将引起角膜、结膜表面或泪膜即眼表的异常。严重的泪膜不稳定可导致角膜、结膜上皮的病变和鳞状上皮化生。眼表上皮的病变也将影响泪膜的健康，即使是在泪液量正常的情况下结膜杯状细胞缺乏时也将导致干眼症。角膜、结膜上皮的健康有赖于其下基质微环境的健康和覆盖其表面的泪膜的稳定，各种导致角膜、结膜改变和泪膜改变的影响因素都将导致眼表的损伤。因而在功能上需将眼表疾病与泪液疾病综合起来，概括为眼表泪液疾病，一般来说，眼表泪液疾病包括所有的浅层角膜病、结膜病及外眼疾病，也包括影响泪膜的泪腺及泪道疾病。

近年来，随着基础及临床研究的进展和检测手段（如共焦显微镜、角膜地形图、印迹细胞学）的出现，对眼表细胞及其功能的了解也越来越详细，因而可以从活体细胞水平对眼表功能异常性疾病做出诊断。通过印迹细胞学方法来检查上皮细胞的终表型，可将角膜、结膜上皮病变划分为两种主要的眼表面功能异常类型。

第一类表现为病理性的非角化上皮向角化型化生，称为"鳞状上皮化生"。该类疾病具有明确的致病原因，可以通过既往角膜缘干细胞受损的病史诊断出来，这些损害包括化学伤、Stevens-Johnson 综合征和眼类天疱疮等。泪膜稳定性下降或局部伴随的角结膜炎症是引起角膜上皮化生的主要诱因，同时它可导致结膜中的杯状细胞消失，从而加重泪膜的不稳定。

第二类眼表功能异常是以正常角膜上皮被结膜上皮侵犯和替代为特征，即"角膜缘干细胞缺乏"。它不像第一类眼表功能失调那样具有明确的过去史，但仍表现为角膜缘干细胞随着时间而逐渐减少。有学者认为可能是角膜缘干细胞受所处的基质微环境（发育性、激素性、血管性及炎症性）影响从而导致调控异常。其主要表现为不同程度的结膜上皮长入（亦被称为"结膜化"）、血管化、慢性炎症、持续性溃疡、基底膜的破坏和纤维细胞的侵入。临床上分为两种情况：

1. 损伤造成的角膜缘干细胞缺乏，如 Stevens-Johnson 综合征或中毒性表皮坏死溶解、角膜缘多次手术或冷凝、抗代谢药物的毒性、角膜接触镜所致角膜病、严重的微生物感染等。

2. 基质微环境异常导致的角膜缘干细胞缺乏，如先天性无虹膜、遗传性多种内分泌缺乏所致角膜病、神经麻痹性角膜炎、放射线所致角膜病、边缘性角膜炎或溃疡、慢性角膜缘炎、翼状胬肉或假性胬肉、特发性角膜病变等。

对任何原因引起的眼表面结构破坏导致功能明显受损，应采用药物治疗及手术方法以恢复眼表面正常结构。严重的眼表损伤如化学伤及热烧伤常引起眼表结构异常，这些异常包括睑球粘连，眼睑缺损、畸形，角膜血管化及混浊、溃疡等，往往严重损害视功能，单纯药物治疗及传统的角膜移植很难奏效。20 世纪 80 年代以来，随着对眼表面上皮细胞分化及创伤愈合机制的深入研究，特别是角膜缘干细胞理论的形成，一种旨在恢复眼表完整性及其上皮细胞正常表型，促进患眼视力恢复的眼表重建术，开始受到重视。

狭义的眼表重建仅指通过手术恢复眼表的上皮表型和稳定，但实际上维持眼表正常功能有五个不可分割的因素：正常表型的结膜上皮和角膜上皮；两种上皮的干细胞的解剖及功能必须正常；能产生及维持一层正常且稳定的泪膜；眼睑的解剖及生理功能正常，能保护眼表和维持泪膜正常流体动力学功能；相关的神经支配及反射功能必须正常。因此，广义的眼表重建手术应包括以下方面：眼睑成形术——恢复眼睑正常的闭合功能；角膜缘干细胞移植术——恢复正常的角膜缘干细胞的功能；结膜囊成形术（包括羊膜移植、羊膜移植加结膜移植及异体结膜移植）——形成正常的结膜囊。通过这些综合性措施恢复眼表的正常结构以后，复明性的角膜移植手术的成功率将大大提高。

进行眼表重建手术时应正确掌握适应证，尽可能地保留健康的眼表上皮，特别是眼表干细胞的来源部位，避免医源性损伤；同时彻底切除坏死或炎症激烈的病变组织，为上皮细胞提供健康的生长环境。角膜、结膜重建的另一个重要前提条件就是泪膜的大致正常。严重的干眼症和泪膜不稳定者，眼表上皮干燥脱落、鳞状上皮化、再生延迟，甚至角膜变薄，发生角膜基质溃烂。任何的角膜、结膜移植性重建手术都有可能面临失败的命运。所以，应先通过一定的治疗措施改善干眼症状，以便为后期的角膜、结膜重建做好准备。

总之，角膜、结膜和泪膜及其相应的影响要素在眼表重建的过程中应当视为一个整体性概念。

在重建眼表时，应充分考虑角膜、结膜和泪膜之间的相互影响，眼表上皮的来源、移植床的微环境状况和泪膜稳定与否。任何的处理不当或延迟都可能影响眼表重建。

本章主要就狭义的眼表疾病进行讨论，属中医学"白涩病""干涩昏花症"及"神水将枯"范畴。

干 眼

泪液一般性状及功能：泪膜的精确结构尚处于争论之中。在传统意义上，泪膜分为三个部分：位于最表面的脂质层厚约 0.1μm（睑裂开放时），中间水样层为 7μm 厚，最内侧则是 20 ～ 50nm 厚的黏蛋白层。最近的研究认为具有生理功能的泪膜由脂质层和黏液蛋白胶层构成，即水样层与黏蛋白层之间没有明确的界限。

脂质层由睑板腺分泌，睑板腺上既有雌激素受体又有雄激素受体，这些受体在睑板腺分泌方面可能起到了主要的调节作用。根据功能的不同，脂质层又可分为非极性层和极性层，前者主要由蜡酯、胆固醇酯、甘油三酯构成，决定泪液的蒸发率，极性层则以磷脂为主，决定泪膜的稳定性。瞬目在使睑板腺释放脂质方面有着重要的作用。据估计，瞬目时 50 ～ 70g 的重力施于眼球上，眼球平均后退 1.5mm，脂质被挤至角膜表面参与泪膜的形成。脂质层可减少泪液蒸发，保证闭睑时的水密状态。

由主泪腺、副泪腺分泌的水性成分，富含盐类和蛋白质。角膜、结膜和鼻黏膜上分布有第 V 对脑神经的刺激性受体，受外界刺激后会引起泪腺的分泌。家族性自主神经功能异常或用药物影响自主神经系统时，水样泪液分泌减少。

黏蛋白层位于泪膜的最内侧，含多种糖蛋白，由结膜杯状细胞、结膜和角膜上皮共同分泌。其基底部分嵌入角膜、结膜上皮细胞的微绒毛之间，降低表面张力，使疏水的上皮细胞变得亲水，水液层能均匀地涂布于眼表，维持湿润环境。黏蛋白层还可以黏附营养因子、白细胞和细胞因子。若黏蛋白生成不足，如化学和炎症破坏眼表时，即使有足够的水样泪液产生，也可以发生角膜表面湿润不足和继发的上皮损伤。而如何控制杯状细胞和眼表上皮分泌黏蛋白的具体机制尚不得而知。

正常情况下，泪液的生成速率为 1.2μL/min，折射指数为 1.336。结膜囊内泪液体积为（6.5±0.3）μL，角膜表面的体积为 7.0μL。其中清蛋白占蛋白总量 60%，球蛋白和溶菌酶各占 20%。泪液中还含有 lgA、lgG、IgE 等免疫球蛋白，lgA 含量最多，由泪腺中浆细胞分泌。溶菌酶和 γ 球蛋白及其他抗菌成分共同组成眼表的第一道防御屏障。泪液中 K^+、Na^+ 和 CL^- 浓度高于血浆。泪液中还有少量葡萄糖（5mg/dl）、尿素（0.04mg/dl），其浓度随血液中葡萄糖和尿素水平变化发生相应改变。泪液 pH 范围（5.20～8.35）平均为 7.35，正常情况下泪液为等渗性，渗透压为 295～309mOsm/L。

泪膜：空气界面是视觉通路的第一个折射表面，保持一个稳定健康的泪膜对于清晰物像的获得非常重要。其主要功能在于：①填补上皮间的不规则界面，保证角膜的光滑；②湿润及保护角膜和结膜上皮；③通过机械冲刷及内含的抗菌成分抑制微生物生长；④为角膜提供氧气和所需的营养物质。

【病因病机】

西医认为干眼病因繁多，病理过程复杂，可大致分为泪液动力学异常及眼表上皮的异常，两者常常作为一个整体发挥作用，因而两种病因亦有交叉。最近研究认为，眼表面的改变、基于免疫的炎症反应、细胞凋亡、性激素水平的降低是干眼发生、发展的主要因素，然而各因素之间联系或因果关系尚未完全明了。对这些方面的深入研究有助于全面了解干眼的发病机制，为治疗提供理论依据。

干眼的发病机制：目前干眼的诊断分类标准仍没有统一，1995 年美国干眼研究小组提出的分类方法，主要将干眼分为泪液生成不足型和蒸发过强型两种类型。

前者是由于泪腺疾病或者功能不良导致的干眼，即为水样液缺乏性干眼症，又可分为 Sjögren 综合征所致干眼症（SS-ATD）及非 SS-ATD。后者主要指睑板腺功能障碍。SS 中的 KCS 原因未明，可能与自身免疫、淋巴细胞浸润泪腺和唾液腺有关。与病毒感染（EB 病毒、HIV 病毒）可能也有相关性，因为在单核细胞增多症患者和 HIV 感染者中观察到 ATD 的发展迅速。睑板腺功能障碍（MGD）现在被认为是会引起眼表刺激的既常见又容易被忽视的原因。它可以被广义地分为阻塞型和非阻塞型。

如按病因分类，干眼可大致分为以下四种类型：①水样液缺乏性干眼：主要由泪腺功能低下所致，泪腺功能的破坏可以是先天的（如先天性无泪腺症等），亦可能是后天因素造成的（如某些自身免疫疾病、感染、外伤、药物毒性等）。降低角膜敏感性的手术如：PRK 和 LASIK 也常会引起几个月的干眼症状。随着角膜敏感性的恢复，这些症状也会得到缓解。②黏蛋白缺乏性干眼：如 Stevens-Johnson 综合征、眼类天疱疮、沙眼、化学伤等所致的干眼症。③脂质缺乏性干眼：主要由睑板腺功能障碍引起。④泪液动力学（分布）异常所致干眼症：如眼睑缺损、睑内外翻等可导致瞬目不完全，泪液不能均匀分布而引起干眼症，戴角膜接触镜导致瞬目减少，引起的干眼症也属于此类。

干眼的分类并不是相互完全独立的，实际上，它们的分类常常交叉，甚至同时存在，很少单独出现。本病是以泪液减少而引起的病变。肝开窍于目，泪为肝之液，肝肾同源，肾为水之下源，肺为水之上源，脾主运化水湿。因此本病的脏腑病机与肺、肝、肾、脾关系密切。①外感燥热之邪，内客于肺，致肺阴不足，不能上润于目，而发生神水将枯。②肝肾阴虚，致泪液生化无源，兼有虚热蒸灼，故神水将枯。③脾虚气弱，运化水湿失职，清阳不升，气化不利，泪液不能上营，故神水将枯。

【临床表现】

干眼最常见的症状是眼疲劳、异物感、干涩感，其他症状有烧灼感、眼胀感、眼痛、畏光、眼红等。如有上述症状，则应仔细询问病史，寻找可能导致干眼症的病因。对于严重的干眼，应询问是否伴有口干、关节痛，以排除 SS。

干眼的体征包括球结膜血管扩张，球结膜失去光泽、增厚、水肿、皱褶，泪河变窄或中断，有时在下穹窿见微黄色黏丝状分泌物，睑裂区角膜上皮不同程度点状脱落，1% 虎红染色阳性。角膜上皮缺损区荧光素染色阳性。干眼早期轻度影响视力，病情发展后，可出现丝状角膜炎，症状演变为不能忍受，晚期出现角膜溃疡、变薄、穿孔，偶有继发细菌感染。角膜瘢痕形成后，严重影响视力。

MGD 患者除上述干眼症状，可反复发生睑板腺囊肿，睑缘后唇出现自后向前的永久性血管扩张。睑板腺开口常因有白色角质蛋白堵塞而凸起变形。病变进展时睑板腺会有黄色的黏液样分泌物。睑板腺反复炎症发作后，腺体大部分萎缩，挤压后亦无分泌物溢出。睑板腺萎缩可以通过红外线摄影观察。

近年来，一种特殊类型的干眼逐渐受到关注，患者接受眼部或者是全身手术后出现干眼症状，伴有泪液分泌的异常或者泪膜稳定性下降，目前将其定义为手术源性干眼。手术源性干眼与传统意义上的干眼有相似之处，同时也有其自身的特点。患者手术后出现眼干、眼红、异物感等症状或原有轻度不适症状加重。体征多表现为泪膜稳定性下降，角膜上皮点状缺损。发生的主要原因包括角膜的神经丛完整性受到破坏、角膜的上皮微绒毛受到损伤、泪膜的涂布障碍、眼睑的结构破坏及瞬目功能异常等，且上述损伤因素常同时存在。围手术期不恰当的用药可加重症状和体征。此外，手术源性干眼多为轻度、中度，部分具有自限性，如 LASIK 手术后的干眼可随着角膜神经支配的重新建立而逐渐减轻以至痊愈。手术源性干眼作为干眼的特殊类型，在一定程度上是可以避免的，这要求临床眼科医生应具备眼部整体观念，在手术过程中注意保护维持泪膜稳定的相关组织和结构。

【实验室及其他检查】

1. 泪液分泌试验　正常为 10 ～ 15mm，< 10mm 为低分泌，< 5mm 为干眼。无眼部表面麻醉情况下，测试的是主泪腺的分泌功能，表面麻醉后检测的是副泪腺的分泌功能（基础分泌），观察时间同为 5 分钟。但可重复性差，不能完全凭它确诊或排除干眼。近年来开展了酚红棉丝试验，将标准 70mm 酚红棉丝置于下睑穹窿部，被检者前视 15 秒，变红色部分 < 9mm/15s 为阳性。也可将棉丝放置 120 秒后取出测湿长，美国人正常值为（23.9±9.5）mm/120s，日本人为（18.8±8.6）mm/120s，此检查比 Schirmer 试验刺激小，故结果更为可靠。

2. 泪膜破裂时间　正常为 10 ～ 45 秒，< 10 秒为泪膜不稳定。操作简单，适合干眼初筛，检查结果受年龄、种族、睑裂大小、温度、湿度影响。

3. 泪液渗透压　干眼和接触镜配戴者泪液渗透压较正常人增加 25mosm/L，如 > 312mosm/L，可诊断为干眼。泪液渗透压具有特异性，有较高的干眼早期诊断价值。

4. 乳铁蛋白　泪腺分泌量减少，乳铁蛋白含量也下降，正常人泪液乳铁蛋白含量的正常值为

（1.46±0.32）mg/ml，40 岁后开始下降，70 岁后明显下降。69 岁以前如低于 1.04mg/ml，70 岁以后如低于 0.85mg/ml，则可诊断为干眼。乳铁蛋白仅出现在反射性泪液中，对轻度、中度干眼及泪腺功能尚好者诊断价值有限。

5. 泪液蕨类试验　IE 正常者有良好蕨类形成，黏蛋白缺乏者如眼类天疱疮、Stevens-Johnson 综合征则蕨类减少甚至消失。

6. 虎红染色　敏感性高于荧光素染色，角膜、结膜失活细胞着染为阳性细胞。最近发现它也可以使未被泪液黏蛋白包裹的上皮细胞着色。虎红染色比荧光素染色对于早期轻度的干眼的诊断更为敏感。

7. 丽丝胺绿染色　失活变性细胞和缺乏黏蛋白覆盖的角结膜上皮细胞着染，没有虎红染料的刺激性，更容易被受检查者接受。

8. 荧光素染色　阳性代表角膜上皮缺损，提示角膜上皮细胞层的完整性被破坏，必须注意的是干眼最早出现眼表损害是发生于结膜，而不是角膜。

9. 泪液溶菌酶　含量正常人均值为 1700μg/mL，如含量＜ 1200μg/mL，或溶菌区＜ 21.5mm²，则提示干眼。

10. 问卷调查表　根据干眼有关的常见症状的有无或程度、相关病史，设计一系列问题，根据患者选择答案的累计分数，判断是否有干眼存在。其优点在于方便、经济，特异性和敏感性高，便于大范围人群筛查。但对边缘性干眼诊断率不高，分析影响因素有困难。目前问答选项根据西方文化背景、生活环境设计，不符合中国人思维。

11. 泪河弯曲面的曲率半径　裂隙灯下测量泪河曲率半径，正常为 0.5 ～ 1.0mm，≤ 0.35mm 则诊断为干眼，该方法为非侵袭性检查，应用方便，特异性强。

12. 泪液清除率检查　目的在于了解泪液清除有无延迟。应用荧光光度测定法检测。

13. 活检及印迹细胞学检查　了解眼表上皮细胞的病理改变，干眼患者眼表上皮细胞 HE 染色的异常表现为：结膜杯状细胞密度降低、细胞核浆比增大、上皮细胞鳞状化生、角膜上皮结膜化。通过计算结膜中杯状细胞密度，可间接评估疾病严重程度。

14. 角膜地形图检查　了解角膜表面规则性，干眼患者的角膜表面规则参数比正常人增高，且增高程度与干眼严重程度呈正相关。

15. 血清学检查　了解自身抗体的存在，SS 患者常见 ANA 抗体、类风湿因子等阳性。

16. 其他干眼仪或泪膜干涉成像仪了解泪膜脂质层　干眼患者尤其 LTD 患者可见泪膜脂质层异常，与标准图像比照，可推测干眼严重程度。泪液蒸发仪测定泪液蒸发情况，睑板腺成像观察腺体的萎缩情况。

干眼的检查可以为临床诊断提供一定程度的客观指标，但是并没有一个特异性试验可以对干眼进行确诊。最好的办法就是将病史和几项诊断性检查加以结合。推荐的诊断程序如下：①问诊，包括患者自觉症状、相关阳性病史如戴接触镜史、药物服用史、LASIK 手术史等；②睁开眼不瞬目状态下注视 10 ～ 20 秒，评价功能性视力与初查视力的差异，初步判断泪膜稳定性；③检查瞬目状态（瞬目频率、眼睑闭合状态）；④泪膜稳定性检查，泪膜镜、脂质干涉成像仪、荧光素BUT 试验；⑤泪液量的检查，酚红棉线法——接近泪液基础分泌，SchirmerI——泪液的反射分泌，

Schirmer Ⅱ——加强的泪液反射分泌；⑥特殊染色检查眼表上皮有无损害，虎红染色、丽思胺绿染色，评价干眼严重程度；⑦睑板腺功能检查；⑧其他辅助检查（印记细胞、泪液蕨类、乳铁蛋白、自身抗体等）。检查结果汇总后，根据以下四个方面：①症状；②泪膜不稳定；③眼表面上皮细胞的损害；④泪液的渗透压增加，可以对绝大多数干眼患者做出诊断。表 6-1 为一些国家及地区这些检查指标的诊断标准值，可供临床参考。

表 6-1　各个国家及地区干眼检查指标的诊断标准值

地区和国家	诊断实验
哥本哈根	1.ST（≤ 10mm） 2.BUT（≤ 10s） 3.rb（≥ 4）
希腊及欧洲	1.ST（≤ 5mm） 2.rb（≥ 4）
加利福尼亚	1.ST（<9mm） 2.rb（≥ 4）或荧光素染色（≥ 1）
日本	1.ST（≤ 5mm）或棉丝实验（≤ 10mm）或 BUT（≤ 5s） 2.rb（≥ 3）或荧光素染色（≥ 1）

【诊断要点】

目前，国际上干眼症的诊断尚无统一的标准。根据以下 4 个方面：①症状；②泪液分泌不足和泪膜不稳定；③眼表上皮细胞的损害；④泪液的渗透压增加。可以对大多数干眼症患者作出诊断。怀疑干眼症，需行进一步的检查明确诊断。

【治疗】

（一）治疗原则

许多干眼患者可能是水样液缺乏和蒸发过强两种因素并存，开始治疗干眼症之前，首先应明确患者以哪一型为主，以便采取针对性措施，此外，干眼症是慢性疾病，多需长期治疗，要帮助患者树立坚持治疗的信心。泪膜不稳定的患者，应首先寻找内因并进行治疗。其次，泪液涂布与异常眼睑的解剖结构和运动及眼表是否光滑等也有关，故应予以相应的治疗。若是因为眼睑的暴露导致的泪液过度蒸发型干眼，应根据病情把握眼睑重建的手术时机，进行眼睑的重建。根据干眼的严重程度可采取以下治疗原则（表 6-2）。

表 6-2　干眼的治疗原则

干眼严重程度	治疗手段
轻度	人工泪液／自体血清每日 4 次 睡前用润滑作用的药膏 热敷加眼睑按摩
中度	无防腐剂的人工泪液／自体血清每日 4 次～每 1 小时 1 次 睡前用润滑作用的眼膏 可逆性封闭下泪小点
重度	上述治疗措施联合 上、下泪小点封闭 置入泪液缓释剂 局部使用免疫抑制剂（环孢素、他克莫司） 保持眼部湿润环境，减少蒸发（少用角膜接触镜） 睑缘缝合或颌下腺移植

（二）中医治疗

中医认为本病因泪液减少，甚至枯竭，致使白睛、黑睛无泪液润泽而干燥失润，甚则黑睛混浊等症者，称神水将枯。临证多为双眼发病，临床上是以眼干、口干、鼻干为主要表现。若病情顽固日久不愈，常并发黑睛疾患而损害视功能，预后不佳。

神水将枯一名，首见于《证治准绳》，该书在"杂病·七窍门"谓："视珠外神水干涩而不莹润。"《目经大成》称为神气枯瘁，谓："此症轮廓无伤，但视而昏花，开闭则干涩异常。掀睑细看，外面养睛神水有若蜗牛之涎，涎游于黑白之间，徒光无润。"指出了本病的主要症状。

患者自觉眼干涩、口干、鼻干或多饮，泪液减少，白睛无光泽，黑睛暗淡不润，上述症状有逐渐加重趋势，甚至黑睛混浊，视力锐减，重者可致失明。由于泪液减少，用泪液分泌试验可明显少于正常范围。

1. 辨证论治

神水将枯须在辨证论治基础上，酌情选用滋阴润燥药，但补阴不可过腻，以免碍滞脏腑功能。适当的眼局部治疗非常必要，可改善症状，缩短病程。

（1）肺阴不足证

症状：眼干涩明显，甚则畏光，自汗，咽燥口干，或干咳无痰；舌质红无津，脉细。

分析：肺气亏虚，气不化津，津液不布，目失濡润，故眼干涩，甚则畏光；肺气亏虚，腠理不固故自汗；气虚不能化津，致肺阴不足，故咽燥口干，干咳无痰；舌质红无津、脉细乃肺阴不足之象。

治法：益肺养阴。

方剂：生脉散（《医学启源》）合清燥救肺汤（《医门法律》）加减。

药物：人参 10g，麦冬 10g，五味子 5g，玉竹 15g，桑叶 15g，薄荷 5g（后下），枇杷叶 10g，石膏 10g[打碎先煎]，苦杏仁 10g，火麻仁 10g，阿胶 10g[烊化兑服]，甘草 3g。

方解：生脉散方中人参甘温，益元气，补肺气，生津液，是为君药。麦冬甘寒养阴清热，润肺生津，用以为臣。人参、麦冬合用，则益气养阴之功益彰。五味子酸温，敛肺止汗，生津止渴，为佐药。三药合用，一补一润一敛，益气养阴，生津止渴，敛阴止汗，使气复津生，汗止阴存，气充脉复，故名"生脉"。《医方集解》说："人有将死脉绝者，服此能复生之，其功甚大。"至于久咳肺伤，气阴两虚证，取其益气养阴，敛肺止咳，令气阴两复，肺润津生，诸症可平。清燥救肺汤方中重用桑叶质轻性寒，清透肺中燥热之邪，为君药。温燥犯肺，温者属热宜清，燥胜则干宜润，故用石膏辛甘而寒，清泄肺热；麦冬甘寒，养阴润肺，共为臣药。而胃土又为肺金之母，故用甘草培土生金，人参益胃津，养肺气；火麻仁、阿胶养阴润肺，肺得滋润，则治节有权；苦杏仁、枇杷叶味苦，降泄肺气，以上均为佐药。甘草兼能调和诸药，以为使。如此，则肺金之燥热得以清宣，肺气之上逆得以肃降，则燥热伤肺诸症自除，故名之曰"清燥救肺"。

加减：若兼胃热，加石膏 10g ^[打碎先煎]，天花粉 10g，以清热生津。

（2）肝肾阴亏证

症状：眼干涩畏光，头昏眼花，口咽干燥，腰膝酸软；舌质红少津无苔，脉细。

分析：肝肾亏虚，阴精不足，不能上荣于目，故眼干涩畏光；肝肾阴亏，髓海不足，故头昏眼花；津不上承，口咽失养，故咽干燥；腰为肾之府，肾亏则腰膝酸软；舌质红、少津无苔，肝肾阴亏之表现。

治法：滋补肝肾。

方剂：杞菊地黄丸（《医级》）加减。

药物：枸杞子 15g，菊花 10g，生地黄 15g，熟地黄 15g，山药 15g，山茱萸 5g，茯苓 15g，牡丹皮 10g，泽泻 5g。

方解：杞菊地黄丸，由六味地黄丸加枸杞子、菊花而成。中医认为肝开窍于目，肝血上注于目则能视。枸杞子补肾益精，养肝明目；菊花善清利头目，宣散肝经之热。八种药物配伍，共同发挥滋阴、养肝、明目的作用。

加减：若兼肺阴不足，加沙参 10g，麦冬 10g，以滋养肺阴。

（3）脾虚气弱证

症状：除眼干涩等眼部症状外，全身见四肢乏力、精神倦怠、食少便溏；舌淡边有齿印，脉细无力。

分析：脾虚气弱，运化失司，生化之源亏乏，目失濡养，故眼干涩；四肢乏力、精神倦怠、食少便溏等症为脾虚之征。

治法：益气健脾。

方剂：归脾汤（《重订严氏济生方》）加减。

药物：党参 10g，黄芪 15g，白术 10g，当归 10g，大枣 10g，酸枣仁 10g，龙眼肉 10g ^[后下]，麦冬 10g，石斛 10g，炙甘草 3g。

方解：归脾汤从心脾两脏治疗，方中以黄芪、人参、白术、炙甘草之甘温补脾益气；以枣仁、远志、茯神宁心安神；当归、龙眼肉补血养心；用木香行气舒脾，以使补气血之药补而不滞，得以流通，更能发挥其补益之功。原方在临床应用时尚需加生姜 3 片、大枣 2 枚，意在调和脾胃，以资生化。就全方的配伍特点来看，本方虽是心脾同治，但重点在治脾，因为脾是气血化生之源，补脾即可以养心，且脾气得补，则血行得到统摄，方能引血归脾，其方名为"归脾"寓意可知。另外，本方虽是气血并补之剂，但重点在益气生血。方中黄芪配当归，即寓有当归补血汤之意，使气旺血自生，血足心自养。

2. 针刺治疗　针刺治疗选攒竹、承泣、迎香、睛明、少泽、后溪等穴，每次选 2～3 穴，隔日 1 次，10 次为 1 疗程，以补法为主。

（三）西医治疗

1. 泪液生成不足型干眼的治疗

（1）消除诱因：应尽量避免长时间使用电脑，少接触空调及烟尘环境等干眼诱因。

（2）泪液成分的替代治疗：最佳的泪液替代成分是自体血清，但其来源受限。人工泪液仍是治疗干眼的主要药物，临床常用的有透明质酸、聚乙烯醇、羟丙基甲基纤维素、卡波姆等。近年来还出现复合制剂型人工泪液，如添加甘油、甘油三酯或右旋糖酐等，增加对脂质层的补充。临床医生可根据患者病情选用不同类型的人工泪液制剂，对于严重患者应尽量使用不含防腐剂的人工泪液。

（3）延长泪液在眼表的停留时间：方法有戴硅胶眼罩、湿房镜或潜水镜、治疗性角膜接触镜，但重症干眼患者不宜戴治疗性角膜接触镜。泪小点栓子对于中重度干眼治疗有一定帮助，可以暂时或永久性地减少泪液的引流。制作泪小点栓子的材料主要有胶原和硅胶，前者易被吸收，多在 10～14 日内溶解吸收；后者不可吸收。在植入永久性泪小点栓子前应先试用临时性泪小点栓子，无溢泪后才可放入永久性泪小点栓子。较严重的干眼患者还可考虑行永久性泪小点封闭术。封闭的方法有热烧灼、手术切除等，应用氩激光进行封闭虽然较为安全，但效果不如热烧灼。对于那些眼睑位置异常的睑内翻、睑外翻患者，则可以考虑睑缘缝合。

（4）促进泪液分泌：口服溴已新（必嗽平，bromhexine）、盐酸毛果芸香碱、新斯的明等药物可以促进部分患者泪液的分泌，但疗效尚不肯定。全身应用糖皮质激素或雄激素可以抑制免疫介导的 Sjögren 综合征，提高泪腺分泌功能。近期的研究发现局部应用 3.0mmol/L 的 3- 异乙酸 -1- 甲基黄嘌呤可通过增加细胞内 cAMP 或 cGMP（环鸟苷酸）水平而刺激副泪腺的泪液分泌，其作用呈剂量依赖性。临床在干眼患者应用 4 周后可明显降低患者泪液的渗透压。

（5）手术：对于重度干眼患者可采用自体游离颌下腺移植，其分泌液成分与泪液相近，而且分泌量适中，远期疗效及手术技巧方面仍需探索和评价。

（6）其他：对于干眼程度较重，确定有免疫因素参与的类型则可加用局部免疫抑制剂环孢素（CsA）或他克莫司（FK506），或短期局部使用激素，抑制免疫效应细胞的活性，减少免疫因子对眼表组织和泪膜的破坏，治疗因 ATD 引发的伴有严重干眼的丝状角膜病变，10% 半胱氨酸滴眼液滴眼在控制症状方面很有帮助。

（7）药物：许多全身用药可以减少部分泪液分泌，加重干眼症状，因此 ATD 的患者应该尽可能避免服用这些药物，如降血压药（普萘洛尔、利舍平）、抗抑郁药及抗精神病药、抗心律失常药、阿托品类似物、抗组胺药、麻醉药等。部分干眼患者同时患有青光眼，而抗青光眼药物会降低结膜杯状细胞的密度。非选择性 β- 受体阻滞剂可以提高干眼的发生率。局部应用这些药物后角膜的敏感性会降低。口服药物如乙酰唑胺会降低泪液产生，因此上述药物在干眼患者中使用要格外慎重。

2. 蒸发过强型干眼的治疗

睑板腺功能障碍（MGD）在油性皮肤者及老年人中十分常见，是蒸发过强型干眼的主要原因。对 MGD 的治疗包括以下三个方面：

（1）眼睑的物理清洁：注意眼睑卫生非常重要。包括热敷睑缘数分钟以软化睑板腺分泌物，随后应轻轻按摩以排出分泌物。亦可用无刺激性的香波或专用药液清洗局部眼睑。

（2）口服抗生素：四环素 250mg 口服，1 日 4 次；或多西环素 50mg 口服，1 日 2 次。需连续服用数周才起效，而且需维持数月。8 岁以下儿童、孕妇及哺乳期妇女慎用。小儿或者对四环素过敏者可以用红霉素，但在治疗 MGD 方而，红霉素的效果还不确定。应告知 MGD 患者，治疗可以控制病情，但很难治愈。

（3）局部药物的应用：包括治疗睑缘炎的抗生素滴眼液、短期皮质类固醇眼液、不含防腐剂的人工泪液及局部治疗脂溢性皮炎的皮肤科药物。近年开始尝试局部雄激素治疗 MGD，3% 睾酮油脂条长 10mm、宽 2mm，置于结膜上下穹窿内，每日 3 次，2～3 个月后症状、泪膜脂质层厚度、泪膜破裂时间明显改善，长期疗效还有待进一步观察。

【病案举例】

例 1 张健验案（《张健眼科医案》）

余某，女，45 岁，中国人民解放军国防科技大学，教师。于 2014 年 9 月 19 日初诊。

主诉：双眼内涩痛，畏光一月余。

病史：患者一月前游泳感染"急性结膜炎"后，未能及时休息并熬夜著述，致眼涩痛，畏光；伴咽干口燥。曾滴用过数种抗生素、抗病毒滴眼液，罔效。

检查：视力：右眼 0.3，左眼 0.4；矫正视力均 1.0。双眼结膜微充血，角膜透明，泪液分泌试验：双眼泪液分泌均为 2mm/5min；泪膜破裂时间：< 5$_s$；舌质红，苔薄黄，脉浮数。

诊断：眼干燥病（双眼）。

辨证：邪热留恋证。

治法：清热利肺。

方剂：桑白皮汤（《审视瑶函》）加减。

处方：桑白皮 10g，泽泻 10g，玄参 10g，麦冬 12g，黄芩 10g，菊花 10g，地骨皮 10g，桔梗 10g，茯苓 10g，旋覆花 10g[包煎]，黄连 3g，甘草 3g。7 剂。

服法：水煎，每日 1 剂，分 2 次服。

外治：桑叶 15g，青皮 10g。煎水 1000mL，先熏后洗双眼。1 日 2 次。

医嘱：①避免熬夜、过用目力、风沙烟尘刺激及勿滥用滴眼液。②忌食辛辣炙煿等刺激性食物。

二诊（2014 年 9 月 26 日）：双眼内涩痛不适减轻，口已不干。原方去黄连。7 剂。

三～六诊（2014 年 10 月 3～24 日）：服药 21 剂，诸症若失。泪液分泌试验：双眼泪液分泌均为 12mm/5min。

按语：《审视瑶函》谓："……乃气分隐伏之火，脾肺络湿热。"患者因患急性结膜炎后热邪伤阴，余邪未尽，隐伏于肺脾两经，更致其壅滞不畅而津少失润；久热伤阴，阴津不能上承咽喉，故咽干口燥；舌质红，苔薄黄，脉浮数，为邪热留恋之候。桑白皮汤加减方中桑白皮、地骨皮、黄芩、旋覆花清降肺中伏热；《审视瑶函》认为，白涩乃脾肺湿热，故用茯苓、泽泻渗湿以清热；玄参、麦冬清肺润燥；菊花清利头目；桔梗载药上浮，引药入经；甘草调和诸药；加黄连，以清热解毒。诸药合之，共奏清肺养阴、利湿清热之功。

例2　张健验案（《张健眼科医案》）

粟某，男，32岁，湖南省长沙市星沙经济技术开发区，秘书。于2014年9月9日初诊。

主诉：双眼干涩不爽，目眩，畏光3月余。

病史：患者于今年6月初开始出现眼内干涩不适，不耐久视，目眩，伴口干少津，神疲乏力，头晕耳鸣，腰膝酸软。

检查：远视力：右眼0.2，左眼0.3；近视力：右眼1.5，左眼1.5；加镜-3.50DS，远视力均0.8。双眼结膜微充血，角膜透明，泪液分泌试验：双眼泪液分泌均为2mm/5min；泪膜破裂时间：< 4s；舌淡红，苔薄，脉细。

诊断：眼干燥病（双眼）。

辨证：气阴两虚证。

治法：益气养阴。

方剂：生脉散（《医学启源》）合杞菊地黄丸（《医级》）加减。

处方：北沙参10g，麦冬10g，五味子10g，枸杞子10g，菊花10g，熟地黄10g，山茱萸10g，山药10g，泽泻10g，茯苓10g，牡丹皮10g，百合15g。7剂。

服法：水煎，每日1剂，分2次服。

外治：桑叶15g，菊花15g，青皮10g。煎水1000mL，先熏后洗双眼。1日2次。

医嘱：①避免熬夜、过用目力、风沙烟尘刺激及勿滥用滴眼液。②忌食辛辣炙煿等刺激性食物。

二诊（2014年9月16日）：双眼内干涩不适减轻。7剂。

三～六诊（2014年9月23日～10月13日）：服药21剂，诸症若失。泪液分泌试验：双眼泪液分泌均为12mm/5min。

气阴两虚，目失所养，故见眼内干涩不爽，目燥乏泽；"久视伤血"，故不耐久视，久视后则诸症加重；全身症状及舌脉均为气阴俱虚之候。生脉散方中人参易北沙参，养阴清肺，益胃生津，为君药；麦冬甘寒养阴清热，润肺生津为臣；北沙参、麦冬合用，则益气养阴之功益彰；五味子酸甘，生津止渴，为佐药，三药合用，一补一润一敛，益气养阴，生津止渴；合杞菊地黄丸，滋补肝肾，养肝明目；加百合以养阴润肺，清心安神。共奏益气养阴、滋补肝肾之效。肝肾精充，气阴两复，肺润津生，诸症则平。

【治疗心得】

中医眼科对眼表疾病的疗法种类丰富，除全身辨证用药外，还包括针灸、中药雾化、中药热敷、按摩理疗。对部分病种疗效确切，其中干眼症是中医的优势病种，在西医尚无病因治疗或疗效不佳的治疗中，发挥中医药的优势，将眼干燥病的西医分型与中医辨证对应：蒸发过强型，选取加眼部中药封包热敷及按摩治疗可有效治疗睑板腺功能障碍；泪液生成不足型，针药并用，可提高神经反射的敏感度，降低角膜—泪腺反射弧阈值，增加泪液分泌；混合型选用上述两述方法。有眼表损害者，加退翳明目药。干眼分型的个体化治疗，在临床上取得了较好的疗效。

【食疗方】

1.百合红枣粥

组成：百合 10g，山药 15g，薏苡仁 20g，大枣 10g。

功效：养阴润肺，健脾明目。

主治：干眼病。中医辨证属肺阴不足者。

方解：百合滋阴降火；山药滋肾润肺；薏苡仁利湿健脾；大枣素有天然维生素丸之称，不但富含维生素 C，也含有大量的维生素 A。4 种食材搭配在一起，具有养阴润肺、健脾明目的功效。

制法：将百合、山药、薏苡仁淘干净，放入砂锅中，煮成稀粥，后入红枣再煮片刻即可。

用法：每日 1 剂，当早餐或晚餐服食。

2.枸杞子桑椹粥

组成：枸杞子 10g，桑椹 10g，山药 15g，大枣 10g，粳米 100g。

功效：补肝养血，明目润燥。

主治：干眼病。中医辨证属肝肾阴虚者。

方解：枸杞子滋补肝肾；桑椹养肝益肾，利水消肿；山药健脾补胃，补肺益肾；大枣健脾和胃；粳米具有养阴生津、除烦止渴、健脾胃、补中气等作用。5 种食材搭配在一起，具有祛风清热解毒的功效。

制法：将枸杞子、桑椹、山药、粳米放入砂锅内，加适量水煮成稀粥，后入大枣再煮片刻即可。

用法：每日 1 剂，当早餐或晚餐服食。

【名医经验】

夏济勋经验（河北省石家庄市中医院眼科老中医）：认为本病是由肺阴不足或有肾阴虚，津液不能或难以上润于目，或脾气不足，阻碍清阳之气上升，泪液难以润目，或过食辛辣厚味，致脾胃湿热蕴伏伤阴，津液不足，难以滋润眼球。治法：补气滋阴润燥。方剂：补水养目汤。药物：潞党参 15g，生黄芪 15g，全当归 10g，北沙参 20g，麦冬 10g，炙龟甲 10g[先煎]，枯黄芩 10g，天花粉 10g，生地黄 15g，苦桔梗 3g，生山药 30g，生甘草 5g，东阿胶 12g[烊化兑服]，白芍 12g，醋香附 10g。

【治疗进展】

基于对眼表基本概念的认识和对眼表正常生理及病理知识的了解，眼表疾病的研究和眼表重建手术得以广泛开展。现今主要的研究方向集中在：①理想角膜和结膜替代物（包括角膜和结膜上皮干细胞）的研究；②干眼发病机制和严重干眼的治疗；③眼表组织移植排斥反应的预防与治疗；④眼表新生血管的发病机制及治疗；⑤重建各种原因造成的眼表损伤。

目前，所有证实角膜缘干细胞存在的证据都是间接的，尚未发现直接的表面分子标志，更没有将其克隆建系。培养后的角膜缘干细胞生理、生化及移植后的生物学性状、治疗眼表疾病远期效果、免疫排斥反应的防治、更有效的载体等方面需要进一步的研究。胚胎干细胞及组织特异干细胞（骨髓间充质干细胞、表皮干细胞）诱导分化研究将为角膜缘干细胞的表面标志的寻找及体外克隆提供新的途径，但是诱导分化条件的建立，诱导后细胞功能的变化等诸多方面仍需探讨。此外，眼表面的改变、基于免疫的炎症反应、细胞凋亡、性激素水平的降低是干眼症发生发展的主要因素，然而各因素之间的联系或因果关系尚未完全明了，重症干眼的治疗仍然是临床面临的难题。今后力求在这些方面有所突破，将推动我国眼表研究水平的发展和针对病因或原发病的治疗。

【预防与调护】

本病宜少食辛热炙煿之品，以免助热化火，伤阴耗液而加重病情。宜居光线暗房间，外出戴有色眼镜，以减少光线刺激达到减轻眼部症状的目的。

忌食辛辣炙煿之物，以免脾胃积热，病情反复。

第七章　结膜病

结膜是一层薄而半透明的黏膜组织。结膜起自睑缘，终止于角巩膜缘，包括睑结膜、球结膜、穹窿部结膜。结膜的杯状细胞分泌黏液，为泪液的成分之一，有稳定泪膜的重要作用。大部分结膜暴露于外界，且有适当的温度和湿度，所以结膜极易遭受外部环境、理化因素的刺激和各种微生物的感染。此外，结膜与眼睑、角膜关系密切，病变常相互影响，故结膜疾病为眼科多发病、常见病。结膜疾病多种多样，但以结膜炎症最为常见，结膜的变性、增生、出血、肿瘤等也较为常见。此处重点介绍结膜炎的证治。

1. 结膜炎分类　结膜炎按病因分类可分为感染性与非感染性结膜炎；按病程分为超急性、急性与慢性结膜炎；按病理形态分为肉芽肿性、瘢痕性、膜性、乳头性与滤泡性结膜炎。

2. 结膜炎病因　结膜炎的病因可分为外因、内因和邻近组织的炎症蔓延所致。常见外因为微生物感染，如细菌、病毒、衣原体等；也见于化学性、物理性损伤，如酸碱及有毒气体，以及烟尘、风沙、光、热、紫外线等。内因常见于某些全身病，如结核、梅毒、糖尿病及维生素缺乏等。邻近组织，如角膜、巩膜、眼睑、眼眶、泪器等炎症蔓延均可引起结膜的炎性病变。

3. 结膜炎临床表现　主要的自觉症状有眼表的异物感、灼热感及痒涩，如炎症累及角膜，可伴有畏光、流泪及疼痛。最基本的体征就是结膜充血，其他常见的体征有结膜水肿、分泌物增多、结膜下出血、乳头增生、滤泡形成、膜或假膜形成及耳前淋巴结肿大等。某些结膜炎有很强的传染性，甚至可引起广泛流行。

结膜充血与睫状充血形态不同，鉴别如下：结膜充血之血管起源于表面的结膜血管，呈鲜红色，越靠近穹窿部越明显；当推动结膜时，充血的血管可随之移动；将0.1%肾上腺素滴入结膜囊内时，充血消失。睫状充血的血管起源于角膜缘深层血管网，呈深红色，越靠近角膜缘越明显；充血的血管不随结膜的移动而移动；将0.1%肾上腺素滴入结膜囊时，充血不消失。当结膜充血与睫状充血同时存在时，称为混合性充血。

当球结膜充血严重时，渗出液可引起球结膜水肿，水肿严重时，球结膜甚至突出于睑裂之外。

结膜炎引起的分泌物增多，因病因不同而性状各异。细菌性结膜炎的分泌物常为浆液性、黏液性或脓性；淋菌性结膜炎的特征性表现为大量的脓性分泌物；病毒性结膜炎的分泌物呈水样或浆液性；干眼症或过敏性结膜炎的分泌物常呈黏稠丝状。

某些病毒引起的结膜炎可出现点片状的结膜下出血。

乳头增生是结膜炎的非特异性体征，是由于结膜上皮过度增生和多形核白细胞浸润所致，表现为结膜表面红色凸起。较小的乳头呈天鹅绒样外观，见于沙眼；较大的乳头见于免疫性结膜炎或异物引起的刺激反应。

滤泡形成是结膜下的腺样组织受刺激后引起的淋巴增殖，是结膜上皮下淋巴细胞的局限性聚集。滤泡多呈半球形，直径 0.5～2.0mm，白色或灰色，中央无血管，小血管在其周边绕行。沙眼、某些病毒性结膜炎及某些寄生虫性结膜炎均可见到滤泡形成。

白细胞、病原体、渗出物与脱落的结膜上皮细胞混合，共同形成假膜，覆盖在睑结膜上，假膜与结膜结合较疏松，故易剥离，腺病毒性结膜炎、单孢病毒性结膜炎和溶血性链球菌性结膜炎均可有假膜形成；真膜与结膜紧密粘连，强行剥离易出血，见于白喉杆菌性结膜炎。

4. 结膜炎的实验室检查 病原学检查包括结膜分泌物涂片和病原体的培养。涂片初步查找细菌和真菌；病原体培养可区别微生物的种类，进一步的药敏试验可指导选择有效药物。细胞学检查有助于结膜炎的鉴别诊断：衣原体感染时，可在细胞质内见到包涵体，并见等量的中性粒细胞和淋巴细胞；病毒感染时，则以淋巴细胞为主，并见单核细胞；细菌感染时，多形核白细胞增多；而大量嗜酸和嗜碱性粒细胞则见于过敏性结膜炎；嗜酸性粒细胞结节多见于春季结膜炎。

5. 结膜炎的治疗原则 首先要去除病因，局部用药为主，必要时辅以全身治疗。局部治疗包括点滴眼液、涂眼药膏和结膜囊冲洗。感染性结膜炎最合理的用药，是根据病原体培养和药敏试验结果，选择敏感抗生素或抗病毒滴眼液、眼药膏，或直接选择广谱抗生素或抗病毒滴眼液。急性期应频滴滴眼液，30 分钟 1 次，睡前涂眼药膏，待病情好转，可减少滴眼次数。当分泌物较多时，可用生理盐水或 3% 硼酸溶液冲洗结膜囊，可有效清除结膜囊内分泌物。全身用药适合于淋菌性结膜炎和衣原体性结膜炎，在局部用药的基础上，全身给予抗生素。应注意的是：急性结膜炎切勿包扎患眼，因包扎会使局部温度升高，有利于致病微生物的繁殖。

6. 中医学对结膜炎的认识 结膜病归属于中医眼科外障眼病范畴，属胞睑和白睛疾病范畴，如沙眼、包涵体性结膜炎、结膜结石属胞睑疾病，其他则属于白睛疾病。在五轮学说中，眼睑属肉轮，内应于脾和胃；球结膜属气轮，内应于肺和大肠。外因（六淫或疫疠侵袭、理化因素刺激）、内因（脾、胃、肺、大肠功能失调）都可引起结膜疾病，或为内外因素共同作用的结果，所谓"正气存内，邪不可干；邪之所凑，其气必虚"。结膜疾病起病急、发病快、外部症状明显，症状有虚有实。实证多用疏风散邪、清热解毒、泻火通腑、除湿止痒、凉血退赤等法；虚证多用滋阴润燥、益气生津等法。眼局部可用具有清热解毒、祛风止痒的药物熏洗，或用清热解毒药物制成的滴眼液滴眼。

第一节　急性细菌性结膜炎

急性细菌性结膜炎又称"急性卡他性结膜炎"，俗称"红眼病"，传染性强，多见于春秋季节，可散发感染，也可流行于学校、工厂等集体生活场所。发病急，潜伏期 1～3 日，两眼同时或相隔

1～2日发病。发病3～4日时病情达到高峰，以后逐渐减轻，病程多小于3周。

属中医学"风热眼"范畴，又名"暴风客热""暴风""暴风客热外障"，俗称"暴发火眼"。

【病因病机】

西医认为本病最常见的致病菌是肺炎双球菌、金黄色葡萄球菌和流感嗜血杆菌。病原体可随季节变化，有研究显示冬季主要是肺炎双球菌引起的感染，流感嗜血杆菌性结膜炎则多见于春夏时期。

中医认为本病为骤感风热之邪，风热相搏，客留肺经，上犯白睛而发；若素有肺经蕴热，则病症更甚。

【临床表现】

患眼痒痛，灼热流泪，分泌物多且黏稠；可见恶寒发热，鼻塞头痛，小便黄，大便秘结等症。眼部检查可见眼睑红肿，结膜充血、水肿，严重者可见附有灰白色伪膜，易于擦去，但又复生。

【辅助检查】

在发病早期和高峰期眼分泌物涂片及细菌分离培养可发现病原菌；结膜刮片可见多形核白细胞增多。

【诊断要点】

1. 起病急，双眼同时或先后发病，或有与本病患者的接触史。

2. 患眼痒痛，灼热流泪，分泌物多且黏稠，结膜充血、水肿。

3. 结膜刮片见多形核白细胞增多有助于诊断。

【鉴别诊断】

1. 流行性结膜炎 急性发病，潜伏期5～7日，结膜充血严重，耳前淋巴结肿大，并发浅层点状角膜炎。分泌物涂片染色镜检见单核细胞增多，培养分离病毒，有伪膜形成时，中性粒细胞数增多。

2. 流行性出血性结膜炎 潜伏期短，大部分在24～48小时发病，多同时侵犯双眼，也可先后发病。分泌物不多，自觉症状明显，结膜下出血，耳前淋巴结肿大，角膜点状着色。结膜上皮刮片检查：单核细胞、假膜出现时可见多形核细胞。

3. 淋球菌性结膜炎 潜伏期10小时至3日，起病急，有淋病接触史，眼睑、球结膜水肿，结膜充血，可有假膜，分泌物量多呈黄脓性，伴耳前淋巴结肿大。结膜刮片或分泌物涂片见革兰阴性双球菌。

【治疗】

（一）治疗原则

西医治疗以局部应用敏感抗生素为主，中医治疗为局部外治，加上内治；内治以祛风清热散邪为主。

（二）中医治疗

1. 辨证论治

（1）风重于热证

症状：患眼痒涩刺痛，畏光流泪，分泌物多且黏稠，结膜充血，眼睑红肿；可兼见头痛，鼻塞，恶风；舌质红，苔薄白或微黄，脉浮数。

分析：病变初起，风热之邪上犯结膜，风重于热，故见结膜充血、痒涩刺痛、眼睑红肿等眼症；风为阳邪，上先受之，且鼻为肺窍，故头痛鼻塞恶风；舌脉为风热之征象。

治法：疏风清热。

方剂：银翘散（《温病条辨》）加减。

药物：金银花 15g，连翘 10g，桔梗 10g，牛蒡子 10g，荆芥 10g，薄荷 5g[后下]，淡豆豉 10g，芦根 10g，淡竹叶 10g，甘草 5g。

方解：方中金银花、连翘清热解毒；薄荷、荆芥、淡豆豉发汗解表，清泄外邪；桔梗、牛蒡子开利肺气，祛风化痰；甘草、淡竹叶、芦根清上焦风热，兼养胃阴。本方对风温初起，病在上焦者，有辛凉透表、清热解毒之功。

加减：若结膜充血明显，加野菊花 10g，蒲公英 10g，紫草 10g，牡丹皮 10g，以清热解毒，凉血退赤。

（2）热重于风证

症状：眼痛较甚，怕热、畏光、流泪，分泌物多且黄稠，眼睑红肿，结膜充血水肿；可兼见口渴，尿黄，便秘；舌红，苔黄，脉数。

分析：外感风热之邪，热邪为甚，故见结膜充血水肿、分泌物多且黄稠、流泪等眼症；口渴尿黄、便秘、舌红苔黄、脉数均为热盛于里之象。

治法：清热疏风。

方剂：泻肺饮（《眼科纂要》）加减。

药物：生石膏 10g[打碎先煎]，黄芩 10g，桑白皮 10g，栀子 10g，羌活 10g，荆芥 10g，防风 10g，白芷 10g，连翘 10g，赤芍 10g，木通 10g，枳壳 10g，甘草 5g。

方解：方中生石膏、黄芩、桑白皮、栀子清泻肺胃火邪；羌活、荆芥、防风、白芷、连翘祛风散结消肿；赤芍活血消滞；木通清降通利，导热下行，使热从小便出；前人认为，凡结膜肿胀水肿者，乃肺气逆上而行，故用枳壳理气下气，肺气下降则肿消；甘草调和诸药。全方共奏清热疏风、清肺降火之功。

加减：结膜充血水肿严重者，重用桑白皮，加桔梗 6g，葶苈子 10g[包煎]，以泻肺利水消肿；分泌物多者，加生地黄 10g，牡丹皮 10g，以清热解毒，凉血退赤；便秘者，加大黄 10g[后下]，以通腑泄热。

（3）风热并重证

症状：患眼发热疼痛，刺痒交作，怕热畏光，流泪，分泌物黏稠结痂，结膜充血水肿；兼见头痛鼻塞，恶寒发热，口渴思饮，便秘溲赤；舌红，苔黄，脉数。

分析：患者平素内热较重，复感风热之邪，内外合邪，故见患眼发热疼痛、刺痒交作、结膜充血水肿等眼症；全身症状及舌脉均为风热并重之候。

治法：疏风清热，表里双解。

方剂：防风通圣散（《宣明论方》）加减。

药物：防风 10g，荆芥 10g，连翘 10g，薄荷 5g[后下]，麻黄 5g，当归 10g，川芎 3g，赤芍 10g，生石膏 15g[打碎先煎]，黄芩 10g，栀子 10g，滑石 15g[包煎]，白术 10g，大黄 10g[后下]，芒硝 10g[冲服]，桔梗 5g，甘草 5g。

方解：方中防风、荆芥、麻黄、薄荷轻清升散，疏风解表，使风热之邪从汗而解；大黄、芒硝泻热通便，栀子、滑石清热利湿，使里热从二便而出；更以石膏、黄芩、连翘、桔梗清解肺胃之热；当归、川芎、赤芍养血和血；白术、甘草健脾和中。诸药合用，则汗不伤表，下不伤里，从而达到疏风解表、泻热通便之效。

加减：热毒偏盛者，去麻黄、川芎、当归辛温之品，加蒲公英 10g，金银花 10g，野菊花 10g，以清热解毒；刺痒较重者，加蔓荆子 10g，蝉蜕 6g，以祛风止痒。

2. 中药外洗

蒲公英 15g，紫花地丁 10g，野菊花 10g，防风 10g，黄连 5g，黄芩 10g。煎水熏洗患眼，每日 2 次。

3. 针刺治疗

（1）针刺：以泻法为主，可取合谷、曲池、攒竹、丝竹空、睛明、瞳子髎、风池、太阳、外关、少商，每次选 3～4 穴，每日针 1 次，7 日为一疗程。

（2）放血疗法：点刺眉弓、眉尖、太阳穴、耳尖，放血 2～3 滴以泄热消肿，每日 1 次。

（3）耳针：选眼、肝、目 2、肺穴，留针 20～30 分钟，可间歇捻转，每日 1 次。

（三）西医治疗

西医治疗多去除病因，抗感染等。在等待实验室结果时，医生应开始局部使用广谱抗生素，确定致病菌属后给予敏感抗生素。根据病情轻重可选择结膜囊冲洗、局部用药、全身用药或联合用药。切勿包扎患眼，但可佩戴太阳镜以减少光线的刺激。成人急性细菌性结膜炎一般选择滴眼液，儿童则选择眼膏，避免滴眼液随哭泣时泪水排出，且其作用时间更长。

1. 冲洗患眼　当患眼分泌物多时，先用无刺激性的冲洗剂如 3% 硼酸水或生理盐水冲洗结膜囊。冲洗时要小心操作，避免损伤角膜上皮，冲洗液勿流入健眼，以免造成交叉感染。

2. 局部治疗　局部充分滴用有效的抗生素滴眼液或眼药膏。如滴用 0.1% 利福平滴眼液、0.5% 氯霉素滴眼液或 0.3% 妥布霉素滴眼液、0.3% 氧氟沙星滴眼液或眼药膏等，急性期每 1～2 小时 1 次。

【病案举例】

例1　张健验案（《张健眼科医案》）

陈某，女，18岁，湖南省长沙市一中，学生。2014年7月5日初诊。

主诉：双眼眼红，有眼眵，痒涩刺痛2日。

病史：患者7月3日突发双眼眼红，痒涩刺痛，畏光流泪，分泌物黏稠等症。曾滴"0.1%利巴韦林滴眼液"无效；伴头痛鼻塞，恶风。

检查：视力：右眼1.0，左眼1.0。双眼眼睑微肿，结膜充血（++），分泌物多黏稠；舌质红，苔薄黄，脉浮数。

诊断：急性细菌性结膜炎（双眼）。

辨证：风热偏盛证。

治法：祛风清热。

方剂：银翘荆防汤（《张怀安眼科临床经验集》）。

处方：金银花20g，板蓝根20g，蒲公英20g，连翘10g，荆芥10g，防风10g，柴胡10g，桔梗10g，黄芩10g，薄荷5g[后下]，甘草5g。3剂。

服法：水煎，每日1剂，分2次温服。

外治：①鱼腥草滴眼液，滴双眼，每小时1次，病情控制后改为每2小时1次。②蒲公英15g，桑叶15g，菊花15g，玄明粉30g。熏洗双眼，每日2次。

医嘱：①注意个人卫生，不用脏手、脏毛巾揉擦眼部。②手帕、毛巾、脸盆以及其他生活用品应注意消毒，防止传染。③禁食辛辣炙煿等刺激性食物。

二诊（2014年7月8日）：头痛、鼻塞、恶风症减，眼内结膜充血减轻，眵泪减少；舌质红，苔微黄，脉浮数。原方3剂。鱼腥草滴眼液滴双眼，改为每日4次。

三诊（2014年7月11日）：双眼结膜充血消退。舌质淡红，苔薄黄，脉浮。原方去薄荷，3剂。药尽而愈。

按语：患者因骤感风热之邪，风热相搏，客留肺经，上犯白睛而发暴风客热。初起，风热之邪上犯白睛，风重于热，故白睛红赤，痒涩多眵等眼症。舌质红，苔薄黄，脉浮数均为风热偏盛之象。治宜祛风清热解毒。银翘荆防汤中金银花、连翘清热解毒为君药；板蓝根、蒲公英、黄芩苦寒配金银花、连翘清热解毒为臣药；薄荷、荆芥、防风祛风散邪为佐药；柴胡解表、疏肝，桔梗引药上行，甘草调和诸药为使药。诸药合用，使风热毒邪俱去，暴风客热诸症则消。

例2　张健验案（《张健眼科医案》）

刘某，女，30岁，湖南省宁乡县夏铎铺镇兴旺村，农民。于2014年8月12日初诊。

主诉：双眼眼红，分泌物多2日。

病史：患者2日前突发双眼眼红，眼睑浮肿，疼痛，眼眵多而胶黏，在当地药房自购"0.1%利巴韦林滴眼液"滴眼，效果不明显；伴口渴小便黄，大便秘结，心烦急躁。

检查：视力右眼1.0，左眼1.0。双眼眼睑红肿，结膜充血（++），睑内可见灰白色伪膜，热泪频流，分泌物多而黏稠，畏光；舌质红，苔薄黄，脉浮数。

诊断：急性细菌性结膜炎（双眼）。

辨证：风热客肺证。

治法：清热泻肺。

方剂：泻肺饮（《眼科纂要》）加减。

处方：生石膏 15g^[打碎先煎]，金银花 15g，蒲公英 15g，黄芩 10g，桑白皮 10g，栀子 10g，羌活 10g，荆芥 10g，防风 10g，白芷 10g，连翘 10g，赤芍 10g，木通 10g，枳壳 10g，甘草 5g。3 剂。

服法：水煎，每日 1 剂，分 2 次温服。

外治：①鱼腥草滴眼液，滴双眼，每小时 1 次，病情控制后改为每 2 小时 1 次。②蒲公英 15g，桑叶 15g，菊花 15g，玄明粉 30g。熏洗双眼，每日 2 次。

医嘱：①注意个人卫生，不用脏手、脏毛巾揉擦眼部。②手帕、毛巾、脸盆以及其他生活用品应注意消毒，防止传染。③禁辛辣炙煿之品。

二诊（2014 年 8 月 15 日）：双眼结膜充血减轻，眵泪量少，舌质红，苔微黄，脉浮数。原方 3 剂。鱼腥草滴眼液滴双眼，改为每日 4 次。

三诊（2014 年 8 月 18 日）：双眼结膜充血消退。舌质淡红，苔薄黄，脉浮。原方 3 剂，药尽而愈。

按语：火热之邪侵扰于上，兼心肺素有积热，故患者双眼与全身症状均以实热之证为主；胞睑及白睛红肿，畏光羞明，口渴溺黄，大便秘结，烦躁不安，舌苔黄，脉浮数等，皆是热重之象。治宜清热泻肺。泻肺饮加减方中生石膏、黄芩、桑白皮、栀子清泻肺胃火邪；金银花、蒲公英清热解毒；羌活、荆芥、防风、白芷、连翘祛风散结消肿；赤芍活血消滞；木通清降通利，导热下行，使热从小便出；前人认为，凡白睛肿胀浮起者，乃肺气逆上而行，故用枳壳理气下气，肺气下降则肿消；甘草调和诸药。诸药合用，使风热毒邪俱去，暴风客热诸症则消。

【治疗心得】

本病的治疗应以祛风清热为基本治则。临证时先辨明风与热之孰轻孰重，或风热并重。风重于热者，以祛风为主，清热为辅；热重于风者，以清热为主，祛风为辅；风热并重者，以祛风清热并重。外治以清热解毒类中药制剂或抗生素滴眼液为主。

【食疗方】

1. 黄花马齿汤

组成：黄花菜 30g，马齿苋 30g。

功效：凉血清肝，清热解毒。

主治：急性细菌性结膜炎。中医辨证属肝经热毒者。

方解：黄花菜清肝凉血，马齿苋清热解毒。2 种食材搭配在一起，具有凉血清肝、清热解毒的功效。

制法：将黄花菜、马齿苋洗净，放入锅中，加适量水煮成汤即可。

用法：可作早、晚餐菜肴，每日 1 次。

2. 马兰银花汤

组成：马兰 30g，金银花 30g。

功效：清热解毒。

主治：急性细菌性结膜炎。中医辨证属风热并重者。

方解：马兰清热解毒，止血；金银花清热解毒，疏散风热。2 种食材搭配在一起，具有清热解毒等功效。

制法：将上述 2 种食材放入砂锅中，加适量水煎熬 30 分钟后至 200mL 取汁，另再加适量水煎熬 30 分钟后至 200mL 取汁，将 2 次的汤汁混合均匀即可。

用法：每次 200mL，分早晚口服。

【名医经验】

1. 庞赞襄经验（河北省人民医院中医眼科名中医）：对本病采用内外兼治。内治法：①风重于热者，以散风为主，清热为辅。方剂：羌活胜风汤加减。药物：柴胡 10g，黄芩 10g，白术 10g，枳壳 10g，羌活 10g，防风 10g，前胡 10g，薄荷 10g[后下]，桔梗 10g，龙胆 10g，木通 10g，甘草 3g。②热重于风者，以泻火为主，散风为辅。方剂：泻肺饮（《眼科纂要》）加减。药物：生石膏 15g[打碎先煎]，天花粉 10g，黄芩 10g，桑白皮 10g，木通 10g，龙胆 10g，生栀子 10g，瓜蒌 15g，桔梗 10g，大黄 5g[后下]，滑石 10g[包煎]，枳壳 10g，防风 10g，羌活 10g，薄荷 10g[后下]，甘草 3g。③风热并重者，内清外解。方剂：双解汤加减。药物：金银花 15g，蒲公英 15g，黄芩 10g，蜜桑皮 10g，天花粉 10g，枳壳 10g，龙胆 10g，羌活 10g，防风 10g，薄荷 10g[后下]，荆芥 10g，大黄 10g[后下]，滑石 10[包煎]g，生石膏 10g[打碎先煎]，甘草 3g。外治：霜桑叶 30g，水煎趁热熏眼，待冷后，用此水洗眼。或用蒲公英 120g，水煎趁热熏洗眼睛。针刺法：取睛明、太阳、风池、合谷等穴。

2. 萧国士经验（湖南中医药大学第二附属医院眼科名中医）：认为中医治疗本病，应从风热论治。临床常见有风重于热、热重于风、风热并重 3 型。风重于热者，可选驱风散热饮子（连翘、牛蒡子、羌活、薄荷、大黄、赤芍、防风、当归尾、栀子、川芎、甘草）加减；热重于风者，可选银翘散加重楼、板蓝根等；风热并重者，可选用凉膈散（栀子、连翘、黄芩、薄荷、甘草、大黄、芒硝）或东垣泻热黄连汤（黄连、黄芩、龙胆、生地黄、升麻、柴胡）加减内服，效果颇好。目前治法更多，除内服中药外，还可配用外点中草药制剂，以及外洗、外敷、针刺等疗法。本病若及时治疗，数日内可愈。日久不愈者，易侵犯角膜并发角膜炎，可于上述选方之中，酌加祛风退翳或清热退翳之品。

【治疗进展】

本病西医治疗以局部应用敏感抗生素为主，中医治疗为局部外治，加上内治；内治以祛风清热散邪为主。本病具有自限性，即使不给予治疗也可以在 10 ～ 14 日痊愈，但有时也可以转为慢性结膜炎，用药后可在 1 ～ 3 日恢复。急性发作时用冷敷以减轻症状，可根据细菌培养和药敏试验结果选择最有效的抗生素滴眼液，睡前涂抗生素眼用凝胶。在患眼分泌较多时可用生理盐水冲洗结膜囊，并发角膜炎时按角膜炎治疗原则处理。

【预防与调护】

1. 注意个人卫生，不用脏手、脏毛巾揉擦眼部。

2. 急性期的病人所用手帕、毛巾、脸盆及其他生活用品应注意消毒，防止传染。如一眼患病，另一眼更须防护，以防患眼分泌物及滴眼液流入健眼。

3. 禁止包扎患眼。

第二节　慢性细菌性结膜炎

慢性细菌性结膜炎是指各种原因引起的结膜慢性炎症。多为双眼发病，以眼干涩、轻度的结膜充血和少量的黏液性分泌物为特征。

本病属中医学"赤丝虬脉症""白涩症"或"赤丝乱脉症"的范畴。

【病因病机】

西医认为本病致病因素分两类：感染性者，包括急性结膜炎未愈而转变为慢性者；也可为其他毒力不强菌类感染而表现为慢性炎症。常见的致病菌包括葡萄球菌、卡他球菌、链球菌、变性球菌和 M–A 双杆菌等。可同时存在内翻倒睫、睑缘炎、慢性泪囊炎、慢性鼻炎等周围组织炎症。非感染性者可由有毒气体的刺激，风沙、粉尘的刺激，眼部长期应用刺激性药物、强光、屈光不正、烟酒过度、睡眠不足等引起。

中医认为本病常因风热眼或天行赤眼治疗不彻底，外感风热，客留肺经；或饮食不节，过食辛辣，嗜酒过度，致使脾胃蕴积湿热，上熏于目；或肺阴不足，或热病伤阴，阴虚火旺，上犯结膜而致。

【临床表现】

临床症状轻微或无明显不适，主要有自觉眼痒、异物感、眼干涩或视疲劳。眼部检查可见结膜充血，扩张的血管行径清楚，少量乳头增生和滤泡形成，以睑结膜为主。晨起内眦部有分泌物，白天眦部可见白色泡沫状分泌物。炎症持续日久者可有结膜肥厚，但无瘢痕和角膜血管翳。Morax–Axenfeld 双杆菌可引起眦部结膜炎，伴外眦角皮肤结痂、溃疡形成及睑结膜乳头和滤泡增生。金黄色葡萄球菌引起者，常伴有溃疡性睑缘炎或角膜周边点状浸润。

【辅助检查】

分泌物涂片或结膜刮片检查可见嗜中性粒细胞和细菌。细菌培养可见葡萄球菌、卡他球菌、大肠杆菌、链球菌、变形球菌和 Morax–Axenfeld 双杆菌等。

【诊断要点】

1. 自觉眼痒、异物感、眼干涩或视疲劳。

2. 结膜充血，睑结膜少量乳头增生和滤泡形成，晨起内眦部有分泌物。

3. 分泌物涂片或结膜刮片检查可见嗜中性粒细胞和细菌。

【鉴别诊断】

1. 沙眼 上穹窿部结膜血管模糊，乳头增生，滤泡形成，角膜血管翳，刮上皮标本，可有包涵体。

2. 干眼 两者均有眼内干涩、异物感及畏光流泪的症状，干眼一般存在泪液分泌不足，可通过泪液分泌检查明确。

【治疗】

（一）治疗原则

中医治疗实证以疏风清热利湿为主，虚证以滋阴降火为大法。西医治疗包括病因治疗和局部应用抗生素治疗。

（二）中医治疗

1. 辨证论治

（1）肺经风热证

症状：眼内痒涩、有异物感，晨起内眦部有分泌物，白天眦部可见白色泡沫状分泌物；球结膜正常或轻度充血；舌质红，苔薄白，脉数。

分析：风热之邪循肺经上犯结膜，则眼内痒涩、有异物感，晨起内眦部有分泌物，球结膜充血等症；舌脉等均为风热之征。

治法：疏风清热。

方剂：桑菊饮（《温病条辨》）加减。

药物：桑叶 10g，菊花 10g，杏仁 10g，连翘 10g，芦根 10g，薄荷 6g[后下]，桔梗 6g，甘草 5g。

方解：方中桑叶味甘苦性凉，疏散上焦风热，清宣肺热为君。菊花散风热，清利头目而肃肺；杏仁、桔梗宣肺利气而止咳，三者共为臣药。连翘清热解毒；薄荷疏风散热；芦根清热生津而止渴，共为佐药；甘草调和诸药，为使药，且与桔梗相合而利咽喉。诸药相伍，使上焦风热得以疏散，肺气得以宣畅，则表证得解。

加减：眼干涩较重者，加沙参 10g，麦冬 10g，以养阴生津。

（2）肺卫湿热证

症状：眼内痒涩隐痛、有异物感，白天眦部可见白色泡沫状分泌物，较多且黏稠；球结膜轻度充血，病程持久难愈；可伴有口臭或口黏，尿赤便溏或秘结不爽；舌质红，苔黄腻，脉濡数。

分析：湿热之邪上犯，壅滞于结膜，则见眼内痒涩隐痛、有异物感，分泌物较多且黏稠，球结膜轻度充血等；湿邪黏滞，故病程持久难愈；体征及舌脉均为湿热之征。

治法：清热利湿。

方剂：三仁汤（《温病条辨》）加减。

药物：薏苡仁 20g，杏仁 15g，滑石 15g[包煎]，半夏 10g，通草 6g，豆蔻 6g[后下]，竹叶 6g，厚朴 6g。

方解：方中杏仁宣利肺气以化湿；豆蔻芳香行气化湿；薏苡仁甘淡渗湿健脾；半夏、厚朴辛开苦降，行气化湿；佐以滑石、通草、竹叶甘寒渗湿，清利下焦。诸药合用，宣上、畅中、渗下，使气机调畅，湿热从三焦分消。

加减：球结膜充血明显者，加黄芩 10g，桑白皮 10g，牡丹皮 10g，以清热泻肺，凉血退赤。

（3）阴虚火旺证

症状：眼干涩不适，不耐久视，球结膜轻度充血，病情迁延；舌红少苔，脉细数。

分析：热伤阴液，致虚火上炎，熏灼目窍，故致眼干涩不适，不耐久视，球结膜轻度充血，病情迁延；舌脉均为阴虚火旺之征。

治法：滋阴降火。

方剂：知柏地黄丸（《医宗金鉴》）加减。

药物：熟地黄 20g，山茱萸 10g，山药 10g，泽泻 10g，牡丹皮 10g，茯苓 10g，知母 10g，黄柏 10g。

方解：本方即六味地黄丸加知母、黄柏而成。方中六味地黄丸滋阴补肾；知母、黄柏清虚热、泻相火。全方共奏滋阴降火之功。

加减：眼痒干涩较重者，加当归 10g，蝉蜕 6g，刺蒺藜 10g，以祛风止痒；球结膜充血者，加地骨皮 10g，桑白皮 10g，以清热退赤。

（三）西医治疗

1. 局部治疗。细菌感染者局部使用抗生素治疗，用药同急性细菌性结膜炎，用药频度可减少。如用药效果不好，可经结膜刮片作细菌培养和药敏实验，根据结果调整用药。

2. 非感染因素引起者去除病因，如矫治屈光不正，戒除烟酒，改善睡眠质量等。或局部使用 0.25%～0.5% 硫酸锌滴眼液。

【病案举例】

例1 张健验案（《张健眼科医案》）

何某，男，51岁，长沙市望城区丁字镇金云村金家垅组，农民。于2014年10月12日初诊。

主诉：双眼眼痒干涩，异物感2月余。

病史：患者2月前出现双眼红，当地医院诊断为"急性结膜炎"，滴抗生素滴眼液后症状减轻，遗留轻度结膜充血。近2月来双眼眼痒干涩，有异物感。

检查：视力：右眼 0.8，左眼 0.8，双眼眼睑无明显红肿，结膜轻度充血，少量干结分泌物，角膜染色阴性，舌质红，苔薄黄，脉浮数。

诊断：慢性细菌性结膜炎（双眼）。

辨证：肺经风热证。

治法：疏风清热。

方剂：桑菊饮（《温病条辨》）加减。

处方：桑叶 6g，菊花 10g，桔梗 10g，苦杏仁 10g，薄荷 5g[后下]，芦根 10g，黄芩 10g，荆芥 10g，防风 10g，甘草 5g。7 剂。

服法：水煎，每日 1 剂，分 2 次温服。

医嘱：注意用眼卫生，避免熬夜、过用目力及接触风沙烟尘；少食辛辣炙煿之品。

二诊（2014 年 10 月 19 日）：双眼痒、干涩不适减轻，结膜充血减轻。舌质红，苔薄黄，脉浮数。原方，7 剂。

三诊（2014 年 10 月 26 日）：双眼痒、干涩不爽消失。双眼结膜充血消退。

按语：患者感受风热邪毒，客于肺经，邪毒循经上犯于目，迁延失治，致邪毒潜伏于目，出现干涩不适，痒，晨起眼眵，异物感等症；舌质红苔薄黄，脉浮数为肺经风热之象。治宜疏风清热。桑菊饮加减方中桑叶、菊花甘凉轻清，疏散上焦风热，且桑叶善走肺络、清泻肺热为主药；辅以薄荷、荆芥、防风助桑叶、菊花疏散上焦之风热；黄芩、杏仁、桔梗以宣肺利气；芦根甘寒清热生津止渴，共为佐药；甘草调和诸药，为使药。诸药共用，长于疏风清热，则此病得愈。

例 2　张健验案（《张健眼科医案》）

陈某，男，56 岁，湖南省长沙县果园镇双河村，农民。于 2014 年 10 月 10 日初诊。

主诉：双眼内干涩不爽，畏光 5 月余。

病史：患者 5 月前出现双眼干涩不爽、畏光等症状，伴口干舌燥，腰膝酸软。经当地卫生院予抗生素滴眼液滴眼后，症状无明显改善。

检查：视力右眼 1.0，左眼 1.0，眼睑无红肿，结膜轻度充血，角膜染色阴性；舌质红，少津，脉细数。

诊断：慢性细菌性结膜炎（双眼）。

辨证：阴虚火旺证。

治法：滋阴降火。

方剂：知柏地黄汤（《医宗金鉴》）加减。

处方：熟地黄 15g，山药 12g，茯苓 10g，泽泻 10g，山茱萸 6g，牡丹皮 10g，知母 10g，黄柏 10g，桑白皮 10g。7 剂。

服法：水煎，每日 1 剂，分 2 次温服。

医嘱：①注意用眼卫生，避免熬夜、过用目力及接触风沙烟尘；②少食辛辣炙煿之品。

二诊（2014 年 10 月 17 日）：双眼干涩不适减轻，结膜充血减轻。舌质红，苔薄。原方，7 剂。

三诊（2014 年 10 月 24 日）：双眼干涩不爽消失。双眼结膜充血消退。

按语：患者因肝肾亏损，阴虚火旺，灼伤眼内津液，目失濡养，发为本病。舌质红，少津，脉细数乃阴虚火旺之征。治宜滋阴降火。知柏地黄汤加减方中熟地黄滋肾阴，山茱萸滋肾敛肝，山药滋肾补脾，三物并补，以收补肾治本之功；泽泻泻肾降浊，牡丹皮泻肝火，茯苓渗脾湿，三泻并用，蕴含"补中有泻"之妙；知母、黄柏清降虚火，桑白皮疏风清肺。诸药并用，阴虚得补，虚火得降，则病自愈。

【治疗心得】

中医认为本病虚多实少，病症轻，但病程缠绵难愈，故临证应结合全身情况，详问病史，细心斟酌。实证疏风清热利湿，虚证滋阴降火，然阴液亏虚，目失所养，是其主要病机所在。故在临证应以养阴清热为主要治疗原则，同时外用药物，内外合治，以提高疗效。

【食疗方】

1. 绿豆白菜心汁

组成：绿豆 120g，白菜心 150g。

功效：清热解毒，养阴明目。

主治：慢性细菌性结膜炎。中医辨证属虚火上炎者。

方解：绿豆清热解毒，止渴消暑；白菜心清热解毒，利尿解渴。2 种食材搭配在一起，具有清热解毒、养阴明目的功效。

制法：将绿豆洗净，放入砂锅中，加适量水，煮至快酥时，加入洗净白菜心，继续煮 20 ～ 25 分钟，即可。

用法：每日 1 剂，上下午分服。

2. 蒲公英粳米粥

组成：蒲公英 30g（鲜品 60g），粳米 60g，精盐、味精各适量。

功效：滋阴清热。

主治：慢性细菌性结膜炎。中医辨证属虚火上炎者。

方解：蒲公英清热解毒，消痈散结，尤善清肝热，治疗肝热目赤肿痛，以及多种感染，化脓性疾病；粳米具有养阴生津、除烦止渴、健脾胃、补中气、固肠止泻的作用。2 种食材搭配在一起，具有滋阴清热的功效。

制法：将蒲公英洗净，切碎，入锅，取汁；将粳米洗净，加入药汁，用小火煮成稀粥，加精盐、味精即成。

用法：早、晚分服。

【名医经验】

1. 庞赞襄经验（河北省人民医院中医眼科名中医）：认为本病属于中医学"目赤"范畴。因急性结膜炎未能彻底治愈，复受湿邪郁困，脉络受阻所致；或烟尘刺激、视力疲劳、屈光不正、饮酒过度、睡眠不足等，均为本病诱发因素。患者多为成年人及老年人，如不及时治疗，病程往往缠绵数月或至数年不愈。诊断要点：自觉眼痒，刺痛，异物感，热感，干燥多瞬，眼易疲劳，常以夜间加重。白睛淡红，翻转眼睑，表面尚平，但持续日久，微呈肥厚，呈天鹅绒状，眼眵较少；舌苔薄白，脉缓细或弦细。治法：清热散风，健脾燥湿。方剂：羌活胜风汤。药物：羌活 9g，银柴胡 9g，黄芩 10g，白术 9g，独活 9g，川芎 9g，荆芥穗 9g，枳壳 9g，前胡 9g，薄荷 9g[后下]，桔梗 9g，白芷 9g，甘草 8g。水煎，每日 1 剂，分 2 次温服。加减：湿热盛，加苍术 9g，龙胆 9g，木通 9g；

大便燥结，加大黄；口渴烦躁，加石膏 15g[打碎先煎]，知母 9g，麦冬 9g；胃呆纳少，加山楂 9g，神曲 9g，麦芽 9g；胃寒吞酸，肠鸣便溏，加吴茱萸 9g，干姜 9g，陈皮 9g。

2. 陆南山经验（上海第二医学院眼科教授）：将本病分为 2 证：①心火上炎证。主证：内外眦球结膜充血，分泌物较多，有轻度刺激症状，口渴喜饮，烦热、不寐；舌质红绛，脉象细数。治法：清心火而安心神。药物：黄连 3g，黄芩 3g，大黄 6g[后下]，栀子 9g[炒黑]，连翘 9g，菊花 9g，朱砂拌茯神 12g，嫩钩藤 9g[后下]。解析：依照中医学的五轮学说，两眦属心，以及《黄帝内经》所述"白睛赤脉法于阳"。故以《伤寒论》的泻心汤加栀子、连翘等清热药，朱砂拌茯神能安心神，是针对烦热不寐，配以钩藤为伍，对不寐症疗效更显。②肺热不清证。主证：两眦白睛赤丝微布，畏光沙涩，视物昏糊，兼心烦闷不适；舌质红，苔薄黄，脉弦滑。治法：清肺降热。药物：旋覆花 9g[包煎]，杏仁 9g，天花粉 9g，甘草 3g，枳壳 3g，玄参 9g，桑白皮 6g，甜葶苈 6g[包煎]，黄芩 3g，防风 3g，黄连 1.5g，菊花 9g。解析：处方采取《审视瑶函》治疗天行赤热症的成方桑白皮散加黄连。方中旋覆花降肺气；甜葶苈开肺气；桑白皮、黄芩泻肺；杏仁润肺；天花粉泻火生津；玄参入肺肾二经，滋阴降火，清热解毒；防风散风祛湿解热；枳壳理气化痰；菊花清热祛风，明目解毒；黄连燥湿清热；甘草调和诸药。综上所述，均为泻肺经之火。故治疗天行赤热，肺气壅塞，肺热不清之证，颇相适宜。

3. 陈达夫经验（四川成都中医药大学附属医院名中医）：将本病分为 3 证：①肺阴不足，虚火上炎。治法：养阴清肺。方剂：养阴清肺汤加减。药物：生地黄 12g，麦冬 12g，白芍 12g，牡丹皮 12g，菊花 15g，刺蒺藜 25g，薄荷 6g[后下]，甘草 6g。解析：方中用生地黄、麦冬、白芍、牡丹皮、菊花、刺蒺藜、甘草养阴润肺；薄荷调肝。②肝肾亏损，阴虚火旺。治法：滋补肝肾。方剂：一贯煎加减。药物：沙参 30g，麦冬 15g，当归 10g，生地黄 15g，枸杞子 15g，菊花 15g，刺蒺藜 25g，青皮 15g，龟甲 15g[先煎]。解析：沙参、麦冬、当归、生地黄、枸杞子、菊花、刺蒺藜、龟甲滋补肝肾；青皮疏调肝气。③表邪未尽，向里传变。治法：固中而化太阳之气。方剂：小建中汤。药物：白芍 18g，桂枝 9g，甘草 6g，大枣 2 枚，生姜 9g，饴糖 15g。解析：方中用桂枝汤将白芍加倍，再加饴糖，以调中气；其意在于补虚和里扶正。

4. 姚和清（上海市第六人民医院中医眼科名中医）：内外兼治本病。内治：阴虚火旺证。主证：双目赤丝纠缠，干涩眊燥，数月于兹。证属赤眼后遗，病名赤丝虬脉；舌质红绛，脉细弦而数。治法：滋阴降火。方剂：当归六黄汤加减。药物：生地黄 24g，熟地黄 24g，黄连 3g，黄芩 6g，全当归 9g，地骨皮 9g，柴胡 6g，天冬 9g，炒枳壳 4.5g，炙甘草 3g，五味子 3g。水煎，每日 1 剂，分 2 次温服。解析：方中生地黄、熟地黄、全当归、五味子滋阴养血；天冬养阴生津；地骨皮凉血清热；炙甘草补中益气；枳壳行气宽中；黄连、黄芩清热降火。诸药配合，更具滋阴降火之效。外治：黄连西瓜霜滴眼液滴眼。

【治疗进展】

西医治疗主要是去除病因，抗感染治疗。在等待实验结果时，医生开始局部使用广谱抗生素，确定致病菌属后给予敏感抗生素。中医治疗实证疏风清热利湿，虚证滋阴降火，佐以活血化瘀。本病需经较长时间治疗，疗效取决于患者对治疗方案的依从性。

【预防与调护】

1.去除诱因，注意眼部卫生。

2.彻底治疗急性细菌性结膜炎，积极治疗倒睫、慢性泪囊炎、矫正屈光不正等。

3.平时工作要有规律，用眼不要过度，注意饮食宜清淡，少食辛辣，并戒烟酒，若有屈光不正，应配镜矫正。

第三节　淋菌性结膜炎

本病由奈瑟菌属细菌淋球菌感染引起，属超急性细菌性结膜炎，是急性传染性眼病中最剧烈的一种。其特征为潜伏期短（10 小时至 2～3 日不等），病情进展迅速，结膜充血水肿伴有大量脓性分泌物。有 15%～40% 患者可迅速引起角膜混浊、浸润，周边或中央角膜溃疡，治疗不及时，几日后可发生角膜穿孔，严重威胁视力。其他并发症包括前房积脓性虹膜炎、泪腺炎和眼睑脓肿。

本病属中医学"脓漏眼"范畴。

【病因病机】

西医认为本病成人主要是通过生殖器 – 眼接触传播而感染，新生儿主要是分娩时经患有淋球菌性阴道炎的母体产道感染，发病率大约为 0.04%。

中医认为本病为外感淋病疫毒，导致肺胃火毒炽盛，夹肝火升腾，浸淫于目而成。

【临床表现】

患眼灼热疼痛，畏光，流泪，伴有大量脓性分泌物。成年患者潜伏期为 10 小时至 2～3 日不等，常有排尿困难、尿痛、尿急、尿血等症状。新生儿患者多在出生后 2～3 日发病，其症状与成人患者相似，但可有全身发热等表现。眼部检查初期可见眼睑及结膜高度充血水肿，或伴结膜出血及假膜形成，有黏稠或血性分泌物；3～5 日后，可见大量脓性分泌物自睑裂外溢，部分患者合并角膜溃烂，严重者角膜穿孔，形成眼内容物脱出或嵌顿，甚至前房积脓；2～3 周后，脓性分泌物减少，睑结膜充血肥厚、乳头滤泡增生、表面粗糙，球结膜轻度充血等，可持续数月。此外，全身检查常在耳前扪及肿大的淋巴结，可有淋菌性尿道炎或阴道炎。

【辅助检查】

眼分泌物或结膜刮片可找到淋球菌；尿道或阴道分泌物涂片急性期显微镜下检查可见革兰阴性双球菌；血常规检查急性期白细胞总数可增加，中性粒细胞比例可升高。

【诊断要点】

1.有淋病史或接触史，新生儿患者其母有淋菌性阴道炎。

2.眼睑及结膜高度充血水肿，大量脓性分泌物。

3.眼分泌物或结膜刮片发现淋球菌。

【鉴别诊断】

本病应与急性细菌性结膜炎相鉴别，后者有"红眼病"接触史，病势、球结膜充血、水肿及脓性分泌物不如淋菌性结膜炎严重，耳前淋巴结不肿大，预后良好。分泌物涂片或结膜刮片及细菌培养可以鉴别。

【治疗】

（一）治疗原则

本病病情凶险，发展迅速，故强调全身与局部治疗相结合。

（二）中医治疗

1.辨证论治

（1）疫毒攻目证

症状：患眼灼热畏光，疼痛难睁，血性分泌物，结膜充血、水肿，甚则球结膜水肿高出角膜，角膜上皮点状缺失，或见睑结膜有点状出血及假膜形成；兼见恶寒发热，便秘溲赤；舌质红，苔薄黄，脉浮数。

分析：疫毒上壅，肺失清肃，肺气壅滞，气郁水停血滞，故见结膜充血、水肿，球结膜水肿高出角膜，以及血性分泌物等眼症；恶寒发热、便秘溲赤及舌脉表现均为疫毒侵袭之候。

治法：清热解毒。

方剂：普济消毒饮（《东垣试效方》）加减。

药物：板蓝根10g，连翘10g，柴胡10g，桔梗10g，玄参10g，牛蒡子10g，黄芩10g，黄连5g，陈皮5g，马勃3g[包煎]，薄荷3g[后下]，僵蚕3g，升麻3g，甘草5g。

方解：方中黄芩、黄连、板蓝根、马勃、升麻、甘草清热解毒，退赤消肿；牛蒡子、连翘、薄荷、僵蚕、柴胡疏风散邪，止痛止痒；玄参凉血滋阴；陈皮理气行滞；桔梗载药上行，引药上达头目。诸药配伍，共奏清热解毒、疏散风热之功。

加减：可于方中加生地黄10g，牡丹皮10g以清热凉血；加葶苈子10g[包煎]，以下气行水；角膜上皮缺失严重者可加石决明15g[先煎]，芦荟10g，以清肝退翳。

（2）火毒炽盛证

症状：结膜严重充血，脓性分泌物不断从睑内溢出，眼睑及球结膜充血水肿，角膜溃烂，甚则穿孔；兼见头痛身热，口渴咽痛，小便短赤热痛，便秘；舌绛，苔黄，脉数。

分析：火毒炽盛，气血两燔，热深毒重，故见结膜严重充血，脓性分泌物不断从睑内溢出等眼症；肺胃火毒炽盛，引动肝火上燔，故见角膜溃烂，甚则穿孔；舌脉及全身症状则为火毒炽盛之象。

治法：泻火解毒。

方剂：清瘟败毒饮（《疫疹一得》）加减。

药物：生石膏20g[打碎先煎]，生地黄15g，犀角（水牛角30g代替）1.5g，玄参15g，连翘15g，栀子10g，黄芩10g，知母10g，赤芍10g，牡丹皮10g，黄连5g，鲜竹叶6g，桔梗6g，甘草3g。

方解：方中重用石膏合知母、甘草以清阳明之热；黄连、黄芩、栀子三药合用能泻三焦实火；犀角、牡丹皮、生地黄、赤芍专于凉血解毒化瘀；连翘、玄参、桔梗、甘草清热透邪利咽；竹叶清心利尿，导热下行。诸药合用，即清气分之火，又凉血分之热。

加减：常加金银花10g，紫花地丁10g，败酱草10g，蒲公英10g，以增强清热解毒之力；若结膜充血严重者，可加紫草10g，赤芍10g，以增凉血活血之功；若黑睛溃烂者，酌加夏枯草10g，青葙子10g[包煎]，石决明15g[先煎]，以凉血解毒、清肝明目退翳；若便秘溲赤明显者，酌加通草10g，车前子10g[包煎]，大黄10g[后下]，以通利二便。

（三）西医治疗

1. 冲洗患眼：用3%硼酸液或1：10000的高锰酸钾溶液冲洗结膜囊，每15～30分钟冲洗1次，必须夜以继日，不可间断，直至脓性分泌物减少或消失。

2. 局部治疗

（1）抗生素滴眼液，如青霉素、氧氟沙星滴眼液等频频滴眼。

（2）若发生角膜溃疡者，还需用1%硫酸阿托品滴眼液或眼膏散瞳。

3. 全身治疗

（1）肌肉注射：成人每次青霉素160万U，每日2次，连续5日。如青霉素过敏者，可用盐酸大观霉素，每次1g，每日2次，连续5日。

（2）静脉给药：有角膜病变者，应静脉滴注头孢曲松钠，每次1g，8小时或12小时1次，连续7日。

（3）新生儿用青霉素10万U/kg·d，分4次肌肉注射或静脉滴注，连续用7日；或用头孢噻肟曲松钠25mg/kg，每8小时或12小时1次，连续7日。

（4）由于本病大约30%的患者伴有衣原体感染，故应补充口服对衣原体有效的抗生素。可选红霉素（每次0.25g，4次/日，连续7日）、阿奇霉素（每次1g，1次/日，连续7日）、多西环素（每次0.1g，2次/日，连续7日）。

【病案举例】

张健验案（《张健眼科医案》）

龙某，男，38岁，湖南省长沙市天心区尚歌娱乐城，自由职业。于2015年7月12日初诊。

主诉：双眼红痛、流脓泪1日。

病史：患者2日前出现生殖器流脓性分泌物，第2日就出现双眼红痛，流脓泪症状。

检查：视力检查因眼睑水肿严重受影响。结膜充血（+++），球结膜水肿，大量脓性分泌物；舌质红，苔薄黄，脉数。眼分泌物及生殖器分泌物涂片检查可见革兰阴性双球菌。

诊断：淋菌性结膜炎（双眼）。

辨证：热毒炽盛证。

治法：泻火解毒。

方剂：龙胆泻肝汤（《医方集解》合五味消毒饮（《医宗金鉴》加减。

处方：龙胆 10g，黄芩 10g，柴胡 10g，生地黄 15g，泽泻 10g，栀子 10g，车前子 10g[包煎]，木通 10g，金银花 15g，蒲公英 15g，紫花地丁 10g，野菊花 6g，连翘 10g，荆芥 10g，甘草 5g。2剂。

服法：水煎，每日 1 剂，分 2 次温服。

外治：0.3% 加替沙星滴眼液，开始每分钟 1 次，半小时后 5 分钟滴 1 次，1 小时后半小时滴 1 次，分泌物消失后，每日滴 6～8 次。

西药：阿奇霉素，单次口服本品 1g（4 片）。

医嘱：患者用具需隔离，严格消毒，以防传染他人。

二诊（2015 年 7 月 14 日）：双眼红肿减轻，分泌物消失。舌质红，苔薄黄，脉数。原方 2 剂。

三诊（2015 年 7 月 16 日）：双眼红赤消退，无分泌物。

按语：患者因眼部感染淋病疫毒，引动肺胃热邪夹肝火升腾上攻于目而发脓漏眼。热毒充斥，气血两燔，热深毒重，则白睛赤脉深红粗大，眵多成脓，不断从睑内溢出等；舌质红，苔薄黄，脉数为热毒炽盛之征。治宜泻火解毒。龙胆泻肝汤合五味消毒饮加减方中龙胆大苦大寒，既能泻肝胆实火，又能利肝经湿热，泻火除湿。金银花、蒲公英、紫花地丁、野菊花清热解毒；黄芩、栀子苦寒泻火为臣。连翘、荆芥疏风清热；泽泻、车前子、木通利尿导热下行；生地黄养血滋阴，使邪去而不伤阴；火邪郁内，肝气不舒，故用柴胡舒畅肝胆之气。甘草调和诸药。共奏泻火解毒之效。结合外用抗生素滴眼液，内服阿奇霉素，病情迅速治愈。

【治疗心得】

中医治疗以泻火解毒为主，西医治疗以局部和全身用药并重为原则。

【食疗方】

野菊花蒲公英茶

组成：野菊花 20g，蒲公英 30g，绿茶 3g。

功效：清肝泻火，清热解毒。

主治：淋菌性结膜炎。中医辨证属热毒壅盛者。

方解：野菊花清热解毒，疏风凉肝；蒲公英清热解毒，消痈散结；绿茶有抗菌等作用。3 种食材搭配在一起，具有清肝泻火、清热解毒等功效。

制法：将野菊花、蒲公英洗净后与绿茶同入锅中，加适量水，煎煮 30 分钟，取汁即成。

用法：早、晚分服。

【治疗进展】

西医认为本病的治疗应在诊断标本收集后立即进行，以减少潜在的角膜及全身感染的发生，局部治疗和全身用药并重。成人大剂量肌注青霉素或头孢曲松钠（菌必治）1g即可，如果角膜感染，加大剂量，1～2g，连续5日。青霉素过敏者，可用盐酸大观霉素（淋必治）2g，肌注。除此之外，还可联合口服1g阿奇霉素或100mg多西环素，每日2次，持续7日；或喹诺酮类药物（环丙沙星0.5g或氧氟沙星0.4g，每日2次，连续5日）。中医治疗以清热泻火解毒为主。

【预防与调护】

1.宣传性病防治知识，严格控制性病传播，淋菌性尿道炎、阴道炎的病人患病期间禁止到公共游泳池游泳或浴池洗澡，饭前便后要洗手。

2.对患有淋病性尿道炎及阴道炎的病人要隔离，彻底治疗，与患眼接触的医疗器械须严格消毒，焚毁敷料等物；若单眼患病，应用透明眼罩保护健眼。

3.新生儿出生后应及时滴用抗生素眼液以作预防。

4.医生在检查和处理病人时，应戴保护眼镜。

第四节　腺病毒性角结膜炎

腺病毒感染性结膜炎是一种重要的病毒性结膜炎，主要表现为急性滤泡性结膜炎，常合并有角膜病变。本病传染性强，可散在或流行性发病。腺病毒性角结膜炎主要表现为两大类型，即流行性角结膜炎和咽结膜热。

本病属中医学"天行赤眼暴翳"病范畴。

【病因病机】

西医认为腺病毒是一种脱氧核糖核酸（DNA）病毒，可分为37个血清型。不同型别的腺病毒引起的病毒性结膜炎可有不同的临床表现，同样的临床表现也可由几种不同血清型的腺病毒所引起。流行性角结膜炎是一种强传染性的接触性传染病，由腺病毒8、19、29和37型腺病毒（人腺病毒D亚组）引起，潜伏期为5～7日。咽结膜热是由腺病毒3、4和7型引起的一种表现为急性滤泡性结膜炎伴有上呼吸道感染和发热的病毒性结膜炎，传播途径主要是呼吸道分泌物。多见于4～9岁儿童和青少年。常于夏、秋季节在幼儿园、学校中流行，散发病例可见于成人。

中医认为本病为外感疠气，内兼肺火亢盛，内外合邪，肺金凌木，侵犯肝经，肺肝火炽，上攻于目而发病。

【临床表现】

患眼灼热目痛，畏光、流泪，水样分泌物，视物模糊。眼部检查初起可见眼睑微肿，结膜充血水肿，耳前及颌下淋巴结肿大并有压痛；发病 1～2 周后，结膜充血水肿逐渐消退，但出现睫状充血或混合充血，角膜出现弥散的斑点状上皮损害，呈圆形，边界模糊，多位于角膜中央，在裂隙灯显微镜下清晰可见荧光素染色后的角膜上皮缺损；2～3 周后，荧光素染色虽转为阴性，但角膜点状混浊可持续数月或更长时间，以后逐渐消退。

【辅助检查】

眼分泌物涂片可见单核细胞增多。

【诊断要点】

1. 发病迅速，双眼先后发病，常有相关接触史。
2. 自觉患眼疼痛，畏光流泪，水样分泌物，耳前及颌下淋巴结肿大并有压痛。
3. 结膜充血水肿，角膜出现弥散的斑点状上皮损害，多位于角膜中央。

【治疗】

（一）治疗原则
西医以局部应用抗病毒药为主。中医以肺肝同治、泻火退翳为治疗原则。

（二）中医治疗

1. 辨证论治

（1）疠气犯目证

症状：目痒疼痛，畏光流泪，水样分泌物，眼睑微肿，结膜充血水肿，角膜上皮出现散在点状缺失；兼见头痛发热、鼻塞流涕；舌红，苔薄白，脉浮数。

分析：疠气初感肺金，引动肝火，上犯结膜及角膜，故见结膜充血水肿，角膜上皮点状缺失等眼症；全身症状及舌脉均为疠气侵袭之候。

治法：疏风清热，退翳明目。

方剂：菊花决明散（《原机启微》）加减。

药物：石决明20g[先煎]，决明子10g，菊花10g，木贼10g，羌活10g，防风10g，蔓荆子10g，川芎3g，黄芩10g，石膏15g[打碎先煎]，炙甘草10g。

方解：方中决明子、石决明、木贼明目退翳为君；防风、羌活、蔓荆子、菊花散风升阳为臣；甘草、川芎和气顺血为佐；黄芩、石膏除热为使。全方共奏疏风清热、退翳明目之功。

加减：阴亏血虚者，去羌活，加玄参10g，麦冬10g；黑睛翳多者，加蝉蜕5g，刺蒺藜10g，以祛风退翳；若结膜充血水肿明显者，加桑白皮10g，金银花10g，以清热泻肺。

（2）肺肝火炽证

症状：患眼疼痛，畏光流泪，视物模糊，角膜上皮融合成较大的、粗糙的上皮浸润，结膜混合性充血；兼见口苦咽干，便秘溲赤；舌红，苔黄，脉弦数。

分析：素体肺热较盛，肺金凌木，侵犯肝经，肺肝火炽，上攻于目，故见结膜充血，角膜上皮浸润形成较大融合；口苦咽干、便秘溲赤及舌脉等为肺肝火炽之候。

治法：清肝泻肺，退翳明目。

方剂：洗肝散（《审视瑶函》）加减。

药物：生地黄15g，当归尾10g，川芎3g，赤芍10g，羌活10g，防风10g，菊花10g，刺蒺藜10g，苏木10g，木贼6g，薄荷5g[后下]，红花5g，蝉蜕5g，甘草5g。

方解：方中生地黄、赤芍、当归、川芎、苏木、红花养血活血，理气化滞；羌活、防风、薄荷、菊花祛风解表，清热明目；刺蒺藜、蝉蜕、木贼退翳明目；甘草调和诸药。全方共奏清肝祛风、退翳明目之功。

加减：常于方中加密蒙花10g，谷精草10g以增疏风清热退翳之功。

（3）阴虚邪留证

症状：患眼干涩不适，结膜充血消退，但仍遗留角膜上皮下浸润；舌红少津，脉细数。

分析：热邪伤津，余邪未尽，故见结膜充血消退，但患眼仍干涩不适，尚有角膜上皮下浸润；舌红少津，脉细数为阴虚邪留之候。

治法：养阴祛邪，退翳明目。

方剂：滋阴退翳汤（《眼科临证笔记》）加减。

药物：生地黄15g，玄参15g，知母10g，麦冬10g，刺蒺藜10g，木贼10g，菊花10g，青葙子10g[包煎]，菟丝子10g，蝉蜕6g，甘草5g。

方解：方中生地黄、玄参、知母、麦冬滋阴养液；刺蒺藜、木贼、菊花、青葙子、蝉蜕退翳除障；菟丝子补益肝肾；甘草调和诸药。全方共奏滋阴退翳之功。

加减：常于方中加北沙参10g，天冬10g以增养阴生津之功；角膜上皮下浸润、畏光者，宜加石决明10g[先煎]，谷精草10g，乌贼骨10g以清肝明目退翳。

2. 熏洗眼：选用大青叶、金银花、蒲公英、决明子、野菊花等清热解毒之品，煎汤熏洗患眼，每日2～3次。

3. 针刺治疗：同急性细菌性结膜炎。

（三）西医治疗

1. 局部治疗

使用抗病毒药物，如4%吗啉胍、0.1%碘苷、0.1%阿昔洛韦滴眼液，每小时1次。可与抗生素滴眼液交替滴眼，预防混合感染。局部冷敷和使用血管收缩剂，可缓解症状。

2. 全身治疗

可配合使用全身抗病毒治疗，如口服阿昔洛韦，每次200mg，每日5次，连服1～2周。

【病案举例】

例1　张健验案（《张健眼科医案》）

李某，女，22岁，湖南省长沙市喜来登大酒店，服务员。于2014年5月20日初诊。

主诉：双眼红肿灼热，畏光流泪2日。

病史：患者于5月18日起突发双眼红，灼热感，畏光流泪，泪液清稀；伴头痛，发热，鼻塞流涕。

检查：视力：右眼0.8，左眼1.0。双眼睑微肿，结膜充血水肿（++），角膜2%荧光素钠染色呈弥散的斑点状着色；舌质红，苔薄白，脉浮数。

诊断：腺病毒性角结膜炎（双眼）。

辨证：风热壅盛证。

治法：祛风清热。

方剂：银翘荆防汤（《张怀安眼科临床经验集》）。

处方：金银花20g，板蓝根20g，蒲公英20g，连翘10g，荆芥10g，防风10g，柴胡10g，桔梗10g，黄芩10g，薄荷5g[后下]，甘草5g。3剂。

服法：水煎，每日1剂，分2次温服。

外治：①鱼腥草滴眼液，滴双眼，每1～2小时1次。②0.1%更昔洛韦（晶明）滴眼液，滴双眼，1次2滴，每2小时1次，1日给药五六次。

医嘱：①注意个人卫生，不用脏手、脏毛巾揉擦眼部。②手帕、毛巾、脸盆以及其他生活用品应注意消毒，防止传染他人。③禁食辛辣炙煿之品。

二诊（2014年5月23日）：双眼红，灼热感，畏光流泪，头痛发热，鼻塞流涕等症减轻；舌红，苔薄白，脉浮数。检查：右眼0.8，左眼1.0。2%荧光素钠染色仍可见数个黄绿色着色点。原方去薄荷，加蝉蜕5g，木贼6g，以祛风退翳。3剂。鱼腥草滴眼液、更昔洛韦（晶明）滴眼液改为每日滴双眼各4次。

三诊（2014年5月26日）：视力：右眼1.0，左眼1.0。双眼红赤基本消退，角膜2%荧光素钠染色已无着色点；舌质淡红，苔薄黄，脉浮。原方3剂。药尽而愈。

按语：《古今医统大全·眼科》认为本病"运气所加，风火淫郁……必有瘀血，宜去之。"今患者外感疠气，内兼肺火亢盛，内外合邪，上攻于目而发天行赤眼暴翳。疠气初感肺金，引动肝火，上犯白睛、黑睛，故白睛红赤浮肿，黑睛星翳稀疏之眼症；头痛发热、鼻塞流涕，舌红，苔薄白，脉浮数等全身之症为风热偏盛之征。治宜祛风清热解毒。银翘荆防汤方中以金银花、连翘清热解毒为君药；板蓝根、蒲公英、黄芩苦寒配金银花、连翘清热解毒为臣药；薄荷、荆芥、防风祛风散邪为佐药；柴胡解表、疏肝，桔梗引药上行，甘草调和诸药共为使药。诸药合用，风热毒邪俱去，天行赤眼暴翳诸症渐消。

例2　张健验案（《张健眼科医案》）

覃某，男，35岁，长沙市开福区，工人。于2015年7月12日初诊。

主诉：双眼红，疼痛，异物感，畏光流泪2日。

病史：患者于7月10日突发双眼红，疼痛，异物感，畏光流泪，视物模糊，兼见口苦咽干，便秘，尿黄。

检查：视力：右眼0.8，左眼1.0。双眼睑浮肿，结膜充血水肿（++），角膜周边2%荧光素钠染色点状着色；舌质红，苔黄，脉弦数。

诊断：腺病毒性角结膜炎（双眼）。

辨证：热毒炽盛证。

治法：清肝泻火。

方剂：加味龙胆泻肝汤（《张怀安眼科临床经验集》）。

处方：龙胆 10g，黄芩 10g，栀子 10g，泽泻 10g，木通 10g，车前子 10g[包煎]，当归 10g，柴胡 10g，生地黄 30g，羌活 10g，防风 10g，板蓝根 20g，蒲公英 20g，酒炒大黄 10g[后下]，甘草 5g。3 剂。

服法：水煎，每日 1 剂，分 2 次温服。

外治：①鱼腥草滴眼液，滴双眼，每 1～2 小时 1 次。②0.1% 更昔洛韦（晶明）滴眼液，滴双眼，1 次 2 滴，每 2 小时 1 次，1 日给药 5～6 次。

医嘱：①注意个人卫生，不用脏手、脏毛巾揉擦眼部。②手帕、毛巾、脸盆以及其他生活用品应注意消毒，防止传染。③禁食辛辣炙煿之品。

二诊（2015 年 7 月 15 日）：大便已通畅，双眼红，疼痛，异物感、畏光流泪、视物模糊、口苦咽干等症减轻。检查视力：右眼 0.8，左眼 1.0。双眼结膜充血减轻，角膜 2% 荧光素钠染色仍可见数个黄绿色着色点。舌质红，苔黄，脉弦数。原方去大黄，加蝉蜕 6g，木贼 6g，以退翳明目。3 剂。鱼腥草及更昔洛韦滴眼液，改为每日滴双眼各 4 次。

三诊（2015 年 7 月 18 日）：视力：右眼 1.0，左眼 1.0。双眼结膜充血消退，角膜 2% 荧光素钠染色已无着色点。舌质淡红，苔薄黄，脉浮。原方 3 剂。药尽而愈。

按语：患者外感疠气，内兼肺火亢盛，内外合邪，上攻于目而发天行赤眼暴翳。患者素体内热较盛，外邪引动肝火，内外合邪，上犯于目，故见抱轮红赤，黑睛星翳簇生等症；口苦咽干及舌脉等全身症状为肝火偏盛之征。治宜清肝泻火，退翳明目。加味龙胆泻肝汤加减方中龙胆大苦大寒，为泻肝胆之要药；黄芩、栀子清热降火；板蓝根、蒲公英清热解毒；车前子、泽泻、木通清利湿热；当归、生地黄和血养阴，以防苦寒化燥伤阴；柴胡引药入肝；羌活、防风祛风止痛；酒炒大黄通便泻热；甘草调和诸药。诸药合之，清肝泻火，退翳明目，肝火去，翳障除，天行赤眼暴翳诸症渐愈。

【治疗心得】

肺肝同病为本病的特点，故治疗时不能因结膜充血肿痛消退就放松对角膜上皮损伤的治疗，否则会造成角膜上皮损伤迁延难愈。

【食疗方】

1. 刺苋叶菊花饮

组成：刺苋叶 20g，菊花 30g，白糖适量。

功效：祛风清热解毒。

主治：腺病毒性角结膜炎。中医辨证属风热壅盛者。

方解：刺苋叶味甘淡微苦，能清热解毒，凉血，消炎消肿，通利小便；菊花散风清热，平肝明目。2种食材搭配在一起，具有祛风清热解毒的功效。

制法：将刺苋叶、菊花同放入大茶杯中，加入白糖，用滚开水冲泡即可。

用法：当茶饮。

2. 菠菜野菊汤

组成：菠菜红根150g，野菊花15g。

功效：祛风清热解毒。

主治：腺病毒性角结膜炎。中医辨证属风热壅盛者。

方解：菠菜红根养血，止血，敛阴，润燥；野菊花清热解毒，疏风平肝。2种食材搭配在一起，具有祛风清热解毒的功效。

制法：将菠菜红根、野菊花水煎2次，每次用水300mL，煎20分钟，将两次煎好的液体混合，去渣取汁即可。

用法：分1～2次服。

【名医经验】

谢康明经验（湖南省长沙康明眼科医院，湖南省农村名中医）：认为本病系风热之邪入络上攻于目所致。治法：疏风清热，方剂：消风柴连汤（《谢康明医案精华》）。药物：全蝎3g，当归尾10g，红花8g，赤芍15g，木贼10g，蝉蜕8g，黄芩10g，桑白皮10g，蒲公英30g，忍冬藤30g，紫草10g，龙胆10g。早在《秘传眼科龙木论》中就有论述，称之为"暴赤眼后急生翳外障"，中医认为此病系外感疫疠毒邪，内兼肺火亢盛，风外合邪，侵入肝经，肝肺二经邪气上攻于目所致。因病位于在肝肺二经，由肺及肝，内治法当清肝泻肺并举。若为风热之邪上攻于目所致，遂用消风柴连汤治之，全方具有祛风退翳，扶正明目之功。

【治疗进展】

西医治疗局部冷敷和使用血管收缩剂可减轻症状，急性期可使用抗病毒药物抑制病毒复制，如干扰素滴眼液、0.1%阿昔洛韦、0.15%更昔洛韦等，每小时1次。合并细菌感染时加用抗生素治疗。出现严重的膜或假膜、上皮或上皮下角膜炎引起视力下降时可考虑使用糖皮质激素，病情控制后应减少糖皮质激素滴眼液的滴眼频度至每日或隔日1次。应用中注意逐渐减药，不要突然停药，以免复发；另外还要注意激素的副作用。中医从肺肝同治，以祛风清热、泻火解毒、退翳明目为主。

【预防与调护】

1. 本病为接触传染，传染性强，易引起流行，故传染期间，应注意隔离。

2. 严格消毒患者用过的洗脸用具、手帕、使用过的医疗器具。

3. 医护人员在接触患者后必须洗手消毒，以防交叉感染。

4. 保持局部清洁。

第五节 流行性出血性结膜炎

流行性出血性结膜炎是一种暴发流行的自限性眼部传染病，又称"阿波罗 11 号结膜炎"。特点是发病急、传染性强、刺激症状重，结膜滤泡，结膜下出血，角膜损伤及耳前淋巴结肿大。

本病属中医学"天行赤眼"范畴。

【病因病机】

西医认为本病病原体为微小型核糖核酸（RNA）病毒中的 70 型肠道病毒。偶由 A24 型柯萨奇病毒引起，也有腺病毒 11 型引发本病的报道。本病传染方式为接触传染，最主要的传播途径为手、眼接触。

中医认为本病多因猝感疫疠之气，疫热伤络，或肺胃积热，肺金凌木，侵犯肝经，上攻于目而发病。

【临床表现】

患眼疼痛、畏光、流泪、异物感、结膜下出血，全身可有头痛发热、四肢酸痛等症。眼部检查初起可见眼睑水肿，结膜下出血呈片状或点状，从上方球结膜开始向下方球结膜蔓延。多数患者有滤泡形成，伴有上皮角膜炎和耳前淋巴结肿大。少数人发生前葡萄膜炎。

【辅助检查】

眼分泌物涂片或结膜刮片镜检见单核白细胞增多。

【诊断要点】

1. 潜伏期短，2 ～ 24 小时，传染性强，夏秋季暴发流行。

2. 通过患眼 – 水 – 健眼，或患者 – 水或物 – 健眼，接触传播。

3. 临床症状似急性卡他性结膜炎，但分泌物不呈浆液性。眼睑红肿，球结膜下出血，呈片状、点状或全结膜为特点。

4. 有的伴角膜浸润、点状剥脱、荧光染色着色，在瞳孔区影响视力。

5. 发病前有上呼吸道感染症状，如发热、头痛、咽痛，伴耳前淋巴结肿大。

6. 病毒分离为肠道腺病毒。

具备 1 ～ 5 项即可诊断，并有第 6 项即确诊。

【鉴别诊断】

1. 急性细菌性结膜炎 是由细菌感染引起的一种常见的急性流行性眼病。主要特征为结膜明显充血，脓性或黏液性分泌物，有时分泌物附于角膜表面瞳孔区而影响视力，角膜并发症常为卡他性角膜边缘浸润。耳前淋巴结多不受累，而流行性出血性结膜炎则以水样分泌物角膜上皮点状剥脱，耳前淋巴结肿大，球结膜下出血为特征。

2. 流行性角结膜炎　本病为腺病毒 8 型引起，潜伏期较流行性出血性结膜炎长。滤泡主要发生在下睑、结膜下出血较少，发病 1～2 周后角膜出现上皮下圆形浸润为其特征，病毒分离为腺病毒 8 型。

【治疗】

（一）治疗原则

西医认为本病患病期休息有利于隔离与康复。目前尚无特殊有效的疗法，抗生素、磺胺药对本病无疗效。抗生素滴眼液仅用于预防细菌感染。4% 吗啉胍、0.1% 羟苄唑、0.1% 利巴韦林、阿昔洛韦、0.1% 更昔洛韦滴眼液等对有些病毒株有抑制作用。干扰素滴眼液有广谱抗病毒作用，可用于重症治疗及密切接触者预防感染。中医学以祛风清热解毒为治则，用金银花、野菊花、板蓝根、桑叶、薄荷等，加热熏敷或提取液滴眼可缓解症状。

（二）中医治疗

1. 辨证论治

（1）疠气犯目证

症状：患眼异物感、灼热、畏光流泪，水样分泌物，眼睑微红肿，结膜充血，结膜下出血呈点片状；发热头痛，鼻塞，流清涕，耳前颌下可扪及肿大的淋巴结；舌质红，苔薄黄，脉浮数。

分析：初感疫疠之气，上犯结膜，热伤络脉，故见结膜充血、结膜下出血呈点片状等眼症；全身症状及舌脉均为疠气侵袭之候。

治法：疏风清热。

方剂：驱风散热饮子（《审视瑶函》）加减。

药物：羌活 10g，防风 10g，连翘 10g，牛蒡子 10g^[炒研]，大黄 10g^[后下]，栀子 10g，当归尾 10g，赤芍 10g，川芎 3g，薄荷 5g^[后下]，甘草 5g。

方解：方中羌活、防风、薄荷、牛蒡子疏风散热，辛凉解表；大黄、连翘、栀子清热泻火解毒；当归尾、川芎、赤芍活血消肿止痛；甘草调和诸药。诸药合用，共奏疏风清热、活血止痛之功。

加减：宜去方中之羌活、当归尾、川芎，加金银花 10g，黄芩 10g，蒲公英 10g，大青叶 10g 等以增强清热解毒之功；若无便秘，可去方中大黄；若结膜充血严重，结膜下出血广泛者，加牡丹皮 10g，紫草 10g 以清热凉血退赤。

2. 热毒炽盛证

症状：患眼灼热疼痛，热泪如汤，眼睑红肿，结膜充血水肿、弥漫出血，角膜上皮出现浸润；口渴心烦，便秘溲赤；舌红，苔黄，脉数。

分析：肺胃素有积热，复感疫疠之气，内外合邪，上攻于目，故见结膜充血水肿、弥漫出血，角膜上皮出现浸润等眼症；全身症状及舌脉均为热毒炽盛之候。

治法：泻火解毒。

方剂：泻肺饮（《眼科纂要》）加减。

药物：生石膏 15g^[打碎先煎]，桑白皮 10g，黄芩 10g，栀子 10g，羌活 10g，荆芥 10g，防风 10g，白芷 10g，连翘 10g，枳壳 10g，赤芍 10g，木通 10g，甘草 5g。

方解：方中生石膏、桑白皮、黄芩、栀子清泻肺胃火邪；羌活、荆芥、防风、白芷、连翘祛风散结消肿；赤芍活血消滞；木通清降通利，导热下行，使热从小便出；前人认为，凡白睛肿胀浮起者，乃肺气逆上而行，故用枳壳理气下气，肺气下降则肿消；甘草调和诸药。

加减：若结膜下出血广泛者，酌加紫草 10g，牡丹皮 10g，生地黄 10g 以凉血止血；角膜上皮出现浸润者，酌加石决明 10g^[先煎]，木贼 10g，蝉蜕 10g，以散邪退翳；若便秘溲赤明显者，加大黄 10g^[后下]，淡竹叶 10g 以清热通腑、利水渗湿。

（2）针刺治疗：同急性细菌性结膜炎。

（3）洗眼法：选用大青叶 20g，金银花 15g，蒲公英 30g，菊花 15g，清热解毒之品，煎汤熏洗患眼，每日 2～3 次。

（二）西医治疗

西医无特殊治疗，有自限性，可参照腺病毒性角结膜炎进行治疗。

【病案举例】

例1 张健验案（《张健眼科医案》）

何某，男，32 岁，湖南省湘潭市岳塘区霞光中路，自由职业。于 2015 年 7 月 6 日初诊。

主诉：双眼红，灼热感，畏光流泪 2 日。

病史：患者于 7 月 4 日突发双眼红，灼热，异物感，畏光流泪，分泌物稀薄，伴发热头痛，鼻塞，流清涕。

检查：视力：右眼 1.0，左眼 0.8。双眼眼睑微红，结膜充血（+++），球结膜下点片状出血，角膜未见星点浸润。耳前颌下可扪及淋巴结肿大；舌质红，苔薄黄，脉浮数。

诊断：流行性出血性结膜炎（双眼）。

辨证：初感疫疠证。

治法：疏风清热。

方剂：驱风散热饮子（《审视瑶函》）加减。

处方：连翘 10g，牛蒡子 10g，羌活 10g，薄荷 5g^[后下]，赤芍 10g，防风 10g，当归尾 10g，栀子 10g，金银花 15g，蒲公英 15g，板蓝根 15g，甘草 5g。3 剂。

服法：水煎，每日 1 剂，分 2 次温服。

外治：①鱼腥草滴眼液，滴双眼，每 1～2 小时 1 次。②0.1% 更昔洛韦（晶明）滴眼液，滴双眼，1 次 2 滴，每 2 小时 1 次，1 日给药五六次。

医嘱：①注意个人卫生，不用脏手、脏毛巾揉擦眼部。②手帕、毛巾、脸盆以及其他生活用品应注意消毒，防止传染。③禁辛辣炙煿之品。

二诊（2015 年 7 月 9 日）：双眼红、灼热、异物感、畏光流泪、结膜分泌物，发热头痛、鼻塞、流清涕减轻；舌质红，苔薄黄，脉弦。查视力：右眼 1.0，左眼 1.2。双眼睑红肿已消，结膜充血、点片状出血减轻，耳前颌下淋巴结减小；舌质红，苔薄黄，脉浮数。原方 3 剂。鱼腥草及更昔洛韦滴眼液，改为每日滴双眼各 3 次。

三诊（2015 年 7 月 12 日）：视力右眼 1.0，左眼 1.2。双眼结膜充血基本消退，结膜下点片状瘀血变局限。舌质淡红，苔薄黄，脉浮。原方 3 剂。药尽而愈。

按语：《银海精微·卷之上》指出："天行赤眼者，谓天地流行毒气，能传染于人。"患者因外感疫疠之气，热伤络脉，故白睛红赤、点片状溢血；患眼碜涩灼热，羞明流泪，眼眵稀薄，胞睑微红，发热头痛，鼻塞，流清涕，耳前颌下可扪及肿核，舌质红，苔薄黄，脉浮数均为初感疠气之征。治宜疏风清热。驱风散热饮子加减方中防风、羌活、薄荷、牛蒡子疏风散热，辛凉解表；连翘、栀子、金银花、蒲公英、板蓝根清热泻火解毒；当归尾、赤芍活血消肿止痛；甘草调和诸药。诸药合用，共奏疏风清热、活血止痛之功，眼内碜涩灼热，羞明流泪，眼眵稀薄，胞睑微红，白睛红赤、点片状溢血，发热头痛，鼻塞，流清涕，耳前颌下肿核等症俱退。

例 2　张健验案（《张健眼科医案》）

欧阳某，女，22 岁，中南大学，学生。于 2015 年 7 月 14 日初诊。

主诉：双眼红，灼热感，畏光流泪 2 日。

病史：患者于 7 月 12 日起突发双眼红，灼热疼痛，热泪频流，眼睑红肿；伴口渴心烦，便秘，尿黄。

检查：视力：右眼 0.8，左眼 0.6。双眼眼睑红肿，结膜充血水肿（++）、弥漫性球结膜下出血，角膜周边有星点浸润，2% 荧光素钠染色检查有数个点状着色；舌质红，苔黄，脉数。

诊断：流行性出血性结膜炎（双眼）。

辨证：热毒炽盛证。

治法：清热泻肺。

方剂：泻肺饮（《眼科纂要》）加减。

处方：防风 10g，荆芥 10g，炒大黄 10g[后下]，连翘 10g，黄芩 10g，赤芍 10g，栀子 10g，生石膏 20g[打碎先煎]，枳壳 10g，桑白皮 10g，木通 6g，生地黄 15g，蝉蜕 5g，木贼 5g，甘草 5g。3 剂。

服法：水煎，每日 1 剂，分 2 次温服。

外治：①鱼腥草滴眼液，滴双眼，每 1～2 小时 1 次。②0.1% 更昔洛韦（晶明）滴眼液，滴双眼，1 次 2 滴，每 2 小时 1 次，1 日给药 5～6 次。

医嘱：①注意个人卫生，不用脏手、脏毛巾揉擦眼部。②手帕、毛巾、脸盆以及其他生活用品应注意消毒，防止传染。③禁食辛辣炙煿之品。

二诊（2015 年 7 月 17 日）：大便已通畅，双眼灼热疼痛，热泪频流，口渴心烦等症减轻；舌质红，苔薄黄，脉浮数。视力：右眼 1.0，左眼 0.8。双眼红肿已消，结膜充血、出血减轻，角膜 2% 荧光素钠染色检查着色减少。原方 3 剂。鱼腥草滴眼液改为每日滴双眼 5 次。

三诊（2015 年 7 月 20 日）：视力：右眼 1.0，左眼 1.2。双眼充血基本消退，诸症若失；舌质淡红，苔薄黄，脉浮。原方 3 剂。药尽而愈。

按语：患者肺胃素有积热，复感疫疠之气，内外合邪，上攻于目，故白睛红肿、弥漫溢血，黑睛星翳等眼症；口渴心烦，便秘溲赤，舌质红，苔黄，脉数均为热毒炽盛之征。治宜清热泻肺。泻肺饮加减方中桑白皮、防风、荆芥、枳壳疏风清肺热；炒大黄泄热通便，配生石膏、黄芩、连翘清肺胃之热；栀子、木通清热利湿，使里热从二便而解；生地黄、赤芍养血活血；蝉蜕、木贼明目退翳；甘草和中缓急。诸药合用，则内外分消，风热毒邪俱去，天行赤眼诸症则消。

【治疗心得】

本病为病毒感染，传染性极强，因此，要注意预防隔离，切断传染途径。发病后，局部选用抗病毒的滴眼液滴眼，每日 4～6 次。全身症状显著者，按中医学辨证选方，配合外治，如用大青叶、板蓝根、菊花、紫花地丁等制成煎剂熏洗。

【食疗方】

1. 苦瓜木贼汤

组成：苦瓜 100g，木贼 20g。

功效：祛风清热。

主治：流行性出血性结膜炎。中医辨证属风热犯目者。

方解：苦瓜补胆润肝，利尿；木贼归肺、肝经，具有疏散风热、明目退翳、止血的功效。2 种食材搭配在一起，具有祛风清热的功效。

制法：将苦瓜去籽瓤，切片。木贼洗净切段，加入 600mL 水中，煎至 300mL，去渣取汁即可。

用法：当茶饮。

2. 蒙花蒸鸡肝

组成：鸡肝 1 具，密蒙花 10g，精盐、味精、麻油各适量。

功效：祛风清热。

主治：流行性出血性结膜炎。中医辨证属风热犯目者。

方解：密蒙花祛风清热，清肝明目；鸡肝补益肝肾而明目。2 种食材搭配在一起，具有祛风清热、清肝明目的功效。

制法：将鸡肝洗净切块，密蒙花洗净，装于纱布袋内，同放入大瓷碗中，注入清水 150mL，隔水蒸熟，取出药纱袋，下精盐、味精，淋麻油即可。

用法：分 1～2 次趁热食肝喝汤。

【名医经验】

谢康明经验（湖南省长沙康明眼科医院，湖南省农村名中医）：认为本病是肺胃积热，上攻于目所致。治法：清热泻肺。方剂泻肺饮（《眼科纂要》）加减。药物：生石膏 30g[打碎先煎]，赤芍 15g，黄芩 10g，桑白皮 10g，枳壳 10g，川木通 10g，连翘 10g，荆芥 10g，防风 10g，木贼 8g，羌活 10g，川黄连 8g，贯众 10g，鱼腥草 30g，甘草 6g。流行性出血性结膜炎为眼科急症，其传染性强，严重者可出现角膜病变。本病属中医"天行赤眼"范畴，由外感风湿热毒所致，或兼有肺胃积热，内外合攻于目所发。由肺胃积热上泛于目所致者，方选泻肺饮加减，方中黄芩、桑白皮、石膏，川黄连、清肺泻火；荆芥、防风祛风散邪；赤芍活血止痛；枳壳行气导滞；贯众、鱼腥草清热解毒；甘草调和诸药，诸药合用，达清泻肺热，解毒散邪气之功。

【治疗进展】

目前尚无特殊治疗，主要是对症治疗，局部应用抗 RNA 病毒或广谱抗病毒药物如干扰素、利巴韦林等可有效，如合并细菌感染可合用抗生素滴眼液滴眼。中医辨证论治，可改善全身症状，缩短病程。

【预防与调护】

1. 注意个人卫生，不用脏手、脏毛巾揉擦眼部。

2. 急性期的病人所用手帕、毛巾、脸盆及其他生活用品应注意消毒，防止传染。如一眼患病，另一眼更须防护，以防患眼分泌物及滴眼液流入健眼。

3. 禁止包扎患眼。

第六节　包涵体性结膜炎

包涵体性结膜炎是由 D-K 型沙眼衣原体引起的一种通过性接触或产道传播的急性或亚急性滤泡性结膜炎。传播途径主要是尿道和阴道的分泌物及游泳池间接接触，新生儿为产道感染。特点是下睑及下穹窿结膜有滤泡形成，几周后消退，不留瘢痕，无角膜血管翳。常双眼同时发生。

本病中医学无明确记述。

【病因病机】

西医认为本病好发于性生活频繁的年轻人，多为双侧。衣原体感染男性尿道和女性子宫颈后，通过性接触或手 – 眼接触传播到结膜，游泳池可间接传播疾病。新生儿经产道分娩也可能感染。由于表现有所不同，临床上又分为新生儿和成人包涵体性结膜炎。

中医认为本病主要是由脾胃湿热，复受风邪，风邪与湿热相搏，壅滞于眼睑而发。

【临床表现】

1. 新生儿包涵体性结膜炎：又称新生儿包涵体脓漏眼，潜伏期为出生后 5 ～ 12 日，急性或亚急性发病，同时累及双眼。患眼会出现畏光、流泪，眼部检查可见眼睑轻度水肿，大量黏液脓性分泌物。睑结膜充血，浸润增厚，乳头增生，可出现假膜。由于新生儿结膜腺浅层尚未发育，故 2 ～ 3 个月内无滤泡形成，晚期可有滤泡。穹窿及球结膜水肿、充血。角膜上皮点状染色，近角膜缘处可有小的上皮下浸润，一般不发生溃疡。耳前淋巴结肿大。数周后转入慢性期，3 ～ 6 个月恢复正常。偶可同时引起新生儿其他部位的感染，如衣原体性呼吸道的感染、肺炎、中耳炎等。

2.成人包涵体性结膜炎：主要见于青年人，潜伏期为 3～4 日，双眼同时或先后发病。早期患眼会出现畏光、流泪等不适，3～4 日症状加重，大量黏液脓性分泌物尤以早晨明显。3～4 日后结膜高度充血水肿，粗糙不平，有黏液脓性分泌物。7～10 日开始出现滤泡，以下穹窿部结膜明显。可有乳头增生，无炎性假膜形成，不发生瘢痕。两个月后可出现角膜炎，或角膜边缘及中央浸润，一般不发展成溃疡。晚期有显著的滤泡形成，3 个月至 1 年后自行消退，不遗留瘢痕，无角膜血管翳。2～3 周后急性炎症消退而转入慢性期。转归同新生儿包涵体结膜炎。

【辅助检查】

结膜刮片检查可见嗜中性粒细胞，上皮细胞胞质内可见包涵体。结膜涂擦取材，接种鸡胚卵黄囊或细胞培养分离衣原体；单克隆抗体试剂盒免疫荧光染色，酶联免疫吸附试验，检测血清、泪液抗体均可做出诊断。

【诊断要点】

1. 根据以上临床表现。

2. 结膜刮片检查见嗜中性粒细胞，上皮细胞胞质内见包涵体等特点即可诊断。新生儿强调进行结膜刮片检查，可鉴别沙眼衣原体、淋球菌等不同病原体。

【鉴别诊断】

1. 沙眼　可发生在任何年龄，上睑结膜及上穹窿部结膜有乳头增生，滤泡形成，形态不规则，大小不一，排列不整齐，血管模糊，愈后留瘢痕，有角膜血管翳，分泌物非脓性。

2. 滤泡性结膜炎　发生于儿童、青少年多见，下穹窿结膜为主，滤泡较大，灰红色，圆形或椭圆形，愈后不留瘢痕，分泌物呈水样。

3. 新生儿淋菌性结膜炎　一般出生后 2～3 日发病，有大量脓性分泌物，涂片检查可找到淋球菌。

【治疗】

（一）治疗原则

成人应强调全身治疗，并对其性伴侣进行检查治疗。新生儿在治疗眼部感染的同时，还要治疗其他器官的衣原体感染。首选磺胺类药物，成人还可以选择四环素族抗生素。中医治疗以祛风、清热、除湿为要。

（二）中医治疗

1. 辨证论治

（1）湿热阻滞证

症状：患眼有畏光、流泪、异物感，分泌物多而黏稠；结膜充血，滤泡增生，色黄而软，大小均匀，排列整齐；可伴有腹胀、纳呆、便溏；苔黄腻，脉濡数。

分析：湿热之邪上壅于目，故见畏光、流泪、异物感，结膜充血；湿邪黏滞，故可见分泌物多而黏稠，滤泡增生；腹胀、纳呆、便溏及舌脉均为湿热阻滞之征。

治法：清热利湿。

方剂：甘露消毒丹（《医效秘传》）加减。

药物：滑石 15g^[包煎]，豆蔻 6g^[后下]，石菖蒲 10g，木通 10g，藿香 10g，黄芩 10g，茵陈 10g，连翘 10g，浙贝母 10g，射干 10g，薄荷^[后下]5g。

方解：方中重用滑石、茵陈、黄芩，其中滑石利水渗湿，清热解暑，两擅其功，茵陈善清利湿热而退黄，黄芩清热燥湿，泻火解毒，三药合用，正合湿热并之病机，共为君药。湿热留滞，易阻气机，故臣以石菖蒲、藿香、豆蔻行气化湿，悦脾和中，令气畅湿行；木通清热利湿通淋，导湿热从小便而去，以益其清热利湿之力。热毒上攻，颈肿咽痛，故佐以连翘、射干、贝母、薄荷，合以清热解毒，散结消肿而利咽止痛。纵观全方，利湿清热，两相兼顾，且以芳香行气悦脾，寓气行则湿化之义，佐以解毒利咽，令湿热疫毒俱去，诸症自除。

加减：若睑结膜充血、痒痛、分泌物多而黏稠者，可加黄连 10g，菊花 10g，金银花 10g，以清热解毒；球结膜充血者，加赤芍 10g，地骨皮 10g，桑白皮 10g，以清热退赤；若腹胀、纳呆、便溏明显者，加厚朴 10g，苍术 10g，薏苡仁 10g，以健脾燥湿。

2. 湿热夹风证

症状：患眼灼热磨痛，痒涩不适，分泌物多而黏稠，畏光流泪，眼睑肿胀，结膜充血，滤泡生成；舌红苔薄黄，脉数。

分析：湿热之邪夹风上犯于目，故见患眼灼热磨痛，痒涩不适，分泌物多而黏稠，畏光流泪，眼睑肿胀，结膜充血，滤泡生成；舌脉均为湿热夹风之征。

治法：祛风清热除湿。

方剂：除风清脾饮（《审视瑶函》）加减。

药物：荆芥 10g，防风 10g，连翘 10g，生地黄 10g，知母 10g，玄参 10g，大黄 10g^[后下]，玄明粉 10g^[冲服]，黄芩 10g，黄连 6g，桔梗 6g，陈皮 6g。

方解：方中黄连、黄芩、连翘、玄参、知母清脾胃，泻热毒；玄明粉、大黄通腑，泻脾胃积热；荆芥、防风疏散风邪；桔梗、陈皮理气和胃祛湿；生地黄配合大黄凉血活血消滞，寓"治风先治血，血行风自灭"之意。诸药合用，具有泻热清脾、疏风散邪之功。

加减：湿热较重者，去生地黄、玄参、大黄、玄明粉，酌加苦参 10g，地肤子 10g，木通 10g，以除湿通络；痒涩较甚者，加蝉蜕 10g，刺蒺藜 10g，以祛风燥湿止痒；球结膜充血者，加牡丹皮 10g，赤芍 10g，地骨皮 10g，桑白皮 10g，以清热凉血退赤。

（三）西医治疗

1. 局部治疗　局部应用衣原体敏感药物治疗，如 0.1% 利福平滴眼液、15% 磺胺醋酰钠滴眼液、0.5% 红霉素或四环素眼膏等，白天频点滴眼液，晚上睡前涂眼膏，坚持用药 4 周以上。

2. 全身治疗　①磺胺类药物：磺胺甲基异恶唑，口服，成人每次 1g，每日 2 次，首剂加倍；小儿每日 15～25mg/kg，分 2 次，首剂加倍，连用 7 日。②四环素片，成人每次 0.25g，每日 4 次，持续用药 3～4 周，或口服 7～10 日为 1 疗程，停药 1 周后继续用药，坚持 2～4 个疗程。③红霉素片，每次 0.3g，每日 4 次，连用 3 周。新生儿可用琥珀乙酰红霉素，40mg/kg·d，分 4 次服用，连用 2 周。④多西环素，每次 100mg，每日 2 次，连续用药 3 周。

【病案举例】

例 1　张健验案（《张健眼科医案》）

邓某，男，31 岁，湖南省娄底市涟源钢铁厂，采购员。于 2015 年 7 月 8 日初诊。

主诉：双眼红，灼热，异物感，多眼眵 3 日。

病史：患者 5 日前自觉双眼异物感、灼热感，伴有脓性分泌物，双眼发红明显，稍痒；半月前阴茎长疱疹，疱疹有渗液。

检查：视力：右眼 1.0，左眼 1.0。双眼睑浮肿，结膜充血（++），睑结膜及穹窿部大量滤泡形成，可见黏脓性分泌物，下颌淋巴结肿大。角膜染色阴性，泪道冲洗通畅。舌质红，苔黄，脉浮数。

诊断：包涵体性结膜炎（双眼）。

辨证：风热壅盛证。

治法：祛风清热。

方剂：银翘荆防汤（《张怀安眼科临床经验集》）加减。

处方：金银花 20g，板蓝根 20g，蒲公英 20g，连翘 10g，荆芥 10g，防风 10g，柴胡 10g，桔梗 10g，黄芩 10g，赤芍 10g，薄荷 5g[后下]，甘草 5g。2 剂。

服法：水煎，每日 1 剂，分 2 次温服。

外治：0.3% 加替沙星滴眼液滴双眼，1 日 4 次，1 次 1～2 滴。

西药：阿奇霉素分散片，单次口服本品 1g。

医嘱：①注意个人卫生，勤洗手。②防止性接触传染。

二诊（2015 年 7 月 10 日）：双眼红、灼热、异物感减轻。结膜充血减轻，滤泡稍减小，分泌物明显减少；舌红，苔薄黄，脉弦。原方再服 5 剂。

三诊（2015 年 7 月 15 日）：双眼红、灼热、异物感基本消除，球结膜充血消退，睑结膜及穹窿部滤泡仍存，分泌物消失。查视力：右眼 1.0，左眼 1.0。再服 7 剂，药尽而愈。

按语：患者外感风热，上攻于目，致白睛红赤，眵多羞明；壅滞胞睑脉络，致睑生颗粒；舌质红，苔黄，脉浮数为风热壅盛之征。治宜祛风清热。银翘荆防汤方中金银花、连翘清热解毒为君药；板蓝根、蒲公英、黄芩苦寒配金银花、连翘清热解毒为臣药；薄荷、荆芥、防风祛风散邪，加赤芍以活血散瘀为佐药；柴胡解表、疏肝，桔梗引药上行，甘草调和诸药为使药。病程短，内服外用；药与证合，其病得愈。

例 2　张健验案（《张健眼科医案》）

刘某，男，27 岁，湖南省湘潭韶山氮肥厂，货车司机。于 2014 年 5 月 5 日初诊。

主诉：双眼红，干涩不适，眼眵多 7 日。

病史：患者 7 日前自觉双眼干涩不适，异物感、灼热感，伴有黏脓性分泌物，双眼发红明显。用 0.25% 氯霉素滴眼液滴眼，未见明显好转。平素喜肥甘厚腻，好酒，大便秘结。

检查：视力：右眼 1.0，左眼 0.8。双眼睑浮肿，结膜充血（++），睑结膜及穹窿部大量滤泡形成，可见黏脓性分泌物，下颌淋巴结肿大。角膜染色阴性，泪道冲洗通畅。舌质红，苔黄腻，脉濡数。

诊断：包涵体性结膜炎（双眼）。

辨证：湿热攻目证。

治法：清热祛湿。

方剂：除风清脾饮（《审视瑶函》）加减。

处方：陈皮10g，连翘10g，防风10g，荆芥10g，知母10g，黄芩10g，玄参10g，黄连5g，大黄10g[后下]，桔梗10g，生地黄10g，金银花15g，蒲公英15g，白术10g。7剂。

服法：水煎，每日1剂，分2次温服。

外治：0.3%加替沙星滴眼液滴双眼，1日4次，1次1～2滴。

西药：盐酸多西环素肠溶胶囊（永喜），口服，1次100mg，每日2次，共服7日。

医嘱：①注意个人卫生，勤洗手。②防止性接触传染。

二诊（2014年5月12日）：大便已通畅，双眼红、灼热、异物感减轻。结膜充血减轻，滤泡稍减小，分泌物明显减少；舌红，苔薄黄，脉濡数。原方去大黄。7剂。

三诊（2014年5月19日）：双眼红、灼热、异物感基本消除，球结膜充血消退，睑结膜及穹窿部滤泡仍存，分泌物消失。查视力：右眼1.0，左眼1.0。原方去金银花、蒲公英，再服7剂，药尽而愈。

按语：患者脾胃湿热蕴积，复感风热邪毒，上攻于目，致白睛生赤，眵多羞明；壅滞胞睑脉络，致睑生颗粒；舌质红，苔黄腻，脉濡数为湿热攻目之征。除风清脾饮加减方中防风、荆芥祛风散热；黄芩、黄连燥湿清热，泻火解毒；大黄攻积导滞；生地黄、知母、玄参养阴清热；连翘、金银花、蒲公英清热解毒；桔梗载药上行；陈皮、白术健脾行气。诸药合用，共奏清热祛湿、祛风清脾之效。结合外滴内服抗生素，疗效快捷。

【治疗心得】

中医治疗以祛风、清热、除湿为主。配合治疗衣原体感染西药，外用内服可收到满意的疗效。

【食疗方】

黄芩车前子饮

组成：黄芩10g，车前子15g[包煎]，甘草5g。

功效：清热除湿。

主治：包涵体性结膜炎。中医辨证属湿热攻目者。

方解：黄芩清热燥湿；车前子清利湿热，使热从小便出；甘草清热解毒。

制法：将黄芩、车前子[包煎]、甘草三药，加水500mL，煎至250mL，滤过取汁；再加水500mL，煎至250mL，滤过取汁，两次药液混合即可。

用法：当茶饮。

【治疗进展】

包涵体性结膜炎是衣原体引起的疾病，其感染可波及呼吸道、胃肠道，因此口服药物很有必要。除中医辨证论治外，婴幼儿可口服红霉素，成人口服阿奇霉素，或四环素，或多西环素，或红霉素等。局部使用抗生素滴眼液及眼用凝胶。采用标准方案治疗后病程缩短，复发率较低。

【预防与调护】

1.加强卫生知识，特别是性知识的教育。

2.产前检查及积极治疗孕妇的衣原体性宫颈炎等生殖道衣原体感染，是预防新生儿包涵体性结膜炎的关键。

3.新生儿出生后应立即常规应用抗生素滴眼液，或涂 0.5% 红霉素眼膏预防。

4.注意个人卫生，加强游泳池等公共事业的卫生管理，严禁有包涵体结膜炎患者入公共游泳池，以防传染他人造成流行。

第七节　沙眼

沙眼是由沙眼衣原体感染所致的一种慢性传染性结膜角膜炎，是致盲的主要疾病之一。全世界有 3 亿～ 6 亿人感染沙眼，感染率和严重程度与当地居住条件及个人卫生习惯密切相关。20 世纪 50 年代以前该病曾在我国广泛流行，是当时致盲的首要病因，20 世纪 70 年代后随着生活水平的提高、卫生常识的普及和医疗条件的改善，其发病率大大降低，但仍然是常见的结膜病之一。本病以结膜乳头增生和滤泡形成，逐渐形成线状、网状瘢痕及角膜血管翳为特征。

本病属中医学"椒疮"的范畴。

【病因病机】

沙眼衣原体由我国汤飞凡、张晓楼等人于 1956 年用鸡胚培养的方法在世界上首次分离出来。从抗株性上可分为 A、B、Ba、C、D、E、F、G、J、H、I、K 等 12 个免疫型，地方性流行性沙眼多由 A、B、C 或 Ba 抗原型所致，D-K 型主要引起生殖泌尿系统感染及包涵体性结膜炎。沙眼为双眼发病，通过直接接触或被污染物间接传播，节肢昆虫也是传播媒介。易感危险因素包括不良的卫生条件、营养不良、酷热或沙尘气候。热带、亚热带区或干旱季节容易传播。

中医认为本病为外感风热毒邪，内有脾胃积热，内外邪毒上壅胞睑，脉络阻滞，气血失和，与邪毒瘀积而成。

【临床表现】

急性沙眼主要发生在学龄前和低年级学龄儿童，但在 20 岁左右时，早期的瘢痕并发症才开始变得明显。成年后的各个时期均可以出现严重的眼睑和角膜并发症。男女的急性沙眼的发生率和严重程度相当，但女性沙眼的严重瘢痕比男性高出 2～3 倍，推测这种差别与母亲和急性感染的儿童密切接触有关。

一般起病缓慢，多为双眼发病，但轻重程度可有不等。沙眼衣原体感染后潜伏期 5～14 日。幼儿患沙眼后，症状隐匿，可自行缓解，不留后遗症。成人沙眼为亚急性或急性发病过程，早期即出现并发症。沙眼初期表现为滤泡性慢性结膜炎，以后逐渐进展到结膜瘢痕形成。

急性期症状包括畏光、流泪、异物感，较多黏液或黏液脓性分泌物。可出现眼睑红肿，结膜明显充血，乳头增生，上下穹窿部结膜布满滤泡，可合并弥漫性角膜上皮炎及耳前淋巴结肿大。

慢性期无明显不适，仅眼痒、异物感、干燥和烧灼感。结膜充血减轻，结膜污秽肥厚，同时有乳头及滤泡增生，病变以上穹窿及睑板上缘结膜明显，并可出现垂幕状的角膜血管翳。病变过程中，结膜的病变逐渐为结缔组织所取代，形成瘢痕。最早在上睑结膜的睑板下沟处，称之为Arlt 线，渐成网状，以后全部变成白色平滑的瘢痕。角膜缘滤泡发生瘢痕化改变，临床上称之为Herbet's小凹。沙眼性角膜血管翳及睑结膜瘢痕为沙眼的特有特征。

重复感染并发细菌感染时，刺激症状可更重，且可出现视力减退。晚期发生睑内翻与倒睫、上睑下垂、睑球粘连、角膜混浊、实质性结膜干燥症、慢性泪囊炎等并发症，症状更明显，可严重影响视力，甚至失明。

【辅助检查】

1. 结膜刮片可查出沙眼包涵体。

2. 裂隙灯显微镜检查可见角膜血管翳。

3. 荧光抗体染色法或酶联免疫测定等方法检测到沙眼衣原体抗体。

【诊断要点】

1. 眼睑红肿，结膜充血，乳头增生，上下穹窿部结膜布满滤泡。

2. 出现垂幕状角膜血管翳，角膜缘滤泡或 Herbert's小凹。

3. 睑结膜可见瘢痕形成。

【鉴别诊断】

1. 结膜滤泡症 多发生于儿童，双眼发病。无自觉症状，滤泡较小且均匀，境界清楚，半透明，多见于下睑结膜与下穹窿部；特点是结膜不充血、不形成瘢痕、不发生角膜血管翳。

2. 滤泡性结膜炎 多发生于青少年及儿童，病因不清，双眼发病。眼部不适，晨起有少量分泌物；滤泡大小均匀，排列整齐，多见于下睑结膜与下穹窿部；结膜充血但不肥厚；特点是不形成瘢痕、无角膜血管翳。一般不需治疗，1～2 年后可自愈，自觉症状明显时按慢性细菌性结膜炎治疗。

3. 巨乳头性结膜炎 结膜病变与沙眼相似，特点是有明确的角膜接触镜佩戴史。

4. 春季结膜炎 睑结膜增生的乳头如铺路石样，大小不等，扁平粗大。上穹窿部无病变，也无角膜血管翳。特点是结膜刮片涂片可见大量嗜酸性粒细胞。

5. 包涵体性结膜炎 滤泡发生于下睑结膜与下穹窿部结膜，极少形成瘢痕，特点是不发生角膜血管翳。可通过针对不同衣原体抗体的单克隆抗体进行免疫荧光检测，确定其抗原血清型，并进行鉴别。

【治疗】

（一）治疗原则

本病当内外兼治。轻症可以局部点药为主，重症则宜配合内治，必要时还须辅以手术。并发症和后遗症应对症治疗。

（二）中医治疗

1. 辨证论治

（1）风热客睑证

症状：眼微痒不适，干涩有分泌物，睑结膜充血明显，有少量乳头及滤泡，色红而坚，状如花椒，或有角膜血管翳；舌尖红，苔薄黄，脉浮数。

分析：风热初客，睑内触染邪毒不盛，眼症尚轻，故眼微痒不适，干涩有分泌物，有少量乳头及滤泡；舌尖红苔薄黄，脉浮数为风热之候。

治法：疏风清热，退赤散结。

方剂：银翘散（《温病条辨》）加减。

药物：金银花 15g，连翘 10g，桔梗 10g，牛蒡子 10g，荆芥穗 10g，薄荷 5g[后下]，淡豆豉 10g，芦根 10g，淡竹叶 10g，甘草 5g。

方解：方中金银花、连翘清热解毒；薄荷、荆芥、豆豉发汗解表，清泄外邪；桔梗、牛蒡子开利肺气，祛风化痰；甘草、淡竹叶、芦根清上焦风热，兼养胃阴。本方对风温初起，病在上焦者，有辛凉透表、清热解毒之功。

加减：可于方中加生地黄 10g，赤芍 10g，当归 10g，以清热凉血退赤。

（2）血热瘀滞证

症状：眼内刺痛灼热，异物感，畏光，流泪，分泌物黏稠，结膜污秽肥厚，重坠难开，睑结膜充血，大量的乳头及滤泡增生，结膜瘢痕形成，角膜血管翳，视物不清；或见舌质黯红，苔黄，脉数。

分析：热入血分，壅滞胞睑脉络，故眼内刺痛灼热，异物感，畏光，结膜污秽肥厚，睑结膜充血，大量的乳头及滤泡增生，结膜瘢痕形成，角膜血管翳；舌脉为血热瘀滞之候。

治法：清热凉血，活血化瘀。

方剂：归芍红花散（《审视瑶函》）加减。

药物：当归 10g，赤芍 10g，生地黄 10g，红花 10g，防风 10g，白芷 10g，连翘 10g，大黄 10g[后下]，栀子 10g，黄芩 10g，甘草 5g。

方解：方中当归、赤芍、生地黄、红花活血化瘀，凉血散血；黄芩、连翘、栀子、大黄清热利湿，且大黄能助赤芍、红花活血化瘀之力；防风、白芷祛风止痒；甘草调和诸药。诸药合用，共奏清热凉血、活血化瘀之功。

加减：若结膜污秽肥厚，大量的乳头及滤泡增生，结膜瘢痕形成者，加牡丹皮 10g，桃仁 10g，以助凉血化瘀退赤之功；若流泪，分泌物黏稠，异物感，畏光者，加金银花 10g，桑叶 10g，菊花 10g，以清热解毒；若有角膜血管翳、角膜缘滤泡或 Herbert's 小凹者，加石决明 10g^[先煎]，密蒙花 10g，谷精草 10g，以增清热明目退翳之功。

（三）西医治疗

1. 局部治疗　应用衣原体敏感药物，滴眼液白天频繁滴眼，应在 4 次以上，眼膏睡前涂眼。常用药物有：0.1% 利福平滴眼液、0.25% 氯霉素滴眼液、0.5% 金霉素眼膏、喹诺酮类滴眼液或眼膏（诺氟沙星、氧氟沙星、左氧氟沙星等）、0.1% 酞丁胺滴眼液、0.5% 红霉素眼膏、0.5% 四环素眼膏、磺胺类滴眼液等。

2. 全身治疗　急性期或严重的沙眼可选用全身应用抗生素治疗，3～4 周为 1 疗程，如四环素，每次 0.5g，每日 4 次，儿童及孕妇忌用，连用 3 周；多西环素，每次 0.1g，每日 2 次；口服红霉素或螺旋霉素，每次 0.5g，每日 2 次。

3. 手术治疗　滤泡较多，相互融合者，可用海螵蛸棒摩擦法、滤泡压榨术等。

4. 并发症治疗　手术矫正沙眼并发症，如睑内翻矫正术、慢性泪囊炎的泪囊鼻腔吻合术、角膜移植等。

【病案举例】

例 1　张健验案（《张健眼科医案》）

张某，女，56 岁，湖南省石门县夹山镇东泉村，农民。于 2014 年 8 月 12 日初诊。

主诉：双眼异物感，涩痛 1 月余。

病史：患者 1 月前开始出现双眼涩痛、异物感，在当地诊断为"沙眼"，滴 0.25% 氯霉素滴眼液，涂 0.5% 四环素眼膏后症状时轻时重。

检查：右眼视力 0.6，左眼视力 0.5，双眼睑内血管模糊，乳头增生，滤泡形成，角膜上方边缘混浊，有新生血管伸入；舌质红，苔薄黄，脉浮数。

诊断：沙眼 I 期（双眼）

辨证：风热上扰证。

治法：祛风清热。

方剂：驱风散热饮子（《审视瑶函》）加减。

处方：连翘 10g，牛蒡子 10g，羌活 10g，薄荷 3g^[后下]，赤芍 10g，防风 10g，当归 10g，炒栀子 10g，川芎 3g，甘草 3g。7 剂。

服法：水煎，每日 1 剂，分 2 次温服。

外治：①0.1% 利福平滴眼液，滴双眼，每次 2 滴，每日 6 次。②桑叶 15g，菊花 15g，玄明粉 30g。煎水，先熏后洗双眼，每日 2 次。

医嘱：①注意个人卫生，勿共用洗脸用具，以免引起交叉感染。②饮食宜清淡，忌食辛辣刺激食物。

二诊（2014 年 8 月 19 日）：涩痛减轻，结膜充血减轻，右眼视力 0.6，左眼视力 0.6；舌红，苔略黄，脉浮。原方，7剂。0.1%利福平滴眼液改为滴双眼，每日4次。

三诊（2014年8月26日）：双眼涩痛消失，视物自觉较前清晰，视力右眼1.0，左眼0.8。双睑结膜血管清晰，乳头及滤泡明显减少；舌红，苔薄黄，脉象平和。原方，7剂，嘱继续滴0.1%利福平滴眼液，连续2个月，以巩固疗效。

按语：患者外感风热之邪，上攻胞睑则眼生椒疮。风盛则涩，热盛则红赤而痛；舌质红，苔薄黄，脉浮数乃风热上扰之象。治宜祛风散热。驱风散热饮子加减方中羌活、防风、薄荷祛散风邪，清利头目；连翘、牛蒡子清热解毒，引邪外达；栀子清热泻火，凉心解毒；赤芍、当归、川芎凉血活血，退红消肿；甘草调和诸药。共奏祛风散热之功，则诸症得消。

例2 张健验案（《张健眼科医案》）

李某，女，55岁，湖南省浏阳市永和镇永宝村，农民。于2015年5月12日初诊。

主诉：双眼灼热痒痛，沙涩不适，畏光流泪1月余。

病史：患者1月前开始出现双眼灼热痒痛，沙涩不适，畏光流泪，分泌物多而黏稠，曾用0.3%加替沙星滴眼液，涂妥布霉素眼膏，症状时轻时重，近来感视物不清；伴心烦，失眠，脘腹胀满，大便秘结。

检查：右眼视力0.6，左眼0.8。双眼眼睑结膜充血，乳头增生，上下穹窿部结膜满布滤泡形如蛙卵；舌质红，苔黄腻，脉弦滑。

诊断：沙眼I期（双眼）。

辨证：湿热蕴结证。

治法：清热除湿。

方剂：除风清脾饮（《审视瑶函》）加减。

处方：陈皮5g，连翘10g，防风10g，知母10g，玄明粉10g[冲服]，黄芩10g，玄参10g，黄连5g，荆芥10g，大黄10g[后下]，桔梗10g，生地黄15g，赤芍10g，红花5g。7剂。

服法：水煎，每日1剂，分2次温服。

外治：①0.1%利福平滴眼液，滴双眼，每次2滴，每日6次。②桑叶15g，菊花15g，玄明粉30g。煎水，先熏后洗，每日2次。

医嘱：①注意个人卫生，勿共用洗脸用具，以免引起交叉感染。②饮食宜清淡，忌食辛辣刺激食物。

二诊（2015年5月19日）：大便已通，双眼涩痛、灼热、畏光流泪减轻，右眼视力0.6，左眼视力0.6。舌质红，苔薄黄，脉数。原方去大黄、玄明粉。7剂。

三诊（2015年5月26日）：双眼涩痛、灼热、畏光流泪消失，视物自觉较前清晰，视力右眼视力0.8，左眼视力0.8。双眼结膜血管清晰，角膜上方新生血管消退，舌质红，苔薄黄，脉数。原方去黄连。7剂。嘱继续滴0.1%利福平滴眼液，连续2个月，以巩固疗效。

按语：患者外感风热毒邪，内有脾胃积热，内外邪毒上壅胞睑，脉络阻滞，气血失和，与邪毒瘀积而成椒疮。热入血分，壅滞胞睑，则胞睑厚硬，睑内红赤，颗粒累累成片，赤膜下垂；舌质红，苔黄腻，脉弦滑乃湿热蕴结之候。除风清脾饮加减方中黄连、黄芩、连翘、玄参、知母清脾胃，泻热毒；玄明粉、大黄通腑，泻脾胃积热；荆芥、防风疏散风邪；桔梗、陈皮理气和胃祛湿；

赤芍、红花、生地黄配合大黄凉血活血消滞，寓以"治风先治血，血行风自灭"之意。诸药合用，具有泻热清脾、疏风散邪之效。临证应注意玄明粉、大黄为通泻药，大便退利后应停服，以免久泻损伤人体正气。

【治疗心得】

本病为慢性眼病，治疗当内外兼治，轻者可以局部滴药为主，重症则宜配合内治，必要性时还须行手术治疗。对其并发症与后遗症，轻者可在治疗本病时兼顾之，重者则须酌情另行处理。

【食疗方】

1. 苋菜田鸡汤

组成：鲜苋菜 200g，田鸡 100g，大蒜 60g。

功效：健脾补虚，清热明目。

主治：沙眼，中医辨证属脾虚湿盛者。

方解：鲜苋菜清热解毒；田鸡补虚益精，养肺滋肾；大蒜暖脾胃，行水消肿，杀菌。上述 3 种食材搭配在一起，具有健脾补虚、清热明目、利水消肿的功效。

制法：将鲜苋菜、田鸡、大蒜洗净，切小块，加适量水，先将田鸡下锅，煮熟后，再先后加入鲜苋菜、大蒜，调味。

用法：可供中、晚餐菜肴，每日 2 次。

2. 栀子黄柏汤

组成：栀子 10g，连翘 10g，黄芩 10g，黄柏 10g，防风 10g，甘草 6g。

功效：除湿凉血散瘀。

主治：沙眼，中医辨证属血热瘀滞者。

方解：栀子、连翘、黄芩、黄柏、甘草清热解毒；防风疏风散邪。上述 6 种食材搭配在一起，具有除湿凉血散瘀的功效。

制法：将上述 6 种食材放入砂锅内，加适量水煎熬 30 分钟至 200mL 取汁，另加适量水再熬 30 分钟后至 200mL 取汁，将二次汤汁混合即可。

用法：每 200mL，分早晚口服。

3. 银翘汤

组成：金银花 15g，连翘 15g，桔梗 10g，牛蒡子 15g。

功效：疏风清热。

主治：沙眼，中医辨证属风热上扰者。

方解：金银花、连翘疏风清热解毒；桔梗、牛蒡子疏风清热。上述 4 种食材搭配在一起，具有疏风清热的功效。

制法：将上述 4 种食材放入砂锅内，加适量水煎熬 30 分钟至 200mL 取汁，另加适量水再熬 30 分钟后至 200mL 取汁，将二次汤汁混合即可。

用法：每次 200mL，分早晚口服。

【名医经验】

庞赞襄经验（河北省人民医院中医眼科名中医）：认为本病一般以外治为主，如合并风轮赤脉下垂的可采用内治法。①外治法：点药：旨在化腐生肌，散瘀消翳。方剂：磨翳散。药物：炉甘石 6g，朱宝砂 3g，冰片 1.5g，琥珀 6g，硼砂 3g，紫硇砂 0.3g，共为极细面末。用玻璃棒蘸凉开水少许，再用棒蘸药末如米粒大，点在下睑睑内，每日点 1～3 次。海螵蛸棒摩擦法：旨在消除睑内颗粒。制法：将整个海螵蛸分为数棒，用小刀削成葵花子状，长约一寸许，用食盐（2%）水，煮沸消毒备用。用法：在手术前，先用 1% 盐酸丁卡因滴眼液滴眼两次，然后左手翻转上睑及下睑，尽量暴露睑结膜，右手持海螵蛸棒的粗头一端，将另一端朝向沙眼颗粒处，用轻快的手法，从左到右反复轻轻地摩擦，使颗粒破裂出血，以达到结膜表面平滑为度。手术完后，滴 0.25%氯霉素滴眼液于眼内。本法可根据病情反复多次进行。一般轻者可施行一次，重者可反复数次，每隔七日施行一次。②内治法：以健脾散风，清热消翳为主。方剂：羌活胜风汤。药物：银柴胡 10g，黄芩 10g，白术 10g，独活 10g，川芎 10g，荆芥穗 10g，枳壳 10g，羌活 10g，防风 10g，前胡 10g，薄荷 10g[后下]，桔梗 10g，白芷 10g，甘草 3g。水煎服。加减：湿热盛，加苍术 10g，龙胆 10g，木通 10g；大便燥结，加大黄 10g[后下]；口渴烦躁，加生石膏 15g[打碎先煎]，知母 10g，麦冬 10g；胃呆纳少，加山楂 10g，神曲 10g，麦芽 10g；胃寒吞酸，肠鸣便溏，加吴茱萸 10g，干姜 10g，陈皮 10g。

【治疗进展】

治疗沙眼，应着重于局部和全身用药相结合。给药原则一方面要用衣原体敏感的药物，如阿奇霉素、红霉素、四环素、磺胺嘧啶、利福平等；另一方面要保证用药的频度与足够的时间。

【预防与调护】

1. 大力开展卫生宣传教育，把本病的危害性、传染途径、诊断与治疗方法向群众宣传，进行群众性的普查和防治。

2. 改善环境卫生和个人卫生，提倡一人一巾，水源充足的地方提倡流水洗脸。患者的洗脸用具要与健康人分开使用，尤其是服务行业的洗脸用具，必须严格消毒后使用，以免引起交叉感染。重症沙眼患者不宜去游泳馆游泳。

3. 饮食宜清淡，忌辛辣刺激，戒除烟酒嗜好。

第八节 春季角结膜炎

春季角结膜炎又名春季卡他性结膜炎、季节性结膜炎等。青春期前起病，持续 5～10 年，多为双眼，男孩发病率高于女孩。该病在中东和非洲发病率高，温带地区发病率低，寒冷地区几乎无病例报道。春夏季节发病率高于秋冬两季。

本病属中医学"时复目痒"病范畴。

【病因病机】

西医认为本病病因目前尚不明确，其免疫发病机制是Ⅰ型和Ⅳ型超敏反应。很难找到特殊的致敏原。通常认为和花粉过敏有关。各种微生物的蛋白质成分、动物皮屑和羽毛等也可能致敏。近年来，发现春季角结膜炎病人角膜上皮表达细胞黏附分子ICAM-1。泪液中可分离出特异性的IgE、IgG，组胺和类胰蛋白酶升高，血清中组胺酶水平下降。因此发病机理和体液免疫（IgE、IgG）及细胞免疫都有关。春季角结膜炎也见于免疫球蛋白E综合征的病人。

中医认为本病因风邪侵袭，经络受阻；或脾胃湿热内蕴，外感风邪，风湿热相搏，上壅于目；或肝血亏虚，血虚生风而成。

【临床表现】

双眼奇痒难忍，灼热微痛，异物感，甚则畏光流泪，有白色黏丝样分泌物。眼部检查可见睑结膜呈粉红色，上睑结膜巨大乳头呈铺路石样排列，乳头形状不一，扁平外观，包含有毛细血管丛。下睑结膜可出现弥散的小乳头。严重者上睑结膜可有伪膜形成。除非进行冷冻、放疗和手术切除乳头等创伤性操作，一般反复发作后结膜乳头可完全消退，不遗留瘢痕。或在角膜缘有黄褐色或污红色胶样增生，以上方角膜缘明显。上述两种情况可以单独出现，也可同时存在。

【辅助检查】

1.结膜刮片可找到较多的嗜酸性粒细胞。

2.过敏源筛选，可筛出特定过敏源。

3.体液免疫与细胞免疫检查可见血清和泪液中IgG增高。

【诊断要点】

1.双眼奇痒难忍，周期性反复发作，一般春夏季发病，秋冬缓解。

2.睑结膜巨大乳头呈铺路石样排列，乳头形状不一，扁平外观，包含有毛细血管丛；或在角膜缘有黄褐色或污红色胶样增生；或两种情况同时存在。

3.结膜刮片可见嗜酸性粒细胞或嗜酸性颗粒，血清和泪液中IgG增高等，可予以诊断。

【鉴别诊断】

本病应与沙眼相鉴别，鉴别要点见沙眼。

【治疗】

（一）治疗原则

中医治疗以疏风清热养血为主。西医治疗以对症为主，包括抗组胺药、血管收缩剂和糖皮质激素。本病季节性强，不发生并发症，有自限性，预后较好。由于患眼奇痒难忍，治疗以减轻症状为主。避开可能的过敏源，避免阳光刺激。

（二）中医治疗

1. 辨证论治

（1）外感风热证

症状：眼痒难忍，灼热微痛，有白色黏丝样分泌物，睑结膜巨大乳头呈铺路石样排列，角膜缘有黄褐色或污红色胶样增生；舌淡红，苔薄白，脉浮数。

分析：外感风热，瘀滞睑肤肌腠，故见睑结膜巨大乳头呈铺路石样排列或角膜缘有黄褐色或污红色胶样增生，眼痒难忍；舌淡红苔薄白，脉浮数，为外感风热之候。

治法：祛风止痒。

方剂：消风散（《太平惠民和剂局方》）加减。

药物：荆芥穗10g，防风10g，羌活10g，藿香10g，川芎10g，茯苓10g，厚朴10g，僵蚕5g，蝉蜕5g，人参5g，陈皮5g，炒甘草5g。

方解：方中荆芥、羌活、防风、僵蚕、蝉蜕、川芎均为辛散祛风药，诸药合用，可收祛风止痒之功；陈皮理气健脾；藿香散邪辟秽；厚朴燥湿健脾；人参，茯苓、甘草补中益气，运湿健脾，脾健则腠理密，风邪不易入侵，亦可达止痒之功。诸药合用，共奏祛风止痒、健脾除湿之功。

加减：痒甚者，酌加桑叶10g，菊花10g，刺蒺藜10g，以增祛风止痒之功；若结膜充血、灼热明显者，可加牡丹皮10g，赤芍10g，郁金10g，以凉血消滞退赤。

（2）湿热夹风证

症状：患眼奇痒难忍，风吹日晒、揉拭眼部后加剧，泪多，分泌物呈黏丝状，睑结膜巨大乳头呈铺路石样排列，角膜缘有黄褐色或污红色胶样增生；舌质红，苔黄腻，脉数。

分析：湿热郁遏，气血郁阻，兼受风邪，故见患眼奇痒难忍、分泌物黏稠呈黏丝状，角膜缘有黄褐色或污红色胶样增生；舌质红苔黄腻，脉数，为湿热夹风之候。

治法：清热除湿，祛风止痒。

方剂：除湿汤（《秘传眼科纂要》）加减。

药物：滑石20g[包煎]，车前子10g[包煎]，木通10g，茯苓10g，连翘10g，黄芩10g，黄连10g，荆芥5g，防风5g，陈皮5g，枳壳5g，甘草5g。

方解：方中滑石、车前子、木通清利湿热，导热由小便而出；连翘、黄连、黄芩清热燥湿，兼以解毒；荆芥、防风消散风邪以止痒；茯苓、陈皮、枳壳、甘草健脾理气以除湿。全方共奏清热除湿、祛风止痒之功。

加减：常于方中加白鲜皮10g，地肤子10g，茵陈10g，以增强除湿止痒之力；睑结膜巨大乳头呈铺路石样排列及角膜缘有黄褐色或污红色胶样增生者，可加郁金10g，川芎10g，以消瘀滞。

（3）血虚生风证

症状：眼痒势轻，时作时止，角膜缘微有污红色胶样增生；面色少华或萎黄；舌淡脉细。

分析：肝虚血少，虚风内动，上扰于目，故见眼痒干涩，时作时止；全身症状及舌脉均为血虚之候。

治法：养血息风。

方剂：四物汤（《太平惠民和剂局方》）。

药物：熟地黄 15g，白芍 10g，当归 10g，川芎 6g。

方解：方中熟地黄味甘性温味质润，入肝、肾经，长于滋养阴血，补肾填精，为补血要药，故为君药；当归甘辛温，归肝、心、脾经，为补血良药，兼具活血作用，且为养血调经要药，用为臣药；佐以白芍养血益阴；川芎活血行气。四药相伍，共奏补血调血之功。

加减：眼痒甚者，加刺蒺藜 10g，防风 10g，以增祛风止痒之功；脾虚者，加炒白术 10g，茯苓 10g，南沙参 10g，以健脾益气，使气血生化有源。

2. 针刺：选取承泣、光明、外关、合谷等穴，每日 1 次，10 次为 1 个疗程。

3. 冷敷：局部冷敷可减轻症状。

（三）西医治疗

1. 滴眼液：滴用 0.5% 醋酸可的松滴眼液。亦可用 2% 色苷酸钠滴眼液，配合用 0.1% 肾上腺素溶液。可用 2% 环孢霉素 A 滴眼液滴眼。

2. 病情严重者，可口服氯雷他定 10mg，每日 1 次，1～2 周为 1 个疗程。

【病案举例】

例 1　张健验案（《张健眼科医案》）

秦某，男，10 岁，湖南省长沙市芙蓉区育英学校，学生。于 2014 年 5 月 4 日初诊。

主诉：双眼反复奇痒 2 年，复发 15 日。

病史：患者 2 年前开始出现双眼奇痒，每年春夏发病，秋后好转。15 日前双眼奇痒再发，难以忍受，异物感，滴"妥布霉素地塞米松滴眼液"后症状减轻，但仍眼痒。

检查：视力右眼 1.0，左眼 1.0。双眼睑结膜呈粉红色，上睑结膜巨大乳头呈铺路石样排列，上覆一层牛乳样乳白物，牵引成丝状，球结膜略显灰黄，角结膜缘可见胶样隆起；舌质红，苔薄黄，脉浮数。

诊断：春季角结膜炎（双眼）。

辨证：外感风热证。

治法：祛风止痒。

方剂：消风散（《外科正宗》）加减。

处方：荆芥 10g，羌活 10g，防风 10g，川芎 3g，蝉蜕 5g，茯苓 10g，陈皮 5g，厚朴 10g，党参 10g，甘草 5g，僵蚕 5g，金银花 10g。6 剂（中药配方颗粒）。

服法：每日 2 次，开水冲服。

外治：0.2% 色甘酸钠滴眼液，滴双眼，每次 1～2 滴，1 日 4 次。

医嘱：①发病季节，尽量避免与花粉和烟尘接触，外出阳光强烈时注意防晒，戴有色眼镜。②眼奇痒时，做眼部冷敷，可减轻症状。③忌食辛辣炙煿之品。

二诊（2014 年 5 月 10 日）：双眼奇痒明显减轻，原方再服 6 剂。

三诊（2014 年 5 月 16 日）：双眼痒痛消失，睑结膜乳头消失，白睛较黄。加茵陈 10g，以利湿退黄。6 剂。药尽而愈。

按语:《眼科菁华录·时复之病》中所载之"时复症"与本病相类似,书中说:"类似赤热,不治自愈,及期而发,过期又愈,如花如潮,久而不治,遂成其害。"患者因风热外邪所袭,客于肺经,循经上犯于白睛,发为本病,瘀滞睑肤,则睑内生扁平颗粒,白睛污红;舌质红,苔薄黄,脉浮数乃外感风热之象。消风散加减方中荆芥、羌活、防风、蝉蜕祛风散邪为君药;党参、茯苓、厚朴、陈皮理脾除湿为臣药;僵蚕疏风活络止痒,川芎行血祛风,金银花清热解毒,为佐药;甘草调和诸药,为使药。诸药合用,具有收风祛血活则目痒自除、湿去火息则赤肿自消之功。

例2　张健验案（《张健眼科医案》）

王某,男,9岁,湖南省长沙市大同古汉城小学,学生。于2014年4月15日初诊。

主诉:双眼红赤,奇痒难忍,反复发作3年,复发15日。

病史:患者于2011年春双眼无明显诱因出现红赤,奇痒难忍,曾用"醋酸可的松滴眼液""0.2%色甘酸钠滴眼液"可缓解症状,但停药后复发。近半月奇痒难忍。

检查:视力右眼1.0,左眼1.0。双眼胞睑内呈粉红色,上胞睑内巨大扁平颗粒呈铺路石样排列,上有一层黏性乳白样分泌物,牵引成丝状;角膜缘红赤呈堤状胶样隆起,球结膜处呈污秽状灰褐色。舌质淡红,苔薄黄,脉细数。

诊断:春季角结膜炎（双眼）。

辨证:肝火上炎证。

治法:清热泻火。

方剂:清热泻肝汤（《张怀安眼科临床经验集》）。

处方:桑白皮10g,黄芩10g,柴胡10g,龙胆5g,知母10g,乌梅10g,防风10g,茵陈10g,决明子10g,生石膏10g,甘草3g。6剂。

服法:每日2次。

外治:0.2%色甘酸钠滴眼液,滴双眼,每次1～2滴,1日4次。

医嘱:①尽量避免与花粉和烟尘接触,外出阳光强烈时注意防晒,戴有色眼镜。②眼奇痒时,作眼部冷敷,可减轻症状。③忌食辛辣炙煿之品。

二诊（2014年4月21日）:眼痒减轻,原方去龙胆。6剂。

三～六诊（2014年4月27日～5月15日）:服药18剂后,双眼偶尔痒,程度明显减轻,时间较短。检查:右眼视力1.0,左眼视力1.0。双眼胞睑呈粉红色,上睑内乳头减少变小;角膜缘堤状胶样隆起已除,球结膜呈污秽状灰褐色。舌质淡红,苔薄黄,脉细数。嘱原方再服14剂。

按语:患儿肝火上炎,外感风邪,风热相搏于目则出现双眼红赤,奇痒难忍等症。清热泻肝汤方中桑白皮、黄芩、柴胡、防风祛风清热;龙胆清泻肝火;生石膏、知母清热;茵陈清利湿热,利胆退黄;乌梅酸收入肝养筋;决明子清肝泻火;甘草调和诸药。诸药合用,共奏清热泻火、祛风除湿止痒之效。

【治疗心得】

本病治疗以"未病先防"为主。应在发作前即开始治疗,治疗需内外治疗相结合,切不可勿视外治。该病主要在于患者体质,而外因仅为诱发因素。故内治除祛风止痒、缓解症状外,尚应根据患者全身脉证加以综合治疗。

【食疗方】

二豆汤

组成：绿豆 60g，黑大豆 30g。

功效：清热解毒，祛风止痒。

主治：春季角结膜炎。中医辨证属外感风热者。

方解：绿豆解热利尿，清热解毒；黑大豆祛风止痒。2 种食材搭配在一起，具有清热解毒、祛风止痒的功效。

制法：将上述 2 种食材放入砂锅内，加适量水熬烂即可。

用法：当早餐。

【名医经验】

陈达夫经验（四川成都中医药大学附属医院眼科名中医）：认为春季角结膜炎系太阳里实证。湿热兼夹风邪为患，湿热蕴蓄，日久则易感虫。症见白睛污秽呈黄色，为湿热之征，湿热蕴蓄脾肺经络则乳头累累。灼热、羞明、流泪为热象，奇痒为有风之证据。日久感虫，则气轮生膜翳。治法：宣化湿热，祛风杀虫。方剂：三仁汤加味。药物：薏苡仁 30g，豆蔻 6g[后下]，杏仁 10g，法半夏 10g，厚朴 10g，竹叶 10g，通草 6g，滑石 15g[包煎]，蛇蜕 6g[包煎]，鹤虱 15g，芜荑 6g，百部 10g。解析：薏苡仁、杏仁、豆蔻、滑石、法半夏、厚朴、竹叶、通草宣化湿热；蛇蜕祛风；鹤虱、芜荑、百部杀虫。热重者，加蒲公英、白鲜皮等；风重痒甚者，加防风、僵蚕等；湿重者，加萆薢、地肤子等。

【治疗进展】

春季角结膜炎，为一种变态反应性疾病，病理机制不十分清楚，治疗颇棘手，目前尚未有一种特效疗法。西药可采用皮质类固醇和血管收缩剂局部滴眼，但此类可引起激素性青光眼或并发白内障，需密切观察。近来应用色苷酸钠滴眼液、盐酸氮卓斯汀滴眼液、吡嘧司特钾滴眼液、盐酸奥洛他定滴眼液、环孢霉素 A 滴眼液等治疗本病取得了较好的疗效。中药治疗可在应用西药治疗的基础上进行，或单纯应用于中药辨证论治选方、辨病分型选方，外用滴眼综合治疗。

【预防与调护】

1. 发作期为避免阳光刺激，可戴有色眼镜。

2. 少食或不食辛辣厚味之品，以免加重病情。

3. 缓解期可益气补脾以固其本，对防止复发或减轻复发症状有积极的意义。

第九节　泡性角结膜炎

泡性角结膜炎是由微生物蛋白质引起的迟发型免疫反应性疾病。病变以角结膜泡性结节形成为特点。好发于春秋季，多见于营养不良，体质虚弱的儿童和青少年，女性多于男性。

本病属中医学"金疳"病的范畴。

【病因病机】

西医认为常为结膜、角膜上皮组织局部对微生物蛋白质发生的迟发型过敏反应。常见致病微生物包括：结核杆菌、金黄色葡萄球菌、白色念珠菌、球孢子菌属，以及 L1、L2、L3 血清型沙眼衣原体等。

中医认为本病主要由于肺经燥热，宣发失职，肺火偏盛，上攻于目，气血郁滞；或肺阴不足，虚火上炎白睛或脾胃失调，土不生金，肺金失养，肺气不利而致。

【临床表现】

本病多见于女性、青少年及儿童。患眼有轻度的异物感，眼部检查，球结膜浅层可见灰白色或透明小泡，多为单个，大小不一，压之不痛，小泡周围有充血区，小泡破溃后可以自愈，愈后不留痕迹。部分患者结核菌素试验阳性。

【诊断要点】

1. 多发生于女性儿童和青少年。

2. 结膜、角结膜缘或角膜有典型疱疹出现。角膜也可有典型的束状浸润。有不同程度的眼部刺激症状。

3. 根据病因、临床表现及辅助检查即可做出诊断。

【鉴别诊断】

1. 睑裂斑　睑裂部接近角膜缘处的球结膜出现变性病变，多出现在睑裂部近角膜缘处，鼻侧多见，多双眼对称，为一种三角形或椭圆形基底朝向角膜，隆起的、灰黄色的球结膜结节，它不形成溃疡。

2. 浅层巩膜炎　以局限性结节隆起为特征。结节可有数个，暗红色，结节及周围结膜充血、水肿，有压痛，常并有轻度虹膜炎。当移动眼睑而移动球结膜时，见巩膜表层的血管不被推动。结节不形成溃疡。

【治疗】

（一）治疗原则

西医治疗以局部糖皮质激素滴眼为主。但应做胸部 X 线等检查，以确定是否有结核等疾病，特别是儿童患者。中医治疗以肺为本，初起泻肺利气散结；反复发作，则以润肺益气为主。

（二）中医治疗

1. 辨证论治

（1）肺经燥热证

症状：眼干涩有异物感，疼痛，流泪，少量黏稠分泌物；球结膜浅层生小泡，其周围有充血区；或有口渴鼻干，便秘溲赤；舌质红，苔薄黄，脉数。

分析：肺经燥热属实，故以眼干涩有异物感，疼痛较明显，小泡周围有充血区为特点；其他眼症、全身症状和舌脉均为肺经燥热之候。

治法：泻肺散结。

方剂：泻肺汤（《审视瑶函》）加减。

药物：桑白皮 10g，地骨皮 10g，黄芩 10g，知母 10g，麦冬 10g，桔梗 10g。

方解：方中桑白皮、地骨皮、黄芩清泻肺火；知母、麦冬养阴清肺；桔梗载药上行，引药入经。全方共奏清肺降火之功。

加减：常于方中加赤芍 10g，牡丹皮 10g，以凉血活血退赤，加连翘 10g，以增清热散结之功；若小泡位于角膜边缘者，加夏枯草 10g，决明子 10g，以清肝泻火；大便秘结者，可加大黄 10g[后下]，以泻腑清热。

（2）肺阴不足证

症状：眼干涩不适，微疼，分泌物黏稠，球结膜生小泡，周围轻度充血，反复再发；可有干咳咽干；舌质红，少苔或无苔，脉细数。

分析：肺阴不足，虚火上炎，故以眼干涩不适，微疼，小泡周围轻度充血为特点；其他眼症、全身症状和舌脉均为肺阴不足之候。

治法：滋阴润肺。

方剂：养阴清肺汤（《重楼玉钥》）加减。

药物：生地黄 15g，麦冬 10g，玄参 10g，浙贝母 10g，牡丹皮 10g，炒白芍 10g，薄荷 5g[后下]，生甘草 5g。

方解：方中生地黄、玄参养阴润燥，清肺解毒为主药；辅以麦冬、白芍助生地黄、玄参养阴清肺润燥，牡丹皮助生地黄、玄参凉血解毒而消痈肿；佐以浙贝母润肺止咳，清化热痰；薄荷宣肺利咽；使以甘草泻火解毒，调和诸药，合之共奏养阴清肺解毒之功。

加减：热甚者，加夏枯草 10g，连翘 10g，以增清热散邪之功效。

（3）肺脾亏虚证

症状：球结膜小泡周围轻度充血，日久难愈，或反复发作；疲乏无力，食欲不振，腹胀不舒；舌质淡，苔薄白，脉细无力。

分析：因肺脾两虚，邪气不盛，故见眼症轻微，反复发作；疲乏无力、食欲不振、腹胀不舒等全身症状和舌脉为肺脾亏虚之候。

治法：益气健脾。

方剂：参苓白术散（《太平惠民和剂局方》）加减。

药物：党参 15g，茯苓 15g，白术 15g，山药 15g，白扁豆 15g，莲子 10g，薏苡仁 10g，桔梗 5g，砂仁 5g[后下]，炙甘草 10g，大枣 5 枚。

方解：本方以四君子汤（党参、茯苓、白术、炙甘草）益气健脾为基础，加白扁豆、山药、莲子、大枣健脾以固涩；砂仁和胃理气；薏苡仁渗湿健脾；桔梗祛痰止咳，兼载药上行。全方共奏益气健脾、渗湿止泻之功。

加减：常于方中加桑白皮 10g，赤芍 10g，以缓目赤、止目痛。

（三）西医治疗

局部治疗：可用 0.5%醋酸可的松滴眼液或 0.025%地塞米松滴眼液。伴有相邻组织的细菌感染要给予抗生素类药物。补充各种维生素，并注意营养，增强体质。

【病案举例】

例1 张健验案（《张健眼科医案》）

赵某，女，14 岁，湖南省宁乡县煤炭坝镇贺石桥中学，学生。于 2015 年 4 月 18 日初诊。

主诉：左眼异物感，疼痛，流泪 3 日。

病史：患者于 4 月 15 日突发左眼疼痛，异物感，流泪，有眼眵；伴口渴鼻干，便秘，尿黄。

检查：视力：右眼 1.2，左眼 1.0。右眼外观端好；左眼颞侧睑裂部结膜浅层有小泡，约 3mm×3mm 大小，其周围毛细血管粗大。舌质红，苔薄黄，脉数。

诊断：泡性结膜炎（左眼），泡性角膜炎（左眼）。

辨证：肺经燥热证。

治法：泻肺散结。

方剂：泻肺汤（《审视瑶函》）加减。

处方：桑白皮 10g，黄芩 10g，地骨皮 10g，知母 10g，麦冬 10g，桔梗 10g，赤芍 10g，牡丹皮 10g，连翘 10g，夏枯草 10g，决明子 10g，栀子 10g，大黄 10g[后下]。3 剂。

服法：水煎，每日 1 剂，分 2 次温服。

外治：妥布霉素地塞米松（典必殊）滴眼液，滴左眼，每日 4 次。

医嘱：①注意个人卫生，不用脏手、脏毛巾揉擦眼部。②少食辛辣炙煿之品，以防助热伤阴。③加强锻炼，增强体质。

二诊（2015 年 4 月 21 日）：大便通畅，左眼疼痛，异物感，流泪，眼眵，口渴鼻干等症减轻。检查视力：右眼 1.2，左眼 1.0。右眼外观端好；左眼颞侧睑裂部结膜浅层小泡缩小，周围红赤浅淡；舌质红，苔薄黄，脉数。原方去大黄、夏枯草、栀子，加生地黄 15g，麦冬 10g，养阴清热。5 剂。妥布霉素地塞米松滴眼液改为滴左眼，每日 2 次。

三诊（2015 年 4 月 26 日）：视力：右眼 1.2，左眼 1.2。左眼结膜浅层小泡消失。舌质红，苔薄黄，脉平滑。原方，3 剂。以巩固疗效。

按语：《证治准绳·杂病·七窍门》，对本病其症状及发生部位进行了描述："金疳，初起与玉粒相似，至大方变出祸患……生于气轮者，则有珠痛泪流之苦。"今患者因肺经燥热，宣发失职，肺火偏盛，上攻于目，气血郁滞而成金疳。肺经燥热属实，故眼内碜涩疼痛，小泡周围赤脉色红；口渴鼻干，便秘溲赤，舌质红，苔薄黄，脉数均为肺经燥热之征。治宜泻肺散结。泻肺汤加减方中以桑白皮、地骨皮、黄芩清泻肺火；赤芍、牡丹皮凉血活血退赤；栀子、连翘、夏枯草、决明子清热散结；大黄通腑泄热；知母、麦冬清肺养阴；桔梗载药上行，引药入经。诸药合之，泻肺散结，肺经燥热去，则金疳自愈。

例 2　张健验案（《张健眼科医案》）

刘某，男，18 岁，湖南省长沙市地质中学，学生。于 2015 年 7 月 18 日初诊。

主诉：左眼反复红痛 1 月。

病史：患者 6 月中旬起左眼异物感，涩痛，分泌物干结；伴口苦咽干，烦躁不宁。

检查：视力：右眼 1.2，左眼 0.8。左眼颞侧角膜缘有小泡侵入角膜 3mm，并有新生血管伸入；舌质红，苔黄，脉弦数。

诊断：泡性结膜炎（左眼），泡性角膜炎（左眼）。

辨证：气火郁结证。

治法：清热散结。

方剂：龙胆泻肝汤（《医方集解》）加减。

处方：龙胆 10g，黄芩 10g，栀子 10g，泽泻 10g，木通 10g，当归 10g，生地黄 15g，连翘 10g，夏枯草 10g，柴胡 10g，车前子 10g[包煎]，赤芍 10g，红花 3g，甘草 5g。5 剂。

服法：水煎，每日 1 剂，分 2 次温服。

外治：妥布霉素地塞米松（典必殊）滴眼液，滴左眼，每日 4 次。

医嘱：①注意个人卫生，不用脏手、脏毛巾揉擦眼部。②忌食辛辣炙煿之品，以防助热伤阴。③加强锻炼，增强体质。

二诊（2015 年 7 月 23 日）：眼涩疼减轻，分泌物减少。检查视力：右眼 1.2，左眼 1.0。左眼颞侧睑裂部结膜浅层小泡缩小，周围血管充血浅淡。舌质红，苔黄，脉弦数。原方去夏枯草。5 剂。妥布霉素地塞米松（典必殊）滴眼液改为滴左眼，每日 2 次。

三诊（2015 年 7 月 28 日）：口苦咽干，烦躁不宁已愈。检查：视力右眼 1.2，左眼 1.0。左眼结膜浅层小泡消失；舌质红，苔薄黄，脉弦。原方，3 剂。以巩固疗效。

按语：患者因肝经气火上逆犯肺，肺失清肃，郁而成疳结于白睛黑睛之间；肝郁化火，则口苦咽干，烦躁不宁。舌质红，苔黄，脉弦数均为气火郁结之候。龙胆泻肝汤加减方中龙胆大苦大寒，既能泻肝胆实火，又能利肝经湿热，泻火除湿，两擅其功，切中病机，故为君药。黄芩、栀子苦寒泻火、燥湿清热，加强君药泻火除湿之力，用以为臣。湿热的主要出路是利导下行，从膀胱渗泄，故又用渗湿泄热之泽泻、木通、车前子，导湿热从水道而去；肝乃藏血之脏，若为实火所伤，阴血亦随之消耗，且方中诸药以苦燥渗利伤阴之品居多，故用当归、生地养血滋阴，使邪去而阴血不伤，以上皆为佐药。肝体阴用阳，性喜疏泄条达而恶抑郁，火邪内郁，肝胆之气不舒，骤用大剂苦寒降泄之品，既恐肝胆之气被郁，又虑折伤肝胆生发之机，故又用柴胡疏畅肝胆之气，并能引诸药归于肝胆之经；甘草调和诸药，护胃安中，二药并兼佐使之功；加赤芍、红花活血化瘀；连翘、夏枯草清肝火散郁结。方中泻中有补，利中有滋，降中寓升，祛邪而不伤正，泻火而不伐胃，使火降热清，湿浊得利，循经所发诸症皆可相应而愈。

【治疗心得】

寻找及治疗本病的潜在性疾病。中医辨证当分虚实，一般病初者为实，多由肺经郁热上攻于目；病久或反复发作者多虚，又当分清肺阴不足与脾肺失调。

【食疗方】

1. 苦瓜瘦肉汤

组成：苦瓜 250g，猪瘦肉 125g，芥菜 50g。精盐、佐料各适量。

功效：滋阴润燥，清肝明目。

主治：泡性角结膜炎，中医辨证属肝阴受伤，虚火上炎者。

方解：苦瓜清暑涤热，明目解毒；猪瘦肉补虚强身，滋阴润燥；芥菜和脾，利水，止血，明目，抗过敏。3 种食材搭配在一起，具有滋阴润燥、清肝明目的功效。

制法：将苦瓜去瓤切成小块，猪瘦肉切成薄片，芥菜煮汤，加精盐、佐料即可。

用法：可作中、晚餐菜肴，每日 1 次。

2. 鳗鱼荸荠汤

组成：鳗鱼 300g，荸荠 7 个，精盐、佐料各适量。

功效：养肝明目，清热解毒。

主治：泡性角结膜炎。中医辨证属肝经热毒者。

方解：鳗鱼养肝明目，清热解毒；荸荠清热解毒，利湿化痰，明目退翳。2 种食材搭配在一起，具有养肝明目、清热解毒的功效。

制法：将鳗鱼洗净去脏，荸荠去皮洗净，加水适量，炖熟，加精盐、佐料即可。

用法：可作中、晚餐菜肴，每日 1 次。

【名医经验】

1. 庞赞襄经验（河北省人民医院中医眼科名中医）：认为本病多由肺经燥热，或肝经实火，复受风邪，风热搏目所致；亦有脾胃虚寒，运化失调，寒邪上注于目而成。将其本病分 3 证：①肝风夹热证：除眼部症状外，兼有口干或不干，胃纳尚可，便润；舌苔薄白或无苔，脉弦数。治法：清热解毒，散风祛邪为主。方剂：双解汤。药物：金银花 15g，蒲公英 15g，天花粉 10g，黄芩 10g，枳壳 10g，龙胆 10g，荆芥 10g，防风 10g，桑白皮 6g，甘草 3g。如热毒过盛，大便燥结者，加大黄 10g[后下]，并倍加金银花，蒲公英。②阴虚燥热，外夹风邪证：多兼口渴欲饮，或咽喉疼痛，或鼻内生疮；舌质红绛或苔薄白，脉弦细而数。治法：养阴生津，散风清热。方剂：养阴清热汤。药物：生地黄 15g，天花粉 10g，知母 10g，芦根 10g，石膏 15g[打碎先煎]，金银花 15g，黄芩 10g，荆芥 10g，防风 10g，枳壳 10g，龙胆 10g，甘草 3g。加减：咽喉痛剧，加川贝母 6g，麦冬 10g；鼻疮严重，倍加石膏、生地黄、金银花；大便燥结，加大黄 10g[后下]，瓜蒌 10g；胃纳欠佳，胸部膨闷，加青皮 10g，麦芽 10g，神曲 10g，山楂 10g。③脾胃虚寒证：多兼胃脘满闷，嗳气吞酸，或脘腹隐痛，喜热喜按，大便溏薄，或久泻不止，肢冷乏力；舌苔淡白厚腻或薄白，脉沉细无力。治法：温中散寒，健脾和胃为主。方剂：温中健脾汤。药物：吴茱萸 10g，炮姜 10g，附子 10g[先煎]，肉桂 10g[后下]，苍术 12g，白术 12g，陈皮 10g，神曲 10g，半夏 4.5g，甘草 3g。加减：心悸气短，加党参 10g，茯苓 10g。

2.姚和清经验（上海市第六人民医院中医眼科名中医）：认为本病多由肺经燥热，肺肝之火亢盛所致。临床分 6 证辨证论治。①肺胃燥热：疱疹多见于上方或下方邻近角膜缘的结膜上，局部发红、瘀滞；舌红，脉数。肺经燥热者，发于上方；肺胃同病者，则多见下方。前者以泻肺清金为主，用泻肺汤，桑白皮散；后者当清肺胃积热，用苇茎汤。②心火上乘：疱疹多在接近两眦睑裂部角膜边缘的球结膜上；舌尖红，脉数。治以泻心清热降火，用导赤散加黄连、黄柏；如疱疹形大隆起，瘀滞较甚，当佐以行血散瘀之品，上方加桃仁、牡丹皮、赤芍；如舌苔薄白，或兼咳，当佐泻肺，用导赤散加桑白皮、地骨皮。③风热上扰：结膜疱疹多无固定部位，症状较为严重，且多与急性结膜炎合并；舌淡红，苔微黄，脉浮数。治以辛凉清肺，祛风清热，用桑菊饮、银翘散、九仙散。④湿热上扰：结膜疱疹无固定部位，患眼眦部或睑缘多见潮红糜烂，或眼睑皮肤生湿疹；舌红苔黄腻，脉弦数或濡细。治以清利湿热，用四苓散加黄芩、栀子、薏苡仁、滑石。⑤阴虚火旺：结膜疱疹亦无固定部位，局部充血较轻，多见于身体衰弱之儿童或老年人；舌质红绛，脉细数。治宜滋阴降火，用知柏地黄汤、滋阴地黄丸。

【治疗进展】

泡性角结膜炎的预后比较好，经过 10～14 日可以自愈。主要是治疗此病的潜在性疾病。局部使用皮质类固醇，如 0.1% 地塞米松滴眼液滴眼，也可在球结膜下注射。此外，可服用维生素 AD 胶丸、维生素 B₂、钙片等。如较顽固者，可行结节局部冷冻。中药治疗以泻肺热散结为本。

【预防与调护】

1.宜少食辛辣炙煿之品，以防助热伤阴。
2.加强锻炼，增强体质。

第十节　过敏性结膜炎

过敏性结膜炎是由接触药物或其他抗原过敏而引起的结膜炎。分迟发型和速发型两种。
本病属中医学"目痒症"范畴。

【病因病机】

西医认为速发型过敏原有花粉、角膜接触镜、清洗液等。迟发型过敏原有各种药物，如硫酸阿托品、硫酸新霉素、广谱抗生素、硝酸毛果芸香碱等，也有因使用化妆品、染发剂等引起迟发型结膜变态反应者。

中医认为本病患者因先天禀赋不足，或后天脏腑失调，复感外邪，风热上壅于目所致。

【临床表现】

双眼极度瘙痒，并有畏光、烧灼感等刺激症状。眼部检查可见速发型眼睑皮肤红肿，并有小丘疹、渗出和睑缘炎等；眼球结膜充血、球结膜乳头增生、滤泡形成，以下睑为重，有少量浆液和黏液性分泌物；角膜炎不常见，极个别严重病例可出现角膜实质性损害及虹膜炎。

停用致敏药物后，症状和体征可自行消失，不留瘢痕，若再次用药可复发。结膜囊分泌物涂片可见变性的上皮细胞和少量多核细胞和单核细胞。

【辅助检查】

结膜囊分泌物涂片可见变性的上皮细胞和少量多核细胞和单核细胞。

【诊断要点】

1. 有药物或其他过敏源接触史。
2. 有典型的临床表现。
3. 脱离过敏源后，炎症迅速消退。
4. 结膜囊分泌物涂片见变性上皮细胞和少量多核和单核细胞。

【治疗】

（一）治疗原则

西医治疗以去除过敏源、局部短期应用糖皮质激素为主。中医治疗以疏风、清热、止痒为主。找出并去除过敏源，立刻停用致敏药物。

（二）中医治疗

1. 辨证论治

风热外袭证

症状：眼部奇痒难忍，灼热畏光，分泌物少，黏稠如丝，结膜充血、水肿，或破溃流水，睑结膜可有乳头、滤泡；舌红，苔黄，脉数。

分析：风热之邪袭扰眼部，致眼部营卫失调，气血失和，故眼部奇痒难忍，灼热畏光，结膜充血、水肿，或破溃流水，睑结膜乳头、滤泡形成；舌脉均为风热外袭之征。

治法：清热、疏风、止痒。

方剂：羌活胜风汤（《原机启微》）加减。

药物：羌活 10g，独活 5g，白芷 10g，柴胡 10g，荆芥 10g，防风 10g，前胡 10g，黄芩 10g，川芎 5g，白术 10g，桔梗 10g，枳壳 10g，薄荷 5g[后下]，甘草 5g。

方解：方中羌活祛太阳之风，独活祛少阳之风，柴胡祛少阳之风，白芷去阳明之风，防风祛一切外风；桔梗、前胡、荆芥、薄荷辛热祛风，清利头目。上述辛散之品，还有升发退翳除膜的作用。川芎祛风，达颠顶，止头痛；黄芩苦寒清热；白术、枳壳调和胃气。甘草调和诸药。合之为祛风为主、清热为辅之方。

加减：若眼睑皮肤湿烂、痒甚者，加白鲜皮 10g，地肤子 10g，茵陈 10g，乌梢蛇 10g，以增疏风除湿止痒之功；球结膜充血明显者，加桑白皮 10g，连翘 10g，牡丹皮 10g，以清热泻肺，凉血退赤。

2. 其他治疗

局部中药洗眼或湿敷：用艾叶 15g，苦参 15g，蛇床子 15g，地肤子 15g。煎水，过滤澄清，作湿冷敷或加冷开水至 1000mL 洗眼。

（三）西医治疗

西医治疗以去除过敏源、立即停用致敏药物并局部短期应用糖皮质激素为主。

1. 局部治疗　短期局部应用糖皮质激素滴眼液，如 0.5% 可的松滴眼液滴眼，每日 2～3 次；抗组胺药物，如 2% 色苷酸钠滴眼液等，每日 2～3 次；抗生素滴眼液预防感染；眼睑皮肤红肿、渗液严重，可用 3% 硼酸溶液湿敷，每日 1～2 次。

2. 全身用药　可口服抗过敏药物，如氯苯那敏 4mg 或苯海拉明 25mg，每日 2 次；口服钙剂或静脉注射葡萄糖酸钙。

【病案举例】

张健验案（《张健眼科医案》）

谭某，女，19 岁，湖南省长沙理工大学，大学生。于 2014 年 5 月 12 日初诊。

主诉：双眼痒甚，灼热，伴黏丝状分泌物 2 日。

病史：患者 2 日前化妆后出现双眼痒甚，灼热感，眼红，伴有黏丝状分泌物。

检查：视力：右眼 1.0，左眼 1.0。双眼睑红肿，结膜充血水肿（+），结膜乳头增生，滤泡形成，角膜染色阴性，泪道冲洗通畅；舌质红，苔薄黄，脉数。

诊断：过敏性结膜炎（双眼）。

辨证：风热外袭证。

治法：祛风止痒。

方剂：消风散（《外科正宗》）加减。

处方：荆芥 10g，防风 10g，羌活 10g，黄芩 10g，茯苓 10g，蝉蜕 5g，刺蒺藜 10g，僵蚕 5g，地肤子 10g，甘草 5g。2 剂。

服法：水煎，每日 1 剂，分 2 次温服。

外治：0.1% 地塞米松滴眼液，滴双眼，每次 1～2 滴，每日 5 次。

医嘱：①立即停用致敏物质，注意以后不再接触；②查找其他过敏源；③忌食辛辣炙煿之品。

二诊（2014年5月14日）：双眼痒、灼热感减轻。结膜充血水肿减轻，分泌物明显减少；舌红，苔薄黄，脉数。原方2剂。地塞米松滴眼液改为每日滴双眼3次。

三诊（2014年5月16日）：双眼痒、灼热感消除。结膜充血水肿消失，无明显分泌物。原方再服2剂，巩固治疗。

按语：患者接触化妆品过敏源后出现风热外袭的症状，如痒甚，灼热，眼红，眼眵多等症；舌红，苔黄，脉数为风热外袭之征。治宜祛风清热止痒。消风散加减方中羌活、防风、荆芥、僵蚕、蝉蜕、刺蒺藜祛风解表止痒；黄芩清热燥湿；茯苓健脾运湿；地肤子止痒；甘草调和诸药。诸药合用，可达祛风清热止痒之功。结合局部用药，故疗效快捷。

【治疗心得】

找出过敏源，立即停用致敏物质。中医以疏风、清热、止痒为主。西药用抗过敏药物，局部短期应用糖皮质激素。

【食疗方】

1. 胡萝卜瘦肉粥

组成：胡萝卜250g，猪瘦肉（切片或剁成肉末）100g，粳米250g。

功效：补肝明目。

主治：过敏性结膜炎，中医辨证属肝阴受伤者。

方解：胡萝卜健脾消食，补肝明目，清热解毒；猪瘦肉补肾养血，滋阴润燥；粳米健脾养脾，调理肠胃，开胃消食，养胃健胃。3种食材搭配在一起，具有滋阴润燥、补肝明目的功效。

制法：将胡萝卜洗净、切成丁，与切好的肉末、粳米一起放入锅中，加适量水煮粥食用即可。

用法：作早餐或消夜。

2. 桑叶猪肝汤

组成：桑叶15g，猪肝100g。

功效：疏风清热，养肝明目。

主治：过敏性结膜炎。中医辨证属肝经风热者。

方解：桑叶祛风清热，凉血明目；猪肝有补肝、明目、养血的作用。2种食材搭配在一起，具有疏风清热、养肝明目的功效。

制法：将猪肝放入水中浸泡，不断换水至水干净，将猪肝切片，与桑叶一起放入锅中，加适量水慢火煮汤，加少许盐即可。

用法：佐餐食用。

【治疗进展】

本病主要是寻找过敏源，Ⅰ型超敏反应经避免接触过敏原或停药即可得到缓解。中医治疗以疏风、清热、止痒为主。西医治疗局部滴皮质类固醇（如0.1%地塞米松）、血管收缩剂（0.1%肾上腺素或1%麻黄素），伴有睑皮肤红肿、丘疹者，可用2%～3%硼酸水湿敷。近年来随着对过敏性结膜炎病因及发病机制研究的不断深入，不断研发出治疗过敏性结膜炎的药物及药物组合，如非甾体类抗炎药 0.5% 酮咯酸氨丁三醇、抗组胺药 0.05% 富马酸美汀及细胞稳定剂萘多胃米钠，还有抗组胺药 / 肥大细胞稳定剂奥洛他定、氮卓斯汀、依匹斯汀等滴眼液，临床实践中针对不同病因和临床类型选择药物，改善眼过敏反应患者的症状，同时要最大限度地减少不良反应，并减少皮质类固醇的局部应用。严重者可加用全身抗过敏药物，如氯苯那敏、阿司咪唑、抗组胺药或激素等。

【预防与调护】

避免接触过敏源，立刻停用致敏药物。

第十一节　翼状胬肉

翼状胬肉是一种慢性炎症性病变，因形状似昆虫翅膀而得名，多在睑裂斑的基础上发展而成。本病属中医学"胬肉攀睛"范畴。

【病因病机】

西医认为本病具体病因不明，可能与紫外线照射、烟尘等有一定关系。局部角膜缘干细胞受损，失去屏障作用可能也是发病基础。近年用免疫荧光法发现翼状胬肉组织内存在 IgE、IgG，而 IgE 的存在可能与 I 型过敏反应有关，组织学检查在翼状胬肉基质中有浆细胞和淋巴细胞浸润。也有人认为是结膜组织的增殖变性，弹力纤维发育异常而产生的弹力纤维变性所致。

中医认为本病由于心肺蕴热，风热外袭，内外合邪，热郁血滞，脉络瘀滞，渐生胬肉；或劳欲过度，心阴暗耗，肾精亏虚，水不制火，虚火上炎，脉络瘀滞，致生胬肉。

【临床表现】

本病初起无明显的自觉症状，或眼痒干涩，有异物感；进展期眼痒干涩加重，流泪，有分泌物；静止期眼痒干涩不明显。可伴有视力下降，若胬肉过大可致眼球转动受限。眼部检查可见上、下眼睑之间的结膜上起膜，渐渐变厚、充血，红赤高起，胬起如肉，一般自眦角开始，呈三角形。其横贯结膜的宽大部分称为体部；攀向角膜的尖端称为头部；横跨角结膜缘的部分称为颈部。若头尖高起而体厚，红赤如肉，发展迅速，每可侵及角膜中央，影响视力，则属进展期；若胬肉头钝圆而薄，体亦菲薄如蝇翅，色白或淡红，多发展缓慢，或始终停止在角结膜缘部，则属静止期。

【诊断要点】

1.眦部结膜上生赤膜如肉，略呈三角形，其尖端渐向角膜攀侵。

2.胬肉上血管充血，或粗或细。

【鉴别诊断】

1. 假性翼状胬肉 有角膜溃疡、化学烧伤病史或其他外伤史，与附近结膜组织粘连，可发生于眼球表面的任何部位。

2. 睑裂斑 通常呈黄色，不充血，基底朝向角膜缘，无向角膜攀爬趋势。

【治疗】

（一）治疗原则

翼状胬肉较小，以局部用药和全身用药为主；若翼状胬肉发展较快，已影响视力的趋势时，宜手术治疗。

（二）中医治疗

1. 辨证论治

（1）心肺风热证

症状：患眼流泪，分泌物较多，眦痒畏光，胬肉初生，渐渐长出，攀向角膜，血管密布；舌苔薄黄，脉浮数。

分析：外感风热，邪客心肺，经络瘀滞，故见眦痒，畏光流泪，胬肉长出，血管密布等眼症；舌苔薄黄、脉浮数为心肺风热之候。

治法：祛风清热。

方剂：栀子胜奇散（《原机启微》）加减。

药物：栀子 10g，荆芥穗 10g，防风 10g，蔓荆子 10g，刺蒺藜 10g，木贼 5g，羌活 10g，菊花 10g，谷精草 10g，密蒙花 10g，决明子 10g，黄芩 10g，川芎 10g，蝉蜕 5g，甘草 5g。

方解：《原机启微》曰："是方以蝉蜕之咸寒，决明子之咸苦，味薄者通，通者通其经络也。川芎、荆芥穗之辛温，刺蒺藜、谷精草之苦辛温，菊花之苦甘平，防风之甘辛为臣，为气辛者发热，发热者升其阳也。羌活之苦甘温，密蒙花之甘微寒，甘草之甘平，蔓荆子之辛微寒为佐，为气薄者发泄，发泄者清利其诸关节也。以木贼之甘微苦，栀子、黄芩之微苦寒为使，为味厚者泄。泄者，攻其壅滞有余也。"

加减：若血管密布者，可加赤芍 10g，牡丹皮 10g，郁金 10g，以散瘀退赤；便秘者，去方中羌活 10g，荆芥穗 10g，酌加大黄 10g[后下]，以通腑泄热。

（2）阴虚火旺证

症状：患眼涩痒间作，胬肉淡红菲薄，时轻时重；心中烦热，口舌干燥；舌红，少苔，脉细。

分析：虚火上炎，灼烁眼目，故见胬肉淡红菲薄、微有涩痒之眼症；全身症及舌脉均为阴虚火旺之候。

治法：滋阴降火。

方剂：知柏地黄丸（《医宗金鉴》）加减。

药物：知母 10g，黄柏 10g，熟地黄 20g，山茱萸 10g，山药 10g，泽泻 10g，牡丹皮 10g，茯苓 10g。

方解：本方即六味地黄丸加知母、黄柏而成。方中六味地黄丸滋阴补肾；知母、黄柏清虚热、泻相火。全方共奏滋阴降火之功。

加减：若心烦失眠显著者，可加麦冬10g，五味子10g，酸枣仁10g，以养心安神。

（三）西医治疗

1. 局部治疗 可用抗生素滴眼液，并同时选用0.5%醋酸可的松滴眼液，或0.075%地塞米松滴眼液，每日各3～4次。

2. 手术 胬肉发展迅速，侵入角膜，有掩及瞳孔趋势者，须行手术治疗。手术方式包括胬肉切除术、胬肉切除合并结膜瓣转移修补术、胬肉切除合并自体游离结膜瓣移植术等术式。手术原则为角膜创面干净光滑，胬肉结膜下组织切除要广泛。为减少复发，术后第2日即可用1/2000噻替哌溶液滴眼，每日3次，连续使用4～6周。对术后复发者，不可盲目再次手术。

【病案举例】

张健验案（《张健眼科医案》）

张某，男，53岁，湖南省宁乡县沩山乡沩山村，农民。于2014年9月14日初诊。

主诉：发现双眼内眦部长肉膜1年余，近2月来有异物感。

病史：患者1年前发现双眼内眦部长肉膜，不红，无特殊感觉。近2月来，双眼有异物感，内眦部发红，轻度畏光流泪，无明显视力下降。未予特殊处理。平时常在外做农活，嗜好烟酒。

检查：视力右眼0.8，左眼0.6。双眼睑无红肿，双眼内眦部新生纤维血管组织，充血明显，达角膜缘内3mm，角膜染色阴性，泪道冲洗通畅。舌质红，苔薄黄，脉浮数。

诊断：翼状胬肉（双眼）。

辨证：心肺风热证。

治法：祛风散热。

方剂：栀子胜奇散（《原机启微》）加减。

处方：栀子10g，刺蒺藜10g，蝉蜕5g，谷精草10g，木贼6g，赤芍10g，黄芩10g，决明子10g，菊花10g，羌活10g，防风10g，荆芥10g，密蒙花10g，蔓荆子5g，牡丹皮10g，红花5g，甘草3g。7剂。

服法：水煎，每日1剂，分2次温服。

医嘱：①忌食五辛，戒烟酒。②避免烟尘刺激及熬夜。

外治：0.3%加替沙星滴眼液，滴双眼，每日4次，1次1滴。

二诊（2014年9月21日）：双眼异物感减轻。内眦部充血减轻；舌质红，苔薄黄，脉弦。原方再服14剂。

三诊（2014年10月5日）：双眼异物感基本消除，内眦部充血消退，畏光流泪症状消失。再服7剂，以巩固治疗。

按语：《银海精微·卷之上》对其发病之因记载甚详，云："此症者，脾胃热毒，脾受肝邪，多是七情郁结之人，或夜思寻，家筵无歇，或饮酒乐欲，使三焦壅热，或肥壮之人，血滞于大眦，胬肉发端之时多痒，因乎擦摩，胬肉渐渐生侵黑睛。"今患者常在户外做农活，易外感风热，嗜好烟酒，致邪客心肺，心肺之火上炎，眦部生肉膜，赤脉密布；双眼羞明流泪；舌质红，苔薄黄，脉浮数为心肺风热之征。栀子胜奇散加减方中，栀子、黄芩清心肺热；羌活、防风、蔓荆子、荆芥辛散祛风；蝉蜕、密蒙花、谷精草、菊花、木贼、决明子、刺蒺藜退翳消膜；赤芍、牡丹皮、红花凉血退赤；甘草调和诸药。诸药合用，祛风散热，胬肉自不再生长。

【治疗心得】

若翼状胬肉较小且处于静止期者一般不需治疗；进行性期翼状胬肉以局部用药和辨证论治为主；若翼状胬肉发展较快，已影响视力或有影响的趋势时，宜手术治疗。

【食疗方】

1. 田螺芦荟汤

组成：田螺肉 100g，芦荟 12g，丝瓜花 5g。精盐、佐料各适量。

功效：清热利水，凉血解毒。

主治：翼状胬肉，中医辨证属血热瘀滞者。

方解：田螺肉清热利水、除湿解毒；芦荟清热通便，清肝除烦；丝瓜花清热化痰，凉血解毒。3 种食材搭配在一起，具有清热利水、凉血解毒的功效。

制法：将上述 3 种食材洗净，同炒熟后熬汤，加入精盐、佐料即可。

用法：可供中、晚餐菜肴，每日 1 次。

2. 菜心绿豆粥

组成：白菜心 150g，绿豆 100g，粳米 250g。

功效：清热解毒。

主治：翼状胬肉。中医辨证属热毒蕴结者。

方解：白菜心能养胃生津，除烦解渴，利尿通便，清热解毒；绿豆具有消肿清热解毒之功效；粳米有健脾养脾、调理肠胃、开胃消食、养胃健胃的作用。3 种食材搭配在一起，具有养胃清热的功效。

制法：将胡萝卜洗净、切成丁，与切好的肉末、粳米一起放入锅中，加适量水煮粥食用即可。

用法：作早餐或消夜。

【名医经验】

庞赞襄经验（河北省人民医院中医眼科名中医）：认为本病多因脾胃湿热，经络瘀滞，心火内动，上犯于目所致。风尘、灰沙、日光等长期刺激；沙眼、慢性结膜炎等刺激亦可能为其诱因。临床分 2 证：①若胬肉色白如珠，不红不疼，或微有赤脉，炎症较轻，脉和缓者，宜升阳化滞清热为主。方剂：还阴救苦汤加减。药物：苍术 3g，桔梗 3g，银柴胡 4.5g，黄芩 6g，川芎 3g，羌活 3g，防风 3g，升麻 3g，生地黄 10g，知母 10g，连翘 10g，甘草 3g。②若胬肉赤丝满布，时轻时重，或手术后炎症日久不消，并有复发趋势，羞明流泪，脉弦数者，宜散风燥湿清热为主。方剂：羌活胜风汤加减。药物：羌活 10g，银柴胡 10g，黄芩 10g，枳壳 10g，白术 10g，防风 10g，前胡 10g，薄荷 10g[后下]，龙胆 10g，石膏 15g[打碎先煎]，木通 4.5g，甘草 3g。

【治疗进展】

翼状胬肉小而静止时，一般不需治疗，但应尽可能减少风沙、阳光等刺激。翼状胬肉进行性发展，侵及瞳孔区，可进行手术治疗，但有一定的复发率。手术方式有单纯胬肉切除或结膜瓣转移术，胬肉切除＋球结膜瓣转移、移植或羊膜移植术。联合角膜缘干细胞移植、自体结膜移植、β射线照射、局部使用丝裂霉素，或服用祛风清热、活血化瘀中药等，可以减少胬肉复发率。近期研制出 TGF-β 抑制剂可以通过抑制细胞增殖胶原合成及炎症细胞浸润来控制翼状胬肉的发展。

【预防与调护】

1. 注意眼部卫生，避免风沙与强光刺激；忌烟酒及刺激性食物；勿过劳和入夜久视。
2. 对胬肉手术后复发的病人，不宜立即又行手术，应在其静止 6 个月后再考虑手术。

第十二节　球结膜下出血

球结膜下出血是指球结膜表层下出现片状出血斑，甚至遍及整个球结膜的眼病，常由球结膜下血管破裂，血管壁渗透性增加所引起。一般单眼发病，可发于任何年龄组，但多见于 50 岁以上的中老年人，大多数日即能自行消退，一般预后良好。

本病属中医学"白睛溢血"病范畴。

【病因病机】

西医认为本病常无明确病因，为自发性出血。与出血有关的原因常有外伤、腹内压升高（如剧烈咳嗽）、高血压、结膜炎症、动脉硬化、出血性疾病等。

中医认为本病主要由热客肺经，肺气不降，迫血妄行，外溢白睛；或素体阴虚，或年老精亏，虚火上炎，灼伤脉络，血溢络外而成。此外，剧烈呛咳、呕吐致使气逆上冲，酗酒过度而湿热上熏，以及妇女逆经和眼部外伤等，均可导致血不循经，目络破损，外溢白睛。

【临床表现】

本病症状不甚明显，多为他人发现。眼部检查可见球结膜浅层下出现点、片状出血斑，边界清楚，甚者遍及整个球结膜。初期色鲜红，逐渐变成棕黄色，最后吸收消退。

【诊断要点】

球结膜浅层下出现点、片状出血斑，边界清楚，甚者遍及整个球结膜。

【治疗】

（一）治疗原则

西医主要是治疗原发病，中医以清肺散血、滋阴降火为原则。

（二）中医治疗

1. 辨证论治

（1）热客肺经证

症状：球结膜表层血斑鲜红；或见咳嗽气逆，痰稠色黄，咽痛口渴，便秘尿黄；舌质红，苔黄少津，脉数。

分析：热客肺经，肺失清肃，热邪迫血妄行，故见球结膜血斑鲜红；全身症及舌脉均为热客肺经之候。

治法：清肺凉血散血。

方剂：退赤散（《审视瑶函》）加减。

药物：桑白皮 10g[蜜制]，天花粉 10g，黄芩[酒炒] 10g，桔梗 10g，当归尾 10g，赤芍 10g，牡丹皮 10g，瓜蒌仁[去壳、油，为霜] 10g，麦冬 10g，甘草 5g。

方解：方中桑白皮、桔梗、瓜蒌仁、黄芩清泻肺热；牡丹皮、赤芍、当归尾凉血散瘀；天花粉、麦冬滋阴生津；甘草调和诸药。合之共奏清肺散瘀之功。

加减：可选加丹参 10g，红花 5g，郁金 10g，以活血化瘀。

（2）阴虚火旺证

症状：球结膜下出血，血色鲜红，反复发作；或见头晕耳鸣，颧红口干，心烦少寐；舌红少苔，脉细数。

分析：阴虚不能制火，火旺则更伤真阴，虚火灼络，血溢络外，故见球结膜下出血，反复发作；全身症及舌脉均为阴虚火旺之候。

治法：滋阴降火。

方剂：知柏地黄丸（《医宗金鉴》）加减。

药物：知母 10g，黄柏 10g，熟地黄 20g，山茱萸 10g，山药 10g，泽泻 10g，牡丹皮 10g，茯苓 10g。

方解：本方即六味地黄丸加知母、黄柏而成。方中六味地黄丸滋阴补肾；知母、黄柏清虚热、泻相火。全方共奏滋阴降火之功。

加减：若夜梦多者，加酸枣仁 10g，五味子 10g，以养心安神；若出血量多者，加丹参 10g，赤芍 10g，以养血活血化瘀。

此外，由剧烈呛咳、呕吐、外伤、酗酒、逆经等所致者，主要针对病因论治。外伤所致者详见外伤章节。

（三）西医治疗

西医主要治疗原发病，本病初起宜冷敷以止血；48 小时后无继续出血，则改为热敷，以促进瘀血吸收，缩短疗程。

【病案举例】

张健验案（《张健眼科医案》）

江某，女，42岁，湖南省长沙银行韶山路支行，职员。于2015年3月12日初诊。

主诉：右眼白睛出现血斑3日。

病史：患者咳嗽20余日，3月9日晨起剧咳后发现右眼白睛出现血斑。

检查：视力：右眼0.8，左眼1.0。右眼颞侧球结膜下大片血斑，境界分明，颜色鲜红；舌质红，苔薄黄，脉数。

诊断：结膜下出血（右眼）。

辨证：热客肺经证。

治法：清肺泻热。

方剂：退赤散（《审视瑶函》）加减。

药物：桑白皮10g，牡丹皮10g，黄芩10g，桔梗10g，天花粉10g，赤芍10g，当归尾10g，瓜蒌仁6g，麦冬10g，百部10g，桃仁10g，红花3g，甘草5g。5剂。

服法：水煎，每日1剂，分2次服。

外治：眼部湿热敷，早晚各1次，1次10～15分钟，以促进出血吸收。

医嘱：忌食五辛，避免烟尘刺激及熬夜。

二诊（2015年3月17日）：右眼结膜下出血已基本吸收。咳嗽减轻，再服5剂。以善其后。

按语：患者久咳伤肺，气逆上冲，导致血不循经，目络破损，外溢白睛。白睛在"五轮"中属肺，白睛血斑鲜红，舌质红，苔薄黄，脉数均为热客肺经，肺失清肃之征。《审视瑶函·色似胭脂症》提出治疗："须以清肺散血之剂，外点药逐之，宜服退赤散。"退赤散加减方中桑白皮、桔梗、瓜蒌仁、黄芩清泻肺热；百部治肺热止咳嗽；牡丹皮、赤芍、当归尾、桃仁、红花凉血散瘀；天花粉、麦冬滋阴生津；甘草调和诸药。诸药合用，肺清热退，白睛溢血自当消散。

【治疗心得】

本病主要是治疗原发病，中医以清肺散血、滋阴降火为原则。出血早期可局部冷敷，2日后热敷，每日2次，可促进出血吸收。同时向患者做好解释，以消除顾虑。

【食疗方】

1. 马兰汤

组成：马兰100g，三七粉10g。

功效：清热止血，活血散瘀。

主治：球结膜下出血。中医辨证属血热瘀带者。

方解：马兰可清热，止血；三七粉止血，活血散瘀。2种食材搭配在一起，具有清热止血、活血散瘀的功效。

制法：将马兰放入砂锅内，加适量水煎熬30分钟后至200mL取汁，另加适量水煎熬30分钟后至 200mL 取汁，将两次的汤汁混合均匀，将三七粉分两次冲服即可。

用法：每次 200mL，分早晚口服。

2. 藕节黄花菜汤

组成：藕节 30g，黄花菜 60g，白茅根 10g。

功效：清热解毒，凉血止血，活血散瘀。

主治：球结膜下出血。中医辨证属血热瘀滞者。

方解：藕节清热凉血，止血散瘀；黄花菜清热解毒；白茅根凉血止血。3 种食材搭配在一起，具有清热解毒、凉血止血、活血散瘀的功效。

制法：将藕节、黄花菜、白茅根洗净、切碎，放入锅中，加适量水煮汤即可。

用法：喝汤，早餐前服，连服 3 ～ 7 日。

【名医经验】

庞赞襄经验（河北省人民医院中医眼科名中医）：认为本病多因热郁于肺，肺气不清，血热妄行，以致血溢络外而成。其他外伤、剧烈咳嗽、排便困难等都能引起本病；老年高血压、血液病、妇女逆经等也可发生。轻者不需治疗，一般十日左右即可自愈。如小儿因"顿咳（百日咳）"引起，可用化痰清肺之法，以达咳止血散之目的。方剂：化痰清肺汤。药物：桔梗 10g，橘红 10g，半夏 10g，杏仁 10g，桑白皮 10g，瓜蒌 10g，川贝母 5g，银柴胡 5g，黄芩 5g，枳壳 3g，龙胆 3g，甘草 3g。除内服中药外，局部热敷，可促进吸收。

【治疗进展】

本病首先应寻找出血原因，针对原发病进行治疗。出血早期可局部冷敷，两日后热敷，每日 2 次，可促进出血吸收。向患者做好解释，以消除其顾虑。

【预防与调护】

1. 少食辛辣肥甘之品，以防湿热内生。

2. 劳逸结合，少熬夜伤阴。

3. 避免用力过猛或眼外伤。

第八章　巩膜病

巩膜为眼球壁最外层，质地坚韧、呈瓷白色。儿童巩膜较薄，呈蓝白色，至成人逐渐变为黄白色。巩膜主要由胶原纤维和少量弹性纤维致密交错排列而成，纤维束之间有少量成纤维细胞和少量色素细胞。巩膜前表面有球结膜和筋膜覆盖，不与外界直接接触；内表面则毗邻脉络膜上腔。巩膜具有维持眼球形状、保护眼内组织、维持眼内压、抵御外来致病因素的功能，是眼球的外保护层之一。不透明的巩膜辅助葡萄膜对眼球起遮光作用，有利于视网膜成像清晰。巩膜内细胞成分和血管很少，代谢不活跃，这种组织学特点决定了巩膜不易发病，但一旦发生炎症，病程易迁延反复，组织修复能力缓慢。巩膜炎容易发生在表层血管相对较多，尤其是前睫状血管穿过巩膜的部位，角膜缘 3 ～ 5mm 处。巩膜最后部与视神经交接处，分为内外 2 层，外 2/3 移行为视神经鞘膜，内 1/3 呈网眼状，称为巩膜筛板，为巩膜的薄弱区，易在眼内压作用下向外凹陷；在赤道以后，角膜缘后 20 ～ 22mm 处，四条直肌之间，涡状静脉穿过巩膜，此处亦是巩膜的薄弱区，是巩膜葡萄肿的好发部位。巩膜的病理改变比较单一，通常表现为巩膜胶原纤维的变性、坏死、炎性细胞浸润和肉芽肿性增殖反应，形成炎性结节或弥漫性炎性病变。

临床上巩膜病中以巩膜炎最常见，可分浅层和深层两种。病因多为全身性疾病，尤其是结缔组织疾病。巩膜病的临床特点是病程长，反复发作。发作症状为疼痛、畏光、流泪。炎症后巩膜可变薄，形成巩膜葡萄肿。巩膜炎症常可累及邻近组织，出现角膜炎、葡萄膜炎、白内障、继发性青光眼等并发症。治疗主要是去除病因，局部和全身应用糖皮质激素。

第一节　巩膜外层炎

巩膜外层炎是巩膜表层组织的炎症，多位于角膜缘至直肌附着线之间的赤道前部，并以睑裂暴露部位最常见。发病年龄多在 20 ～ 50 岁之间，有周期发作的病史。女性较多见，多数为单眼发病。病程一般较短，有自限性，但易复发，可在与上次相同或不同的部位反复发作，持续数年之久。

本病属于中医学"火疳"范畴。

【病因病机】

巩膜外层炎西医病因尚不清楚，一般认为与全身疾病有关，可发生于胶原血管性疾病，如类风湿性关节炎、多动脉炎、系统性红斑狼疮、Wegner 肉芽肿病，痛风；感染性疾病，如带状疱疹感染、单纯疱疹病毒感染、莱姆病、梅毒和乙型肝炎；其他疾病如感染性肠道疾病、玫瑰痤疮、特应性皮炎和甲状腺疾病。妇女月经期内分泌失调多为周期性巩膜炎发生的原因。

中医认为本病病位主要在白睛，白睛紧邻黑睛及两眦，向里邻及黄仁、瞳神。白睛属肺，两眦属心，黑睛属肝，黄仁、瞳神属肾。因此，本病的脏腑病机与肺最为密切，又与心、肝、肾相关。多由肺热亢盛，气机不利，以致气滞血瘀，并从白睛而发；或心肺热毒内蕴，火郁不得宣泄，上逼白睛；或湿热内蕴，兼感风邪，阻滞经络，肺气失宣，郁久白睛发病；或肺经郁热，日久伤阴，阴虚火旺，上攻白睛所致。

【临床表现】

临床上常分为两种类型。

1.结节性巩膜外层炎：是以局限性充血性结节样隆起为特征的一种巩膜外层炎，最为常见。病因尚不明，一般可与类风湿性关节炎或结节性红斑等结缔组织病并发，一般不影响视力。每次发病持续 2～4 周，炎症逐渐消退，但常有复发倾向。

本病多为急性发病，有眼红、疼痛、羞明、触痛、泪溢等症状。在近角膜缘尤其在颞侧，出现粉红色或紫红色结节，系虹膜表层的深部血管极度扩张所致。红色结节则系病灶表层球结膜血管扩张的结果。结节可为圆形或椭圆形，其表面的球结膜可自如推动。痛风性结节，色鲜红，结核性结节，其顶端呈黄色，而病毒感染时，结节常不明显，在化脓性转移性巩膜表层炎，结节包藏脓液，触之可有波动感，触及结节时，常可引起痛感。这是由于刺激睫状神经节所致。结节表面的球结膜充血水肿，而结节区以外的球结膜颜色一般正常。病程两周左右即自愈。结节病为灰白色，渐较扁平，继则完全吸收。留下表面限入，呈灰黑色，与结膜发生粘连，且可在他处续起，多次复发，可延至数月，甚至数年之久。也有双眼同时受累者。由于一般眼内组织不受侵害，而无视力影响。部分累及深层形成深层巩膜炎。

2.单纯性巩膜外层炎：多为突发性眼胀和眼疼。以周期性复发、发作时间短暂、数小时或数日可自行缓解为特征。病变部位的巩膜表层与球结膜呈弥漫性充血与水肿，紫红色，病变多位于一个象限范围内。视力常不受影响。妇女多在月经期复发，复发不限于一眼或同一部位，但常在巩膜前部，无局限性结节。偶尔可有眼痛、畏光，并因虹膜括约肌与睫状肌的痉挛而造成瞳孔缩小与暂时性近视。发作时眼睑可见神经血管反应性水肿，严重的病例可伴有周期性偏头痛。

【诊断要点】

根据临床表现即可以诊断。

【鉴别诊断】

1. 巩膜炎　病变位于巩膜实质层，疼痛剧烈，滴用肾上腺素后巩膜充血为紫红色。

2. 虹膜炎　前房内可见浮游细胞，房水闪辉阳性。

3. 结膜炎　主要同泡性角结膜炎鉴别。表现为球结膜或角巩膜缘出现微隆起的实性疱疹，顶端易溃烂形成溃疡，周围结膜局限充血，有时在角膜上皮下形成浅圆形浸润。反复发作可有新生血管长入。无压痛，结膜血管可以推动，是一种迟发性免疫反应。

【治疗】

（一）治疗原则

西医认为本病多为自限性，一般无须特殊处理。若症状重主要以糖皮质激素治疗为主，配合中医辨证论治，治疗全身病，可以达到缩短病程的作用。中医认为本病发于白睛深层，以肺热蕴结为主，故治疗应以泻肺热为本，且因邪热每多累及血分，故治疗上应顾及血分，酌加活血散结之品。

（二）中医治疗

1. 辨证论治

（1）肺热亢盛

症状：起病稍缓，患眼疼痛不适，羞明，白睛有紫红色结节隆起，白睛表层可以推动；全身可见口干，咽痛，便秘；舌红苔黄，脉数。

分析：白睛为气轮，在脏属肺，今肺热亢盛，气机不利，气不行血，气血滞留，久而成瘀，故见白睛有紫红色结节隆起；经络阻滞，不通则痛，邪热犯目，则羞明；肺热伤津，则见口干、便秘；热壅于肺，咽喉不利故咽痛。舌红苔黄、脉数为热象所致。

治法：泻肺利气，活血散结。

方剂：泻白散（《小儿药证直诀》）加减。

药物：地骨皮 10g，桑白皮 10g[炒]，炙甘草 5g，粳米 15g。

方解：方中桑白皮清泻肺热止咳，地骨皮助桑白皮以泻肺中伏火，使肺气清肃下降，粳米、甘草养胃和中，以免伤肺气。

加减：葶苈子 10g[包煎]，苦杏仁 10g，以增强泻肺之功；加牛蒡子 10g，连翘 10g，浙贝母 10g，以清热散结；加红花 5g，以活血化瘀，散结消滞。

（2）心肺热毒

症状：发病急，疼痛明显，羞明流泪，视物不清；白睛结节大而隆起，周围血脉紫赤怒张，压痛明显，病变多在睑裂部位；全身可见口苦咽干，呼出气热，便秘溲赤；舌红苔黄，脉数有力。

分析：肺主气，心主血，今心肺热毒蕴结，致目络壅阻，气血瘀滞不行，眼珠胀痛，白睛结节高隆，脉络紫赤怒张；火热作祟，故羞明流泪；因病在心肺，故本病多发于眦部白睛。火热炽盛，则口苦咽干；肺热下移大肠故便秘；心热移于小肠，则小便短赤；肺开窍于鼻，肺热则呼出之气热。舌红苔黄、脉数有力为热毒炽盛之征。

治法：泻火解毒，凉血散结。

方剂：还阴救苦汤（《原机启微》）加减。

药物：升麻 3g，苍术 10g，炙甘草 5g，柴胡 10g，防风 10g，羌活 10g，细辛 3g，藁本 10g，川芎 5g，桔梗 10g，红花 5g，当归尾 10g，黄连 5g，黄芩 10g，黄柏 10g，知母 10g，生地黄 10g，连翘 10g，龙胆 10g。

方解：方中黄连、黄柏、知母、连翘、龙胆以泻火解毒；川芎、红花、当归行血以散结；柴胡、防风、细辛、藁本以祛邪散郁，疏通经络；苍术、甘草、升麻以调补中气，防止寒凉太过；桔梗通利肺气，载药上行。

临床应用时，对上述升麻、细辛、藁本、川芎等温燥药，应酌情减少药味或药量。

（3）风湿热邪攻目

症状：白睛结节，色较鲜红，周围有赤丝牵绊，眼珠胀闷而疼且有压痛感，自觉羞明流泪，视物不清；全身常伴有骨节酸痛，肢节肿胀，胸闷纳呆；舌苔白厚或腻，脉滑或濡。病程缠绵难愈。

分析：风湿热邪上攻白睛，故见白睛结节红赤，色较鲜红；湿热蕴蒸，阻遏气机，因而眼珠闷胀，视物不清；风湿客于肌肉筋骨，故见肢节肿胀疼痛；湿热交蒸，故病程缠绵，迁延难愈。

治法：祛风化湿，清热散结。

方剂：散风除湿活血汤（《中医眼科临床实践》）加减。

药物：羌活 10g，独活 5g，防风 10g，当归 10g，川芎 5g，赤芍 10g，鸡血藤 10g，前胡 10g，苍术 10g，白术 10g，忍冬藤 10g，红花 5g，枳壳 10g，甘草 5g。

方解：方中羌活、独活、防风散风祛湿通络；当归、川芎、赤芍、鸡血藤、红花以活血通络；苍术、白术健脾燥湿；忍冬藤清热解毒。

加减：若火疳红赤甚者，加牡丹皮 10g，丹参 10g，以凉血活血；肺热甚者，加桑白皮 10g，地骨皮 10g，以清泻肺热。

（4）久病伤阴，虚火上炎

症状：病情反复发作，病至后期，症见结节不甚高隆，血丝色偏暗紫，四周有轻度肿胀，压痛不甚明显，眼感疲痛，畏光流泪，视物欠清；全身症见口干咽燥，或有潮热颧红，便秘不爽；舌红少津，脉细数。

分析：病久势必热邪伤阴，阴伤正亏则邪留不去，故见白睛症情虽较前述证型为轻，但紫红结节亦难消退，病程漫长或反复发作。全身症状所见口干咽燥，或有潮热颧红，便秘不爽，舌红少津，脉细数皆为阴亏失养，虚热内生之象。

治法：养阴清肺，兼以散结。

方剂：养阴清肺汤（《重楼玉钥》）加减。

药物：甘草 5g，白芍 10g，生地黄 15g，薄荷 10g[后下]，玄参 10g，麦冬 10g，贝母 10g，牡丹皮 10g。

方解：方中生地黄、玄参养阴润燥，清肺解毒为主药；辅以麦冬、白芍助生地黄、玄参养阴清肺润燥，牡丹皮助生地黄、玄参凉血解毒而消痈肿；佐以贝母润肺止咳，清化热痰；薄荷宣肺利咽；使以甘草泻火解毒，调和诸药。合之共奏养阴清肺解毒之功。

加减：阴虚火旺者，去薄荷，加知母 10g，石斛 10g，地骨皮 10g，以增滋阴降火之力；白睛结节日久，难以消退者，可以白芍易赤芍，加丹参 10g，郁金 10g，瓦楞子 10g，海浮石 10g，以清热消瘀散结。

2. 其他疗法

（1）点眼药法：犀黄散，每日早晚各点 1 次，每次点药粉约半粒芝麻大于内眦部，然后闭眼 5～10 分钟。

（2）热敷：用热水或内服药渣再煎水作湿热敷，亦可先熏后敷，以减轻眼部症状，使气血得以畅流，促进病变恢复；对于火毒炽盛，湿热较盛者，可将内服药渣煎水，用作中药超声雾化熏眼，每次 10～15 分钟，每日 1～2 次。

（3）针刺疗法：取列缺、尺泽、合谷、曲池、攒竹、丝竹空、太阳、瞳子髎、肺俞、肝俞等，每次选取 3～4 穴，留针 20～30 分钟。

（三）西医治疗

西医认为本病多为自限性，通常可在 1～2 周自愈，一般无须特殊处理。若需缓解症状和加快愈合，可局部滴用血管收缩剂可减轻充血。若病人感觉疼痛，可用 0.5% 可的松眼液或 0.1% 地塞米松眼液滴眼，不要过早停药可减少复发。必要时可全身应用非甾体消炎药或糖皮质激素药物，合并虹睫炎时需散瞳。

【病案举例】

例1　张健验案（《张健眼科医案》）

黎某，女，36 岁，湖南省长沙市高新区地方税务局，干部。于 2014 年 5 月 15 日初诊。

主诉：右眼疼痛难睁，羞明流泪 3 日。

病史：患者于 5 月 12 日突发右眼疼痛难睁，羞明流泪，目痛拒按。

检查：视力：右眼 1.0，左眼 1.2。右眼颞侧巩膜表层结节隆起，局限性充血，压痛明显；舌质红，苔薄黄，脉浮数。

诊断：巩膜外层炎（右眼）。

辨证：风热犯肺证。

治法：疏风宣肺。

方剂：羌活胜风汤（《原机启微》）加减。

处方：羌活 10g，枳壳 10g，白芷 10g，防风 10g，前胡 10g，桔梗 10g，荆芥 10g，川芎 5g，柴胡 10g，黄芩 10g，白术 10g，菊花 10g，蝉蜕 5g，红花 5g，甘草 5g。5 剂。

服法：水煎，每日 1 剂，分 2 次温服。

外治：①妥布霉素地塞米松（典必殊）滴眼液，滴右眼，每日 4 次。②桑叶 15g，菊花 15g，秦皮 15g。水煎，先熏后敷，每日 2 次，以促其气血流畅，结节消散。

医嘱：饮食宜清淡，忌食辛辣炙煿之品。

二诊（2014 年 5 月 20 日）：右眼疼痛羞明流泪减轻。查视力：右眼 1.0，左眼 1.2。右眼颞侧巩膜结节隆起渐消，周围充血减轻。舌质红，苔薄黄，脉浮数。原方去川芎。7 剂。

三诊（2014 年 5 月 27 日）：右眼畏光流泪、疼痛消失。检查视力：右眼 1.2，左眼 1.2。右眼巩膜结节消失。舌质红，苔薄黄，脉平。原方，5剂。巩固疗效。

　　按语：白睛在脏属肺，肺为娇脏，不耐寒热，肺脏感受风热之邪，随经上达于白睛，则发为本病。羌活胜风汤加减方中羌活祛太阳之风，柴胡祛少阳之风，白芷祛阳明之风，防风祛一切外风；桔梗、前胡、荆芥辛散祛风，清利头目；蝉蜕疏散风热；红花活血化瘀；菊花清利头目；川芎祛风，达巅顶，止头痛；黄芩苦寒清热；白术、枳壳调和胃气；甘草调和诸药。合之为祛风清热，活血散瘀。配合外用药物，内外兼治，结节消散。

例2　张健验案（《张健眼科医案》）

　　黄某，女，48岁，中国铁建重工集团有限公司，干部。于2014年8月19日初诊。

　　主诉：右眼疼痛难睁，羞明流泪7日。

　　病史：患者于8月12日突发右眼疼痛难睁，羞明流泪，目痛拒按；伴口燥咽干，心中烦热，小便短赤，大便秘结。

　　检查：视力：右眼0.8，左眼1.2。右眼鼻侧巩膜结节隆起，局限性充血，压痛明显；舌质红，苔薄黄，脉细数。

　　诊断：巩膜外层炎（右眼）。

　　辨证：心火灼肺证。

　　治法：泻心清肺。

　　方剂：洗心散（《审视瑶函》）加减。

　　处方：黄连5g，黄芩10g，大黄10g[后下]，赤芍10g，桔梗10g，玄参15g，荆芥10g，知母10g，防风10g，当归尾10g，红花6g，生地黄20g，甘草5g。5剂。

　　服法：水煎，每日1剂，分2次温服。

　　外治：①妥布霉素地塞米松（典必殊）滴眼液，滴右眼，每日4次。②桑叶15g，龙胆15g，菊花15g，秦皮15g。水煎，先熏后敷，每日2次，以促其气血流畅，结节消散。

　　医嘱：饮食宜清淡，忌食辛辣炙煿之品。

　　二诊（2014年8月24日）：便通症减。查视力：右眼1.0，左眼1.2。右眼鼻侧巩膜结节隆起渐消，周围充血减轻。舌质红，苔薄黄，脉细数。原方去大黄，7剂。

　　三诊（2014年8月31日）：右眼畏光流泪、疼痛消失。检查视力：右眼1.2，左眼1.2。右眼巩膜结节消失。舌质红，苔薄黄，脉平。原方7剂。巩固疗效。

　　按语：心火内聚，火盛则克金，上攻于气轮则发火疳。洗心散加减方中黄连、黄芩、大黄清心泻火；荆芥、防风祛风散结；生地黄、当归尾、赤芍、红花凉血消瘀；知母、玄参清心养阴；桔梗载药上行，直达病所，甘草调和诸药。内服外用，内外兼治，结节消散。

【治疗心得】

　　中西结合治疗巩膜外层炎能够缩短病程，减少复发，避免或减轻激素类药物的毒副作用。

【食疗方】

1. 苦瓜绿豆粥

组成：苦瓜 50g，绿豆粉 50g，梨 2 个，冰糖少许。

功效：泻肺利气散结。

主治：巩膜外层炎，中医辨证属肺经燥热者。

方解：苦瓜清热解暑，明目，解毒；绿豆清热解毒；梨生津，润燥，清肺热；冰糖有生津润肺，补中益气，清热解毒，止咳化痰，利咽降浊，矫味之功效。4 种食材搭配在一起，具有泻肺利气散结的功效。

制法：苦瓜、绿豆粉、梨子切片一并放入容器中，加适量水，等待煮沸 20 分钟后至 200mL 再加冰糖即可。

用法：当早餐。

2. 百合冬瓜汤

组成：百合 30g，冬瓜 100g，桑白皮 10g。

功效：清热解毒，凉血散结。

主治：巩膜外层炎。中医辨证属心肺热毒者。

方解：冬瓜清热解毒，利水消痰，导热下行；百合、桑白皮清肺火养肺阴。3 种食材搭配在一起，具有清热解毒、凉血散结的功效。

制法：先将冬瓜去皮及瓤子，切成薄片，和百合、桑白皮加入 500mL 水中，加热待汤沸后 10 分钟，然后加精盐后即可。

用法：喝汤，早餐前服，连服 3～7 日。

【名医经验】

庞赞襄经验（河北省人民医院中医眼科名中医）：认为本病主要由于脾胃虚弱，阳气不足，外受风邪所束，抑郁于内，阻血畅行，热毒火邪上攻于目所致。亦有风湿、痛风、结核及其他感染引起。临床可分 5 证论治：①脾虚肺热证。巩膜炎初起，疼痛，畏光，流泪，巩膜表层充血；大便润；舌润无苔或苔薄白，脉弦细。治法：健脾升阳，散风清热。方剂：羌活胜风汤加减。药物：羌活 10g，银柴胡 10g，黄芩 10g，枳壳 10g，白术 10g，防风 10g，前胡 10g，薄荷 10g[后下]，龙胆 9g，生石膏 15～30g[打碎先煎]，槟榔 10g，木通 10g，甘草 3g。水煎，每日 1 剂，分 2 次服。加减：大便干燥者，加大黄 10g[后下]；胃胀吞酸者，去生石膏，加吴茱萸 10g，豆蔻 6g[后下]，厚朴 10g。②风湿凌目证。主证：除眼症外，四肢关节浮肿疼痛；脉浮缓。治法：散风燥湿，活血通络。方剂：散风除湿活血汤。药物：羌活 10g，独活 10g，防风 10g，当归 10g，川芎 5g，赤芍 10g，鸡血藤 10g，前胡 10g，苍术 10g，白术 10g，忍冬藤 12g，红花 6g，枳壳 10g，甘草 3g。用法：水煎，每日 1 剂，分 2 次服。加减：大便燥结者，加番泻叶 10g[后下]；胃纳欠佳者，加吴茱萸 10g，麦芽 10g，焦神曲 10g，山楂 10g；心气短者，加党参 10g，黄芪 10g。③血热壅滞证。主证：除眼症外，口苦咽干，两眦赤烂；脉弦细。治法：升阳化滞，清热散火。方剂：还阴救苦汤加减。药物：升麻 3g，银柴胡 1.5g，苍术 3g，羌活 3g，防风 3g，川芎 3g，桔梗 6g，连翘 10g，生地黄 10g，知母 10g，龙胆 10g，木通 6g，甘草 3g。水煎，每日 1 剂，分 2 次服。加减：大便燥结者，加大黄 9g[后下]；胃纳欠佳者，加枳壳 9g，槟榔 9g，山楂 9g。④阴虚肺燥证。主证：除眼症外，口渴烦躁；舌质绛红，脉细数。治法：养阴清热，清肝散风。方剂：养阴清肺汤。药物：生地黄 30g，天花粉 12g，知母 12g，石膏 30g[打碎先煎]，金银花 30g，黄芩 10g，荆芥 12g，防风 10g，枳壳 10g，龙胆 10g，瓜蒌 30g，甘草 3g。水煎，每日 1 剂，分 2 次服。加减：服药后腹痛，吞酸，便溏者，加吴茱萸 10g，干姜 3g；胃呆纳少者，加槟榔 9g，山楂 9g，莱菔子 12g。⑤脾胃虚寒证。主证：除眼症外，腹胀吞酸，便溏泄泻；脉缓细。治法：温中祛寒，健脾和胃。方剂：附子理中汤加味。药物：附子 10g[先煎]，白术 10g，党参 10g，干姜 10g，吴茱萸 10g，神曲 10g，陈皮 10g，甘草 3g。水煎，每日 1 剂，分 2 次服。

【治疗进展】

尽可能寻找病因，针对性用药，以防复发，但具体病例病因诊断常较困难。应用皮质类固醇激素时不宜骤停，特别是长时间应用时，应递减停药，以免发生肾上腺皮质功能低下。同时在用药期间，要常观察眼压变化，以免发生激素性青光眼。中医认为白睛属肺，故"宣通肺气，复治其节"是治疗本病的关键。

【预防与调护】

1. 宜少食辛辣炙煿之品，以免助热化火，伤阴耗液。
2. 做好精神调护，避免情绪激动。
3. 注意寒暖适中，加强锻炼，避免潮湿。

第二节　深层巩膜炎

深层巩膜炎又称巩膜炎，为巩膜基质层的炎症，比表层巩膜炎少见，但症状较重，多伴有浅层巩膜炎，并合并角膜炎或葡萄膜炎。严重者由于视力损害、剧烈疼痛、眼球穿孔，可能导致视功能丧失甚或摘除眼球。本病多见于中年人，女性明显多于男性。双眼可先后或同时发病。属于胶原病范畴，与自身免疫反应有关，发病较急，预后不佳。

本病属于中医学"火疳""白睛青蓝"范畴。

【病因病机】

西医认为本病的病因与表层巩膜炎相似，除少数因感染因素引起外，多数与全身性疾病有关，如类风湿关节炎、胶原病、红斑狼疮、结节性动脉周围炎、IgA 肾病、强直性脊柱炎、Wegener 肉芽肿病等。也有原因不明者。

中医认为本病多因肝、心、肺三经火热亢盛所致。肺热亢盛，气机不利，血瘀于白睛所致；或心肺热毒内炽，郁火上攻白睛；或病久伤阴，虚火上攻白睛而成。

【临床表现】

深层巩膜炎临床上根据患病的部位，分为前巩膜炎和后巩膜炎。前巩膜炎又分为弥漫性、结节性和坏死性三种。弥漫性和结节性预后较好，坏死性常致巩膜坏死穿孔而预后不良。

前巩膜炎的病变发生在巩膜的前部，位于赤道之前，呈进展性，并发症较多，常见硬化性角膜炎、葡萄膜炎、白内障等眼病。临床症状常表现为：持续性剧烈眼痛，视力下降，且疼痛常在夜间加重，并向周围放射。弥漫性前巩膜炎是深层巩膜炎中最良性的一种，预后较好。表现为巩膜弥漫性充血，组织水肿，病变可累及全前部巩膜。结节性前巩膜炎多伴有巩膜外层炎，起病缓慢，病变区巩膜呈紫红色充血，结节样，不能推动，有压痛。坏死性前巩膜炎是最具破坏性的一种，常双眼患病，多伴有严重自身免疫性疾病。发病时压痛明显，病情发展迅速。常表现为眼痛程度与炎症体征不一致，早期表现为局限性炎性浸润灶，边缘炎症比中央明显。

后巩膜炎的病变常位于巩膜赤道后部及视神经周围巩膜的炎症。未合并前巩膜炎时，外眼无明显体征，具有一定隐蔽性，极易漏诊。临床症状常表现为眼部剧烈疼痛，眼睑水肿，球结膜水肿，眼球轻度突出，眼球运动受限及复视等，伴有视神经视网膜病变时，视力会有明显减退。

【诊断】

1. 不同程度的眼红痛、压痛。

2. 视力减退。

3. 巩膜弥漫性紫红色充血或局限性结节隆起，不能推动并压痛明显。

3. 巩膜坏死、菲薄，甚至穿孔。

4. 眼底局限性肿块、视网膜渗出、视神经炎等改变。

5. 实验室检查：血沉、循环免疫复合物、血清自身抗体、梅毒血清学、结核菌素试验等。

6. B超、CT、荧光血管造影有助诊断。

【鉴别诊断】

1. 眶蜂窝织炎　眼球突出明显，并伴有发热、血象异常等全身中毒症状。

2. Graves 眼病　B超、CT可见眼外肌肥厚，并有内分泌异常表现。

【治疗】

（一）治疗原则

西医学对于本病的治疗主要是针对病因治疗，如有感染存在予以抗炎治疗，如伴有全身性病变，可给予相应的全身性药物治疗，如有坏死可行相应的手术治疗。中医学主要针对肝、心、肺三经火热亢盛，进行辨证论治。对于本病的治疗，中西医结合治疗方法在临床上取得了很好的疗效。

（二）中医治疗

1. 辨证论治

（1）肺热亢盛

症状：局部症状较轻，巩膜深浅层血管均充血，呈紫红色或暗红色，或巩膜有紫红色结节隆起；全身可见咽痛、咳嗽、便秘；舌红苔黄，脉数。

分析：肺热亢盛，气机不利，气血凝滞，故见巩膜紫红色结节隆起；肺热伤津，则见口干、便秘；热壅于肺，咽喉不利则见咳嗽、咽痛。舌红苔黄、脉数，为肺热亢盛所致。

治法：泻肺利气，活血散结。

方剂：泻白散（《小儿药证直诀》）加减。

药物：地骨皮10g，桑白皮10g，炙甘草10g，粳米20g。

方解：方中桑白皮主入肺经，清泻肺热，平喘止咳，为君药。地骨皮甘寒入肺，可助君药泻肺中伏火，且有养阴之功，君臣相合，清泻肺火，以复肺气之肃降。炙甘草、粳米养胃和中，以扶肺气，共为佐使。四药合用，共奏泄肺清热、止咳平喘之功。

加减：咳嗽重，加葶苈子10g[包煎]，苦杏仁10g，以增强泻肺热之力；眼红痛明显者，加红花5g，桃仁10g，以活血化瘀，散结消滞。

（2）心肺热毒

症状：发病较急，巩膜结节大而隆起，压痛明显，畏光、流泪、视物不清。全身可见口苦咽干、便秘溲赤，舌红苔黄，脉数有力。

分析：心肺热毒炽盛，致目络壅阻，气血瘀滞不行，眼珠胀痛，巩膜结节大而隆起；火热上攻，故羞明流泪；火热炽盛，则口苦咽干、便秘溲赤；舌红苔黄、脉数有力为热毒炽盛之征。

治法：泻火解毒，凉血散结。

方剂：还阴救苦汤（《原机启微》）加减。

药物：升麻3g，苍术10g，炙甘草5g，柴胡10g，防风10g，羌活10g，细辛3g，藁本10g，川芎5g，桔梗10g，红花5g，当归尾10g，黄连5g，黄芩10g，黄柏10g，知母10g，生地黄10g，连翘10g，龙胆10g。

方解：本方由清热、解毒、祛风、活血诸药组成。方中黄芩、黄柏、黄连、知母、连翘、生地黄、龙胆清热解毒，客者除之；川芎、红花、归尾活血化瘀，留者行之；柴胡、羌活、细辛、藁本升散化结，结者散之；升麻、苍术疏风祛湿，退翳明目；桔梗通利肺气，载药上行；甘草调补中气。

加减：热甚者，可去细辛、藁本、苍术，加生石膏15g[打碎先煎]，以增强清热泻火之功；大便秘结者，加大黄10g[后下]，以泻腑热。

（3）阴虚火旺

症状：病久，巩膜充血，结节隆起不明显，色紫暗，压痛不明显，症状较轻，视物不清；全身可伴口干咽燥，或潮热颧红，便秘；舌红少津，脉细数。

分析：病久热邪伤阴，阴已伤而邪尚未完全消退，故见症状较轻，巩膜结节隆起不明显，压痛不明显；阴亏致虚热内生，则全身见口干咽燥，或有潮热颧红，便秘；舌红少津、脉细数亦为阴虚火旺之象。

治法：养阴清肺泻火。

方剂：养阴清肺汤（《重楼玉钥》）加减。

药物：生地黄 15g，麦冬 10g，生甘草 5g，玄参 10g，贝母 10g，牡丹皮 10g，薄荷 3g[后下]，炒白芍 10g。

方解：方中生地黄、玄参养阴润燥，清肺解毒为主药；辅以麦冬、白芍助生地黄、玄参养阴清肺润燥，牡丹皮助生地黄、玄参凉血解毒而消痈肿；佐以贝母润肺止咳，清化热痰；薄荷宣肺利咽；使以甘草泻火解毒，调和诸药。合之共奏养阴清肺解毒之功。

加减：伴有咽干口燥、潮热颧红者，去薄荷，加知母 10g，地骨皮 10g，以滋阴降火；结节难消者，加赤芍 10g，丹参 10g，郁金 10g，海浮石 10g，以清热消瘀散结。

2. 其他治疗

（1）针刺治疗：根据全身辨证，可选取列缺、尺泽、合谷、曲池、攒竹、瞳子髎、丝竹空、太阳、肺俞等穴。

（2）局部湿热敷。

（3）中药超声雾化治疗：将内服药方煎水过滤，倒入超声雾化器中，行中药雾化治疗。

（三）西医治疗

1. 病因治疗 针对原发病治疗。

2. 抗感染治疗 局部滴用糖皮质激素以减轻结节性或弥漫性前巩膜炎的炎性反应；根据病情尚可选用全身使用糖皮质激素冲击治疗，配合解热镇痛剂如消炎痛 25～50mg，每日 2～3 次；顽固的巩膜炎可选用免疫抑制剂。

3. 手术治疗 对坏死及穿孔的巩膜可行巩膜加固术或异体巩膜移植术。

4. 并发症的治疗 并发青光眼时应及时的降低眼压；并发虹膜睫状体炎时应及时散瞳。

【病案举例】

例 1 张健验案（《张健眼科医案》）

严某，女，49 岁，湖南省宁乡县双江口镇双青村，农民。于 2014 年 7 月 18 日初诊。

主诉：右眼疼痛难睁，羞明流泪 5 日。

病史：患者于 7 月 13 日突发右眼疼痛难睁，羞明流泪，目痛拒按，视物不清；伴口苦咽干，便秘溲赤。

检查：视力右眼 0.6，左眼 1.0。右眼颞侧巩膜呈紫红色充血，结节隆起，质硬，压痛明显，推之不动。舌质红，苔黄，脉数有力。

诊断：深层巩膜炎（右眼）。

辨证：火毒蕴结证。

治法：泻火解毒。

方剂：还阴救苦汤（《原机启微》）加减。

处方：柴胡 10g，防风 10g，桔梗 10g，黄连 5g，黄芩 10g，黄柏 10g，知母 10g，连翘 10g，

生地黄 15g，羌活 10g，龙胆 10g，红花 5g，当归尾 10g，夏枯草 10g，大黄 10g^[后下]，甘草 5g。5剂。

服法：水煎，每日 1 剂，分 2 次温服。

外治：①双氯芬酸钠滴眼液，滴右眼，每日 4 次。②妥布霉素地塞米松（典必殊）滴眼液，滴右眼，每日 4 次。②桑叶 15g，菊花 15g，秦皮 15g，青皮 15g，玄明粉 30g。水煎，先熏后洗，每日 2 次，以促其消散。

医嘱：忌食辛辣炙煿之品。

二诊（2014 年 7 月 23 日）：大便已通畅，右眼疼痛羞明流泪减轻。视力：右眼 0.6，左眼 1.0。右眼颞侧巩膜结节渐消，周围充血较淡。舌质红，苔黄，脉数有力。原方去大黄，5 剂。

三诊（2014 年 7 月 28 日）：口苦咽干已愈。视力：右眼 0.8，左眼 1.0。右眼巩膜结节消失。舌质红，苔薄黄，脉平滑。原方去龙胆、夏枯草，5 剂。以巩固疗效。

按语：《证治准绳·杂病·七窍门》认为是："火之实邪在于金部，火克金，鬼贼之邪，故害最急。"今患者为心肺热毒内蕴，火郁不得宣泄，上逼白睛所致火疳；火热毒邪结聚，目络壅阻，气血瘀滞，故患眼疼痛甚，白睛结节大且高隆，脉络紫赤怒张；口苦咽干，便秘溲赤，舌质红，苔黄，脉数有力为火毒蕴结，血热瘀滞之征。还阴救苦汤加减方中黄芩、黄柏、黄连、知母、连翘、生地黄、龙胆清热解毒，客者除之；夏枯草清热散结；大黄泻热通腑；红花、当归尾活血化瘀，留者行之；柴胡、羌活、防风开散化结，结者散之；桔梗通利肺气，载药上行；甘草调补中气。诸药合之，共奏清热、解毒、祛风、活血之功，热去毒解，风除血畅，火疳乃愈。

例2　张健验案（《张健眼科医案》）

蒋某，女，47 岁，湖南省攸县柏市镇凤塔村，农民。于 2015 年 5 月 26 日初诊。

主诉：双眼疼痛难睁，羞明流泪 15 日。

病史：患者于 5 月 11 日突发双眼胀痛，畏光流泪；伴肢节窜痛，身重酸楚。

检查：视力：右眼 0.6，左眼 0.6。双眼颞侧巩膜深层呈紫红色隆起，触痛明显；眼压：右眼 18mmHg，左眼 16mmHg；舌质红，苔白腻，脉滑数。

诊断：深层巩膜炎（双眼）。

辨证：风湿凌目证。

治法：祛风除湿。

方剂：蠲痹汤（《医学心悟》）加减。

处方：羌活 10g，独活 5g，黄芩 10g，忍冬藤 10g，秦艽 10g，海风藤 10g，桑枝 10g，当归 10g，川芎 5g，乳香 5g，木香 3g，甘草 10g。5 剂。

服法：水煎，每日 1 剂，分 2 次温服。

外治：①双氯芬酸钠滴眼液，滴双眼，每日 4 次。②妥布霉素地塞米松（典必殊）滴眼液，滴双眼，每日 4 次。②桑叶 15g，菊花 15g，秦皮 15g，青皮 15g，玄明粉 30g。水煎，先熏后洗，每日 2 次，以促其消散。

医嘱：忌食辛辣炙煿之品。

二诊（2015 年 5 月 31 日）：双眼疼痛羞明流泪减轻。检查：视力右眼 0.6，左眼 1.0。双眼颞侧巩膜充血减轻；舌质红，苔白腻，脉滑数。原方，5 剂。

三~六诊（2015 年 6 月 5~20 日）：服药 15 剂，眼痛消失，肢节窜痛，身重酸楚已愈。视力：右眼 0.8，左眼 1.0。双眼巩膜结节消失。舌质红，苔白腻，脉滑数。原方，5 剂。以巩固疗效。

按语：患者风湿内蕴，久而化热，则湿热阻滞脉络，致肺气不宣，风性走窜，上犯白睛，故白睛有紫红色结节样隆起，眼胀，畏光流泪；全身肢节窜痛，身重酸楚，舌质红，苔白腻，脉滑数为风湿之征；舌质红为有热之象。蠲痹汤加减方中独活、羌活、秦艽、海风藤、桑枝祛风除湿；黄芩、忍冬藤清热散结；当归、川芎养血调营；乳香、木香和血止痛；甘草益气补中。诸药合用，共奏祛风除湿、蠲痹止痛的作用。

【治疗心得】

中医学治疗本病应以清泻肺热为本，因邪热易累及血分，故应加活血散瘀之品。同时，可在局部运用有关外治法，以提高疗效。

【食疗方】

1. 桑菊豆粥

组成：桑叶 15g，杭菊花 15g，夏枯草 10g，黄豆 30g，白糖 15g。

功效：泻肺散结，清肝解毒。

主治：深层巩膜炎，中医辨证属肝肺热盛者。

方解：桑叶、杭菊花、夏枯草清肝泻火；黄豆、白糖补中气，降相火。上述 5 种食材搭配在一起，具有泻肺散结、清肝解毒的功效。

制法：将前 4 种食材一并放入容器中，加适量水，等待煮沸 15 分钟，再加入白糖即可。

用法：可作中、晚菜肴，每日 1 次。

2. 蒲公英粥

组成：蒲公英 80g，粳米 100g，沙参 30g，连翘 10g。

功效：养阴清肺，清热散瘀。

主治：深层巩膜炎，中医辨证属久病伤阴者。

方解：蒲公英清热泻火；粳米补中气，降相火；沙参补气养阴；连翘解毒散结。上述 4 种食材搭配在一起，具有养阴清肺、清热散瘀的功效。

制法：蒲公英带根的全草，洗净、切碎，与沙参、连翘同煎去渣取药汁，入粳米同煮成粥即可。

用法：当早餐。

【名医经验】

1. 陆南山经验（上海第二医学院眼科名中医）：将巩膜炎分热入太阴、血滞目痛、热邪久恋 3 证辨治。①热入太阴证。主证：白睛深层充血，无明显隆起或压痛。治法：泻肺养阴清热。方剂：泻肺汤。药物：桑白皮 6g，黄芩 3g，地骨皮 9g，知母 6g，麦冬 6g，桔梗 3g。水煎，每日 1 剂，分2次服。解析：按照中医眼科的五轮学说，白睛属肺。其处方是《审视瑶函》治疗金疳症的泻肺汤。其药味组成虽仅六味，在临床上对浅层巩膜炎而无疼痛者，疗效尚称满意。处方中的桑白皮、黄芩为清肺经的主药，其他如桔梗能宣通肺气，地骨皮清热凉血，知母泻肺火而滋肾阴，麦冬清肺养阴润燥。②血滞目痛证。主证：巩膜轻度隆起及轻度充血，环绕角膜四周的巩膜青紫色。治法：活血止痛，祛风清热。药物：川芎3g，全当归9g，羌活3g，夏枯草9g，刺蒺藜9g，白芷3g，炙细辛1.8g。水煎，每日1剂，分2次服。解析：方中当归与川芎配合，活血效果较强。同时细辛、白芷的祛风止痛，其功效也明显。据《本草衍义》论细辛云："治头面风痛不可缺此。"所谓头面二字，即包括眼部。其他如羌活能治风湿痹痛，刺蒺藜平肝明目；夏枯草清肝火、散郁结。③热邪久恋证。治法：退热除翳，散风活血。方剂：菊花决明散加减。药物：菊花9g，决明子9g，石决明15g[先煎]，木贼6g，生石膏30g[打碎先煎]，黄芩3g，羌活3g，防风6g，蔓荆子9g，川芎3g。用法：水煎，每日1剂，分2次服。解析：方中决明子、石决明、木贼除翳明目；石膏、黄芩等清热为主；羌活、防风祛风，蔓荆子散风清热，菊花明目清头风为佐。

2. 姚和清经验（上海市第六人民医院中医眼科名中医）：将巩膜炎分4证论治：①风热上扰，肺气抑郁。主证：白睛紫赤高隆，眼痛头胀，口干，便难；舌赤苔黄，脉浮数。治法：驱风散热，行血导下。方剂：驱风散热饮子加减。药物：羌活6g，薄荷3g[后下]，栀子9g[炒]，赤芍9g，连翘9g，牛蒡子9g，当归尾9g，川芎3g，生甘草3g，防风6g，大黄9g[后下]，玄明粉6g[冲服]。水煎，每日1剂，分2次服。解析：方中连翘、栀子、甘草清泻热邪；牛蒡子、薄荷、羌活、防风祛逐风邪；赤芍、当归尾凉血活血；大黄泻热通腑，导热下行。全方功能驱风散热，凉血化瘀。②心火乘金，血热上壅。主证：白睛紫胀隆起，锐眦瘀滞尤甚，眼痛头胀，口苦，小便短热；舌赤苔黄，脉数。治法：泻火降火。方剂：导赤散合泻白散加减。解析：导赤散加黄连、黄柏以清心火；合泻白散以泻肺热。两组配合，以清心肺邪热，邪热清，眼之红肿自然消退。药物：生地黄24g，木通6g，生甘草3g，黄连3g，黄柏6g，桑白皮9g，地骨皮9g，淡竹叶9g。水煎，每日1剂，分2次服。③肺阴不足，虚火上炎。主证：白珠俱青，纠缠不愈，睛痛酸楚，日甚夜轻，形瘦，咽干，眩晕；舌红少苔，脉细数。治法：养阴清肺。方剂：养阴清肺汤加减。药物：生地黄24g，玄参15g，麦冬15g，赤芍12g，白芍12g，贝母9g，牡丹皮9g，薄荷9g[后下]，地骨皮9g。水煎，每日1剂，分2次温服。解析：方中生地黄、玄参、麦冬、白芍、地骨皮养阴润燥；贝母润肺散结；赤芍、牡丹皮清热散瘀；薄荷、甘草清热。诸药配合，共奏养阴清热之效。④痰湿内阻，复感风邪。主证：眼赤紫肿胀，眼痛流泪，反复发作，头重，纳少，骨节痛烦；舌苔薄腻，脉浮涩。治法：除风胜湿，祛痰利气。方剂：二陈汤加减。药物：羌活6g，独活6g，防风6g，防己6g，赤芍9g，牡丹皮9g，苍术9g，制半夏9g，陈皮6g，茯苓9g，生甘草3g。水煎，每日1剂，分2次服。解析：方中二陈汤化痰散结；羌活、独活、防风、防己、苍术发散风湿，赤芍、牡丹皮凉血化瘀。风湿除，痰气清，眼内瘀滞亦随之消退。

3. 陈达夫经验（四川成都中医药大学附属医院眼科教授）：以六经辨治巩膜炎分为2证：①太阴里实目病，湿热偏盛证。主证：除眼症外，兼见鼻塞，胸闷，全身沉重倦怠，四肢关节疼痛，或低热；舌苔薄白或腻，脉濡。治法：利湿清热，宣肺畅中。方剂：三仁汤加减。药物：薏苡仁30g，豆蔻6g[后下]，杏仁15g，竹叶10g，厚朴10g，法半夏10g，通草6g，滑石15g[包煎]，制川乌 3g^[先煎久煎]。水煎，每日 1 剂，分 2 次服。解析：方中三仁汤分解湿热；制川乌除湿止痛。加减：血络膨胀甚者，加桃仁 10g，红花 5g。②太阴里实目病，风湿偏盛证。主证：素体阴虚，感受湿邪，兼见口唇干燥，大便秘结，小便短黄；舌质红，脉细数。治法：养阴清热。方剂：甘露饮。药物：天冬 12g，麦冬 12g，生地黄 12g，熟地黄 12g，石斛 10g，枳壳 10g，黄芩 10g，茵陈 6g，甘草 6g，枇杷叶 25g。水煎，每日 1 剂，分 2 次服。解析：方中用天冬、麦冬、生地黄、熟地黄、石斛、甘草养阴清热；茵陈、黄芩清热化湿；枳壳、枇杷叶降逆利气。

【治疗进展】

一般认为本病是全身疾病的一种局部过敏性炎症，多见于结核、梅毒、麻风及结缔组织病。治疗上首先应针对病因，同时全身或局部使用激素为治疗本病的重要措施。局部可热敷、散瞳、口服水杨酸钠、保泰松等。中医治疗以泻火解毒、凉血散结为主。

【预防与调护】

1. 积极治疗全身性疾病。
2. 饮食宜清淡，戒烟酒、忌辛辣。
3. 加强锻炼，避免潮湿。

第九章 角膜病

角膜病是我国主要的致盲性眼病之一，患病率仅次于白内障居第二位。角膜位于眼球前部中央，约占纤维膜的前 1/6，呈向前凸的透明组织结构，略呈横椭圆形，横径 11.5 ～ 12mm，垂直径 10.5 ～ 11mm，中央部较薄，周边略厚，四周与巩膜和结膜组织相移行，和巩膜一起构成眼球壁的外层，和结膜一起组成眼表组织。角膜完全透明，无血管，其营养主要来自于角膜缘血管网、房水及泪液，代谢所需要的氧 80% 来源于空气，15% 来源于角膜缘血管网，5% 来源于房水。角膜是主要的眼屈光介质之一。角膜有丰富的神经末梢，感觉十分敏感，如有外物接触眼球，眼睑便会不由自主的闭合以保护眼球。

角膜在组织学上分为五层：上皮层、前弹力层、基质层、后弹力层、内皮层。角膜上皮层有 5 ～ 6 层上皮细胞，角膜上皮细胞是角膜缘干细胞的终末分化细胞，上皮层损伤后可以再生，不留瘢痕。前弹力层是一层特殊的膜，主要由胶原纤维构成，受损伤后不能再生。基质层由 200 ～ 250 层胶原纤维构成，占整个角膜厚度的 90%，板层相互重叠，板层与角膜、板层与板层之间平行排列，保证了角膜的透明性，基质层损伤后由瘢痕组织修复。后弹力层为无细胞结构的膜，受损伤后由内皮细胞分泌再生。后弹力层不仅较前弹力层厚，有弹性，而且对病原微生物的侵害和眼内压等有很强的抵抗力。内皮细胞层为单层细胞，呈六边形，出生后角膜内皮细胞在生理情况下不能再生，出生后内皮细胞密度每平方毫米约为 4000 个，成人每平方毫米约为 2500 个，内皮细胞数量随年龄增加而逐渐减少，病理损伤后再生能力很低，损伤或死亡的细胞主要依靠邻近细胞的扩大和延伸来修复。

角膜病主要有炎症、外伤、变性、营养不良、肿瘤、先天性异常及药物性损伤等。其中角膜炎在我国发病率最高。

角膜炎的病因主要有：①感染性：病原体包括细菌、真菌、病毒、支原体、棘阿米巴、梅毒螺旋体等。②内源性：一些自身免疫性疾病如类风湿性关节炎可引起角膜病变，某些全身疾病如维生素 A 缺乏可引起角结膜干燥或角膜软化。③局部蔓延：邻近组织的炎症可波及角膜，如结膜炎严重可引起周边角膜浸润、巩膜炎可导致硬化性角膜炎、虹膜睫状体炎影响角膜内皮细胞等。

角膜炎的病理过程可分为四期：①炎症浸润期：表现为红、肿、热、痛。角膜缘血管充血、扩张，表现为睫状充血或混合性充血。致病因子侵袭角膜，炎性渗出及炎症细胞侵入角膜，引起角膜局限性浸润、混浊，视力下降。神经末梢受到炎症刺激，有明显的疼痛、流泪、畏光、眼睑痉挛等一系列炎症刺激症状，经有效治疗后，病情得到控制，浸润吸收，角膜基质和内皮细胞未受到破坏，角膜可恢复透明，视力恢复。②角膜溃疡期：若角膜炎治疗不及时或全身抵抗力低下，病情进一步发展，浸润区角膜组织因炎症的损害或营养障碍，发生坏死、脱落，形成角膜溃疡。如溃疡面继续扩大，内毒素等渗入前房内，当前房内大量脓细胞沉积时，形成前房积脓。如溃疡继续发展，溃疡处角膜基质完全坏死、脱落，暴露出后弹力层，在眼内压的作用下可形成后弹力层膨出。若病变破坏了后弹力层，则发生角膜穿孔，如穿孔口大或位于角膜中央，穿孔口不能愈合，可形成角膜瘘。角膜穿孔和角膜瘘极易导致眼内感染，最终眼球萎缩。③溃疡消退期：若角膜炎症得到控制，浸润逐渐减轻吸收，溃疡区上皮再生，前弹力层和基质层缺损由成纤维细胞产生的瘢痕组织修复。④角膜瘢痕期：溃疡愈合后，根据溃疡深浅程度的不同而留下厚薄不等的角膜瘢痕。根据角膜瘢痕的严重程度，临床上可分为云翳、斑翳、白斑。

角膜炎的主要表现为疼痛、流泪、畏光、眼睑痉挛，不同程度的视力下降，睫状充血或混合充血，角膜浸润混浊，角膜溃疡，严重者可引起虹膜睫状体炎、前房积脓、虹膜后粘连、继发性青光眼。

角膜炎的治疗原则是去除病因，控制感染，增强全身或局部抵抗力，促进溃疡愈合。在早期针对不同病原体选择适当的抗感染药物；出现虹膜睫状体炎者，须滴扩瞳药；对于深层角膜炎可使用激素抑制炎症反应。重症感染者，药物难以控制，一旦有穿孔的危险或即将穿孔，应适时采取治疗性角膜移植术，清除病灶。

中医学将角膜称为黑睛，又名黑眼、黑仁、黑珠、乌珠、乌睛、青睛、神珠等，位于眼珠前方，状似圆形，周边与白睛相连。将角膜病称为黑睛疾病。

黑睛疾病的特点是：一是发病机会多。因黑睛暴露于外，不仅易受外伤，而且易被风热毒邪侵袭，还可受其他轮病变的影响，故黑睛疾病是临床上的常见病、多发病。二是恢复慢。因黑睛本身无脉络分布，营养供应较差，抵抗力较低，一旦发生病变，则病程较长。三是自觉症状明显。黑睛感觉灵敏，常出现剧烈的眼痛、畏光、流泪，视力受到不同程度的影响。

黑睛疾病的致病因素，以外感六淫为多见，六淫之中以风热最多。又因黑睛在五轮中属风轮，内应于肝，肝胆相为表里，故其病变常与肝胆有关，辨证多从肝胆论治。一般认为病之初起，翳障浮嫩，病位表浅，多为肝胆风热；病之中期，翳障溃陷深大、色黄，多为肝胆实火；病之后期，翳障时隐时现，反复发作，多为肝阴不足。临证时应随机应变，不能专责之于肝胆，如兼黄液上冲为阳明热炽；翳障日久不愈为气血不足。

黑睛疾病的治疗，必须辨证求因，针对病因治疗。以祛除外邪，明目退翳，防止传变，减少变症，促使早日愈合，缩小和减薄瘢痕为治则。早期多以祛风清热为主，中期多以清肝泻火、通腑泄热、清热利湿为主，后期常用退翳明目之法。除内治法整体调理外，必须结合局部滴眼、点眼、熏洗、湿热敷等外治法，提高疗效。

第一节　细菌性角膜炎

细菌性角膜炎是由细菌感染引起的一种急性化脓性角膜炎。本病可发生在任何年龄、任何季节，但以夏秋收割季节多见，常单眼为患。本病起病急，病情多较危重，如得不到及时有效的治疗，可发生角膜穿孔，甚至眼内感染，最终眼球萎缩。即使病情得到控制也可能遗留广泛角膜瘢痕、角膜新生血管、角膜葡萄肿等后遗症，严重影响视力。

本病属中医学"凝脂翳"范畴。

【病因病机】

细菌性角膜炎的致病菌多种多样，最常见的有铜绿假单胞菌、表皮葡萄球菌、金黄色葡萄球菌及链球菌等。常发生在轻微的角膜擦伤或角膜异物剔除术，角膜上皮缺损或结膜囊内的细菌黏附到角膜基质，形成局部炎症。一些局部因素如干眼症、慢性泪囊炎、长期佩戴角膜接触镜等结膜囊内有致病菌的存留，破坏角膜上皮的防御功能或降低角膜的抵抗力，全身疾病如糖尿病、免疫缺陷病、长期使用免疫抑制剂、酗酒等可降低机体对致病菌的抵抗力而引起角膜炎症。

中医认为本病因黑睛表层外伤（如被谷芒、麦刺、树枝等擦伤，或黑睛异物剔除术后），风热邪毒乘隙入侵而引起；或素有漏睛，邪毒已伏，更易乘虚而入而发病；或脏腑热盛，肝胆火炽，上炎于目，致气血壅滞，蓄腐成脓，黑睛溃烂；或因花翳白陷、聚星障等病情迁延，复加邪毒，恶化而成。

【临床表现】

发病急，常在角膜感染后 24 ～ 48 小时发病，表现为患眼疼痛、畏光、流泪、视力骤降、眼睑痉挛、患侧头痛等，多伴有脓性分泌物。检查见眼睑、球结膜水肿，睫状充血或混合充血，角膜上皮出现黄白色浸润灶，边界模糊，周围角膜组织水肿，病灶很快形成溃疡，底部污浊，表面常有坏死组织覆盖；由于毒素渗入前房，常伴发虹膜睫状体炎。不同致病菌感染角膜会造成不同的角膜病变特征：如表皮葡萄球菌性角膜炎常表现为圆形或椭圆形局灶性脓肿，伴有边界明显的灰白色角膜局灶浸润和小范围上皮水肿；肺炎链球菌感染可造成角膜葡行性角膜溃疡，重者可发生前房积脓、角膜穿孔；金黄色葡萄球菌性角膜炎与链球菌性角膜炎相似，但炎症反应更重，可形成匐行性角膜溃疡；铜绿假单胞菌性角膜炎可以迅速使角膜溶解坏死，早期即可造成角膜穿孔，发病 1 ～ 2 日浸润处很快形成溃疡，溃疡呈灰白色黏稠的坏死状，有脓性分泌物，呈淡绿色，疼痛症状明显，前房积脓严重，随着溃疡的继续发展和坏死组织的不断脱落，角膜变薄，向前膨出穿孔，严重者可引起眼内炎。

【诊断】

1. 根据病史，详细询问有无外伤史，有无泪道阻塞、慢性泪囊炎、佩戴角膜接触镜史。

2. 临床症状：眼剧痛、畏光、流泪、视力骤降。需注意病情发展速度和症状严重程度。

3. 实验室检查：最常用有效的是角膜刮片检查，进行革兰阳性菌或革兰阴性菌的涂片染色检查，同时进行细菌培养加药敏试验，不仅明确诊断，对临床用药也有指导作用。此外，共聚焦显微镜在临床诊断中可帮助排除真菌、阿米巴感染。

【鉴别诊断】

1. 无菌性角膜溃疡　为非感染性，如眼干燥综合征、类风湿关节炎或其他结缔组织疾病、春季结膜炎、维生素 A 缺乏等。微生物培养阴性，眼部症状轻。

2. 病毒性角膜炎　见相关章节。

【治疗】

（一）治疗原则

本病中西医结合治疗较单纯西医或中医治疗疗效更好，中西医结合治疗可减轻症状，缩短病程，减少并发症和防止复发。

（二）中医治疗

1. 辨证论治

一般而言，发病初期，黑睛溃陷表浅，多属风热壅盛；中期黑睛溃陷深大，凝脂成片，黄液上冲，多属肝胆火炽或热毒炽盛；后期多正虚邪留。病变过程中邪毒相搏，致血因热壅，气因热滞，故常兼气滞血瘀。本病起病急，来势猛，发展快，变化多，故辨证须别病因，分表里，审脏腑，察虚实。

（1）风热壅盛

症状：本病初起，黑睛生翳如星，边缘不清，表面污浊，如覆薄脂，抱轮红赤，羞明流泪，眼痛头痛，视力下降；舌红苔薄黄，脉浮数。

分析：黑睛表层受伤，风热邪毒乘隙袭入，致黑睛生翳，初起如星。因风热壅盛，邪毒结聚，病变有发展趋势，故边缘不清，表面污浊，如覆薄脂；肺肝风热偏盛，故抱轮红赤，羞明流泪；风热上犯，清阳被扰，气血运行受阻，故头目疼痛；黑睛生翳，阻碍神光发越，故视力下降；舌红苔薄黄、脉浮数为风热在表之象。

治法：祛风清热。

方剂：新制柴连汤（《眼科纂要》）加减。

药物：柴胡 10g，黄连 5g，黄芩 10g，赤芍 10g，蔓荆子 5g，栀子 10g，木通 10g，荆芥 10g，防风 10g，甘草 5g，龙胆 10g。

方解：方中用柴胡、蔓荆子、荆芥、防风祛风散邪止痛，黄连、黄芩、栀子、龙胆清肝泻火退赤，赤芍配木通清热活血、退热止痛，甘草清热和中。

加减：热偏重者，加金银花15g，紫花地丁10g，蒲公英15g，以增清热之功；头痛明显者，加羌活10g，白芷10g，以祛风止痛。

（2）里热炽盛

症状：黑睛凝脂大片，深陷如窟，黄液上冲，白睛混赤壅肿，胞睑红肿，头目剧痛，羞明难睁，热泪频流，眵多色黄或黄绿；发热口渴，便秘溲赤；舌红苔黄厚，脉数有力。

分析：病邪入里化热，脏腑热毒炽盛，熏灼黑睛，致黑睛凝脂大片，深陷如窟；阳明为目下纲，病自下而上者为阳明病，阳明热炽，神水受灼，故黄液上冲；热毒上攻，故白睛混赤壅肿，胞睑红肿，头目剧痛，羞明难睁，热泪频流，眵多色黄或黄绿；发热口渴、便秘溲赤、舌红苔黄厚、脉数有力为热炽腑实之征。

治法：清热泻火解毒。

方剂：四顺清凉饮子（《审视瑶函》）加减。

药物：当归10g，龙胆10g，黄芩10g，柴胡10g，羌活10g，木贼5g，黄连5g，桑白皮10g，车前子10g[包煎]，生地黄10g，赤芍10g，枳壳10g，炙甘草10g，酒炒大黄10g[后下]，防风10g，川芎5g。

方解：方中龙胆、柴胡清肝胆之火；黄芩、桑白皮清肺火；黄连清心火；生地黄、赤芍清血热；当归、川芎行气活血，消血分壅滞；羌活、防风、木贼祛风退翳；车前子通利小便；大黄、枳壳通利大便，使邪热火毒从二便出。《目经大成》认为二便闭涩是凝脂翳险候，故通腑泄热，釜底抽薪，以减轻眼部壅滞。必须注意，上述苦寒之剂宜中病即止，不可过用，以免伤及脾胃。

加减：若大便秘结不通者，可加芒硝10g[冲服]，以增泻火通腑之力；眵多黄绿、邪毒炽盛者，加金银花10g，蒲公英10g，菊花10g，以清热解毒；炽热肿痛者，加牡丹皮10g，水牛角30g[先煎]，以清热凉血。

（3）正虚邪留证

症状：病情日久，黑睛翳陷未平，白睛抱轮微红，眼痛畏光较轻；舌淡，脉细弱。

分析：素体虚弱、气血不足，或过用寒凉之品，损伤正气，正虚无力抗邪，致翳陷难敛；余邪未尽，故仍有轻微眼痛、畏光、羞明、白睛发红；舌淡、脉细弱为气血不足之象。

治法：扶正祛邪。

方剂：托里消毒散（《医宗金鉴》）加减。

药物：生黄芪10g，皂角刺10g，金银花10g，甘草5g，桔梗10g，白芷10g，川芎5g，当归10g，白芍10g，白术10g，茯苓10g，党参10g。

方解：方中用八珍汤去熟地黄以补气养血，扶正祛邪；陈皮、桔梗理气，助前药补而不滞；金银花、连翘、白芷清热解毒祛邪。

2. 其他疗法

（1）点眼药法：局部频滴清热解毒类中药制剂滴眼液，如：鱼腥草滴眼液或金叶滴眼液。

（2）熏洗法：用荆芥10g，防风10g，菊花10g，黄芩10g，大青叶10g，蒲公英10g。煎水，澄清过滤，清洗患眼，或做湿热敷。

（3）针刺治疗：常用睛明、承泣、丝竹空、攒竹、风池、合谷、肝俞、太冲等穴，视病情虚实而定补泻手法。每日选 2～3 穴针刺。

（三）西医治疗

本病的西医治疗以去除病因、积极控制感染、促进愈合、减少瘢痕为原则。病因治疗如积极治疗慢性泪囊炎、内翻倒睫、剔除角膜异物等；药物治疗在细菌培养和药敏试验的结果报告之前，根据详细的病史和检查，结合临床医师的经验，选择高效、广谱的抗生素。首选氨基糖苷类或氟喹诺酮类滴眼液，如妥布霉素滴眼液或左氧氟沙星滴眼液。对已报告细菌培养结果的，根据药敏试验结果选择药物，常选用头孢霉素、万古霉素、妥布霉素、庆大霉素等，绿脓杆菌感染首选多黏菌素 B。随时观察临床效果及时调整用药。病情严重者可结膜下注射抗生素。并发虹膜睫状体炎时加用散瞳药。如药物不能控制，病情加重者应及时采取板层角膜移植术和穿透角膜移植术干预治疗。

【病案举例】

例 1　张健验案（《张健眼科医案》）

文某，男，45 岁，湖南省浏阳市大瑶镇强盛村，农民。于 2014 年 7 月 18 日初诊。

主诉：左眼外伤后疼痛、畏光、流泪，视力下降 3 日。

病史：患者于本月 15 日左眼被稻叶刺伤，致疼痛、畏光、流泪，视力下降，伴同侧额头痛。

检查：视力右眼 0.8，左眼 0.3。左眼混合性充血（++），角膜鼻侧浸润，2% 荧光素钠溶液染色可见 4mm×4mm 大小的着色区，房水欠清，虹膜纹理不清呈泥土色。舌质红，苔薄黄，脉浮数。

诊断：细菌性角膜炎（左眼）。

辨证：肝经风热证。

治法：祛风清热法。

方剂：新制柴连汤（《眼科纂要》）加减。

处方：柴胡 10g，黄连 5g，黄芩 10g，赤芍 10g，蔓荆子 10g，栀子 10g，龙胆 10g，金银花 15g，蒲公英 15g，木通 10g，荆芥 10g，防风 10g，甘草 5g。5 剂。

服法：水煎，每日 1 剂，分 2 次服。

外治：① 1% 硫酸阿托品眼用凝胶，滴左眼，1 日 3 次，1 次 1 滴。② 0.3% 加替沙星滴眼液滴左眼，1 日 4 次，1 次 1～2 滴。

医嘱：①饮食宜清淡，禁辛辣炙煿之品及牛羊狗肉等发物。②保持大便通畅。③外出可戴遮光墨镜。

二诊（2014 年 7 月 23 日）：眼痛畏光流泪减轻，瞳孔药物性散大，鼻侧有轻度的虹膜后粘连；舌质红，苔薄黄，脉浮数。原方 7 剂。

三～六诊（2014 年 7 月 30 日～8 月 20 日）：服药 21 剂。左眼视力 0.6，结膜充血消失，角膜留少许瘢痕而愈。

按语：《诸病源候论·目病诸候·目内有丁候》认为本病因"脏腑热盛，热乘于腑，气冲于目，热气结聚"。患者因角膜表层外伤，风热邪毒因伤而入，风热壅盛，邪结于黑睛，故黑睛生翳，状如凝脂；畏光流泪，舌质红，苔薄黄，脉浮数均为肝经风热之征。新制柴连汤加减方中龙胆、栀子、黄芩、黄连清肝泻热；蒲公英、金银花清热解毒；荆芥、防风、蔓荆子祛风清热；柴胡既可辛凉祛风，又可引药入肝；赤芍凉血退红；木通利尿清热；甘草调和诸药，合之以清热为主兼以祛风退翳之方，风去热解毒散则翳退红消而目光恢复。

例2 张健验案（《张健眼科医案》）

胡某，男，28岁，湖南省浏阳市社港镇高寿村，农民。于2014年8月1日初诊。

主诉：左眼外伤后引起疼痛、畏光、流泪，视力下降5日。

病史：患者于上7月26日左眼被稻草刺伤，现眼疼痛、畏光、流泪，视力下降，伴同侧头痛，口苦咽干，烦躁，小便黄赤。

检查：视力：右眼1.0，左眼0.3。左眼混合性充血（+++），角膜中央混浊，2%荧光素钠溶液染色有4mm×5mm大小的着色区，房水欠清，虹膜纹理不清呈泥土色。舌质红，苔黄厚，脉弦数。

诊断：细菌性角膜炎（左眼）。

辨证：肝胆火炽证。

治法：清肝泻火法。

方剂：龙胆泻肝汤（《医方集解》）加减。

处方：龙胆10g，黄芩10g，栀子10g，泽泻10g，木通10g，当归10g，生地黄10g，柴胡10g，车前子10g[包煎]，金银花15g，蒲公英15g，甘草5g。3剂。

服法：水煎，每日1剂，分2次服。

外治：①1%硫酸阿托品眼用凝胶滴左眼，1日3次，1次1滴。②0.3%加替沙星滴眼液滴左眼，第1~2日：清醒状态下，2小时1次，1次1滴，每日8次；第3~7日：清醒状态下，每日4次，1次1滴。

医嘱：①禁食辛辣炙煿之品及牛羊狗肉等发物。②保持大便通畅。③外出可戴遮光墨镜。

二诊（2014年8月4日）：眼痛减轻，瞳孔药物性散大；舌质红，苔黄厚，脉弦数。原方。7剂。

三~六诊（2014年8月11日~9月1日）：服药21剂。右眼1.0，左眼0.5。左眼眼部结膜充血消失，角膜留少许瘢痕障迹而愈。

按语：患者肝胆火热炽盛，邪深毒重，黑睛受灼，故见黑睛生翳，扩大加深；口苦咽干，烦躁及舌脉表现均为肝胆火炽之候。龙胆泻肝汤方中龙胆大苦大寒，既能泻肝胆实火，又能利肝经湿热，泻火除湿，两擅其功，切中病机，故为君药。金银花、蒲公英清热解毒；黄芩、栀子苦寒泻火、燥湿清热，加强君药泻火除湿之力，用以为臣药。湿热的主要出路，是利导下行，从膀胱渗泄，故又用渗湿泄热之泽泻、木通、车前子，导湿热从水道而去；肝乃藏血之脏，若为实火所伤，阴血亦随之消耗，且方中诸药以苦燥渗利伤阴之品居多，故用当归、生地黄养血滋阴，使邪去而阴血不伤，以上皆为佐药。肝体阴用阳，性喜疏泄条达而恶抑郁，火邪内郁，肝胆之气不舒，骤用大剂苦寒降泄之品，既恐肝胆之气被郁，又虑折伤肝胆生发之机，故又用柴胡疏畅肝胆之气，并能引诸药归于肝胆之经；甘草调和诸药，护胃安中，二药并兼佐使之用。泻中有补，利中有滋，降中寓升，祛邪而不伤正，泻火而不伐胃，使火降热清，湿浊得利，循经所发诸症皆可相应而愈。

【治疗心得】

治疗本病应及早明确病因，积极控制感染，增强全身及局部抵抗力，促进愈合，减少瘢痕形成。中西医结合治疗可减轻症状，缩短病程，减少并发症的发生。初期风热壅盛者，治以祛风清热解毒；中期肝胆火炽者，治以清肝泻火解毒；后期虚实兼者，治以补虚泻实，退翳明目。

【食疗方】

1. 二子煎

组成：青葙子20g^[包煎]，决明子20g，白糖适量。

功效：祛风明目，清热泻火。

主治：细菌性角膜炎，中医辨证属肝热目赤者。

方解：青葙子祛风热，清肝火明目；决明子散风热，明目，退赤。2种食材搭配在一起，具有祛风明目、清热泻火的功效。

制法：上述2种食材同入砂锅内，加适量水煎熬30分钟后至200mL取汁，另再加适量水煎熬30分钟后至200mL取汁，将2次的食汁混合均匀，再加入白糖即可。

用法：每次200mL，分早晚服。

2. 小蓟银花饮

组成：小蓟60g，金银花20g，黄连10g，甘草6g，蜂蜜适量。

功效：清热解毒。

主治：细菌性角膜炎，中医辨证属风热火毒者。

方解：小蓟凉血止血，清热解毒，抑菌；金银花疏散风热；黄连消肿退赤；甘草补脾益气，调和诸药。上述4种食材搭配在一起具有清热解毒，退赤消肿，抗菌的功效。

制法：上述4种食材同入砂锅内，加适量水煎熬30分钟后至200mL取汁，另再加适量水煎熬30分钟后至200mL取汁，将2次的食汁混合均匀，再加入白糖即可。

用法：每次200mL，分早晚服。

【名医经验】

1. 庞赞襄经验（河北省人民医院中医眼科名中医）：认为本病多因毒邪外侵，肝胆内热，风热壅盛，或肺阴不足，热邪上犯于目所致。外伤可为诱因，亦有因肝胆实热，脾胃虚寒，脾胃失健，外感风邪，邪火上乘于目所致。临床分3证：①内热夹风证。主证：羞明流泪，眼磨疼痛，角膜生翳下陷，结膜红赤；口干不喜饮或不干，胃纳尚好，大便润或小便数；舌质润，苔薄或无苔，或薄厚，脉浮数或弦细数。治法：内清外解。方剂：双解汤。药物：金银花15g，蒲公英15g，天花粉9g，黄芩9g，枳壳4.5g，龙胆9g，荆芥9g，防风9g，桑白皮6g，甘草3g。水煎，每日1剂，分2次温服。加减：大便燥结，加大黄3～9g^[后下]；大便溏，去龙胆，加苍术9g，白术9g；风热重，眼发痒，加羌活10g。②肝胃实热证。主证：羞明流泪，生眵或无眵，眼疼，伴有头疼，角膜生翳下陷，一般生翳多在角膜中央部，合并角膜底下部有黄色脓状物（在虹膜下方），如指甲根白岩状，大便燥结；舌苔黄厚或苔薄白，脉弦数或弦细。治法：清热解毒，泻火消翳。方剂：银花解毒汤。药物：金银花30g，蒲公英30g，桑白皮9g，天花粉12g，黄芩9g，黄连9g，龙胆9g，生地黄12g，知母12g，大黄12g[后下]，玄明粉12g[冲服]，木通4.5g，蔓荆子9g，枳壳9g，甘草3g。水煎，每日1剂，分2次温服。加减：大便燥结甚或微燥，酌情加大黄；头疼剧烈不止者，加荆芥9g，防风9g；孕妇，加当归9g，白芍9g；小儿去生地黄，知母、木通用量酌减。③肺阴不足，外夹风热证。主证：羞明流泪，眼磨疼痛，角膜生翳下陷，结膜红赤；口渴欲饮，或口干咽喉疼痛，或生鼻疮，胃纳尚好，大便润，小便清；舌质绛或舌滑无苔，或苔薄，脉弦细而数。治法：养阴清热散风。方剂：养阴清肺汤。药物：生地黄15g，天花粉9g，知母9g，芦根9g，石膏15g[打碎先煎]，金银花15g，黄芩9g，荆芥9g，防风9g，枳壳9g，龙胆9g，甘草3g。水煎，每日1剂，分2次温服。加减：咽喉痛剧，加川贝母6g，麦冬9g；鼻疮严重，倍石膏、生地黄、金银花；大便燥结，加大黄9g[后下]，瓜蒌9g；胃纳欠佳，胸部胀闷，加青皮9g，麦芽9g，神曲9g，山楂9g。

2.韦文贵经验（中国中医研究院广安门医院眼科名中医）：治疗细菌性角膜炎初起以祛风清热为主，平肝退翳为辅。方用红肿翳障方加减。药物：石决明20g[先煎]，白术6g[炒焦]，生地黄10g，赤石脂10g，生甘草3g，赤芍6g，密蒙花10g，白芷6g，夏枯草6g，川芎6g，黄芩6g，连翘6g，六一散10g[包煎]。水煎，每日1剂，分2次温服。解析：细菌性角膜炎发病急速，病程短，病势急的病例，多属"实证"，根据"实者泻之"的原则，常用"泻火解毒"之法，使热毒邪气下泄。而发病已久的病例，多为虚实夹杂，应根据具体情况，祛邪扶正，攻补兼施，以祛邪不伤正，扶正不留邪。

3.陆南山经验（上海第二医学院眼科教授）：将细菌性角膜炎分为2证：①阳明炽热证。主证：白睛赤脉密布，黑睛凝脂翳侵及瞳神，兼黄液上冲，睛珠疼痛，畏光流泪。治法：泻热通腑。方剂：通脾泻胃汤加减。药物：生石膏15g[打碎先煎]，知母6g，麦冬6g，玄参12g，茺蔚子9g，防风3g，大黄4.5g[后下]，黄芩3g。水煎，每日1剂，分2次温服。解析：细菌性角膜炎伴有前房积脓。根据《灵枢·经筋》"阳明为目下纲"，以及经络学说的足阳明胃经起自鼻孔两侧，经眼内角而入眼眶下之承泣和四白穴等。患者大便数日不通，故推论前房积脓的病因，是属阳明炽热，采用《审视瑶函·黄膜上冲症》的通脾泻胃汤加减治疗。②肝胆湿热证。主证：黑睛凝脂翳，肥、厚、脆、嫩成一片白色，其中微带黄色；白睛充血而浮肿，畏光流泪，疼痛甚剧；舌质红，苔黄腻，脉弦数。治法：急宜治标，泻厥阴少阳之火。方剂：龙胆泻肝汤加减。药物：龙胆4.5g，车前子9g[包煎]，黑栀子9g，木通6g，柴胡3g，泽泻9g，黄芩3g，当归9g，黄连3g，生地黄30g。水煎，每日1剂，分2次温服。解析：黑睛凝脂翳，肥、浮、脆、嫩成一片白色，其中微带黄色，白睛充血而红肿，畏光流泪，疼痛甚剧。既为外伤，又因体内强热蒸灼肝胆两络，症状凶险，慎防凝脂翳破坏风轮而神膏绽出。病邪入里，热毒炽盛，急宜治标，用泻厥阴少阳之火，寒凉降火，清热解毒，待病情缓解，再图治本。

4.姚和清经验（上海市第六人民医院中医眼科名中医）：将细菌性角膜炎为2证：①风热上扰证。主证：外胞浮肿，白睛赤脉纵横，黑睛中央起陷翳，色白带黄，状如凝脂，深厚一片，同时黄液潜伏，有攻瞳神之势；舌质红，苔薄白，脉浮数。治法：祛风清热。方剂：羌活胜风汤加减。药物：羌活6g，柴胡4.5g，黄芩6g，白术9g，荆芥9g[炒]，枳壳4.5g[炒]，川芎3g，白芷3g，防风

4.5g，独活 6g，前胡 6g，薄荷 3g[后下]，桔梗 4.5g，甘草 3g。水煎，每日 1 剂，分 2 次温服。解析：盖黑睛属肝，肝为风木之脏，黑睛翳陷初起以风热居多。症见眼胞浮肿，白睛虽红而丝络可见，泪多无眵，痛连头脑，为风甚于火之象。体表不实，感风寒，郁而化热，风寒外闭，火郁于上，当治风为先，风散火即自息。②阳明腑实证。主证：目暴赤红肿，黑睛陷翳布于挡瞳，浮肥脆嫩，状如凝脂，且黄液上冲，病势甚凶，头痛睛疼，口干便难；舌苔黄燥，脉洪实。治法：泻热通腑。方剂：通脾泻胃汤加减。药物：茺蔚子 9g，赤芍 9g，玄参 12g，麦冬 15g，枳壳 4.5g[炒]，车前子 9g[包煎]，黄芩 9g，防风 4.5g，知母 9g，生石膏 30g[打碎先煎]，大黄 10g[后下]，玄明粉 6g[冲服]。水煎，每日 1 剂，分 2 次温服。解析：黑睛受伤，火热毒邪壅盛，兼有腑实不通，治法：清热降火，泻腑通便，必须注意的是寒凉不可过剂，须中病即止，过则伤脾败胃，脾胃受损，生发之气受抑，反致病变难以修复。临床只要病情控制，即可减用苦寒，增加退翳之品。

【治疗进展】

西医治疗细菌性角膜炎，主要是局部和全身使用抗生素，其优点是能有效地消除病原体，减少组织破坏，可减轻瘢痕的形成、炎性反应和新生血管形成。另外，常用睫状肌麻痹剂，如硫酸阿托品滴眼液或凝胶（眼膏），以防治葡萄膜炎。初诊的细菌性角膜炎应根据临床表现、溃疡形态给予广谱抗生素治疗，然后再根据细菌培养＋药敏试验等实验室检查结果，及时调整使用敏感抗生素，对于多种微生物致病者，主张头孢唑啉＋喹诺酮类或妥布霉素治疗，如果溃疡侵入深层即将穿孔者，采用羊膜移植。但值得注意的是，临床实践中发现一些药敏试验敏感的抗生素实际治疗效果并不理想，而一些相对不敏感的抗生素治疗效果却更为满意。这可能是抗生素的药效除了对细菌的敏感性外，使用剂型、浓度、组织穿透性、患者使用依从性也是重要的影响因素。病情控制后，局部维持用药一段时间，防止复发，特别是绿脓杆菌性角膜溃疡。

中医治疗细菌性角膜炎的优势在于，根据患者眼部及全身症状，初期风热壅盛者，治以祛风清热解毒；中期肝胆火炽者，治以清肝泻火解毒；后期虚实兼夹，治以补虚泻实、退翳明目等方法，能调整全身功能状态，增强全身及局部抵抗力，促进愈合，减少瘢痕形成。此外，结合针刺、热敷可提高疗效。

本病来势凶猛，对眼组织危害大，早期、有效的治疗至关重要。及早明确病因，采用中西医结合治疗可更快地减轻症状，缩短病程，减少并发症的发生，提高疗效。

【预防与调护】

1. 积极预防角膜外伤，处理角膜异物时严格无菌操作，防止角膜感染。

2. 慢性泪囊炎患者应及时治疗，根除病灶。

3. 绿脓杆菌感染的患者，住院时应床边隔离，避免交叉感染。

4. 饮食宜清淡，忌辛辣、腥发之物，禁烟酒。

第二节 单纯疱疹病毒性角膜炎

单纯疱疹病毒性角膜炎是由 I 型单纯疱疹病毒感染所致的具有极高致盲性的感染性角膜炎。其发病率和致盲率均占角膜病的首位。它是由病毒感染、免疫与炎症反应参与、损伤角膜及眼表组织结构的复杂性眼病，治疗较为困难，常反复发作。临床尚无有效控制复发的药物，往往因反复发作而严重危害视功能。

本病属中医学"聚星障"范畴。

【病因病机】

西医认为本病为感染 HSV 病毒所致。单纯疱疹病毒性角膜炎是一种感染人的 DNA 病毒，分为两个血清型 I 型和 II 型（HSV-1 和 HSV-2）。眼部感染多数为 HSV-1 型（口唇疱疹也是该型感染），少数人为 HSV-2 型致病。单纯疱疹病毒性角膜炎包括原发感染和复发感染两种类型。原发感染常见于幼儿，其病毒长期潜伏在三叉神经节内。近年来研究表明角膜、虹膜、泪腺等也是病毒的潜伏源地。复发感染是由潜伏病毒的再活化所致。当机体抵抗力下降，如患感冒等发热性疾病后，全身或局部使用糖皮质激素、免疫抑制剂等时，活化的病毒很快逆轴浆流到达眼表或角膜的上皮细胞，引起本病复发。免疫功能强的个体感染 HSV 后有自限性，而免疫能力低下包括局部使用激素者，HSV 感染呈慢性迁延不愈，损害程度增加。

中医认为为本病多因外感风热或风寒之邪，上犯于目；或外邪入里化热，或因肝经伏火，复受风邪，风火相搏，上攻黑睛；或因过食辛辣炙煿，致脾胃湿热蕴积，熏蒸黑睛；或因素体肝肾阴虚，或热病后阴津亏耗，虚火上炎，侵犯黑睛所致。

【临床表现】

单纯疱疹病毒性角膜炎包括原发感染和继发（复发）感染。原发性单纯疱疹病毒性角膜炎，常见于幼儿，有全身发热、耳前淋巴结肿大、唇部或皮肤疱疹有自限性，眼部受累表现为急性滤泡性结膜炎、假膜性结膜炎、眼睑皮肤疱疹、点状或树枝状角膜炎，树枝状结膜炎特点为树枝短，出现时间晚，持续时间短。少数患者发生角膜基质炎和葡萄膜炎。

复发性单纯疱疹病毒性角膜炎，发生于曾有过病毒感染，血清中已有中和抗体者。当机体在各种非特异性刺激，如感冒、发热、外伤、变态反应、情绪激动、月经来潮、紫外线照射、皮质激素治疗等诱因的作用下，可激活原发感染后潜伏于体内的病毒再活化。多发生于 30 岁左右的青壮年。在病变的早期可有轻度异物感、畏光、流泪等眼部刺激症状或无明显症状。根据角膜病变累及部位和病理生理特点可分为：

（1）上皮型角膜炎：角膜上皮的病变占到 HSK 的 2/3 以上，角膜感觉减退是此型的典型体征。病变部的角膜知觉常减低或消失，但其周围角膜的敏感性却相对增加，故患者主观症状上有显著疼痛、摩擦感和流泪等刺激症状。上皮型角膜炎感染初期表现为角膜上皮可见灰白色，近乎透明，稍隆起的针尖样小疱，点状或排列成行或聚集成簇，一般仅持续数小时至十余小时，此时角膜上皮荧光素染色阴性，但虎红染色阳性。如及时发现和处理，痊愈后几乎不留痕迹。如感染的上皮细胞坏死发生崩解后，向周围的细胞释放出大量的 HSV，疱疹扩大融合，形成树枝状溃疡，树枝状末端分叉和结节状膨大，周围可见水肿的细胞边界，荧光素染色可见中央部溃疡染成深绿，病灶边缘包绕淡绿色。少数树枝状角膜上皮溃疡经治疗后可愈合，若病情进展，则发展为地图状角膜溃疡，少数未经控制的病例，病变可继续向深部发展，导致角膜实质层形成溃疡。

（2）神经营养性角膜病变：神经营养性角膜病变多发生在 HSV 感染的恢复期或静止期。由于角膜神经知觉功能障碍，患者主动瞬目减少，泪液相对蒸发过强，同时神经对角膜上皮的营养支持作用削弱，致使泪膜异常，减少了对角膜上皮的保护和润滑作用。此外，由于角膜上皮的损伤及基底膜功能的破坏，也使泪膜难以稳定地附着在上皮表面。因此角膜上皮容易干燥脱落，早期角膜上皮弥漫性缺损，进而形成无菌性溃疡。病灶可局限于角膜上皮表面及基质浅层，也可向基质深层发展，溃疡一般呈圆形或椭圆形，多位于睑裂区，边缘光滑，浸润轻微。处理不正确可能会引起角膜穿孔。

（3）基质型角膜炎：几乎所有角膜基质炎患者同时或以前患过病毒性角膜上皮炎，根据临床表现的不同可分为免疫性和坏死性两种亚型。①免疫性基质型角膜炎：最常见类型是盘状角膜炎。角膜中央基质盘状水肿，不伴炎症细胞浸润和新生血管，后弹力层可有皱褶。伴发前葡萄膜炎时，在水肿区域角膜内皮面出现沉积物。慢性或复发性单孢病毒盘状角膜炎后期可发生持续性大疱性角膜病变，炎症的反复发作，导致角膜瘢痕形成或变薄、新生血管化及脂质沉积。②坏死性基质型角膜炎：表现为角膜基质内单个或多个黄白色坏死浸润灶，胶原溶解坏死，以及上皮的广泛性缺损。严重者可形成灰白色脓肿病灶、角膜后沉积物、虹膜睫状体炎，并引起眼压增高等。坏死性角膜基质炎常诱发基质层新生血管，表现为一条或多条中、深层基质新生血管，从周边角膜伸向中央基质的浸润区。少数病例可引起角膜迅速变薄穿孔，合并细菌性角膜炎感染时症状更为严重。

（4）角膜内皮炎：角膜内皮炎可分为盘状、弥漫性和线状三种类型，其中盘状角膜内皮炎是最常见的类型，通常表现为角膜中央或旁中央的角膜基质水肿，导致角膜失去透明性呈现毛玻璃样外观，在水肿区的内皮面有角膜沉积物，伴有轻中度的虹膜炎。线状角膜炎则表现为从角膜缘开始内皮沉积物，伴有周边的角膜基质和上皮水肿，引起小梁炎时可导致眼压增高。角膜内皮的功能通常要在炎症消退数月后方可恢复，严重者则导致角膜内皮失代偿，发生大疱性角膜病变。

【诊断要点】

1. 反复发作的病史和典型的临床表现。

2. 实验室检查。角膜上皮刮片发现多核巨细胞，角膜病灶分离到单疱病毒，单克隆抗体组织化学染色发现病毒抗原。PCR 技术可检测角膜、房水、玻璃体内及泪液中的病毒 DNA，是印证临床诊断的一项快速和敏感的检测方法。

【鉴别诊断】

1. 真菌性角膜炎 临床刺激症状较 HSK 重，常规病原学检查结果为阴性，通常有角膜植物外伤史及典型的角膜病变，如菌丝苔被、伪足、卫星灶或内皮斑等。角膜共焦显微镜能够更迅速地做出鉴别诊断。

2. 细菌性角膜炎 发病常在 24～48 小时内，视力下降，具有明显的眼红、畏光等严重的眼部刺激症状，同时角膜浸润明显，通常伴有脓性分泌物，随着病情的进展而加重。

【治疗】

（一）治疗原则

由于 HSV-1 在角膜内潜伏感染的机制仍然不明，临床上没有任何药物能够根治 HSK。西医主要采取对症治疗，结合中医辨证论治，可明显缩短病程，减轻症状，提高机体免疫力。

（二）中医治疗

1. 辨证论治

本病的辨证要全身症状与局部症状综合分析，首当辨病因、审脏腑。若为外邪者，治当疏散外邪；为肝火者，治当清泻肝火；为湿热者，治当清热化湿。对于病情缠绵、反复发作者，常为虚实夹杂，治须分辨虚实之孰轻孰重，采用扶正祛邪法则，耐心调治。外治以清热解毒、退翳明目，并结合针刺、热敷等方法。

（1）风热外袭证

症状：黑睛出现细小星翳，色灰白，抱轮红赤，畏光流泪，沙涩不适，可伴发热恶寒，热重寒轻，头痛鼻塞，口干咽痛，舌苔薄黄，脉浮数。

分析：风性轻扬，热性炎上，风热上犯于目，故见黑睛出现细小星翳，色灰白，抱轮红赤；风邪外袭，经气不利，故见畏光流泪，沙涩不适；风热入侵，卫气失宣，故发热恶寒，头痛鼻塞，口干咽痛；热为阳邪，故发热重，恶寒轻；舌苔薄黄、脉浮数为风热在表之征。

治法：疏风散热。

方剂：银翘散（《温病条辨》）加减。

药物：金银花 15g，连翘 10g，桔梗 10g，牛蒡子 10g，荆芥穗 10g，薄荷 5g[后下]，淡豆豉 10g，芦根 10g，淡竹叶 10g，甘草 5g。

方解：银翘散是一首辛凉解表与清热解毒并用的代表方剂。主治风温初起，发热无汗或有汗不畅，微恶风寒的证候。方中金银花、连翘清热解毒；薄荷、荆芥、豆豉发汗解表，清泄外邪；桔梗、牛蒡子开利肺气，祛风化痰；甘草、竹叶、芦根清上焦风热，兼养胃阴。所以本方对风温初起，病在上焦者，有辛凉透表、清热解毒的功能。

加减：若抱轮红赤明显者，加板蓝根 15g，大青叶 10g，以增强清热解毒之功。

（2）风寒犯目证

症状：黑睛出现细小星翳，色灰白，抱轮微红或不红，畏光流泪，沙涩疼痛，可伴恶寒发热，寒重热轻，头痛身痛，鼻流清涕，舌苔薄白，脉浮紧。

分析：风寒之邪外袭，上犯于目，故黑睛出现细小星翳，抱轮微红或不红；寒为阴邪，风寒束表，卫阳受遏，故恶寒发热，寒重热轻；风寒外侵，营卫不行，经脉不利，故畏光流泪，沙涩疼痛，头痛身痛，鼻流清涕，舌苔薄白，脉浮紧。

治法：疏散风寒。

方剂：荆防败毒散（《摄生众妙方》）加减。

药物：荆芥 10g，防风 10g，羌活 10g，独活 6g，柴胡 10g，前胡 10g，枳壳 10g，茯苓 10g，桔梗 10g，川芎 5g，甘草 5g。

方解：方中荆芥、防风、羌活、独活发散风寒；柴胡、前胡解表祛风；桔梗宣肺利气；枳壳宽胸理气；茯苓渗湿；川芎祛风止痛；甘草和中益气止咳，调和诸药。

加减：若恶寒疼痛明显者，可加麻黄 5g，以增发散风寒之力。

（3）肝火炽盛证

症状：黑睛星翳扩大成片，呈树枝状或地图状，色白或微黄，白睛混赤，胞睑红肿，热泪频流，羞明难睁，灼热疼痛，视物模糊，伴头痛，口苦，溲赤，舌红苔黄，脉弦数。

分析：黑睛属风轮，内应于肝，今肝经素有伏热，循经上犯，加之复感外邪，内外相搏，致肝火炽盛，火性炎上，黑睛受灼，故黑睛星翳扩大成片，呈树枝状或地图状，色白或微黄，白睛混赤，胞睑红肿，热泪频流，羞明难睁，灼热疼痛；黑睛生翳，阻碍神光发越，故视物模糊；头痛、口苦、溲赤、舌红苔黄、脉弦数为肝火炽盛之候。

治法：清泻肝火。

方剂：龙胆泻肝汤（《太平惠民和剂局方》）加减。

药物：龙胆 10g，黄芩 10g，栀子 10g，泽泻 10g，木通 10g，当归 10g，生地黄 10g，柴胡 10g，甘草 5g，车前子 10g[包煎]。

方解：方中龙胆、栀子、黄芩、柴胡清泄肝胆实热；泽泻、木通、车前子清利小便；肝火炽盛易伤肝阴，又虑方中多苦寒之品，苦能化燥伤阴，故配生地黄、当归滋阴养血，使邪去而正不伤。

加减：若大便秘结者，可酌加大黄 10g[后下]，芒硝 10g[冲服]，泻火通便；药后胃中不适，加茯苓 10g，枳壳 10g，以保护胃气。

（4）湿热蕴蒸证

症状：黑睛星翳溃腐，呈地图状或圆盘状，反复发作，缠绵不愈，热泪胶黏，伴头重胸闷，纳少便溏，口黏，舌红苔黄腻，脉濡数。

分析：嗜食肥甘厚味，酿成湿热，熏蒸黑睛，故黑睛星翳溃腐，呈地图状或圆盘状，热泪胶黏；湿性重浊黏腻，与热邪胶结，湿热留恋，故反复发作，缠绵难愈；湿热蔽阻，清阳不升，气机不利，故头重胸闷；湿热困脾，运化失常，故便溏；口黏，舌红苔黄腻，脉濡数为湿热之征。

治法：化湿清热。

方剂：三仁汤（《温病条辨》）加减。

药物：苦杏仁 10g，滑石 15g[包煎]，通草 6g，豆蔻 6g[后下]，竹叶 6g，厚朴 6g，薏苡仁 18g，半夏 10g。

方解：本方为湿温初起，邪在气分，湿重于热之证而设。方中杏仁宣利肺气以化湿，豆蔻芳香行气化湿，薏苡仁甘淡渗湿健脾，半夏、厚朴辛开苦降，行气化湿，佐以滑石、通草、竹叶甘寒渗湿，清利下焦。诸药合用，宣上、畅中、渗下，使气机调畅，湿热从三焦分消。

加减：白睛红赤显著者，加黄连5g，赤芍10g，生地黄15g，以清热退赤；黑睛溃烂肿胀甚者，加龙胆10g，泽泻10g，车前子10g[包煎]，以清利用湿热。

（5）阴虚邪留

症状：病情日久，黑睛星翳疏散，迁延不愈，或时愈时发，抱轮微红，眼内干涩不适，舌红少苔，脉细或数。

分析：素体阴虚或病久伤阴，以致阴虚无力抗邪，邪气久留不解，黑睛星翳，迁延不愈；阴虚之体易感风热之邪，故时愈时发；阴亏虚火上炎，故抱轮微红；阴液不足，目失濡养，故眼内干涩不适；舌红少苔、脉细或数为阴津亏乏之证。

治法：滋阴散邪。

方剂：加减地黄丸（《原机启微》）加减。

药物：生地黄15g，熟地黄15g，川牛膝10g，当归10g，枳壳（麸炒）10g，杏仁10g，羌活10g，防风10g。

方解：《原机启微》曰："上方以地黄补肾水真阴为君，夫肾水不足者，相火必盛，故生熟地黄退相火也；牛膝逐败血，当归益新血为臣；麸炒枳壳和胃气，谓胃能生血，是补其源；杏仁润燥为佐；羌活、防风，俱升发清利，大除风邪为使。"为七情五贼饥饱劳役之病，睛痛者，与当归养荣汤兼服，伤寒愈后之病及血少血虚血亡之病，俱宜服。

加减：若气阴不足者，可加党参10g，麦冬10g，以益气生津；虚火甚者，加知母10g，黄柏10g，以滋阴降火；翳厚者，加菊花10g，蝉蜕5g，以增退翳明目之功。

2. 其他治疗：

（1）中药滴眼：选用清热解毒类中药制剂滴眼。

（2）中药熏洗：用金银花、秦皮、黄芩、板蓝根、大青叶、紫草、竹叶、防风等煎水先熏后洗，每日1～2次，或作湿热敷。

（3）针刺治疗：可选用睛明、四白、丝竹空、攒竹、合谷、足三里、光明、肝俞等穴，视病情酌用补泻手法。

（三）西医治疗

单纯疱疹病毒性角膜炎的总体治疗原则为抑制病毒在角膜里的复制，减轻炎症反应引起的角膜损害。根据最新的临床分类，不同的亚型其治疗重点又有差异。上皮型角膜炎是由于病毒在上皮细胞内复制增殖、破坏细胞功能引起，因而必须给予有效的抗病毒药物抑制病毒的活力，控制病情。基质型角膜炎以机体的免疫炎症反应为主，因此除抗病毒外，抗感染治疗更为重要。内皮型角膜炎的治疗方案在给予抗病毒、抗感染治疗同时，还应该积极采取保护角膜内皮细胞功能的治疗措施。神经营养性角膜病变多出现于恢复期，治疗同神经麻痹性角膜溃疡。

1. 药物治疗 ①上皮型HSK：局部频滴抗病毒药物，如更昔洛韦滴眼液和眼膏、阿昔洛韦滴眼液，急性期每0.5～1小时滴眼1次，晚上涂抗病毒药物眼膏，至少连用3日，然后根据角膜病变情况逐渐减量，禁止局部应用糖皮质激素。②基质型HSK：在抗病毒的基础上，联合应用糖皮质激素。可用羊膜移植术联合糖皮质激素、抗病毒药物的"三联"疗法共同治疗难治性深基质型HSK。为了预防复发，全身应用抗病毒药物如阿昔洛韦咀嚼片需持续2～3个月以上，对部分患者有预防作用。③内皮型HSK：局部抗病毒药物和糖皮质激素联合应用，阿昔洛韦滴眼液每0.5～1小时滴眼1次，至少连用3日，然后根据角膜病情逐渐减量；0.1%糖皮质激素滴眼液滴眼每2小时1次，治疗3日，后改为4次/日，持续3日，换为低浓度0.02%的糖皮质激素持续10～15日。治疗期间密切监测眼压情况。根据眼部病变程度决定是否全身用药。

2. 手术治疗 已穿孔的病例可行治疗性穿透角膜移植。HSV角膜溃疡形成严重的角膜瘢痕，影响视力，穿透性角膜移植是复明的有效手段，但手术宜在静止期进行为佳。术后局部使用激素同时应全身使用抗病毒药物。

【病案举例】

例1 张健验案（《张健眼科医案》）

汤某，女，29岁，湖南省长沙县开慧乡开明村，农民。于2015年5月18日初诊。

主诉：左眼红痛生翳，视力下降5日。

病史：患者于一周前感冒发热，5月13日开始左眼红痛生翳，畏光流泪；伴头痛鼻塞。

检查：视力：右眼1.0，左眼0.5。左眼混合性充血（++），角膜颞上方混浊，2%荧光素钠溶液染色有2mm×3mm大小的着色区如树枝状。舌质红，苔薄黄，脉浮数。

诊断：单纯疱疹病毒性角膜炎（左眼）。

辨证：肝经风热证。

治法：祛风清热。

方剂：银翘荆防汤（《张怀安眼科临床经验集》）。

处方：金银花20g，板蓝根20g，连翘10g，荆芥10g，羌活10g，防风10g，柴胡10g，黄芩10g，薄荷6g[后下]，桔梗10g，甘草3g。5剂。

服法：水煎，每日1剂，分2次服。

外治：①0.1%更昔洛韦（晶明）滴眼液，滴左眼，1次2滴，每2小时1次，1日给药七八次。②0.5%托吡卡胺滴眼液，滴入左眼，1次2滴，1日2次。③秦皮15g，鱼腥草15g，金银花15g，菊花15g。水煎，先熏后洗，1日2次。

医嘱：饮食宜清淡，忌食辛辣刺激性食物。

二诊（2015年5月23日）：左眼羞明流泪，眼痛已除，微畏光，视物较前清楚。查视力：右眼1.0，左眼0.6。左眼白睛微红，角膜2%荧光素钠染色阳性，面积较前缩小，变浅。舌质淡红，舌苔薄黄，脉浮。原方去羌活，加木贼6g，蝉蜕5g，以退翳明目。7剂。水煎，每日1剂，分2次服。0.1%更昔洛韦滴眼液改为1次2滴，每日4次。

三诊（2015年5月30日）：左眼羞明流泪，眼痛已除。视物较明。检查视力：右眼1.2，左眼0.8。左眼白睛红赤消退，角膜2%荧光素钠染色阴性，角膜病变处有云翳。舌苔薄黄，脉浮。风热已除，改用退翳明目法。方剂：拨云退翳散（《张怀安眼科临床经验集》）加味。处方：防风10g，荆芥10g，柴胡10g，木贼6g，赤芍10g，青葙子10g[包煎]，黄芩10g，决明子10g，蝉蜕5g，甘草

5g。7剂。停用 0.5% 托吡卡胺滴眼液。

按语:《证治准绳·杂病·七窍门》谓:"翳膜者,风热重则有之。"患者因外感风热之邪,经肝经上犯目窍,清窍不利,故见畏光,流泪,目涩痛,黑睛生翳。治宜祛风解表,清热解毒。银翘荆防汤方中以荆芥、柴胡、羌活、防风祛风解表;金银花、板蓝根、连翘、黄芩,清热解毒。《药品化义》云:"薄荷,味辛能散,性凉而清,通利六阳之会首,祛除诸热之风邪。"用薄荷辛凉发散,助以上诸药,祛风解表,清热解毒之功;桔梗载药上行,甘草调和诸药。诸药合用,风去表解,热清毒除,聚星之障乃退。

例2 张健验案(《张健眼科医案》)

姚某,男,32岁。湖南省长沙市望城区黄金乡国徽村,农民。于2014年7月25日初诊。

主诉:左眼红赤疼痛,灼热流泪,视物下降7日。

病史:患者一周前感冒发热后出现左眼红痛,灼热流泪,视物模糊;伴胁痛,口苦咽干,小便黄赤,大便秘结。

检查:视力右眼 1.0,左眼 0.3。右眼外观正常。左眼混合性充血(++),角膜混浊,2% 荧光素钠溶液染色呈树枝状。舌质红,苔黄,脉弦数。

诊断:单纯疱疹病毒性角膜炎(左眼)。

辨证:肝火上炎证。

治法:清肝泻火。

方剂:龙胆泻肝汤(《医方集解》)加减。

处方:龙胆 10g,栀子 10g,黄芩 10g,柴胡 10g,生地黄 10g,当归 10g,车前子 10g[包煎],泽泻 10g,连翘 10g,大黄 10g[后下],金银花 15g,蒲公英 15g,板蓝根 15g,甘草 3g。3剂。

服法:水煎,每日1剂,分2次服。

外治:① 0.1% 更昔洛韦滴眼液,滴左眼,1次2滴,每2小时1次,1日给药7～8次。② 1% 硫酸阿托品眼用凝胶,滴左眼,1次1滴,1日2次。③ 秦皮 15g,鱼腥草 15g,金银花 15g,菊花 15g。水煎,先熏后洗,1日2次。

医嘱:饮食宜清淡,忌食辛辣刺激性食物。

二诊(2014年7月28日):便通症减。视力右眼 1.0,左眼 0.4。左眼混合性充血(++),角膜 2% 荧光素钠染色阳性面积较前缩小、变浅。舌质红,苔黄,脉弦有力。原方去大黄。7剂。改 1% 硫酸阿托品眼用凝胶,滴左眼,1日1次,1次1滴,0.1% 更昔洛韦滴眼液改为滴入左眼睑内,1次2滴,每日4次。

三诊(2014年8月4日):左眼轻度畏光不流泪,眼已不痛,视物较前清晰。检查:视力:右眼 1.2,左眼 0.6。左眼睫状充血(+),角膜荧光素钠染色弱阳性。舌质红,苔薄黄,脉弦。肝火上炎已减轻,苦寒药物宜减量,龙胆 5g,黄芩 6g,栀子 10g,柴胡 10g,生地黄 10g,当归 10g,车前子 10g[包煎],金银花 10g,连翘 10g,蒲公英 10g,蝉蜕 5g,甘草 3g。7剂。水煎,每日1剂,分2次服。停 1% 硫酸阿托品眼用凝胶。

四诊(2014年8月11日):微畏光,视物较明。检查:视力右眼 1.2,左眼 0.6。左眼睫状充血消失,角膜混浊减轻,2% 荧光素钠染色阴性。舌苔薄黄,脉弦。肝火上炎已除,改用退翳明目。

方剂：荆防退翳汤（《张怀安眼科临床经验集》）。处方：荆芥 10g，防风 10g，蝉蜕 5g，柴胡 10g，木贼 6g，赤芍 10g，青葙子 10g[包煎]，决明子 10g，黄芩 10g，石决明 10g[先煎]，车前子 10g[包煎]，蛇蜕 3g[包煎]，甘草 3g。7 剂。

五诊：（2014 年 8 月 18 日）：视物较前清楚，角膜仍留有少量云翳。视力右眼 1.2，左眼 0.8。嘱原方再服 10 剂，以期提高视力。

按语：黑睛属风轮，内应于肝，患者肝经素有伏热，又夹外邪，肝经风热，上炎于目熏灼黑睛。沙涩、畏光、流泪、眼球胀痛、心烦口苦、小便黄、舌质红、苔黄、脉弦有力均为肝火上炎之征。治宜清肝泻火。龙胆泻肝汤加减方中龙胆清泻肝胆之火；栀子、黄芩具有苦寒泻火之功；金银花、连翘、蒲公英、板蓝根清热解毒；大黄泻热通便；车前子、泽泻清热利小便，二药相配使肝胆实热从小便而出；当归、生地黄滋阴养血，使邪去而不伤正；柴胡引药入肝；甘草调和诸药。诸药合用，肝火去，毒邪解，目自平安。

例 3　庞荣验案

梁某，男，66 岁。于 2014 年 3 月 13 日就诊。

主诉：左眼视物不清、怕光 20 日。

病史：患者 20 日前左眼视物不清，现病又加重，羞明，流泪，不敢睁眼，便溏。

检查：视力：右眼 0.8，左眼 0.1。裂隙灯检查：左眼结膜充血，角膜中央可见片状云翳，用棉丝测试角膜知觉消失；舌红苔薄白，脉缓细。

诊断：左眼单纯疱疹性角膜炎（左眼风轮下陷翳）。

辨证：脾胃虚弱，湿寒凝滞证。

治法：健脾燥湿，温中散寒。

方剂：健脾温化消翳汤（《中医眼科临床实践》）。

处方：白术 10g，苍术 10g，金银花 10g，荆芥 10g，防风 10g，炮姜 10g，吴茱萸 10g，神曲 10g，半夏 10g，陈皮 10g，枳壳 3g，甘草 3 克。

服法：水煎，每日 1 剂，分 2 次服。

外治：① 0.15% 更昔洛韦眼用凝胶，涂入结膜囊中，1 次 1 滴，1 日 4 次。② 1% 硫酸阿托品眼用凝胶，滴左眼，1 次 1 滴，1 日 2 次。

医嘱：饮食宜清淡，忌食辛辣刺激性食物。

二诊：前方服至 4 月 14 日，左眼视力 0.2，左眼结膜充血减轻，角膜浸润面缩小，前方炮姜改为 6g，吴茱萸改为 6g，继服。

三诊（2014 年 4 月 26 日）复查：左眼视力 0.3，左眼结膜轻度充血，角膜浸润面积较前缩小，表面大部分已平复，瞳孔药物性散大。胃纳较前为佳，口不干，大便润，嘱其前方再服。

四诊（2014 年 5 月 6 日）：左眼视力提高到 0.6，左眼结膜充血已退，角膜中央仅留有小片状薄翳，荧光素染色呈阴性，瞳孔药物性散大，嘱其停药。

按语：本案系脾胃虚弱，寒居中焦，清阳不升，浊阴不降湿郁固寒而凝玄府所致眼病。故以健脾温化消翳汤治之，方中苍术、白术、半夏健脾燥湿；陈皮、神曲、枳壳调理脾胃之气机；吴茱萸、炮姜温中散寒；荆芥、防风、金银花辛凉辛温并用，开其玄府，散其郁结；甘草调和诸药。

例4 庞荣验案

邱某，女，8岁，学生，于2013年10月16日初诊。

家长代诉：患儿右眼畏光、流泪、眼磨，不欲睁眼20日。平素食欲较差，大便溏泄，日行二三次。

检查：视力：右眼0.1，左眼0.8，裂隙灯检查：右眼结膜充血，角膜中央呈地图样浸润，荧光素染色着色，用棉丝测试角膜知觉减退；舌质淡苔薄白，脉沉细。

诊断：右眼单纯疱疹性角膜炎（右眼花翳白陷）。

辨证：脾胃虚弱，运化失常证。

治法：健脾益气养血。

方剂：归芍八味汤加味（《中医眼科临床实践》）。

处方：当归5g，白芍5g，槟榔3g，荆芥5g，防风5g，龙胆3g，吴茱萸3g，车前子5g[包煎]，莱菔子3g，枳壳3g，甘草3g，金银花10g。

服法：水煎，每日1剂，分2次服。

外治：局部配合硫酸阿托品滴眼液，每日1次，重组牛碱性成纤维细胞生长因子滴眼液，每日3次。

医嘱：禁食寒凉食物。

二诊：前方服药7剂，右眼结膜充血较前减轻，角膜中央混浊区域较前为小，胃纳尚可，大便已润，前方继服。

三诊：服16剂后，饮食明显增加，大便正常，每日1次。检查视力右眼0.3，右眼结膜充血已退，角膜中央仅留有小片薄翳，荧光素染色呈阴性，嘱其再服7剂停药。

按语：本方用当归、白芍来补养肝血，因喂养不当，饮食不节而胃纳呆滞，病后伤损肝脾，目之为病，故补养肝血为君。枳壳、槟榔、莱菔子理气和胃消食；车前子利湿而健脾为臣。若养肝血而不调理脾胃，仍无生化之源；若用苦寒之品则可伤及脾胃。金银花一味取其甘寒，其药轻，清轻而散郁热。甘草所用有三：一助当归、白芍养肝，二助理气消导之品调护中州，三助金银花解毒清热。加荆芥、防风散风祛邪，发散玄府郁结；酌加吴茱萸、龙胆，温中有清，健中有散，用药既不过寒凉，亦不宜过热。过寒易伤及脾胃，过热易耗阴伤精，故健脾以达益气养血，从而恢复光明。

【治疗心得】

本病治疗首当审病因，别脏腑，辨虚实。若病势急骤者，以外受风邪或肝火炽盛者为多，当疏散外邪或清肝泻火。病情缠绵或反复发作者，以湿热熏蒸或阴虚火旺为多，当清利湿热，或滋阴降火、退翳明目为主。外治法以清热解毒、退翳明目为主，并配合针刺、热敷、抗病毒眼药等治疗，以提高疗效。

【食疗方】

1. 大青叶饮

组成：大青叶15g，鱼腥草20g，蒲公英20g，连翘10g。

功效：清热解毒，利湿退赤。

主治：单纯疱疹病毒性角膜炎，中医辨证属风湿热毒者。

方解：大青叶抗病毒；鱼腥草消痈排脓；蒲公英利湿退赤；连翘清热解毒，退赤散结。4 种食材搭配在一起，具有清热解毒、利湿退赤的功效。

制法：上述 4 种食材同入砂锅内，加适量水煎熬 30 分钟后至 200mL 取汁，另再加适量水煎熬 30 分钟后至 200mL 取汁，将 2 次的食汁混合均匀即可。

用法：当茶饮。

2. 鸡肉玉米粥

组成：鸡胸肉 150g，香菇 2 朵，玉米粒 100g，胡萝卜、精盐各适量。

功效：补脾益气，扶正祛邪。

主治：单纯疱疹病毒性角膜炎，中医辨证属脾胃虚弱者。

方解：鸡胸肉增强体力，强壮身体；香菇增强人体抗病能力，调节机体免疫功能；玉米补中益气；胡萝卜补气健脾。4 种食材搭配在一起，具有补脾益气、扶正祛邪的功效。

制法：将玉米粒洗净，放入汤锅，注入适量清水，开大火煮开，煮滚后转小火；放入胡萝卜、香菇片，搅拌均匀再煮 15 分钟，待熟后，将鸡胸肉倒入锅中，用筷子搅开，使之快速烫熟，加入精盐即可。

用法：早餐。

【名医经验】

1. 庞赞襄经验（河北省人民医院中医眼科名中医）：认为本病主要是由于肺阴不足，津液缺少，风邪侵目；或肝火内炽，外受风邪，风热相搏，上攻于目；或脾胃虚寒，运化失职，寒邪凝滞，阳气下陷；或脾胃失调，风邪易侵，邪火上乘于目所致。临床分为 4 证：①肺阴不足，外挟风邪。治法：养阴清热，散风除邪。方剂：养阴清热汤。药物：生地黄 10g，金银花 30g，生石膏 30g[打碎先煎]，天花粉 10g，知母 10g，芦根 10g，黄芩 10g，龙胆 10g，荆芥 10g，防风 10g，枳壳 10g，甘草 3g。②肝火内炽，风邪外侵。治法：清肝泻火，散风消翳。方剂：钩藤饮加减。药物：钩藤 10g[后下]，蝉蜕 10g，木贼 10g，连翘 10g，栀子 10g，黄芩 10g，金银花 10g，防风 10g，柴胡 10g，前胡 10g，香附 10g，白术 10g，龙胆 10g，赤芍 5g，木通 5g，甘草 3g。③脾胃虚寒，运化失调。治法：健脾温中，和胃消翳。方剂：健脾温中消翳汤。药物：白术 10g，苍术 10g，吴茱萸 10g，炮姜 10g，陈皮 10g，神曲 10g，半夏 10g，金银花 10g，荆芥 10g，防风 10g，枳壳 5g，甘草 3g。④脾胃失健，外夹风邪。治法：调理脾胃，散风清热。方剂：归芍八味汤。药物：当归 5g，白芍 5g，车前子 5g[包煎]，荆芥 5g，防风 5g，枳壳 3g，槟榔 3g，莱菔子 3g，龙胆 3g，甘草 3g，金银花 12g，天花粉 10g，黄芩 10g。认为前两型较为多见。初病胃纳较好，体质较强者药物用量较重，久病脾胃失健者药物用量较轻。

2. 张怀安经验（湖南中医药大学第一附属医院眼科名中医）：从风论治，以祛风为主，分别配用清热、散寒、燥湿、益气、养血、滋阴、退翳等法治疗本病，临床分 7 证：①祛风清热法：祛风清热，辛凉解表。方剂：银翘荆防汤（《张怀安眼科临床经验集》）。药物：金银花 20g，板蓝根

20g，蒲公英20g，黄芩10g，连翘10g，柴胡10g，薄荷6g[后下]，桔梗10g，甘草6g。头痛，加羌活10g，白芷10g。②祛风散寒法：祛风散寒，辛温解表。方剂：加减明目细辛汤。药物：细辛3g，羌活10g，防风10g，川芎6g，藁本10g，当归10g，麻黄3g，蔓荆子10g，荆芥10g，甘草6g。白睛紫虬加桃仁10g，红花5g。③祛风燥湿法：祛风解表，宣散湿邪。方剂：加减羌活胜风汤。药物：羌活10g，荆芥10g，防风10g，黄芩10g，苍术10g，白芷10g，枳壳10g，桔梗10g，柴胡10g，川芎6g，薄荷6g[后下]，板蓝根20g，金银花20g，甘草6g。④祛风益气法：祛风退翳，补气升阳。方剂：助阳活血汤加减。药物：黄芪10g，当归10g，升麻6g，柴胡10g，防风10g，白芷10g，蔓荆子10g，炙甘草10g。头痛恶寒，加羌活10g；口渴，加金银花15g，连翘10g；中气下陷，加党参10g。⑤祛风养血法：祛风养血，滋阴解表。方剂：加味荆防四物汤（《张怀安眼科临床经验集》）。药物：荆芥10g，防风10g，生地黄20g，白芍10g，当归10g，川芎5g，柴胡10g，金银花20g，板蓝根20g，甘草5g。睛珠痛甚者，加羌活10g，白芷10g；夜间痛甚，加香附10g，夏枯草10g。⑥祛风滋阴法：养阴清肺，佐以祛风。方剂：加减养阴清肺汤。药物：生地黄20g，麦冬10g，玄参10g，白芍10g，牡丹皮10g，浙贝母10g，薄荷6g[后下]，金银花10g，连翘10g，荆芥10g，防风10g，桔梗10g，甘草6g。头痛加菊花10g，钩藤10g[后下]，石决明10g[先煎]。⑦祛风退翳法：采用祛风退翳法。方剂：荆防退翳汤（经验方）。药物：荆芥10g，防风10g，蝉蜕5g，柴胡10g，木贼10g，赤芍10g，青葙子10g[包煎]，黄芩10g，石决明10g[先煎]，决明子10g，车前子10g[包煎]，蛇蜕5g[包煎]，甘草6g。血虚，加当归10g；气虚，加黄芪10g；肝肾阴虚，加熟地黄20g，枸杞子10g。

【治疗进展】

中医治疗本病注重整体与局部并重的关系，突出中医辨证求因、审因论治的同时，将辨病与辨证紧密结合，重视全身与局部并治，把握病机随证论治。通过治疗，祛除病邪，调整脏腑功能，增强机体抗病能力及免疫能力，使机体处于阴平阳秘的生理状态，最终达到祛邪固本之目的。病情初起者，常以祛风为主，并加清热解毒药。病至中期，局部反应剧烈者，常以清肝泻火为主。对于病情缠绵不愈反复发作者，要注意两方面因素，一是湿热为患，治疗须注意化湿清热；另一个是正虚邪留，要注意扶正祛邪，或补气或补阴，增强机体免疫力。中西医结合治疗本病主要从西药联合中医辨证论治、专方专药、抗复发、中成药制剂几个方面着手，针对不同时期、证型加以辨证论治调理全身；既充分体现中医整体观念、辨证论治的思路，又发挥了西药抗病毒的优势。而中医外治法的众多手段和方法，体现了价格廉、疗效好、副作用少的优势，也为该病的治疗提供了新的思路。

【预防与调护】

1. 增强体质，避免感冒及过度疲劳。

2. 及时就医，采取得当措施治疗。

3. 饮食宜清淡，少食辛辣刺激食物。

第三节　真菌性角膜炎

真菌性角膜炎是一种由致病真菌直接感染引起的、致盲率极高的感染性角膜病。近年来，随着广谱抗生素和糖皮质激素的广泛应用，其发病率不断增高。真菌性角膜炎在临床上较难诊断，容易误诊，常因治疗不当而造成失明。一般情况下，真菌不会侵犯正常角膜，但当有眼外伤、长期局部使用抗生素、角膜炎症及干眼症等情况时，非致病的真菌就可能变为致病菌，引起角膜继发性真菌感染。常见的致病菌为曲霉菌，其次是镰刀菌、白色念珠菌、头芽孢菌及链丝菌等。

真菌性角膜炎起病缓慢、病程长，病程可持续达 2～3 个月，常在发病数日内出现角膜溃疡。因致病菌种不同，角膜溃疡形态不一。夏秋农忙季节发病率高。在年龄与职业上，多见于青壮年、老年及农民。

本病属中医学"湿翳"范畴。

【病因病机】

西医认为本病有明显的致病危险因素，发病前多有植物性眼外伤史，佩戴角膜接触镜史或眼部手术史，机体免疫功能失调如全身长期应用免疫抑制剂史，患有单纯疱疹病毒性角膜炎、干燥性角结膜炎、暴露性角膜炎等慢性眼表疾病及长期应用糖皮质激素或抗生素病史。真菌感染的发生主要取决于真菌毒力和宿主防御因素之间的相互作用。当角膜上皮损伤后，真菌的孢子通过黏附进入到角膜基质，在毒素和水解酶的作用下向角膜基质内侵袭。不同真菌菌种感染角膜的临床表现差异很大，这可能与不同菌种在角膜内有不同的生长方式及机体免疫状况有关。

中医认为本病多发生于夏秋农忙季节，气候潮湿炎热，麦芒、稻芒、植物的枝叶等造成角膜外伤，湿度之邪乘伤侵入，湿邪内蕴化热，湿热上蒸，熏灼黑睛所致。

【临床表现】

感染早期，眼部刺激症状一般较轻，病情发展缓慢，但合并有细菌感染或滥用糖皮质激素会使病情加重。常表现为异物感或刺痛，视物模糊，有少量分泌物。

真菌性角膜炎典型的角膜病变有：①菌丝苔被：表现为角膜感染灶灰白色轻度隆起，外观干燥、无光泽，有的为羊脂状，与下方组织紧密相连。②伪足：在角膜感染病灶周围似树枝状浸润。③卫星灶：位于角膜主要感染灶周围，小的圆形感染灶。④免疫环：在角膜感染灶周围有一环形浸润灶，于感染灶之间有一模糊的透明带，被认为是真菌抗原与宿主之间的免疫反应。⑤内皮斑：角膜内皮有圆形块状斑，比沉着物（KP）大，常见于病灶下方或周围。⑥前房积脓：是判断角膜感染程度的一个重要指标。

【诊断】

1. 病史：角膜是否有植物性、泥土等外伤史、异物史、眼部手术史或长期局部、全身应用糖皮质激素及抗生素史等。

2. 体征：角膜病灶表面较干燥，常合并菌丝苔被、伪足、卫星灶、内皮斑、前房积脓等典型的真菌性角膜炎特征。

3. 实验室检查：角膜病灶刮片检查，包括涂片镜检和微生物培养加药敏，是早期快速诊断真菌感染的有效方法。

4. 临床共聚焦显微镜检查：是一种快速、有效、无创、可重复进行的活体检查方法，能动态观察真菌感染情况，以及动态观察治疗效果。

【鉴别诊断】

细菌性角膜炎：详见相关章节。

【治疗】

（一）治疗原则

西医治疗主要是局部或全身应用抗真菌药物。针对致病菌选择敏感抗生素，若病情不能控制者可考虑手术治疗。中医治疗主要是结合症状、体征及全身情况辨证论治。

（二）中医治疗

1. 辨证论治

本病以湿热为主，治疗宜清热祛湿，但须分辨湿热之孰轻孰重。

（1）湿重于热证

症状：湿翳大片，表面如腐渣舌苔，白睛混赤，多伴不思饮食，口淡无味，大便溏薄，舌苔白厚腻，脉缓。

分析：黑睛外伤，湿邪入侵，湿性黏腻污浊，则生翳障，如腐渣舌苔；湿郁化热，湿热互结，熏蒸于目，故见白睛混赤；湿重于热，湿为阴邪，故羞明流泪，疼痛较轻；湿困脾胃，运化失调，升降失常，故不思饮食，口淡无味，大便溏薄；舌苔白厚腻、脉缓亦为湿重之征。

治法：祛湿清热。

方剂：三仁汤（《温病条辨》）加减。

药物：杏仁10g，滑石10g[包煎]，通草5g，豆蔻5g，竹叶5g，厚朴5g，薏苡仁15g，半夏10g。

方解：方中杏仁、豆蔻、薏苡仁清利三焦湿热；滑石、通草、竹叶增强利湿清热之功；半夏、厚朴以行气化湿。

加减：泪液黏稠者，加黄芩10g，茵陈10g，以清热利湿；混合充血较重者，加黄芩10g，栀子10g，牡丹皮10g，桑白皮10g，以清热泻肺，凉血退赤。睫状充血显著者，加黄连5g，以清热燥湿。

（2）热重于湿证

症状：湿翳大片，表面隆起，干涩粗糙，如腐渣，似牙膏，黄液上冲，量多黏腻，白睛混赤严重，缠绵难愈，溲黄便秘，舌红苔黄腻，脉濡数。

分析：因过食肥甘辛热，脾胃湿热蕴积，复因湿邪外侵，内外合邪，湿热上蒸，熏灼黑睛，则见湿翳大片，表面隆起，干涩粗糙，如腐渣，似牙膏；外邪深入，神水被灼，故见黄液上冲，量多黏腻；湿邪重浊、黏腻，阻塞气机，故其为病缠绵难愈，湿热蕴结，见溲黄便秘；舌红苔黄腻、脉濡数为热重于湿之象。

治法：清化湿热。

方剂：甘露消毒丹（《医效秘传》）加减。

药物：方中重用滑石、茵陈、黄芩三药，以清利湿热；石菖蒲、豆蔻、薄荷芳香化浊，行气悦脾；射干、贝母降肺气；木通助滑石、茵陈清利湿热；连翘协黄芩清热解毒。

方解：方中重用滑石、茵陈、黄芩，其中滑石利水渗湿，清热解暑，两擅其功，茵陈善清利湿热而退黄，黄芩清热燥湿，泻火解毒，三药合用，正合湿热并重之病机，共为君药。湿热留滞，易阻气机，故臣以石菖蒲、藿香、豆蔻行气化湿，悦脾和中，令气畅湿行；木通清热利湿通淋，导湿热从小便而去，以益其清热利湿之力。热毒上攻，颈肿咽痛，故佐以连翘、射干、浙贝母、薄荷，合以清热解毒，散结消肿而利咽止痛。纵观全方，利湿清热，两相兼顾，且以芳香行气悦脾，寓气行则湿化之义，佐以解毒利咽，令湿热疫毒俱去，诸症自除。

加减：睑内红赤磨痛，眵多黏稠者，加金银花10g，菊花10g，蒲公英10g，以助清热散邪；黑睛深层混浊者，加蝉蜕6g，木贼10g，决明子10g，以清肝退翳；白睛肿胀明显者，加车前子10g[包煎]，薏苡仁10g，以利水渗湿；前房积脓较甚者，加薏苡仁10g，桔梗10g，玄参10g，以清热排脓；大便秘结者，加芒硝10g[冲服]，生石膏10g[打碎先煎]，以泻热通腑；若食少纳呆者，加陈皮5g，枳壳10g，以理气调中；腹胀纳差，便溏不爽者，加厚朴10g，苍术10g，薏苡仁10g，以健脾燥湿。

2. 其他治疗

用苦参10g，白鲜皮10g，车前草10g[包煎]，金银花10g，龙胆10g，秦皮10g。煎水，过滤澄清，待温度适宜时洗眼或先熏后洗。

（三）西医治疗

1. 药物治疗 在真菌菌种鉴定结果之前，采取经验治疗，首选5%那他霉素滴眼液，或0.1%～0.2%两性霉素B溶液滴眼，可联合5%氟康唑滴眼液，好转后适当减少用药。获得药敏结果后，选择其敏感的药物治疗，一般选择两种或两种以上药物联合使用。临床治愈后，应维持用药2～4周，以预防复发。严重感染者，可在局部用药基础上，联合同时口服或静脉给抗真菌药；局部可联合非甾体类抗炎药使用。感染期局部或全身应禁用糖皮质激素，以免真菌感染扩散。

2. 手术治疗 角膜溃疡浸润深度＜1/2角膜厚度，溃疡偏中心位置，可行溃疡清创联合药物治疗；对于浅中层角膜感染，大面积、偏中心者首选板层角膜移植术；浸润达后弹力层、有明显内皮斑和溃疡穿孔者应选择穿透性角膜移植术。

【病案举例】

例1　张健验案（《张健眼科医案》）

孔某，女，42岁，湖南省浏阳市沙市镇桃花村，农民。于2014年8月12日初诊。

主诉：左眼外伤后引起畏光流泪，黑睛生翳，视力下降12日。

病史：患者于7月31日脱粒时被稻谷弹伤左眼，眼内逐渐碜涩不适，继而疼痛，畏光流泪，视物模糊，曾局部和全身大量抗生素治疗未效。现患眼畏光流泪，疼痛较轻，伴不思饮食，口淡无味。

检查：视力：右眼1.0，左眼0.4。右眼外观正常。左眼混合性充血（++），角膜混浊，表面稍隆起，形圆而色灰白，状如豆腐渣样堆积，2%荧光素钠染色后在裂隙灯显微镜下可见3mm×4mm着色区，虹膜纹理不清，瞳孔小；舌质淡红，苔白腻而厚，脉缓。

诊断：真菌性角膜炎（左眼）。

辨证：湿温初起证。

治法：清利湿热。

方剂：三仁汤（《温病条辨》）加味。

处方：苦杏仁10g，滑石15g[包煎]，通草5g，豆蔻5g[后下]，竹叶6g，厚朴10g，薏苡仁15g，法半夏10g，黄芩10g，茵陈10g，茯苓15g，苍术10g，苦参5g。7剂。

服法：水煎，每日1剂，分2次温服。

外治：①0.5%氟康唑滴眼液，滴左眼，1次1~2滴，每3小时1次。②1%硫酸阿托品眼用凝胶，滴左眼，每日3次。③秦皮10g，苦参15g，黄柏10g。煎水，待温度适宜时熏眼，每日2次。

医嘱：忌辛辣炙煿之品及牛羊狗肉等发物。

二诊（2014年8月19日）：左眼畏光流泪，疼痛较轻，纳食正常；左眼瞳孔药物性散大。舌质淡红，苔白腻，脉缓。原方去黄芩、苦参，7剂。①0.5%氟康唑滴眼液改为滴左眼，每日4次。②1%硫酸阿托品眼用凝胶滴左眼，每日1次。

三诊（2014年8月26日）：左眼畏光流泪，疼痛症状消失。检查视力：右眼1.0，左眼0.6。左眼充血消失，角膜2%荧光素钠染色后在裂隙灯显微镜下未见着色。舌质淡红，苔白，脉缓。改服拨云退翳散（《张怀安眼科临床经验集》）。处方：防风10g，荆芥10g，柴胡10g，木贼10g，赤芍10g，青葙子10g[包煎]，黄芩10g，决明子10g，甘草5g。15剂。以退翳明目。停用1%硫酸阿托品眼用凝胶。

四诊（2014年9月10日）：左眼视物较前清楚，黑睛仍留有少许瘢痕障迹。视力右眼1.2，左眼0.6。嘱原方再进14剂，以退翳明目。

按语：患者因稻谷损伤黑睛，致湿毒之邪乘伤侵入，湿邪内蕴化热，熏灼黑睛所致湿翳。患者不思饮食，口淡无味，舌质淡红，苔白腻而厚，脉缓为湿温初起之征。治宜清利湿热，宣畅气机。三仁汤加味方中苦杏仁宣利肺气以化湿；豆蔻芳香行气化湿；薏苡仁甘淡渗湿健脾；半夏、厚朴辛开苦降，行气化湿；黄芩、茵陈以清热利湿；佐以茯苓、苍术以健脾燥湿；苦参清热燥湿，祛风杀虫；滑石、通草、竹叶甘寒渗湿，清利下焦。诸药合用，宣上、畅中、渗下，使气机调畅，湿热从三焦分消，湿翳诸症自除。

例2 张健验案（《张健眼科医案》）

刘某，男，52岁，湖南省长沙市望城区新康乡六合围村，农民。于2014年8月5日初诊。

主诉：左眼外伤后引起畏光流泪，黑睛生翳，视力下降15日。

病史：患者于7月20日农田劳作时被稻叶刺伤左眼，眼内即觉磣涩不适，继而疼痛畏光，流泪黏稠，视力下降，曾在当地诊断为"细菌性角膜炎"，经局部和全身大量抗生素治疗未效。现患眼磣涩不适，疼痛畏光，流泪黏稠，视物模糊，溺黄便秘。

检查：视力右眼1.0，左眼0.2。右眼外观正常。左眼混合性充血（++），角膜混浊，表面稍隆起，形圆而色灰白如牙膏样，2%荧光素钠染色后在裂隙灯显微镜下可见3mm×4mm着色区，虹膜纹理不清，前房积脓，液面占角膜后约1/5，瞳孔小，角膜坏死物刮片检查可见真菌菌丝；舌质红，苔黄腻，脉濡数。

诊断：真菌性角膜炎（左眼）。

辨证：湿热内蕴证。

治法：清热化湿。

方剂：甘露消毒丹（《医效秘传》）加减。

处方：滑石15g[包煎]，淡黄芩10g，绵茵陈10g，石菖蒲10g，浙贝母10g，木通10g，广藿香10g，连翘10g，豆蔻5g[后下]，薏苡仁30g，知母10g，玄参10g，大黄10g[后下]，生石膏15g[打碎先煎]。5剂。

服法：水煎，每日1剂，分2次温服。

外治：①0.5%氟康唑滴眼液，滴左眼，1次1～2滴，每3小时1次。②1%硫酸阿托品眼用凝胶，滴左眼，每日3次。③秦皮10g，苦参15g，黄柏10g，金银花15g，龙胆10g。煎水，待温度适宜时熏眼，每日2次。

医嘱：忌辛辣炙煿之品及牛羊狗肉等发物。

二诊（2014年8月10日）：左眼充血减轻，前房积脓消失；大便通畅；舌质红，苔黄腻，脉濡数。原方去大黄、生石膏。7剂。0.5%氟康唑滴眼液改为滴左眼，每日4次。1%硫酸阿托品眼用凝胶改为滴左眼，每1次。

三诊（2014年8月17日）：左眼畏光流泪，疼痛症状消失。检查视力：右眼1.0，左眼0.3。左眼红赤消退，角膜2%荧光素钠染色后在裂隙灯显微镜下未见着色。舌质红，苔薄黄，脉濡。改用退翳明目法。方剂：拨云退翳散（《张怀安眼科临床经验集》）。处方：防风10g，荆芥10g，柴胡10g，木贼10g，赤芍10g，青葙子10g[包煎]，黄芩10g，决明子10g，甘草5g。7剂。停用1%硫酸阿托品眼用凝胶。

四诊（2014年8月24日）：左眼视物较前清楚，角膜仍留有斑翳。视力右眼1.2，左眼0.4。嘱原方再服14剂，以退翳明目。

按语：患者因稻叶损伤黑睛，致湿热邪毒内蕴，郁久化热，熏灼黑睛、神水，以致黑睛湿翳隆起，状如豆腐渣，外观干而粗糙，黄液上冲。舌质红，苔黄腻，脉濡数为湿热内蕴之征。治宜清热解毒，利湿化浊。甘露消毒丹加减方中重用滑石、绵茵陈、淡黄芩，其中滑石利水渗湿，清热解暑，两擅其功，绵茵陈善清利湿热而退黄，黄芩清热燥湿，泻火解毒，三药合用，正合湿热并重之病机，共为君药。湿热留滞，易阻气机，故臣以石菖蒲、广藿香、豆蔻行气化湿，悦脾和中，令气畅湿行；木通清热利湿通淋，导湿热从小便而去，以益其清热利湿之力；大黄、生石膏泻热通腑为臣药。佐以连翘、浙贝母、薏苡仁、知母、玄参合以清热解毒排脓。综观全方，利湿清热，两相兼顾，且以芳香行气悦脾，寓气行则湿化之义，佐以清热解毒，令湿热毒邪俱去，湿翳诸症自除。

【治疗心得】

真菌性角膜炎早期诊断较难，常误诊为细菌性角膜炎或单纯疱疹病毒性角膜炎，用抗生素、抗病毒、激素等药物治疗而使病情加重。角膜溃疡面刮出物涂片镜检，如查到真菌丝可迅速确诊。真菌培养时间较长，阳性率也不高。个别病例需多次涂片或培养才能查到。对未能查到真菌而用多种药物治疗无效的病例，也应首先考虑真菌性角膜炎的可能。真菌广泛存在于空气、土壤中，特别是农作物的茎叶上，在疑为本病而又不能确诊时，可选用对真菌和细菌都有效的药物，如利福平或磺胺醋酰钠。中医认为本病以湿热为主，治疗宜清热祛湿，但须分辨湿热之孰轻孰重，调理全身气机，增强机体抵抗力，与西药起协同作用。如早期予抗真菌药物，如氟康唑或酮康唑并用，疗效更佳。另外本病易引起葡萄膜炎、前房积脓，应及时散瞳，防止虹膜后粘连。

【食疗方】

1. 马齿苋粥

组成：马齿苋 200g，绿豆 200g，猪瘦肉 150g，精盐、佐料各适量。

功效：清热化湿，清热止痛。

主治：真菌性角膜炎。中医辨证属湿热攻目者。

方解：马齿苋清湿毒，抑菌；绿豆清热解毒；猪瘦肉益气养血，健脾补虚。3 种食材搭配在一起，具有清热化湿、清热止痛的功效。

制法：将用料洗净，马齿苋切段。放适量清水在煲内，先将绿豆煮约 15 分钟，再放入其他材料，煮约 1 小时，至猪瘦肉软熟，加入精盐、佐料即可。

用法：可供中、晚餐菜肴，每日 1 次。

2. 三豆粥

组成：白扁豆 100g，赤小豆 100g，黑大豆 100g，粳米 50g，调料适量。

功效：益气健脾，利水消肿。

主治：真菌性角膜炎。中医辨证属脾虚湿阻者。

方解：白扁豆健脾化湿；赤小豆清热利水；黑大豆活血利水；粳米健脾益气。4 种食材搭配在一起，具有益气健脾、利水消肿的功效。

制法：将白扁豆、赤小豆、黑大豆洗净，放入容器内，加水适量煮至将烂，加粳米，调整水量，熬成粥加入调料即可。

用法：当早餐。

【名医经验】

1.唐由之经验（中国中医科学院眼科医院国医大师）：认为本病患者多有湿邪困阻，清阳难升，湿热则易熏蒸于上；或寒湿内困，浊阴难降，在上之郁火亦难降。当有外因诱发，如稻谷伤或其他原因伤及黑睛，黑睛属肝，易感受风邪，风、热、湿毒之邪乘隙内侵，遂发本病。①湿热阻隔，湿重于热，三仁汤主之。泪液黏稠，有分泌物者，加黄芩、茵陈以清热利湿；口黏、纳差者，加茯苓、生白术、苍术以健脾燥湿。②热重于湿者，甘露消毒丹主之。黄液上冲较剧者，加桔梗、薏苡仁等清热解毒排脓；大便秘结者，加芒硝、石膏以泻热通腹。③中焦寒湿，致在上之火郁而不降，可用理中丸调理脾胃、祛除寒湿，但中病即止，同时要配合运用清散止郁之火的药物。④中焦寒热错杂者，仲景的泻心汤类可辨证运用。总之，不论湿热、寒湿、湿热错杂，应"观其脉证，知犯何逆，随证治之"。湿邪黏滞难除，体内湿邪困阻，因此，本病易迁延不愈。只有将体内湿邪困阻的病理状态加以改善和扭转，眼部病变的治疗才能事半功倍。治法为清热利湿，扶正祛邪。唐由之基本处方：龙胆、炒栀子、薏苡仁、豆蔻、滑石、浙贝母、法半夏、黄芩、黄连、木贼、防风、荆芥、生地黄、丹参、牡丹皮、枳壳、牛膝、生黄芪。

2.萧国士经验（湖南中医药大学第二附属医院眼科名中医）：认为中医治疗本病，多从肝热或风寒论治，临床常用洗肝散（《审视瑶函》）方：当归、川芎、生地黄、白芍、红花、苏木、防风、薄荷、羌活、刺蒺藜、甘草）或明目细辛汤（李东垣方：麻黄、细辛、藁本、蔓荆子、羌活、防风、荆芥、红花、桃仁、茯苓、甘草、川花椒）加减，以清热、去陈寒、畅血流、退翳障、促进愈合。作者认为，本病多由湿热或寒湿所致，可选三仁汤合泻湿汤（《审视瑶函》方：黄芩、栀子、苍术、木通、竹叶、荆芥、枳壳、甘草、细辛、陈皮、法半夏、茯苓、白芷、独活、甘草）加减。待湿热去，寒湿消，再用退翳明目之品调理善后，加点退翳散可收翳去目明之效。

【治疗进展】

中医治疗湿翳注重调节机体状态，根据疾病致病特点、病程等辨证论治，充分体现整体观念，在清热化湿的同时，减轻症状，提高疗效，缩短病程，亦有减少复发的作用。中西医结合治疗本病在临床已广泛应用，中医认为本病系湿毒之邪乘伤侵入，湿邪内蕴化热所致，故给予祛风清热、化湿解毒、退翳明目法联合西药治疗，可起到相辅相成之功效，既调整了机体内的平衡，又可标本兼治，缩短治疗时间，减少复发。

目前，真菌性角膜炎仍是一严重致盲的眼病，西医治疗以二性霉素B、那他霉素和氟康唑等滴眼，口服酮康唑和伊曲康唑等药物为主。0.15%二性霉素B和5%那他霉素滴眼液是抗真菌性角膜炎的一线药物。二性霉素B属多烯类抗生素，是治疗念珠菌性角膜炎的首选药物，抗真菌活性强，不易产生耐药性，对丝状真菌亦存在一定的抗真菌活性，但刺激性较大。那他霉素抗丝状真菌的效果较好，尤其是镰孢菌和曲霉素，但那他霉素不溶于水，多以悬浊液形式存在，且治疗浓度尚不确切，早期治疗时需频繁滴眼，根据临床症状的好转而减少次数至停药。酮康唑可对抗念珠菌、曲霉菌、镰孢霉菌有效，可滴眼也可口服，但全身应用具有肝毒性，使用期间应定期检查肝功能。

治疗性角膜移植手术对于真菌性角膜炎感染严重，甚至合并穿孔的患者，可避免眼内容摘除的结局，并可能恢复部分视力。而选择适当的手术方式和时机，对于提高手术成功率是至关重要的。近年来在角膜移植术中使用羊膜，也受到了关注，有学者认为在围手术期移植羊膜可以减轻眼部炎性反应，为手术治疗打好基础，术中覆盖羊膜，又可以起增强屏障保护、减少损伤的作用，有利于创面的愈合，便于植床上皮细胞的生长，并抑制排斥反应的发生。

【预防与调护】

1. 避免植物性角膜外伤。
2. 不宜局部或全身长期使用抗生素和糖皮质激素。

第四节　角膜基质炎

角膜基质炎也称为非溃疡性角膜炎，是以细胞浸润和血管化为特点的角膜基质层的非溃疡性和非化脓性炎症。多发于 5 ～ 20 岁，初期为单侧发病，数周至数月后常累及双眼。女性发病高于男性。

本病属中医学"混睛障"范畴。

【病因病机】

西医学一般认为本病是一种过敏反应，可能与细菌、病毒、寄生虫感染有关，梅毒螺旋体、麻风杆菌、结核杆菌和单纯疱疹病毒是感染常见的病因。该病的发病机制被认为是宿主对感染原的免疫反应，属于Ⅳ型（迟发型）变态反应。当机体第 1 次接触致敏病原后，T 淋巴细胞致敏，当第 2 次接触致病原时，T 淋巴细胞迅速活化增殖并产生淋巴毒素，角膜基质层发生炎症浸润。

中医学认为本病的发生多因肝经风热或肝胆热毒蕴蒸于目，热灼津液，瘀血凝滞而引起；或邪毒久伏，耗损阴液，肝肾阴虚，虚火上炎，上犯黑睛所致。

【临床表现】

眼部疼痛、畏光流泪、头痛，伴有水样分泌物和眼睑痉挛。严重者视力明显下降，视力下降的程度视角膜炎症的部位及炎症的程度而异。初期，可见典型的弥漫性、扇形角膜基质浸润，角膜后 KP，随基质层炎症的加重，基质层和上皮层水肿加剧，基质深层出现新生血管，常呈毛玻璃样外观。前房反应加重，症状加剧。整个病变可能局限于角膜周边部，也可能向中央发展波及整个角膜。如果在几周甚至数月不进行治疗，角膜基质的炎症和血管化将达到高峰，然后消退，炎症消退后多数角膜可恢复透明，少数遗留永久性瘢痕。

角膜基质炎由于发生的病因不同，临床表现也各种各样。①梅毒性角膜基质炎：急性梅毒性角膜基质炎是先天性梅毒的晚期表现之一。父母既往有性病史，母亲有流产史或死产史，梅毒血清学检查阳性。眼部征象包括"胡椒盐"状的脉络膜视网膜炎或视神经萎缩，患者常有一些其他的梅毒晚期表现，如哈氏齿和骨骼的畸形，第Ⅷ对脑神经受累导致耳聋，精神发育迟缓及行为异常等。②结核性角膜基质炎：较少见，因全身结核杆菌感染，结核分枝菌素试验阳性。③麻风性角膜基质炎：晚期面部有典型的"狮样面容"，眼睑皮肤增厚，秃睫，面神经麻痹，可形成兔眼和睑外翻。④单纯疱疹病毒性角膜基质炎：有反复发作病史，典型的表现为角膜基质内炎性水肿，久之有脂质样变性。

【诊断】

1. 角膜基质炎的病因诊断主要依靠病史、眼部及全身检查。

2. 实验室检查：梅毒血清检查和特异性梅毒螺旋体抗体试验有助于诊断，结核菌素试验阳性或胸部X线检查发现肺部结核病灶。

3. 共聚焦显微镜检查对深层角膜基质炎有重要的诊断参考价值。

【鉴别诊断】

病毒性角膜炎：详见相关章节。

【治疗】

（一）治疗原则

西医主要针对病因进行抗梅毒、抗结核、抗病毒治疗。中医认为本病之辨证，需细审病因，初期多为肝经风热，治宜疏风清热；病变发展，多为肝胆热毒较重，治宜泻肝解毒；湿热内蕴者，治宜清热化湿；病久不愈，阴虚火旺者，治宜滋阴降火。另外，退翳明目法的应用应贯穿始终。

（二）中医治疗

1. 辨证论治

（1）肝经风热证

症状：黑睛混浊，畏光流泪，抱轮红赤，头眼疼痛，舌红苔薄黄，脉浮数。

分析：黑睛属风轮，内应于肝，肝经风热外袭，熏灼黑睛，致黑睛混浊，畏光流泪，抱轮红赤；头为清阳之会，眼为清窍之所，风热上扰，故头眼疼痛；舌红苔薄黄、脉浮数为风热在表之征。

治法：祛风清热。

方剂：羌活胜风汤（《原机启微》）加减。

药物：柴胡10g，黄芩10g，白术10g，荆芥10g，枳壳10g，川芎5g，防风10g，羌活10g，独活5g，前胡10g，薄荷5g[后下]，桔梗10g，白芷10g，甘草5g。

方解：羌活、防风、独活、白芷、前胡、荆芥、桔梗、薄荷、柴胡、川芎辛散轻扬，善治外风，以清利头目；黄芩清热，且能监制羌防辛温之性；白术、枳壳调理胃气。可加金银花、连翘、栀子以加强清热之力。

梅毒所致者，加土茯苓30g，以驱梅解毒；病程缠绵，复发较频，表虚不固，加黄芪10g，紫草10g，以补气健脾；后期炎症消退，有新生血管翳，加蝉蜕5g，刺蒺藜10g，珍珠母20g[先煎]，木贼 5g，以退翳明目。

（2）肝胆热毒证

症状：黑睛肿胀混浊，赤脉贯布，白睛混赤，刺痛流泪，便秘溲赤，口苦苔黄，脉数。

分析：黑睛属肝，肝胆热毒炽盛，上攻黑睛，故黑睛肿胀混浊；因热致瘀，火郁经脉，新生赤脉进入黑睛，则呈赤脉贯布，白睛混赤，刺痛流泪，便秘溲赤；口苦苔黄，脉数为热毒炽盛之征。

治法：泻肝解毒。

方剂：银花解毒汤（《疡科心得集》）加减。

药物：金银花 10g，紫花地丁 10g，黄连 5g，连翘 10g，夏枯草 10g，赤茯苓 10g，牡丹皮 10g，犀角（水牛角 30g 代替），大黄 10g[后下]。

方解：方中金银花、紫花地丁清热解毒；黄连、连翘清心泻火；夏枯草清肝泻火；赤茯苓利湿清热；牡丹皮、犀角（水牛角）清热凉血。

加减：热毒盛者，加蒲公英 10g，野菊花 10g，土茯苓 30g，以清热解毒；若瘀滞甚者，加当归 10g，赤芍 10g，桃仁 10g，红花 15g，以活血化瘀；若大便数日不解，加玄明粉 10g[冲服]，以协助大黄通腑泻下。

（3）湿热内蕴证

症状：黑睛混浊，肿胀增厚，抱轮红赤，羞明流泪，头重眼胀，舌苔黄腻，脉濡数。

分析：脾失健运，湿邪内停，郁久化热，湿热互结，熏蒸黑睛，故黑睛混浊，肿胀增厚，抱轮红赤，羞明流泪；湿热上扰，蒙蔽清窍，故头重眼胀；舌苔黄腻，脉濡数亦为湿热之象。

治法：清热化湿。

方剂：甘露消毒丹（《医效秘传》）加减。

药物：滑石 15g[包煎]，豆蔻 6g[后下]，石菖蒲 10g，木通 10g，藿香 10g，黄芩 10g，茵陈 10g，连翘 10g，浙贝母 10g，射干 10g，薄荷 5g[后下]。

方解：方中滑石、茵陈、黄芩以清利湿热；石菖蒲、豆蔻、薄荷芳香化浊，行气悦脾；射干、贝母降肺气；木通助滑石、茵陈清利湿热；连翘协黄芩清热解毒。

加减：若湿热日久，阴津受伤，去木通、滑石，加生地黄 10g，麦冬 10g，石斛 10g，以养阴生津。

（4）肺阴不足证

症状：病情日久不愈或反复发作，疼痛不显，抱轮微红，兼见口干咽燥，头晕耳鸣，舌红少津，脉细数。

分析：邪毒久伏，伤耗阴液，阴津不足，虚火上炎，故见症较轻，疼痛不显，抱轮微红；津液不足，故见舌红少津；阴虚火旺则脉细数。若兼口干咽燥，乃肺阴不足，津不上乘所致。

治法：养阴清肺。

方剂：百合固金汤（《重楼玉钥》）加减。

药物：生地黄 15g，麦冬 10g，生甘草 5g，玄参 10g，浙贝母 10g，牡丹皮 10g，薄荷 3g[后下]，炒白芍 10g。

方解：方中生地黄、玄参养阴润燥，清肺解毒为主药；辅以麦冬、白芍助生地黄、玄参养阴清肺润燥，牡丹皮助生地黄、玄参凉血解毒而消痈肿；佐以浙贝母润肺止咳，清化热痰；薄荷宣肺利咽；使以甘草泻火解毒，调和诸药。合之共奏养阴清肺解毒之功。

加减：目中津亏干燥者，可选加太子参10g，石斛10g，天花粉10g，玉竹10g，以养阴清热、生津润燥；白睛有小泡，周围赤脉环绕者，加黄芩10g，夏枯草10g，连翘10g，以清热散结；若巩膜结节日久，难以消退者，以赤芍易白芍，加丹参10g，郁金10g，夏枯草10g，瓦楞子10g，以清热消瘀散结；黑睛失泽，畏光流泪者，加蝉蜕5g，木贼5g，决明子10g，密蒙花10g，以明目消翳；阴虚火旺者，加知母10g，黄柏10g，地骨皮10g，以增滋阴降火之功。

（5）阴虚火旺证

症状：病情反复发作，疼痛不显，轻度抱轮红赤，黑睛混雾渐退，伴头晕耳鸣，腰膝酸软，舌红少苔，脉细而数。

分析：热毒久伏，伤阴耗液，正不胜邪，故病情反复发作，疼痛不显，轻度抱轮红赤；肝肾阴虚，水不涵木，肝阳偏亢，故头晕耳鸣；肾阴不足，腰膝失养，故腰膝酸软；舌红少苔，脉细而数等皆阴虚火旺之征。

治法：滋阴降火。

方剂：海藏地黄散（《证治准绳》）加减。

药物：熟地黄10g，生地黄10g，玄参10g，当归10g，大黄10g[后下]，犀角（水牛角30g代替），木通10g，羌活10g，防风10g，蝉蜕5g，木贼5g，谷精草10g，沙苑子10g，刺蒺藜10g，连翘10g，甘草5g。

方解：方中熟地黄、生地黄、玄参滋阴养津；当归补血养肝；黄连、大黄、犀角（水牛角）清热凉血；木通清利湿热；羌活、防风祛风；蝉蜕、木贼、谷精草、沙苑子、刺蒺藜退翳除膜；甘草调和药性。诸药配合，则阴液增，热邪去，翳膜消。大便不秘者，减大黄；眼红不明显者，减黄连。

2.其他治疗

金银花10g，野菊花10g，黄芩10g，蒲公英10g，荆芥10g，防风10g。煎水熏洗患眼，以祛风清热解毒退翳明目。

（三）西医治疗

1.增加机体抵抗力，补充维生素及营养。

2.局部应用糖皮质激素滴眼液滴眼，睡前加糖皮质激素眼膏，可有效控制炎症。如长期应用糖皮质激素滴眼液应监测眼压变化。

3.全身给予抗梅毒、抗结核、抗病毒治疗。

4.对于明显影响视力的角膜中心斑翳，可以考虑行板层角膜移植术。

【病案举例】

例1　张健验案（《张健眼科医案》）

彭某，女，18岁，湖南省宁乡县道林镇盘龙村，学生。于2014年9月12日初诊。

主诉：右眼红痛生翳，视力下降7日。

病史：患者从 9 月 5 日开始右眼红痛生翳，曾用"0.25% 氯霉素滴眼液"，服"阿莫西林胶囊"等治疗无效，现畏光流泪，头痛鼻塞。

检查：视力：右眼 0.5，左眼 1.2。右眼睫状充血（++），角膜深层灰黄色斑块状浸润呈毛玻璃状，2% 荧光素钠染色裂隙灯显微镜下未见着色。舌质红，苔薄黄，脉浮数。

诊断：角膜基质炎（右眼）。

辨证：肝经风热证。

治法：祛风清热。

方剂：银翘荆防汤（《张怀安眼科临床经验集》）加减。

处方：金银花 15g，板蓝根 15g，蒲公英 15g，连翘 10g，荆芥 10g，防风 10g，柴胡 10g，桔梗 10g，黄芩 10g，薄荷 5g[后下]，羌活 10g，白芷 10g，赤芍 10g，蝉蜕 5g，木贼 5g，甘草 5g。7 剂。

服法：水煎，每日 1 剂，分 2 次温服。

外治：① 0.5% 醋酸泼尼松龙滴眼液，滴右眼，每日 4 次。② 1% 硫酸阿托品眼用凝胶，滴右眼，每日 3 次。③ 金银花 15g，鱼腥草 15g，秦皮 10g。煎水，待温度适宜时熏眼。每日 2 次。

医嘱：忌辛辣炙煿之品及牛羊狗肉等发物，以免助火生热。

二诊（2014 年 9 月 19 日）：头痛消失，右眼睫状充血（+），角膜混浊减轻，舌质红，苔薄黄，脉浮数。原方去羌活、白芷。7 剂。

三诊（2014 年 9 月 26 日）：查视力：右眼 0.8，左眼 1.2。右眼充血消失，角膜混浊减轻。舌质红，苔少，脉细数。改用退翳明目法。方剂：拨云退翳散（《张怀安眼科临床经验集》）。处方：防风 10g，荆芥 10g，柴胡 10g，木贼 10g，赤芍 10g，青葙子 10g[包煎]，黄芩 10g，决明子 10g，甘草 5g。7 剂。停用 1% 硫酸阿托品眼用凝胶。

四诊（2014 年 10 月 3 日）：右眼视物较前清楚，角膜仍留有斑翳。视力：右眼 0.8，左眼 1.2。嘱原方再进 10 剂，以退翳明目。

按语：黑睛为风轮，内应于肝，风热上犯，熏灼黑睛，使之混浊不清，抱轮红赤，畏光流泪。头为清阳之会，眼为清窍之所，风热上扰，故头眼疼痛。舌质红，苔薄黄，脉浮数，为风热在表之征。治宜祛风清热，退翳明目。银翘荆防汤加减方中金银花、连翘清热解毒为君药；板蓝根、蒲公英、黄芩苦寒配金银花、连翘清热解毒为臣药；薄荷、荆芥、防风、羌活、白芷祛风散邪，赤芍、蝉蜕、木贼活血退翳明目为佐药；柴胡解表、疏肝，桔梗引药上行，甘草调和诸药为使药。配合外用药物，中西结合，内外兼治，故收效快捷。

例 2　张健验案（《张健眼科医案》）

丁某，男，26 岁，湖南省攸县大同桥镇丁家坳村，农民。于 2015 年 1 月 18 日初诊。

主诉：右眼反复红痛生翳，视力下降半年。

病史：患者从去年 7 月上旬开始右眼红痛生翳，曾在外院诊断为"角膜基质炎"，曾用"糖皮质激素""散瞳""抗病毒"等治疗，眼病时反时复，现刺痛流泪，伴口苦咽干，便秘尿赤。

检查：视力：右眼 0.3，左眼 1.2。右眼混合充血（++），角膜深层混浊，呈毛玻璃状，上方有新生血管呈毛刷状伸入，角膜后壁有灰白色羊脂状沉着物，2% 荧光素钠染色裂隙灯显微镜下未见着色，房水混浊，虹膜纹理不清呈泥土色，瞳孔小；舌质红，苔黄，脉数。

诊断：角膜基质炎（右眼）。

辨证：肝胆热毒证。

治法：清肝解毒。

方剂：银花解毒汤（《疡科心得集》）加减。

处方：金银花 15g，蒲公英 15g，紫花地丁 10g，黄连 5g，连翘 10g，夏枯草 10g，赤茯苓 15g，牡丹皮 10g，水牛角 30g[先煎]，生石膏 20g[打碎先煎]，大黄 10g[后下]，红花 5g，桃仁 10g。7 剂。

服法：水煎，每日 1 剂，分 2 次温服。

外治：①妥布霉素地塞米松（典必殊）滴眼液，滴右眼，每日 4 次。② 1% 硫酸阿托品眼用凝胶，滴右眼，每日 2 次。③金银花 15g，鱼腥草 15g，秦皮 10g。煎水，待温度适宜时熏眼。每日 2 次。

医嘱：忌辛辣炙煿之品及牛羊狗肉等发物，以免助火生热。

二诊（2015 年 1 月 25 日）：便通症减，右眼睫状充血（＋），角膜混浊，瞳孔药物性散大；舌质红，苔黄，脉数。原方去大黄、生石膏。7 剂。

三诊（2015 年 2 月 1 日）：查视力：右眼 0.6，左眼 1.2。右眼充血消失，角膜混浊减轻，角膜后壁沉着物消失。舌质红，苔少，脉细数。改用退翳明目法。方剂：拨云退翳散（《张怀安眼科临床经验集》）加味。处方：防风 10g，荆芥 10g，柴胡 10g，木贼 10g，赤芍 10g，青葙子 10g[包煎]，黄芩 10g，决明子 10g，生地黄 15g，蝉蜕 5g，甘草 5g。7 剂。停用 1% 硫酸阿托品眼用凝胶。

四诊（2015 年 2 月 8 日）：右眼视物较前清楚，角膜仍留有少许瘢痕障迹。视力：右眼 0.8，左眼 1.2。处方：原方再进 14 剂，以退翳明目。

按语：《医宗金鉴·眼科心法要诀》中认为本病由"肝脏毒风与瘀血上凝所致"。黑睛属肝，肝胆热毒炽盛，上攻黑睛，故黑睛深层混浊，肿胀增厚，白睛混赤；因热致瘀，火郁经脉，新生赤脉进入黑睛，则成赤白混杂翳障；口苦咽干，便秘尿赤，舌质红，苔黄，脉数，为肝胆热毒炽盛之候。银花解毒汤加减方中金银花、蒲公英、紫花地丁清热解毒；黄连、连翘清心泻火；夏枯草清肝泻火；赤茯苓利湿清热；牡丹皮、水牛角清热凉血；红花、桃仁活血化瘀；生石膏、大黄清热通腑。配合激素、抗生素、散瞳及熏法等治疗，内外兼治，故疗效满意。

【治疗心得】

本病初期多实证、热证，治疗视其不同证情，分别用祛风清热、泻肝解毒等法。若病情反复发作，经久不愈者多为阴虚火旺，阴虚当分肺肾阴虚或是肝肾阴虚，当以养阴清肺或滋阴降火为主。若为肝经湿热所致者则缠绵不愈，则当清利湿热。除内服中药外，配合激素、散瞳药物治疗，既可提高疗效，又可防止瞳神干缺。

【食疗方】

1. 决明子粥

组成：炒决明子 12g，菊花 9g，粳米 50g，冰糖适量。

功效：清肝泻胆，明目退翳。

主治：角膜基质炎。中医辨证属肝胆实热者。

方解：决明子清肝明目，润肠通便，明目退翳；菊花疏散风热，平肝抑阳，清肝明目，清热解毒；粳米健脾益气。4种食材搭配在一起，具有清肝泻胆、明目退翳的功效。

制法：决明子、菊花水煎取汁，入粳米煮粥，粥成后加冰糖调匀即可。

用法：当早餐，每日1次。

2. 枸杞子菊花茶

组成：枸杞子10g，菊花10g。

功效：清肝明目，滋补肝肾。

主治：角膜基质炎。中医辨证属肝肾阴虚者。

方解：枸杞子滋补肝肾，益精明目；菊花疏散风热，平肝抑阳，清肝明目，清热解毒。2种食材搭配在一起，具有清肝明目、滋补肝肾的功效。

制法：将枸杞子、菊花沸水冲泡。

用法：当茶饮，每日1次。

【名医经验】

1. 庞赞襄经验（河北省人民医院中医眼科名中医）：认为本病是由肝经毒热，上攻于目，或肺阴不足，肝火上乘所致。早期：①肝经热毒证：此证临床最为多见。除眼部症状外，多兼有口苦咽干，胃纳尚好，大便润，小便黄，舌苔薄白或无苔，脉弦数。宜清热解毒消翳为主。方剂：银花解毒汤。药物：金银花15g，蒲公英15g，桑白皮10g，天花粉12g，枳壳5g，龙胆10g，蔓荆子5g，黄芩10g，大黄5g[后下]，生甘草3g。加减：成人倍加金银花、蒲公英、大黄；胃纳欠佳，去大黄，加青皮10g，焦神曲10g，麦芽10g，山楂10g；孕妇去大黄，加当归10g，白芍10g。②肺阴不足证：多有口渴欲饮，咳嗽无痰或痰少而黏，潮热，盗汗，手足心热，胃纳尚好，舌绛无苔，脉细数。宜养阴润肺消翳为主。方剂：养阴清肺汤加减。药物：生地黄15g，沙参12g，麦冬10g，川贝母10g，知母10g，天花粉10g，黄芩10g，白芍10g，薄荷3g[后下]，甘草3g。本病在急性炎症期，可配合西药散瞳剂（1%硫酸阿托品滴眼液）滴眼，每日滴眼1～3次，以防瞳仁干缺。如系先天梅毒引起，配合青霉素注射；结核引起者，配合链霉素注射，以期缩短疗程，提高疗效。晚期：眼局部已无炎症及刺激症状，眼膜赤脉已完全消退，仅留有漫珠一色混浊，视物不清，口干或不干，胃纳尚好，大便润，小便清。舌苔薄白或无苔，脉缓或弦细。宜健脾升阳，活络消翳为主。方剂：羌活胜风汤。药物：羌活10g，防风10g，银柴胡10g，黄芩10g，白术10g，独活10g，川芎10g，荆芥10g，枳壳10g，前胡10g，薄荷10g[后下]，桔梗10g，白芷10g，甘草3g。

2. 姚和清经验（上海第六人民医院眼科名中医）：认为本病主要是由梅毒引起，绝大多数由先天性梅毒所致。梅毒由风湿热邪从火所化，当毒气郁遏，邪火上扰，就可引起本病。角膜深层炎是外感风邪所致，其中以风热为多见。此外，虚损也可引起本病。①由梅毒引起的角膜基质炎，患者两眼同病，或先后发作。用药以解毒为主，当分辨是火是风而选解毒活血汤（生地黄、赤芍、当归尾、川芎、桃仁、红花、黄连、黄芩、紫花地丁、甘草、土茯苓）或搜风解毒汤（防风、金银花、木通、薏苡仁、木瓜、皂角刺、白鲜皮、土茯苓）。②由外感风邪引起的角膜基质炎。多单眼为患，伴头痛鼻塞，舌淡红，脉浮数。证属风热上攻，治宜祛风散热，用羌活胜风汤（柴胡、黄芩、白术、炒荆芥、桔梗、炒枳壳、川芎、白芷、羌活、前胡、薄荷、甘草、防风）；如舌苔薄腻，伴骨节疼痛，为风湿上扰，用羌活防己汤（羌活、独活、防风、防己、鸡血藤、豨莶草、赤芍、牡丹皮、苍术）、万应蝉花散（石决明、蝉蜕、当归、甘草、川芎、防风、茯苓、苍术、羌活、蛇蜕）。③因虚损引起的角膜基质炎。亦为单眼为患。患者身体衰弱，而色萎黄，兼日晡发热，颧红，舌红，脉细。证属阴虚火旺，用知柏地黄汤（熟地黄、山药、牡丹皮、茯苓、泽泻、山茱萸、知母、黄柏）、滋阴地黄丸（生地黄、熟地黄、黄芩、当归、炒枳壳、天冬、柴胡、五味子、黄连、地骨皮）。如兼咳而无痰，口干，为肺阴不足，用沙参饮（沙参、玉竹、川贝母、川石斛、薏苡仁、苦杏仁）；咳而多痰，舌苔薄腻，为气虚，用六君子汤（人参、白术、茯苓、甘草、陈皮、半夏）。

【治疗进展】

单纯采用中医中药治疗角膜基质炎，在临床具有局限性，中西医结合治疗首先针对病因治疗，局部激素治疗的同时，给予辨证分型或分期治疗，与单用西药治疗相比，缩短了病程，提高了疗效，减少了复发率，可同时发挥中西药物各自的优势，既有效地控制了炎症，又避免了局部严重的副作用，减少激素或免疫制剂的使用量或时间，还可调整机体免疫功能，防止复发。西医认为该病可能与细菌、病毒、寄生虫感染有关，梅毒螺旋体、麻风杆菌、结核杆菌和单纯疱疹病毒感染是常见的病因，治疗主要是针对病因抗病毒、梅毒、结核、麻风治疗，以及局部消炎、散瞳、皮质类固醇滴眼。角膜基质炎性水肿治疗，目前报道多采用皮质类固醇，但应用激素还存在许多问题，局部应用激素可导致上皮损伤，激素依赖，眼压升高，减量或停药即出现反跳现象等。角膜基质炎是角膜组织的一种免疫反应，新型免疫抑制剂环孢素用于该病的治疗报道日渐增加，局部和全身用药均获得良好疗效，亦有学者提出本病可用环孢素取代激素治疗，但环孢素滴眼也具有一定的不足，如前房药物浓度较低，炎症消退速度缓慢，滴眼后存在角膜表面的药物性薄膜会造成用药后短时间的视物模糊，多余的蓖麻油溶剂从眼角流出也会刺激内外眦的皮肤等。

【预防与调护】

1. 预防梅毒、结核等原发病。
2. 饮食清淡，少食辛辣刺激煎炸之物，耐心调养。

第五节　蚕食性角膜溃疡

蚕食性角膜溃疡是一种慢性、进行性、边缘性、疼痛性角膜溃疡，初发于角膜周边部，沿角膜周边部延伸，再向角膜中央匍行发展，最终累及全角膜，可侵及单眼或双眼，属于一种特发性角膜溃疡。蚕食性角膜溃疡与感染或全身胶原 – 血管性疾病无关。1849 年 Bowman 首次描述了该病。1867 年德国医生 Albert Mooren 对该病作了详细的报道，并把它作为一种独立的角膜病，故该病又称为 Moorens 溃疡。主要发生于成年人，很少穿孔。患者通常有剧烈眼痛、畏光和流泪等症状。大约有 25% 的患者双眼发病，但两只眼可不在同一时期发病。目前认为蚕食性角膜溃疡是一种自身免疫性疾病。本病在临床上比较常见，但由于病因不清，病情顽固，且无特效的治疗方法，迄今仍被视为一种极为严重的致盲性眼病。

本病属中医学"花翳白陷"范畴。

【病因病机】

西医认为本病的确切病因不明。可能的因素有外伤、手术或感染有关。目前许多研究表明，蚕食性角膜溃疡是一种以体液免疫为主、细胞免疫为辅的自身免疫性疾病。病变角膜组织及邻近结膜组织的病理学检查可见浆细胞、多形性白细胞、嗜酸性粒细胞、肥大细胞、免疫球蛋白和补体等；结膜组织中胶原酶活性增高。患者血清中 T 抑制细胞减少，T 辅助细胞 /T 抑制细胞大于 1:1；病变局部大量的角膜上皮细胞、基质细胞、球结膜上皮细胞异常表达 HLA–DR 或 HLA–DQ 抗原，患者血清抗角膜基质特异蛋白的抗体滴度升高。

研究表明，蚕食性角膜溃疡的病理机制可能是角膜的外伤、感染或其他生物学因素诱导并改变了角膜上皮及结膜的抗原性，激活了机体体液和细胞免疫反应，使机体产生自身抗体，导致补体激活、中性粒细胞浸润、胶原酶释放，引起角膜溶解，并使角膜抗原进一步变化暴露，这一恶性循环连续进行，直到整个角膜被溶解。

中医认为本病多因外感风热毒邪，侵袭黑睛，或素有肺肝积热之人，易感外邪，内热外邪搏结于黑睛致病；或外邪入里化热，致脏腑积热，上攻于目；或素有痰火，或饮食不节，脾失健运，肝失疏泄，木郁化火，灼津为痰，痰火上扰目窍；或素体阳虚，寒上厥阴肝经，经络滞涩，目失温养所致。

【临床表现】

患者有剧烈眼痛、畏光、流泪及视力下降。病变初期，在睑裂区周边部角膜浅基质层出现浸润，数周内浸润区出现角膜上皮缺损，形成慢性边缘性角膜基质溃疡。然后沿角膜周边部发展，并向角膜中央蔓延，有一个潜掘状的浸润进行缘，与角膜缘之间无透明角膜间隔。在溃疡进行的同时，基质溃疡面形成浓密的纤维血管膜，导致角膜瘢痕化。

溃疡呈典型的犁沟状或蚕食型，进行性边缘浸润、隆起，溃疡深及前部基质约二分之一厚度，有时也可穿凿到后弹力层。溃疡向角膜中央及两端扩展的同时，底部则为上皮修复及新生血管所遮盖。角膜穿孔虽不多见，但病程缓慢地顽固发展，其特征是周边角膜环周溶解，仅留下中心区角膜最终侵蚀整个角膜。

【诊断】

1. 眼部剧烈疼痛、畏光、流泪，刺激症状明显但充血不显。

2. 裂隙灯检查见慢性边缘性角膜基质溃疡浸润灶呈潜掘状。

3. 组织病理学改变。

4.排除其他可引起周边角膜溃疡、角膜溶解性病变的胶原血管性疾病，如类风湿性关节炎、韦格纳芽肿等病后，方可诊断本病。

【鉴别诊断】

蚕食性角膜溃疡的诊断是排除性的。尽管角膜溃疡有典型的形态，但必须排除其他几种周边性角膜溃疡。

1.周边性角膜溃疡　周边性角膜溶解和环形浸润也见于胶原血管性疾病，如类风湿性关节炎、结节性动脉炎、系统性红斑狼疮、Wegeners 肉芽肿等疾病。在上述全身性疾病中，角膜溃疡也表现为周边角膜的浸润，沿角膜缘进展或向角膜中央发展。然而，胶原血管性疾病的病史和阳性的血清学检测结果（包括类风湿因子、抗核抗体、抗中性粒细胞胞浆抗体等）均有助于与蚕食性角膜溃疡相鉴别。

2.感染性角膜溃疡　无明显眼痛，在角膜浸润和角膜缘之间有一透明区，局部应用皮质类固醇治疗后溃疡迅速好转。

【治疗】

（一）治疗原则

对蚕食性角膜溃疡，西医目前尚缺乏特效治疗方法，总的原则是对症治疗，对轻症者首先采取积极的药物治疗，对疗效欠佳或重症患者采取手术治疗和药物治疗相结合。中医认为本病以实证为主。病之初起，多属肺肝风热，治宜疏风清热；病邪入里，多为肺肝火旺，热炽腑实，治宜通腑泄热；若痰火蕴蒸，治宜清热化痰；阳虚经脉凝滞者，为虚实夹杂，治宜温经通脉。外治以清热解毒、退翳明目为原则。

（二）中医治疗

1.辨证论治

（1）肺肝风热

症状：患眼疼痛难忍，畏光流泪，视力下降，黑睛边缘出现点状浸润，或形成条状溃疡，白睛混赤，舌红苔薄黄，脉浮数。

分析：白睛黑睛内应于肺肝，风热侵袭，内夹肺火，肺热及肝，故从黑睛周边与白睛交界处发生浸润，渐向中央发展；风热壅盛，气血瘀滞，故白睛混赤，疼痛难忍，畏光流泪；舌红苔薄黄、脉浮数为风热袭表之征。

治法：疏风清热。

方剂：加味修肝散（《银海精微》）加减。

药物：羌活 10g，防风 10g，麻黄 5g，菊花 10g，薄荷 5g[后下]，木贼 5g，刺蒺藜 10g，桑螵蛸 10g，栀子 10g，黄芩 10g，连翘 10g，大黄 10g[后下]，当归 10g，赤芍 10g，川芎 5g。

方解：方中以羌活、防风、麻黄、菊花、薄荷、木贼、刺蒺藜、桑螵蛸辛散风邪，明目退翳；栀子、黄芩、连翘、大黄清热泻火解毒；当归、赤芍、川芎活血行滞。

加减：若肺火偏盛，去麻黄、羌活，加桑白皮 10g，生石膏 15g[打碎先煎]；病情轻者，可用蝉花散（《太平惠民和剂局方》）：蝉蜕 5g，谷精草 10g，刺蒺藜 10g，菊花 10g，防风 10g，决明子 10g，密蒙花 10g，羌活 10g，黄芩 10g，蔓荆子 10g，栀子 10g，甘草 5g，川芎 5g，木贼 5g，荆芥穗 10g。

（2）热炽腑实

症状：患眼疼痛剧烈，黑睛溃疡从周边向中央侵犯，迅速侵及整个黑睛，遮蔽瞳神，或见黄液上冲，白睛赤肿，伴见发热口渴，便燥溲赤，舌红苔黄，脉数有力。

分析：外邪入里化热，肺肝素有积热，以致脏腑火炽，热盛腑实，火热上攻，灼蚀黑睛，蒸伤膏液，故见黑睛溃疡迅速发展，甚至出现黄液上冲；火热上壅，经络阻滞，故目剧痛，白睛赤肿；发热口渴、便燥溲赤、舌红苔黄、脉数有力均为热炽腑实之征。

治法：泻火通腑。

方剂：泻肝散（《银海精微》）加减。

药物：黄芩 10g，龙胆 10g，知母 10g，大黄 10g$^{[后下]}$，芒硝 10g$^{[冲服]}$，车前子 10g$^{[包煎]}$，羌活 10g，玄参 10g，当归 10g，桔梗 10g。

方解：方中黄芩、龙胆、知母苦寒清热，大黄、芒硝通腑泄热，车前子清热利尿，大便通，小便利，火从下泄，脏腑热减，局部症状减轻；羌活祛风止痛，玄参滋阴，当归活血；桔梗载药上行。

加减：目赤痛甚者，加牡丹皮 10g，赤芍 10g，以凉血化瘀止痛；伴黄液上冲者，加生石膏 15g$^{[打碎先煎]}$，以清胃热。

（3）痰火蕴蒸

症状：黑睛溃疡色白微黄，边缘糜烂，蚀及中央，白睛混赤，疼痛剧烈，可伴胸闷咳嗽，痰多黄稠，舌红苔黄腻，脉滑数。

分析：痰火上攻，灼蚀黑睛，故黑睛溃疡色白微黄，边缘糜烂；痰火壅滞脉络，故疼痛剧烈，白睛混赤；痰火交烁，肺失肃降，故胸闷咳嗽，痰多黄稠；舌红苔黄腻、脉滑数为痰火蕴蒸之象。

治法：清热化痰。

方剂：冶金煎（《目经大成》）加减。

药物：黄芩 10g，黄连 5g，桑白皮 10g，玄参 10g，枳壳 10g，苦杏仁 10g，葶苈子 10g$^{[包煎]}$，旋覆花 10g$^{[包煎]}$，防风 10g，菊花 10g。

方解：方中枳壳、杏仁、葶苈子、旋覆花行气消痰，下气降逆；桑白皮、玄参、黄芩、黄连清热降火；防风、菊花祛风散热，清利头目。

加减：若黑睛有新生血管，可加赤芍 10g，牡丹皮 10g，以化瘀通络；红赤减退后，去黄连，加刺蒺藜 10g，蝉蜕 5g，以退翳明目。

（4）阳虚寒凝

症状：黑睛溃疡，病久迁延，状如蚕食，不断发展，目赤紫暗，眼痛剧烈，四肢厥冷，舌淡无苔或白滑苔，脉细弱。

分析：年老体弱，素体阳虚，或过用寒凉之品伤阳，致目失温养，故黑睛溃疡迁延不愈；寒凝经络，气血不通，故患眼剧痛，目赤紫暗；阳虚不能温肢末，故四肢厥冷；舌淡无苔或白滑苔、脉细弱为阳虚有寒之征。

治法：温经通络。

方剂：当归四逆汤（《伤寒论》）加减。

药物：当归 10g，白芍 10g，桂枝 10g，细辛 2g，生姜 10g，大枣 10g，通草 3g，甘草 3g。

方解：方中当归、白芍补血养血；桂枝、细辛、生姜温经散寒；大枣、甘草健脾益气；通草通利血脉。诸药配合，共奏温经散寒、养血通滞之功。

加减：新生血管多者，为瘀滞甚，加苏木 10g，红花 5g；若黑睛翳障明显者，加木贼 5g，蝉蜕 5g，谷精草 10g，以退翳消障。

2. 其他治疗

（1）可用桑叶、菊花、金银花、防风、当归、黄连等煎水过滤，作湿热敷。

（2）滴用散瞳剂，以防瞳神干缺。

（3）摩顶法：古代有摩顶法，用摩顶膏在头顶上来回摩擦，每日 2 次，使药力浸入毛孔，以清脑止痛。

（4）针刺：睛明、四白、承泣、丝竹空、攒竹、风池、合谷、肝俞、太冲等，视病情虚实选择补泻手法。

（三）西医治疗

1. 可用糖皮质激素滴眼。

2. 应用胶原酶抑制剂，如 2% 半胱氨酸眼液。

3. 用免疫抑制剂 1%～2% 环孢霉素 A 油剂或 0.05%FK506 滴眼液滴眼，有一定疗效。

4. 用抗生素眼液及眼膏防止混合感染，并适当补充维生素类药物。

5. 手术：病灶局限于周边且表浅时，可行相邻的结膜切除，联合病灶区角、巩膜病灶浅层移植术，可望控制病变。若病变已侵犯瞳孔区或溃疡深有穿破危险者，可根据病变范围，采用新月型、指环型或全板层角膜移植。若角膜已穿破，可行双板层角膜移植或部分穿透性角膜移植。移植片均应带有角膜边缘（干细胞）组织。术后用环孢霉素 A 或 FK－506 滴眼液滴眼，对于预防复发有一定疗效。

【病案举例】

张健验案（《张健眼科医案》）

周某，男，45 岁，湖南省冷水江市禾青镇杨坪村，农民。于 2014 年 5 月 15 日初诊。

主诉：右眼红痛生翳，视力下降 2 月余。

病史：患者从 3 月下旬开始右眼红痛生翳，曾在外院诊断为"角膜溃疡"，用"抗生素""散瞳"等治疗无效，现右眼剧痛难睁，流泪，视力下降，伴口苦咽干，大便秘结。

检查：视力：右眼 0.5，左眼 1.0。右眼混合充血（++），颞侧角膜上皮缺损、溃疡，呈潜掘状，略隆起，2% 荧光素钠染色裂隙灯显微镜下呈月牙状染色；舌质红，苔薄黄，脉浮数。

诊断：蚕食性角膜溃疡（右眼）。

辨证：肺肝风热证。

治法：疏风清热。

方剂：加味修肝散（《银海精微》）加减。

处方：羌活 10g，防风 10g，荆芥 10g，蜜麻黄 5g，菊花 10g，木贼 5g，刺蒺藜 10g，桑螵蛸 10g，栀子 10g，黄芩 10g，连翘 10g，大黄 10g[后下]，当归 10g，赤芍 10g，甘草 5g。7 剂。

服法：水煎，每日 1 剂，分 2 次温服。

外治：①妥布霉素地塞米松（典必殊）滴眼液，滴右眼，每日 4 次。② 1% 硫酸阿托品眼用凝胶，滴右眼，每日 2 次。③金银花 15g，蒲公英 15g，防风 10g。煎水，待温度适宜时熏眼。每日 2 次。

医嘱：忌辛辣炙煿之品及牛羊狗肉等发物。

二诊（2014 年 5 月 22 日）：便通症减；舌质红，苔薄黄，脉浮数。原方去大黄。7 剂。

三诊（2014 年 5 月 29 日）：检查视力右眼 0.6，左眼 1.0。右眼睫状充血（+），角膜溃疡减轻，瞳孔药物性散大；舌质淡，苔薄黄，脉细数。改用退翳明目法。方剂：拨云退翳散（《张怀安眼科临床经验集》）。处方：防风 10g，荆芥 10g，柴胡 10g，木贼 10g，赤芍 10g，青葙子 10g[包煎]，黄芩 10g，决明子 10g，甘草 5g。7 剂。停用 1% 硫酸阿托品眼用凝胶。

四诊（2014 年 6 月 5 日）：右眼疼痛消失，视物较前清楚，视力右眼 0.8，左眼 1.0，眼睫状充血消退，角膜仍留有瘢痕障迹，2% 荧光素钠染色裂隙灯显微镜下呈阴性。嘱原方再进 14 剂，以退翳明目。

按语:《太平圣惠方·治眼生花翳诸方》中谓:"此为肝肺积热，脏腑壅实，而生此疾。"患者肺肝风热，肺热及肝，故黑睛周边骤起花翳；风热均盛，故白睛混赤，畏光流泪；风热阻滞脉络，气血运行受阻，故眼痛难忍；肺热移于大肠，津液少则大便秘结；口苦咽干，舌质红，苔薄黄，脉浮数，为热甚的表现。《银海精微》曰:"人之患眼生翳如萝卜花，或鱼鳞子，入陷如碎米者，此肝经热毒入脑，致眼中忽然肿痛，赤涩泪出不明，头痛鼻塞，乃是肝风热极，脑中风热极致使然也。宜服泻肝散，加味修肝散主之。"加味修肝散加减方中羌活、蜜麻黄、荆芥、防风辛散外风，消肿止痛；栀子、黄芩、连翘、大黄清热泻火解毒，降火通便；菊花、木贼、刺蒺藜祛风散热，退翳明目；当归、赤芍活血行滞，退赤消肿;《银海精微》认为桑螵蛸能祛风明目散翳；甘草调和诸药。诸药配合，祛风清热，活血退翳明目。

【治疗心得】

本病辨证以虚实为纲。实证多为肝经风热或肝胆实火；虚证则为热邪伤阴，虚火上炎。肺为五脏六腑之华盖，外邪侵袭，肺先受之，热郁壅肺，郁而化热，迫使肺金过度克制肝木，故肺金乘木是该病的根本病机。治疗实证热泪盈眶证，宜清泻肝肺为主；虚者，宜滋阴降火，退翳明目。配合局部激素、散瞳治疗，既可提高疗效，又能防止瞳神干缺。

【食疗方】

1. 菊花银花茶

组成：菊花 15g，金银花 12g，蒲公英 12g，甘草 6g，绿豆衣 12g。

功效：祛风清热解毒，退翳明目。

主治：蚕食性角膜溃疡。中医辨证属肝肺风热者。

方解：菊花疏散风热，平抑肝阳，清肝明目，清热解毒；金银花清热解毒，疏散风热；蒲公英清热解毒，消肿散结；甘草补脾益气，清热解毒，缓急止痛，调和诸药；绿豆衣清热解毒，退翳明目。5 种食材搭配在一起，具有祛风清热解毒、退翳明目的功效。

制法：将前 3 味药去杂质，略焯水干净，放入砂锅内，加入甘草、绿豆衣，放入清水适量，煎熬即可。

用法：每日 1 剂，代茶频频饮之。可连服一周。

2. 蒲公英粥

组成：蒲公英 50g，粳米 100g。

功效：清热解毒，健脾养脾。

主治：蚕食性角膜溃疡。中医辨证属肝经热毒者。

方解：蒲公英清热解毒，消肿散结；粳米健脾养脾，调理肠胃，开胃消食，养胃健胃的作用。2 种食材搭配在一起，具有清热解毒、健脾养脾的功效。

制法：将粳米淘干净，放入砂锅中，加清水适量，放入干净的蒲公英后煎熬成稀粥即可。

用法：每日 1 剂，分早、中、晚佐餐服食。

【名医经验】

李传课经验（湖南中医药大学第一附属医院眼科名中医）：认为本病多因素有肝热，又感风邪，形成肺肝风热，上攻于目；或脾失健运，肝失疏泄，木郁生火，火灼津液成痰，痰火上承，蕴蒸目窍；也有素体阳虚，寒伤厥阴，循经上侵目窍所致。辨证论治时注意本病有寒证、热证，辨别寒热的依据，以全身症状和舌脉变化为主。热证以肺肝风热、痰火蕴蒸多见，寒证主要是肝寒血虚。①肺肝风热：病初起，角膜边缘出现点状浸润，或已形成条状溃疡，混合充血，畏光流泪，眼睑痉挛，疼痛难忍，口苦咽干；舌红苔黄或薄黄，脉数或浮数。治法：疏风清热。药物：羌活 6g，防风 10g，麻黄 6g，菊花 10g，木贼 10g，刺蒺藜 10g，桑螵蛸 10g，栀子 10g，黄芩 10g，连翘 10g，大黄 10g[后下]，当归 10g，赤芍 10g，川芎 6g，甘草 3g。加减：如角膜边缘只出现点状浸润未形成溃疡者，只用祛风重于清热剂，方中大黄、栀子可不用。②痰火蕴蒸。症状：溃疡侵及角膜中部，呈半月状，进行缘如蚕食之状，混合充血，疼痛剧烈；或兼胸闷不舒，咳嗽痰黄；舌红苔滑腻，脉滑数。治法：清热化痰。药物：枳壳 10g，杏仁 10g，旋覆花 10g[包煎]，葶苈子 10g[包煎]，玄参 10g，桑白皮 10g，黄连 10g，黄芩 10g，防风 10g，菊花 10g。加减：畏光流泪明显者为夹风邪，可加蒺藜 10g，木贼 6g，以祛风止泪。③肝寒血虚。症状：溃疡不断发展，进行缘如蚕食状，目赤肿胀，四肢厥冷；脉细欲绝，舌淡无苔或白滑苔。治法：温经通脉。药物：当归 10g，白芍 10g，桂枝 10g，细辛 2g，生姜 10g，大枣 10g，通草 3g，甘草 3g。加减：新生血管多者，为瘀滞甚，加苏木 10g，红花 10g。

【治疗进展】

本病治疗相当棘手。局部可用皮质类固醇滴眼，或胶原酶抑制剂如 2% 巯乙胺酸滴眼液。近年用 1% ～ 2% 环孢霉素 A 油滴眼液或 FK-506 滴眼液滴眼，有一定疗效。为防止混合感染，局部应合并使用抗生素滴眼液及眼用凝胶。适当补充维生素类药物。全身应用免疫抑制剂如环孢磷酰胺、氨甲蝶呤和环孢霉素有一定疗效。病灶局限于周边部且部位表浅，可行相邻的结膜切除，联合病灶区角巩膜病灶浅层清除术，可望控制病变。如病变已侵犯瞳孔区或溃疡深有穿破危险者，可根据病变范围，采用新月型、指环型或全板层角膜移植。如角膜已穿破，可行双板层角膜移植或部分穿透性角膜移植。移植片均应带有角膜缘（干细胞）组织。术后继用环孢霉素 A 或 FK-506 对预防角膜病变复发有一定疗效。中医结合全身情况辨证论治，可改善局部和全身情况，提高疗效。

【预防与调护】

1. 注意眼压和角膜情况，预防角膜穿孔。
2. 坚持用药，防止细菌或霉菌的继发感染。

第六节 角膜软化症

角膜软化症也称维生素 A 缺乏症，是由于维生素 A 全身缺乏而导致的角膜病变。多见于 3 岁以下儿童，常为双眼受累。我国儿童中维生素 A 缺乏的发生率已明显下降，但在偏远农村地区仍有群体流行。

本病属中医学"疳积上目"范畴。

【病因病机】

维生素 A 具有促进生长、维持上皮组织代谢的功能，对结膜和角膜上皮功能的维持至关重要；维生素 A 参与视网膜上感光物质视紫红质的合成，增强视细胞的感光能力。

维生素 A 缺乏的原因：①维生素 A 的摄取量不足以维持体内最低限度的需要量，如人工喂养或断奶期食物调配不良，营养失调；或因发热、消耗性疾病，如麻疹、肺炎等，家长卫生知识缺乏，不适当的"忌口"。②维生素 A 的吸收不良，患儿有消化道疾病，如胃肠炎、消化不良、痢疾等，致使维生素 A 不能吸收作用。③消耗量过多，幼儿发育成长过快，或患病期间消耗过多，对维生素 A 的需求量大，而形成缺乏状态。

缺乏维生素 A 早期结膜杯状细胞消失，上皮细胞玻璃样变性，并色素沉着。后期上皮细胞表层变平增厚，细胞核消失，而呈波状排列，为角化改变。角膜的早期变化与结膜相似，而晚期角化的上皮细胞脱落，前弹力层坏死而消失，实质层水肿，白细胞浸润坏死，可伴前房积脓。

中医认为本病多因饮食不节，喂养失当，饮食偏嗜，饥饱失调，损伤脾胃；或久病虚羸，脾胃

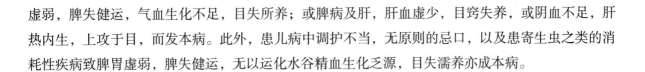

虚弱，脾失健运，气血生化不足，目失所养；或脾病及肝，肝血虚少，目窍失养，或阴血不足，肝热内生，上攻于目，而发本病。此外，患儿病中调护不当，无原则的忌口，以及患寄生虫之类的消耗性疾病致脾胃虚弱，脾失健运，无以运化水谷精血生化乏源，目失濡养亦成本病。

【临床表现】

本病多见于营养不良的婴幼儿。有夜盲症，患儿常有易动，睡眠差，易烦躁，甚至精神萎靡、声音嘶哑等症状。眼部表现主要为结膜特别是睑裂部分的特殊干燥状态，以及角膜基质的坏死变化，病理过程分为三期。

1. 夜盲期 患者最早出现的症状为夜间特别是傍晚时视物不见，表现为夜间哭闹加剧。主要为维生素 A 缺乏，致使视网膜神经上皮细胞层杆状体视紫红质缺乏原料，使暗适应功能下降。婴幼儿因年龄小而难以表达。

2. 角结膜干燥期 球结膜明显干燥，在睑裂部结膜上可有特殊的银白色泡沫状三角形斑，基底朝向角膜，称为毕脱斑。通常对称出现于两眼的颞侧睑裂部球结膜，日后鼻侧亦可出现，也是缺乏维生素 A 所独有的眼部特征。还可见结膜在眼球转动时出现同心圆形干燥皱襞，角膜表面失去光泽，呈雾状混浊，如毛玻璃状。角膜知觉减退，畏光流泪明显。

3. 角膜软化期 角膜浸润混浊加重，呈灰黄色或黄白色，角膜上皮持续缺损，基质发生溶解、坏死，继而形成溃疡，合并感染时可出现前房积脓，一般在 1～2 日内可使整个角膜组织溶化穿孔，最终形成角膜粘连白斑，或完全性角膜葡萄肿，或扁平角膜，眼球萎缩而导致完全性失明。

【诊断】

1.详细询问病史。有发热、消耗性疾病，人工喂养不当或慢性腹泻等维生素 A 缺乏的病史。

2.上述典型的临床表现。

3.血清维生素 A 含量低下。

4.尿沉渣检查角化上皮细胞阳性。

【鉴别诊断】

1. 结膜干燥症 是由于结膜组织本身的病变而发生的结膜干燥现象，常表现为眼干、畏光、视力下降，但无夜盲。

2. 视网膜色素变性 在外眼表现不明显时需与视网膜色素变性相鉴别。该病主要表现为夜盲，但检查眼底可见典型色素变性改变，视力逐渐下降，视野逐渐缩小。

【治疗】

（一）治疗原则

角膜软化症的西医治疗原则主要是改善营养，防止角膜严重并发症。而本病具有发展快、病情重的特点，需中西医结合治疗，迅速控制病情，挽救视力。中医认为辨证需注意治病求本的原则，应将眼局部五轮辨证方法与其他全身脏腑辨证方法相结合，进行整体辨证。肝血不足者，宜滋补肝血；脾气不足者，宜补益脾气；脾虚肝旺者，宜健脾清肝。

（二）中医治疗

1. 辨证论治

（1）肝血不足

症状：夜盲，眼珠干涩，黑睛失去光泽，频频眨目，舌淡红，苔薄白，脉细。

分析：肝开窍于目，肝血不足，目失濡养，故夜盲，眼珠干涩，频频眨目。黑睛为风轮，在脏属肝，肝血不足，黑睛失养，故黑睛失去光泽；舌淡红、苔薄白、脉细为肝血不足之征。

治法：滋补肝血。

方剂：猪肝散（《银海精微》）加减。

药物：猪肝 60g，海蛤粉 5g，夜明砂 5g[包煎]，谷精草 5g。

方解：方中猪肝滋补肝血；海蛤粉清热消疳；夜明砂、谷精草清热退翳明目。共奏补肝退翳功效。

加减：食欲不振，加苍术 5g，以健脾燥湿；若脐周疼痛，加使君子 3g，以杀虫消积。

（2）脾气不足

症状：夜盲，眼内干涩，或黑睛雾状混浊，纳呆厌食，大便溏薄，睡眠露睛，舌质淡，苔薄，脉弱。

分析：脾气不足，目失濡养，故夜盲，眼内干涩，黑睛雾状混浊；脾虚运化无力，故纳呆厌食、大便溏薄；脾主肌肉，眼睑为肉轮，在脏属脾，脾气不足则胞睑闭合无力，故睡眠露睛；舌质淡、苔薄、脉弱为脾气不足之象。

治法：补益脾气。

方剂：参苓白术散（《太平惠民和剂局方》）加减。

药物：莲子肉 10g，砂仁 2g[后下]，薏苡仁 10g，桔梗 3g，白扁豆 10g，茯苓 10g，人参 5g，炙甘草 5g，白术 5g，山药 10g。

方解：本方以四君子汤益气健脾为基础，加白扁豆、山药、莲子肉、大枣健脾以固泻，砂仁和胃理气，薏苡仁渗湿健脾，桔梗祛痰止咳，兼载药上行。

加减：若兼食滞者选加山楂 5g，麦芽 5g，神曲 5g，谷芽 5g，鸡内金 5g，以消食化滞；脘腹胀满者，加厚朴 5g，陈皮 3g，以理气健脾；完谷不化，四肢不温者，加熟附片 3g，以温阳健脾。

（3）脾虚肝旺

症状：患眼畏光流泪，白睛干燥，黑睛混浊，甚至溃烂，可伴有烦躁不宁，精神萎靡，舌红，脉细数。

分析：脾虚运化失常，气血不足，肝失濡养，不能上荣于目，故白睛干燥，黑睛混浊，甚至溃烂，畏光流泪；脾虚气血生化不足，肝失濡养，热自内生，故烦躁不宁，精神萎靡；舌红，脉细数。

治法：健脾清肝。

方剂：肥儿丸（《医宗金鉴》）加减。

药物：人参 3g，白术 10g，茯苓 10g，黄连 3g，胡黄连 3g，使君子 6g，神曲 10g，麦芽 10g[炒]，山楂 10g，炙甘草 5g，芦荟 3g。

方解：方中人参甘温大补元气；白术苦温燥湿健脾；茯苓甘淡渗湿；与二连合用以清热，使热从下焦泄出；甘草甘平，和中益脾；山楂、麦芽消导化食；芦荟、使君子杀虫。全方共奏健脾消积、清热杀虫之功。

加减：白睛红赤，黑睛生翳者，可于方中加夏枯草 3g，野菊花 2g，蝉蜕 3g，以退翳明目；加薏苡仁 10g，蒲公英 5g，败酱草 5g，以增清热排毒之功；眼干涩不舒，常喜揉眼者，加太子参 5g，山药 10g，以益气生津；肚腹膨胀，青筋显露，加厚朴 5g，莱菔子 5g，以健脾理气消积；午后低热，去黄连，加鳖甲 5g[先煎]，青蒿 3g，以滋阴清热；前房积脓者，加金银花 10g，蒲公英 10g，败酱草 10g，以清热解毒。

2. 其他治疗

（1）捏脊疗法：从长强至大椎穴，以两手指背横压在长强穴部位，向大椎穴推进，同时以两手拇指与食指将皮肤肌肉捏起，交替向上，直至大椎，作为 1 遍。如此连续 6 遍，在推捏第五六遍时，以拇指在腰部用隐力将肌肉提起约 4～5 下，捏完后，再以两拇指从命门向肾俞左右推压 2～3 下。此疗法具有调理脾胃、调和阴阳、疏通经络的功效。

（2）针灸疗法：取足太阴脾经、足阳明胃经、足太阳膀胱经、足厥阴肝经穴位为主。常用的有四缝、气海、足三里、脾俞、肝俞、肾俞、中脘、三阴交、太冲等。每日 2～4 穴，10 日为一疗程。宜针灸并用。

（3）推拿疗法：推三关，退六腑，分阴阳，推脾土；运土入水，退板门，揉阴陵泉、足三里，揉胃俞，揉腹摸脐。每日 2 次。

（三）西医治疗

1. 重视原发病的治疗，积极去除引起维生素 A 缺乏的原因。

2. 改善营养，补充维生素 A。选含维生素 A 含量高的食品，如肝类、鸡蛋、鱼、乳类等，口服维生素 A，复合维生素 B、C 等，消化道疾病口服不能吸收者可给维生素 A 注射。

3. 预防感染，局部滴抗生素滴眼液。早期明确诊断和正确治疗，一般不会遗留角膜瘢痕。如合并细菌感染，角膜很快溶解穿孔，即使治愈也会遗留粘连性角膜白斑。当全身营养不良行为未纠正时，穿透角膜移植手术应慎重，因有不愈合的风险。

【病案举例】

张健验案（《张健眼科医案》）

周某，女，5 岁，湖南省长沙市望城区莲花镇新桥村，儿童。于 2015 年 1 月 18 日初诊。

其母代诉：发现夜盲 3 日。

病史：上月下旬开始患儿频频眨目，本月 15 日晚其父母发现患儿夜盲，伴纳呆厌食，大便溏薄，睡眠露睛。

检查：双眼结膜干燥，色调污暗，睑裂区内外侧球结膜上可见典型的基底朝向角膜缘的三角形泡沫状上皮角化斑，角膜上皮干燥，无光泽；舌质淡红，苔薄白，脉弱。

诊断：角膜软化症（双眼）。

辨证：疳积上目（脾气不足证）。

治法：补脾益气。

方剂：参苓白术散（《太平惠民和剂局方》）加减。

处方：莲子 10g，薏苡仁 10g，桔梗 3g，白扁豆 5g，茯苓 5g，太子参 5g，炙甘草 3g，白术 5g，山药 10g，夜明砂 10g[包煎]，鸡内金 3g，陈皮 3g，大枣 6g。5 剂。

服法：水煎，每日 1 剂，分 2 次温服。

外治：四缝穴点刺挤出少许黄白色透明黏液，隔日 1 次，1 疗程 3 次。

西药：鱼腥草滴眼液，滴双眼，每日 4 次，防止感染。维生素 AD 胶丸，每次 1 粒，每日 1 次。

食疗：每日鸡肝或猪肝 30g，炒、炖服均可。

医嘱：合理饮食，增强营养。

二诊（2015 年 1 月 23 日）：夜盲减轻，食纳增进，原方 5 剂。

三诊（2015 年 1 月 28 日）：夜盲已愈，面色红润，角膜光滑润泽；舌质淡红，苔薄白，脉细。原方 7 剂。

按语：脾气不足，运化无力，故纳呆厌食，大便溏薄；脾主肌肉，眼睑为肉轮，在脏属脾，脾气不足，脾主肌力不足，胞睑闭合无力，故睡眠露睛；脾气不足，目失所养，故夜盲，白睛污暗，黑睛失去光泽；舌质淡红，苔薄白，脉弱均为脾气不足之征。参苓白术散加减方中以四君子汤益气健脾为基础，加白扁豆、山药、莲子、大枣健脾以固泻；陈皮和胃理气；薏苡仁渗湿健脾；鸡内金消食健脾；夜明砂为入厥阴肝经血分药，能活血消积明目；桔梗载药上行。同时注意要合理饮食，补充维生素 AD，以增强营养，提高疗效。针刺四缝穴具有消食导滞、退热除烦、益气养血、调节脏腑功能的作用。

【治疗心得】

本病关键在于早期诊断，早期治疗，原则上以健脾消疳为主，同时亦可采用针刺等法，并强调改善全身营养，在补维生素 A 的同时应补充其他维生素，以提高疗效。

【食疗方】

1. 蒸鸡肝

组成：鸡肝 2 个，夜明砂 6g[包煎]，石决明 6g[先煎]。

功效：养肝补血，退翳明目。

主治：角膜软化症。中医辨证属肝血不足者。

方解：鸡肝补肝益肾，养血明目；夜明砂清热明目，退翳；石决明平肝息风，潜阳，除热明目。3 种食材搭配在一起，具有养肝补血、退翳明目的功效。

制法：先将夜明砂和石决明 2 种药分别研成细末，然后混合均匀。再将鸡肝去筋，用竹筷捣烂。最后，将上述 3 种食材共同放入碗内，拌和均匀。隔水蒸炖，炖熟即可。

用法：可作中、晚餐菜肴每日 1 次。

2. 清炒羊肝

组成：胡萝卜100g，羊肝100g，精盐、佐料各适量。

功效：补养肝血，健脾消食。

主治：角膜软化症。中医辨证属肝血不足者。

方解：胡萝卜健脾和胃，补肝明目；羊肝补气养血，补肝明目。2种食材搭配在一起，具有补养肝血、健脾消食的功效。

制法：将胡萝卜、羊肝洗净切片后清炒，待猪肝熟时加少许精盐、佐料调味即可。

用法：可作中、晚餐菜肴，每日1次。

【名医经验】

1. 庞赞襄经验（河北省人民医院中医眼科名中医）：认为本病是由于饮食不节，损伤脾胃，酿成疳疾，精气亏耗，脾阳下陷，肝热上乘所致。治法：宜调理脾胃，清热消翳。方剂：归芍八味汤。药物：当归3g，白芍3g，枳壳3g，槟榔9g，莱菔子3g，车前子3g[包煎]，金银花12g，甘草3g。加减：羞明流泪，眼红较重，大便干燥，加蒲公英12g，黄芩9g，天花粉6g，龙胆3g；发热，喘咳，气促（合并肺炎），减当归1.5g，白芍1.5g，加蒲公英12g，瓜蒌9g，桔梗4.5g，川贝母4.5g，黄芩6g；大便溏薄，日行数次，腹部症状较重，加苍术4.5g，白术4.5g，蒲公英9g，黄芩6g；泄泻不止，四肢发凉，加炮姜4.5g，吴茱萸4.5g，附子3g[先煎]，白术6g。一岁以下剂量酌减。合并肺炎时，可配合青霉素注射，以期尽快使肺炎消失。对严重病例治愈后，仍需用归芍八味汤继服，既使瘢翳转薄，又能防止愈后日久黑睛膨隆（角膜葡萄肿）的发生。

2. 陈达夫经验（四川成都中医药大学附属医院眼科名中医）：认为本病多因饮食不节，损伤脾胃，或喂养不当，饮食偏嗜，营养失调；或久病虚羸，脾胃虚弱，运化失常，酿成脾虚肝旺，湿热内蕴，上攻于目，湿热交蒸，易感虫蚀，而发生本病。见于麻疹期间无原则的忌口和慢性腹泻、小儿原发复合征等慢性消耗性疾病。是由肝火妄动，脾胃湿热内蕴，外发于腠理之间而成。辨证论治：本病的疳疾在眼的局部症状，必须结合全身情况，进行辨证论治。本症初起，若现面色萎黄，白睛干涩，初现雀目，属脾失健运，肝血虚少，目失濡养。治法：健脾消食，养肝明目。方剂：驻景丸加减。药物：楮实子15g，菟丝子15g，枸杞子10g，车前子6g[包煎]，生三七粉1.5g[吞服]，木瓜6g，山药15g，鸡内金6g，山楂15g，夜明砂25g[包煎]，鲜猪肝30g。若雀目已成，眼干涩羞明，频频眨眼，白睛起翳白同石灰质，面黄肌瘦，精神萎靡，大便稀溏。为脾虚肝旺，湿热蕴蓄，生虫初期。治法：杀虫消疳，养肝明目。方药：先用四味肥儿丸，消疳杀虫；后用驻景丸加减方，养肝明目。四味肥儿丸：黄连15g，芜荑15g，神曲15g，麦芽15g。研为细末，作为水丸，如梧桐子大，1岁每服6丸，半岁减半，2岁加倍，用白开水化送下。或黄连3g，芜荑6g，神曲10g，麦芽15g。如双目紧闭，白睛微黄，浑涵血色，黑睛白浑。为虫积日久，湿热蒸胆，胆汁外溢，肝被虫蚀，肝气不宣，血瘀上攻。治法：安脏杀虫。方药：乌梅200枚，细辛55g，干姜62g，黄连93g，当归37g，附子55g[炒]，川花椒6g[炒]，桂枝55g，人参55g，黄柏55g。依古法为丸，如梧桐子大，每服3g。随症轻重，酌情加减。若腹泻不止，大便臭而腥，气轮变黄，浑涵血色，风轮外突，白兼红乌，盲无所睹，枯瘁变形者为疳疾深重，脏败垂死的表现，此时补脾毫无功效，必须以杀虫收涩为主。治法：杀虫退热，除湿止泻。方剂：金蟾丸。药物：干蛤蟆 10g，胡黄连 6g，鹤虱 6g，雷丸 6g，芦荟 6g，肉豆蔻 6g$^{[后下]}$，苦楝根皮 6g，芜荑 6g，雄黄 3g。研为细末，作蜜丸，如梧桐子大小，每服 5 丸。三岁以上者，酌情加量。或用：当归 10g，麦芽 10g，黄连 5g，乌贼骨 15g，芦荟 3g，芜荑 3g，肉豆蔻 6g$^{[后下]}$，槟榔 6g$^{[后下]}$。水煎服，1 日 1 剂，分三次服。3 岁以上者，酌情加量。

【治疗进展】

本病的治疗主要是改善营养，补充维生素 A，防止并发症，病因治疗是最关键的措施，纠正营养不良，请儿科或内科会诊，加强原发全身病的治疗。大量补充维生素 A，每日肌内注射 2.5 万 U，治疗 7～10 日。同时注意补充维生素 B$_1$ 或复合维生素片。眼部滴用维生素 AD 滴剂，每日 6 次。适当选用抗生素滴眼液及眼用凝胶，以防止和治疗角膜继发感染。中医认为本病是小儿疳疾在眼部的病变，临证时应将眼局部表现与全身症状相结合，针对致疳的不同原因辨证论治。病情严重者须采取综合疗法，以迅速控制病势，挽救视力。

【预防与调护】

1. 婴幼儿、孕妇和哺乳期的妇女，饮食应合理，防止出现营养不良。

2. 当婴幼儿患慢性腹泻等消耗性疾病时，要适当及时补充营养丰富的食品，不能无原则的忌口。

3. 眼部症状严重时，医生检查用药应动作轻柔，切忌给眼球加压，以防穿孔，并防止患儿用手揉眼睛。

第七节　角膜瘢痕

角膜软化症、角膜炎和角膜外伤等最终均可形成不透明的结缔组织瘢痕，根据其不同厚度而分如下几种情况：淡而界限欠清、肉眼不易分辨的混浊称为云翳；浓密而界限较清楚的称为斑翳；更致密而呈瓷样不透明区者称为白斑；曾有过角膜穿孔史而形成虹膜前粘连的白斑称为粘连性角膜白斑。这些瘢痕一般很稳定，不扩大，也不会消失。一般无浸润等炎症反应，少数白斑因营养障碍可发生不易愈合的"粥样溃疡"。角膜瘢痕可影响视力。

本病属中医学"宿翳"范畴。

【病因病机】

西医认为本病主要为各种角膜炎、角膜溃疡迁延不愈或角膜外伤、角膜软化等导致角膜营养障碍而发生混浊。

中医认为本病多有聚星障、花翳白陷、凝脂翳、混睛障等黑睛疾病或黑睛外伤痊愈后遗留的

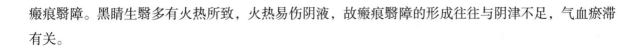

瘢痕翳障。黑睛生翳多有火热所致，火热易伤阴液，故瘢痕翳障的形成往往与阴津不足，气血瘀滞有关。

【临床表现】

角膜上有白色混浊，厚薄不等，部位不定，形状不一，表面光滑，边缘清楚，无结膜充血及畏光流泪等。若瘢痕菲薄，如冰上之瑕，在集光灯下方能察见，为冰瑕翳；若瘢痕稍厚，似淡烟，如浮云，在自然光线下可见，为云翳；若瘢痕较厚，色白光滑，一望可见为厚翳；若瘢痕与虹膜粘连，其色白中带棕黑，或有细小血管伸入，瞳孔偏向一侧不圆，为斑脂翳。瘢痕若厚大，位于瞳孔中央，可严重影响视力。

【诊断】

1.既往有角膜炎或角膜外伤史。

2.不同程度的视力障碍。

3.裂隙灯检查有不同程度、范围的非浸润性角膜混浊。

【鉴别诊断】

与浸润性角膜混浊相鉴别：浸润性角膜混浊，表面粗糙，混浊边界不清，有发展变化、畏光流泪等症状；而角膜瘢痕表面光滑边界清楚，无畏光流泪。

【治疗】

（一）治疗原则

本病的西医治疗主要以手术为主。中医辨证首先要分新久。新患日浅者，坚持治疗，可获减轻之效；年深日久者，顽固难愈。治疗以补虚泻实、退翳明目为原则。火热伤阴者，以养阴退翳为主；余邪未尽者，当清除余邪；气血凝滞者，当行气活血，散风升发。因黑睛属肝，故清肝、平肝、疏肝之药皆可退翳。

（二）中医治疗

1.辨证论治

（1）余邪未尽

症状：黑睛生翳近愈，溃疡修复，肿胀变浅，边界渐清，留有瘢痕，红痛不显，视物昏蒙，轻微羞明流泪，舌红苔薄，脉弦。

分析：黑睛生翳修复期，病邪大部分消退，正气渐复，故见溃疡修复，肿胀变浅，边界渐清；翳障较深，必留有瘢痕，使黑睛失去透明，阻碍神光发越，故视物昏蒙；余邪未尽，故见红痛不显，轻微羞明流泪。

治法：祛风清热，退翳明目。

方剂：拨云退翳丸（《原机启微》）加减。

药物：刺蒺藜 10g，当归 10g，川芎 5g，花椒 2g，菊花 10g，地骨皮 10g，荆芥 10g，木贼 5g，密蒙花10g，蔓荆子10g，炙蛇蜕3g^[包煎]，甘草5g，天花粉10g，楮实子10g，蝉蜕5g^[去头足]，黄连5g，苏薄荷5g^[后下]。

方解：川芎治风入脑，以菊花治四肢游风，一疗其上，一平其下为君；蔓荆子除手太阴之邪，蝉蜕、蛇蜕、木贼、密蒙花除郁为臣；薄荷、荆芥、刺蒺藜诸疗风者，清其上也，楮实子、地骨皮诸通小便者，利其下也，为佐；黄连除胃中热，天花粉除肠中热，甘草调和诸药，花椒利五脏明目，诸气所病处，血亦病，故复以当归和血为使也。

加减：若见白睛微红者，加金银花10g，黄芩10g，以清热；大便结，加大黄10g^[后下]，以通腑泄热；夜间目珠痛，加夏枯草10g，以开肝郁止痛。

（2）阴津不足

症状：宿翳已成，眼内干涩，口干咽燥，舌红少苔，脉细。

分析：素体阴虚或火热伤阴，阴津不足，不能上承，故口干咽燥；目失润养，则眼内干涩；舌红少苔、脉细亦为阴虚之象。

治法：养阴退翳。

方剂：滋阴退翳汤（《眼科临症笔记》）加减。

药物：玄参15g，知母10g，生地黄15g，麦冬10g，刺蒺藜10g，木贼5g，菊花5g，青葙子10g^[包煎]，蝉蜕5g，菟丝子10g，甘草5g。

方解：方中玄参、知母、生地黄、麦冬滋阴养液；刺蒺藜、木贼、菊花、青葙子、蝉蜕退翳除障；菟丝子补益肝肾；甘草调和诸药。全方共奏滋阴退翳之功。

加减：常加乌贼骨10g，蒲公英10g，以增退翳明目之功；眼痒涩有泪者，加荆芥10g，薄荷5g^[后下]，以祛风散邪；头痛头晕，可加石决明15g^[先煎]，以平肝潜阳。

（3）气血凝滞

症状：宿翳日久，厚薄不等，形状不一，或有赤脉长入，视物不清，舌质暗红，脉弦涩。

分析：气血凝滞，脉络不通，故形成瘢痕、新生赤脉等有形之物；宿翳遮挡瞳孔，影响神光发越，故视物不清；舌质暗红、脉弦涩为气血瘀滞之象。

治法：活血退翳。

方剂：消翳汤（《眼科纂要》）加减。

药物：木贼5g，密蒙花5g，柴胡10g，川芎5g，当归尾10g，生地黄15g，荆芥10g，防风5g，蔓荆子10g，枳壳6g，甘草5g。

方解：方中荆芥、防风、柴胡升发退翳；蔓荆子、密蒙花明目退翳；川芎、归尾、枳壳活血退翳；生地黄益血养阴，又防辛散耗阴；甘草协调诸药。

加减：常加沙参10g，麦冬10g，以助养阴生津；白睛红赤未尽者，加菊花10g，黄芩10g，蝉蜕5g，以清解余邪；黑睛翳厚，羞明者，加石决明10g^[先煎]，谷精草10g，乌贼骨10g，以清肝明目退翳；大便干燥者，加火麻仁10g，以润肠通便。

2. 其他治疗

（1）外治：用退云散或八宝眼药点眼，每日3次，以磨障退翳。

（2）针刺疗法：取睛明、承泣、翳明、太阳、光明、合谷，每日1次，留针15～30分钟，有退翳消障之功。

（3）球结膜下埋线：常规消毒，局部麻醉后用 0 ～ 1 号羊肠线埋入球结膜下，环绕角膜一周，离角膜缘 2 ～ 3mm，线头不结扎，但不可外露，紧贴结膜剪断，涂消炎眼药膏，眼垫封盖 1 ～ 2 日。对聚星障引起的宿翳，不可用。

（三）西医治疗

1. 周边部角膜瘢痕不影响视力者无需治疗。

2. 角膜瘢痕影响视力者可行角膜移植或人工造瞳术。

3. 对症、支持治疗。

【病案举例】

例 1 张健验案（《张健眼科医案》）

侯某，女，38 岁，湖南省长沙市望城区高塘岭镇胜利村，农民。于 2014 年 5 月 15 日初诊。

主诉：右眼生翳，视力下降 1 月余。

病史：患者 4 月初因感冒发热引起右眼红痛生翳，曾诊断为"单纯疱疹病毒性角膜炎"，用过多种"抗病毒""散瞳"及全身抗病毒等治疗，右眼红痛渐消，白翳不除，刺痛流泪，视物模糊，伴咽干。

检查：视力右眼 0.3，左眼 1.0。右眼结膜微充血，角膜混浊 3mm×3mm，表面光滑，2% 荧光素钠染色裂隙灯显微镜下未见着色；舌质红，苔薄黄，脉浮细。

诊断：角膜瘢痕（右眼）。

辨证：正虚邪留证。

治法：祛风退翳。

方剂：荆防退翳汤（《张怀安眼科临床经验集》）。

处方：荆芥 10g，防风 10g，蝉蜕 5g，柴胡 10g，木贼 10g，赤芍 10g，青葙子 10g[包煎]，黄芩 10g，石决明 10g[先煎]，决明子 10g，车前子 10g[包煎]，蛇蜕 5g[包煎]，甘草 6g。7 剂。

服法：水煎，每日 1 剂，分 2 次温服。

外治：①鱼腥草滴眼液，滴右眼，每日 2 次。②0.1% 更昔洛韦（晶明）滴眼液，滴右眼，每日 3 次。

医嘱：慎饮食、避风寒，忌辛辣发物。

二诊（2014 年 5 月 22 日）：右眼视物较明，眼充血消失，角膜混浊如前。舌质红，苔黄，脉浮细。原方去黄芩，加生地黄 15g，黄芪 15g，以养阴益气。7 剂。

三诊（2014 年 5 月 29 日）：右眼视物较明。查视力右眼 0.6，左眼 1.0。右眼无充血，角膜混浊略减；舌质红，苔薄黄，脉浮细。7 剂。

四诊（2014 年 6 月 5 日）：右眼视物较前清楚，角膜仍留有少许瘢痕障翳。视力右眼 0.8，左眼 1.0。改用退翳明目法。方剂：加减拨云退翳丸（《张怀安眼科临床经验集》）。处方：蝉蜕 100g，木贼 100g，车前子 80g，青葙子 80g，菊花 80g，防风 60g，柴胡 60g。共研细末，炼蜜为丸，如绿豆大。每服 10g，空腹开水送服，每日 3 次。以退翳明目。

按语：患者黑睛疾病后期遗留瘢痕翳障，正虚邪留，视物模糊；舌质红，苔薄白，脉浮细，为正虚邪留之征。荆防退翳汤方中以荆芥、防风祛外感之风邪；木贼、青葙子、石决明、决明子、车前子清肝明目；柴胡疏肝解郁；黄芩清热；赤芍活血凉血；蝉蜕、蛇蜕退翳明目；甘草调和诸药。配合外用鱼腥草及更昔洛韦滴眼液内服外治，故翳渐退目明。

例 2　张健验案（《张健眼科医案》）

袁某，男，56 岁，湖南省长沙市望城区桥驿镇田家村，农民。于 2014 年 8 月 19 日初诊。

主诉：左眼生翳，视力下降 30 日。

病史：患者左眼 7 月 19 日因稻谷击伤引起红痛生翳，曾用多种"抗生素滴眼液""散瞳"及全身抗生素等治疗，左眼红痛消失，眼内干涩，白翳不除，视物模糊。

检查：视力右眼 1.0，左眼 0.3。左眼内无充血，角膜混浊 4mm×4mm，表面光滑，2% 荧光素钠染色裂隙灯显微镜下未见着色；舌质红，苔薄白，脉细。

诊断：角膜瘢痕（左眼）。

辨证：阴虚津伤证。

治法：养阴退翳。

方剂：滋阴退翳汤（《眼科临症笔记》）加减。

处方：玄参 15g，知母 10g，生地黄 15g，麦冬 10g，刺蒺藜 10g，木贼 5g，菊花 5g，青葙子 10g^[包煎]，蝉蜕 5g，蛇蜕 3g^[包煎]，菟丝子 10g，石决明 15g^[先煎]，甘草 5g。7 剂。

服法：水煎，每日 1 剂，分 2 次温服。

医嘱：慎饮食，避风寒，饮食宜清淡。

二诊（2014 年 8 月 26 日）：左眼视物较明，结膜无充血，角膜混浊略减；舌质红，苔薄白，脉细。原方。7 剂。

三诊（2014 年 9 月 2 日）：左眼视物较明。查视力右眼 1.5，左眼 0.6。左眼结膜无充血，角膜混浊减轻。舌质红，苔薄白，脉细。原方。7 剂。

四诊（2014 年 9 月 9 日）：左眼视物较前清楚，角膜仍留有少许云翳。视力右眼 1.5，左眼 0.8。嘱原方再进 14 剂，以退翳明目。

按语：患者为黑睛疾病后期遗留瘢痕翳障，因久病热灼津液，阴津不足，故眼内干涩，视物模糊；舌质红，苔薄白，脉细，为阴虚津伤之征。治宜养阴退翳。滋阴退翳汤加减方中玄参、知母、生地黄、麦冬滋阴养液；刺蒺藜、木贼、菊花、青葙子、蝉蜕、蛇蜕，石决明退翳除障；菟丝子补益肝肾；甘草调和诸药。全方共奏滋阴退翳明目之功。

【治疗心得】

本病角膜瘢痕中医学称"宿翳"，根据宿翳的薄厚，又可以分为冰瑕翳、云翳、厚翳、斑脂翳等，是指由于角膜炎症、外伤及其他角膜病疼愈后遗留下的不透明的结缔组织。中医认为本病多为聚星障、凝脂翳、花翳白陷等黑睛疾病后形成的瘢痕。另外，疾病后期，常有余邪未尽，气阴俱伤的表现。瘢痕的形成又是气滞血瘀的象征。因此本病的局部表现常是虚实夹杂的病因病机。

【食疗方】

1. 蝉蜕绿豆粥

组成：蝉蜕 10g，绿豆 100g。

功效：清热解毒，退翳明目。

主治：角膜瘢痕。中医辨证属余邪未尽者。

方解：蝉蜕疏风散热，明目退翳；绿豆衣清热解毒，退翳明目。2 种食材搭配在一起，具有清热解毒、退翳明目的功效。

制法：蝉蜕去四肢，用纱布包好，加入糯米和适量的清水熬成粥，弃蝉蜕，加少许白糖或食盐即可。

用法：每日 1 次，当早餐。

2. 蛇蜕粥

组成：蛇蜕 5g[包煎]，糯米 100g。

功效：健脾养胃，退翳明目。

主治：角膜瘢痕。中医辨证属脾虚气弱者。

方解：蛇蜕退翳明目，糯米补中益气，健脾养胃。2 种食材搭配在一起，具有健脾养胃、退翳明目的功效。

制法：蛇蜕去头尾，用纱布包好，加入糯米及适量清水熬成粥，弃蛇蜕，加少许白糖或食盐即可。

用法：每日 1 次，当早餐。

【名医经验】

庞赞襄经验（河北省人民医院中医眼科名中医）：认为本病日浅的，如耐心调治，可能有消退较好的效果，若年深日久，虽耐心调治，亦难尽消。由于本病有新旧之分，治法亦各有所异。若浅性点状角膜炎形成，宜健脾升阳、散风消翳为主。方剂：羌活胜风汤加减。药物：羌活 10g，银柴胡 10g，黄芩 10g，白术 10g，枳壳 10g，防风 10g，前胡 10g，薄荷 10g[后下]，桔梗 10g，龙胆 10g，木通 10g，甘草 3g。若属树枝状下陷翳形成的，宜养阴清热消翳为主。方剂：养阴清热汤。药物：生地黄 15g，天花粉 10g，知母 10g，芦根 10g，石膏 15g[打碎先煎]，金银花 15g，黄芩 10g，荆芥 10g，防风 10g，枳壳 10g，龙胆 10g，甘草 3g。若属角膜软化形成的，宜调理脾胃、清热消翳为主。方剂：归芍八味汤。药物：当归 3g，白芍 3g，枳壳 3g，槟榔 9g，莱菔子 3g，车前子 3g[包煎]，金银花 12g，甘草 3g。若年深日久，宜养阴活络消翳为主。方剂：养阴活络退翳汤。药物：生地黄 12g，知母 12g，天花粉 9g，银柴胡 5g，黄芩 6g，半夏 3g，羌活 3g，防风 3g，蝉蜕 5g，木贼 5g，菊花 5g，决明子 15g，橘红 3g，旋覆花 5g[包煎]，甘草 3g。

【治疗进展】

角膜瘢痕除中医辨证论治退翳明目等法治疗外，对于中央性角膜瘢痕，散瞳后视力增强者，可考虑作光学虹膜切开术（人工瞳孔），对于视力较差的角膜瘢痕，可行准分子激光治疗性角膜切除术或角膜移植术。

【预防与调护】

1. 注意眼部卫生，饮食宜清淡，忌腥发之物，禁烟酒。
2. 新翳应积极治疗，尽量避免留有瘢痕。

第十章 晶状体病

晶状体位于虹膜与瞳孔之后，玻璃体之前，由囊膜和规则的透明纤维组成，为无血管、富有弹性的双凸镜状透明体，厚度为 4～5mm，直径为 9～10mm，它含有 65％左右的水分，具有复杂的代谢过程。其营养主要来源于房水。依借晶状体悬韧带与周围组织发生联系而保持其正常位置。晶状体具有屈折光线的功能，是眼屈光介质的重要组成部分。任何先天性或后天性因素使其透明性下降及位置发生改变，都会使视力发生障碍而导致晶状体病。

从解剖学上来说，任何晶状体的混浊即为白内障，但在临床上白内障是指各种原因导致晶状体混浊，并导致视力下降的疾病。它是眼科常见病和主要致盲性眼病。许多因素，如老化、遗传、代谢异常、外伤、辐射、中毒、局部营养障碍等，引起晶状体囊膜损伤，使其渗透性增加和丧失屏障作用，或导致晶状体代谢紊乱，都可使晶状体蛋白发生变性，造成混浊。白内障可按不同方法进行分类：按病因可分为年龄相关性、外伤性、并发性、代谢性、中毒性、辐射性、发育性和后发性白内障等；按发病时间可分为先天性和后天获得性白内障等；按晶状体混浊的形态可分为点状、冠状和绕核性白内障等；按晶状体混浊的部位可分为皮质性、核性和囊膜下白内障等；按晶状体混浊程度可分为未成熟期、成熟期和过成熟期。

晶状体先天畸形包括先天性球形晶体、先天性圆锥晶体、先天性晶体缺损等。晶状体异位或脱位是指各种先天或后天因素导致晶状体悬韧带部分或全部缺损或离断，晶体离开正常位置。

晶状体，中医称为"晶珠"，又名"黄精"或"睛珠"。中医一般将年龄相关性白内障称为"圆翳内障"，并发性白内障称为"金花内障"，外伤性白内障称为"惊振内障"，先天性白内障称为"胎患内障"。

白内障的治疗以手术为主，药物仅限于控制早期白内障。

第一节 年龄相关性白内障

年龄相关性白内障是指中老年开始发生的晶状体混浊，随着年龄的增加，患病率明显增高。由于它主要发生在老年人中，又称老年性白内障。分为皮质性、核性、后囊下三种类型。

本病属中医学"圆翳内障"范畴。

【病因病机】

西医认为本病病因较为复杂，可能是老化、遗传、外伤、代谢异常、辐射、中毒、局部营养障碍等多种因素对晶状体长期综合作用的结果。一般认为氧化作用是引起白内障的最早期变化。氧化作用会损伤晶状体的细胞膜，引起晶状体囊膜破坏或是其渗透性增加，破坏其屏障作用导致晶状体代谢紊乱，使晶状体蛋白变性从而发生混浊。

中医认为本病多因年老体衰，肝肾两亏，精血不足，不能上荣于目，致晶珠失养；或因饮食不节，劳形伤体，脾胃虚衰，五脏六腑之精气不能上归于目，晶珠失养；或忧思暴怒，肝气上冲或肝郁化火，上扰于目，热灼晶珠；或脾胃湿热蕴结，熏蒸于目或湿热郁久化热伤阴，不能濡养于目致晶珠混浊。

【临床表现】

患眼呈无痛性、渐进性视力下降，甚至手动、光感，眼前可有固定的黑影；敏感度下降；或出现屈光改变，近视、散光、复视；或有不同程度的视野缺损。根据晶状体混浊不同形态、部位和程度，临床上将年龄相关性白内障分为3种类型，即皮质性、核性和后囊膜下混浊性白内障。皮质性在年龄相关性白内障最为常见，占65%～70%；其次为核性白内障占25%～35%；囊膜下混浊性白内障相对比较少见，仅占5%。

1. 皮质性白内障　是年龄相关性白内障中最常见的一种类型，其特点是混浊自周边浅皮质开始，逐渐向中心扩展，占据大部分皮质区。根据其临床过程和表现形式，皮质性白内障可分为四期。

（1）初发期：最早期的改变是在靠周边部前后囊膜下，出现辐轮状排列的透明水隙或水泡，水隙或水泡主要是由于晶状体上皮细胞泵转运系统失常导致液体在晶状体内积聚所致，前后皮质周边部形成典型的楔形混浊，其基底位于赤道部，尖端指向瞳孔区中央。散瞳检查在后照或直接弥散照射下，呈典型的辐轮状外观。初发期混浊发展缓慢，有时可经数年而无变化。只要晶状体中心区未累及，一般不会影响中心视力。

（2）膨胀期：又称作进展期、未成熟期。晶状体纤维水肿和纤维间液体的不断增加，使晶状体发生膨胀，厚度增加，呈现不均匀的乳白色混浊，体积变大，将虹膜向前推移，使前房变浅，有闭角型青光眼体质的患者易诱发青光眼发作。以斜照法检查晶状体时，投照侧虹膜投向深层混浊皮质上形成新月形阴影称虹膜投影。这一阶段患者主要症状为视力逐渐减退，有时伴有眩光感，偶有单眼复视。由于尚有一部分皮质是透明的，因此虹膜新月影投照试验是阳性。

（3）成熟期：以晶状体全部混浊为特点。裂隙灯检查仅能看到前面有限深度的皮质，呈无结构的白的混浊状态。此时虹膜新月影投照试验转为阴性，虹膜投影消失，晶状体肿胀消退，前房深度恢复正常。临床上视力急剧下降，至手动或光感，眼底不能窥入。

（4）过熟期：成熟期持续时间过长，由于基质大部分液化，某种基本成分丧失，使晶状体内容减少，囊膜失去原有的张力而呈现松弛状态。有时晶状体核沉于囊袋下方，核可随眼球转动而晃动、前房加深，可伴有虹膜震颤称为莫尔加尼（Morgagnian）内障。晶状体核下沉后可使视力突然提高。晶状体囊膜变性，通透性增加，液化的皮质渗入前房，可引起晶状体蛋白过敏性葡萄膜炎。晶状体皮质碎片积聚于前房角，阻塞小梁网，可引起晶状体溶解性青光眼。

2.核性白内障 往往与核硬化并存。最初，混浊出现在胚胎核，逐渐发展到成人核，直到老年核而完全混浊。这一过程可持续数月、数年或更长。在晶状体核混浊过程中，伴随着颜色的变化，早期呈淡黄色，逐渐加重而呈棕黄色或棕黑色。晶状体核颜色与核硬度有一定的相关性，即颜色越深，核越硬。此时，视力极度减退，眼底不能窥清。

3.后囊下白内障 是以后囊膜下浅皮质混浊为特点的白内障类型。混浊多位于后囊膜下，呈棕色微细颗粒状或浅杯形囊泡状。由于病变距节点更近，因此即使病变范围很小很轻，也会引起严重视力障碍。临床上常常发现视力下降同晶状体混浊程度不相符的情况，仔细检查发现后囊膜混浊是其主要原因。

【诊断】

根据病史、临床表现及临床检查体征可以明确诊断。

1. 见于 50 岁以上老年人，多为双眼发病。

2. 视力下降，眼无红痛症状。

3. 晶状体不同形态、部位、色泽的混浊。

【鉴别诊断】

1.并发性白内障 有原发病表现，常为单眼发病，与年龄无关。

2.外伤性白内障 有明确的外伤史，常单眼发病，多伴有眼球其他组织损伤。

【检查】

1.眼压检查 排除高眼压引起的视功能损害。

2.房角检查 应用房角镜、超声生物显微镜进行房角的检查，以了解虹膜角膜角的宽窄和开放程度，主要是在伴有青光眼史的患者中，为手术方式的制定提供依据。

3.B超检查 对于白内障患者是一种常规检查方法，可排除玻璃体积血、视网膜脱离和眼内肿瘤等疾患。在晶状体明显混浊，眼底镜检查不能辨明眼底情况时尤为重要。

4.眼部特殊检查 对手术效果存在疑虑或有特殊要求，怀疑合并其他眼病的患者，要进行相关的检查。①角膜内皮细胞检查；②视网膜视功能检查；③视野检查；④视网膜电流图（ERG）检查；⑤视觉诱发电位检查（VEP）；⑥光学相干断层扫描仪检查；⑦眼底检查及眼底血管造影检查。

【治疗】

（一）治疗原则

目前尚无疗效肯定的药物，主要以白内障手术和人工晶体植入手术治疗为主。一般在患者出现视力明显下降影响工作和生活质量时即主张手术治疗。

（二）中医治疗

本病病程较长，药物治疗仅限于早期。

1. 辨证论治

（1）肝肾两亏

症状：视物模糊，晶珠混浊，全身可兼见头晕耳鸣，腰膝酸软，舌质淡，苔薄白，脉沉细，或面白畏冷，小便清长，脉沉弱。

分析：肝肾亏虚，精血不足，目窍失养，晶珠渐混则视物模糊；肾主骨、肾藏精，肾生髓，脑髓、骨骼失养，故头晕耳鸣，腰膝酸软；血虚脉络不充，则舌淡脉细。若兼见面白畏冷、小便清长、脉沉弱则又属肾阳偏虚之象。

治法：补益肝肾。

方剂：杞菊地黄丸（《医级》）加减。

药物：熟地黄 15g，山茱萸 5g，山药 10g，泽泻 10g，牡丹皮 10g，茯苓 10g，枸杞子 10g，菊花 10g。

方解：方中用六味地黄丸（《小儿药证直诀》）重用熟地黄滋阴补肾、填精益髓，为君药。山茱萸补养肝肾，并能涩精，取"肝肾同源"之意；山药补益脾阴，亦能固肾，共为臣药。三药配合，肾肝脾三阴并补，是为"三补"，但熟地黄用量是山茱萸与山药之和，故仍以补肾为主。泽泻利湿而泄肾浊，并能减熟地黄之滋腻；茯苓淡渗脾湿，并助山药之健运，与泽泻共泻肾浊，助真阴得复其位；牡丹皮清泄虚热，并制山茱萸之温涩；三药称为"三泻"，均为佐药。六味合用，三补三泻，其中补药用量重于"泻药"，是以补为主；肝、脾、肾三阴并补，以补肾阴为主。加枸杞子、菊花，以养肝明目。

加减：眼内干涩者，加天花粉 10g，麦冬 10g，天冬 10g，石斛 10g，以养阴清热；口干少津者，加五味子 10g，玄参 10g，沙参 10g，以养阴生津；少寐口干者，加女贞子 10g，墨旱莲 10g，以滋阴养血；体弱气虚者，加党参 10g，黄芪 15g，以益气养阴；眼胀明显者，加石决明 10g[先煎]，磁石 10g[先煎]，以平肝潜阳；眼睑下坠不能久视者，为脾气不足，加党参 10g，黄芪 10g，以补脾益气；眉骨疼痛者，加川芎 10g，白芷 10g，以活血止痛。

（2）脾虚气弱

症状：视物模糊，晶珠混浊，全身可见精神倦怠，肢体乏力，面色萎黄，食少便溏，舌淡苔白，脉缓或细弱。

分析：脾虚失运，脏腑精气不足，不能上贯于目，晶珠失养，渐变混浊，故视物模糊；脾虚，气血生化乏源，无以充养周身，故精神倦怠，面色萎黄，肢体乏力；脾虚运化无力，故食少便溏；脉缓或细弱，皆脾虚气弱之象。

治法：补脾益气。

方剂：补中益气汤（《脾胃论》）加减。

药物：人参 10g（或党参 15g），炙黄芪 30g，炒白术 12g，陈皮 5g，当归身 10g，升麻 5g，柴胡 5g，炙甘草 5g，生姜 3 片，大枣 3 枚。

方解：《审视瑶函》曰："是方人参、黄芪、甘草甘温之品，甘者中之味，温者中之气，气味皆中，故足以补中气；白术甘而微燥，故能健脾；当归质润辛温，故能泽土，术以燥之，归以润之，则不刚不柔而土气和也。复以升麻、柴胡升清之气于地道也，盖天地之气一升，则万物皆生，天地之气一降，则万物皆死，观乎天地之升降，而用于升麻、柴胡之意，从可知矣。"补药多滞，故用少量的陈皮以防滞。脾胃健，清气升，则诸症可愈。

加减：在临床应用中，一般去姜、枣；若脾虚胃寒，大便溏薄者加煨姜 5g，以温中散寒；脾虚湿停，大便溏泻者，去当归，加茯苓 10g，薏苡仁 10g，扁豆 10g，以健脾利湿；食少者，加山药 10g，炒谷芽 10g，炒麦芽 10g，神曲 10g，以健脾消食；气血不足者，可加熟地黄 10g，白芍 10g，以养血。

（3）肝热上扰

症状：视物昏蒙，眼前黑影，晶珠混浊，全身可兼见头痛目涩，眵泪眊躁，口苦咽干，苔薄黄，脉弦。

分析：肝热循经上扰头目，晶珠失养，渐变混浊，故视物昏蒙，眼前黑影；头痛目涩、眵泪眊躁、口苦咽干、苔薄黄、脉弦亦由肝热所致。

治法：清热平肝。

方剂：石决明散（《普济方》）加减。

药物：石决明 20g[先煎]，决明子 15g，赤芍 10g，青葙子 10g[包煎]，麦冬 10g，栀子 10g，木贼 5g，大黄 10g[后下]，羌活 10g，荆芥 10g。

方解：以石决明、决明子为主药清热平肝，明目退翳障；青葙子、栀子、大黄、赤芍清肝泄热；荆芥、木贼、羌活疏风散邪。诸药合用，共奏清热平肝、散邪明目的功效。

加减：肝火不盛或脾胃不实者，酌去栀子、大黄；无郁邪者，可去荆芥、羌活；肝热夹风，头昏痛者，加黄芩 10g，桑叶 10g，菊花 10g，蔓荆子 10g，钩藤 10g[后下]，刺蒺藜 10g，以助清热平肝、明目退翳之功；若口苦咽干甚者，加生地黄 15g，玄参 10g，以清热生津；急躁易怒者，加柴胡 10g，青皮 10g，制香附 10g，以疏肝理气；肝火不甚者，去大黄，加刺蒺藜 10g，密蒙花 10g，以清肝明目。

（4）阴虚夹湿热

症状：视物模糊，晶珠混浊，目干涩，全身可见烦热口臭，大便不畅，舌质红，苔黄腻。

分析：素体阴虚，中虚化热，阴虚夹湿热上攻，晶珠失于阴津濡养，更被湿热怫郁，故目干涩，视物模糊；热扰心神，则心中烦热；湿热郁遏胃肠，升降失常，浊气上升则口臭，浊气失降则大便不畅；舌质红，苔黄腻乃阴虚湿热之象。

治法：滋阴清热，宽中利湿。

方剂：甘露饮（《太平惠民和剂局方》）加减。

方解：方中以生地黄、熟地黄滋阴补肾；天冬、麦冬、石斛以滋阴清热；黄芩、茵陈清热利湿；枳壳、枇杷叶宽中降气以助化湿；甘草清热和中。全方重在滋阴清热，兼以利湿。

加减：腹胀、舌苔厚腻者，加薏苡仁 10g，茯苓 10g，佩兰 10g，以淡渗利湿、芳香化浊；视物昏花者，加枸杞子 10g，菟丝子 10g，楮实子 10g，以滋阴明目。

2. 其他疗法

（1）中成药：根据病情可酌情选用中成药配合治疗。常用的有障眼明胶囊、杞菊地黄丸、石斛夜光丸、复明片。

（2）针刺治疗：本法只适用于早期患者，且宜与内服药物配合使用。睛明、球后、攒竹、鱼腰、合谷、足三里、三阴交。每日或隔日 1 次，每次 4～5 穴，10 次为一疗程；另可用耳针：取肝、脾、肾、眼等穴，每日 1 次，10 次为一疗程。

（3）白内障针拨术：是在古代眼科"金针拨内障"的基础上经过改良的一种手术方法，该手术通过将混浊的晶状体移位到玻璃体腔内，使患者复明。

（三）西医治疗

西医学主要是手术治疗，主要有以下几种手术方法：囊内白内障摘除术、囊外白内障摘除术、超声乳化白内障吸除联合人工晶体植入术、激光乳化白内障摘除联合人工晶体植入术。

【病案举例】

张健验案（《张健眼科医案》）

贺某，男，58 岁，湖南省湘潭大学，教授。于 2014 年 9 月 26 日初诊。

主诉：双眼视力下降 1 年余。

病史：患者近年来双眼视物昏花，伴头晕耳鸣，腰膝酸软，小便清长，夜尿频多。

检查：视力右眼 0.5，左眼 0.6。双眼外观正常。散瞳后裂隙灯显微镜透照法检查可见眼底红光反射中有辐轮状混浊阴影。舌质红，苔少，脉细。

诊断：年龄相关性白内障（双眼）。

辨证：肝肾亏损证。

治法：补益肝肾。

方剂：杞菊地黄丸（《医级》）加减。

处方：枸杞子 10g，菊花 10g，熟地黄 10g，山茱萸 5g，山药 10g，泽泻 10g，茯苓 10g，牡丹皮 10g，黄精 10g，覆盆子 10g，金樱子 10g。7 剂。

服法：水煎，每日 1 剂，分 2 次温服。

医嘱：注意饮食调养，慎食辛辣炙煿之品。

二诊（2014 年 10 月 3 日）：自觉视物较明；舌质红，苔少，脉细。原方。7 剂。

三～八诊（2014 年 10 月 10 日～11 月 16 日）：服药 35 剂。双眼视物较明，头晕耳鸣、腰膝酸软症状消失，小便正常。视力右眼 0.8，左眼 0.8。双眼晶体混浊减轻。嘱服杞菊地黄丸，每日 2 次，每次 9g。淡盐开水送服，连服 2 月，以巩固疗效。

按语：患者肝肾亏损，精血不足，目窍失养，晶珠渐混则视物昏花；脑髓、骨骼失养，故头晕耳鸣，腰膝酸软；肾所不固则小便清长，夜尿频多；舌质红，苔少，脉细，均为肝肾亏损之候。杞菊地黄丸加减方中重用熟地黄滋阴补肾，填精益髓，为君药。臣以山茱萸补养肝肾，并能涩精，取"肝肾同源"之意；山药补益脾阴，亦能固肾。三药配合，是为"三补"；佐以泽泻利湿而泄肾浊，并能减熟地黄之滋腻；茯苓淡渗脾湿，并助山药之健运；牡丹皮清泄虚热，并制山茱萸之温涩。泽泻、茯苓、牡丹皮三药合称为"三泻"，六味合用，三补三泻而以补为主；肝、脾、肾三阴并补而以补肾阴为主；加入枸杞子、菊花以补肾明目；黄精以补气养阴，健脾益肾；覆盆子、金樱子固精缩尿。

【治疗心得】

早期年龄相关性白内障可用药物治疗控制或减缓晶状体混浊的发展。晶状体混浊程度较甚或完全成熟者，或患者感觉到晶状体混浊已影响生活或工作时，应行手术治疗。

【食疗方】

1. 黑粉羹

组成：黑芝麻粉 15g，核桃粉 15g，黑大豆粉 15g，黑枣 10 枚，蜂蜜 1 小匙，牛奶 250mL。

功效：补肝健脾，滋阴明目。

主治：年龄相关性白内障。中医辨证属脾肾两虚者。

方解：黑芝麻、核桃、蜂蜜、牛奶除含有脂肪、蛋白质等外，还含有锌、磷等多种微量元素与多种维生素和多种氨基酸；黑大豆补肾；黑枣补肝。6 种食材搭配在一起，具补益肝脾肾、滋阴明目的功效。

制法：将牛奶、芝麻、核桃、黑大豆粉、黑枣一并放入容器中，待煮沸 2～3 分钟后，再加入蜂蜜即可。

用法：每日 1 次，当早餐。

2. 鲢鱼汤

组成：鲢鱼 100g，西红柿 100g，长豇豆角 15g，白豆腐 100g，精盐、佐料各适量。

功效：健脾补肾，益精明目。

主治：年龄相关性白内障。中医辨证属脾肾虚弱者。

方解：西红柿含有大量维生素 C 等多种维生素；白豆腐补肝、肾；长豇豆角健脾补肾，和胃健脾益气；鲢鱼健脾益气，化湿利水。4 种食材搭配在一起，具有补肝、健脾、益肾明目的功效。

制法：先将鱼片煎熟，放入料酒后再加入 400mL 清水，同时加入长豇豆角，煮沸后将火调小煮 20～30 分钟后，再加入西红柿、精盐、佐料即可。

用法：可作中、晚餐菜肴，每日 1 次。

【名医经验】

庞赞襄经验（河北省人民医院中医眼科名中医）：认为本病多为脾胃虚弱，失于运化，或年老体衰气弱，或肝肾亏损，或心肾不交，以致精气不能上荣于目而成。（1）内治法：①脾胃虚弱，阳气不足。脉沉细或弦细。宜益气养血，健脾升阳为主。方剂：冲和养胃汤加减。药物：党参 5g，白术 5g，茯苓 5g，当归 5g，白芍 5g，升麻 3g，葛根 10g，羌活 5g，防风 5g，川芎 3g，五味子 3g，陈皮 3g，甘草 5g。②肝肾阴虚，虚火上炎。脉虚。宜滋肾、养肝、明目。方剂：明目地黄丸：熟地黄 15g，生地黄 10g，山药 15g，山茱萸 15g，茯苓 15g，泽泻 6g，牡丹皮 6g，当归 10g，银柴胡 10g，五味子 10g。共为细末，炼蜜为丸，每丸重 6g，每日服 2 次，每次服一丸。③心肾不交，头晕失眠。脉弦细。宜摄纳浮阳、镇心明目为主。方剂：磁朱丸。药物：神曲 120g，磁石 60g，朱砂 30g。共为细末，水泛为丸，如梧桐子大，每日 6g，早晚分服。此外，还包括针刺疗法：取承泣、攒竹、太阳、风池、上星、头临泣、百会。手法：承泣针五分至一寸半，其他各穴针三至五分，留针半小时。

【治疗进展】

至今药物治疗尚不能有效阻止或逆转晶状体混浊，因此手术治疗是白内障患者复明的首选方法。对于初发期患者可选择药物治疗以延缓其发展过程，成熟期则行手术治疗。中医学针对其年老体衰及肝肾两亏、脾虚气弱等病机特点，通常对初期或未成熟期及不愿手术的白内障患者采用中医药治疗。新型的内障摘除术—白内障激光乳化吸出术、晶状体囊袋内涡流乳化吸出术及新型注入式人工晶状体研制成功并应用于临床可能是白内障手术治疗的第三里程碑。

【预防与调护】

1. 应注意老年人的营养补充，多食清淡富有营养的食物，少食辛辣之品。
2. 在阳光较强的热带或沙漠地区工作时，宜戴墨镜或防护眼镜以保护双目。
3. 对于早期白内障患者，应及时点药服药，以控制其发展，延缓其成熟。

第二节　先天性白内障

先天性白内障是严重影响婴幼儿视力发育的常见眼病。指出生时或出生后第一年内发生的晶体部分或全部混浊。由于在婴儿出生时已有引起晶体混浊的因素，但还未出现白内障；而晶体的混浊是在一岁内发生，因此先天性白内障又称为婴幼儿白内障。先天性白内障既可家族性的，也可以是散发的；既可以是单眼，也可能是双眼发病。同时可伴发其他眼部异常。此外，多种遗传病或系统性疾病也可伴发先天性白内障。由于先天性白内障在早期即可发生剥夺性弱视，因此其治疗又不同于一般成人白内障。

本病属中医学"胎患内障"范畴。

【病因病机】

西医认为本病的发生与遗传因素有关，常为常染色体显性遗传；也与环境因素有关，母亲在妊娠期前两个月的感染，是导致白内障发生的一个不可忽视的因素。妊娠期的感染（风疹、水痘、单纯疱疹、麻疹、带状疱疹及流感等病毒），可以造成胎儿晶体混浊。此时晶体囊膜尚未发育完全，不能抵御病毒的侵犯，而且此时的晶体蛋白合成活跃，对病毒的感染敏感，因此影响了晶体上皮细胞的生长发育，同时有营养和生物化学的改变，晶体的代谢紊乱，从而引起混浊。在多种病毒感染所致的白内障中，以风疹病毒感染最为多见。妊娠期营养不良、盆腔受放射线照射、服用某些药物（如大剂量四环素、激素、水杨酸制剂、抗凝剂等）、妊娠期患系统疾病（心脏病、肾炎、糖尿病、贫血、甲亢、手足抽搐症、钙代谢紊乱）及维生素 D 缺乏等，均可造成胎儿的晶体混浊。也有一些病例病因不明。

中医认为本病多为先天禀赋不足，脾肾两虚，晶珠失养；或因怀孕之时，母亲将息失度，饮食失调，过食肥甘厚味或辛辣炙煿之品，或误服某些药物，或感受风毒，邪聚腹中，内攻胎儿目睛，致晶珠发育不良所致。

【临床表现】

患儿出生后，视物转睛不如同龄儿灵敏，顾盼无神。可见瞳孔区晶珠乳白色混浊，或呈小点状、圆斑状、星状、棱状、羽毛状、花冠状混浊。大多数双眼患病，但程度不一，部分患儿终生保持原状且视力不受明显影响。先天性白内障在形态、混浊部位、混浊程度及发病年龄方面有较大差异。

1. 囊性白内障　前囊膜混浊常合并永存瞳孔膜或角膜混浊。裂隙灯检查可见瞳孔中央相应部位囊膜呈灰白色混浊。如混浊范围很小，不会严重影响视力，则无须治疗。

2. 极性白内障　可与囊膜白内障同时发生。根据混浊部位的不同，可分为前极性、后极性、前后极性白内障。前极性白内障位于前囊膜下透明区，混浊呈圆盘状。后极性白内障为晶状体后囊膜中央局限性混浊，对视力的影响较前极性白内障更为严重。

3. 胚胎核性白内障　一般在妊娠 6 个月内形成，仅原始晶状体纤维受累，且局限于胚胎核内，混浊常呈粉尘状。双侧发病，通常不影响视力，常染色体显性遗传。

4. 缝状白内障　本病的临床表现是沿着胎儿核的 Y 字缝出现异常的钙质沉着，由线状、结节状或分支样的混浊点构成 Y 字缝的白内障，双眼发病，混浊呈白色或浅绿色，边缘不整齐。一般是局限性，不发展。对视力影响不大，一般不需要治疗。常有家族史，有连续传代的家系报道，为常染色体显性遗传。

5. 绕核性白内障　是先天性白内障中最常见的类型。在胎儿核的周围绕核混浊，这些混浊由许多细小白点组成，皮质和胚胎核透明，又称为板层白内障。通常静止不发展，双侧性。视力影响不十分严重。本病的发生是由于晶体在胚胎某一时期的代谢障碍而出现了一层混浊。同时也可伴有周身其他系统疾病。常染色体显性遗传最多。

6. 核性白内障　本病比较常见。胚胎核和胎儿核均受累，呈致密的白色混浊，完全遮挡瞳孔区，因此视力障碍明显。多为双眼患病。通常为常染色体显性遗传，少数为隐性遗传，也有散发性。

7. 全白内障　晶体全部或近于全部混浊，也可以是在出生后逐渐发展，在一岁内全部混浊。视力障碍明显，多为双侧性，以常染色体显性遗传最多见。

8. 其他　如珊瑚状白内障、纺锤形白内障、花冠状白内障等。

【诊断】

主要根据晶状体混浊的形态和部位来诊断。为明确诊断，应针对不同情况选择实验室检查。

1. 患儿出生后双眼视物模糊。

2. 多双眼发病。

3. 双眼不同程度的晶状体混浊。

4. 排除其他眼底疾病。

【鉴别诊断】

1. 早产儿视网膜病变　在晶状体后面形成纤维血管组织，并向心性牵引睫状体，可同时发生白内障和网脱。本病发生于体重低的早产儿，吸入高浓度的氧气可能是其致病原因。双眼发病。

2. 永存增生原始玻璃体　患儿为足月顺产，多为单眼患病，患眼眼球小，前房浅，晶体比较小，睫状突很长，可以达到晶体的后极部，晶体后有血管纤维膜，其上血管丰富。后极部晶体混浊，虹膜－晶体隔向前推移。

3. 视网膜母细胞瘤　是儿童期最常见的眼内恶性肿瘤，虽然多发生在 2～3 岁以前，但也可发病很早，在出生后数日内即可见白瞳孔。由于肿瘤是乳白色或黄白色，当其生长到一定大时，进入眼内的光线即反射成黄白色。B 超检查可见强回声占位。

【检查】

1. 先天性白内障合并其他系统的畸形，应行染色体核型分析和分带检查。

2. 糖尿病、新生儿低血糖症应查血糖、尿糖、酮体。

3. 风疹综合征应测血清抗体滴度。

此外，还可选做血氨基酸水平测定、尿苯丙酮酸测定、同型胱氨酸尿定性等检查。

【治疗】

（一）治疗原则

本病晶状体轻微混浊，视力尚可，病情逐渐加重者，可服药治疗；若病情轻微，静止不变，可不必治疗。若晶状体完全混浊，视力障碍者，应及早手术治疗，手术后可内服药物调理，对恢复视功能有利。

（二）中医治疗

1. 辨证论治

（1）胎毒上攻证

症状：患儿出生后双目顾盼无神，或不见人物，瞳神内隐隐淡白。舌红，苔薄黄，指纹风关浅红或紫红。

分析：因怀孕之时，母失将息，或感风毒，或劳逸失度，寒热不节，脏腑不和，气血乖违，内伤外感而累及胎儿或孕妇。病后又不知禁忌，乱投诸毒丹药，致蕴热积毒在腹，攻伐小儿目睛，出生后瞳神内隐隐淡白,目无所见。舌红苔薄黄,指纹紫红为热毒之征。

治法:清热解毒。

方剂:护睛丸(《秘传眼科龙木论》)加减。

药物:木香1g,大黄2g[后下],黄芩2g,玄参2g,射干2g,细辛1g。

方解:大黄、黄芩清热解毒泻火;玄参滋阴清热;射干清热解毒,化痰利咽;木香行气止痛,健脾消食;细辛散寒止痛通窍。

加减:若大便溏稀者,可去大黄,加南沙参2g,茯苓2g,山药2g,以健脾益气;热盛者,可加赤芍2g,蒲公英2g,野菊花2g,以清热解毒。

2. 禀赋不足证

症状:患儿出生后晶珠混浊较轻,瞳神内少许翳障之色,目虽能视,转睛不快,逊于常人。舌淡,苔薄白,脉弱,指纹色淡。

分析:先天禀赋不足,五脏六腑之精气不能上荣于目,晶珠失养而变混浊,目力较差。舌淡,苔薄白,脉弱,指纹色淡为不足之征。

治法:补益肝肾

方剂:驻景丸加减方(《中医眼科六经法要》)加减。

药物:楮实子10g,菟丝子10g,枸杞子10g,茺蔚子10g,车前子10g[包煎],木瓜5g,寒水石5g[打碎先煎],紫河车粉3g[吞服],五味子3g,三七粉2g[吞服]。

方解:方中菟丝子、楮实子、枸杞子既滋肾阴,亦补肾阳,益精明目而养肝;茺蔚子补肝肾,通血脉,养阴明目;三七粉活血而通利血脉;五味子益气生津,补虚明目;紫河车补益肝肾,填精补髓;寒水石以抑紫河车之温性;用木瓜舒筋活络,通利玄府;车前子利水清热除湿,使补而不滞。合之共奏滋阴补肾之功。

加减:若食少纳呆、便溏、面色萎黄者,可酌加茯苓10g,山药10g,以健脾益气;遗尿、精神不振者,加益智仁10g,桑螵蛸10g,巴戟天10g,以滋补肝肾,益精明目。

(三)西医治疗

1. 定期观察 如为静止性且对视力影响不大者,如点状、冠状,一般不需治疗。

2. 手术治疗 明显影响视力的全白内障、绕核性白内障,应行白内障超声乳化吸除术,手术愈早获得良好视力的机会愈大。

3. 屈光矫正和低视力训练治疗 用于无晶体眼,以防治弱视,促进融合功能的恢复。主要有人工晶体植入术、眼镜矫正、角膜接触镜。

【病案举例】

张健验案(《张健眼科医案》)

张某,男,4岁,湖南省长沙市天心区大托铺机场口路长沙蓝天幼儿园,幼儿。于2014年2月15日初诊。

父母代诉:发现双眼视力差10日。

病史:今年2月5日幼儿园体检发现患儿双眼视力差,曾在外院诊断为"先天性白内障"未作处理。伴眨眼，毛发萎黄。

检查：视力右眼 0.3，左眼 0.4。双眼结膜无充血，角膜透明，前房深浅正常，散瞳后裂隙灯下可见双眼晶状体珊瑚状混浊。舌质红，苔少，脉细数。

诊断：先天性白内障（双眼）。

辨证：肾阴不足证。

治法：补肾益阴。

方剂：杞菊地黄丸（《医级》）加减。

处方：熟地黄 10g，山茱萸 2g，山药 5g，泽泻 2g，茯苓 2g，牡丹皮 2g，枸杞子 5g，菊花 3g，太子参 3g，黄精 3g。6 剂（中药配方颗粒）。

服法：每日 2 次，开水冲服。

医嘱：注意饮食调养，增强营养。

二诊（2014 年 2 月 21 日）：视物较明，食纳增强，舌质红，苔薄白，脉弱。7 剂。

三～十诊（2014 年 2 月 27 日～4 月 10 日）：服药 42 剂。双眼视物较明，伴眨眼，毛发萎黄等症状消失。视力右眼 0.6，左眼 0.6。双眼晶体混浊同前。嘱服杞菊地黄丸，水蜜丸 1 次 2g，1 日 2 次，连服 2 月，以巩固疗效。

按语：肾藏精，肾阴不足，精不上承，目失濡养，故眼干目眨，晶珠混浊；肾阴不足，脑失所养，故毛发萎黄。杞菊地黄丸加减方中重用熟地黄滋阴补肾，填精益髓，为君药；臣以山茱萸补养肝肾，并能涩精，取"肝肾同源"之意；山药补益脾阴，亦能固肾；三药配合，是为"三补"；佐以泽泻利湿而泄肾浊，并能减熟地黄之滋腻；茯苓淡渗脾湿，并助山药之健运；牡丹皮清泻虚热，并制山茱萸之温涩。泽泻、茯苓、牡丹皮三药合称为"三泻"，六味合用，三补三泻而以补为主；肝、脾、肾三阴并补而以补肾阴为主；加枸杞子、菊花以补肾明目；太子参、黄精以补气养阴，健脾益肾。肾阴足，精血不断上荣于目，则视物精明。

【治疗心得】

本病得于胎期，以虚证为多，如禀赋不足，肝肾阴虚，脾肾阳虚，轻者辨证论治。重者，翳障遮蔽瞳神，则药物不能奏效，应手术治疗。

【食疗方】

1. 猪肝汤

组成：新鲜猪肝 200g，熟地黄粉 5g，鲜枸杞子叶 100g，精盐、佐料适量。

功效：补肝益肾，养血明目。

主治：先天性白内障，中医辨证属肝肾亏虚者。

方解：猪肝补肝明目，养血；熟地黄补血滋阴，补精益髓；枸杞子叶补肾益精，养血明目。上述 3 种食材搭配在一起，具补肝益肾、养血明目的功效。

制法：先将新鲜猪肝洗净切条微炒，加水与鲜枸杞子叶共同煎煮，8 分熟后加入熟地黄粉，精盐、佐料即可。

用法：可作中、晚餐菜肴，每日 1 次。

2. 枸杞子龙眼汤

组成：枸杞子 10g，决明子 15g，龙眼肉 8 枚。

功效：益精养血，滋补明目。

主治：先天性白内障，中医辨证属精血亏虚者。

方解：枸杞子补肾益精，养肝明目；决明子清肝明目；龙眼肉补养肝血，安神定志。上述 3 种食材搭配在一起，具有益精养血、滋补明目的功效。

制法：先将枸杞子、决明子洗净，龙眼肉去壳，加水适量同煮即可。

用法：当早餐。

【名医经验】

李传课经验（湖南中医药大学第一附属医院眼科名中医）：本病多脾肾两虚。主症：胎患内障而继续发展，体质虚弱，发育不良，舌淡，脉弱等。治法：补益脾肾。主方：四君子汤合五子衍宗丸加减。组成：党参 6g，白术 6g，茯苓 6g，菟丝子 6g，枸杞子 6g，肉苁蓉 6g，覆盆子 6g，车前子 6g[包煎]，刺蒺藜 6g。加减：消化不良加麦芽 6g，神曲 6g，鸡内金 3g，以健脾化食。

【治疗进展】

婴幼儿患先天性白内障后，影响视觉正常发育功能，易产生形觉剥夺性弱视，因此其治疗不同成年人。单双眼完全性白内障或位于视轴中央、混浊明显的白内障，应在出生后及早手术，最迟不超过 6 个月。双眼白内障者另一眼应在较短的时间内完成手术。对双眼视力在 0.3 以上者，可酌情决定手术与否以及手术时机。手术方式可以选择光学虹膜切除术、白内障吸入术、白内障囊外摘除术、超声乳化术、膜性白内障切开术等。白内障术后应及时中西医结合积极治疗弱视。婴幼儿的视觉系统具有一定的特殊性，包括眼球仍在发育、屈光状态不稳定、可能伴有弱视、术后炎症反应相对较重等。这些特点增加了先天性白内障术后人工晶状体植入的复杂性和风险性。在植入人工晶状体手术时机方面，目前较多的学者建议 2 周岁后植入人工晶状体较为合适。2 周岁前植入人工晶状体是否安全有效尚存在较大争议，需进一步的临床实践和时间检验。

【预防与调护】

1. 怀孕期间，孕妇宜少食辛辣炙煿之品，避免感受外邪。生病后应注意正确选择药物。

2. 患儿出生后若发现瞳神内晶珠变白，视力不佳，应及时到医院检查诊治。

第三节　外伤性白内障

外伤性白内障是指直接或间接性机械损伤作用于晶状体，使之发生混浊性改变。可发生于任何年龄，常单眼受累，有明确的外伤史。单纯的外伤性白内障经治疗后预后较好，但往往伴有眼珠其他部位的损伤，其预后与其他眼部并发症有关。

本病属于中医学"惊振内障"范畴。

【病因病机】

西医认为本病多因眼球穿通伤、钝挫伤致晶状体囊膜破裂，房水进入晶状体皮质而使其变混浊；或由于机械性外力使晶状体上皮功能受到破坏，晶状体纤维水肿、变性而产生混浊；或电击伤产生热能，引起晶状体囊膜通透性改变而发生混浊。

中医认为本病多为眼珠被物撞击受到挫伤，震击晶珠，气血失和，络脉滞涩，渐至气结膏凝，晶珠失去晶莹透明之色而变混浊；或因锐物刺伤或金石碎屑飞溅入目，直接损伤晶珠，晶珠破损，膏脂外溢，凝结而为内障；或风热毒邪乘隙而入，伤及目中血络，瘀血停留，郁而化热，煎灼晶珠而致晶珠混浊。

【临床表现】

有外伤史，因伤及眼球物体的尖锐程度、力的大小等的不同，其形态学特点也错综复杂。一般外伤后可有眼疼痛、畏光、流泪、视力骤降或逐渐下降，检查眼部可见眼睑瘀肿，结膜充血或结膜下出血，在球结膜或角膜上可见穿透伤口，或虹膜受损，房水混浊，甚至前房积血，瞳孔不规则。晶状体产生不同程度的混浊，轻者，晶状体仅部分逐渐混浊，发展缓慢；重者，晶状体数日内即可出现点片状混浊，并迅速发展为全部混浊。如有眼球穿通伤者，晶状体直接受伤破碎。

（1）钝挫伤或冲击伤所致白内障：最早期表现为前后囊膜下混浊，逐渐向深部和广度扩展，最后发展为全白内障。在轻症病例，当冲击性外力来自正前方，可将与瞳孔相对应的虹膜色素印记在晶状体前囊表面，谓之 Vossius 环。它是由虹膜脱落的色素颗粒组成，有时杂有少许红细胞。如果此时不伴有晶状体实质混浊，一般不影响视力。严重挫伤可致晶状体囊膜破裂，房水进入晶状体内而致混浊。

（2）穿通伤所致的白内障：眼球穿通伤使晶状体囊膜破裂，晶状体皮质与房水接触。如囊膜破裂较大，由于房水迅速引起晶状体纤维肿胀与混浊，乳白色皮质可很快充满前房，甚至从角膜创口挤出，其结果，一方面影响角膜内皮代谢，使之水肿混浊，一方面阻塞房水流出通道，引起继发性青光眼。如囊膜破裂伤口很小，伤后破口立即闭合，晶状体保持完整状态，仅出现局限性混浊，且可长期处于静止状态。

（3）电击伤所致白内障：触电可引起晶状体前囊及前囊下皮质发生混浊；雷电击伤可致晶状体前后囊及囊下皮质均可发生混浊。

（4）爆炸伤所致白内障：爆炸时气浪可对眼部产生压力，引起类似钝挫伤所致的白内障。爆炸伤本身掀起的杂物亦可造成类似穿通伤所致的白内障。

【诊断】

1. 有外伤史。

2.视力下降。

3.晶状体混浊或伴肿胀破碎。

【鉴别诊断】

1.并发性白内障 在原发病的基础上发生的白内障。如糖尿病引起的白内障,位于后囊下皮质内。

2.辐射性白内障 有受辐射史。慢性 X 线等辐射损伤晶状体,混浊多从后极部开始,初期可有后囊下皮质小泡,后囊下雾状混浊及后囊下皮质点片状混浊 3 种表现,可单独发生,但多为混合型。

【辅助检查】

B 超或 CT 检查:了解眼球内有无异物。

【治疗】

(一)治疗原则

本病的治疗以手术为主,辅以药物。中医在围手术期进行辨证论治。

(二)中医治疗

1.辨证论治

(1)气滞血瘀证

症状:眼珠胀痛,视物模糊或视物不见,胞睑瘀紫肿胀,白睛瘀赤,血灌瞳神,瞳神不圆或偏斜,晶珠受损,呈点片状混浊或破碎。舌红苔黄,脉数。

分析:眼珠被物挫伤,气血失和,气机阻滞,故眼胀痛;眼受外伤,胞睑、白睛首当其冲,气血瘀滞,故胞睑瘀紫肿胀,白睛瘀赤;目中血络受损,血溢脉外,故见血灌瞳神;黄仁受伤,失其舒缩功能,故瞳神不圆或偏斜;伤及晶珠,则晶珠混浊,遮挡神光发越,故视力下降。外伤气血失和,脉络瘀滞,瘀血化热,故见舌红苔黄脉数。

治法:活血行滞,祛风止痛。

方剂:除风益损汤(《原机启微》)加减。

药物:藁本 10g,防风 10g,前胡 10g,当归 10g,熟地黄 10g,白芍 10g,川芎 5g。

方解:目以血为本,目被物伤,伤则络脉损,血为之病。方中首用四物汤(熟地黄、当归、白芍、川芎)补血敛阴,活血行气,四者相伍,补而不滞,能使营血调和;受伤之际,七情内移,卫气衰败,外风入侵,故用藁本、前胡、防风通疗风邪。藁本入足太阳膀胱经,前胡入手太阴肺经,盖太阳主一身之表,肺合皮毛,二药相配,使入侵之邪仍从皮毛肌肤而出。

加减:赤肿较重者,方中熟地黄、白芍、当归易为生地黄、赤芍、当归尾,增强活血功效。白睛、胞睑瘀肿较甚者,加桃仁 10g,红花 5g,以活血祛瘀;血灌瞳神者,可去川芎,加白茅根 10g,侧柏叶 10g,炒蒲黄 10g[包煎],以凉血止血;待血止后改用活血化瘀药物;晶珠混浊重者,加昆布 10g,浙贝母 10g,以软坚散结;情志抑郁或烦躁易怒者,加柴胡 10g,香附 10g,青皮 10g,

以疏肝理气。

（2）毒邪侵袭证

症状：目珠疼痛难忍，羞明流泪，视力骤降，胞睑红肿赤痛，白睛混赤，黑睛生翳，或黄液上冲，晶珠混浊或破碎。全身可兼见口干口苦、小便黄、大便秘结，舌红苔黄，脉数。

分析：外伤晶珠受损，风热毒邪乘袭侵入，目络壅滞，故目珠疼痛难忍，羞明流泪，视力骤降；风热毒邪侵及胞睑、白睛、黑睛，故见胞睑红肿赤痛，白睛混赤，黑睛生翳；热毒蕴积眼内，化腐成脓，见黄液上冲；晶珠直接受损，膏脂外溢，凝结混浊。口干口苦、小便黄、大便秘结，舌红苔黄，脉数均为热毒内蕴之象。

治法：清热疏风，泻火解毒。

方剂：五味消毒饮（《医宗金鉴》）和黄连解毒汤（《外台秘要》）加减。

药物：金银花20g，野菊花15g，蒲公英15g，紫花地丁10g，紫背天葵10g，黄连5g，黄芩10g，黄柏10g，栀子10g。

方解：五味消毒饮方中金银花、野菊花皆甘寒，有清热解毒，消肿散结之功，能疗目赤肿痛；蒲公英、紫花地丁、紫背天葵皆能清热解毒，三药加强金银花与野菊花清热解毒之力。以上药物皆为疗疔毒疮疖之佳品，共消目中赤痛。黄连解毒汤方中以大苦大寒之黄连清泻心火为君，兼泻中焦之火；以黄芩清上焦之火为臣；以黄柏泻下焦之火为佐；栀子清泻三焦之火，导热下行，引邪热从小便而出为使。四药合用，苦寒直折，三焦之火邪去而热毒解，诸症可愈。

加减：眼外伤后感染者，加赤芍10g，牡丹皮10g，丹参10g，以加强活血化瘀、消肿之功；大便秘结者，可加决明子10g，火麻仁10g，以润肠通便；待热毒清除，病势减轻，可选用石决明散加昆布10g，白及10g，以清热消滞，促进晶珠混浊消散。

2.针刺疗法

取穴：球后、太阳、手三里。手法：球后穴和太阳穴留针半小时，手三里穴用强刺激，不留针。

（三）西医治疗

1.随访观察 对于晶状体局限性混浊，对视力影响不大者一般不需要治疗。

2.手术治疗 晶状体混浊明显影响视力者，应行白内障超声乳化摘除联合人工晶体植入术。晶状体破裂，皮质进入前房时，应用药物控制炎症后再行手术，若经治疗炎症反应不能减轻反而加重时，应及早手术清除。

3.药物治疗 眼前节炎症明显者，应及时局部散瞳，用糖皮质激素、非甾体抗炎药。

【病案举例】

张健验案（《张健眼科医案》）

刘某，男，10岁，湖南省浏阳市关口街长兴村，于2014年8月10日初诊。

主诉：左眼外伤，视力下降3日。

病史：患者于8月7日左眼被剪刀刺伤，引起红痛，视物不明，伴头痛。

检查：视力右眼1.2，左眼0.02。左眼睫状充血，颞侧角膜6～3点方位有一裂口，伤口对合好，前房深浅正常，瞳孔较小，晶状体破裂，少许皮质流入前房。舌质红，苔薄黄，脉浮数。

诊断：外伤性白内障（左眼）。

辨证：气滞血瘀证。

治法：祛风活血。

方剂：川芎行经散（《原机启微》）加减。

处方：枳壳 10g，炙甘草 3g，川芎 3g，桔梗 6g，茯苓 10g，羌活 6g，蔓荆子 6g，白芷 6g，防风 6g，荆芥 6g，薄荷 3g，独活 3g，柴胡 6g，当归 6g，红花 3g，桃仁 6g。3 剂（中药配方颗粒）。

服法：每日 2 次，开水冲服。

外法：①1% 硫酸阿托品眼用凝胶滴左眼，1 日 2 次，1 次 1 滴。②妥布霉素地塞米松（典必殊）滴眼液，滴左眼，每日 4 次。

医嘱：注意饮食调养，忌食辛辣炙煿之品。

二诊（2014 年 8 月 13 日）：头痛减轻，原方去薄荷、羌活，加木贼 6g，以退翳明目。6 剂。

三诊（2014 年 8 月 20 日）：左眼视物较明，晶珠皮质部分吸收，舌质淡红，苔薄黄，脉浮数。6 剂。

四～十五诊（2014 年 8 月 25 日 11 月 1 日）：先后加生地黄 10g，丹参 6g，以凉血散瘀；去炙甘草，加昆布 6g，海藻 6g，以软坚利水散结。共服药 66 剂后，左眼晶体皮质全部吸收，瞳孔周边有少许囊膜，视力提高到 0.3。加 +12.00DS，矫正视力达 0.6。半年后左眼植入人工晶体，视力达 0.8。

按语：患者因真睛破损，风邪可随之而入引起眼胀头痛等症状；血络瘀滞，则目赤疼痛。治宜祛风活血化瘀。川芎行经散加减方中枳壳、炙甘草和胃气为君；白芷、防风、荆芥、薄荷、独活疗风邪升胃气为臣；川芎、当归、红花、桃仁行滞血，柴胡去结气，茯苓分利除湿为佐；羌活、蔓荆子引药入太阳经，桔梗利五脏为使；胃脉调，则小肠膀胱皆利，邪去凝行；目中瘀血去，晶珠消散而视物明。

【治疗心得】

本病多实证、热证，故治疗当以祛瘀、清热为主，药物治疗有一定疗效，青少年晶状体囊膜破裂者可以吸收，囊未破裂晶状体混浊，多需手术治疗。

【食疗方】

1. 乳鸽汤

组成：乳鸽 1 只，当归 20g，黄芪 50g，大枣 20g，精盐、佐料适量。

功效：除风益损，养血明目。

主治：外伤性白内障，中医辨证属气滞血瘀者。

方解：乳鸽益气补虚；当归补血行血；黄芪益气补虚；大枣健脾益胃，补气养血。上述 4 种食材搭配在一起，具除风益损、养血明目的功效。

制法：先将乳鸽宰杀去毛，除内脏，洗净切块放砂锅中加水及食材煮至鸽肉烂熟，加精盐、佐料即可。

用法：可作早、晚餐菜肴，每日 1 次。

2. 母鸡汤

组成：母鸡肉 250g，黄芪 30g，党参 30g，当归 20g，精盐、佐料适量。

功效：健脾益气，活血明目。

主治：外伤性白内障，中医辨证属气虚血瘀者。

方解：母鸡肉能补充人体所需营养物质；黄芪益气补虚；党参补中益气，生津明目；当归补血行血。上述 4 种食材搭配在一起，具健脾益气、活血明目的功效。

制法：将母鸡肉、黄芪、党参、当归装入纱布袋内，纳入鸡腹中，放砂锅内炖熟，去药袋，加精盐、佐料即可。

用法：可作早、晚餐菜肴，每日 1 次。

【名医经验】

庞赞襄经验（河北省人民医院中医眼科名中医）：认为治疗本病宜泻肝清热，利水化瘀及行血散风，益阴化瘀，互为运用。方药：①泻肝解郁汤加减：桔梗 10g，茺蔚子 10g，车前子 10g[包煎]，夏枯草 30g，芦根 30g，葶苈子 10g[包煎]，防风 10g，黄芩 10g，香附 10g，甘草 3g。加减：大便燥，加番泻叶 10g[后下]；胃纳欠佳，加吴茱萸 10g，神曲 10g，山楂 10g，麦芽 10g；心悸失眠，加远志 10g，酸枣仁 10g。②除风益损汤：当归 10g，川芎 3g，赤芍 10g，生地黄 10g，前胡 10g，防风 10g，藁本 3g，香附 10g，郁金 10g，夏枯草 15～30g，女贞子 10g，枸杞子 15g，鳖甲 15～30g[先煎]，菟丝子 10g。加减：如白睛红赤，加黄芩 10g，龙胆 10g；胃纳欠佳，加青皮 10g，枳壳 10g；大便溏，加吴茱萸 10g，苍术 10g，白术 10g。前房积血者，去川芎，加白茅根 10g，侧柏叶 10g，炒蒲黄 10g[包煎]，以活血止血；睫状充血者，加决明子 10g，蔓荆子 10g，夏枯草 10g，柴胡 10g，以祛风清热。

【治疗进展】

外伤性白内障当晶状体仅局限性混浊，对视力影响不大时，可以随诊观察。若晶状体混浊明显而影响视力时，应当施行手术治疗。当晶状体破裂，皮质突入前房时，可用糖皮质激素、非甾体抗炎药、降眼压以及祛风活血化瘀中药治疗。青少年者有望晶状体皮质吸收，如不吸收者，待炎症反应消退后，再行手术摘除白内障。如经治疗，炎症反应不减轻或眼压升高不能控制，或晶状体皮质与角膜内皮质接触时，应当及时摘除白内障。由于外伤性白内障多为单眼，白内障摘除后应尽可能同时植入人工晶体。

【预防与调护】

1. 加强宣传有关眼外伤的危害性。

2. 严禁儿童玩耍刀、剪、铁丝、火炮等尖锐物品及爆炸性物品。

3. 防止异物穿入眼内，相应工作人员应戴防护眼镜。

4. 受伤后及时就诊，避免挤压伤眼而加重病情。

第十一章 青光眼

青光眼是指与眼压升高有关的以视网膜神经纤维萎缩、视盘凹陷和视野缺损为主要特征的一组疾病，为临床常见病和主要致盲眼病。据 2000 年全球青光眼预测，原发性青光眼患者有 6680 万人，继发性青光眼患者有 600 万人，青光眼致盲者有 670 万人（占第二位），而意识到自己患病的人不到 50%。在美国约 200 万人有青光眼，我国人群中青光眼的发病率约为 0.67%，40 岁以上人群的发病率约为 1.68%，按我国 13 亿人口推算，估计有青光眼患者 870 万人，目前有青光眼致盲病人 40 万～50 万，占致盲眼病的第四位（8.8%）。本病有一定的遗传趋向，在患者直系亲属中，10%～15% 的个体可能发生青光眼。由于青光眼是一种终生性疾病，为不可逆性盲，发病具有隐匿性和突发性且早期诊断困难，因而加强对青光眼的早期诊治显得更有意义。

眼球内容物对眼球壁所施加的压力，称为眼内压（简称眼压）。统计学上将正常人眼压确定为 10～21mmHg，临床上应以不引起视神经损害的眼压值为标准，但这一眼压值存在较大的个体差异，不能简单、机械地把眼压大于 21mmHg 认为是病理值。有些人具有正常眼压但却发生了视神经损害，称为正常眼压性青光眼。有些人眼压虽已超过统计学上的正常上限，但经长期观察并未出现视神经和视野损害，称为高眼压症。研究表明，高眼压是青光眼损害的重要因素，但不是唯一的因素。除眼压外，青光眼的发病还与心脑血管疾病、糖尿病、近视眼等危险因素有关。正常人双眼眼压差 < 5mmHg，24 小时眼压波动 < 8mmHg，而当 24 小时眼压差 > 8mmHg，眼压 > 21mmHg 或两眼眼压差 > 5mmHg 时，应视为异常，需进一步检查。单次眼压升高并不足以做出青光眼的诊断，只有当患者同时存在青光眼性视盘改变或视野改变时才能诊断。而当患者有持续高眼压、而视盘和视野检查均正常时，即所谓的高眼压症，应作为可疑青光眼进行定期随访。

房水是维持角膜透明度、含水量和屈光率的必要条件，其生成量与排出量的动态平衡决定了生理性眼压的稳定性。眼压高低主要取决于睫状突生成房水的速率、房水通过小梁网流出的阻力和上巩膜静脉压这三个因素。当房水生成量不变，房水循环途径中任何一环发生阻碍，房水流通受阻时，眼压即可升高，这是青光眼的基本病理过程。因此，采用各种方法使房水生成和排出重新恢复平衡，以降低眼压和保护视功能，这是青光眼治疗的根本目的。

青光眼视神经损害机制主要有机械学说和缺血学说两种。机械学说认为是视神经纤维直接受压，轴浆流中断所致；缺血学说认为是视神经供血不足，对眼压耐受性降低所致。目前一般认为，青光眼的视神经损害很可能是上述两者的联合作用。因此，对青光眼的治疗，除降低眼压外，还要改善视神经的血液供应，进行视神经保护性治疗。

青光眼治疗的目的是降低眼压和保护视神经。目前主要有三种降低眼压的治疗方法（药物、激光和手术），在降低眼压和防止病变发展方面都是有效的。一般首选药物治疗，其次是激光，最后选择手术。

在视神经保护治疗方面，尽管钙离子通道阻滞剂、神经营养因子、抗氧化剂等具有视神经保护作用，但尚未广泛运用于临床。中医中药具有一定的优势，采用益气养阴、活血通络等中药及针刺治疗均可取得一定疗效。

临床上根据房角形态是开角或闭角、病理机制明确或不明确，以及发病年龄等三个主要因素，一般将青光眼分为原发性、继发性和先天性三大类。原发性青光眼包括闭角型青光眼（急性闭角型青光眼、慢性闭角型青光眼）和开角型青光眼；先天性青光眼包括婴幼儿型青光眼、青少年型青光眼、先天性青光眼伴有其他先天异常等三种。

青光眼属中医学"五风（青风、绿风、黄风、乌风、黑风）内障"范畴。根据青光眼的瞳孔颜色和大小、症状类型、临床特征、预（愈）后转归等，将其统称为五风内障。一般认为，青风内障类似于慢性开角型青光眼，绿风内障类似于急性闭角型青光眼，黄风内障类似于绝对期青光眼，乌风内障类似于某些继发性青光眼，黑风内障类似于慢性闭角型青光眼。我国的中医眼科工作者遵循中医学基本理论，运用现代科学技术和方法，对青光眼进行了多方面的临床观察与实验研究，积累了丰富的经验，取得了一定的进展。

第一节　原发性闭角型青光眼

原发性闭角型青光眼是一种因周边虹膜堵塞小梁网，或与小梁网产生永久粘连，使房水外流受阻，引起以眼压升高、视功能损害为主要表现的一类青光眼。患眼具有房角狭窄、周边虹膜易与小梁网接触的解剖特征，临床上根据眼压升高的急与缓，又分为急性和慢性两种。急性闭角型青光眼多见于50岁以上老年人，以女性更常见，男女之比约为1∶2，双眼先后或同时发病，阅读、疲劳、情绪激动、暗室停留时间过长、局部或全身应用抗胆碱药物等，均可使瞳孔散大，周边虹膜松弛而诱发本病。慢性闭角型青光眼以男性较多见，发病年龄较急性闭角型青光眼为早。本病如能及早预防和治疗，可控制病情发展或保持一定视力。若误治或失治，则易导致失明。根据本病的临床表现，急性闭角型青光眼与中医学"绿风内障"（《太平圣惠方》）相似，慢性闭角型青光眼与中医学"黑风内障"（《秘传眼科龙木论》）相似。

【病因病机】

西医认为闭角型青光眼的病因尚未完全阐明。其局部解剖因素主要是眼轴较短，角膜较小，前房浅，房角狭窄，且晶状体较厚、位置相对靠前，使瞳孔缘与晶状体前表面接触紧密，房水越过瞳孔时阻力增加。随着年龄的增长，由于晶状体厚度增加，与虹膜更加贴近，以致房水经过晶状体与虹膜之间的空隙时阻力增加，形成生理性瞳孔阻滞，导致后房压力比前房高，当瞳孔中等度散大时，则周边虹膜更加前移，在房角入口处与小梁面相贴，房角关闭，以致房水排出受阻，引起眼压急剧升高，这是急性闭角型青光眼最常见的局部解剖因素。本病与神经体液调节失常也有密切关系，可导致葡萄膜充血，虹膜前移，堵塞房角。其诱发因素主要是情绪激动、悲哀哭泣、精神创伤、过度劳累、气候突变、暴饮暴食、药物散瞳等，长期暗室工作也可诱发本病。慢性闭角型青光眼眼球的解剖变异，其程度较急性闭角型青光眼者轻，瞳孔阻滞现象也不如急性闭角型青光眼明显。其眼压升高也是因周边虹膜与小梁网发生粘连，使小梁功能受损所致。但其房角粘连是由点到面逐步发展，小梁网损害为渐进性，眼压水平也随着房角粘连范围的缓慢扩展而逐步上升。

中医认为本病的病因与发病多因七情内伤，情志不舒，郁久化火，火动风生，肝胆风火上扰；或肝气乘脾，聚湿生痰，痰郁化热生风，肝风痰火上扰清窍；或肝气郁结，气机阻滞，疏泄失权，气火上逆；或劳神过度，嗜欲太过，阴精内损，肝肾阴虚，阴不制阳，风阳上扰；或脾胃虚寒，浊气不化，饮邪上犯；或肝肾阴虚，水不制火，虚火上炎等，均可导致气血失和，气滞血瘀，眼孔不通，目中玄府闭塞，神水瘀滞而酿生本病。

【临床表现】

1. 急性闭角型青光眼　本病有几个不同的临床阶段（分期），不同的病期各有其一定的特点。

（1）临床前期：如一眼发生急性闭角型青光眼，具有浅前房、窄房角、虹膜膨隆等局部解剖因素，而没有任何症状的另一眼则为临床前期；或有家族史，暗室试验阳性，双眼具有浅前房、窄房角、虹膜膨隆等局部表现，但未有临床症状，则为临床前期。

（2）前驱期（先兆期）：表现为一过性或反复多次的小发作，如一过性虹视、雾视、眼胀，或伴同侧鼻根部酸胀、额部疼痛，经休息后自行缓解或消失。若即刻检查可发现眼压升高（常在40mmHg以上），眼局部或有轻度充血，角膜轻度雾状混浊，前房浅，瞳孔稍扩大，对光反射迟钝。

（3）急性发作期：起病急，自觉患眼剧烈胀痛，甚至眼胀欲脱，伴同侧头痛、虹视、畏光、流泪、视力急剧下降，严重者仅留眼前指数或光感，可有恶心、呕吐等全身症状。检查时，可见眼睑水肿，混合充血，角膜上皮水肿呈雾状或毛玻璃状，角膜后色素沉着，前房极浅，瞳孔中度散大，常呈竖椭圆形及淡绿色，对光反射消失。眼压一般在50mmHg以上，个别严重病例可高出患者本人舒张压。因角膜水肿，眼底多看不清。眼压下降后，症状减轻或消失，视力好转，但常留下角膜后色素沉着、虹膜扇形萎缩、房角广泛后粘连、瞳孔无法恢复正常形态和大小等眼前节改变。高眼压可引起瞳孔区晶状体前囊下呈多数性、卵圆形或点片状灰白色混浊，称为青光眼斑，临床上凡见青光眼斑，提示曾有急性闭角型青光眼的大发作。

（4）间歇期：小发作后自行缓解、小梁网尚未受到严重损害者为间歇期。其诊断主要依据为：有明确小发作史；房角开放或大部分开放；不用药或少量缩瞳药即能使眼压稳定在正常范围。急性大发作经积极治疗后，症状和体征消失，视力部分或完全恢复，也可进入间歇期，但随时有急性发作可能。

（5）慢性期：急性大发作或反复小发作后，病情呈慢性进展，视力下降，视野改变，房角广泛粘连，小梁网功能大部分遭受破坏，眼压中度升高，眼底视盘呈病理性凹陷及萎缩，并出现相应视野缺损。

（6）绝对期：持续性高眼压，使视神经遭受严重损害，视力全部丧失，有时可出现眼部剧烈疼痛。

2. 慢性闭角型青光眼　慢性闭角型青光眼在发作时眼前部没有充血，自觉症状也不明显，如果不查房角易被误诊为开角性青光眼。

本病发作时常有虹视，其他自觉症状如头痛、眼胀、视物模糊等，但都比较轻微，眼压中等度升高，多在 40mmHg 左右，发作时房角大部或全部关闭，充分休息和睡眠后，房角可再开放，眼压下降，症状消失。随病情发展或反复发作，房角即发生粘连，继而眼压持续升高，晚期则出现视神经萎缩，视野缺损，最后完全失明。

【辅助检查】

1. 激光扫描偏振仪　即神经纤维分析仪检查。高眼压者的延迟值比正常人低，其特点是下方延迟比上方明显，且扫描激光偏振仪延迟值的改变与视野损害程度相一致，但比视野更敏感。

2. 超声生物显微镜　可分析青光眼患者的前房容积，计算其房角开放的程度，并了解眼局部组织结构的变异。

【诊断要点】

1. 急性闭角型青光眼急性发作期

（1）视力急剧下降。

（2）眼压突然升高，眼球坚硬如石。

（3）角膜水肿，瞳孔呈竖椭圆形散大且带绿色外观。

（4）眼局部混合充血。

（5）前房极浅，前房角闭塞。

（6）伴有剧烈的眼胀痛、同侧头痛、恶心、呕吐等。

2. 慢性闭角型青光眼　症状不明显时，要观察高眼压和正常眼压下的前房角状态。当眼压升高时房角变窄，甚至完全不能看到小梁。而眼压下降至正常范围时，房角变宽一些，且眼前部不充血，视野缺损，眼底有青光眼改变，便可诊断本病。

（1）周边前房浅，中央前房深度略浅或接近正常，虹膜膨隆现象不明显。

（2）房角中等狭窄，有不同程度的虹膜周边前粘连。

（3）眼压中等度升高，常在 40mmHg 左右。

（4）眼底有典型的青光眼性视盘凹陷。

（5）伴有不同程度的青光眼性视野缺损。

【鉴别诊断】

1. 急性闭角型青光眼应与急性虹膜睫状体炎和急性结膜炎相鉴别（表 11-1）

表 11-1 急性闭角型青光眼、急性虹膜睫状体炎、急性结膜炎鉴别

	急性闭角型青光眼	急性虹膜睫状体炎	急性结膜炎
眼痛	剧烈胀痛难忍	眼痛可忍，夜间甚	无
视力	剧降	明显下降	正常
分泌物	无	无	黏液脓性
虹视	有	无	无（如有，冲洗后即无）
充血	混合充血	睫状充血或混合充血	结膜充血
角膜	水肿呈雾状混浊	透明，角膜后有沉着物	透明
前房	浅	正常，房水混浊	正常
瞳孔	散大	缩小	正常
眼压	明显升高	正常或轻度升高	正常
呕恶	可有	无	无

此外，本病如合并有恶心、呕吐、腹泻等胃肠道症状时，应注意眼部检查，与急性胃肠炎进行鉴别。

2. 慢性闭角型青光眼与开角型青光眼相鉴别 慢性闭角型青光眼因自觉症状不明显，易被漏诊或误诊为开角型青光眼。但闭角型青光眼常有典型的小发作史，视盘凹陷常较开角型青光眼浅，其房角常为窄角并有粘连；而开角型青光眼常无自觉症状，视盘凹陷较闭角型深，其房角绝大多数为宽角。但最主要的鉴别方法是在高眼压情况下检查房角，如房角开放则为开角型青光眼。

【治疗】

（一）治疗原则

闭角型青光眼一经确诊就必须手术治疗，但术前应将眼压降至正常范围。术前中医辨证论治，可减轻患者的自觉症状，改善局部体征。术后使用祛风活血中药，可减少术后反应，并提高患者的视功能。

急性闭角型青光眼是容易致盲的眼病之一，必须进行紧急处理。其处理程序是：先用缩瞳剂、β-肾上腺素能受体阻滞剂及碳酸酐酶抑制剂或高渗剂等迅速降低眼压，使已闭塞的房角开放，待眼压下降后及时选择适当手术防止再发。

（二）中医治疗

中医认为本病主要与风、火、痰、郁导致目窍不利，瞳神散大，玄府闭塞，眼孔不通，进而神水瘀滞有关，治疗应消除病因，开通玄府，宣壅滞，缩瞳神。本病对视力损害极大，甚至可致失明，治疗以挽救视力为先，尤以缩瞳为要，如《证治准绳》所说："病既急者，以收瞳神为先，瞳

神但得收复，目即有生意。"临证时采用中西医结合进行救治。

1. 辨证论治

（1）风火攻目证

症状：发病急骤，黑睛雾状水肿，前房极浅，黄仁晦暗，瞳神中等度散大，展缩不灵，房角关闭甚或粘连；多伴有恶心、呕吐等全身症状；舌红苔黄，脉弦数。

分析：肝开窍于目，头颞部属胆经，肝胆风火，相煽交炽，上攻头目，目中玄府闭塞，神水瘀积，故头痛如劈，目珠胀硬，视力锐减，眼压升高，胞睑红肿，白睛混赤肿胀；风性开泄，火性升散，故瞳神中等度散大，展缩不灵；气火上逆，胃气失和，故恶心呕吐；舌红苔黄，脉弦数为肝胆火旺之候。

治法：清热息风。

方剂：绿风羚羊饮（《医宗金鉴》）加减。

药物：山羊角 10g[先煎]，玄参 10g，防风 10g，茯苓 15g，知母 10g，黄芩 10g，细辛 3g，桔梗 10g，车前子 10g[包煎]，羌活 10g，荆芥 10g，大黄 10g[后下]。

方解：方中山羊角（代替羚羊角）清肝热，息肝风，为方中君药；玄参、知母、黄芩清热降火，凉血退赤；茯苓、车前子利水渗湿，以利小便；大黄通便泻火，二便通，则邪热从二便而出为臣药；羌活、荆芥、防风、细辛上达头目，祛风止痛为佐药；桔梗载药上浮为其使药。诸药配合，共奏平肝息风、清热泻火之功。

加减：头痛甚者，宜加钩藤 10g[后下]，菊花 10g，白芍 10g，以增息风止痛之功；头痛邪热盛者，加川芎 5g，石膏 15g[打碎先煎]，以清散邪热；伴有恶心、呕吐者，可加陈皮 5g，半夏 10g，代赭石 10g[先煎]，竹茹 10g，以降逆止呕；目珠胀硬，神水积滞者，常加猪苓 10g，通草 3g，泽泻 10g，以利水泻热；口苦胁痛者，加龙胆 10g，栀子 10g，以清泻肝胆；大便秘结者，加芒硝 10g[冲服]，以泻腑通便。

（2）气火上逆证

症状：头目胀痛，视物昏蒙，虹视，黑睛雾状混浊，瞳孔散大，眼压增高；情志不舒，胸闷嗳气，食少纳呆，呕吐泛恶，口苦；舌红苔黄，脉弦数。

分析：肝郁气滞，故胸闷嗳气，肝郁化火，气火上逆攻目，玄府郁闭，神水瘀积，故致目胀痛，视物昏蒙，虹视，角膜雾状混浊，瞳孔散大，眼压增高；肝郁化火，故口苦；肝火横逆犯胃，胃失和降，则胸闷嗳气，食少纳呆，呕吐泛恶；舌红苔黄、脉弦而数均为气火上逆之候。

治法：疏肝降逆。

方剂：丹栀逍遥散（《校注妇人良方》）合左金丸（《丹溪心法》）加减。

药物：柴胡 10g，当归 10g，白芍 10g，茯苓 15g，白术 10g，甘草 5g，薄荷 3g[后下]，生姜 10g，牡丹皮 10g，栀子 10g，黄连 5g，吴茱萸 3g。

方解：方中以丹栀逍遥散养血健脾，疏肝清热；左金丸清泻肝火，降逆止呕。

加减：目珠胀甚者，加石决明 15g[先煎]，夏枯草 10g，以平肝清热；混合充血明显，加赤芍 10g，牛膝 10g，以凉血散瘀；恶心呕吐，加竹茹 10g，半夏 10g，以和胃降逆；口苦胁痛，加龙胆 10g，以清泻肝胆；胸闷胁肋胀者，加枳壳 10g，香附 10g，以行气止痛；大便秘结，加芒硝 10g[冲服]，以泻腑通便；溲赤短少，加猪苓10g，木通10g，以清利小便；若热极生风，阴血已伤，用羚羊钩藤汤凉肝息风。

（3）痰火郁结证

症状：目胀痛，目珠坚硬，瞳神散大，视力骤降；常伴身热面赤，动辄眩晕、呕吐痰涎；舌红苔黄，脉弦滑。

分析：脾湿生痰，郁久则化火生风，风痰夹火上攻头目，致清窍受阻，玄府闭塞，神水潴留，故头目胀痛，目珠坚硬，瞳神散大，视力骤降；痰火内盛，气机失常，故见身热面赤，动辄眩晕、呕吐痰涎；舌红苔黄、脉弦滑为痰火之候。

治法：降火逐痰。

方剂：将军定痛丸（《审视瑶函》）加减。

药物：大黄10g[后下]，黄芩（酒炒）10g，僵蚕5g，陈皮5g，天麻10g，桔梗10g，青礞石[煅]10g，白芷10g，薄荷5g[后下]，半夏10g。

方解：方中大黄为君，苦寒泄热，清降痰邪，直折火势，荡涤痰火，导痰火下行，痰火去而胀痛止，有斩关夺门之功，故号将军，本方也因此而名"将军定痛丸"。半夏燥湿化痰，降逆止呕，为化痰要药，太阴痰厥头痛非此不能除，与君药合用清泄痰热，半夏以牙皂、姜汁煮后，则搜痰之力更为彰显；黄芩清肝泄热解毒，助大黄泻火之功；天麻平肝息风，善治头痛头风、头晕目眩诸症，与大黄、半夏同用则化痰息风、降泄风痰，以上三味共为臣药。白僵蚕息风化痰止痉，襄助天麻；陈皮燥湿化痰，襄助半夏；青礞石重坠性猛，坠痰息风、平肝下气，与大黄苦泄同用则逐痰力大；白芷散风止痛；薄荷清利头目，以上五味共为佐药。桔梗祛痰，更为诸药舟楫，载药上行，能引苦峻之药上行头目，为使药；黄芩、天麻酒洗，是引药入肝，清降肝火肝风。本方降、泄、攻、逐力猛，用于治疗痰火上攻之病。

加减：本方常用于治疗闭角型青光眼急性发作期，属风邪引动痰火者；亦用于治疗眼病伴顽固性头痛。用于治疗痰火上壅之闭角型青光眼急性发作期，可加石决明15g[先煎]，决明子10g，以增强平肝清热之力；角膜雾状混浊，眼压升高者，加猪苓10g，茯苓15g，通草5g，泽泻10g，以利水泻热；动辄眩晕，呕吐甚者，加天竺黄10g，竹茹10g，藿香10g，以清火化痰，降逆止呕。

（4）肝阳上亢证

症状：眼胀头痛，视物模糊，虹视，眼压中等度升高，瞳孔散大，时愈时发；头痛，眩晕，血压高，失眠；舌质红，苔黄，脉弦数。

治法：潜阳息风。

方剂：天麻钩藤饮（《中医内科杂病证治新义》）

药物：天麻10g，钩藤12g[后下]，生石决明20g[先煎]，栀子10g，黄芩10g，川牛膝12g，杜仲10g，益母草10g，桑寄生10g，首乌藤10g，茯神15g。

方解：方中天麻、钩藤平肝息风，为君药。生石决明咸寒质重，功效平肝潜阳，并能除热明目，与君药合用，加强平肝息风之力；川牛膝引血下行，并能活血利水，共为臣药。杜仲、桑寄生补益肝肾以治其本；栀子、黄芩清肝降火，以折其亢阳；益母草合川牛膝活血利水，有利于平降肝阳；首乌藤、茯神宁心安神，均为佐药。诸药合用，共成平肝息风、清热活血、补益肝肾之剂。

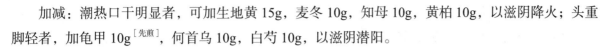

加减：潮热口干明显者，可加生地黄 15g，麦冬 10g，知母 10g，黄柏 10g，以滋阴降火；头重脚轻者，加龟甲 10g[先煎]，何首乌 10g，白芍 10g，以滋阴潜阳。

2. 针刺治疗

（1）体针：常选用太冲、行间、内关、足三里、合谷、曲池、风池、承泣、睛明、攒竹、翳明、球后等穴，每次局部取 2 穴，远端取 2 穴，交替使用。每日 1 次，10 次为一疗程，强刺激。

（2）耳针：可取耳尖、目 1、目 2、眼降压点、肝阳 1、肝阳 2、内分泌等；主穴可选瞳子髎、攒竹、球后、睛明；配穴可选合谷、足三里、肝俞、肾俞、脾俞、三阴交、光明。每次选主穴 2 个，配穴 2～3 个。根据辨证选择补泻法，每日 1 次，留针 30 分钟，10 日为 1 个疗程。

（三）西医治疗

1. 滴眼　①缩瞳剂：1%～2% 硝酸毛果芸香碱滴眼液。急性大发作时，每 3～5 分钟滴眼 1 次，共 3 次；然后每 30 分钟滴眼 1 次，共 4 次；以后改为 1 小时滴眼 1 次，待眼压降低、瞳孔缩小后，改为每日 4 次。② β 肾上腺素能受体阻滞剂：常用 0.25%～0.5% 马来酸噻吗洛尔滴眼液，每日 1～2 次；或用 0.25%～0.5% 盐酸倍他洛尔滴眼液，每日 1～2 次。

2. 口服　碳酸酐酶抑制剂：能抑制房水分泌，常用醋甲唑胺、乙酰唑胺口服。

3. 静滴高渗剂　本类药能提高血浆渗透压，吸取眼内水分，使眼压迅速下降，但作用时间短，一般仅用在术前降压。常用的有 20% 的甘露醇、50% 的甘油等。

4. 手术治疗　临床前期适宜做 Nd：YAG 激光虹膜切开术（虹膜周边打孔）或行虹膜周边切除术。通过剪除虹膜根部组织，使后房的房水经过短路与房角小梁网接触，以防止眼压升高。一般认为，间歇期房角粘连小于 1/3 周者，可做虹膜周边切除术；大于 1/2 周者则需做眼外引流术。急性发作期经药物治疗后，眼压基本控制，充血明显消退，前房反应消失，若停药 48 小时眼压不回升，房角功能性小梁网 1/2 以上开放，眼压描记 C 值在 0.19 以上者，可施行虹膜周边切除术；对于眼压不能控制到正常范围，房角已发生广泛前粘连者，应考虑施行小梁切除术或其他滤过性手术。慢性闭角型青光眼在房角出现周边虹膜前粘连及小梁受损害之前，一般采用虹膜周边切除术，以防止病情进一步恶化；对于晚期病例，房角大部分闭塞，一般应做小梁切除术等滤过性手术。

【病案举例】

例 1　张健验案（《张健眼科医案》）

傅某，女，55 岁，湖南省长沙广播电视台，退休干部。于 2014 年 12 月 25 日初诊。

主诉：右眼胀痛，视力锐减 1 日。

病史：患者于昨晚突发右眼胀痛，畏光，流泪，虹视，视力锐减。伴同侧剧烈头痛，心烦，口干，恶心，呕吐。

检查：视力右眼 0.3，左眼 0.8。右眼混合充血，角膜雾状混浊，前房浅，瞳孔呈竖椭圆形散大且带绿色外观，对光反应消失。哥德曼压平式眼压计测眼压：右眼 42mmHg，左眼 18mmHg。房角检查：右眼房角关闭，左眼房角部分关闭。舌质红，苔黄腻，脉滑数有力。

诊断：原发性闭角型青光眼（右眼急性发作期；左眼临床前期）。

辨证：风火攻目证。

治法：清热泻火。

方剂：回光汤（《张怀安眼科临床经验集》）。

处方：山羊角 15g[先煎]，玄参 15g，知母 10g，龙胆 10g，荆芥 10g，防风 10g，法半夏 10g，僵蚕 5g，菊花 10g，细辛 3g，川芎 5g，茯苓 20g，车前子 15g[包煎]，羌活 10g，甘草 5g。3 剂。

服法：水煎，每日 1 剂，分 2 次温服。

外治：①1% 硝酸毛果芸香碱滴眼液，滴右眼。②20% 甘露醇 250mL，静脉滴注。③醋甲唑胺（尼目克司）片，1 次 25mg（1 片），每日 2 次。

医嘱：调情志，避风寒，少食辛辣炙煿之品。

二诊（2014 年 12 月 28 日）：呕止痛减，视力右眼 0.4，左眼 0.8，眼压：右眼 25mmHg，左眼 18mmHg。原方，3 剂。右眼继续滴 1% 硝酸毛果芸香碱滴眼液。停止静脉滴注甘露醇和口服醋甲唑胺。

三诊（2014 年 12 月 31 日）：呕止痛消，右眼眼压降至 22mmHg，视力恢复到 0.5。局麻下右眼施行小梁切除术；2 周后，左眼施行激光虹膜切开术。观察至今，眼压控制在正常范围之内。

按语：《证治准绳·杂病·七窍门》认为本病是因"痰湿所致，火郁、忧思、忿怒之过"而发病。肝开窍于目，头颞部属胆经，肝胆风火，相煽交炽，上攻头目，目中玄府闭塞，神水瘀积，故头痛如劈，目珠胀硬，视力锐减，眼压升高，胞睑红肿，白睛混赤肿胀；风性开泄，火性升散，故瞳神中度散大，展缩不灵；气火上逆，胃气失和，故恶心呕吐；舌质红，苔黄腻，脉滑数有力为肝胆火旺之候。回光汤方中山羊角疏肝经风热为君药；龙胆清肝胆湿热，僵蚕清热祛风止痛，玄参、知母、菊花养肝明目为臣药；法半夏、茯苓、车前子利湿化痰为佐药；羌活、荆芥、防风祛风散寒，细辛辛温开窍反佐；甘草调和诸药，川芎活血行滞止痛，引药上行为使药。诸药配伍，共奏疏肝清热、利湿化痰之功。肝平、热清、湿去、痰化则目安。配合西药降压、手术，既提高了疗效，又能防止原发性闭角型青光眼屡愈屡发。

例 2 庞荣验案

张某，男，57 岁，农民，于 2008 年 10 月 16 日初诊。

主诉：右眼疼痛，视物不清，头痛 20 日。

病史：患者 20 日前右眼疼痛、视物不清，经人介绍来我院就诊。

检查：视力：右眼 0.01，左眼 0.6，裂隙灯检查：右眼球结膜睫状充血，角膜水肿，前房浅，瞳孔散大；右眼眼压：35mmHg；舌质红苔黄，脉弦。

诊断：右眼急性闭角型青光眼。

辨证：肝火上炎，郁阻脉络。

治法：泻肝解郁，散风通络。

方剂：泻肝解郁汤（《中医眼科临床实践》）。

处方：桔梗 10g，茺蔚子 10g，车前子 10g[包煎]，葶苈子 10g，泽泻 10g，黄芩 10g，防风 10g，香附 10g，芦根 15g，夏枯草 15g，甘草 3 克。

服法：水煎，每日 1 剂，分 2 次温服。

外治：配合 1% 硝酸毛果芸香碱滴眼液，滴患眼，每日 4～6 次。

医嘱：调畅情志，禁食辛辣刺激食品。

二诊（2008年10月28日）：检查右眼视力0.6，眼压：30mmHg，继服前方。

三诊（2008年11月8日）：右眼眼压：20mmHg，前方去泽泻，加槟榔10g，荆芥10g，枳壳10g。服法同前。

四诊（2008年12月17日）：检查视力右眼0.8，左眼1.0，右眼结膜不充血，角膜透明，前房浅，瞳孔药物性缩小。以泻肝解郁汤善后，眼部情况良好。

按语：本例为青光眼急性发作，故泻肝解郁汤治之，方中以桔梗、黄芩解上焦之郁；夏枯草、芦根泻肝解郁，散结疏络；香附、茺蔚子、葶苈子、车前子理气行血利水；防风散风疏络，甘草调和诸药。总之，治疗本病，以肝郁得解，血脉通畅，水道通利，眼压正常，其病可除，配合点眼药控制和降低眼压。

【治疗心得】

原发性闭角型青光眼是一种常见的致盲眼病。治疗方法包括药物、激光和手术，手术治疗一般是无法避免的，因此，中医药对本病的治疗主要是围绕手术期和手术后视功能的提高方面。中医学认为此类疾病多由情志不舒，或暴怒伤肝，致肝胆火炽，风火上扰头目；或阴虚阳亢，风阳上扰，导致气血失和，气机阻滞，玄府闭塞，神水积滞所致。治疗以保存视功能为主要目的，首先要控制眼压。临床多采用西药滴眼液以迅速降低眼压，急性期中医当以疏肝行气、活血利水、潜阳息风为主，俟病情缓解，再审因论治，常在辨证基础上酌情加滋补肝肾、活血之品，以保护视神经，促进视功能恢复。外治方面，局部用药和及时手术治疗十分重要，此外配合针灸、激光等其他有效的方法以进行综合治疗。

【食疗方】

1. 瓜皮绿豆汤

组成：西瓜皮60g，绿豆30g，生地黄10g，茜草10g。

功效：利水降眼压。

主治：急性或慢性闭角型青光眼，中医辨证属水湿上泛。

方解：西瓜皮清热止渴利小便；绿豆清热解毒，益气，止渴利尿；生地黄清热凉血；茜草凉血止血。上述4种食材搭配在一起，具有利水降眼压的功效。

制法：将西瓜皮切成小块，与绿豆、生地黄、茜草放入适量水中浸泡0.5小时后，大火烧开，小火熬20分钟即可。

用法：每日1次，不宜多喝。

2. 青柿芦笋膏

组成：蜂蜜100g，青柿100g，芦笋20g。

功效：利水降眼压。

主治：急性或慢性闭角型青光眼，中医辨证属风痰上扰。

方解：蜂蜜降眼压；青柿清热去燥，润肺化痰，软坚，生津止渴；芦笋增进食欲。上述3种食材搭配在一起，具有利水降眼压的功效。

制法：上述 3 种食材洗净放入砂锅内，加水后文火炖成烂熟。加适量精盐、佐料即可。

用法：30mL 开水冲服，每日 2 次。

3. 粳米绿豆羹

组成：粳米 100g，绿豆 50g，银耳 30g，白糖、山楂糕各适量。

功效：利水降眼压。

主治：急性或慢性闭角型青光眼，中医辨证属气阴两虚。

方解：粳米补中益气；绿豆清热解毒，益气，止渴利尿；银耳益气补肾，养阴明目，山楂糕消积化食，化滞，行瘀；白糖具有润肺生津、补中益气、清热燥湿、调味的作用。上述 5 种食材搭配在一起，具有养肝明目、利水降眼压的功效。

制法：将绿豆、银耳清水泡 1.5 小时，山楂糕切成小丁，将粳米洗净，加适量清水，倒入绿豆、银耳，用大火煮沸后，转小火煮至豆米开花，汤水黏稠，加入白糖、山楂糕丁即可。

用法：当早餐。

【名医经验】

1. 庞赞襄经验（河北省人民医院中医眼科名中医）：认为本病是由于精神过度受刺激，精神紧张，或思虑过度，肝胆之火上扰，或外感风热，诱动内风等导致气血失和，脉络受阻，终致房水瘀滞，眼压增高，瞳孔散大而成本病。临床上辨证论治分 3 种证型。①肝经郁热证：除见上述症状外，兼见一侧头目剧痛，而无恶心、呕吐等，舌苔薄白，脉弦数。治宜泻肝解郁、利水通络为主。方剂：泻肝解郁汤。药物：桔梗 9g，茺蔚子 9g，车前子 9g[包煎]，夏枯草 30g，芦根 30g，葶苈子 9g[包煎]，防风 9g，黄芩 9g，香附 9g，甘草 3g。加减：大便燥，加番泻叶 9g[后下]；胃纳欠佳，加吴茱萸 9g，神曲 9g，山楂 9g，麦芽 9g；心悸失眠，加远志 9g，炒酸枣仁 9g。②肝经虚寒证：急性发作，症状与上型同，但一侧头目剧痛，恶心呕吐，四肢发凉，舌淡无苔，脉沉细者，治宜温上散寒，降逆止呕，用吴茱萸汤（吴茱萸 9g，党参 9g，干姜 9g，大枣 4 枚，清半夏 9g，橘红 9g，枳壳 9g，甘草 3g）加减，先治其标，继服泻肝解郁汤。③肾虚火旺证：慢性期头晕、耳鸣、口苦咽干，舌赤苔薄，脉弦细者：治宜滋阴益肾，壮水制火为主。方剂：益阴肾气丸加减。药物：熟地黄 9g，山药 9g，茯苓 9g，枸杞子 9g，泽泻 3g，山茱萸 9g，牡丹皮 4.5g，当归 9g，生地黄 9g，银柴胡 6g，盐知母 9g，盐黄柏 9g，五味子 3g，麦冬 9g。加减：大便燥，加番泻叶 9g[后下]；胃纳欠佳，加青皮 9g，神曲 9g，麦芽 9g，山楂 9g。急性期西药缩瞳、降眼压药及高渗制剂药并用，必要时施行手术治疗。即使病情转入慢性阶段，亦需用 1% 硝酸毛果芸香碱滴眼液滴眼，以免贻误病人。

2. 韦文贵经验（中国中医研究院广安门医院名中医）：认为青光眼发病与邪正两方面因素有关。外邪以风火痰湿为主，正气不足以肝肾阴虚或脾虚气弱为主。阴虚者多火，气虚者多痰。其发病机理为：①暴怒伤肝，肝胆风火上扰；或肝经有热，风邪外侵，风热相助，上扰清窍，阻遏清阳，脉络受阻，瞳神失养，房水瘀滞，眼压增高，瞳神散大，目晕。②神劳过度，真阴耗损，阴虚火旺，虚火上越，房水瘀滞，眼压增高，瞳神散大。③脾虚气弱证，运化失健，湿热内阻，升降失序，上泛清窍；或脾胃虚寒，痰湿内阻，气机不畅，升降失序，浊阴上逆，而致经络受阻，瞳神失养，房水瘀滞，眼压增高，瞳神散大。韦文贵认为，本病的治疗首先要分缓急、明虚实。发病急速，病情严重者多实证；发病迟缓，病情较轻者多为虚证。无论虚、实、缓、急，若眼压明显增高，应该在用西药局部滴眼或加全身应用的基础上，依据以下证型用中药调理。

实证一为肝经风热而发，症以偏头痛或全头痛为主，眼压偏高，脉弦数，舌苔薄白，治宜祛风止痛，以偏正头痛方（防风 5g，荆芥穗 5g，木瓜 3g，苏叶 5g，蝉蜕 3g，甘草 3g）为主。如热邪偏盛者，可选风热头痛方（蔓荆子 10g，木瓜 3g，荆芥 5g，防风 5g，苏叶 5g，蝉蜕 3g，川芎 3g，藁本 6g，白芷 6g，桑叶 10g，细辛 3g，升麻 1g，钩藤 12g[后下]）。二为肝经郁火上冲而起，起病急剧，头如斧劈，目若锥钻，或眼胀欲脱，按之如石，心烦善怒，口苦口干，夜卧不安，瞳神散大，气色淡绿，虹视，视力急剧下降，甚至近于失明，眼压甚高，脉洪大而弦数有力，舌苔黄腻。治宜清肝利湿，滋阴降火，方用龙胆泻肝汤（或丸）。大便干结加大黄、芒硝；恶心呕吐者，加半夏、淡豆豉、厚朴、竹茹；大便干结、小便赤热又偏正头痛者，治宜疏风清热、泻火利湿为主，方用防风通圣散（或丸）。

虚证多由肝肾不足，阴虚火旺所致。症见头痛或眉棱骨痛，眼胀，瞳神散大，目晕，视物稍模糊，口干神烦，头晕耳鸣，时轻时重，时发时止，脉细数或弦细，舌红苔微黄或白腻，治宜平肝清肝，滋阴明目，祛风止痛，方用青光眼三方 [石决明 24g[先煎]，刺蒺藜 10g，白术 10g，决明子 15g，防风 6g，羌活 6g，川芎 6g，蝉蜕 6g，密蒙花 6g，白芷 6g，细辛 3g，生地黄 20g]。肝肾阴虚者，用杞菊地黄汤加味。服汤药不便者，可犀角地黄丸或芎菊上清丸。脾虚气弱者，症见头晕眼胀，虹视，视力疲劳，消化不良，时有泛恶，晨起尤甚，腹胀，脉细，舌质色淡。治宜调中益气化湿，方用调中益气汤。兼有偏头痛者，加细辛 3g；如痰湿内阻，时有泛恶、甚至呕吐涎沫，脘满肢冷，脉沉细，舌淡，治宜温中散寒，方用吴茱萸汤。

韦文贵偏正头痛方，对闭角型青光眼和开角型青光眼之偏正头痛者均有较好的止痛作用；青光眼三方，对开角型青光眼，时发时止，眼压 25～35mmHg 的患者疗效较好，用本方可缓解症状；杞菊地黄丸可辅助降低眼压，提高视力；吴茱萸汤和胃止呕，对肝胃不和，痰湿内阻，泛恶呕吐患者疗效明显。

3. 陈达夫经验（成都中医药大学附属医院眼科名中医）：认为本病眼前常见绿花，或时又发现红白色，继则头旋，或者瞳神散大，额角痛牵瞳神及鼻隔，因而昏盲，瞳神变绿者，名曰绿风，方主陈氏自制息风丸（赤芍 30g，紫草 30g，菊花 30g，僵蚕 30g，玄参 30g，川芎 21g，桔梗 15g，细辛 15g，牛黄 3g，麝香 1.5g，羚羊角 12g，研为细末，水为丸，如梧子大，日服七丸，白开水下）或沈氏息风汤（犀角 0.9g，沙参 30g，黄芪 15g，天花粉 15g，生地黄 12g，当归 12g，麻黄 6g，蛇蜕 6g[包煎]，钩藤 15g[后下]，防风 15g），此方出自沈氏《养生书》中，原是用来治疗内证的，并未命名，本书借用来治疗眼病，命名为沈氏息风汤。病轻者，用石决明 30g[先煎]或珍珠母 30[先煎]g 代替犀角；病重者，用羚羊角 0.6g～0.9g 代犀角，或用原方；兼恶心呕吐者，加藿香 15g，草豆蔻 9g[后下]；兼见瞳神干缺者，加蒲公英 30g。第三方为驻景丸加减方（菟丝子 240g，楮实子 240g，茺蔚子 180g，枸杞子 60g，车前子 60g，木瓜 60g，寒水石 90g，河车粉 90g，生三七 15g，五味子 60g。研为细末，为蜜丸，每日空腹服，用鳖血炒柴胡煎汤送下）。

4.张怀安经验（湖南中医药大学第一附属医院眼科名中医）：根据"肝开窍于目""肝受血而能视""肝气通于目，肝和则能辨五色矣"等理论，分辨肝热、肝火、肝阳、肝寒、肝虚等临床表现，采用疏肝清热、清肝泻火、柔肝滋阴、疏肝解郁、理肝祛瘀、温肝降逆、平肝潜阳、补肝滋肾等八法论治：①疏肝清热法：《素问•风论》云："风者善行而数变。""风入系头，则为目风眼寒。""故风者，百病之长也。"《素问•太阴阳明论》云："故伤于风者，上先受之。"风为阳邪，善行于上，火热亦为阳邪，其性上炎，肝为风木之脏，体阴而用阳，开窍于目。若肝气郁滞，先病在气。"气有余便是火"。火炼津液为痰，气郁不达，津液停聚亦可酿痰。外感风寒引动内生痰火，上扰清窍。症见眼珠胀痛，牵连眼眶、头额、鼻颊作痛，视灯火有彩虹圈，恶心呕吐，气轮混赤，抱轮尤甚，风轮如雾状，瞳神散大，其色淡绿，眼珠变硬；舌红，苔白腻，脉弦滑有力。治法：疏肝清热，利湿化痰。方剂：回光汤（经验方）。药物：山羊角15g[先煎]，玄参15g，知母10g，龙胆10g，荆芥10g，防风10g，僵蚕6g，菊花10g，细辛3g，川芎5g，半夏10g，茯苓20g，车前子20g[包煎]。②清肝泻火法：肝为风木之脏，其性刚强，与胆相表里，在志为怒，怒气伤肝，气郁化火，气火上逆。发作急，来势猛，循经上窜目窍，症见头痛如劈，眼珠胀痛欲脱，耳鸣耳痛，口苦咽干，心中烦扰，气轮混赤，抱轮尤甚，风轮如雾状，瞳神散大，其色淡绿，眼珠坚硬如石，小便黄赤；舌苔薄黄，脉弦数有力。宜苦寒之剂，直折其势。治法：清肝泻火。方剂：加味龙胆泻肝汤（经验方）。药物：龙胆10g，黄芩10g，栀子10g，泽泻10g，木通10g，车前子10g[包煎]，当归10g，柴胡10g，生地黄10g，羌活10g，防风10g，酒炒大黄10g[后下]，甘草5g。③柔肝滋阴法：少阴心之脉夹目系，厥阴肝之脉连目系。心主火，肝主木，木火势甚，神水受伤。症见眉骨痛甚，或偏头痛，瞳神散大，视物昏蒙。治法：柔肝滋阴。方剂：加减滋阴地黄汤（经验方）。药物：黄连5g，黄芩10g，生地黄30g，熟地黄30g，地骨皮10g，山茱萸10g，五味子6g，当归10g，柴胡10g，枳壳10g，天冬10g，甘草5g。④疏肝解郁法：肝为将军之官，喜条达而恶抑郁。如情志不畅，愤郁不伸，意欲不遂，以致肝气郁结，气机失调，升降不利，气滞水留，神水受伤。"伤肝则神水散。何则？神水亦气聚也"。症见目珠胀痛，视物昏蒙，或视灯光有红绿色彩圈。"过郁者宜辛、宜凉，乘势达之为妥"。治法：疏肝解郁法。方剂：开郁汤（经验方）。药物：香附10g，青皮10g，荆芥10g，防风10g，川芎5g，栀子10g，柴胡10g，车前子10g[包煎]，当归10g，白芍10g，牡丹皮10g，夏枯草10g，甘草5g。⑤理肝祛瘀法：《医碥》云："血随气行，气寒而行迟则血涩滞，气热而行驶则血沸腾。因血属阴类，非阳不运，故遇寒而凝；气属火，非少则壮，故遇热而灼。"肝藏血，开窍于目。外受风寒，内蕴湿热，则气机不畅，气滞水留，血瘀不通，血水并蓄，神水受伤。症见头痛眼胀，视物昏蒙，瞳神气色不清；舌质紫暗，脉弦细或细涩。宗"热者寒之"，"留者攻之"。血水互结，祛瘀逐水并施。治法：理肝祛瘀。方剂：化肝祛瘀汤（经验方）。药物：生地黄30g，赤芍10g，当归10g，川芎6g，桃仁10g，红花5g，苏木10g，羌活10g，栀子10g，滑石30g[包煎]，桔梗10g，枳壳10g，酒炒大黄10g[后下]，甘草5g。⑥温肝降逆法：抑郁伤肝，思虑伤脾，脾胃虚寒，肝气上逆，神水受伤。症见头痛呕吐，四肢不温，瞳神散大；舌淡，无苔或苔白滑，脉沉细或沉迟。治法：温肝降逆。方剂：加味吴茱萸汤（经验方）。药物：党参10g，吴茱萸6g，半夏10g，陈皮10g，茯苓20g，枳壳10g，生姜10g，大枣5枚。⑦平肝潜阳法：风轮属肝，瞳神属肾。肝肾之阴不足，阳气亢逆升腾或因郁怒焦虑，气郁化火，内耗阴血，阴不制阳，随经上窜，神水受伤。

症见头晕目胀，耳鸣耳聋，失眠多梦，肢麻震颤，眼珠胀痛，瞳神气色不清或散大；舌红绛，脉弦细数。宜用介类以潜之，柔静以摄之，味取酸收，或佐咸降。治法：平肝潜阳。方剂：平肝潜阳汤（经验方）。药物：磁石20g[先煎]，石决明20g[先煎]，珍珠母20g[先煎]，天麻10g，山茱萸10g，钩藤10g[后下]，熟地黄30g，枸杞子10g，菊花20g，泽泻10g。⑧补肝滋肾法：肝藏血，肾藏精，肝赖肾精以滋养，肾得肝血而精充。《审视瑶函》云："若肾水固则气聚而不散，不固则相火炽甚而散大。"又说："夫水不足，不能制火，火愈胜，阴精愈亏，致清纯太和之元气而皆乖乱，精液随之走散矣。"症见头晕耳鸣，胁痛，腰膝酸软，口苦咽干，五心烦热，颧红盗汗，男子遗精，女子月经量少，目干涩昏花，瞳神气色不清或散大，"虚者补之""损者益之"。治法：补肝滋肾。方剂：加减明目地黄丸（经验方）。药物：生地黄30g，熟地黄30g，枸杞子10g，菊花10g，麦冬10g，五味子6g，石斛10g，石决明20g[先煎]，茯苓10g，山茱萸10g。

5. 姚和清（上海市眼病皮肤病防治所眼科名中医）：辨证论治青光眼分九证：①肝经风热证：多见于本病急性期，伴头痛，晕眩，面红，口苦，咽干，呕恶，大便不畅，小便短赤；舌红苔黄，脉弦硬或弦数。治以清肝散热，方用龙胆泻肝汤、绿风羚羊饮。②肝阳上亢证：多见于本病急性或慢性期，伴头痛昏重，面红耳鸣，心中烦热，易怒，虚烦少寐，乏力；舌红，脉弦细数。治以滋阴潜阳，平肝息风，方用平肝息风汤。③阴虚火旺证：多见于慢性或单纯性青光眼，伴头痛，晕眩，耳鸣，咽干，盗汗，虚烦；舌红或绛，脉虚弦而数。治以滋阴降火，方用滋阴地黄丸、黄连阿胶汤、知柏地黄汤。④肝肾阴虚证：多见于慢性或单纯性青光眼，伴头晕耳鸣，咽干，面色憔悴，腰酸；舌淡红或红而少苔，脉细数。治以滋阴和血，补益肝肾，方用杞菊地黄丸、石斛夜光丸。⑤肝郁气逆证：多见于慢性或单纯性青光眼，伴头胀，头痛，口苦；舌质较红，苔微黄，脉弦大。治以疏肝解郁，养肝利气，用逍遥散去生姜，加牡丹皮、香附、夏枯草、蔓荆子；呕恶者另吞服左金丸。⑥脾胃虚寒，肝气上逆证：可见于急性或慢性青光眼，伴头痛，呕吐，呕恶不纳，神疲体倦，恶寒喜热，肢冷，舌苔薄白，脉沉细。治以疏肝降逆，温中散寒，方用吴茱萸汤或小半夏汤加茯苓。⑦心肺气虚证：多见于慢性或单纯性青光眼，伴头晕，心悸，怔忡，乏力，形寒，失眠，舌淡白，脉细弱。治以养心益气，方用炙甘草汤主之；如舌质转红，上方去桂枝，加鳖甲、龟甲，或用生脉散。⑧青光眼急性发作，眼压过高，头痛眼痛剧烈，具有肝阳、肝火、肝风之体征，可另吞服羚羊角粉。⑨西药乙酰唑胺等对降低眼压起到一定作用，但副作用亦多，比较常见的为手指、足趾或全身发麻，肌肉颤动，食欲减退，胃脘饱闷与疲惫倦怠等。治以益气和中，方用香砂六君子汤、归芍六君子汤。

【治疗进展】

目前闭角型青光眼首选治疗方法，包括药物治疗和手术治疗，手术治疗一般是无法避免的，因此，中医药对于本病的研究重点在围手术期用药上，尤其是滤过性手术后视功能的提高方面。

本病为多因素共同作用的结果，防治就需从多角度着手。随着对青光眼认识的深入，在积极探索其发病机理的同时，运用中医药治疗青光眼也不断出现新的进展。采用现代医学检查诊断技术，根据中医眼科辨证方法，明确诊断，合理用药组方，可以提高视力，扩大视野，恢复视功能，达到迅速改善患者眼部症状之目的，疗效肯定而且满意。

【预防与调护】

闭角型青光眼是重要而常见的致盲眼病，必须贯彻预防为主的方针，宣传有关青光眼的知识，争取做到早期诊断、早期治疗。对已确诊的闭角型青光眼患者，应积极治疗，定期检查眼压和视野。由于急躁恼怒、抑郁悲伤、过度兴奋与劳累紧张等均可使本病发作，因此，必须保持心情开朗，避免情绪过度激动。平时应起居有常，饮食有节，劳逸得当。室内光线要充足，不宜做暗室工作，不看或少看电视。老年人要慎用或不用散瞳剂。由于本病发病属双侧性，其发作可有先有后，如一眼已确诊，另眼虽未发作，亦须密切观察，定期检查，或考虑采取必要的预防性措施，如做预防性 Nd：YAG 激光虹膜切开术（虹膜周边打孔）或做虹膜周边切除术。对疑似病例，应追踪观察，必要时做激发试验，以明确诊断，及早治疗。

第二节　原发性开角型青光眼

原发性开角型青光眼又称慢性单纯性青光眼，是一种由眼压升高而致视神经损害、视野缺损，最后导致失明的眼病。其特点是眼压升高，但房角宽而开放，即房水外流受阻于小梁网 –Schlemm 管系统。本病进展缓慢，且无明显自觉症状，不易早期发现，部分患者直到视野损害明显时才就诊。约 50% 原发性开角型青光眼患者早期检查眼压正常，故多次随访检查眼压十分必要。本病多见于 20 ～ 60 岁的患者，男性略多于女性，多为双眼发病。本病属中医学"青风内障"（《太平圣惠方》）范畴，又名"青风"（《千金翼方》）。

【病因病机】

西医认为本病病因尚不完全明了，可能与遗传有关。其阻滞房水流出的确切部位还不够清楚。目前认为房水外流受阻于小梁网 –Schlemm 管系统。病理改变包括小梁网胶原纤维和弹性纤维变性，小梁内皮细胞脱落或增生，小梁条索增厚，网眼变窄或闭塞，Schlemm 管内壁下的近小管结缔组织内有高电子密度斑块物质沉着，Schlemm 管壁内皮细胞的空泡减少等。分子生物学研究表明，开角型青光眼具有多基因或多因素的基因致病倾向性。

中医认为多因情志抑郁，忧忿悖怒，肝气郁结，郁而化火，上扰清窍；或素有头风痰火，又因情志不舒，肝郁化火，痰火相搏，升扰于目；或劳瞻竭视，真阴暗耗，肝肾阴亏，阴不潜阳，肝阳上亢等致气血不和，脉络不利，玄府闭塞，神水瘀积，酿生本病。

【临床表现】

本病发病较为隐蔽，进展缓慢。一般为双眼发病，可有先后轻重之分。多数人早期自觉症状不明显或无自觉症状。少数人可因视力过度疲劳或失眠后眼压升高出现眼胀、头痛、视物模糊或虹视。随着病情进展，眼胀头痛等自觉症状可以加重。晚期可见视野缩小、视力减退或失明。检查可见双眼眼压、视盘、视野改变及瞳孔对光反射的不对称性。

1. 眼压　早期表现为眼压的不稳定性，可正常或一日之内有数小时眼压升高。随病情发展，眼压逐渐增高。

2. 眼前节　多无明显异常。当双眼视神经损害程度不一致时，可发生相对性传入性瞳孔障碍。

3. 眼底　表现为视盘凹陷进行性扩大加深，垂直径杯 / 盘（C/D）值增大，常大于 0.6；或两眼视盘凹陷不对称，杯 / 盘之差值＞ 0.2；视盘上或盘周浅表线状出血；视网膜神经纤维层缺损；病至晚期，视盘边缘呈穿凿状，盘沿几乎消失，视盘血管偏向鼻侧，由凹陷边缘呈屈膝状爬出，视盘颜色苍白。有的病例在视盘上还可见动脉搏动。

4. 视野　视野缺损在视盘出现病理性改变时就会出现。早期主要有孤立的旁中心暗点、弓形暗点、与生理盲点相连的鼻侧阶梯。旁中心暗点多见于 5 ～ 25°范围内，生理盲点的上、下方。进展期可出现环状暗点、扇形暗点、鼻侧视野缺损和向心性视野收缩。晚期形成管状视野或仅存颞侧视岛。

由于部分晚期甚至仅存管状视野的青光眼患者的中心视力仍可保留在 1.0 左右，因而以往认为青光眼对中心视力的影响不大。但近年研究发现，除视野改变外，青光眼对黄斑功能也有损害，表现为获得性色觉障碍，视觉对比敏感度下降，以及图形 ERG、VEP 的异常等。但这些指标异常的特异性不如视野变化强。

【辅助检查】

1. 眼压描记及激发试验　眼压描记之房水流畅系数低于正常；激发试验阳性。

2. 色觉检查　可有色觉障碍。青光眼患者的蓝 – 黄色觉比红 – 绿色觉易受侵犯且更严重。

3. 对比敏感度检查　空间对比敏感度下降；时间对比敏感度检查时，可见在旁中心视野有弥漫性闪烁敏感度下降。

4. 眼电生理检查　P-ERG 振幅下降，P–VEP 峰潜时延迟等。

5. 眼底荧光素血管造影检查　可显示视盘普遍性弱荧光。在视盘的上下极近边缘处，可有局限性绝对性充盈缺损，常与视野缺损的部位和严重程度相一致。

6. 视神经乳头立体照相或计算机辅助眼底视盘影像分析仪检查　如偏振光或激光共焦扫描等定量分析，可判断视盘细微的形态结构变化，有助于本病的诊断。共焦激光眼底断层扫描检查是视盘的定量测量仪器，主要是利用共焦激光（670nm 的二极管激光）原理进行测量，具有高清晰度、高重复性和三维定量的特点。它能在视野出现缺损之前发现视神经的异常，比视野计更灵敏地捕捉到视神经的变化。HRT 异常的判断指标，主要有视盘参数（盘沿面积、盘沿容积、视盘形态、高度变化轮廓、平均视神经纤维层厚度等）、回归分析、多元判别分析等。开角型青光眼患者的杯盘面积比明显增加，盘沿面积、盘沿容积、平均视神经纤维层厚度和视神经纤维层横断面积等明显减少，视杯形态测量值明显变大。

7. 其他检查　裂隙灯加接触镜无赤光检查、眼底照相、激光偏振扫描测量法或光学相干断层扫描等检查，可发现青光眼视网膜神经纤维层的萎缩和缺损改变，且其改变早于视盘和视野的损害，是青光眼眼底结构改变的最早表现之一。

【诊断要点】

本病多无自觉症状,在早期极易漏诊,大多数病例是通过健康体检发现的。其主要诊断指标为眼压升高、视盘损害和视野缺损。此三项指标中,只要其中两项为阳性,房角检查为开角,诊断即可成立。

1. 眼压升高(Goldmann 眼压计)≥ 24mmHg,或 24 小时眼压波动幅度 > 8mmHg。

2. 典型的视野缺损,有可重复性旁中心暗点和鼻侧阶梯。

3. 视盘损害,C/D > O.6,或双眼 C/D 差值 > 0.2。

4. 房角检查为宽角,永久开放,不随眼压高低而变化。

5. 对比敏感度下降,获得性色觉异常等。

【鉴别诊断】

1. 青光眼睫状体炎综合征 本病多见于青年或中年人,角膜上皮有轻度水肿,后壁有大小不等的羊脂状沉着物,眼压中度升高,但易复发。

2. 高眼压症 本病特点为无特殊性持续性眼压升高,一般大于 22mmHg;前房角镜检查见房角结构正常,视盘及视神经纤维层正常,无视功能(视力、视野等)损害。

3. 生理性大视杯 生理性 C/D 大,上方或下方盘沿宽度比颞侧或鼻侧宽,无盘沿切迹,无视野缺损,眼压正常。

4. 视神经周围脉络膜萎缩环 本病视野缺损保持稳定或有与眼压无关的进展,视盘很少出现杯状凹陷,检查常发现脉络膜萎缩环。

【治疗】

(一)治疗原则

本病若通过药物能使眼压控制在安全水平,视野和视盘损害不继续加重者,可不行手术治疗;若药物治疗无效或无法耐受长期用药者,须手术治疗。中医辨证论治和专方专药,可保护视功能和缓解患者的临床症状。

(二)中医治疗

中医治疗本病初中期以行气疏肝、化痰利湿为主;后期为虚实夹杂证,治宜补益肝肾、活血化瘀、化痰除湿为法。眼压高者,配合降眼压药物。

1. 辨证论治

(1)气郁化火证

症状:双眼先后或同时发病,眼胀头痛,视物模糊,眼压升高,视野缩小,性情急躁或抑郁,胸胁胀满,心烦易怒;舌质红,苔黄,脉弦。

分析:肝郁气滞,日久化火,气火上逆,目中脉络不畅,故眼胀头痛,视物模糊,眼压升高,视野缩小;肝郁化火,故胸胁胀满,心烦易怒;口苦,舌质红,苔黄,脉弦均为气郁化火之候。

治法:行气疏肝。

方剂：丹栀逍遥散（《校注妇人良方》）加减。

药物：柴胡10g，当归10g，白芍10g，茯苓15g，白术10g，甘草5g，牡丹皮10g，栀子10g，夏枯草10g，丹参10g，红花3g。

方解：方中以当归、白芍养血柔肝，柴胡疏肝行气，同为君药；茯苓、白术健脾益气，以扶肝木过旺而受抑脾土，为臣药；牡丹皮、栀子清久郁而致肝经郁热，为佐药；甘草和中护脾兼调和诸药为使。加夏枯草清肝明目；加丹参、红花活血化瘀。诸药合用，共奏疏肝理气、健脾清热、活血化瘀之功。

加减：目珠胀甚者，加石决明15g[先煎]，以镇肝明目；混合充血明显，加赤芍10g，牛膝10g，以凉血散瘀；恶心呕吐，加竹茹10g，半夏10g，以和胃降逆；口苦胁痛，加龙胆10g，以清泻肝胆；胸闷胁肋胀者，加枳壳10g，香附10g，以行气止痛；肝郁而阴血亏虚较甚者，加熟地黄10g，女贞子10g，桑椹滋阴养血；肝郁化火生风，加菊花10g，钩藤10g[后下]，山羊角30g[先煎]，等以增清热平肝息风之力；大便秘结，加芒硝10g[冲服]，以泻腑通便；溲赤短少，加猪苓10g，木通10g，以清利小便。

（2）痰火上扰证

症状：头眩目痛，眼压偏高，心烦而悸，食少痰多，胸闷恶心，口苦；舌质红，苔黄而腻，脉弦滑或滑数。

分析：七情内伤，情志不舒，郁久化火，火动风生，肝气乘脾，聚湿生痰，痰郁化热生风，肝风痰火上扰清窍则眼胀头痛，心烦而悸，食少痰多，胸闷恶心；口苦，舌质红，苔黄腻，脉弦滑或滑数，均为肝经风热引动痰涎上扰之征。

治法：清热祛痰，和胃降逆。

方剂：黄连温胆汤（《六因条辨》）。

药物：黄连5g，半夏10g，竹茹10g，枳实10g，陈皮5g，甘草5g，茯苓10g，生姜3片，大枣1枚，夏枯草10g，蔓荆子6g。

方解：方中半夏辛温，燥湿化痰，和胃止呕，为君药；竹茹甘而微寒，清热化痰除烦止呕为臣药；黄连清热除湿；陈皮辛温，理气行滞，燥湿化痰；枳实辛苦微寒，降气导滞，消痰除痞；茯苓健脾渗湿，以杜生痰之源；煎加生姜、大枣调和脾胃，且生姜兼制半夏之毒，共为佐药；甘草为使，调和诸药。加夏枯草清肝明目；蔓荆子祛头风止头痛。共奏清胆和胃、理气化痰、除烦止呕、清肝明目之功。

加减：临床上治疗青光眼可合五苓散（猪苓10g，泽泻10g，白术10g，茯苓10g，桂枝6g），加羚羊角1.5g（用山牛角10g代替），石决明15g[先煎]，菊花10g，刺蒺藜10g，以平肝息风；头痛眼胀者，加川芎5g，车前子10g[包煎]，通草3g，以利水渗湿；湿邪偏重者，加猪苓10g，泽泻10g，以渗湿利水。

（3）阴虚阳亢证

症状：劳倦后眼症加重，头痛目胀，眼压偏高，瞳神略有散大，视物昏蒙，心烦面赤；舌质红，苔少，脉弦细。

分析：肝肾阴虚，肝阳上亢，目中玄府闭塞，神水排出受阻，积于眼内则眼胀烦躁，面赤；舌质红，苔少，脉弦细，均为阴虚阳亢之候。

治法：滋阴潜阳。

方剂：平肝息风汤（《眼科证治经验》）加减。

药物：石决明 15g[先煎]，龙骨 15g[先煎]，牡蛎 15g[先煎]，磁石 15g[先煎]，白芍 10g，代赭石 15g[先煎]，夏枯草 10g，车前子 10g[包煎]，泽泻 10g，五味子 5g，灯心草 3g，川牛膝 10g。

方解：本方为姚和清经验方，主要用于治疗阴虚阳亢的原发性开角型青光眼、视网膜动脉阻塞。方中石决明、龙骨、牡蛎、磁石、代赭石、川牛膝平肝潜阳，清肝明目；白芍养血敛阴，平抑肝阳；夏枯草、车前子、泽泻、灯心草清热泻火，利水消肿明目；五味子酸收，补肾宁心。全方共奏滋阴潜阳、平肝息风之功。

加减：心烦失眠者，加酸枣仁 10g，茯神 10g，以养心安神；口苦者，加夏枯草 10g，以清肝泻火。

（4）肝肾两亏证

症状：病久瞳神渐散，中心视力日减，视野明显缩窄，眼珠胀硬；头晕耳鸣，失眠健忘，腰膝酸软；舌红少苔或无苔，脉沉细数。或面白肢冷，精神倦怠，夜间多尿；舌淡苔白，脉沉细。

分析：病久元气衰惫，肝肾精血亏损，目窍失养，神光衰微，故视野缩窄，视力减退，视盘杯状凹陷，颜色苍白；既病之后，眼孔阻滞，脉道不利，神水瘀积，故眼珠胀硬不减；头昏耳鸣，腰膝酸软，舌红苔少，脉细数均为肝肾两亏之候。

治法：补益肝肾。

方剂：杞菊地黄丸（《医级》）加减。

药物：熟地黄 15g，山茱萸 5g，山药 12g，泽泻 10g，牡丹皮 10g，茯苓 15g，枸杞子 10g，菊花 10g，丹参 10g。

方解：杞菊地黄丸即六味地黄丸加枸杞子、菊花。专治肝肾亏虚所致的眼内干涩，视物昏暗，视一为二，视物变形，可用于远视、老视、共同性内斜视、视疲劳、白内障、青光眼、慢性葡萄膜炎、中心性浆液性视网膜脉络膜病变、中心性渗出性视网膜脉络膜病变、视神经萎缩等病症。

加减：肝肾不足者，加菟丝子 10g，五味子 5g，以补肝肾明目；气血不足，加黄芪 15g，党参 10g，当归 10g，川芎 5g，白芍 10g，以补益气血。

2. 针刺治疗

常选用攒竹、睛明、承泣、球后、太阳、风池、合谷、内关、三阴交、阳陵泉等穴，每次选局部穴 2 个、远端穴 3 个，交替使用，每日 1 次，10 次为一疗程，强刺激。或针刺耳穴目 1、目 2、眼降压点、肝阳 1、肝阳 2 等。

（三）西医治疗

1. 滴眼　本病若局部滴用 1 ～ 2 种药物即可使眼压控制在安全水平，视野和眼底改变不再进展，患者若能配合治疗并定期复查时，则可先试用药物治疗。药物使用以浓度最低、次数最少、效果最好为原则。先从低浓度开始，若眼压不能控制者，改用高浓度；若仍不能控制者，改用其他降压药或联合用药，保持眼压在正常范围。局部常用滴眼液有：

（1）缩瞳剂：如用 1% ～ 2% 硝酸毛果芸香碱滴眼液滴眼，每日 3 ～ 4 次。

（2）β-肾上腺素受体阻滞剂：常用 0.25% ～ 0.5% 马来酸噻吗洛尔滴眼液，每日 2 次，或用 0.3% 美替洛尔滴眼液，每日 1 ～ 2 次。心脏传导阻滞、窦房结病变、支气管哮喘者，应忌用马来酸噻吗洛尔。

（3）肾上腺能受体激动剂：常用 1% 肾上腺素滴眼液、0.1% 地匹福林滴眼液，每日 2 ～ 3 次，对严重高血压、冠心病患者不宜使用。

（4）碳酸酐酶抑制剂：如 1% 布林佐胺滴眼液。

（5）前列腺素制剂：如 0.005% 拉坦前列素滴眼液，每日 1 次，以通过增加葡萄膜巩膜旁道的房水引流来降低眼压。

2. 口服 碳酸酐酶抑制剂，如口服醋甲唑胺，12.5mg，每日 2 次；或乙酰唑胺，每次 0.125g，每日 2 次，或每次 0.0625g，每日 3 次。

3. 高渗剂 常用 50% 甘油 2 ～ 3ml/kg 口服，或用 20% 甘露醇 1 ～ 2g/kg 快速静脉滴注。

4. 手术治疗

（1）激光治疗：如药物治疗不理想或无法耐受长期用药者，可试用氩激光小梁成形术。

（2）滤过性手术：是通过角巩膜切口后唇造成的滤过通道，使房水流出眼外，进入结膜下，从而防止眼压升高的一种手术。以往仅用于没有条件进行药物治疗，或药物治疗无效或无法耐受长期用药者。近来有人主张一旦诊断明确，且已有明显视盘、视野改变时，此术可作为首选的治疗手段，并认为比长期药物治疗失败后再作手术的效果更好。目前小梁切除术是最常用的术式，也可选用非穿透性小梁手术、巩膜扩张术等。

【病案举例】

例 1 张健验案（《张健眼科医案》）

任某，男，38 岁，湖南省岳阳市国营屈原农场，干部。于 2014 年 9 月 11 日初诊。

主诉：双眼胀痛，视力下降 1 月余。

病史：患者 1 月前常因情绪波动后头目胀痛，视蒙，伴情志不舒，胸胁满闷，食少神疲，心烦口苦。

检查：视力：右眼 0.5，左眼 0.6。双眼外观无明显异常。哥德曼式眼压计测眼压：右眼 32mmHg，左眼 30mmHg。眼底可见双眼视盘上下方局限性盘沿变窄，杯盘比等于 0.8，颞侧颜色淡白。汉弗莱视野计检查：双眼视野弓形暗点、环形暗点及鼻侧象限性缺损。房角检查：双眼均为宽角。舌质红，苔薄黄，脉弦数。

诊断：原发性开角型青光眼（双眼）。

辨证：肝郁化火证。

治法：疏肝清热。

方剂：舒肝明目汤（《张怀安眼科临床经验集》）加减。

处方：柴胡 10g，当归 10g，白芍 10g，白术 10g，桑寄生 10g，桑椹 10g，女贞子 10g，茯苓 10g，决明子 10g，首乌藤 10g，夏枯草 10g，槟榔 10g，车前子 10g[包煎]，菊花 10g，甘草 5g。7 剂。

服法：水煎，每日 1 剂，分 2 次温服。

外治：0.5%马来酸噻吗洛尔滴眼液，滴双眼，每日2次。

针刺：选用攒竹、睛明、承泣、球后、太阳、风池、合谷、内关、三阴交、阳陵泉等穴，每次选局部穴2个、远道穴3个，交替使用，每日1次，强刺激。

医嘱：调情志，避风寒，保持大便通畅，少食辛辣炙煿之品，忌饮浓茶、咖啡，适当控制饮水量。

二诊（2014年9月18日）：自觉视物较明，眼胀减轻。眼压：右眼24mmHg，左眼22mmHg。舌质红，苔薄白，脉弦。原方去夏枯草，7剂。

三～十诊（2014年9月25日～11月14日）：先后加熟地黄，以滋阴补肾；枸杞子补肾明目。服药49剂，针刺40次。视力：右眼0.8，左眼0.6。双眼眼压一直控制在16～20mmHg之间，视野改善，全身症状消失，患者能坚持工作。改服舒肝明目丸；0.5%马来酸噻吗洛尔滴眼液，改为每日滴双眼1次，并嘱其定期复查。

按语：患者因肝郁气滞，气郁化火，致目中脉络不利，玄府郁闭，神水瘀滞则头目胀痛，视蒙；情志不舒，胸胁满闷，食少神疲，心烦口苦，舌质红，苔黄，脉弦数均为气郁化火之征。治宜疏肝清热。舒肝明目汤是张怀安多年治疗瞳神疾病的常用经验方之一。方由逍遥散衍化而来，方中柴胡疏肝解郁，清热镇痛，配合当归、白芍养血柔肝，调和气血；柴胡升阳散热，配白芍以平肝，而使肝气条达；白术、甘草和中健脾；茯苓、车前子清热利湿，助甘草、白术健脾，配首乌藤令心气安宁；决明子清肝明目；桑椹、女贞子、桑寄生补益肝肾，滋养肾精；夏枯草、槟榔清肝、散结、利水；菊花清头风，且能明目。诸药合用，补而不滞，滋腻而不生湿。本方合疏肝、健脾、益肾为一炉，以疏肝解郁、舒畅气机为先，健脾渗湿、补益脾土为本，滋养肝脾、益精明目为根，共奏疏肝解郁明目、利湿健脾、补益肝肾之功。

例2　张健验案（《张健眼科医案》）

危某，男，45岁，湖南省炎陵县城南小学，教师。于2014年5月16日初诊。

主诉：双眼胀痛，视力下降2月余。

病史：患者近2月常每因情绪波动后头目胀痛，视蒙，伴食少痰多，胸闷恶心，口苦。

检查：视力右眼0.8，左眼0.6。双眼外观无明显异常。哥德曼压平式眼压计测眼压：右眼30mmHg，左眼28mmHg；眼底可见双眼视盘上下方局限性盘沿变窄，杯盘比等于0.8，颜色淡白。汉弗莱视野计检查：双眼视野均有弓形暗点与生理盲点相连的鼻侧阶梯。房角检查：双眼房角为宽角。舌质红，苔黄而腻，脉弦滑。

诊断：原发性开角型青光眼（双眼）。

辨证：痰火上扰证。

治法：清热祛痰。

方剂：回光汤（《张怀安眼科临床经验集》）加减。

处方：山羊角15g[先煎]，玄参15g，知母10g，龙胆10g，荆芥10g，防风10g，制半夏10g，僵蚕5g，菊花10g，细辛3g，川芎5g，茯苓20g，车前子15g[包煎]，竹茹10g。7剂。

服法：水煎，每日1剂，分2次温服。

外治：拉坦前列素（适利达）滴眼液，滴双眼，每日1次，每次1滴，睡前滴。

医嘱：调情志，避风寒，保持大便通畅，少食辛辣炙煿之品，忌饮浓茶、咖啡，适当控制饮水量。

二诊（2014年5月23日）：自觉视物较明，眼胀减轻。眼压：右眼22mmHg，左眼18mmHg。舌质红，苔薄白，脉弦。原方去细辛、龙胆。15剂。

三～八诊（2014年6月8日～8月22日）：原方先后去川芎、竹茹、细辛，加枸杞子10g，以补肾明目；加丹参10g，以活血化瘀，服药75剂，视力右眼0.8，左眼0.8；双眼眼压一直控制在16～20mmHg之间，视野改善，全身症状消失，患者能坚持工作。改服舒肝明目丸，改为双眼滴0.5%马来酸噻吗洛尔滴眼液，每日1次，睡前滴。并嘱其定期复查。

按语：《审视瑶函·内障》曰："阴虚血少之人，及竭劳心思，忧郁忿志，用意太过者，每有此患。然无头风痰气火攻者，则无此患。"患者因七情内伤，情志不舒，郁久化火，火动风生，肝气乘脾，聚湿生痰，痰郁化热生风，肝风痰火上扰清窍所致；眼胀头痛，食少痰多，胸闷恶心，口苦，舌质红，苔黄腻，脉弦滑，均为肝经风热引动痰涎上扰之征。治宜疏肝清热，利湿化痰。回光汤方中山羊角疏肝经风热为君药。龙胆清肝胆湿热；僵蚕清热祛风止痛；玄参、知母、菊花养肝明目为臣药。半夏、竹茹、茯苓、车前子利湿化痰为佐药。荆芥、防风祛风散寒，细辛辛温开窍为反佐药。川芎活血行滞止痛，引药上行为使药。诸药配伍，共奏疏肝清热、利湿化痰之功。配合前列腺素FP受体激动剂拉坦前列素（适利达）滴眼液等滴眼，疗效颇佳。

【治疗心得】

目前对于原发性开角型青光眼的中医治疗，多以病程分期为依据。初期：多为气郁化火证和肝热生风证，以疏导郁结为主。中期：气滞日久致血瘀，肝木克土致脾虚水停，水湿积聚为痰，多为痰湿泛目证、痰湿血瘀证和痰火上扰证，治当清热化痰，和胃降逆，既要扶正又要祛邪，标本兼治。后期：常伤阴耗气，肝肾受损，多为肝肾两亏证，或为阴不制阳、阴虚阳亢证，治疗应以滋阴补肾、养血明目为法，以扶正为主，使精血充足目得濡养。因此归纳本病主要证型及治则方药：①气郁化火证：应疏肝清热，主方加味逍遥散、舒肝明目汤加减。②肝热生风证：应清肝息风，主方羚羊角汤加减。③痰火上扰证：应清热化痰、和胃降逆，主方黄连温胆汤加减。④肝虚风动证：应滋阴养血、柔肝息风，主方阿胶鸡子黄汤加减。⑤肝肾两亏证：应补益肝肾，主方杞菊地黄汤加减。中医中药降压明目：化瘀利水药物有降低眼压作用，因为化瘀药物有利于房角通畅，类似硝酸毛果芸香碱的作用。化瘀药有泽兰、丹参、益母草等。利水药有脱水作用，类似甘露醇或乙酰唑胺作用，达到降低眼压的效果。利水药有泽泻、猪苓、槟榔等。由于此病与细胞免疫功能低下有关，选用促进细胞免疫的中药也有助于治疗。促进细胞免疫药，如何首乌、沙参、薏苡仁、土茯苓、白扁豆，商陆、女贞子、仙灵脾等中药；枸杞子、菊花有明目的作用。

【食疗方法】

1.蜂蜜

组成：蜂蜜50mL。

功效：利水降眼压。

主治：开角型青光眼。

方解：服用蜂蜜对治疗青光眼有明显效果，因为蜂蜜属高渗剂，服后能使血液渗透压增高，以吸收眼内水分，达到降低眼压作用。

制法：蜂蜜，加水适量。

用法：每日早晚各服 1 次蜂蜜，1 次 50mL。

2. 车前子粥：

组成：车前子 30g$^{[包煎]}$，粳米 100g。

主治：开角型青光眼。

方解：车前子利小便降眼压能明目；粳米补脾健胃。

制法：将车前子用水浸泡，煎煮成 300mL，去渣，入粳米煮熟。

用法：分 2～3 次食用。

3. 决明子茶

组成：决明子 100g。

功效：清肝明目降眼压。

主治：开角型青光眼。

方解：决明子清肝明目降眼压。

制法：将决明子炒香，分成每包 10g，纱布袋装好。

用法：每日 1 包，沸水冲泡代茶用。

4. 槟榔煎

组成：槟榔 15～30g。

功效：槟榔缩瞳降眼压。

主治：开角型青光眼。

方解：槟榔有利水消肿缩瞳降眼压作用。

制法：槟榔加适量水煎服（以轻泻为度，如不泻可稍增加用量）。

用法：每日服 2 次。

5. 钩藤白术饮

组成：钩藤 50g$^{[后下]}$，白术 30g，冰糖 20g。

功效：凉肝息风，健脾化湿。

主治：开角型青光眼。

方解：钩藤凉肝息风；白术健脾化湿；冰糖养阴生津，润肺止咳。

制法：白术加水 300mL，文火煎半小时，加入钩藤，煎煮 10 分钟，去渣，汁约 100mL，加入冰糖烊化后服用。

用法：每日 1 次，全部饮用。

6. 清震饮

组成：升麻 15g，苍术 15g，荷叶 1 张，冰糖 20g。

功效：升清降浊、燥湿和中。

主治：开角型青光眼。

方解：升麻清热解毒，升举阳气；苍术燥湿健脾明目；荷叶利水化湿；冰糖养阴生津，润肺止咳。共奏升清降浊、燥湿和中之功。

制法：升麻、苍术加水 300mL，文火煎煮半小时，将荷叶覆盖于药上面，再煎煮 10 分钟，去渣，汁约 100mL，加入冰糖烊化。

用法：每日 1 次，全部饮用。

【名医经验】

1. 唐由之经验（中国中医科学院眼科医院国医大师）：从中医来讲，原发性开角型青光眼可从肝、脾、肺、肾四脏论治。①肝主疏泄，调节气机，而水的运行亦赖于气的推动。肝调节水液代谢，一是调节三焦气机，使三焦水道通利；二是促进肺、脾、肾等脏腑气机的正常升降，从而发挥它们主持水液代谢的作用；三是气行则血行，血行则水利，气血运行通利，水液运行也就正常。若肝有病变，疏泄不利，气机不调，则影响气、血、水运行。血瘀水阻，气滞水停，从而导致水液代谢障碍。②脾主运化，脾气充足，运化水湿功能健旺，人体水液代谢才能协调平衡；若脾虚失运，则水液难于传输排泄，导致水湿内停。③进展期患者多从肺失肃降通调水道功能考虑，脾为生痰之源，肺为储痰之器，中医学对代谢产生的一些病理产物多从"痰"来论治，痰浊壅肺，失其肃降，水道不调，水液代谢不利。④晚期患者，病程日久，久病体虚，肝肾不足，气血两亏，治疗则以补益肝肾明目为主。原发性开角型青光眼为严重的致盲性眼病，西医局部应用降眼压药物治疗，若药物疗效不佳则可考虑激光或手术治疗。中医药治疗主要在本病的视功能保护方面有优势。早期：健脾利湿；中期：肃肺化痰；晚期：滋补肝肾。同时，在各期治疗时，均不忘调肝利水。唐由之基本处方：葶苈子、泽泻、车前子、覆盆子、黄精、制何首乌、川芎、牛膝、猪苓、茯苓、山茱萸、菟丝子、生黄芪、白术、山药、薏苡仁、郁金、枳壳。配合局部使用降眼压药物，眼压控制不理想者，常用葶苈子、泽泻、车前子、猪苓、茯苓、薏苡仁等以行气利水；若开角型青光眼发展至晚期，眼压控制稳定，但视野受损明显，病程较长者，则以补益肝肾为主，常用覆盆子、黄精、山茱萸等；气虚者加黄芪补气利水。

2. 庞赞襄经验（河北省人民医院中医眼科名中医）：认为原发性开角型青光眼，多为肝经郁热，脉络受阻证。症状：外眼不红，瞳神端好或稍散大，视物不清，或视灯火周围有红绿彩环，以指按压眼珠较硬，眼压增高，一般多在清晨或晚间。晚期可见视盘凹陷及萎缩，口干或不干；舌质润无苔或苔薄白，脉多细数或弦细。治法：泻肝解郁，利水通络。方剂：泻肝解郁汤。药物：茺蔚子 9g，车前子 9g^[包煎]，夏枯草 30g，芦根 30g，葶苈子 9g^[包煎]，防风 9g，黄芩 9g，香附 9g，甘草 3g。水煎，每日 1 剂，分 2 次温服。加减：大便干燥，加番泻叶 10g^[后下]；胃纳欠佳，加吴茱萸 10g，神曲 10g，山楂 10g，麦芽 10g；心悸失眠，加远志 10g，酸枣仁 10g^[炒]，柏子仁 10g，麦芽 10g。方解：方中桔梗、黄芩解上焦之郁；夏枯草、芦根泻肝解郁，散结疏络；香附、茺蔚子、葶苈子、车前子理气行血利水；防风散风疏络；甘草调和诸药。总之，治疗本病，以肝郁得解，血脉通畅，水道通利，眼压正常，其病可除，配合滴眼药控制和降低眼压。为防止视功能的损失，除用泻肝解郁汤外，还应配合一些滋养肝肾药物，如明目地黄丸、石斛夜光丸。

3.韦文贵经验（中国中医研究院广安门医院眼科名中医）：认为原发性开角型青光眼的发病，与邪和正两方面因素有关。外邪以风、火、痰、湿为主，正气不足以肝肾阴虚或脾虚气弱为主。阴虚者多火，气虚者多痰。其发病机理为：暴怒者伤肝，肝胆风火上扰，或肝经有热，风邪外侵，风热相助，上扰清窍，阻遏清阳，脉络受阻，瞳神失养，房水瘀滞，眼压增高，瞳神散大，目晕；神劳过度，真阴耗损，阴虚火旺，虚火上越，阻遏清阳，房水瘀滞，眼压增高，瞳神散大；脾胃虚弱，运化失健，湿热内阻，升降失序，上泛清窍，或脾胃虚寒，痰湿内阻，气机不畅，升降失序，浊阴上逆，而脉络受阻，瞳神失养，房水瘀滞，眼压增高，瞳神散大。治疗可先清肝胆湿热，泻腑通便；后宜健脾胃，补肝肾治之。清肝胆湿热，常用龙胆泻肝汤加减：龙胆15g，泽泻15g，车前子15g[包煎]，木通10g，黄芩10g，夏枯草10g，石决明10g[先煎]，枳实10g[炒]，川芎6g，栀子10g[炒]，甘草3g[炙]。水煎，每日1剂，分2次温服。加减：大便干结者，加大黄、芒硝；恶心呕吐者，加半夏、淡豆豉、厚朴、竹茹；肝肾不足，阴虚火旺证，治宜平肝清肝，滋阴明目，祛风止痛，方用"青光眼三方"：石决明24g[先煎]，刺蒺藜10g，决明子15g，防风6g，羌活6g，蝉蜕6g，密蒙花6g，白术10g，白芷6g，细辛3g，生地黄20g。水煎，每日1剂，分2次温服。肝肾阴虚者用杞菊地黄汤加味。服汤药不方便者，可服犀角地黄丸或芎菊上清丸。脾虚气弱者，治宜调中益气化湿，方用调中益气汤：黄芪15g，党参12g，陈皮3g，炙甘草5g，苍术12g，木香6g，升麻5g，柴胡5g，大枣3枚，生姜3片。水煎，每日1剂，分2次温服。加减：兼有偏头痛者，加细辛；痰湿内阻，时有泛恶、甚至呕吐涎沫，脘满肢冷，脉沉细，舌淡，治宜温中散寒，方用吴茱萸汤。

4.陆绵绵经验（南京中医药大学附属医院主任医师）：内外兼治原发性开角型青光眼，内治分3证：①肾虚肝旺证。症状：头痛，视物模糊，眼压较高，心烦易怒，口干咽燥；舌红，苔薄黄，脉细弦数。治法：滋肾平肝。药物：何首乌10g，枸杞子10g，钩藤10g[后下]，刺蒺藜10g，生地黄10g，玄参10g，夏枯草10g，石决明30g[先煎]，决明子15g，菊花3g，五味子5g。中成药：首乌合剂、参味合剂，各10mL，1日3次，口服。②肝胃不和证。症状：间歇性的轻度眼胀，头痛，太阳穴与眉棱骨胀痛，胸闷，胁肋有胀感，偶有恶心感，但未吐出，食少嗳气。治法：疏肝和胃。药物：柴胡5g，青皮5g，陈皮5g，薄荷5g[后下]，白芍10g，当归10g，白术10g，姜半夏10g，茯苓12g，甘草3g。中成药：逍遥丸或加味逍遥丸，5g～10g。1日2次，口服。③肝肾阴虚证。症状：眼压下降到正常水平，亦无头痛，眼胀现象。治法：补益肝肾。方剂：杞菊地黄丸、知柏地黄丸等。

外治法：①局部治疗：1%～2%硝酸毛果芸香碱滴眼液滴眼，如系宽角，则可用1%～5%去氧肾上腺素配硝酸毛果芸香碱，以减少房水的产生。②手术治疗：在保守治疗过程中，要定期作视力、视野、眼压、眼底等项目检查。如保守疗法不能控制眼压，或眼压经常波动，眼底及视野继续发展者，则必须采用手术疗法，一般宜做眼外引流术。

【治疗进展】

原发性开角型青光眼是多种机制共同作用的结果，西医认为治疗目的首先是尽可能地降低眼压，以达到原发性开角型青光眼患者的靶眼压水平，减少因眼压造成的视神经损害，保护视功能。

在眼压得到控制后，但部分患者的视神经萎缩仍继续发展，视野仍呈进行性缺失。中医药治疗本病有独到之处，除降眼压作用外，尚有调节全身及增强视神经营养等作用，尤其是在视神经保护，以及对微循环的改善方面有很大的潜力和优势。在降眼压和视神经保护等多方面实施中西医结合综合治疗，以保护原发性开角型青光眼患者的视功能，对提高原发性开角型青光眼患者的生活质量将有更好的前景。

【预防与调护】

1. 本病病因比较复杂，目前尚难从根本上防止发病，关键在于早期发现和早期治疗，力求降低对视功能的损害，避免致盲的严重后果。首先要开展本病有关知识的宣传，在 30 岁以上成年人中进行普查，以发现早期病例。其次，对有以下可疑症状的患者，应及时到医院就诊，作进一步检查：①主诉有一过性虹视、雾视现象，并伴有头痛，但不能用其他原因解释者；②不能解释的视疲劳，不明原因的视力下降，特别是戴镜或频换眼镜仍感不适者；③家族中有本病患者，而本人兼有不明原因的视力下降或其他可疑症状者；④一眼已患本病者的"健眼"，视盘或视野有可疑变化者；⑤ 24 小时内眼压波动幅度大于 8mmHg 或眼压高于 24mmHg 者。

2. 本病患者要保持心情舒畅，避免情绪波动，生活有规律，少用目力，不要暴饮暴食，戒除烟酒；要注意保持大便通畅，使内火有下导之机；饮食宜清淡，少食辛辣炙煿之品，避免酿成脾胃湿热。近年来，有学者发现颈椎病对眼压有影响，对颈椎小关节错位患者要及时检查复位，排除对眼压影响的因素。

第三节　青光眼睫状体炎综合征

青光眼睫状体炎综合征即青光眼睫状体炎危象，是前部葡萄膜炎伴青光眼的一种特殊形式，以既有明显眼压升高，又同时伴有角膜后沉着物的睫状体炎为特征。此为常见的继发性开角型青光眼，多发生于 20～50 岁的青壮年，女性多于男性。以单眼发病居多，偶可双眼发病，起病甚急，常反复发作，如不伴有原发性青光眼则预后良好。

【病因病机】

西医认为本病病因及发病机制尚不明确。近年来发现，发作期内房水中前列腺素，尤其是前列腺素 E 的浓度较高，间歇期又恢复正常水平，认为是前列腺素介导的炎症反应。本病与劳累，尤其是脑力疲劳和精神紧张也有关。

中医认为本病的发生与机体气血津液的运行输布失常有关。由于肝的疏泄功能关系着整个人体气机的通畅，脾的运化对水湿津液的代谢至关重要。若七情所伤，肝失疏泄，气机郁滞，气血失调，气滞血瘀，神水瘀积；或肝木犯脾，脾失健运，津液停聚，化为痰湿，上犯目窍，玄府不通，神水滞留而成本病。

【临床表现】

本病多骤然起病，单眼发生，轻度头痛，眼胀不适，视物模糊，虹视。眼压中等度升高，通常为 40 ～ 60mmHg，前房不浅，瞳孔轻度散大或散大不明显，对光反射弱；同时可有睫状体炎的表现，如睫状体充血，角膜后壁有灰白色、大小不一、数目不多的沉着物（KP），房水丁道尔征阳性。但患者房角开放，无粘连，从不发生瞳孔后粘连，也无瞳孔缩小。

本病反复发作，炎症发作和眼压升高可持续数小时至数周，1 ～ 2 周能自行缓解，缓解后眼压、房水流畅系数、视野、激发试验等均属正常。

【诊断要点】

1. 自觉症状轻，视物模糊，眼胀不适，无头目剧痛。

2. 眼压中度升高，前房不浅，房角开放，眼压升高与自觉症状不成比例。

3. 角膜后壁有数量不多、大小不等的灰白色沉着物，大的如油脂状。

4. 虽反复发作，但不发生瞳孔后粘连。

【鉴别诊断】

与原发性开角型青光眼的鉴别在于青光眼睫状体炎综合征有角膜后壁沉着物且不影响视盘及视野。偶尔本病与开角型青光眼合并存在，此时青光眼睫状体炎综合征总是发生在一眼，该眼眼压较难控制，高眼压时病程长。

【治疗】

（一）治疗原则

本病应以中医辨证论治为主，配合滴用降眼压和抗炎滴眼液。患者的眼压升高一般不宜行抗青光眼手术治疗，手术不能预防疾病的复发。但应严密观察，长期随访，若与原发性或继发性开角型青光眼合并存在时，视功能有遭受威胁之可能，应考虑手术治疗。

（二）中医治疗

1. 辨证论治

（1）肝郁气滞证

症状：眼胀不适，视物模糊，虹视，眼压偏高；情志不舒，胸胁胀满，烦躁易怒，妇女月经不调，行经则发，经后缓解，口苦咽干；舌质红，苔薄黄，脉弦。

分析：肝失疏泄，气机郁滞，气血失调，神水瘀积，则眼胀头痛，眼压高，虹视；肝失疏泄，经气不利，故胸闷，烦躁易怒，口苦咽干；舌质红，苔薄黄，脉弦，均为肝郁气滞之候。

治法：疏肝理气，活血利水。

方剂：丹栀逍遥散（《校注妇人良方》）加减。

药物：柴胡 10g，当归 10g，白芍 10g，茯苓 15g，白术 10g，甘草 5g，牡丹皮 10g，栀子 10g，夏枯草 10g，丹参 10g，红花 3g。

方解：方中以当归、白芍养血柔肝，柴胡疏肝行气，同为君药；茯苓、白术健脾益气，以扶肝木过旺而受抑脾土，为臣药；牡丹皮、栀子清久郁而致肝经郁热，为佐药；甘草和中护脾兼调和诸药为使。加夏枯草清肝明目；加丹参、红花活血化瘀。诸药合用，共奏疏肝理气、健脾清热、活血化瘀之功。

加减：眼胀明显者，加香附 10g，川芎 5g，以疏肝行气；眼压较高，舌质紫暗者，加泽泻 10g，桃仁 10g，以利水活血。

（2）痰湿上泛证

症状：目胀头重，视物不清，角膜后灰白色羊脂状沉着物（KP），间有虹视，眼压偏高，胸闷纳少；舌红苔白腻，脉弦滑。

分析：胆胃不和，胆郁痰扰，痰湿上泛，则眼胀头重；胆热上扰，胃失和降，则纳少；肝失疏泄，经气不利，故胸闷；舌质红，苔黄腻，脉弦滑，均为痰湿上泛之候。

治法：祛痰化湿。

方剂：温胆汤（《三因极一病证方论》）。

药物：半夏 10g，竹茹 10g，枳实 10g，陈皮 10g，甘草 5g，茯苓 10g，生姜 5 片，大枣 1 枚。

方解：方中以半夏为主，降逆和胃，燥湿化痰，为主药。辅以竹茹清热化痰，止呕除烦；枳实行气消痰，使痰随气下。佐以陈皮理气燥湿；茯苓健脾渗湿，俾湿去痰消；姜、枣益脾和胃。使以甘草调和诸药。综合全方，共奏理气化痰、清胆和胃之效。

加减：舌苔黄腻，加黄连 5g，以清热除湿；角膜后羊脂状沉着物迟迟不退者，加党参 10g，薏苡仁 10g，肉豆蔻 5g[后下]，以健脾化湿。

2. 针刺治疗

选用攒竹、睛明、承泣、球后、太阳、风池、合谷、内关、三阴交、阳陵泉等穴，每次选局部穴 2 个、远端穴 3 个，交替使用，每日 1 次，强刺激。

（三）西医治疗

1. 滴眼 在发作期，局部滴用糖皮质激素类滴眼液如 0.5% 醋酸氢化可的松或 0.025% 地塞米松滴眼液，或球结膜下注射地塞米松，或局部滴用非甾体类消炎药如普拉洛芬滴眼液。眼压偏高时，滴用 0.25%～0.5% 马来酸噻吗洛尔滴眼液、1% 肾上腺素滴眼液。

2. 口服 吲哚美辛（消炎痛），每次 25～50mg，每日 3 次；或氟芬那酸片，每次 200～400mg，每日 3 次。如表现为原发性开角型青光眼，则按该病处理。

【病案举例】

例 1 张健验案（《张健眼科医案》）

戴某，女，32 岁，湖南省长沙市凯天环保科技股份有限公司，干部。于 2014 年 9 月 29 日初诊。

主诉：左眼胀痛，视蒙 2 日。

病史：患者左眼于 9 月 27 日开始眼胀不适，视物模糊，虹视；伴头重，胸闷纳少，恶心干呕。

检查：视力右眼 1.0，左眼 0.8。右眼外观正常。左眼睫状充血（++），角膜后壁有灰白色羊脂状沉着物，房水丁道尔征阳性，双眼瞳孔等圆等大。哥德曼压平式眼压计测眼压：右眼 18mmHg，左眼 32mmHg。房角检查：双眼房角开放。舌质红，苔黄腻，脉弦滑。

诊断：青光眼睫状体炎综合征（左眼）。

辨证：痰湿上泛证。

治法：祛痰化湿。

方剂：黄连温胆汤（《六因条辨》）。

处方：黄连 5g，姜半夏 10g，竹茹 10g，枳实 10g，陈皮 5g，甘草 5g，茯苓 10g，生姜 3 片，大枣 1 枚。3 剂。

外治：①0.5%马来酸噻吗洛尔滴眼液，滴左眼，每日 2 次。②普拉洛芬（普南扑灵）滴眼液，滴左眼，每日 3 次。

针刺：选用攒竹、睛明、承泣、球后、太阳、风池、合谷、内关、三阴交、阳陵泉等穴，每次选局部穴 2 个、远道穴 3 个，交替使用，每日 1 次，强刺激。

医嘱：调情志，避风寒，保持大便通畅，忌食辛辣炙煿之品，忌饮浓茶、咖啡，适当控制饮水量。

二诊（2014 年 10 月 2 日）：眼胀痛减轻，视力：右眼 1.0，左眼 1.0。眼压：右眼 16mmHg，左眼 25mmHg。原方。3 剂。

三诊（2014 年 10 月 6 日）：眼部及全身症状消失。视力：右眼 1.0，左眼 0.8。眼压：右眼 18mmHg，左眼 20mmHg。左眼充血消失，双眼瞳孔大小对称。

按语：胆胃不和，胆郁痰扰，痰湿上泛，则眼胀头重；胆热上扰，胃失和降，则纳少；肝失疏泄，经气不利，故胸闷；舌质红，苔黄腻，脉弦滑，均为痰湿上泛之候。黄连温胆汤方中半夏辛温、燥湿化痰，和胃止呕，为君药。竹茹甘而微寒，清热化痰除烦止呕为臣药。黄连清热除湿；陈皮辛温，理气行滞，燥湿化痰；枳实辛苦微寒，降气导滞，消痰除痞；茯苓健脾渗湿，以杜生痰之源；煎加生姜、大枣调和脾胃，且生姜兼制半夏之毒，共为佐药。甘草为使，调和诸药。共奏清胆和胃、理气化痰、除烦止呕之功。配合局部滴降眼压药和针刺，眼压降，全身症状亦消失。

例 2　张健验案（《张健眼科医案》）

雷某，男，28 岁，中国人民解放军长沙炮兵学院，军人。于 2014 年 8 月 9 日初诊。

主诉：右眼胀痛，视蒙 3 日。

病史：患者右眼于 8 月 6 日开始眼胀不适，视物模糊，虹视，伴头痛面红，口苦口干，急躁易怒，大便秘结。

检查：视力右眼 1.0，左眼 1.5。右眼睫状充血（++），角膜后壁有灰白色羊脂状沉着物，房水丁道尔征阳性，瞳孔稍大于左眼。哥德曼压平式眼压计测眼压：右眼 35mmHg，左眼 18mmHg。房角检查：双眼房角开放。舌质红，苔黄，脉弦数。

诊断：青光眼睫状体炎综合征（右眼）。

辨证：肝火上炎证。

治法：清肝泻火。

方剂：加味龙胆泻肝汤（《张怀安眼科临床经验集》）加减。

处方：龙胆 10g，黄芩 10g，栀子 10g，泽泻 10g，木通 10g，车前子 10g^[包煎]，当归 10g，柴胡 10g，生地黄 30g，羌活 10g，防风 10g，夏枯草 10g，红花 5g，赤芍 10g，酒炒大黄 10g^[后下]，滑石 15g^[包煎]，甘草 5g。3 剂。

外治：①0.5％马来酸噻吗洛尔滴眼液，滴右眼，每日 2 次。②普拉洛芬（普南扑灵）滴眼液，滴右眼，每日 3 次。

针刺：选用攒竹、睛明、承泣、球后、太阳、风池、合谷、内关、三阴交、阳陵泉等穴，每次选局部穴 2 个、远道穴 3 个，交替使用，每日 1 次，强刺激。

医嘱：调情志，避风寒，保持大便通畅，忌食辛辣炙煿之品，忌饮浓茶、咖啡，适当控制饮水量。

二诊（2014 年 8 月 12 日）：便通症减，视力：右眼 1.0，左眼 1.5。眼压：右眼 26mmHg，左眼 16mmHg。原方去大黄。3 剂。

三诊（2014 年 8 月 15 日）：眼部及全身症状消失。视力：右眼 1.2，左眼 1.5。眼压：右眼 18mmHg，左眼 16mmHg。右眼充血消失，双眼瞳孔大小对称。

按语：患者肝胆火热亢盛，热极生风，风火上攻头目，目中玄府闭塞，神水瘀阻则胀痛，视力突降，虹视；头痛面赤，口苦咽干，烦躁易怒，均为肝胆火热亢盛，热极生风之故；大便秘结，小便黄赤，舌质红，苔黄，脉弦数，均为肝火上炎之征。加味龙胆泻肝汤方中龙胆大苦大寒，为泻肝胆之要药；黄芩、栀子清热降火；车前子、泽泻、木通、滑石清利湿热；当归、生地黄和血养阴，以防苦寒化燥伤阴；柴胡引药入肝；羌活、防风祛风止痛；大黄通便泻热；赤芍、红花活血化瘀；夏枯草清肝、散结、利水；甘草调和诸药。本方的配伍特点是泻中有补，利中有滋，降中寓升，祛邪而不伤中，泻火而不伐胃，使火降热清，湿浊得利，循经所发之症皆可痊愈。

【治疗心得】

本病是一种自限性疾病，局部使用糖皮质激素有利于控制炎症，但长期使用可升高眼压，应尽量缩短使用时间。也可使用非甾体抗炎药阻断前列腺 E 的合成来控制炎症。高眼压时用降眼压药物治疗，如发生视神经和视功能损害，可施行眼外引流手术治疗。中医药治疗有利于控制炎症和降低眼压。

【食疗方】

同原发性开角型青光眼。

【名医经验】

1. 陈达夫经验（成都中医药大学附属医院眼科名中医）：认为本病病因系肝胆二经功能失调，并有风热潜伏，致使疏泄失职，气机阻滞，风火上攻，神水瘀阻，肝阳上亢为患。治法：平肝清热息风。方剂：石决明散加减。药物：石决明 25g^[先煎]，决明子 25g，荆芥 10g，赤芍 15g，青葙子 18g^[包煎]，栀子 10g，木贼 15g，麦冬 15g，麻黄 6g，蛇蜕 6g^[包煎]，防风 15g，钩藤 15g^[后下]，玄参 10g。重者，泻肝清热息风，用龙胆泻肝汤加羚羊角。

2.李传课经验（湖南中医药大学第一附属医院眼科名中医）：认为本病大多与肝、脾二经有关，因为肝主疏泄，性喜条达，如肝气失疏，气血失和；或肝木乘脾，脾失健运，聚湿成痰，痰湿上泛等均可引起。肝郁气滞者，用逍遥散加减；痰湿上泛者，用温胆汤加减治疗；月经不调者，用四物汤加益母草、香附治疗；反复发作者用逍遥散合清营汤加减（柴胡、当归、白芍、茯苓、生地黄、牡丹皮、玄参、连翘、香附、夏枯草、甘草）。

【治疗进展】

青光眼睫状体炎综合征是一种反复发作的合并非肉芽肿性睫状体炎的继发性青光眼，本病是一种自限性疾病，随着年龄的增加，发作的频繁率逐渐减少，最后终止发作，60 岁以后，很少患此病。发病时眼压急剧升高，可达 40～60mmHg，时间持续较长，一般 1～14 日，伴有角膜水肿，羊脂状 KP，房水闪辉（＋），及瞳孔中度散大，一般视力及视野无明显损害。近年来试验证明本病是由于房水生成增多和房水流畅系数下降所致，发作时房水前列腺素（PG）的含量显著增加，葡萄膜血管扩张，血房水屏障的通透性增加，使房水生成量增加；同时，由于前列腺素增加，还可以抑制交感神经末释放去甲肾上腺素或直接拮抗去甲肾上腺素的生物效应，而去钾肾上腺素是调节房水排出的重要介质，小梁失去正常的调节而导致房水流畅系数下降和眼压升高。本病病征与急性闭角型及开角型青光眼有相似之处，主要鉴别之处是本病有角膜后沉着物，呈羊脂状，房角开放，无典型的青光眼生理杯凹陷，视野也无改变；本病也可以同时合并开角型青光眼，在急性发作后，若高眼压持续时间较长，药物治疗不易缓解，且反复发作者，应于发作间歇期作排除原发性开角型青光眼的检查，以免延误治疗。另外，还应与前葡萄炎继发青光眼相鉴别，后者前房浅，房角开放，虹膜膨隆，瞳孔区虹膜后粘连队，视力损害明显，前葡萄膜炎患者大多有明显视力下降，眼疼，眼部球结膜呈睫状充血或混合充血，角膜后沉着物多呈粉尘状小而密集，房水闪辉明显，瞳孔小，虹膜后粘连，易于本病鉴别。

【预防与调护】

本病患者应少用眼，勿过劳，饮食宜清淡，少食辛辣肥甘厚味，以免化火生痰。本症与一般青光眼不同，不宜滴缩瞳剂。

第四节　先天性青光眼

先天性青光眼是一类在胎儿发育过程中，前房角组织发育异常，小梁网施勒姆系统不能发挥有效的房水引流功能而使眼压升高的眼病。一般分为婴幼儿型青光眼和青少年型青光眼。部分患者有家族遗传史，多双眼发病，男女之比大约为 2：1。

【病因病机】

西医认为本病病因尚未充分阐明。以往认为小梁网上有一层无渗透性的膜覆盖，但缺乏组织学证明。在病理组织学上，发现虹膜根部的附着点前移，有时可见到过多的虹膜突覆盖在小梁表面，葡萄膜小梁网致密而缺乏通透性等，都提示房角结构发育不完全，与胚胎后期分化不完全的房角形态相似。晚期病例还可见到 Schlemm 管闭塞，这可能是长期眼压升高的结果而不是发病的原因。

中医认为多由于先天禀赋不足，眼部发育异常，肝肾阴虚，肝阳上亢，或肾虚不能化气行水，眼孔不通，神水瘀积所致。

【临床表现】

若为婴幼儿，90% 的婴幼儿在 1 岁时即出现症状。早期多有畏光流泪、眼睑痉挛。角膜及眼珠不断增大，角膜横径超过 12mm，角膜呈毛玻璃样混浊，有时可见到后弹力层膜破裂及条状基质混浊；瞳孔散大，眼压升高，房角异常及青光眼性视盘凹陷。若为青少年一般在 6 岁以后、30 岁以前发病，其表现与原发性开角型青光眼基本一致，症状隐蔽，病久可有视盘凹陷萎缩及视野缺损。

【诊断要点】

1. 婴幼儿角膜、眼球较同年龄者增大，有水牛眼之称。
2. 畏光流泪，眼睑痉挛。
3. 眼压增高，角膜混浊，前房角发育异常，视盘凹陷萎缩及视野缺损。

【鉴别诊断】

分娩时产钳外伤，可致角膜后弹力层破裂水肿，但角膜不大，眼压正常，且为单侧。先天性特发性角膜水肿及黏多糖症，角膜不增大，且为均匀性水肿，无后弹力层破裂，眼压不高。黏多糖症尚有肝脾肿大等全身体征，尿中有黏多糖。与视网膜母细胞瘤的鉴别必须牢记，检查眼底是主要的区别手段。

【治疗】

（一）治疗原则

先天性青光眼一旦确诊，应尽早手术治疗。抗青光眼药物在儿童的全身不良反应严重，耐受性差，仅用作短期的过渡治疗，或适用于不能手术的儿童。药物治疗的原则，也是选择低浓度和全身影响小的制剂。

（二）中医治疗

辨证论治

（1）阴虚阳亢证

症状：黑睛较大，畏光、流泪；伴烦躁面红，消瘦；舌质红，苔少，脉弦细。

分析：先天禀赋不足，眼部发育异常，肝肾阴虚，肝阳上亢，目中玄府闭塞，神水排出受阻，积于眼内则眼胀烦躁；面红，消瘦，舌质红，苔少，指纹在气关，色紫红，均为阴虚阳亢之候。

治法：滋阴潜阳。

方剂：阿胶鸡子黄汤（《通俗伤寒论》）。

药物：阿胶 3g[烊化兑服]，鸡子黄 1 枚[后入]，生地黄 5g，生白芍 3g，茯神木 3g，炙甘草 2g，生石决明 5g[先煎]，生牡蛎 10g[先煎]，钩藤 5g[后下]，络石藤 3g。

方解：阿胶鸡子黄汤方中用阿胶、鸡子黄作为主药，以养血滋阴；肝质喜柔，燥则风动，故用生地黄、白芍养血柔肝；茯神木、甘草，缓中益气作为辅药；阴血虚者肝阳必亢，故用石决明、牡蛎镇肝潜阳作为兼制药；畏光流泪，故用钩藤、络石藤，通络疏风作为引经药。诸药合用，使血足阴充，肝柔气和，则风自息，各症可愈。

（2）肝肾虚弱证

症状：黑睛较大，畏光、流泪，伴自汗盗汗，口燥咽干；舌质红，苔少，脉弦细。

分析：先天真阴不足，肾精亏虚，目中玄府闭塞，神水排出受阻，积于眼内则黑睛变大，畏光、流泪；口燥咽干，舌质红，苔少，脉弦细，均为阴虚不足之候。

治法：补益肝肾。

方剂：补肾丸（《秘传眼科龙木论》）加减。

药物：太子参 3g，茯苓 5g，五味子 2g，细辛 1g，肉桂 1g[后下]，桔梗 2g，山药 3g，柏子仁 1g，生地黄 5g。

方解：五味子、生地黄补肾宁心，益气生津，养阴明目为君药；太子参、茯苓益气健脾，利水化湿为臣药；山药补脾养胃，补肾生津，柏子仁养心安神，止汗；细辛祛风止痛，通窍为佐药；桔梗开宣肺气，载药上行，肉桂温经通脉，引火归元为使药。诸药合用，共奏补益肝肾，通窍明目之功。

（三）西医治疗

1. 滴眼　0.25% 马来酸噻吗洛尔滴眼液、0.25% 的盐酸倍他洛尔、1% 硝酸毛果芸香碱滴眼液等滴眼，每日 2 次。

2. 口服　醋甲唑胺或乙酰唑胺。

3. 手术治疗　手术是治疗本病的主要措施，约 80% 的病例可望通过房角切开术或小梁切开术控制眼压，晚期病例则选用小梁切除术为妥。眼压控制后，还须矫正常常合并存在的近视性屈光不正，以防弱视形成。

【病案举例】

张健验案（《张健眼科医案》）

尹某，男，2 岁，湖南省长沙市望城区铜官镇陶瓷公司，幼儿。于 2015 年 1 月 5 日初诊。

父母代诉：右眼畏光、流泪半月。

病史：发现患儿右眼黑睛较大半年，近 15 日来右眼畏光、流泪。伴烦躁面红，消瘦。

检查：右眼睑痉挛，角膜横径 12mm，角膜微混，瞳孔中度散大，眼底视盘血管移向鼻侧，生理凹陷扩大，C/D 等于 0.8，色淡白。哥德曼压平式眼压计测眼压：右眼 32mmHg，左眼 16mmHg。

舌质红，苔少，指纹在气关，色紫红。

诊断：先天性青光眼（右眼）。

辨证：阴虚阳亢证。

治法：滋阴潜阳。

方剂：阿胶鸡子黄汤（《通俗伤寒论》）。

处方：阿胶 2g[烊化兑服]，鸡子黄 1 枚[后入]，生地黄 5g，生白芍 3g，茯神木 3g，炙甘草 2g，生石决明 5g[先煎]，生牡蛎 5g[先煎]，钩藤 3g[后下]，络石藤 3g。3 剂。

外治：0.25%马来酸噻吗洛尔滴眼液，滴右眼，每日 2 次。

医嘱：调情志，避风寒，保持大便通畅。

二诊（2015 年 1 月 8 日）：哥德曼压平式眼压计测眼压：右眼 26mmHg，左眼 16mmHg。3 剂。收住院手术。

三诊（2015 年 1 月 11 日）：右眼于 2015 年 1 月 10 日全麻下行房角切开术。哥德曼压平式眼压计测眼压：右眼 12mmHg，左眼 16mmHg。原方 7 剂后，眼部及全身症状消失。

按语：患儿先天禀赋不足，右眼部发育异常，肝肾阴虚，肝阳上亢，目中玄府闭塞，神水排出受阻，积于眼内则眼胀烦躁；面红，消瘦，舌质红，苔少，指纹在气关，色紫红，均为阴虚阳亢之候。阿胶鸡子黄汤方中用阿胶、鸡子黄作为主药，以养血滋阴；肝质喜柔，燥则风动，故用生地黄、白芍养血柔肝，茯神木、甘草，缓中益气作为辅药；阴血虚者肝阳必亢，故用石决明、牡蛎镇肝潜阳作为兼制药；畏光流泪，故用钩藤、络石藤，通络疏风作为引经药。诸药合用，使血足阴充，肝柔气和，则风自息，各症可自愈。

【食疗方】

同原发性开角型青光眼。

【治疗进展】

近年来先天性青光眼的手术治疗新进展很多，如小梁切开仪、抗代谢类药物的应用突破了原有术式存在的限制性，使得改良后的术式应用的范围更为广泛；360°小梁缝线切开术、内镜技术的应用使原有手术操作更为精确，过程更为简便易行；异体心包膜、巩膜、筋膜或角膜在引流物植入手术中的应用以及 SF6 注入前房这些改良的操作减少了术中术后并发症的发生，等等。这些手术方式的改良与创新在一定程度上提高了手术的成功率及长期疗效。临床上应根据患者的发病原因、病情严重程度等不同情况进行手术方式的个体化选择，在合适的手术时机进行手术，为先天性青光眼患儿的视功能保留和发展创造最大可能。中医药治疗有利于控制眼压和保护视功能。

【预防与调护】

本病患者应少用眼，勿过劳，饮食宜清淡，少食辛辣肥甘厚味，以免化火生痰。

第十二章　葡萄膜病

葡萄膜由虹膜、睫状体和脉络膜三部分组成，三者相互连接，且属于相同血源，故发生病变时，常相互影响。葡萄膜组织内血管密集，色素丰富，为眼内组织提供必要的营养，在保证生理光学效能中起着重要作用，但同时也易遭受各种疾病的损害，引起葡萄膜病变。在诸多葡萄膜疾病中，以葡萄膜炎最为多见。葡萄膜炎是眼科急重症难治之病，由于发病急，变化快，反复发作，并可出现严重并发症，严重影响视力，甚至失明，给患者带来巨大痛苦。因此，寻求合理而有效的防治方法，已成为眼科领域里一个亟待解决的问题。

虹膜属中医之"黄仁"，又称"眼帘""虹彩"；脉络膜属中医之"视衣"，二者均属广义"瞳神"范畴，因而葡萄膜病归属中医瞳神疾病。其病因十分复杂，外感六淫、内伤七情、外伤与劳倦等均可引起。其病机主要责之于肝胆、脾胃、心肾功能失调，中期多为火强搏水，血热瘀滞，乃邪气实，阴不虚之实证；后期为虚实夹杂或阴虚火旺，气血瘀滞。

治疗方面，古今医家均注意祛风清热、凉血解毒、利尿渗湿、滋阴降火、活血祛瘀等法。当今，以中西医结合局部与全身治疗的疗法，进一步提高了临床疗效。特别在运用中药减轻激素副作用和递减激素剂量方面作了大量的临床工作，并取得了一定成绩。

第一节　前葡萄膜炎

前葡萄膜炎包括虹膜炎、虹膜睫状体炎和前部睫状体炎三种类型，其中虹膜睫状体炎最为常见。根据病症特点，急性前葡萄膜炎归属于中医学"瞳神紧小"范畴，慢性葡萄膜炎可归属于中医学"瞳神干缺"范畴。

【病因病机】

西医认为本病病因复杂，除外伤、手术、感染等因素外，绝大多数为内源性。其发病机制主要是自身免疫反应。

中医认为本病多因外感风热，内侵于肝，或肝郁化火致肝胆火旺，循经上犯黄仁，黄仁受灼，展缩失灵发为本病；或肝肾阴亏或久病伤阴，虚火上炎，黄仁失养；更因虚火煎灼黄仁，或展而不缩为瞳神紧小，或展缩失灵、与晶珠黏着而成瞳神干缺。

【临床表现】

临床以眼球坠痛，畏光流泪，视物模糊为主要症状。急性炎症刺激加上眼内肌痉挛，疼痛常较为剧烈，甚至睫状区有压痛。由于房水混浊，或瞳孔区有渗出物，角膜内皮水肿，角膜后壁有沉着物，或黄斑水肿等因素，使视力明显下降。发生并发性白内障和继发性青光眼时，视力可严重下降。检视眼内睫状体充血或混合充血，角膜后壁沉着物（简称 KP），炎症时，房水中进入大量炎性细胞和纤维素，随着房水的不断对流及温差的影响，渗出物逐渐下沉于角膜内皮层，排列成基底向下的三角形的角膜后壁沉着物。角膜后壁沉着物按形状可分为尘状、中等大小和羊脂状三种类型。尘状角膜后壁沉着物与中等大小角膜后壁沉着物主要由嗜中性粒细胞、淋巴细胞和浆细胞沉积而成，前者多见于非肉芽肿性葡萄膜炎，后者多见于 Fuchs 虹膜异色性葡萄膜炎及病毒性角膜炎并发的前葡萄膜炎。羊脂状角膜后壁沉着物主要由类上皮细胞及巨噬细胞构成，多见于肉芽肿性葡萄膜炎。房水闪辉，炎症时由于血 - 房水屏障功能破坏，血管通透性增加，大量蛋白质或纤维素性成分的渗出物及炎性细胞渗出至房水中，使房水混浊不清，裂隙灯下表现为光束增强，如阳光透过灰尘空气之状，称为房水闪辉。若房水中大量炎性细胞沉积于下方房角，成一液平面，称为前房积脓。虹膜充血水肿，纹理不清，虹膜与晶状体因渗出物可使二者黏附在一起，称为虹膜后粘连。瞳孔因炎症刺激，睫状肌痉挛和瞳孔括约肌的持续性收缩，故瞳孔缩小。散瞳后，虹膜后粘连不能完全拉开，瞳孔常出现梅花状、梨状等多种外观；如瞳孔周围与晶状体呈环状后粘连，则称为瞳孔闭锁；如渗出物形成的机化膜覆盖整个瞳孔，则称为瞳孔膜闭。前葡萄膜炎时，晶状体前囊可有色素沉着。虹膜后粘连被拉开时，晶状体前囊可有色素环。炎症反复发作可造成房水成分改变，影响了晶状体的营养与代谢，故可引起白内障。由于炎性细胞、纤维蛋白渗出及组织碎片阻塞小梁网，或因虹膜周边前粘连，使房水外流受阻；亦可由瞳孔闭锁、瞳孔膜闭阻断了房水交通而继发青光眼。炎症反复发作或病程日久，可致睫状体萎缩，房水分泌减少，眼压降低，眼球变软、缩小，终至眼球萎缩。

【辅助检查】

查血常规、血沉、类风湿因子、HLA-B27 抗原、胸部 X 线摄片等，有助于寻查病因。

【诊断要点】

根据眼痛、畏光流泪、视力减退等症状，睫状体充血或混合充血、角膜后壁沉着物、房水闪辉、瞳孔缩小、虹膜后粘连等体征，即可诊断。起病较急，病程在 6 周以内者为急性前葡萄膜炎；起病缓慢，病程长于 6 周者为慢性前葡萄膜炎。

【鉴别诊断】

1. 急性结膜炎 该病虽有目赤、畏光流泪，但其以结膜充血为主，分泌物多，眼痛较轻，视力无变化,瞳孔大小正常,且能传染流行;前葡萄膜炎以睫状充血或混合充血为主,无分泌物,眼痛较重,视力严重下降,瞳孔缩小变形,无传染流行。

2. 急性闭角型青光眼 该病虽有混合充血或睫状体充血、眼痛、视力下降,但其头目胀痛剧烈,视力骤降,常伴恶心呕吐,角膜水肿,前房浅,瞳孔散大,眼压急剧升高;前葡萄膜炎眼球常坠痛,无恶心呕吐,角膜后壁有沉着物,前房不浅,瞳孔缩小,眼压早期不高。

3. 眼内肿瘤 某些原发性眼内肿瘤或转移瘤,可引起前房积脓等改变,从病史、临床表现、超声波、CT 及磁共振等检查可资鉴别。

【治疗】

（一）治疗原则

对本病早期应迅速散瞳,防止虹膜后粘连,减少并发症的发生;局部配合适量的糖皮质激素,同时宜寻查病因,注重病因治疗。中医则以辨证论治为主,可通过全身调理以减轻激素类药物的副作用,并提高机体抵抗力,从而起到减毒增效和防止复发的作用。

（二）中医治疗

1. 辨证论治

（1）肝经风热证

症状:起病较急,眼珠疼痛,畏光流泪,视力减退,睫状充血,角膜后壁尘状或点状沉着物,房水混浊,虹膜纹理不清,瞳孔缩小;舌红苔薄黄,脉浮数。

分析:风热交攻上扰黄仁,故发病急;风热邪气循经上壅于目,清阳被扰,则眼红痛,视物模糊,畏光流泪;病邪初犯,邪热煎熬,故房水混浊;肝经风热上攻,血热壅滞,故虹膜纹理不清,瞳孔缩小;舌质红,苔黄,脉浮数均为肝经风热之候。

治法:祛风清热。

方剂:新制柴连汤(《眼科纂要》)加减。

药物:柴胡 10g,黄芩 10g,赤芍 10g,栀子 10g,蔓荆子 10g,龙胆 10g,生地黄 10g,牡丹皮 10g,荆芥 10g,防风 10g,车前子 10g[包煎],木通 10g,黄连 5g,甘草 3g。

方解:新制柴连汤加减方中龙胆、栀子、黄芩、黄连清肝泄热;荆芥、防风、蔓荆子祛风清热;柴胡既可辛凉祛风,又可引药入肝;生地黄、牡丹皮、赤芍凉血退红;车前子、木通利尿清热;甘草调和诸药。诸药合之为祛风清热、活血止痛之剂,风去热退,血活痛止则目明。

加减:若目赤疼痛较甚者,加牡丹皮 10g,生地黄 10g,茺蔚子 10g,以凉血散瘀,退赤止痛。

（2）肝胆火炽证

症状:眼球疼痛较剧,痛连眉棱、颞颥,睫状体充血或混合充血,角膜后壁尘状或点状沉着物,瞳孔甚小,或有前房积脓,或有前房积血;全身多伴有口苦咽干,小便黄赤,大便干结;舌红苔黄,脉弦数。

分析:肝开窍于目,眉骨颞颥分属肝胆经,肝胆火炽上攻黄仁,脉络瘀滞,故眼珠疼痛,痛连眉骨颞颥;火郁目窍,则畏光流泪,抱轮红赤;热灼肝胆则神水混浊;湿热上蒸,则口苦咽干;湿热下注,则小便短赤,大便秘结;舌质红,苔黄厚,脉弦数,均为肝胆火炽之候。

治法：清泻肝胆。

方剂：龙胆泻肝汤（《医方集解》）加减。

药物：龙胆 10g，柴胡 10g，黄芩 10g，栀子 10g，蔓荆子 10g，生地黄 15g，泽泻 10g，当归 10g，大黄[后下] 10g，玄明粉 10g[冲服]，荆芥 10g，羌活 10g，车前子 10g[包煎]，金银花 15g，蒲公英 15g，甘草 3g。

方解：龙胆泻肝汤加减方中龙胆、黄芩、栀子清热泻火；泽泻、车前子利湿清热；生地黄、当归养血益阴；柴胡疏肝郁、清肝火；金银花、蒲公英清热解毒；蔓荆子、荆芥、羌活祛风清热，而治目肿痛；蔓荆子疏风凉血利窍，以清利头目见长，为治风热头痛之要药；大黄、玄明粉泻火通腑；甘草调和诸药。合之为清泻肝胆，肝胆之邪去则正安目明。

加减：若大便秘结者，加大黄 10g[后下]，玄明粉 10g[后下]，以通腑导热；兼前房积脓者，加知母 10g，生石膏 30g[打碎先煎]，以清热泻火；兼前房积血者，加赤芍 10g，牡丹皮 10g，紫草 10g，以凉血散瘀。

（3）风湿夹热证

症状：发病或急或缓，眼球坠痛，眉棱、颞颥闷痛，睫状体充血或混合充血，瞳孔缩小或变形，房水混浊；常伴头重胸闷，肢节酸痛；舌红苔黄腻，脉濡数或弦数。

分析：风湿与热邪相搏，风湿热邪黏滞重着，熏蒸肝胆，黄仁受损，视物模糊，眼珠夜间坠胀痛；湿热熏蒸肝胆，故抱轮红赤，神水混浊；风湿留于肢体，则肢节酸痛；舌质红，苔黄厚腻，脉濡数，均为风湿夹热之候。

治法：祛风除湿清热。

方剂：抑阳酒连散（《原机启微》）加减。

药物：独活 6g，生地黄 15g，黄柏 10g，防己 10g，知母 10g，蔓荆子 10g，前胡 10g，防风 10g，黄芩 10g，羌活 10g，白芷 10g，寒水石 15g[打碎先煎]，黄连 5g，栀子 10g，甘草 3g。

方解：抑阳酒连散加减方中知母、黄柏、生地黄、寒水石清泻肾火；黄芩、黄连、栀子清热解毒燥湿；独活、羌活、防风、白芷、防己祛风除湿；蔓荆子、前胡宣散风热；甘草解毒调和诸药。诸药合之为祛风清热除湿之剂，风去热清湿除则目明。

加减：若湿重者，可去生地黄、知母、寒水石等寒凉泻火药物；火热偏重者，可酌减羌活、独活等辛温发散之品；赤痛较甚者，加茺蔚子 10g，赤芍 10g，牡丹皮 10g，以散瘀止痛。

（4）虚火上炎证

症状：病势较缓，或日久不愈，目赤痛时轻时重，视物昏蒙，瞳孔变形不圆，房水混浊，或晶状体混浊；常兼头晕耳鸣，腰膝酸软；舌红苔少，脉细数。

分析：久病伤阴，阴虚火炎，故视物昏花，抱轮红赤，黑睛后壁沉着物；肾精不足，精气不能上荣，则头晕耳鸣；肾气不固，则腰膝酸软；舌质红，苔少，脉细数，均为虚火上炎之候。

治法：滋阴降火。

方剂：清肾抑阳丸（《审视瑶函》）加减。

药物：寒水石 10g[先煎]，黄柏 10g，生地黄 15g，知母 10g，枸杞子 10g，黄连 3g，茯苓 15g，独活 5g，决明子 15g，当归 10g，白芍 10g。

方解：清肾抑阳丸加减方中生地黄、枸杞子滋养肾阴；当归、白芍滋养肝阴；决明子清肝火；知母、黄柏清肾火；黄连清心火；寒水石清胃火；茯苓、独活祛湿。共奏滋阴降火祛湿之功。

加减：若虚火较甚，咽干舌燥者，加麦冬 10g，天冬 10g，以滋养阴液。

2. 针刺治疗

体针：常用穴为睛明、攒竹、丝竹空、肝俞、足三里、合谷等。每次局部取 2 穴，远端配 1～2 穴。

（三）西医治疗

1. 滴眼

（1）迅速散瞳：局部可点用 1% 硫酸阿托品滴眼液或凝胶及眼膏，每日 2～3 次，滴药后必须压迫泪囊部，以免滴眼液进入鼻腔引起毒性反应。若瞳孔因虹膜后粘连不能散开，可结膜下注射散瞳合剂（1% 硫酸阿托品、1% 盐酸可卡因、0.1% 肾上腺素等量混合液）0.1～0.2mL。症状轻或对硫酸阿托品过敏者，可使用 2% 后马托品眼液或眼膏，恢复期可滴 0.5%～1% 托吡卡胺眼液，每日 1～2 次。

（2）糖皮质激素的局部应用：局部滴 0.5% 醋酸氢化可的松滴眼液，或 0.1% 地塞米松滴眼液及其他糖皮质激素滴眼液，每日 4～8 次；病情严重者，每半小时或 1 小时 1 次，睡前涂四环素可的松眼膏。

（3）非甾体类滴眼液：局部滴双氯芬酸钠滴眼液，普拉洛芬滴眼液，可促进局部炎症的消退。

2. 口服

（1）病因治疗：由感染因素引起者，应抗感染治疗。其他因素所致者，应结合相应的病因治疗。

（2）糖皮质激素：病情严重者，可口服泼尼松片，每日 30～50mg，早餐后 1 次顿服，待病情缓解后逐渐减量；或用地塞米松 10～15mg 静脉滴注，每日 1 次，5～7 日后减量，10 日后改为口服。

（3）非甾体消炎药：可口服吲哚美辛，每次 25mg，每日 2～3 次；或口服阿司匹林，每次 0.5g，每日 3 次。

3. 并发症治疗

对继发性青光眼者，宜配合房水抑制剂、脱水剂以降低眼压。瞳孔阻滞者在炎症控制后，可行虹膜周边切除术或激光虹膜切开术，以恢复房水循环通道。如房角粘连广泛者，可行滤过性手术。对并发性白内障者，在炎症控制后，可行白内障摘除及人工晶体植入术。

【病案举例】

例 1　张健验案（《张健眼科医案》）

谭某，男，36 岁，中国铁建重工集团有限公司，工人。于 2014 年 8 月 1 日初诊。

主诉：左眼红赤、畏光、疼痛，视力下降 3 日。

病史：患者于 7 月 29 日突发左眼红痛，畏光流泪，自购"加替沙星滴眼液"滴眼，无效。现夜间眼珠坠胀痛，痛连眉骨颞颥，视物模糊；伴口苦咽干，小便短赤，大便秘结。

检查：视力：右眼 1.5，左眼 0.5。左眼睫状充血（++），角膜后壁有羊脂状沉着物，房水混浊，虹膜色泽污暗，瞳孔小。眼压：右眼 16mmHg，左眼 18mmHg。舌质红，苔黄厚，脉弦数。

诊断：前葡萄膜炎（左眼）。

辨证：肝胆火炽证。

治法：清泻肝胆。

方剂：龙胆泻肝汤（《医方集解》）加减。

处方：龙胆 10g，柴胡 10g，黄芩 10g，栀子 10g，蔓荆子 10g，生地黄 15g，泽泻 10g，当归 10g，大黄 10g[后下]，玄明粉 10g[冲服]，荆芥 10g，羌活 10g，车前子 10g[包煎]，金银花 15g，蒲公英 15g，甘草 3g。3 剂。

服法：水煎，每日 1 剂，分 2 次温服。

外治：①1% 硫酸阿托品眼用凝胶，滴左眼，每日 2 次。②妥布霉素地塞米松（典必殊）滴眼液，滴左眼，每日 4 次。③将内服方药渣布包，在温度适宜时进行左眼眼部药物熨敷，以退赤止痛。

医嘱：忌食辛辣炙煿之品，保持大便通畅。

二诊（2014 年 8 月 4 日）：左眼红痛明显减轻，头痛已除，大便稀，每日 2 次。瞳孔已散大。舌质红，苔黄，脉浮数。原方去大黄、玄明粉。5 剂。

三诊（2014 年 8 月 9 日）：左眼红痛基本消除。检查：视力：右眼 1.5，左眼 0.8。左眼睫状充血轻微，角膜后壁沉着物消失，瞳孔药物性散大。舌质红，苔薄黄，脉弦。原方去龙胆，加知母 10g，黄柏 10g，以滋阴降火。7 剂。停用 1% 硫酸阿托品眼用凝胶。

四诊（2014 年 8 月 16 日）：左眼视物较前清楚，抱轮红赤消退。视力：右眼 1.5，左眼 0.8。舌质红，苔少，脉弦细。改用清肾抑阳丸（《审视瑶函》）。处方：寒水石 10g[先煎]，黄柏 10g，生地黄 15g，知母 10g，枸杞子 10g，黄连 3g，茯苓 15g，独活 5g，决明子 15g，当归 10g，白芍 10g。7 剂。

按语：肝开窍于目，眉骨、颞颥分属肝胆经，肝胆火炽上攻黄仁，脉络瘀滞，故眼珠疼痛，痛连眉骨颞颥；火郁目窍，则畏光流泪，抱轮红赤；热灼肝胆，则神水混浊；湿热上蒸，则口苦咽干；湿热下注，则小便短赤，大便秘结；舌质红，苔黄厚，脉弦数，均表现为肝胆火炽之候。龙胆泻肝汤加减方中龙胆、黄芩、栀子清热泻火；泽泻、车前子利湿清热；生地黄、当归养血益阴；柴胡疏肝郁、清肝火；金银花、蒲公清热解毒；荆芥、羌活祛风清热，而治目肿痛；蔓荆子疏风凉血利窍，以清利头目见长，为治风热头痛之要药；大黄、玄明粉通腑泄热；甘草调和诸药。合之则清泻肝胆，肝胆之邪去则正安目明。

例 2　张健验案（《张健眼科医案》）

石某，女，38 岁，湖南省长沙市望城区茶亭镇狮子岭村，农民。于 2015 年 6 月 29 日初诊。

主诉：右眼反复红痛，视力下降 5 日。

病史：2015 年 6 月 24 日夜间突发右眼珠坠痛，眉棱骨胀痛，畏光流泪，视力下降；伴肢节肿胀，酸楚疼痛。

检查：视力：右眼 0.5，左眼 1.2。右眼睫状充血（++），角膜后壁有羊脂状沉着物，房水混浊，虹膜纹理不清呈泥土色，瞳孔小。眼压：右眼 16mmHg，左眼 18mmHg。舌质红，苔黄厚腻，脉濡数。

诊断：前葡萄膜炎（右眼）。

辨证：风湿夹热证。

治法：祛风除湿。

方剂：抑阳酒连散（《原机启微》）加减。

处方：独活 6g，生地黄 15g，黄柏 10g，防己 10g，知母 10g，蔓荆子 10g，前胡 10g，防风 10g，黄芩 10g，羌活 10g，白芷 10g，寒水石 15g [打碎先煎]，黄连 5g，栀子 10g，甘草 3g。5 剂。

服法：水煎，每日 1 剂，分 2 次温服。

外治：①1% 硫酸阿托品眼用凝胶，滴右眼，每日 2 次。②妥布霉素地塞米松（典必殊）滴眼液，滴右眼，每日 4 次。③将内服方药渣布包，在温度适宜时进行右眼眼部药物熨敷，以退赤止痛。

医嘱：禁食辛辣炙煿之品，保持大便通畅。

二诊（2015 年 7 月 4 日）：夜间右眼珠坠胀痛已消除，视物较前清楚。检查：视力：右眼 0.6，左眼 1.2。右眼睫状充血（+），角膜后壁沉着物减轻，瞳神药物性散大直径约 6mm，眼底正常。舌质红，苔薄黄，脉濡。原方去独活、寒水石、黄连，加茺蔚子 10g，赤芍 10g，牡丹皮 10g，以活血退赤。5 剂。

三诊（2015 年 7 月 9 日）：右眼红痛基本消除，已无夜间眼珠坠胀痛。检查：视力右眼 0.8，左眼 1.5。右眼睫状充血，角膜后壁沉着物已消失，瞳孔药物性散大。舌质红，苔薄黄，脉濡。原方 5 剂。

四诊（2015 年 7 月 14 日）：右眼视物较前清楚，睫状充血消退。检查：视力右眼 1.0，左眼 1.5。右眼结膜无充血，瞳孔药物性散大，眼底正常。舌质淡红，苔薄黄，脉细。知柏地黄丸 5 瓶，1 次 9g，每日 3 次。停 1% 硫酸阿托品眼用凝胶。

按语：《原机启微·强阳抟实阴之病》曰："足少阴肾为水，肾之精上为神水，手厥阴心包络为相火，火强抟水，水实而自收，其病神水紧小。"患者因风湿与热邪相搏，风湿热邪黏滞重着，熏蒸肝胆，黄仁受损，视物模糊，眼珠夜间坠胀痛；湿热熏蒸肝胆，故抱轮红赤，神水混浊；风湿留于肢体，则肢节酸痛；舌质红，苔黄厚腻，脉濡数，均为风湿夹热之候。抑阳酒连散加减方中知母、黄柏、生地黄、寒水石清泻肾火；黄芩、黄连、栀子清热解毒燥湿；独活、羌活、防风、白芷、防己祛风除湿；蔓荆子、前胡宣散风热；甘草解毒调和诸药。诸药合之为祛风清热除湿之剂，风去热清湿除则目明。

例 3　庞荣验案

张某，女，50 岁，教师，于 2018 年 12 月 11 日就诊。

主诉：左眼视物不清半个月。

病史：患者半个月前左眼视物不清，伴疼痛，遂来我院就诊。

检查：视力右眼 0.8，左眼 0.3，裂隙灯检查：左眼结膜充血，角膜后壁细小灰白色 kp，虹膜纹理不清，瞳孔 3 点处有后粘连。眼底检查：双眼底小瞳下未见明显异常；舌苔薄白，脉沉弦细。

诊断：左眼前葡萄膜炎（左眼瞳仁干缺症）。

方剂：养阴清热汤（《中医眼科临床实践》）加减。

处方：生地黄 30g，生石膏 30g[打碎先煎]，金银花 30g，天花粉 12g，知母 12 克，枳壳 10g，龙胆 10g，青黛 10g[包煎]，芦荟 10g，黄芩 10g，荆芥 10g，防风 10g，甘草 3g。

服法：水煎，每日 1 剂，分 2 次温服。

外治：①1% 硫酸阿托品眼用凝胶，滴左眼，每日 2 次。②妥布霉素地塞米松（典必殊）滴眼液，滴左眼，每日 4 次。

医嘱：禁食辛辣炙煿之品，保持大便通畅。

二诊（2018 年 12 月 22 日）：查视力：右眼 0.8，左眼 0.5，眼部情况较前好转，瞳孔无粘连，前方继服。

三诊（2019 年 1 月 3 日）：左眼结膜不充血，角膜透明，虹膜纹理清，瞳孔圆，对光反应灵敏，继服 10 剂，以巩固疗效。

按语：此例为肺阴不足，津液匮乏，内有郁热，外受风邪所致。故以养阴清热汤加青黛、芦荟治疗，以增强清热解毒，通腑泻火之力，配合点眼药，以达到内外合治之效。方中生地黄清热凉血，生津；龙胆清热燥湿，泻火定惊；生石膏清热泻火，收敛生肌；金银花清热解毒；天花粉清热生津，消肿排脓；青黛清热，凉血，解毒；黄芩清热燥湿，泻火解毒；芦荟泻热通便，凉肝；知母清热泻火，滋肾润燥；枳壳理气宽中，行滞消胀；荆芥祛风解表，止血；防风祛风解表，胜湿解痉，止泻止血；甘草补中益气，泻火解毒，润肺祛痰，缓和药性，缓急定痛。

例 4　庞荣验案

李某，男，15 岁，学生，于 2009 年 11 月 14 日初诊。

主诉：左眼红痛，视物不清半个月。

病史：患者半个月前左眼发红伴疼痛、视物不清，遂来我院治疗。

检查：视力：右眼 1.0，左眼 0.05。裂隙灯检查：左眼结膜充血，角膜后壁 kp（+++），房闪（+），虹膜纹理不清，晶体前囊有棕色色素；眼底检查：双眼底小瞳下未见明显异常。现症：少食欲呕，恶油腻喜清淡凉饮，口干不欲饮水，小便难涩有时痛，羞明，眼胀痛，头痛；舌红苔黄厚，脉弦数。

诊断：左眼前葡萄膜炎（左眼瞳仁干缺症）。

辨证：肝胃实热证。

治法：清泻肝胃，通腑解毒。

方剂：银花复明汤（《中医眼科临床实践》）加减。

处方：金银花 30g，大黄 30g，鸡血藤 30 克，虎杖 15g，蒲公英 15g，槟榔 15g，生地黄 10g，知母 10g，天花粉 10g，蔓荆子 10g，栀子 10g，防风 10g。

服法：水煎，每日 1 剂，分 2 次温服。

外治：1% 硫酸阿托品滴眼液，滴左眼，每日 2 次。

医嘱：禁食辛辣炙煿之品，保持大便通畅。

二诊（2009 年 11 月 24 日）：服药后有时腹部隐痛，检查左眼视力 0.2，前方去虎杖 15g，大黄

10g，继服。

三诊（2009 年 12 月 14 日）：检查：左眼 0.6，前方加羌活 12g，继服。

四诊（2010 年 1 月 6 日）：左眼视力 1.0，左眼结膜不充血，角膜透明，瞳孔对光反应灵敏，继服 10 剂以善后。

按语：此例患者，为热郁于目，肝胃实热所致。故以银花复明汤加减治疗，方中大黄通腑泄热，清泻肝经郁热；槟榔、甘草理气和中；生地黄、知母、天花粉清热凉血；金银花、蒲公英、蔓荆子、虎杖、栀子清散郁热；防风散风祛邪；鸡血藤活血通络。

【治疗心得】

本病的论治，立足风、热、湿、虚、瘀五个字。风：有疼痛畏光流泪者，责之风邪未尽，当用风药以散邪；虽无风邪之象者，因目乃上窍，少佐辛散之品，载药上浮，亦属必要。热：慢性病者，多为虚热或湿热瘀热，且病位在瞳神，水轮属肾，故知母、黄柏、寒水石之类入肾经的清热药乃是常用之品，黄连、黄芩等既清热又解毒，亦可选之。湿：从发病方面来看，本病常与风邪有关；从病理方面，本病多有房水、玻璃体的混浊，屈光间质的混浊多需利湿；从病程方面来看，本病的迁延不愈，与中医病因学的湿性黏腻有关，所以利湿是本病治疗的重要用药特色之一。虚：中医认为本病病位在瞳神，水轮属肾，肾经之病以虚为多，且中医理论认为内障多虚，久病多虚，故滋补肾阴是本病中医治疗的又一特色，如生地黄、玄参、知母、女贞子、枸杞子等乃是常用之品，对提高视功能、增强抵抗力、防止复发等均有作用。瘀：葡萄膜又称血管膜，炎症过程极易致瘀，中医认为久病多瘀，本病充血暗红，亦与瘀象相通，合理应用散瘀活血中药，改善血液循环，既有利于炎症恢复，亦有助于提高视力，所以临床上活血化瘀药的应用可贯穿本病治疗的全过程。

【食疗方】

1. 菊花冬瓜汤

组成：菊花末 15g，冬瓜 250g，香菇 25g，精盐、佐料各适量。

功效：健脾利湿，清热和胃。

主治：前葡萄膜炎，中医辨证属脾胃湿热。

方解：菊花含菊甙、腺嘌呤、氨基酸、维生素 A、维生素 B_1 等物质，有散风清热、平肝明目的功能；冬瓜含维生素 C 较多，有清热利水的功效；香菇含有多种维生素、矿物质，对促进人体新陈代谢、提高机体适应力有很大作用。上述 3 种食材搭配在一起，具有健脾利湿、清热和胃、利水明目的功效。

制法：冬瓜去皮瓤、洗净、切片；香菇浸泡透，洗净，二味用油炒后，烧熟，入菊花末，加精盐佐料即可。

用法：可供中、晚餐菜肴，每日 1 次。

2. 薏苡绿豆汤

组成：生薏苡仁 25g，绿豆 30g，藕 1 节。

功效：清热凉血，去赤止痛。

主治：前葡萄膜炎，中医辨证属肝胆湿热。

方解：生薏苡仁利水消肿，健脾去湿，清热排脓；绿豆清热解毒；藕清热凉血。上述 3 种食材搭配在一起，具有清热凉血，去赤止痛的功效。

制法：将藕洗净切成小块，与生薏苡仁、绿豆同煮至熟烂后即可。

用法：可供中、晚餐菜肴，每日 1 次。

3. 青葙夏枯汤

组成：青葙子 10g[包煎]，夏枯草 10g，猪瘦肉 200g，精盐、佐料各适量。

功效：清肝泻火，祛湿明目。

主治：前葡萄膜炎，中医辨证属风湿热邪。

方解：青葙子清肝降火，散瞳；夏枯草清肝泻火，散结消肿；猪瘦肉补中益气。上述 3 种食材搭配在一起，具有清肝泻火、祛湿明目的功效。

制法：将猪瘦肉洗净切片入锅，加夏枯草、青葙子和适量的水，文火煲 1 小时，加精盐、佐料即可。

用法：可供中、晚餐菜肴，每日 1 次。

【名医经验】

1. 唐由之经验（中国中医科学院眼科医院国医大师）：前葡萄膜炎是个非常复杂难治的常见眼病，西医的病因和类型较多，中医的分型也不少。但运用中西医结合治疗，能提高疗效，改善预后，减少复发。西医治疗主要是散瞳和糖皮质激素治疗，中医的病机是什么，应如何治疗？其实在不少中医古籍上对本病的病机有清楚的论述。《秘传眼科龙木论》指出："此眼初患之时，忽因疼痛发歇，作时难忍，夜卧不得睡，即瞳人干缺……常不下圆，不辨三光……肾脏俱伤，肝风为患。""肾虚，则瞳人缩小。"认为本病为肾虚肝风为患所致。《原机启微·强阳搏实阴之病》认为本病病机为火搏强水，水实自收，其治则为抑阳缓阴，运用清火、疏散之剂。王肯堂《证治准绳》："瞳子渐渐细小如簪脚，甚则小如针，视尚有光，早治可以挽住，复故则难……劳伤气血……肝、肾二经俱伤，元气衰弱……瞳中之精亦日渐耗损，甚则陷没俱无，而终身疾矣……亦有风热证攻走，蒸干精液而细小者，皆宜乘初早救。"

从以上论述得知，古代医家将本病病机基本确定为肝肾两虚，肝风为患，目前大多数医家论述本病的病机也多从肝肾入手，还有一些从风湿或湿热论治。从唐由之多年诊治前葡萄膜炎的经验来看，古代和现代中医医家对本病的病机论述，都是很准确的。从微观和辨证的角度来看，越来越多的中医眼科医家认为虹膜、睫状体属肝，病变多从肝经及肝胆论治。肝主疏泄，体阴而用阳，病理状态多为疏泄不及，出现肝郁，肝郁日久必化火，肝郁日久易生风，这种体内的肝风，同气相求易招六淫中风热之邪，出现虹膜睫状体的病变，可根据病变和程度分为"肝经风热证"和"肝胆火炽证"，方用新制柴连汤和龙胆泻肝汤。新制柴连汤是中医眼科医生在临床上治疗本病很喜欢用的一个方剂，这个方剂是由 3 个部分组成：①肝郁易化火：用龙胆、赤芍、黄芩清肝火；黄连、木通清心火，是母实泄其子之意。②肝郁易化风：蔓荆子、荆芥、防风祛之；蔓荆子入肝经，是祛肝风的要药，疏风散邪的作用强。③柴胡疏肝解郁，并引药入肝经。整个方子配伍精当，疗效确切。根据病情，可酌加生地黄、牡丹皮，谷精草、刺蒺藜，增强清热凉血、祛风止痛之力。

本病的"肝胆火炽证"比"肝经风热证"的眼部发病更重，热象或"炎症反应"更明显，患者前房一般伴有积脓或积血，用龙胆泻肝汤直折肝火。①龙胆、黄芩、栀子、木通、生地黄、甘草泻火凉血；②泽泻、车前子、木通导湿热下行，从水道而去，使邪有出路，则湿热无留；③柴胡疏肝，引药于肝胆之经；④肝为藏血之脏，肝经实火易伤阴血，所用诸药又为苦燥渗利伤阴之品，故用生地黄、当归养肝阴，补肝血，护肝体。这两味药不是可有可无的，不应轻易去除。

对于前葡萄膜炎，可考虑用石决明散加减治疗，石决明散中：①石决明、决明子、栀子、大黄、青葙子清热泻火。②羌活、荆芥、木贼祛风。③白芍、麦冬润肺柔肝，肝热易致肺燥，肺失肃降下行，和清散在上的热郁不同，肃肺是使在上之火下降纳入肾水之内。

对于前葡萄膜炎迁延不愈或反复发病者，一般多采用明目地黄丸、杞菊地黄丸、驻景丸加减。从临床经验上看，应用归芍地黄丸治疗更为适合。本病患者多为肝郁体质，易化热及生风，因此肝郁是本病迁延不愈或复发内在因素。肝体阴而用阳，喜疏泄恶抑郁，肝郁的前提是肝虚，虚而致郁。在这一点不少医家都有误区，不了解肝郁的前提是肝虚。何以补肝虚？①肾为肝之母，补肾水以生肝木，常用六味地黄丸。②加当归、白芍，一方面补肝血，另一方面活动木气。如有肝热，加黄芩、栀子、石决明；如有肝风，可加刺蒺藜，菊花、密蒙花。

以上病机讨论多从"肝"入手，本病的另一大主要病机应为"湿"。如有湿热或寒湿困着体内，胃气上逆，肺气不降，清阳不升，肝气郁滞，诱发本病。①偏湿热者，三仁汤主之。重点在祛湿，湿去则热孤，湿热除则三焦通畅，在上之郁火下降。这类患者从舌脉和体征很容易辨别，但病情缠绵，治疗时间相对较长，因湿热之邪难速去。②如患者容易"感冒"引发本病，脾胃寒湿，又感风寒之外邪而致本病。眼部表现的前葡萄膜炎的炎症反应多不明显，采用人参败毒散或荆防败毒散治疗。这类患者发病特点是易复发，但每次病变不重。

综上所述，本病病机归纳为两大类：其一是由"肝"致病，其二是由"湿"致病。前者多见，发病急，随情志变化发病较多，部分病情迁延不愈或复发；后者多病情缠绵，随气候、饮食变化发病者多，比较容易复发。

唐由之治疗本病急性期的基本处方：龙胆、黄芩、赤芍、决明子、炒栀子、生地黄、牡丹皮、蔓荆子、密蒙花、甘草等。后期的基本处方：生地黄、熟地黄、山药、山茱萸、牡丹皮、泽泻、茯苓、当归、白芍。有热者，加栀子、黄芩、石决明；有肝风者，可加菊花、刺蒺藜、密蒙花、蔓荆子；反复发作伴随肝肾虚症状者，加枸杞子、女贞子、菟丝子、覆盆子等补益肝肾之品；肝气郁结者，加香附；少数患者表现体弱阳虚，可酌情加党参、肉桂、巴戟天、肉苁蓉。体内湿热重者，三仁汤主之。

2. 庞赞襄经验（河北省人民医院中医眼科名中医）：将本病分为4证论治：①肺阴不足，外夹风邪证：口渴欲饮或口干，或咽喉疼痛，便润。舌绛无苔或苔薄白，脉数细或弦细。宜养阴清热、散风除邪为主。方剂：养阴清热汤加减。药物：生地黄15g，天花粉10g，知母10g，芦根10g，生石膏15g[打碎先煎]，金银花15g，黄芩10g，荆芥10g，防风10g，枳壳10g，龙胆10g，甘草3g。②肝胃实热证：口苦咽干，大便燥结，小便黄赤，舌苔黄厚，脉细弦数。宜清泻肝胃、通腑解毒为主。方剂：银花复明汤加减。药物：金银花30g，蒲公英30g，蜜桑白皮10g，天花粉12g，黄芩

10g，黄连 10g，龙胆 10g，生地黄 12g，知母 12g，大黄 12g[后下]，玄明粉 12g[冲服]，木通 5g，蔓荆子 10g，枳壳 10g，甘草 3g。③风盛证：多鼻塞，或流清涕，脑顶沉重或眉棱骨痛，舌苔薄白，脉浮数。宜健脾清热、散风邪为主。方剂：羌活胜风汤加减。药物：银柴胡 10g，黄芩 10g，枳壳 10g，白术 10g，防风 10g，前胡 10g，薄荷 10g[后下]，羌活 10g，龙胆 10g，生石膏 15g[打碎先煎]，木通 5g，甘草 3g。④肝经虚寒证：多有干呕、吐涎沫或呕吐，四肢冷，舌质淡，脉沉细。宜温中补虚、降逆止呕为主。方剂：吴茱萸汤。药物：吴茱萸 10g，党参 10g，干姜 10g，大枣 4 枚，清半夏 10g，橘红 10g，枳壳 10g，甘草 3g。外用散瞳剂，并可配合针刺治疗，针刺取穴睛明、太阳，配穴合谷、太冲。

3. 姚和清经验（上海市眼病皮肤病防治所眼科名中医）：认为本病的病因病机主要是由于风湿热邪上扰或酒色劳役引起。其发病机制与肝肾二经有关。对前葡萄膜炎治疗用药，根据临床所见，主要可归纳以下 8 个方面：①肝经实火。多见于前葡萄膜炎的急性炎症，表现为眼睑红肿胀硬，睫状充血，瘀滞较甚，眼痛、灼热、流泪、视糊，伴小便短赤，大便不畅，舌红，苔黄而燥，脉弦大、弦数。治以清肝散热、凉血行滞，用芍药清肝散、瞳缺泻肝汤。②肝经风热。多见于急性炎症而具有眼睑浮肿，睫状充血肿胀，多泪而痛，头痛多在颠顶或两侧，可以辛凉透解，用桑菊饮、银翘散、麻杏石甘汤；如疼痛剧烈，大便不畅，当发表攻里，表里双解，用防风通圣散。③热毒上攻。亦见于急性炎症。表现为眼睑红肿，眼内混合充血剧烈，瞳孔缺曲，房水混浊，甚而出现前房积脓，眼痛、头痛、口渴引饮，舌红苔黄，脉洪大、弦数。治以清热解毒，用白虎汤加金银花、连翘、茺蔚子、赤芍、牡丹皮、黄芩、栀子等。大便秘结者，加大黄、玄明粉。④风湿上扰。可见于急性或慢性病例。多伴有头重疼痛，骨节疼烦牵痛，脉浮缓，舌苔白腻。治以驱风胜湿，用羌活胜湿汤、羌独防己汤；如前房积脓，可予神消散。⑤湿热上扰。症见舌苔黄腻，脉滑数，小便不利，口疮、湿疮。治以清利湿热，用四苓散加黄芩、栀子、薏苡仁、滑石、赤芍、茺蔚子等；如小便淋痛短涩，用八正散；如巩膜发黄，或见前房积脓者，用茵陈栀子茯苓甘草汤；如舌苔浊腻，合甘露消毒丹。⑥梅疮结毒。眼部症状剧烈，疼痛较甚，先天梅毒多伴塌鼻、上颌二个门牙尖端缺损与重听或耳聋等，华康试验阳性。治以解毒活血，用解毒活血汤。⑦虚损引起。病多慢性持续发作，睫状充血较轻，眼酸，多泪，怕光，睁眼乏力，舌苔薄白，脉虚细，若太阳痛者为血虚生风，治以养血祛风，用加减地黄汤、当归养荣汤；如头痛兼晕，舌红而绛，脉细数、细弦者，为阴虚火旺。治以滋阴降火，用滋阴地黄丸、知柏地黄汤、决明益阴汤；如头痛如焚，虚烦不眠，舌红，脉细数，为心肾不交，虚火上炎，治以滋阴清热，交通心肾，用黄连阿胶汤；如面色㿠白，形寒肢冷，舌白，脉沉细而迟者，必于虚寒，治以扶阳壮水、引火归原，用济生肾气丸。⑧不发作的陈旧病例。如无特殊体征，以补益肝肾精血为主，用杞菊地黄丸、生脉六味汤、一甲复脉汤、二甲复脉汤等。

4. 陈达夫经验（成都中医药大学附属医院眼科教授）：主张养阴治疗葡萄膜炎，瞳神小如针尖，不能瞻视，知柏地黄汤主之，药用熟地黄、山药、牡丹皮、山茱萸、茯苓、泽泻、知母、黄柏，有时加麻黄，此证乃属少阴里虚，阴虚火旺，病的起源多由劳伤气血，穷极视瞻，纵欲无度，火旺阴虚，致使邪火上升，伤害胆汁，胆精不能注到眼内，致使风轮底层与瞳神略有间隔之外发生粘贴，瞳神渐收，小如针尖，或因肝热过盛，伤害胆精而成此证。必须用知柏地黄汤养阴泻火。有时要加麻黄，是因为瞳神缩小过久一时难开，略加麻黄，以助开散。

5. 陆绵绵经验（南京中医药大学附属医院主任医师）：认为本病大多原因不明，可有病灶感染、关节炎、糖尿病、外伤等致病因素存在，也可能为病原体或其新陈代谢产物造成的一种变态反应，中医认为是肝热或肝胆湿热所致。若以睫状充血，前房混浊，虹膜肿胀，瞳孔缩小，眼球疼痛拒按，口干，舌红苔黄，以肝热为主，影响到血热、胃热。本病的全部病变皆在风轮，故属肝。表现为一系列充血渗出、肿胀等症状，故为肝热；虹膜睫状体内血管极为丰富，充血显著，有时前房还可见出血，为肝热影响到血热；瞳神属肾，瞳孔缩小为肝移热于肾的表现；已离开血管的渗出物为瘀的积聚，同时暗红色说明局部有瘀滞。总的证候是以肝热血热为主，还有外风与瘀滞，外风为热的开始，瘀滞为热的结果。治法：清肝凉血，兼活血化瘀。药用：鲜生地黄 30g，牡丹皮 15g，赤芍 9g，茺蔚子 9g，紫草 15g，炒栀子 12g，青黛 1g[包煎]。早期兼有头痛眼痛者，加祛风药如羌活 9g，防风 5g；便秘者，加大黄 6g[后下]；尿黄者，加盐知母 9g，盐黄柏 9g；前房积脓者，加生石膏 30g[打碎先煎]，浙贝母 9g。若以前房纤维渗出物为主，口干不欲饮，纳差，或有关节炎病史，舌质淡而苔黄腻者，为肝经湿热。治法：清化湿热。药用：龙胆 5g，黄连 5g，黄芩 5g，黄柏 5g，炒栀子 12g，木通 9g，茺蔚子 5g，车前子 5g[包煎]，牡丹皮 9g，青黛 1g[包煎]。苔白腻，便不臭者，加桂枝 3g，厚朴花 5g。一般慢性虹膜睫状体炎，充血与自觉症状皆较为缓和，且时轻时重，故为阴虚火旺。组织浸润肿胀，前房混浊，角膜后沉着物的存在是气血瘀滞之象，因此用养阴清热法同时亦需佐以祛瘀。如病变不退，瘀滞长期积累，到一定程度则可转化为以瘀滞为主的病理变化，临床可见在慢性炎症过程中突然眼部剧痛。治疗以活血祛瘀为主，达到加快血液循环、消炎止痛的目的。慢性虹膜睫状体炎，在炎症过程中出现的眼痛，由血瘀不通而痛；急性虹膜睫状体炎，早期眼痛，因外风引起，属外感眼痛。因此，急性炎症早期眼痛要祛风止痛，慢性炎症后期眼痛要祛瘀止痛。急性与慢性虹膜睫状体炎可以互相转化，急性炎症可以通过亚急性阶段变为慢性，慢性炎症又可急性发作。临床上出现的症状比较复杂，辨证用药需根据以下原则，结合具体情况具体处理：①急性炎症，清热（肝）凉血；慢性炎症，养阴（肝）清热（降火）。②急性炎症发生眼痛，佐以祛风止痛；慢性炎症发生眼痛，祛瘀止痛。急性发作、炎症显著而致眼痛，可以息风止痛如羚羊角粉。③有湿证存在，佐以祛湿。

【治疗进展】

前葡萄膜炎不仅是一类眼科常见病，而且是眼科难治病，致盲率较高，多数葡萄膜炎的一个显著特点是炎症反应慢性化和复发，如何预防炎性的复发已成为葡萄膜炎研究领域中的一个难点问题。我国眼科工作者利用葡萄膜炎动物模型做了大量基础研究，为人类葡萄膜炎预防提供了重要参考资料，但在临床防治研究方面仍显不足。由于除感染性葡萄膜炎外，大多数葡萄膜炎属自身免疫性疾病，从临床研究来看，葡萄膜炎患者中医证型与免疫功能有一定的关系。以中药为主治疗葡萄膜炎既能显著改善患者的症状和体征，恢复视功能，也能提高机体免疫功能，防治葡萄膜炎的反跳与复发，同时还能降低糖皮质激素与免疫抑制剂的副作用。因此，加大中医药对葡萄膜炎的防治研究，具有重要的临床意义。

【预防与调护】

1. 初发时，应注意散瞳，防止虹膜后粘连。

2. 应用糖皮质激素药物宜适量，按规律递减。

3. 少食辛辣炙煿之品，保持大便通畅。

第二节　中间葡萄膜炎

中间葡萄膜炎是一类累及睫状体平坦部、玻璃体基底部、周边视网膜和脉络膜的炎症性和增殖性疾病。本病多发于 40 岁以下，常累及双眼，可同时或先后发病。其起病隐伏，通常表现为慢性炎症的过程。本病属中医"云雾移睛"（《证治准绳》）、"视瞻昏渺"（《证治准绳》）范畴。

【病因病机】

西医认为本病多与免疫因素有关，如对链球菌和常见的病毒有超敏反应，可并发本病。并发现本病 60% 以上患者循环免疫复合物增加。因此，认为睫状体与肾小球一样易发生免疫复合物病。但其确切病因不甚明了。

中医认为多因肝胆湿热内蕴，熏蒸清窍；或热邪伤阴，阴虚火旺所致。

【临床表现】

症状轻者无明显不适，重者眼前似有阴影飘浮，视物模糊，暂时性近视。若出现黄斑囊样水肿，并发白内障时，视力可明显下降，少数有目赤疼痛等症。眼前段改变大多正常或仅有轻微炎症改变，少数患者可有少量尘点状角膜后沉着物，轻度的房水闪辉，虹膜可出现后粘连，周边前粘连。一般无充血，但儿童患者可出现睫状体充血、明显的房水闪辉、多量的角膜后沉着物等急性前葡萄膜炎的体征。玻璃体呈雪球样混浊，以晶状体后隙和下方玻璃体基底部最为明显。睫状体平坦部雪堤样改变，多见于下方，由大量渗出物形成，呈白色或黄白色。易发生下方周边部视网膜炎、视网膜血管炎和周边部视网膜脉络膜炎。常见并发症和后遗症为黄斑囊样水肿，亦可出现黄斑前膜、黄斑裂孔、并发白内障，以晶状体后囊下混浊较为常见。

【辅助检查】

眼底荧光血管造影、B 超和超声生物显微镜检查、X 线摄片、血清学检查、CT 等，有助于寻查病因。

【诊断要点】

1. 发病隐匿，病程缓慢。轻者可无自觉症状，或仅感眼前黑影飘动、雾视、暂时性近视；严重者可有不同程度视功能障碍。

2.下方睫状体平坦部雪堤样渗出病灶,病灶附近有新生血管及视网膜血管炎。

3.玻璃体混浊,呈絮状或微尘状。

【鉴别诊断】

1.眼内淋巴瘤所致的伪装综合征　是指发生于眼内的淋巴瘤,虽然也有中间葡萄膜炎的表现,但对糖皮质激素和免疫抑制剂不敏感,一些患者可出现神经系统病变、淋巴结肿大等。脑 MRI 和玻璃体活检有助诊断。

2.结节病　虽然也可出现眼痛、视物模糊、睫状充血等葡萄膜炎表现,但结节抗原试验反应阳性,血液活动进展期可有白细胞减少、贫血、血沉增快,血清血管紧张素转化酶活性增加,血清中白介素 −2 受体和可溶性白介素 −2 受体升高。

3.飞蚊症　主诉眼前有点状、细丝或蚊蝇翅状黑影飘动,而眼部检查无阳性体征。

4.视网膜静脉周围炎　主诉眼前有黑影飘动或视力下降,眼部检查视网膜周边部静脉旁有白色或灰白色或黄色渗出物,静脉旁白鞘,但玻璃体反应相对较轻。

【治疗】

（一）治疗原则

由于中间葡萄膜炎病因不明,目前尚无特异性治疗,西医以对症治疗为主,中医对本病宜分辨虚实。实者多为痰浊上泛,治宜化痰降浊;虚者多为肝肾不足,治宜补益肝肾。

（二）中医治疗

1.辨证论治

（1）痰浊上泛证

症状:眼前似有蚊蝇或云雾样黑影飘浮,视物昏蒙,玻璃体呈雪球样混浊,睫状体平坦部呈雪堤样改变;或兼有头晕胸闷;舌苔白腻或黄腻,脉弦滑。

分析:湿热内蕴,脾失健运,气机阻滞,升降失常,痰湿入目,则神膏混浊,眼见黑影;痰浊上蒸,则头晕胸闷;舌质红、苔黄腻、脉弦滑,均为痰浊上泛之候。

治法:化痰降浊。

方剂:温胆汤(《三因极一病证方论》)加减。

药物:半夏 10g,竹茹 10g,枳实 10g,陈皮 5g,甘草 5g,茯苓 10g,生姜 3 片,大枣 1 枚,黄芩 10g,黄连 5g,猪苓 10g,狗脊 10g,车前子 10g[包煎]。

方解:温胆汤加减方中半夏辛温,燥湿化痰,和胃止呕,为君药。臣以竹茹,取其甘而微寒,清热化痰除烦止呕;陈皮辛苦温,理气行滞,燥湿化痰;枳实辛苦微寒,降气导滞,消痰除痞;茯苓健脾渗湿,以杜生痰之源。加生姜、大枣以清热泻火,和脾胃,且生姜兼制半夏之毒。甘草为使,调和诸药。加黄芩、黄连以清热泻火;加猪苓、狗脊、车前子以清热利湿。

加减:若热邪偏重者,酌加黄芩、黄连清热泻火;若湿邪偏重者,酌加猪苓、泽泻渗湿利水。

（2）肝肾阴虚证

症状：眼前似有黑花飞舞，视物模糊，玻璃体雪球样混浊，睫状体平坦部雪堤样改变；兼有头晕耳鸣，腰膝酸软；舌红苔少，脉弦细。

分析：肝肾阴虚，水不涵木，肝阳偏亢，上扰清窍，故神膏混浊，眼见黑影，头晕耳鸣；肾阴不足，腰膝失养，故腰膝酸软；口燥咽干，舌质红，苔少，脉弦细等皆为阴虚失濡，虚热内炽之征。

治法：滋养肝肾。

方剂：明目地黄丸（《审视瑶函》）加减。

药物：熟地黄 15g，生地黄 15g，山药 10g，泽泻 10g，山茱萸 6g，牡丹皮 10g，柴胡 10g，茯神 10g，当归 10g，五味子 5g，知母 10g，黄柏 10g。

方解：明目地黄丸为《审视瑶函》目暗不明所设，《审视瑶函》曰："精生气，气生神，故肾精一虚，则阳光独治。阳光独治，则壮火食气，无以生神，令人目暗不明。"王冰曰："壮水之主，以制阳光。"故用生地黄、熟地黄、山茱萸、五味子、当归、牡丹皮、泽泻味厚之属，以滋阴养肾，滋阴则火自降，养肾则精自生；乃山药者所以益脾而培万物之母；茯神者，所以养神而生明照之精；柴胡者，所以升阳而致神明之气于精之窠也。方中加知母、黄柏以滋阴降火。

加减：若兼瘀滞者，加茺蔚子 10g，丹参 10g，活血明目。

2. 针刺治疗

同前葡萄膜炎

（三）西医治疗

1. 滴眼 局部滴用 0.5% 醋酸氢化可的松滴眼液及其他糖皮质激素滴眼液，每日 3～4 次。

2. 口服

（1）糖皮质激素：病情严重者，可口服泼尼松，初始量为每日每公斤体重 1～1.2mg，随病情好转而逐渐减量。

（2）免疫抑制剂：若炎症难以控制，可选用环孢霉素 A、环磷酰胺等免疫抑制剂。由于需长时间的治疗，故应注意药物的毒副作用。

3. 激光治疗 对出现视网膜新生血管者，可行激光光凝。

4. 手术治疗

（1）冷冻治疗：对使用糖皮质激素效果不佳者，可直接冷冻雪堤病灶处的睫状体平坦部。

（2）玻璃体切割术：对冷冻效果不佳者，可行玻璃体切割，清除炎性碎屑组织。

【病案举例】

例 1 张健验案（《张健眼科医案》）

肖某，女，38 岁，湖南省楚天科技股份有限公司，干部。于 2014 年 9 月 25 日初诊。

主诉：双眼前有黑影，视力下降 20 日。

病史：患者于 9 月 5 日发现眼前有黑影，曾在外院诊断为"玻璃体混浊"，曾服"卵磷脂络合碘片（沃丽汀）""复方血栓通胶囊"等药，未效。伴头晕胸闷。

检查：视力：右眼 0.5，左眼 0.6。双眼结膜无明显充血，角膜后壁有少量点状沉着物，玻璃体呈雪球样混浊。眼压：右眼 18mmHg，左眼 16mmHg。舌质红，苔黄腻，脉弦滑。

诊断：中间葡萄膜炎（双眼）。

辨证：痰浊上泛证。

治法：化痰降浊。

方剂：温胆汤（《三因极一病证方论》）加减。

处方：姜半夏 10g，竹茹 10g，枳实 10g，陈皮 10g，甘草 5g，茯苓 10g，生姜 3 片，大枣 1 枚，黄芩 10g，黄连 5g，猪苓 10g，狗脊 10g，车前子 10g [包煎]。7 剂。

服法：水煎，每日 1 剂，分 2 次温服。

外治：①妥布霉素地塞米松（典必殊）滴眼液，滴双眼，每日 3 次。②普拉洛芬（普南扑灵）滴眼液，滴双眼，每日 3 次。

医嘱：禁食辛辣炙煿之品，保持大便通畅。

二诊（2014 年 10 月 2 日）：双眼视物较明。检查：视力：右眼 0.6，左眼 0.6。双眼角膜后壁沉着物减少，玻璃体呈雪球样混浊如前。舌质红，苔黄腻，脉弦滑。原方去生姜、大枣。7 剂。

三诊（2014 年 10 月 9 日）：头晕胸闷减轻。视力：右眼 0.6，左眼 0.8。双眼玻璃体混浊减轻。舌质红，苔黄，脉弦滑。原方，7 剂。

四～六诊（2014 年 10 月 16～30 日）：服药 14 剂。双眼前黑影明显减少。视力：右眼 1.0，左眼 1.0。双眼角膜后壁沉着物吸收，眼底玻璃体混浊明显减轻。舌质淡红，苔薄黄，脉弦。舒肝明目丸 120g×8 瓶，1 次 9g，每日 3 次。停用滴眼液。

按语：患者湿热内蕴，脾失健运，气机阻滞，升降失常，痰湿入目，则神膏混浊，眼见黑影；痰浊上蒸，则头晕胸闷；舌质红，苔黄腻，脉弦滑，均为痰浊上泛之候。温胆汤加减方中半夏辛温，燥湿化痰，和胃止呕，为君药。臣以竹茹，取其甘而微寒，清热化痰除烦止呕；陈皮辛苦温，理气行滞，燥湿化痰；枳实辛苦微寒，降气导滞，消痰除痞；茯苓健脾渗湿，以杜生痰之源。煎加生姜、大枣以清热泻火，和脾胃，且生姜兼制半夏之毒。甘草为使，调和诸药。加黄芩、黄连以清热泻火；加猪苓、狗脊、车前子以清热利湿。

例 2　张健验案（《张健眼科医案》）

黄某，男，45 岁，湖南迪诺制药有限公司，干部。于 2014 年 10 月 4 日初诊。

主诉：双眼前有黑影，视力下降 2 月。

病史：患者于 8 月 4 日发现眼前有黑影，曾在外院诊断为"中间葡萄膜炎"，曾服"泼尼松""卵磷脂络合碘片（沃丽汀）"等药，有效，停药即加重。伴口燥咽干，头晕耳鸣，腰膝酸软。

检查：视力：右眼 0.5，左眼 0.4。双眼结膜无充血，玻璃体雪球样混浊，睫状体平坦部雪堤样改变。眼压：右眼 18mmHg，左眼 20mmHg。舌质红，苔少，脉弦细。

诊断：中间葡萄膜炎（双眼）。

辨证：肝肾阴虚证。

治法：滋养肝肾。

方剂：明目地黄丸（《审视瑶函》）加减。

处方：熟地黄 15g，生地黄 15g，山药 10g，泽泻 10g，山茱萸 6g，牡丹皮 10g，柴胡 10g，茯神 10g，当归 10g，五味子 5g，知母 10g，黄柏 10g。7 剂。

服法：水煎，每日 1 剂，分 2 次温服。

外治：①妥布霉素地塞米松（典必殊）滴眼液，滴双眼，每日 3 次。②普拉洛芬（普南扑灵）滴眼液，滴双眼，每日 3 次。

医嘱：禁食辛辣炙煿之品，保持大便通畅。

二诊（2014 年 10 月 11 日）：双眼视物较明，口燥咽干消失。视力：右眼 0.5，左眼 0.6。双眼角膜后壁沉着物减少，玻璃体呈雪球样混浊如前。舌质红，苔少，脉弦细。原方去黄柏、知母。7 剂。

三诊（2014 年 10 月 18 日）：头晕耳鸣，腰膝酸软减轻。视力：右眼 0.6，左眼 0.6。双眼玻璃体混浊减轻。舌质红，苔少，脉弦细。原方 7 剂。

四～六诊（2014 年 10 月 25 日～11 月 8 日）：服药 14 剂。双眼前黑影明显减少。视力：右眼 1.0，左眼 1.0。双眼角膜后壁沉着物吸收，眼底玻璃体混浊明显减轻。舌质红，苔少，脉弦细。明目地黄丸 120g×8 瓶，1 次 9g，每日 3 次。停用滴眼液。

按语：肝肾阴虚，水不涵木，肝阳偏亢，上扰清窍，故神膏混浊，眼见黑影，头晕耳鸣；肾阴不足，腰膝失养，故腰膝酸软；口燥咽干，舌质红，苔少，脉弦细等皆为阴虚失濡，虚热内炽之征。明目地黄丸为《审视瑶函》目暗不明所设，《审视瑶函》曰："精生气，气生神，故肾精一虚，则阳光独治。阳光独治，则壮火食气，无以生神，令人目暗不明"。王冰曰："壮水之主，以制阳光。"故用生熟地黄、山茱萸、五味子、当归、牡丹皮、泽泻味厚之属，以滋阴养肾，滋阴则火自降，养肾则精自生；山药以益脾而培万物之母；茯神者，所以养神而生明照之精；柴胡者，所以升阳而致神明之气于精之窠也。方中加知母、黄柏以滋阴降火。

【治疗心得】

本病良性型有自限性，多数病例可保持 0.5 以上视力。血管闭塞型及严重型出现并发症后，视力损害显著，特别在囊样黄斑水肿形成囊样变性后，视力障碍更是无法逆转。预后还与发病年龄有关，儿童患病在发病时和随访时的视力均较成人患者差。

【食疗方】

1. 银花菊花茶

组成：金银花 50g，菊花 50g，绿茶 20g。

功效：清凉解热、疏风明目。

主治：中间葡萄膜炎。

方解：金银花清热解毒，散风清热；菊花疏风散热，平抑肝阳，清肝明目，清热解毒；绿茶有提神清心，清热解毒，清心除烦，降火明目的作用。共奏清凉解热、疏风明目之功效。

制法：金银花、菊花、绿茶混合共为粗末，用纱布分装成袋，每袋 15g。

用法：每次 1 包，代茶饮用。

2. 蔓荆子粥

组成：蔓荆子 15g，粳米 50g。

功效：疏风清热，清利头目。

主治：中间葡萄膜炎。

方解：蔓荆子疏风清热，清利头目；粳米补中益气，健脾和胃，除烦渴。

制法：将蔓荆子捣碎，加水 500mL，浸泡后煎取汁，入粳米煮粥。

用法：空腹食用。每日 1 剂。

3. 青葙子茶

组成：青葙子 15g $^{[包煎]}$，绿茶 5g。

功效：祛风热、清肝火。

主治：中间葡萄膜炎。

方解：青葙子祛风清热，清肝泻火；绿茶提神清心，清热解毒，清心除烦，降火明目。

制法：将青葙子和绿茶置于纱布袋中，沸水泡 10 分钟饮用。

用法：每日 1 剂。

【名医经验】

唐由之经验（中国中医科学院眼科医院国医大师）：认为本病主要病机在于肺有燥热、郁热所致。目前各种证型只是本病不同程度阶段的不同表现。现代人生活习惯尤其是饮食习惯对比过去有较大改变，过食辛辣非常普遍，辛入肺，过食辛辣则易使肺失其肃降之功能，同时会出现中焦不调，脾胃失其健运，脾气不升，胃气难降，更加影响肺的肃降功能。肺出现燥热、郁热，进一步影响到心火不降。肺热克制肝木，肝木易郁而化火生风，涉及心、肝、肾三脏出现病理状态，在眼内出现玻璃体内雪球样混浊，有特征性的雪堤状渗出，或伴有黄斑囊样水肿、视网膜血管炎、视盘水肿等病变。因此治疗关键就是恢复肺之肃降功能，合肺金润下，心火下降，肝木顺达。如有湿热或痰湿阻遏三焦，应相应采用祛湿、化痰、清热之法使在上之心火下达，肺热清肃，肝郁得解，风热得清。治法：肃肺清心，清肝明目。基本处方：生石膏、竹叶、法半夏、麦冬、白及、桔梗、郁金、知母、玄参、怀牛膝、赤芍、粳米、党参、大枣、甘草等。

【治疗进展】

由于本病病因不明，只能按一般葡萄膜炎作对症处理，但不宜用强散瞳药，以免引起虹膜周边前粘连。如无前房炎症，不必散瞳，也无需用糖皮质激素滴眼。可选用弱散瞳药，如 1% 环戊通或新散瞳合剂（含等量的 0.5% 去氧肾上腺素、0.4% 后马托品及 1% 普鲁卡因）及 0.3% ～ 0.5% 地塞米松滴眼，炎症缓解后改用 0.1% 双氯芬酸钠滴眼液、地塞米松等激素长期持续滴眼，应警惕激素性白内障和青光眼的发生。严重型中间葡萄膜炎，可用泼尼松龙 0.5mL 或甲泼尼龙 20mg 在球筋膜囊下注射，每 3 日或每周 1 次。亦可用泼尼松 20 ～ 30mg/d，每晨 8:00 前顿服，同时内服氯化钾 300mg/d 及低盐饮食。随着炎症减退药物递减渐停。炎症特别严重，糖皮质激素治疗效果不明显时，可加服环孢素 A 3 ～ 5mg/d，炎症控制后停药。用环孢素时应定期检查肝、肾功能。对血管闭

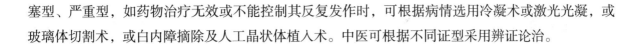

塞型、严重型，如药物治疗无效或不能控制其反复发作时，可根据病情选用冷凝术或激光光凝，或玻璃体切割术，或白内障摘除及人工晶状体植入术。中医可根据不同证型采用辨证论治。

【预防与调护】

1. 对出现飞蚊症并有加重倾向者，宜散瞳作三面镜、双目间接检眼镜检查，以便早期发现，早期治疗。

2. 免疫抑制剂应谨慎应用，严格掌握适应证，医生应熟悉其作用机理和副作用。

第三节　后葡萄膜炎

后葡萄膜炎是一组累及脉络膜、视网膜、视网膜血管和玻璃体的炎症性疾病，临床以视力减退、眼前似有黑影飘浮、玻璃体混浊、眼底黄白色渗出为主要特征。根据其发病特点，属于中医学之"云雾移睛""视瞻昏渺"等范畴。

【病因病机】

西医认为本病病因可以分为两大类。一类为感染性，另一类为非感染性。前者又可分为病毒感染、细菌和螺旋体感染、真菌感染和寄生虫感染；后者则又可分为与全身性疾病相关的后葡萄膜炎、单纯后葡萄膜炎和伪装综合征 3 类。在感染性后葡萄膜炎中，20 世纪初曾作为主要病因的结核和梅毒目前已不多见，但随着人类免疫缺陷病毒感染的人数增多，结核作为一种机会感染又重新受到人们的重视。而且机会感染如巨细胞病毒所引起的视网膜炎也日益增多。随着免疫抑制药在一些特定人群中的应用，真菌性眼内炎也时有发生。我国眼弓形虫病与欧美国家相比，发生率非常低。尽管在我国文献中时常有眼弓形虫病的报道，但是这些报道均是基于血清学检查，并未进行眼内液抗弓形虫抗体测定。因此，其诊断有很大的疑问。在非感染性后（全）葡萄膜炎中，贝赫切特综合征、原田 – 小柳氏病是我国最常见的两种类型。

中医认为本病与心肝脾肾功能失调有关。若心肝热盛，邪热上炎，灼伤脉络，津液被逼，则炎性渗出发为本病；或嗜食辛辣炙煿，肥甘厚味，酿成脾胃湿热，熏灼目窍所致；或脾失健运，滋生痰湿，痰湿上泛引起；或肝肾不足，精血亏耗，目失濡养而成。

【临床表现】

患者眼前似有阴影飘浮或有闪光感、视力减退或视物变形。检查眼前段大多无改变，如炎症波及睫状体时，偶见少量角膜后沉着物。玻璃体呈尘状或絮状混浊，由炎性细胞及渗出物进入玻璃体所致。急性期眼底呈局灶性或弥漫性边界不清的黄白色渗出灶，病灶位于视网膜血管之下。晚期形成瘢痕病灶，眼底出现色素或脱色素区。视网膜血管炎者，可出现血管鞘、闭塞和出血等，可见黄斑水肿，甚者可发生渗出性视网膜脱离、增殖性视网膜病变和玻璃体积血。

【辅助检查】

眼底荧光素血管造影可见脉络膜视网膜屏障破坏，有明显的荧光素渗漏，后期视网膜呈普遍强荧光。眼底吲哚青绿血管造影有助于发现脉络膜新生血管、渗漏等。胸部摄片、血沉、类风湿因子、HLA-B27抗原等检查有助于查找病因。

【诊断要点】

1. 视力减退，眼前黑影飘动，视物变形，或眼前出现闪光、暗点。
2. 玻璃体呈尘埃状或絮状混浊。
3. 脉络膜有局限性或弥漫性渗出病灶。
4. 荧光素眼底血管造影及眼底吲哚青绿血管造影可见渗漏。

【鉴别诊断】

鉴别诊断中最重要的一点是应将真正的炎症性疾病与能引起貌似炎症的一些眼部肿瘤（如视网膜母细胞瘤）和全身性肿瘤（如淋巴瘤）鉴别开来，二者的治疗及预后都有很大差别，如果误诊和误治，将会导致严重的后果。

在视网膜血管炎一大类疾病中，不但要注意它们之间的鉴别，还应注意与一些能引起视网膜血管鞘的非炎症性疾病（如血管闭塞性疾病、动脉硬化）相鉴别，以往的血管炎也可以遗留下此种改变，血管硬化性改变与活动性视网膜血管炎和血管周围炎所致者不同，前者不引起血管渗漏和血管壁染色，也不伴有玻璃体的炎症反应。

【治疗】

（一）治疗原则

西医对本病病因治疗以糖皮质激素为主，中医则重在辨证论治。实者多为湿热蕴蒸，治宜清利湿热；虚者多为肝肾阴虚，治宜滋养肝肾。

（二）辨证论治

1. 中医治疗

（1）湿热蕴蒸证

症状：眼前似有黑影飘动，视物模糊或变形，玻璃体呈尘状或絮状混浊，眼底有黄白色渗出物，或黄斑水肿；或兼头重胸闷；舌红苔黄腻，脉濡数。

分析：湿热蕴结，熏蒸清窍，阻遏目络，故眼前似有黑影飘动，视物模糊、变形，玻璃体呈尘状或絮状混浊，眼底有黄白色渗出物，黄斑水肿；湿邪内蕴，湿热蒙蔽清窍，则头重；气机不畅，脾失健运则胸闷；舌红苔黄腻、脉濡数，均为湿热蕴蒸之候。

治法：宣化畅中，清利湿热。

方剂：三仁汤（《温病条辨》）。

药物：苦杏仁10g，滑石15g[包煎]，通草3g，白豆蔻5g[后下]，竹叶10g，厚朴10g，薏苡仁

15g，法半夏 10g。

方解：方中苦杏仁宣利肺气以化湿，白豆蔻芳香行气化湿，薏苡仁甘淡渗湿健脾，半夏、厚朴辛开苦降，行气化湿，佐以滑石、通草、竹叶，甘寒渗湿，清利下焦。诸药合用，宣上、畅中、渗下，使气机调畅，湿热从三焦分消。

加减：心烦口苦、热邪偏重者，酌加黄芩 10g，栀子 10g，金银花 10g，连翘 10g，以清热解毒；眼底水肿渗出较重者，酌加猪苓 10g，泽泻 10g，车前子 10g，浙贝母 10g，以祛湿化痰。

（2）阴虚火旺证

症状：眼前黑花飞舞，视物模糊或变形，眼内干涩，玻璃体混浊，眼底色素紊乱和色素脱落；或兼有头晕耳鸣，腰膝酸软，五心烦热，口干咽燥；舌红苔少，脉弦细。

分析：病情迁延或劳瞻竭视，则眼前黑花飞舞，视物模糊、变形，眼内干涩，玻璃体混浊，眼底色素紊乱和色素脱落；阴虚火旺，虚火上炎，则头晕耳鸣，腰膝酸软，五心烦热，口干咽燥；舌红苔少、脉弦细均为阴虚火旺之候。

治法：滋阴降火。

方剂：知柏地黄丸（《医宗金鉴》）加减。

药物：知母 10g，黄柏 10g，生地黄 10g，山茱萸 10g，山药 10g，茯苓 10g，泽泻 10g，牡丹皮 10g。

方解：本方即六味地黄丸（熟地黄、山茱萸、山药、泽泻、牡丹皮、茯苓）加知母、黄柏组成。方中六味地黄丸滋阴补肾；加知母、黄柏清虚热、泻相火。

加减：若兼心烦失眠者，酌加麦冬 10g，五味子 5g，以滋阴安神；若视物昏蒙较甚，酌加桑椹 10g，女贞子 10g，以滋阴明目。

2. 针刺治疗

同前葡萄膜炎

（三）西医治疗

1. 病因治疗

应查找病因，针对病因治疗。若确定有感染因素者，应予抗生素抗感染。

2. 糖皮质激素的应用

口服泼尼松，一般开始剂量为每日每公斤体重 1～1.2mg，根据病情逐渐减量。甚者可给予甲泼尼松龙静脉滴注。

3. 免疫抑制剂

若糖皮质激素治疗无效，可选用环孢霉素 A、苯丁酸氮芥、环磷酰胺、硫唑嘌呤等免疫抑制剂，但应注意其毒副作用。

【病案举例】

例 1　张健验案（《张健眼科医案》）

田某，女，42 岁，湖南省长沙市望城区东城镇泉丰村，农民。于 2014 年 10 月 12 日初诊。

主诉：右眼前似有阴影，视力下降 10 日。

病史：患者于 10 月 2 日发现右眼前有阴影，视力下降。伴头晕胸闷。

检查：视力：右眼 0.5，左眼 1.0。右眼结膜无充血，角膜透明。眼底可见玻璃体尘状混浊，眼底颞下方可见黄白色渗出物。眼压：右眼 18mmHg，左眼 18mmHg。舌质红，苔黄腻，脉濡数。

诊断：后部葡萄膜炎（右眼）。

辨证：湿热蕴蒸证。

治法：清热利湿。

方剂：三仁汤（《温病条辨》）加减。

处方：杏仁 10g，滑石 15g[包煎]，通草 6g，白豆蔻 5g，竹叶 6g，厚朴 6g，薏苡仁 15g，法半夏 10g，车前子 10g[包煎]，猪苓 10g。7 剂。

服法：水煎，每日 1 剂，分 2 次温服。

医嘱：禁食辛辣炙煿之品，保持大便通畅。

二诊（2014 年 10 月 19 日）：右眼视物较明。检查：视力：右眼 0.6，左眼 1.0。舌质红，苔黄腻，脉濡数。原方 7 剂。

三诊（2014 年 10 月 26 日）：右眼视物较明，头晕胸闷减轻。视力：右眼 0.6，左眼 0.8。右眼玻璃体混浊减轻，眼底渗出部分吸收。舌质红，苔黄腻，脉濡数。原方 7 剂。

四～六诊（2014 年 11 月 2 ～ 16 日）：服药 14 剂。双眼前黑影明显减少。视力：右眼 1.0，左眼 1.0。右眼底玻璃体混浊明显减轻，渗出吸收。舌质淡红，苔薄黄，脉弦。舒肝明目丸 120g×8 瓶，1 次 9g，每日 3 次。停用滴眼液。

按语：患者脾胃湿热内蕴，浊邪上泛，故神膏混浊，眼前有阴影，视力下降；头晕胸闷，舌质红，苔黄腻，脉濡数均为湿热蕴蒸之候。三仁汤加减方中杏仁宣利肺气以化湿，豆蔻芳香行气化湿，薏苡仁甘淡渗湿健脾，半夏、厚朴辛开苦降，行气化湿，佐以滑石、通草、竹叶甘寒渗湿，清利下焦。诸药合用，宣上、畅中、渗下，使气机调畅，湿热从三焦分消。加车前子、猪苓以利水去湿，消眼前黑影。

例 2　高辉验案

王某，男性，43 岁，石家庄正定人，于 2009 年 3 月 15 日入院治疗。

主诉：双眼视物模糊半年，伴流泪、疼痛 2 日。

病史：患者曾在北京 301 总院诊断为：双眼葡萄膜炎，予以口服激素治疗，病情稍有缓解，近两日症状加重，转我科求诊。刻诊：烦热口干，纳可，二便调，舌红苔薄，脉沉缓。

检查：视力：右眼 0.02，左眼 0.02（不能矫正），双眼混合性充血（+++），角膜后壁絮状 KP（++），Tyn（+），虹膜与晶状体广泛粘连，晶状体前囊大量棕黄色色素沉着。右眼底窥测不清，左眼眼底模糊，隐见视盘及血管，黄斑区部分陈旧渗出。

诊断：双眼葡萄膜炎（双眼瞳仁干缺症）。

辨证：风热之邪陷入营血证。

治法：清热凉血兼以养阴。

方剂：养阴凉血散风汤（刘怀栋教授经验方）。

处方：生地黄 45g，水牛角丝 30g，赤芍 30g，白茅根 30g，金银花 10g，防风 10g，羌活 10g，枳实 10g，黄芩 10g，海风藤 10g，络石藤 10g，甘草 6g。

外治：1% 硫酸阿托品眼用凝胶，滴双眼，每日 3 次。

医嘱：禁食辛辣炙煿之品。

二诊（2009 年 3 月 18 日）：视力：右眼 0.1，左眼 0.1，双眼混合性充血（++），角膜后壁絮状 KP（+），Tyn（+），瞳孔药物性散大，余检查同前，原方继服。

三诊（2009 年 3 月 22 日）：患者自觉视物较前明显清晰。视力：右眼 0.2，左眼 0.4，双眼混合性充血（+），角膜后壁絮状 KP（±），Tyn（-），瞳孔药物性散大，并于当日出院。于门诊仍以前方加减治疗，巩固疗效，1 个月后查双视力提高至 0.6，在此期间一直未使用激素治疗，观察 1 年未再复发。

按语：此案为邪毒较重深入营血，所用处方为刘怀栋教授的养阴凉血散风汤。该方以水牛角丝为君药，清营凉血。生地黄、赤芍、白茅根养阴清热凉血，为臣。佐以金银花、黄芩，羌活、防风清热解毒以透邪热，使入营之邪促其透出气分而解；海风藤、络石藤加强祛风通络之力；枳壳、甘草调和中州。全方咸寒苦甘配伍，正符合《素问·至真要大论》"热淫于内，治以咸寒，佐以苦甘"的治则，从而收获全功。

【治疗心得】

后葡萄膜炎病因复杂，类型众多，不同原因所致的后葡萄膜炎在治疗上有很大不同。同一种类型的不同亚型、不同阶段的治疗也有很大不同。要想获得正确治疗和理想的治疗效果，在治疗前必须注意以下问题：正确的治疗有赖于正确的诊断。在遇到每一位患者时，应尽量详细询问病史、做全面细致的眼部及全身检查和必要的辅助检查、实验室检查，必要时应请内科、风湿病科、小儿科、皮肤科、传染病科等的专家会诊，以明确诊断。特别是要分清患者所患类型是感染因素引起的抑或非感染因素引起的；要分清葡萄膜炎是单独存在的，还是合并有全身疾病；要分清葡萄膜炎是特发性的，还是某种特定的类型，这些对决定治疗都至关重要。在确定诊断后，另一个重要问题是要确定所患葡萄膜炎的自然病程及预后，此是决定治疗所需时间和选择用药及药物剂量的重要根据。一些类型的后葡萄膜炎，如急性视网膜色素上皮炎、急性后极部多灶性鳞状色素上皮病变的病程短，炎症具有自限性，不需要治疗或仅需要短期的对症治疗；而一些类型的葡萄膜炎，如 Behcet 病性葡萄膜炎、Vogt- 小柳原田病、交感性眼炎等类型往往长期反复发作，治疗不及时或治疗不当将会造成无法挽回的后果。

明确葡萄膜炎的损害是静止的还是活动性的，是可逆的还是不可逆的。在后葡萄膜炎中，往往出现视网膜和脉络膜改变或损害，在确定治疗前必须弄清楚病变是否具有活动性。一些病毒所致的先天性视网膜改变往往是静止的，不需要治疗；弓形虫病性脉络膜视网膜炎痊愈后遗留下的脉络膜视网膜瘢痕及 Vogt- 小柳原田病的脉络膜视网膜瘢痕（即陈旧性 Dalen-Fuchs 结节）也不需要治疗；而活动性的视网膜和脉络膜病灶则需要积极治疗。一般来说，活动性病灶的边缘模糊、隆起、圆润，而静止的病灶则边界清楚、皱缩，往往伴有色素沉着。认识这种区别将对决定治疗有重要的价值。

另外一个重要方面是要了解病变是否具有可逆性，如视网膜血管鞘在血管炎症消退后可以完全消失，治疗有很大价值；而葡萄膜炎所致的视神经萎缩是不可逆的，药物治疗无效。不同的年龄对药物的反应有很大不同，如糖皮质激素在儿童可引起骨骼发育障碍。另外一个重要的问题是一些免疫抑制药如苯丁酸氮芥可引起精子生成障碍，长期应用则可引起不育。许多非感染性后葡萄膜炎的治疗主要是使用免疫抑制药，这些药物都有比较严重的毒副作用，因此治疗前应让患者对此有充分的了解，以配合治疗。治疗过程中应定期随访、观察病情，并进行肝肾功能、血常规等方面的检查，以避免发生意外。后葡萄膜炎常用免疫抑制药治疗，这些药物的毒副作用特别是一些严重的肝、肾毒性及骨髓抑制可造成患者死亡，所以确定用药时应非常慎重，只有当用药的益处明显大于其所带来的副作用时，才考虑应用。对于那些具有严重威胁患者视力的葡萄膜炎应用免疫抑制药往往利大于弊，而对于那些不易引起视功能障碍者应用则往往弊大于利，所以对此应当有清醒的认识。

在后葡萄膜炎中，一些类型对眼组织和视功能有极大的破坏性，而一些类型则不易引起严重的视功能障碍，在用药时必须考虑这些问题。一般来说，在疾病确诊以后应尽早用药。对于那些可能是感染因素所致的葡萄膜炎，特别是那些在短期内即可能造成不可逆损害的患者，即使在没有确定是何种病原体引起的情况下，也应立即使用抗生素；对于那些种类明确且是第1次发病的患者，则应根据情况或是观察，或是选用糖皮质激素，或是选用其他免疫抑制药治疗；对于反复发作的患者则应根据病情，尽早使用合适的免疫抑制药进行治疗。既要考虑到患者疾病的严重性，又要考虑到所用药物可能带来的副作用和并发症；既要考虑患者所患葡萄膜炎的种类，又要考虑同一种类型中患者个体的差异。药物的正确选择主要依赖于对每一种葡萄膜炎的全面了解，取决于对患者具体情况（如年龄、性别、患者的体质，是初发还是复发，以往用药情况）的全面把握。

目前国内存在的一个常见问题是对几乎所有的葡萄膜炎患者均给予大剂量糖皮质激素治疗，而其他免疫抑制药的使用则少之又少。糖皮质激素和其他免疫抑制药有多种副作用，患者对药物能否耐受很大程度上取决于患者原来的身体状态，如患者原有糖尿病，应慎用糖皮质激素和环孢素；如有白细胞和血小板减少应慎用苯丁酸氮芥和环磷酰胺；结核杆菌感染者应在有效的抗结核治疗的情况下，使用糖皮质激素。所以治疗前的常规检查非常重要，在用药期间还应根据所用药物，定期进行有关检查，以避免出现严重的药物毒副作用。

【食疗方】

1. 石膏粥

组成：生石膏 50g，粳米 100g。

功效：辛凉清热、除烦止渴。

主治：后葡萄膜炎。

方解：石膏清热泻火，除烦止渴；粳米补中益气，健脾和胃，除烦渴。上述 2 种食材搭配在一起，具有辛凉清热、除烦止渴之功效。

制法：石膏先煎半小时，去渣后放入粳米熬粥。

用法：每日 1 剂。

2. 绿豆藕羹

组成：藕 1 节，绿豆 30g。

功效：清热凉血，去赤止痛。

主治：后葡萄膜炎。

方解：藕能清热凉血；绿豆清热解毒。上述 2 种食材搭配在一起，具有清热凉血、去赤止痛的功效。

制法：将藕洗净切成小块，与绿豆同煮至熟烂后食用。

用法：每日 1 剂。

3. 二仁粥

组成：生薏苡仁 30g，苦杏仁 6g$^{[捣碎]}$，粳米 100g。

功效：清热利湿、宣畅气机。

主治：后葡萄膜炎。

方解：生薏苡仁利水消肿，健脾祛湿，清热排脓；杏仁宣利肺气以化湿；粳米能补中益气，健脾和胃，除烦渴。上述 3 种食材搭配在一起，具有清热利湿、宣畅气机的功效。

制法：三物共用水煮，至米开粥稠即可食用。

用法：每日 1 剂。

【名医经验】

陈达夫经验（成都中医药大学附属医院眼科名中医）：认为按照中医辨证论治原则，本病大概可以分以下 3 证论治：①内外合邪。视物昏花，眼球深部疼痛，引起后脑痛，口干不欲饮，小便不利，舌苔白腻，脉濡缓。检查：视网膜混浊、水肿，视网膜血管之后有软性渗出病灶，或者渗出性视网膜脱离。此为太阳少阴合病，表有寒邪未解，膀胱之气不化，内有湿滞表现。治法：温经散寒，化气行水。方剂：五苓散加羌活。药物：桂枝 10g，羌活 10g，猪苓 10g，白术 10g，泽泻 10g。②肾精亏虚，真元不足。视物昏花，眼前如蛛丝细线飘浮或蚊蝶飞舞，或兼腰膝酸软，面色如常或淡白无华，舌脉正常或舌淡苔薄白，脉细弱。检查：玻璃体混浊，脉络膜、视网膜软性和硬性渗出病灶，或有出血，色素增生紊乱，或有灰白色萎缩斑等。此为少阴里虚，肾精亏虚，真元不足。治法：补肾填精，培补真元。方剂：驻景丸加减方。药物：楮实子 25g，菟丝子 25g，茺蔚子 18g，木瓜 15g，枸杞子 15g，五味子 6g，寒水石 10g$^{[打碎先煎]}$，车前子 10g$^{[包煎]}$，河车粉 10g$^{[冲服]}$，生三七粉 3g$^{[吞服]}$，芡实 25g。加减：若兼现大眦胀痛、心烦、失眠者，为心肾不交，加黄连、肉桂、远志；若兼现眉头、项背、后脑痛，无热者，为风邪闭阻太阳经脉，加羌活、防风、川芎；若现耳鸣或听力下降者，为肾气虚，加南沙参、骨碎补、石菖蒲；眼球隐隐作痛，或有压痛，为兼夹肝热者，去河车粉，加龙胆、石决明、夏枯草；睡眠差者，加首乌藤、酸枣仁。③虚实夹杂。白睛红赤时隐时现，眼痛，头痛，畏光，流泪时发时止，视物昏花。检查：黑睛后沉着棕色相间出现，瞳神干缺，玻璃体混浊，脉络膜视网膜有渗出病灶或萎缩性病灶。此为太阴少阴厥阴三阴合病，为肾虚肝热的表现。治法：攻补兼施。方剂：龙胆泻肝汤驻景丸各半方。药物：柴胡 10g，龙胆 10g，生地黄 10g，当归 10g，栀子 10g，黄芩 10g，楮实子 10g，菟丝子 10g，茺蔚子 10g，枸杞子 10g，木瓜 10g，生三七粉 10g^{［吞服］}，蒲公英 10g。加减：热重，眼红痛明显者，用龙胆泻肝汤，加蒲公英；湿重者，渗出、水肿者，加薏苡仁、豆卷、茯苓、萆薢等，利湿消肿。

【治疗进展】

后葡萄膜炎种类繁多，治疗方法也多种多样，但仍有规律可循，在治疗后葡萄膜炎患者中有以下策略：首先选择毒副作用小的药物或选择对全身影响小的给药方式，对于多数后葡萄膜炎来说，糖皮质激素是常用而有效的药物。眼局部应用具有效果好、全身副作用少的优点，尤其适用于单侧的后葡萄膜炎。如效果不佳时才改用全身应用或改用其他免疫抑制药治疗。冲击疗法以迅速"扑灭"急剧的炎症，对于迅速造成眼组织破坏和威胁视力的后葡萄膜炎，应立即用药将其控制，可选用大剂量激素或环磷酰胺冲击治疗，待炎症缓解后再逐渐减量治疗，以便使炎症完全消除。用"持久战"对付急性复发性或慢性复发性葡萄膜炎，某些后葡萄膜炎往往呈反复发作、慢性经过，对这些类型的葡萄膜炎不能操之过急，用药剂量不宜过大，以免引起严重的毒副作用。例如对于 Behcet 病性后葡萄膜炎和复发性 Vogt- 小柳原田病患者，我们选用作用温和、缓慢而持久的苯丁酸氮芥，经过足够量、长时间治疗往往可达到彻底治愈的目的。某些类型的葡萄膜炎，用单一的免疫抑制药治疗有时需要大剂量才能控制，但患者可能对此种剂量不能耐受；另一种情况是即使患者用大剂量治疗，仍不能控制炎症，此时即应考虑联合两种或多种免疫抑制药治疗。常用的联合方式有：①糖皮质激素和环磷酰胺；②糖皮质激素和苯丁酸氮芥；③糖皮质激素和硫唑嘌呤；④糖皮质激素和环孢素；⑤苯丁酸氮芥和环孢素；⑥苯丁酸氮芥和硫唑嘌呤。联合用药时各自用药量一般应小于单独用药量，这样可以减少各自的副作用。同时使用中药以抑制免疫抑制药的副作用和促进炎症的吸收。免疫抑制药往往具有较为严重的毒副作用，一些患者因不能耐受这些副作用而不得不停药，如果患者所患葡萄膜炎对所使用的免疫抑制药敏感，那么，停药即可能意味着患者的葡萄膜炎失去有效的治疗，也可能最终导致盲目的发生。对这些患者联合中药治疗能抑制和预防药物副作用的发生，保证患者能够长期使用这些免疫抑制药治疗。此外，中药本身对葡萄膜炎的恢复、对患者的全身症状（如烦躁、易怒、失眠、疲乏、食欲不振等）的消除和患者体质的恢复都有很好的作用。由于后葡萄膜炎多数是由免疫反应所引起，所以免疫抑制药是一类常用的药物。目前所用的免疫抑制药已有许多种，在临床上常用的有糖皮质激素、环磷酰胺、苯丁酸氮芥、环孢素、硫唑嘌呤、秋水仙碱和甲氨蝶呤。其中糖皮质激素仍是目前应用最广泛的药物。某些类型的后葡萄膜炎，如贝赫切特综合征、复发性原田－小柳综合征，则往往需要选择其他免疫抑制药。对于感染性后葡萄膜炎，如急性视网膜坏死综合征、CMV 性视网膜炎、弓形虫病性视网膜脉络膜炎、结核性脉络膜炎等，则应根据感染因素选择合适的抗感染药物。总的来说，内源性后葡萄膜炎是一类往往需要全身免疫抑制药治疗的疾病，不同的类型可能需要不同的免疫抑制药，同一种类型的不同患者也可能需要不同的免疫抑制药。在临床上应大胆尝试，一种免疫抑制药治疗无效时可选用其他免疫抑制药，联合用药可能会增强疗效，并减少各自的副作用。中医辨证施治可能会加强免疫抑制药的效果，也可能会减少免疫抑制药应用所致的胃肠道不适、骨髓抑制等副作用。

【预防与调护】

1. 眼前阴影飘浮加重，且有频发闪光者，宜散瞳仔细检查眼底，防止视网膜脱离。
2. 长期使用免疫抑制剂，应定期检查肝肾功能、血常规，以免出现毒副作用。
3. 饮食宜清淡，少食辛辣炙煿之品。

第四节　全葡萄膜炎

全葡萄膜炎是指虹膜、睫状体及脉络膜三者同时或先后发生炎症，其临床表现及治疗参照前葡萄膜炎、中间葡萄膜炎及后葡萄膜炎。

第五节　交感性眼炎

交感性眼炎是指一眼穿通伤或内眼手术后出现双眼肉芽肿性全葡萄膜炎，受伤眼称为诱发眼，另一眼为交感眼。本病多发生在受伤后 2 周～2 个月，也可在数月或数年后发病。

本病属中医学"物损真睛"（《证治准绳》）、"瞳神紧小"（《证治准绳》）范畴。

【病因病机】

西医认为本病多因外伤或手术造成眼内抗原，如视网膜 s 抗原等暴露并激发自身免疫反应所致。

中医认为多因睛珠破损或内眼术后，邪毒乘伤侵入，入里化热，灼伤黄仁及视衣所致。

【临床表现】

眼球穿通伤或内眼手术后出现葡萄膜炎的症状与体征，经过一段时间后，另一眼（健眼）也发生同样性质的葡萄膜炎。

症状以眼球疼痛、畏光流泪、视物模糊、眼前似有阴影飘浮等症为主。先表现为诱发眼，之后交感眼亦出现同样表现。诱发眼眼前段主要表现为睫状体充血、角膜后沉着物、房水混浊、瞳孔缩小、虹膜后粘连等。若能窥视眼底，表现为视盘充血，后极部视网膜水肿和浆液性视网膜脱离。交感眼初发症状不一，或先出现眼前段炎症，亦可先发生眼底改变。眼前段主要表现为睫状体充血或混合充血，角膜后沉着物、房水混浊或前房积脓、虹膜后粘连、虹膜 Koeppe 结节或 Busacca 结节、瞳孔缩小等。眼底主要表现为视盘充血水肿或片状出血，其周围视网膜水肿，视网膜黄白色点状渗出，后极部有浆液性视网膜脱离。发病数月后，因视网膜色素上皮色素广泛脱失，眼底呈现晚霞样改变。并发症和后遗症主要有并发白内障、继发性青光眼，后遗浆液性视网膜脱离、视神经萎缩等症。

【辅助检查】

1. 眼底荧光素血管造影检查 早期可见视网膜有多数细小荧光素渗漏点，以后逐渐扩大，后期呈多湖状或多囊状视网膜下荧光素积存区。

2. 吲哚青绿血管造影检查 发现脉络膜血管通透性增加，灌注不良，多灶性视网膜色素上皮染色，遮蔽荧光，脉络膜弱荧光黑斑。

3. B 超检查 可以发现脉络膜增厚。

4. OCT 检查 可以发现黄斑囊样水肿，视网膜神经上皮层脱离，或色素上皮层浆液性脱离。

5. UBM 检查 可以发现睫状体的水肿、脱离、萎缩或虹膜的水肿、萎缩。

【诊断要点】

主要根据眼球穿通伤史或内眼手术史，以及双侧肉芽肿性葡萄膜炎作出诊断。

【鉴别诊断】

1. 晶状体过敏性眼内炎 由于晶体损伤或白内障术后晶状体皮质同房水接触导致葡萄膜炎。潜伏期为 1～14 日，引起对侧过敏性葡萄膜炎。鉴别点在于晶状体过敏性眼内炎健眼发病时，伤眼炎症大多已稳定或停止，而交感性眼炎是双眼同时发生葡萄膜炎症，即交感眼的炎症是在诱发眼的炎症复发或加重时产生的。

2. Vogt– 小柳原田综合征 与交感性眼炎相似，但本病往往双眼同时发病，且病变同步发展，同时多伴头疼、耳鸣、脱发等眼外表现，无眼球穿通伤或内眼手术史。

【治疗】

（一）治疗原则

本病是非常严重的致盲性眼病，治疗应尽快控制眼内炎症。西医早期选择适宜剂量的糖皮质激素，给予局部和全身应用，必要时用免疫抑制剂。中医辨治则以祛风散邪，清热解毒为主。

（二）中医治疗

1. 辨证论治

（1）风毒外袭证

症状：眼球破损，或眼内术后，混合充血，瞳孔缩小，房水混浊，头目疼痛，畏光流泪；舌质红，苔薄黄，脉浮数。

分析：眼球外伤后，邪毒乘虚而入，致眼内血热壅盛，脉络瘀滞，病情迁延，受伤眼红赤反复不退，致脏腑经络功能失调，伤及健眼；舌质红，苔薄黄，脉浮数均为风热之候。

治法：祛风散邪，清热解毒。

方剂：新制柴连汤（《眼科纂要》）加减。

药物：柴胡10g，黄连5g，黄芩10g，赤芍10g，蔓荆子10g，栀子10g，龙胆10g，金银花15g，蒲公英15g，木通10g，荆芥10g，防风10g，甘草5g。

方解：新制柴连汤加减方中龙胆、栀子、黄芩、黄连清肝泄热；蒲公英、金银花清热解毒；荆芥、防风、蔓荆子祛风清热；柴胡既可辛凉祛风，又可引药入肝；赤芍凉血退红；木通利尿清热；甘草调和诸药。合之以清热为主兼以祛风退翳之方，风去热解毒散则目光恢复。

加减：若热毒较甚者，加连翘10g，以泻火解毒；目赤痛较甚者，加牡丹皮10g，茺蔚子10g，以凉血散瘀。

（2）肝胆湿热证

症状：眼球破损或内眼手术后，目赤疼痛，畏光流泪，头疼，视力下降，房水混浊，玻璃体混浊，视网膜水肿、渗出，渗出性视网膜脱离；口苦，咽干，小便黄，大便秘结；舌红苔黄腻，脉滑数。

分析：眼球外伤后，邪毒乘虚而入，郁而化热，气火上逆，蒙蔽清窍，故眼痛、畏光、流泪、视力下降、口苦咽干；火热灼津，故小便黄，大便秘结；舌质红，舌苔黄腻，脉滑数均为肝胆湿热之候。

治法：清泻肝胆。

方剂：龙胆泻肝汤（《医方集解》）加减。

药物：龙胆10g，柴胡10g，黄芩10g，栀子10g，蔓荆子10g，生地黄15g，泽泻10g，当归10g，荆芥10g，羌活10g，车前子10g[包煎]，金银花15g，蒲公英15g，甘草3g。

方解：龙胆泻肝汤加减方中龙胆、黄芩、栀子清热泻火；泽泻、车前子利湿清热；生地黄、当归养血益阴；柴胡疏肝郁、清肝火；金银花、蒲公英清热解毒；蔓荆子、荆芥、羌活祛风清热，而治目肿痛；蔓荆子疏风凉血利窍，以清利头目见长，为治风热头痛之要药；甘草调和诸药。合之为清泻肝胆，肝胆之邪去则正安目明。

加减：大便干者，加大黄10g[后下]，玄参10g，以养阴清热泻腑；眼底出血者，加牡丹皮10g，赤芍10g，以清热凉血，活血化瘀。

（3）热毒壅盛证

症状：伤眼赤痛反复发作，日久不愈，健眼又出现视力急剧下降，眼前似有阴影飘浮，或视物变形，角膜后壁有尘点状沉着物，瞳孔缩小，或见视盘充血，视网膜水肿，有黄白色渗出；舌红苔黄，脉弦数或弦滑数。

分析：眼球外伤后，邪毒乘虚而入，郁而化热，实热炽盛，蒙蔽清窍，故眼痛、畏光、流泪、视力下降、口苦咽干；火热灼津，故小便黄，大便秘结；舌质红，苔黄，脉弦数均为热毒壅盛之候。

治法：清热泻火，凉血解毒。

方剂：泻脑汤（《审视瑶函》）加减。

药物：防风10g，车前子10g[包煎]，木通10g，茯苓10g，熟大黄10g[后下]，玄明粉10g[冲服]，黄芩10g，茺蔚子10g，桔梗10g，玄参10g，栀子10g，龙胆10g，丹参10g，郁金10g，泽兰10g，牛膝10g。

方解：方中车前子、木通、茯苓利尿泄热；用熟大黄、玄明粉泻火通腑，二便通，则火毒邪热从二便出；黄芩清肺泻火；茺蔚子清肝明目；防风、桔梗祛风散热；玄参甘寒，既可养阴，又可解毒；加栀子、龙胆、郁金、泽兰、牛膝以增强凉血行滞之功。诸药合之，共奏清热利湿、通腑泄热、凉血行滞之功。邪热清，二便通，目自安宁。

加减：若口苦咽干，头目疼痛较甚者，加石决明 15g[先煎]，夏枯草 10g，青葙子 10g[包煎]，以清肝泻火；若眼底视盘充血及视网膜水肿渗出较甚者，加牡丹皮 10g，赤芍 10g，丹参 10g，以凉血散瘀，活血通络。

（三）西医治疗

1. 滴眼 局部可滴醋酸泼尼松龙滴眼液及其他糖皮质激素滴眼液。

（1）散瞳剂的应用：对以前葡萄膜炎和全葡萄膜炎为主要表现的交感性眼炎患者，每日 3 次；甚者可结膜下注射散瞳合剂 0.2～0.3mL，防止虹膜发生后粘连。对以后葡萄膜炎为主要表现的交感性眼炎，轻者可不用散瞳剂，中、重度患者可用 1% 托吡卡胺滴眼液，每日 1～2 次。

（2）非甾体消炎滴眼液：如普拉洛芬滴眼液，每日 4 次。

2. 口服

（1）糖皮质激素：口服泼尼松片，初始剂量每日每公斤体重 0.5～1mg，早晨顿服，随病情好转，逐渐减量，通常持续半年以上。治疗过程中，同时配合补钙、补钾、保护胃黏膜等相关药物，预防激素副作用的发生，定期检查患者的全身状况。

（2）免疫抑制剂：对糖皮质激素治疗无效，可考虑用免疫抑制剂，常用环磷酰胺，每日 1～2mg/kg，一般为每日 200mg，炎症好转后可逐渐减量，维持量为每日 50mg。也可以选择苯丁酸氮芥和环孢素。

【病案举例】

例 1 张健验案（《张健眼科医案》）

谭某，男，42 岁，湖南省浏阳市澄潭江镇电子工艺玩具厂，工人。于 2014 年 7 月 18 日初诊。

主诉：右眼外伤视力下降 1 月，左眼发红，畏光流泪，视力下降 2 日。

病史：患者于 6 月 15 日右眼球穿通伤，6 月 16 日在外院作眼内异物取出术，术后右眼红痛不止，7 月 16 日左眼突然出现疼痛、畏光、流泪，视力下降；伴口苦咽干，小便黄，大便秘结。

检查：视力：右眼手动 / 眼前，左眼 0.5。右眼结膜混合充血（++），颞侧角巩缘可见斜形伤口瘢痕，角膜后有羊脂状沉着物，前房浅，虹膜纹理不清呈泥土色，瞳孔小，眼底窥不进，睫状区压痛明显，眼压低，眼球软；左眼睑痉挛，睫状充血（+++），虹膜肿胀，瞳孔小。舌质红，舌苔黄腻，脉滑数。

诊断：交感性眼炎（右眼诱发眼，左眼交感眼）。

辨证：肝胆湿热证。

治法：清泻肝胆。

方剂：加味龙胆泻肝汤（《张怀安眼科临床经验集》）加减。

药物组成：龙胆 10g，黄芩 10g，栀子 10g，泽泻 10g，木通 10g，车前子 10g[包煎]，当归 10g，柴胡 10g，生地黄 30g，羌活 10g，防风 10g，夏枯草 10g，红花 5g，赤芍 10g，酒炒大黄 10g[后下]，甘草 5g。3 剂。

服法：水煎，每日 1 剂，分 2 次温服。

医嘱：禁食辛辣炙煿之品。

外治：① 1% 硫酸阿托品眼用凝胶滴双眼，1 日 3 次，1 次 1 滴；②妥布霉素地塞米松（典必殊）滴眼液，滴双眼，每日 4 次。③普拉洛芬（普南扑灵）滴眼液，滴双眼，每日 4 次。

西药：醋酸泼尼松片，口服，1 次 40mg，早餐后顿服，随病情好转，逐渐减量。

二诊（2014 年 7 月 21 日）：左眼视物较明，畏光流泪减轻。视力：右眼手动 / 眼前，左眼 0.5。双眼充血减轻，瞳孔药物性散大。舌质红，苔黄，脉滑数。原方 5 剂。醋酸泼尼松片，改为 1 次 35mg，早餐后顿服。

三诊（2014 年 7 月 26 日）：大便已通畅，双眼畏光减轻，左眼视物较明。视力：右眼手动 / 眼前，左眼 0.6。双眼充血消失，左眼瞳孔药物性散大。舌质红，舌苔黄，脉滑数。原方去大黄。7 剂。醋酸泼尼松片，改为 1 次 30mg，早餐后顿服。

四～九诊（2014 年 8 月 2 日～9 月 6 日）：服药 35 剂，口服醋酸泼尼松片，每周减量 5mg，现每日量仅 10mg。双眼结膜无充血，眼球压痛消失。视力：右眼手动 / 眼前，左眼 1.0。停 1% 硫酸阿托品眼用凝胶，妥布霉素地塞米松滴眼液和普拉洛芬滴眼液改为每日滴双眼 2 次。

按语：眼球外伤后，邪毒乘虚而入，郁而化热，气火上逆，蒙闭清窍，故眼痛、畏光、流泪，视力下降，口苦咽干；火热灼津，故小便黄，大便秘结；舌质红，舌苔黄腻，脉滑数均为肝胆湿热之候。加味龙胆泻肝汤方中龙胆大苦大寒，为泻肝胆之要药；黄芩、栀子清热降火；车前子、泽泻、木通清利湿热；当归、生地黄和血养阴，以防苦寒化燥伤阴；柴胡引药入肝；羌活、防风祛风止痛；大黄通便泻热；赤芍、红花活血化瘀；夏枯草清肝、散结、利水；甘草调和诸药。本方的配伍特点是泻中有补，利中有滋，降中寓升，祛邪而不伤中，泻火而不伐胃，使火降热清，湿浊得利，循经所发之症皆可痊愈。交感性眼炎是除眼恶瘤外，最严重的眼病，稍有不慎，可招致双眼失明，治疗除中医辨证论治外，应结合散瞳、激素、抗炎等治疗，应用激素可局部及全身用药，用激素药剂量要足，逐渐减量，维持时间要长，以防过早停药，眼病复发，如全身应用激素，要注意其副作用，必要时配合补钙、补钾、保护胃黏膜等相关药物。

例 2　张健验案（《张健眼科医案》）

易某，男，26 岁，湖南省长沙市雨花区美迪莎铝门厂，工人。于 2014 年 9 月 24 日初诊。

主诉：左眼外伤视力下降 45 日，右眼突发视力下降 2 日。

病史：患者于 8 月 9 日左眼球穿通伤，曾清创缝合、抗炎等治疗，左眼仍红痛不止，9 月 22 日右眼突然出现疼痛、畏光、流泪，视力下降；伴口苦咽干，小便黄，大便秘结。

检查：视力：右眼 0.5，左眼光感。右眼睑痉挛，睫状充血（+++），虹膜肿胀，瞳孔小。左眼混合充血（++），颞侧角巩缘可见斜形伤口瘢痕，角膜后有羊脂状沉着物，前房浅，虹膜纹理不清呈泥土色，瞳孔小，眼底窥不进，睫状区压痛明显，眼压低，眼球软；舌质红，苔黄，脉弦数。

诊断：交感性眼炎（左眼诱发眼，右眼交感眼）。

辨证：热毒壅盛证。

治法：清热泻火。

方剂：泻脑汤（《审视瑶函》）加减。

处方：防风10g，车前子10g[包煎]，木通10g，茯苓10g，熟大黄10g[后下]，玄明粉10g[冲服]，黄芩10g，茺蔚子10g，防风10g，桔梗10g，玄参10g，栀子10g，龙胆10g，丹参10g，郁金10g，泽兰10g，牛膝10g。3剂。

服法：水煎，每日1剂，分2次温服。

外治：①1%硫酸阿托品眼用凝胶滴双眼，1日3次，1次1滴。②妥布霉素地塞米松（典必殊）滴眼液，滴双眼，每日4次。③普拉洛芬（普南扑灵）滴眼液，滴双眼，每日4次。

西药：醋酸泼尼松片，口服，1次40mg，早餐后顿服，随病情好转，逐渐减量。

医嘱：禁食辛辣炙煿之品。

二诊（2014年9月27日）：右眼视物较明，畏光流泪减轻。视力：右眼0.5，左眼光感。双眼充血减轻，瞳孔药物性散大。舌质红，苔黄，脉滑数。原方5剂。醋酸泼尼松片，改为1次35mg，早餐后顿服。

三诊（2014年10月4日）：大便已通畅，双眼畏光减轻，右眼视物较明。视力：右眼0.6，左眼光感。双眼充血消失，左眼瞳孔药物性散大。舌质红，舌苔黄，脉滑数。原方去大黄。7剂。醋酸泼尼松片，改为1次30mg，早餐后顿服。

四～九诊（2014年10月11日～11月15日）：服药35剂，口服醋酸泼尼松片，每周减量5mg，现每日量仅10mg。双眼结膜无充血，眼球压痛消失。视力：右眼1.0，左眼手动/眼前。停1%硫酸阿托品眼用凝胶，妥布霉素地塞米松滴眼液和普拉洛芬滴眼液改为每日滴双眼2次。

按语：眼球外伤后，邪毒乘虚而入，郁而化热，实热炽盛，蒙闭清窍，故眼痛、畏光、流泪、视力下降，口苦咽干；火热灼津，故小便黄，大便秘结；舌质红，苔黄，脉弦数均为热毒壅盛之候。泻脑汤方中车前子、木通、茯苓利尿泄热；用熟大黄、玄明粉泻火通腑，二便通，则火毒邪热从二便出；黄芩清肺泻火；茺蔚子清肝明目；防风、桔梗祛风散热；玄参甘寒，既可养阴，又可解毒；加栀子、龙胆、丹参、郁金、泽兰、牛膝以增强凉血行滞之功。诸药合之，共奏清热利湿、通腑泄热、凉血行滞之功。邪热清，二便通，目自安宁。

【治疗心得】

交感性眼炎的自然恢复是罕见的，如治疗不及时和治疗不规范，大多数患者表现为复发性慢性葡萄膜炎。炎症每复发1次，对眼组织损害即加重1次，并且此种慢性炎症常导致并发症，如并发性白内障、继发性青光眼、慢性黄斑囊样水肿等，从而影响患者的视力预后。在糖皮质激素应用之前，仅有半数的患者能够保留有用的视力。近年来，随着糖皮质激素和其他免疫抑制药的合理应用，大多数的患者视力可达0.5以上，但最重要的是及时使用有效的免疫抑制药和给予规范的治疗方案，彻底控制炎症反应，避免并发症的发生。中医辨证论治可能会加强免疫抑制药的效果，也可能会减少免疫抑制药应用所致的胃肠道不适、骨髓抑制等副作用。

【食疗方】

赤小豆粥

组成：赤小豆 100g，白扁豆 15g，大枣 5 枚。

功效：健脾利湿。

主治：交感性眼炎。

方解：赤小豆健脾解毒利水消肿；白扁豆健脾化湿，大枣补中益气、养血安神。上述 3 种食材搭配在一起，具有健脾利湿之功效。

制法：赤小豆、白扁豆熬粥，后入大枣。

用法：每日 1 剂。

【名医经验】

黄叔仁经验（安徽医科大学医学教授）：用加减化斑汤治疗交感性眼炎。

药物：生石膏 100g[打碎先煎]，生石决明 70g[先煎]，玳瑁片 20g[先煎]（以上 3 药先煎半小时），玄参 15g，生地黄 20g，知母 10g，山药 15g，牡丹皮 10g，黄连 4.5g，葛根 10g，青黛 20g[包煎]，生甘草 6g，紫草 15g，羚羊角尖粉 1.5g（分 2 次冲服）。煎服法：以上水煎（煮沸 1 小时左右），1 日内分 2 次温服。羚羊角尖为贵重药，炎症缓解即停用。加减：可加徐长卿 15g～30g，锦鸡儿（或名金雀根，一名土黄芪）15g～30g，以行气解毒外，还有补气作用；苔黄腻、大便溏、小便深黄、渴不欲饮等全身湿热证者，去生地黄、玄参、甘草，加车前子 10g[包煎]，川木通 10g，以清热利湿；有胁肋刺痛者，去葛根、黄连，加柴胡 10g，黄芩 10g，以清胆热；炎症缓解而病程较久，有肢软、无力、气短等气虚者，加党参 10g，白术 10g；急性期多系毒邪沿脉交感，毒瘀眼底脉络所致，或体兼实热证候。治宜化瘀解毒。方用泻肝解郁汤（《中医眼科临床实践》）。药物：夏枯草 30g，芦根 30g，桔梗 10g，茺蔚子 10g，葶苈子 10g[包煎]，防风 10g，黄芩 10g，香附 10g，甘草 3g。加减：热毒盛者，加金银花 30g，蒲公英 30g，大黄 30g[后下]；若头痛眼胀者，加白芷 10g；服药后腹泻，可先煎大黄或减少大黄用量。因该病与葡萄膜大脑炎眼底改变的症状非常类似，唯其有眼外伤病史，故其两病辨证论治原则大致相同。

【治疗进展】

外伤眼与交感眼的炎症改变基本相同，可开始于前节或后节，为双眼弥漫性肉芽肿性前葡萄膜炎和玻璃体炎，外伤眼可显示持续慢性炎症或炎症加重。交感眼最初多出现前节炎症，视力下降，也可由后部开始，甚至前节无炎症。当病情进展，炎症加重时，则出现虹膜睫状体炎、玻璃体混浊、眼底视盘肿胀充血、视网膜弥漫性水肿、局限性视网膜脱离等改变。在中间周边部多出现黄白点如同玻璃疣样改变，相当于 Dalen-Fuchs 结节。交感性眼炎可能短期恢复，晚期眼底多在后极部遗留色素斑和色素脱失，或表现为多发性小瘢痕，也可呈"晚霞"样眼底。但多数病例转为慢性炎症，反复发作加重，常引起继发性青光眼、并发性白内障等严重并发症，甚至眼球萎缩。本病的诊断主要是依靠眼部有穿通性外伤史或有眼内手术史，以后又出现双眼肉芽肿性葡萄膜炎表现。早期诊断极为重要，以便及时给予治疗，防止双目失明。但实际上确切诊断是很困难的，曾报告临床拟诊为交感性眼炎者，而病理诊断的符合率不到 1/4，相反也有报告病理诊断已经确立，然而临床上并没有怀疑交感性眼炎，因此临床诊断必须先排除其他葡萄膜炎，特别是肉芽肿性者。对交感性眼炎的治疗同其他葡萄膜炎一样，可根据病情选用糖皮质激素或免疫抑制剂。不少报告糖皮质激素对缓解炎症反应缩短病程是有效的。中医辨证论治，早期清热解毒，活血化瘀；晚期益气补肾明目，可缩短病程并对减轻西药糖皮质激素和免疫制剂的副作用有一定的帮助。

【预防与调护】

1. 交感性眼炎的预防在于对一切眼球穿孔或手术伤口进行及时而妥善的处理，例如严密关闭伤口，清除脱出的眼内组织和浮游于前房的晶状体皮质等。

2. 若受伤眼损害严重而炎症强烈，视力恢复无望者；或合并继发性青光眼，眼压不能控制者；或保守治疗无效，慢性炎症反复发作，伤眼已丧失视力者，可慎行眼球摘除术。此外，受伤后双眼定期随访能及早发现交感性眼炎，从而可使治疗效果大为改观。

3. 糖皮质激素应用要维持 3 ～ 6 个月，随病情控制而逐渐减量，以防炎症复发。

第六节　葡萄膜大脑炎

葡萄膜大脑炎，又称 Vogl– 小柳原田综合征，是一种累及全身多器官系统，如眼、耳、皮肤和脑膜的临床综合征。本病主要表现为双眼弥漫性渗出性葡萄膜炎，同时伴有头痛、耳鸣、颈项强直，以及白发、脱发、皮肤白癜风等皮肤损害。若表现以前葡萄膜炎为主者，称为"Vogt– 小柳综合征"，属于中医学"瞳神紧小""瞳神干缺"范畴；若表现以后葡萄膜炎为主者，称为"原田综合征"，属于中医学"视瞻昏渺""云雾移睛"范畴。

【病因病机】

1. 西医认为本病的病理病因不明，可能由自身免疫反应所致，还与 HLA–DR4、HLA–DRW53 相关，近来研究发现与感染因素，如单纯疱疹病毒、带状疱疹病毒等有关。

2. 中医病因病机多因风湿热邪，上犯清窍；或肝胆火炽，上攻于目；或肝肾阴虚，虚火上炎所致。

【临床表现】

发病前常先有头痛、耳鸣、听力下降及头疼、发热、鼻塞等感冒样先驱症状，随后双眼视力急剧下降。Vogt– 小柳综合征：表现为前葡萄膜炎，睫状体充血或混合充血，角膜后沉着物，房水混浊，前房积脓，瞳孔缩小或闭锁，虹膜后粘连，虹膜 Koeppe 结节，虹膜囊肿或新生血管等。原田综合征：表现为后葡萄膜炎，视盘充血或出血、水肿，视网膜水肿，黄白色点状渗出，浆液性视网膜脱离等。病情稳定后，视网膜脱离平复，脉络膜及视网膜色素上皮脱失。典型的表现为复发性肉芽肿性葡萄膜炎，眼底呈晚霞样改变。全身体征：耳鸣、听力下降、毛发变白、脱发、白癜风、颈项强直、皮肤过敏等。常见的并发症和后遗症有并发性白内障、继发性青光眼，后遗渗出性视网膜脱离、黄斑裂孔、牵引性视网膜脱离、角膜带状变性等。

【实验室及其他检查】

眼底荧光素血管造影可见早期多发性细小的荧光素渗漏点，以后扩大融合；部分患者脑脊液淋巴细胞增高。B 超、OCT 及 MRI 检查亦有助于诊断。

【诊断】

根据典型的病史及葡萄膜炎伴有头痛、耳鸣、听力减退、脱发、毛发变白及白癜风等临床表现，即可诊断。

【鉴别诊断】

早期应与各种原因的头痛和中枢神经系统感染相鉴别。

【治疗】

（一）治疗原则

西医对本病主要是对症治疗和控制炎症反应，糖皮质激素为首选药，必要时用免疫抑制剂及抗生素治疗。中医则以辨证论治为主。因本病有全身损害，且西医以激素治疗为主，故中西医结合治疗在改善全身症状和减轻激素毒副作用方面具有优势。

（二）中医治疗

1. 辨证论治

（1）风湿夹热证

症状：病初起，发热恶风，头目疼痛，视力下降，睫状充血，角膜后壁有尘状或点状沉着物，房水混浊，瞳孔缩小，或眼底水肿，黄白色渗出物；舌红苔黄腻，脉濡数或滑数。

分析：风湿与热邪相搏，风湿热邪黏滞重着，熏蒸肝胆，黄仁受损，视物模糊；湿热熏蒸肝胆，故睫状充血，角膜后壁有尘状或点状沉着物，房水混浊，瞳孔缩小，或眼底水肿，黄白色渗出物；舌质红，苔黄腻，脉滑数，均为风湿夹热之候。

治法：疏风清热除湿。

方剂：抑阳酒连散（《原机启微》）加减。

药物：独活 6g，生地黄 15g，黄柏 10g，防己 10g，知母 10g，蔓荆子 10g，前胡 10g，防风 10g，黄芩 10g，羌活 10g，白芷 10g，寒水石 15g[打碎先煎]，黄连 5g，栀子 10g，甘草 3g，金银花 15g，板蓝根 15g，蒲公英 15g。

方解：抑阳酒连散加减方中知母、黄柏、生地黄、寒水石清泻肾火；黄芩、黄连、栀子清热解毒燥湿；独活、羌活、防风、白芷、防己祛风除湿；蔓荆子、前胡宣散风热；金银花、板蓝根、蒲公英清热解毒；甘草解毒调和诸药。诸药合之为祛风清热除湿之剂，风去热清湿除则目明。

加减：若湿重于热，酌加猪苓、泽泻利湿清热；若目赤痛较甚者，酌加牡丹皮、赤芍、茺蔚子凉血散瘀通络。

（2）肝胆火炽证

症状：视力急剧下降，或视物变形，玻璃体混浊，眼底视盘充血，视网膜水肿，有黄白色渗出；或兼有头痛耳鸣，胸胁闷胀，夜寐不安，口苦咽干，小便黄赤；舌红苔黄，脉弦数。

分析：肝开窍于目，肝胆火炽上攻黄仁，脉络阻滞，故眼红痛视蒙；火郁目窍故眼底视盘充血，视网膜水肿，有黄白色渗出；肝胆火炽，气火循经逆于头面，故头痛耳鸣，口苦咽干；肝火内灼，则胸胁闷胀；火热内扰，神魂不安，则失眠多梦；火热灼津，则小便黄赤；舌红苔黄，脉弦数均为肝胆火炽之候。

方剂：龙胆泻肝汤（《医方集解》）加味。

药物：龙胆10g，生地黄15g，当归10g，柴胡10g，木通10g，泽泻10g，车前子10g[包煎]，栀子10g，黄芩10g，金银花10g，板蓝根10g，防风10g，滑石15g[包煎]，石决明15g[先煎]，夏枯草10g，生甘草5g。

方解：龙胆泻肝汤清泻肝胆实火，加防风以祛风；加滑石清热利湿；加金银花、板蓝根以清热解毒；石决明、夏枯草清肝泻火明目。

加减：若玻璃体混浊及视网膜水肿较甚者，加淡竹叶10g，通草5g，以清热利湿。

（3）阴虚火旺证

症状：眼干涩不适，视力下降或视物变形，眼底呈晚霞样改变，黄斑区色素紊乱，中心凹反射不清，毛发变白或脱发，四肢躯干或面部皮肤散在性白斑；或兼有心烦失眠，头晕耳鸣；舌红少苔，脉弦细数。

分析：久病伤阴，阴虚火旺，故眼内干涩，视物昏花，目病时轻时重；阴虚灼烁眼底，则眼底呈晚霞样改变，黄斑区色素紊乱；虚火上扰，则头痛耳鸣，听力减退，脱发，颈项强直，心烦失眠；皮肤失养，则出现白色斑块；舌质红，苔少，脉弦细数均为阴虚火旺之候。

治法：滋阴降火。

方剂：滋阴降火汤（《审视瑶函》）加减。

药物：当归10g，川芎3g，生地黄15g，熟地黄15g，知母10g，黄柏10g，牡丹皮10g，麦冬10g，白芍10g，黄芩5g，柴胡10g，桑椹10g，女贞子10g，甘草5g。

方解：滋阴降火汤加减方中熟地黄、当归、白芍、川芎为四物汤，能补养肝血，滋养肝阴；生地黄与熟地黄相配，牡丹皮、麦冬与甘草配伍，能清润滋阴，生津增液；知母、黄柏、黄芩降火滋阴；桑椹、女贞子益精明目；柴胡调理肝气。全方以滋阴为主，降火为辅，阴足水自升，水升火自降。

加减：若阴虚津伤，口干舌燥者，加沙参10g，天冬10g，以养阴生津；肝肾不足者，加枸杞子10g，菊花10g，以补肾养肝明目。

2. 其他治疗

中药湿热敷：将内服方药渣用布包，在温度适宜时即可进行眼部药物熨敷，以利退赤止痛。

（三）西医治疗

1. 滴眼

（1）糖皮质激素：局部可滴醋酸氢化可的松滴眼液及其他糖皮质激素滴眼液。

（2）散瞳剂：宜充分散瞳，可滴 1% 阿托品滴眼液（或眼膏），每日 3 次。

2. 口服

（1）糖皮质激素：对初发者主要给予泼尼松片口服，一般起始剂量为每日每公斤体重 1～1.5mg，于 10～14 日开始减量，维持剂量为每日 20mg，治疗多需 8 个月以上。

（2）免疫抑制剂：对于复发性者，可给予免疫抑制剂。常用环磷酰胺，每日每公斤体重 1～2mg，一般为每日 200mg；炎症好转后可逐渐减量，维持量为每日 50mg。也可以选择苯丁酸氮芥和环孢素。

【病案举例】

例 1　张健验案（《张健眼科医案》）

黄某，男，36 岁，湖南省宁乡县东湖塘镇罗湖村，农民。于 2013 年 5 月 12 日初诊。

主诉：双眼反复红痛，视力下降 1 年。

病史：患者于 2012 年 5 月开始双眼红痛，视力下降，曾在外院诊断为"葡萄膜炎"，用"散瞳剂""激素""抗炎"等治疗，近期疗效好，停药即复发。现双眼视力差，头重胸闷，听力下降，肢节酸痛，双上肢皮肤有白色斑块。

检查：视力：右眼 0.5，左眼 0.3。双眼混合充血（++），角膜后有灰白色沉着物，房水混浊，左眼前房下方有少量积脓，双眼瞳孔小。舌质红，苔黄腻，脉滑数。

诊断：特发性葡萄膜大脑炎（双眼）。

辨证：风湿夹热证。

治法：清热除湿。

方剂：抑阳酒连散（《原机启微》）加减。

处方：独活 6g，生地黄 15g，黄柏 10g，防己 10g，知母 10g，蔓荆子 10g，前胡 10g，防风 10g，黄芩 10g，羌活 10g，白芷 10g，寒水石 15g[打碎先煎]，黄连 5g，栀子 10g，甘草 3g，金银花 15g，板蓝根 15g，蒲公英 15g。5 剂。

服法：水煎，每日 1 剂，分 2 次温服。

外治：①1% 硫酸阿托品眼用凝胶，滴双眼，每日 2 次。②妥布霉素地塞米松（典必殊）滴眼液，滴双眼，每日 4 次。③普拉洛芬（普南扑灵）滴眼液，滴双眼，每日 4 次。④将内服方药渣布包，在温度适宜时进行双眼眼部药物熨敷，以退赤止痛。

西药：醋酸泼尼松片，口服，1 次 40mg，早餐后顿服，随病情好转，逐渐减量。

医嘱：禁食辛辣炙煿之品，保持大便通畅。

二诊（2013 年 5 月 17 日）：双眼视物较明。视力：右眼 0.5，左眼 0.4。双眼充血减轻，瞳孔药物性散大，右眼形圆，左眼虹膜 3 点、6 点、9 点、11 点后粘连，瞳孔呈梅花状。舌质红，苔黄腻，脉滑数。原方 7 剂。醋酸泼尼松片，改为 1 次 35mg，早餐后顿服。

三诊（2013年5月24日）：双眼畏光减轻，视物较明。视力：右眼0.6，左眼0.5。双眼充血消失，双眼瞳孔药物性散大，左眼不圆。舌质红，苔黄，脉滑数。原方去防己，黄连改为3g。7剂。醋酸泼尼松片，改为1次30mg，早餐后顿服。

四～八诊（2013年6月1～28日）：服药28剂，口服醋酸泼尼松片，每周减量5mg，现每日量仅10mg。双眼结膜无充血，角膜后沉着物消失。视力：右眼0.6，左眼0.6。停1%硫酸阿托品眼用凝胶，妥布霉素地塞米松滴眼液和普拉洛芬滴眼液，改为每日滴双眼2次。

按语：风湿与热邪相搏，风湿热邪黏滞重着，熏蒸肝胆，黄仁受损，视物模糊；湿热熏蒸肝胆，故白睛混赤，神水混浊；风湿留于肢体，则肢节酸痛；舌质红，苔黄腻，脉滑数，均为风湿夹热之候。抑阳酒连散加减方中知母、黄柏、生地黄、寒水石清泻肾火；黄芩、黄连、栀子清热解毒燥湿；独活、羌活、防风、白芷、防己祛风除湿；蔓荆子、前胡宣散风热；金银花、板蓝根、蒲公英清热解毒；甘草解毒调和诸药。诸药合之为祛风清热除湿之剂，风去热清湿除则目明。配合西药散瞳、抗炎、激素等治疗，既可防止瞳神干缺，又能提高疗效。

例2　张健验案（《张健眼科医案》）

龙某，男，34岁，湖南省宁乡县偕乐桥镇双盆村，农民。于2015年1月15日初诊。

主诉：双眼视力反复下降3年。

病史：患者于2012年1月开始双眼红痛，视力下降，曾在外院诊断为"葡萄膜炎"，用"激素""抗炎"等药物治疗后，近期疗效好，停药即复发。现双眼干涩不适，视物昏花，伴头痛耳鸣，听力减退，毛发变白，脱发，颈项强直，心烦失眠。

检查：视力：右眼0.3，左眼0.4。双眼结膜无充血，角膜透明，眼底呈晚霞样改变，黄斑色素紊乱；四肢躯干及面部皮肤有散在性白斑。舌质红，苔少，脉弦细数。

诊断：特发性葡萄膜大脑炎（双眼）。

辨证：阴虚火旺证。

治法：滋阴降火。

方剂：滋阴降火汤（《审视瑶函》）加减。

处方：当归10g，川芎3g，生地黄15g，熟地黄15g，知母10g，黄柏10g，牡丹皮10g，麦冬10g，白芍10g，黄芩5g，柴胡10g，桑椹10g，女贞子10g，甘草5g。5剂。

服法：水煎，每日1剂，分2次温服。

外治：①妥布霉素地塞米松（典必殊）滴眼液，滴双眼，每日4次。②普拉洛芬（普南扑灵）滴眼液，滴双眼，每日4次。③将内服方药渣布包，在温度适宜时进行双眼眼部药物熨敷，以退赤止痛。

西药：醋酸泼尼松片，口服，1次30mg，早餐后顿服，随病情好转，逐渐减量。

医嘱：禁食辛辣炙煿之品，保持大便通畅。

二诊（2015年1月22日）：双眼视物较明。视力：右眼0.5，左眼0.4。舌质红，苔少，脉弦细数。原方，7剂。醋酸泼尼松片，改为1次25mg，早餐后顿服。

三诊（2015年1月29日）：双眼视物较明。视力：右眼0.5，左眼0.5。舌质红，苔少，脉弦细数。原方去川芎。7剂。醋酸泼尼松片，改为1次20mg，早餐后顿服。

四～八诊（2015 年 2 月 5 日～3 月 5 日）：服药 28 剂，口服醋酸泼尼松片，随病情好转，逐渐减量。现每日量仅 5mg。视力：右眼 0.6，左眼 0.6。嘱服杞菊地黄丸，水蜜丸 1 次 6g，1 日 2 次，连服 2 月，以资巩固。

按语：久病伤阴，阴虚火旺，故眼内干涩，视物昏花，目病时轻时重；阴虚灼烁眼底，则眼底呈晚霞样改变，黄斑色素紊乱；虚火上扰，则头痛耳鸣，听力减退，脱发，颈项强直，心烦失眠；皮肤失养，则出现白色斑块；舌质红，苔少，脉弦细数均为阴虚火旺之候。滋阴降火汤加减方中熟地黄、当归、白芍、川芎为四物汤，能补养肝血，滋养肝阴；生地黄与熟地黄相配，牡丹皮、麦冬与甘草配伍，能清润滋阴，生津增液；知母、黄柏、黄芩降火滋阴；桑椹、女贞子益精明目；柴胡调理肝气。全方以滋阴为主降火为辅，阴足水自升，水升火自降。配合激素等治疗，疗效显著。

【治疗心得】

中西医结合治疗葡萄膜大脑炎的经验是：①分期与分型相结合。②中医辨证治疗的同时，结合现代中医药理研究。在疾病早期，选用龙胆、茯苓、防己、黄连、黄柏、泽泻、柴胡等清热解毒、清热利湿药，以抑制免疫或双向调节免疫。清热解毒与凉血活血化瘀药同用，如牡丹皮、丹参、赤芍、川芎、当归、红花等，也有抑制变态反应或双向调节作用。在疾病晚期，可选用枸杞子、女贞子、黄精、墨旱莲、山茱萸、淫羊藿、黄芪、太子参等补益肝肾的药物，有提高 T 细胞比值，提高淋巴细胞转化率，提高吞噬功能，促进免疫功能的作用。③积极应用中医药，利于激素的减量和撤退。④在激素应用方面，要根据病情需要适当应用。

【食疗方】

1. 二花茶

组成：金银花 10g，菊花 10g，绿茶 5g。

功效：清凉解热，疏风明目。

主治：葡萄膜大脑炎。

方解：金银花清热解毒，疏散风热；菊花散风清热，平肝明目；绿茶清热化痰，清心除烦，生津止渴，降火明目。上述 3 种食材搭配在一起，具有清凉解热、疏风明目之功效。

制法：上述 3 种食材混合用沸水冲泡即可。

用法：当茶服，每日多次。

2. 石膏粳米粥

组成：生石膏 50g，粳米 100g，金银花末 10g。

功效：辛凉清热，除烦止渴。

主治：葡萄膜大脑炎。

方解：生石膏清热泻火，除烦止渴；粳米补中益气，健脾和胃，除烦止渴；金银花清热解毒，疏散风热。上述 3 种食材搭配在一起，具有辛凉清热、除烦止渴之功效。

制法：先将生石膏大火水煎 30 分钟，去渣后放入粳米熬粥，待粥熟时入金银花末即可。

用法：当早餐。

3. 蔓荆子粥

组成：蔓荆子20g，菊花末10g，粳米50g。

功效：辛凉解散，清利头目。

主治：葡萄膜大脑炎。

方解：蔓荆子疏散风热，清利头目；菊花末散风清热，平肝明目；粳米补中益气，健脾和胃，除烦止渴。上述3种食材搭配在一起，具有辛凉解散、清利头目之功效。

制法：将蔓荆子捣碎，加水500mL，浸泡后取汁，入粳米煮粥，待粥熟时入菊花末即可。

用法：当早餐。

【名医经验】

1. 庞赞襄经验（河北省人民医院中医眼科名中医）：认为本病为肾阴不足，肝火上乘所致。治宜壮水涵木，滋阴降火。可选用知柏地黄丸、益阴肾气丸、磁朱丸、加减养阴清肺汤（生地黄15g，麦冬12g，沙参15g，天冬12g，知母10g，生栀子12g，白芍5g，薄荷3g，甘草3g）等方治疗。

2. 陆南山经验（上海第二医学院中医眼科名中医）：认为本病为内热未清，虚热上炎所致。治宜采用清热生津，豁痰止呕。方剂：竹叶石膏汤加羚羊角粉。药物：竹叶9g，生石膏15g[打碎先煎]，麦冬6g，制半夏6g，甘草4.5g，党参9g，羚羊角粉0.3g[另吞]。睫状充血消退后，改用滋阴、生津、补气法。药用：熟地黄15g，党参9g，天冬6g，玄参12g，北沙参9g，杭菊花9g，决明子9g。

3. 陆绵绵经验（南京中医学院附属医院教授）：将本病分为4证：①肝胆湿热证。症状：眼部充血，羊脂状角膜后沉着物，前房混浊，瞳孔区有灰白色渗出物，头痛，头晕；舌质红，苔黄腻。治法：泻肝胆湿热，佐以祛瘀。药物：龙胆5g，木通5g，黄芩10g，生地黄10g，车前子10g[包煎]，泽泻10g，柴胡10g，牡丹皮10g，桃仁10g，栀子12g，青黛1.5g[包煎]。加减：纳差泛恶者，可去柴胡，加竹茹5g，枳壳3g；舌苔偏腻，头痛，泛恶者，可去柴胡、龙胆、生地黄，加姜半夏12g，吴茱萸5g。②阴虚阳亢证。症状：眼部炎症情况较轻，头痛，腰背酸痛，耳鸣，重听或听力减退，脱发；舌质红，苔薄黄，脉细数。治法：滋阴潜阳。药物：生地黄10g，熟地黄10g，制何首乌10g，补骨脂10g，刺蒺藜10g，黄芩10g，泽泻10g，茺蔚子10g，枸杞子10g，菊花5g，石决明30g[先煎]。加减：眼部充血或渗出明显者，可去补骨脂、枸杞子，加牡丹皮10g，栀子10g，金银花15g；尿黄者，加黄柏10g。③肾阳不足证。症状：眼睑浮肿，眼部无明显充血，视网膜水肿较著，面色㿠白，腰膝酸软，怕冷，毛发变白，听力减退；舌质胖嫩而质淡，苔白，脉沉细者。治法：温阳利湿。药物：制附子5g[先煎]，肉桂3g[后下]，生地黄10g，山茱萸10g，怀山药10g，牡丹皮10g，泽泻10g，茯苓10g。加减：视网膜脱离者，加车前子10g[包煎]，茺蔚子10g。温阳不能久用，必须随时观察病情。④肝血不足证。症状：眼部炎症情况较轻，毛发变白或脱发，皮肤有白斑，面色苍白，头昏，头晕，纳少，在妇女则月经量少，色淡，或经闭；舌质淡而苔少。治法：养血柔肝。药物：生地黄10g，熟地黄10g，当归10g，赤芍10g，党参10g，刺蒺藜10g，陈皮10g，黑芝麻10g，川芎5g，丹参15g。加减：手足心热者，可加青蒿10g，鳖甲20g[先煎]。

【治疗进展】

目前的治疗方法仍是充分持久的散瞳，保持瞳孔活动，防止发生虹膜后粘连。

局部和全身应用皮质类固醇，地塞米松滴眼和结膜下及球旁注射地塞米松。地塞米松或氢化可的松口服或静脉滴注。早期用大量快减以后慢减，1 个月内不要急减，要维持 3～6 个月。还要补钾，全身应用大剂量维生素。辅助药物：ATP、辅酶 A、肌苷等全身应用。对复发的患者，给予免疫抑制剂，如苯丁酸氮芥、环磷酰胺、环孢霉素 A 等，也可联合小剂量糖皮质激素治疗。对于继发性青光眼和白内障，给予相应的药物和手术治疗。中医辨证论治，早期清热解毒、利湿明目，后期滋养肝肾、益气明目为主。葡萄膜大脑炎发病的相关机制，疾病发生、发展的遗传倾向及影响因素等，目前尚未完全明了，因此深入开展葡萄膜大脑炎的免疫遗传学研究，探索基因诊断及治疗将是今后研究的热点。

【预防与调护】

1. 消除和减少或避免发病因素。改善生活环境空间，养成良好的生活习惯，防止感染。注意饮食卫生，合理膳食调配。

2. 坚持锻炼身体，增加机体抗病能力。不要过度疲劳，过度消耗，戒烟戒酒。

3. 早发现，早诊断，早治疗。树立战胜疾病的信心，坚持治疗，保持乐观情绪。在缓解期，激素维持量要服用数月，可改善预后。停药前应注射 ACTH 以免复发。眼部治疗，保持视力的关键是维持瞳孔扩大至炎症消失。

4. 预防链球菌感染是减少自身免疫性风湿性疾病及并发症的重要环节。

第七节　贝赫切特综合征

贝赫切特综合征是一种以葡萄膜炎、口腔溃疡、皮肤损害和生殖器溃疡为特征的多系统受累的疾病。本病多为双眼发病，好发于 20～40 岁青壮年，是我国常见的葡萄膜炎之一，约占葡萄膜炎患者总数的 16.5%，男性多于女性，复发率高，病程较长，缠绵难愈。

根据本病目赤、口腔和生殖器溃疡的特点，属于中医学"狐惑病"范畴；因其眼部表现为葡萄膜炎，故又可归属中医学"瞳神紧小""瞳神干缺""黄液上冲""视瞻昏渺""云雾移睛"等范畴。

【病因病机】

西医认为本病与细菌、单纯疱疹病毒感染有关，主要通过诱发自身免疫反应致病，闭塞性小动脉炎和小静脉炎是本病的基本病理，全身性血管炎是各种不同表象的共有特征。

中医认为多因心脾湿热，熏蒸于目；或肝胆湿热，上攻于目；或肝肾阴虚，虚火上炎所致。

【临床表现】

主要症状：眼球疼痛，畏光流泪，视物模糊；全身常伴有低热、乏力倦怠、食欲不振、四肢肌肉关节疼痛等症。眼部损害：主要表现为反复发作的全葡萄膜炎，呈非肉芽肿性。眼前段受累者，以前葡萄膜炎伴前房积脓为特征，眼后段病变者多表现为视网膜炎、视网膜血管炎以及后期出现的视网膜血管闭塞。全身损害：主要表现为复发性口腔溃疡、生殖器溃疡、多形性皮肤损害（皮肤结节性红斑、痤疮样皮疹、溃疡性皮炎、脓肿、针刺处出现结节和疱疹等）、关节炎、神经系统损害等。常见并发症和后遗症：并发性白内障、继发性青光眼、增殖性视网膜病变和视神经萎缩。

【辅助检查】

1. 病毒检测　部分病例可在患者虹膜、脉络膜、视网膜组织中培养出病毒颗粒。

2. 细菌培养　有些病例可从患者口腔黏膜、舌、唾液腺、牙龈所取的标本中培养出大量的链球菌。

3. 免疫学检查　有些病例可检测出 HLA-B5、HIJA-B51 抗原。

4. 其他　眼底荧光素血管造影、OCT、B 超等检查亦有助于诊断。

【诊断】

根据反复发作的葡萄膜炎，以及复发性口腔溃疡、生殖器溃疡、多形性皮肤损害等典型的临床表现，即可诊断。1990 年国际 Behcet 病研究组制定的诊断标准为：

1. 复发性口腔溃疡 1 年内至少复发 3 次。

2. 符合以下 2 项即可诊断：①复发性生殖器溃疡或瘢痕；②眼部损害，包括前葡萄膜炎、后葡萄膜炎、玻璃体混浊、视网膜血管炎；③皮肤损害，包括结节性红斑、假性毛囊炎、皮肤脓疱样损害或发育期后的痤疮样结节；④皮肤过敏反应试验阳性。

【治疗】

（一）治疗原则

由于本病病因复杂，西医主要对症治疗和糖皮质激素或免疫抑制剂治疗。中医则重在辨证论治，以清利湿热、清肝利湿、滋阴降火为主。

（二）中医治疗

辨证论治

（1）心脾湿热证

症状：目赤涩疼痛，视物模糊，睫状体充血，角膜后壁尘点状沉着物，房水混浊。前房积脓，瞳孔缩小；常伴有复发性口腔溃疡或舌部溃疡，小便短赤；舌红苔黄腻，脉濡数。

治法：清心泻脾利湿。

方剂：竹叶泻经汤（《原机启微》）加减。

药物：柴胡 10g，栀子 10g，羌活 10g，升麻 3g，炙甘草 5g，赤芍 10g，决明子 10g，茯苓

10g，车前子 10g$^{[包煎]}$，黄芩 10g，黄连 5g，大黄 10g$^{[后下]}$，竹叶 5g，泽泻 10g，金银花 10g，连翘 10g。

方解：竹叶泻经汤方中黄连、栀子、黄芩、大黄清心降火，解毒消脓；决明子、羌活、柴胡、升麻疏风散热，退红消肿；赤芍凉血活血，行滞散结；泽泻、茯苓、车前子、竹叶利尿渗湿，导热下行；炙甘草和胃调中；加金银花、连翘以加强清热解毒之功。

加减：若眼病缠绵难愈，兼多形性皮肤病变，生殖器溃疡，为湿热壅盛，可加苦参 10g，地肤子 10g，蛇床子 10g，白鲜皮 10g，清利湿热；若心烦少寐，口舌糜烂，为心经热毒较甚，可加木通 10g，连翘 10g，金银花 10g，清心解毒。

（2）热毒炽盛证

症状：目疼剧烈，视力急剧下降，前房积脓；眼底视网膜水肿，大量渗出、出血，视神经乳头充血、水肿；兼口苦，咽干，大便秘结；舌红，苔黄厚，脉弦数。

治法：清热利湿，解毒凉血。

方剂：黄连解毒汤（《外台秘要》）合清营汤（《温病条辨》）加减。

药物：黄连 5g，黄芩 10g，黄柏 10g，栀子 10g，水牛角 15g$^{[先煎]}$，生地黄 15g，玄参 10g，淡竹叶 10g，麦冬 10g，丹参 10g，金银花 10g，连翘 10g，大黄 10g$^{[后下]}$，生石膏 15g$^{[打碎先煎]}$。

方解：黄连解毒汤方中以大苦大寒之黄连清泻心火为君，兼泻中焦之火；以黄芩清上焦之火为臣；以黄柏泻下焦之火为佐；栀子清泻三焦之火，导热下行，引邪热从小便而出为使。四药合用，苦寒直折，三焦之火邪去而热毒解，诸症可愈。清营汤方中犀角（水牛角代）、生地黄清营凉血；金银花、连翘、黄连、竹叶清热解毒，并透热于外，使入营之邪透出气分而解；热壅血瘀，故配丹参活血消瘀以散热；邪热伤阴，故用麦冬、玄参养阴生津。诸药合之，共奏清营凉血、解毒养阴之功。

加减：眼底出血者，重加三七粉 3g$^{[吞服]}$，紫草 10g，以止血化瘀。

（3）肝胆湿热证

症状：眼球疼痛，视物昏蒙，混合充血，角膜后壁尘点状沉着物，房水混浊，前房积脓；常伴口苦咽干，口腔溃疡及生殖器溃疡，小便赤涩；舌红苔黄腻，脉弦数。

治法：清肝利湿。

方剂：龙胆泻肝汤（《医方集解》）加减。

药物：龙胆 10g，柴胡 10g，黄芩 10g，栀子 10g，蔓荆子 10g，生地黄 15g，泽泻 10g，当归 10g，大黄 10g$^{[后下]}$，玄明粉 10g$^{[冲服]}$，荆芥 10g，羌活 10g，木通 10g，车前子 10g$^{[包煎]}$，金银花 15g，蒲公英 15g，甘草 3g。

方解：龙胆泻肝汤方中龙胆大苦大寒，既能泻肝胆实火，又能利肝经湿热，泻火除湿，两擅其功，切中病机，故为君药；黄芩、栀子苦寒泻火，燥湿清热，加强君药泻火除湿之力，用以为臣；湿热的主要出路，是利导下行，从膀胱渗泄，故又用渗湿泄热之泽泻、木通、车前子，导湿热从水道而去；肝乃藏血之脏，若为实火所伤，阴血亦随之消耗，且方中诸药以苦燥渗利伤阴之品居多，故用当归、生地黄养血滋阴，使邪去而阴血不伤，以上皆为佐药；肝体阴用阳，性喜疏泄条达而恶抑郁，火邪内郁，肝胆之气不舒，骤用大剂苦寒降泄之品，既恐肝胆之气被郁，又虑折伤肝胆生发之机，故又用柴胡疏畅肝胆之气，并能引诸药归于肝胆之经；甘草调和诸药，护胃安中，二药并兼佐使之用。本方的配伍特点是泻中有补，利中有滋，降中寓升，祛邪而不伤正，泻火而不伐胃，使火降热清，湿浊得利，循经所发诸症皆可相应而愈。加蔓荆子、荆芥、羌活以祛除头风；加金银花、蒲公英以清热解毒；加大黄、玄明粉以通腑泄热。

加减：肝火偏重者，加石决明 10g[先煎]，夏枯草 10g，青葙子 10g[包煎]，清肝泻火；湿热偏重者，加苍术 10g，黄柏 10g，土茯苓 10g，萆薢 10g，以清利湿热。

（4）阴虚火旺证

症状：视物蒙昧不清，瞳孔缩小或变形不圆，或眼底呈晚霞样改变；常伴有口腔溃疡，生殖器溃疡，时轻时重，反复发作，五心烦热，夜寐不安；舌红少苔，脉细数。

治法：滋阴降火。

方剂：知柏地黄丸（《医宗金鉴》）加减。

药物：知母 10g，黄柏 10g，生地黄 15g，牡丹皮 10g，茯苓 15g，泽泻 10g，山茱萸 5g，山药 10g，女贞子 10g，桑椹 10g。

方解：方中知母清热泻火，生津润燥；黄柏清热燥湿，泻火除蒸；熟地黄滋阴补血，益精填髓；山茱萸补益肝肾，涩精固脱；牡丹皮清热凉血，活血化瘀；山药补脾养胃，生津益肺，补肾涩精；茯苓利水渗湿，健脾宁心；泽泻利小便，清湿热。共奏滋阴清热、补肾明目之功。

加减：虚烦失眠，加天冬 10g，麦冬 10g，首乌藤 15g，滋阴安神；若视物昏蒙较重者，加桑椹 10g，女贞子 10g，楮实子 10g，滋养肝肾，益精明目。

（三）西医治疗

1. 滴眼

（1）散瞳剂：眼前段受累者，可用 1% 硫酸阿托品滴眼液（或眼膏）滴眼，每日 2～3 次。

（2）糖皮质激素的应用：眼前段受累者，可局部滴醋酸氢化可的松滴眼液及其他糖皮质激素滴眼液。

2. 口服

（1）糖皮质激素：若出现严重的视网膜炎或视网膜血管炎时，宜全身使用糖皮质激素，可用地塞米松 10～20mg 加入 5% 葡萄糖注射液 250mL，每日 1 次；或口服泼尼松片，每次 30mg，每日早上 1 次顿服，随病情好转后逐渐减量。

（2）免疫抑制剂：病情严重者，可考虑用免疫抑制剂，常用环磷酰胺，每日每公斤体重 1～2mg，一般为每日 200mg；炎症好转后，可逐渐减量，维持量为每日 50mg。也可选择苯丁酸氮芥和环孢素。

3. 激光治疗：视网膜和视盘的新生血管、视网膜血管阻塞及有大面积视网膜毛细血管无灌注者，可行激光治疗，以避免玻璃体积血、黄斑水肿的发生。

【病案举例】

例1 张健验案（《张健眼科医案》）

彭某，男，35 岁，湖南省长沙市望城区雷锋镇双凤村，农民。于 2013 年 6 月 18 日初诊。

主诉：双眼反复视力下降，伴复发性口腔溃疡2年。

病史：患者于2011年6月开始双眼红痛，视力下降，曾在外院诊断为"葡萄膜炎"，用"激素""抗炎"等药物治疗后，近期疗效好，停药即复发。现双眼赤涩疼痛，视物模糊，伴复发性口腔溃疡和舌部溃疡，小便黄赤。

检查：视力：右眼0.4，左眼0.5。双眼睫状充血（++），角膜后壁有尘点状沉着物，房水混浊，右眼前房可见少许积脓。舌质红，苔黄腻，脉濡数。

诊断：贝赫切特综合征。

辨证：心脾湿热证。

治法：清心利湿。

方剂：竹叶泻经汤（《原机启微》）加减。

处方：柴胡10g，栀子10g，羌活10g，升麻3g，炙甘草5g，赤芍10g，决明子10g，茯苓10g，车前子10g[包煎]，黄芩10g，黄连5g，大黄10g[后下]，竹叶5g，泽泻10g，金银花10g，连翘10g。7剂。

服法：水煎，每日1剂，分2次温服。

外治：①1%硫酸阿托品眼用凝胶，滴双眼，每日2次。②妥布霉素地塞米松（典必殊）滴眼液，滴双眼，每日4次。③普拉洛芬（普南扑灵）滴眼液，滴双眼，每日4次。④将内服方药渣布包，在温度适宜时进行双眼眼部药物熨敷，以利退赤止痛。

西药：醋酸泼尼松片，口服，1次30mg，早餐后顿服，随病情好转，逐渐减量。

医嘱：禁食辛辣炙煿之品，保持大便通畅。

二诊（2013年6月25日）：双眼视物较明，双眼瞳孔散大，小便黄赤减轻。视力：右眼0.5，左眼0.5。舌质红，苔少，脉弦细数。原方去大黄。7剂。醋酸泼尼松片，改为1次25mg，早餐后顿服。

三诊（2013年7月2日）：双眼视物较明，口腔溃疡及舌部溃疡已愈。视力：右眼0.5，左眼0.5。眼内充血消失，角膜后壁沉着物仅二三个。舌质红，苔少，脉弦细数。原方去升麻。7剂。停1%硫酸阿托品眼用凝胶，妥布霉素地塞米松滴眼液和普拉洛芬滴眼液改为每日滴双眼2次。醋酸泼尼松片，改为1次20mg，早餐后顿服。

四~八诊（2013年7月9日~8月6日）：服药28剂，口服醋酸泼尼松片，随病情好转，逐渐减量，现每日量仅5mg。视力：右眼0.6，左眼0.6。睫状充血消失，角膜后沉着物吸收。

按语：心脾湿热，熏蒸于目，故眼赤涩疼痛，视物模糊；湿热熏蒸口腔，则复发性口腔溃疡和舌部溃疡；湿热下注，则小便黄赤；舌质红，苔黄腻，脉濡数，均为心脾湿热之候。竹叶泻经汤方中黄连、栀子、黄芩、大黄清心降火，解毒消肿；决明子、羌活、柴胡、升麻疏风散热，退红消肿；赤芍凉血活血，行滞散结；泽泻、茯苓、车前子、竹叶利尿渗湿，导热下行；金银花、连翘清心解毒；炙甘草和胃调中。配合激素等治疗，疗效颇佳。

例2 张健验案（《张健眼科医案》）

赵某，男，38岁，湖南省浏阳市澄潭江镇达坪村，农民。于2014年7月17日初诊。

主诉：双眼反复视力下降，伴复发性口腔、生殖器溃疡2年余。

病史：患者于2012年5月开始双眼红痛，视力下降，曾在外院诊断为"葡萄膜炎"，用"激素""抗炎"等药物治疗后，近期疗效好，停药即复发。现双眼赤痛剧烈，视物模糊，伴复发性口腔溃疡和生殖器溃疡，羞明流泪，眼珠坠痛，连及头部；口苦咽干，大便秘结，小便短赤。

检查：视力：右眼0.3，左眼0.4。双眼睫状充血（++），角膜后壁有羊脂状沉着物，房水不清，左眼前房积脓，液平面占角膜后1/5，虹膜纹理不清，瞳孔小。口唇黏膜、舌边、舌尖可见数个粟粒大或黄豆大散在分布的圆形溃疡，境界清楚，溃疡面呈灰黄色且周围有红晕；阴茎龟头处有黄白色椭圆形且境界清楚的溃疡。舌质红，苔黄厚，脉弦数。

诊断：贝赫切特综合征。

辨证：肝胆湿热证。

治法：清肝利胆。

方剂：清热利湿祛风汤（《中西医眼科临证备要》）加减。

处方：龙胆10g，栀子10g，黄芩10g，生地黄15g，黄连5g[酒炒]，知母10g，金银花20g，蒲公英15g，羌活10g，防风10g，大黄10g[后下]，枳壳10g，甘草5g。7剂。

服法：水煎，每日1剂，分2次温服。

外治：①1%硫酸阿托品眼用凝胶，滴双眼，每日2次。②妥布霉素地塞米松（典必殊）滴眼液，滴双眼，每日4次。③普拉洛芬（普南扑灵）滴眼液，滴双眼，每日4次。④将内服方药渣布包，在温度适宜时进行双眼眼部药物熨敷，以利退赤止痛。

西药：醋酸泼尼松片，口服，1次30mg，早餐后顿服，随病情好转，逐渐减量。

医嘱：禁食辛辣炙煿之品，保持大便通畅。

二诊（2014年7月24日）：便通症减。检查视力：右眼0.5，左眼0.4。左眼前房积脓已消失；舌质红，苔薄黄，脉弦数。原方去大黄。7剂。醋酸泼尼松片，改为1次25mg，早餐后顿服。

三诊（2014年7月31日）：双眼视物较明，口腔溃疡和生殖器溃疡已愈。视力：右眼0.5，左眼0.5。眼内充血消失，角膜透明。舌质红，苔薄黄，脉弦。原方去龙胆。7剂。停1%硫酸阿托品眼用凝胶；妥布霉素地塞米松滴眼液和普拉洛芬滴眼液改为每日滴双眼2次。醋酸泼尼松片，改为1次20mg，早餐后顿服。

四～八诊（2014年8月7日～9月4日）：服药28剂，随病情好转，龙胆、黄连、黄芩等药，均减量应用。口服醋酸泼尼松片，随病情好转，逐渐减量，现每日量仅5mg。视力：右眼0.6，左眼0.6。睫状充血消失，角膜后沉着物吸收，余证悉除。嘱服知柏地黄丸，水蜜丸1次6g，1日2次，连服2月，调理善后。

按语：肝火炽盛，气火循经上逆头面，故羞明流泪，眼珠坠痛，连及头部；口苦咽干；火热灼津，故大便秘结，小便短赤。热毒炽盛，上攻于目，则赤痛剧烈，视物模糊。《黄帝内经》曰："足厥阴肝经……在离内踝8寸处交于足太阴之后，再沿膝关节和大腿内侧上行，进入阴毛中，环绕阴器……联系目系……从目系下行到面颊里边，环绕唇内。"湿热注入足厥阴肝经，则反复发作性口腔溃疡及生殖器溃疡。清热利湿祛风汤方中龙胆大苦大寒，为清肝胆要药为君。栀子、黄芩、黄连清热降火为臣。生地黄、知母养阴；金银花、蒲公英清热解毒；羌活、防风祛风；枳壳、大黄通便泻热共为佐药。甘草清热解毒，调和诸药为使。共奏清肝利湿祛风之效。配合激素、抗炎、散瞳等药物应用，以提高疗效。

【治疗心得】

贝赫切特综合征发病病因尚不明确，可能与感染、遗传、环境以及免疫功能异常等因素有关。病变以侵蚀小动脉、小静脉及微血管为主，病损的血管和周围组织中可见到淋巴细胞和单核细胞浸润，血管壁坏死、扩张、破裂，腔内血栓形成或纤维增生造成管腔狭窄，病变可累及全身血管，如皮肤黏膜、眼睛以及全身多系统的细小血管炎，多数病例还伴有不同程度的关节症状。贝赫切特综合征的治疗方法有很多，中医治疗依照不同的症状类型，分别采取不同的治疗方法，如清心泻脾、清热利湿、解毒凉血、清肝利湿、滋阴降火、健脾益气、补益肝肾等，不仅能控制眼病的反复发作，而且调节了免疫功能。在治疗贝赫切特综合征时可依据病情采用局部应用抗生素和类固醇激素疗法，或者配合全身用皮质类固醇、免疫抑制剂以及精神疗法等，都能取得较好的疗效。

【食疗方】

1. 银耳莲子羹

组成：银耳 25g，莲子 50g。

功效：清热养阴。

主治：贝赫切特综合征，中医辨证属阴虚火旺证。

方解：银耳具有强精、补肾、润肠、益胃、补气、和血、强心、壮身、补脑、提神、美容、嫩肤、延年益寿之功效；莲子有补脾止泻、益肾涩精、养心安神的作用。共奏清热养阴之功效。

制法：用水将银耳、莲子洗干净，入锅中，加水煮至银耳熟烂，加冰糖或白糖溶化即可。

用法：早晚各食 1 小碗。

2. 鸭头汤

组成：咸鸭头 1 个。

功效：清热泻火。

主治：贝赫切特综合征，中医辨证属阴虚内热或内有湿热蕴积证。

方解：咸鸭头清热泻火，养胃滋补脾肾。

制法：用清水浸泡干咸鸭头，洗净，放入小砂罐中，加水适量，先用大火煮沸，再改用小火慢煨 30 分钟左右。

用法：1 次食完，每日 1 次。

3. 绿豆粥

组成：绿豆 100g，粳米 150g，白糖 15g。

功效：和脾胃，祛内热。

主治：贝赫切特综合征，中医辨证属脾胃不和，食欲不振证。

方解：绿豆具有清热解毒、止渴消暑的作用；粳米补中益气、健脾和胃、除烦渴、止泻痢等作用。共奏和脾胃、祛内热之效。

制法：将绿豆、粳米熬成粥，加入白糖即可。

用法：每日早晚作正餐服食。

【名医经验】

1. 黄叔仁经验（安徽医科大学医学教授）：认为本病为湿热郁滞化毒证，因病程冗长反复，大多兼有气虚证。就诊于眼科者，都是已经发生葡萄膜炎症或疾病一开始就发生葡萄膜炎症的病人。可用清热化湿解毒汤，并随全身和局部症而酌情加减。例如，兼有气虚证者，加补气药；兼有气虚血滞者，加行气活血药等。清热化湿解毒汤：青黛15g[包煎]，生石膏100g[打碎先煎]，水牛角尖40g[刨成薄片先煎]，生栀子10g，知母10g，黄连4.5g[姜汁炒]，黄柏6g[盐水炒]，连翘20g，金银花15g，牡丹皮10g，地肤子15g，炒泽泻10g，徐长卿15g，锦鸡儿15g。以上水煎。生石膏及水牛角（亦可用玳瑁片10g代）先煎半小时，再加入其他药物热浸15分钟后，共煎半小时后去渣，1日内分两次温服。加减：有眼底出血，视网膜静脉血栓者，加桃仁10g，紫草10～15g；有咽喉疼痛、声音嘶哑者，加桔梗4.5g，生甘草6g，玉蝴蝶10g；有前房积脓者，加蜂房15g，土茯苓15g；全身发热者，加柴胡10g；病程日久，有气虚证者，加黄芪15g，党参15g；食欲不振者，暂停黄连、黄柏、栀子，加炙鸡内金10g。总之，本病有周期性发作特点，当其缓解时，多加补气药，减少苦寒药；发作时，苦寒药不得不用，但不宜久服，必要时可酌加健胃和中药。

2. 庞万敏经验（河北省眼科医院名中医）：将本病分为4证：①血分瘀毒证：多因人体感受火毒之气，郁于目络；或素体阳性，内生积热，热壅血瘀，血脉滞涩，气血郁遏不通，血败而腐，酿成脓液；或兼体痛目赤，口苦咽干，口臭溃烂，尿赤而干，火毒疖疮；舌红苔黄，脉弦数。治宜散瘀解毒。方用十味消毒饮。药物：金银花30g，蒲公英30g，紫花地丁30g，连翘30g，皂角刺30g，大青叶30g，玄参30g，白蔹30g，陈皮10g，大黄15～30g[后下]。加减：若口渴严重者，加天花粉10～30g；血热者，加生地黄10g，赤芍10g；迎风流泪者，加白芷10g，升麻10g；胃纳呆者，加枳壳10g，陈皮10g。②瘀毒伤津证：素体津亏或病久耗损津液，目窍失濡，眼底失润，发为本病；兼口渴、便秘、皮肤干燥；舌质红，脉沉细数。治宜解毒生津。方用养阴清热汤。药物：生地黄15g，生石膏15g[打碎先煎]，金银花15g，天花粉10g，知母10g，芦根10g，黄芩10g，荆芥10g，防风10g，枳壳10g，龙胆10g，甘草3g，白蔹30g，玄参30g，麦冬30g。若胃纳欠佳，恶心呕吐者，加吴茱萸10g。③瘀毒伤肾证：素体肝肾亏乏，或瘀毒耗伤精血，久病及肝肾，精虚无以柔润眼底，血虚无以濡养神光，加之湿毒内生酿为毒邪上攻于目。见于本病之慢性期或反复发作，兼见眩晕耳鸣，咽干颧红，烦热盗汗，腰膝酸软，遗精早泄；舌质红，无苔，脉细数。治宜滋补肝肾，佐以活血解毒。方用滋阴地黄丸。药物：生地黄15g，熟地黄15g，天冬10g，五味子10g，地骨皮10g，党参10g，当归6g，黄芩6g，黄连6g，柴胡6g，枳壳6g，甘草3g，金银花30g，白蔹30g。若为视网膜血管炎型，或伴新生血管形成者，或兼阴虚火旺证候者，方用育阴凉散汤。药物：生地黄12g，百部12g，夏枯草12g，金银花12g，炒茜草12g，山药10g，沙参10g，黄芩炭10g，白及10g，阿胶10g[烊化兑服]，牡丹皮6g，赤芍5g，大黄炭5g[后下]。④瘀毒伤脾证：脾胃虚弱，津液亏乏，运化失常，湿浊内生，积以为毒，湿毒上迫，而为目赤视昏，神水混浊。体虚兼脾气虚弱者，症见食纳减少，食后作胀，小便不利，大便溏泻，面色萎黄，身倦浮肿；舌淡，脉缓。方用陈藏器六神散。药物：人参10g，茯苓10g，白术10g，黄芪10g，白扁豆10g，甘草3g，生姜 3 片，大枣 2 枚，金银花 30g，炒黄连 5g，土茯苓 30 ～ 60g。若胃寒，加炮姜 10g；浮肿，加炒车前子 10g^[包煎]。⑤脾阳不足证：脾阳不足化生营血，津液、脂膏功能失常，无以灌溉脏腑，营养肌肉，磨谷消食，濡养眼底，则伴低热，不思饮食，食以难化，腹胀乏力，方用沙参麦冬汤。药物：沙参 10g，麦冬 10g，半夏 10g，粳米 5g，大枣 4 枚，白薇 60g。若呕吐，加淡竹茹 15g。

【治疗进展】

《白塞病诊断和治疗指南》指出：任何白塞病炎症性眼病的治疗均需全身应用糖皮质激素和早期应用硫唑嘌呤。严重眼病视力下降 ≥ 2 级和（或）有视网膜病变建议糖皮质激素、硫唑嘌呤联合环孢素 A 或生物制剂治疗。需警惕糖皮质激素导致继发的白内障、青光眼等。中医治疗白塞病有一定疗效，但大宗病例总结较少，中医药治疗白塞病的实验研究较少。因此，应进一步筛选疗效确切的中药复方，进一步从分子水平甚至基因水平探讨中药治疗机制。

【预防与调护】

1. 避免过度劳累，以免病情复发。

2. 注意调理饮食，少食辛辣炙煿之品。

3. 使用免疫抑制剂者，应定期复查肝肾功能，以免产生毒副作用。

第十三章　玻璃体病

　　玻璃体是特殊的透明胶状结构，具有透明性、黏弹性和渗透性三大特征，是重要屈光间质，位于玻璃体腔内，对维持眼球形状，缓冲外力对视网膜的震荡和对眼内组织代谢、物质交换等起重要作用。正常玻璃体无血管，代谢产物清除缓慢，一旦感染，易致病原体繁殖。由于存在血-视网膜屏障，全身或眼外途径给药难以进入玻璃体腔，使玻璃体病的药物治疗较为困难。

　　玻璃体的病理改变主要有原发性和继发性两类。原发性表现为玻璃体的液化、浓缩等退行性改变；继发性主要是由于葡萄膜、视网膜等组织的炎症、出血、变性、肿瘤和外伤因素导致玻璃体的病变。无论是原发性或继发性玻璃体病变，临床常见的自觉症状是眼前出现不同形态的暗影，并随眼球转动而飘荡；主要体征有玻璃体的混浊、液化、后脱离、积血等，可单眼或双眼发病。根据玻璃体混浊的病因分为玻璃体炎症性混浊、玻璃体积血性混浊和玻璃体退变性混浊三类。裂隙灯加前置镜检查、B型超声扫描是玻璃体病重要的辅助检查方法，有助于玻璃体病的诊断、治疗和预后评估。

　　中医学称玻璃体为神膏，对玻璃体病的命名主要是根据自觉症状和视力损害程度而定，分属于中医学"云雾移睛""暴盲"等范畴。其病位在瞳神，瞳神属水轮，内应于肾，与肝同源，故玻璃体病与肝肾密切相关。病因病机多为外感六淫、内伤七情，导致脏腑功能失调，精、气、血、津液失和。病性有虚有实，或虚实相兼。

　　治疗主要是病因治疗。现代中医认为炎性病变多以清利为治法，出血性病变多以活血祛瘀为治法，退行性病变多以补益为治法。近20余年开展的玻璃体显微手术丰富了玻璃体病变的治疗方法，提高了临床疗效。

第一节　玻璃体炎性混浊

　　玻璃体炎性混浊是玻璃体的邻近组织的炎性渗出进入玻璃体内所致。临床上比较常见，可单眼或双眼发病，病程一般较长，病因复杂。

　　根据自觉症状可知其与中医的"云雾移睛"相似。

【病因病机】

西医认为多因各种类型的葡萄膜炎及视网膜炎时，其炎性细胞、渗出物及坏死组织等病理产物进入玻璃体内引起。

中医认为多因湿热内蕴，熏蒸目窍；或阴虚火旺，灼伤神膏所致。

【临床表现】

自觉眼前有黑影飘动，其形状不一，可呈点状、线网状、绒球状或团块状，随眼球转动时呈现无规律的飘动，视物模糊，视力可有不同程度的减退，严重者视力可显著减退。检眼镜下可见程度不等的形状不一的混浊物飘动。严重混浊时，眼底像模糊不清，裂隙灯加前置镜下，如为红褐色粗大点状混浊物，多见于重症葡萄膜炎，如为细小色素颗粒物，多为原田 - 小柳病及交感性眼炎的早期表现；如为块状、束状和分枝状混浊物，多是结核所致；如为灰白色弥漫性尘埃状混浊，为梅毒的特征；如在下部周边玻璃体呈雪球状混浊，系大量巨细胞堆积而成，乃中间葡萄膜炎的表现。一般的炎性混浊可逐渐吸收，但多数呈慢性反应而发生玻璃体液化。严重的变性混浊伴有出血时多不易吸收，最终被机化形成致密的富有血管的纤维膜，纤维膜收缩可引起玻璃体后脱离、视网膜脱离，甚至最终眼球萎缩。

【辅助检查】

B 型超声检查可见玻璃体区内有不规则点状、斑块状或条状回声。

【诊断要点】

1. 有眼内炎症或邻近组织炎症病史。
2. 自觉眼前有不同形状的黑影飘动；视力有不同程度的减退。
3. 检眼镜下可见玻璃体内有不同形状的混浊物飘动。

【鉴别诊断】

1. 玻璃体积血性混浊　有导致玻璃体积血的原发病表现；检眼镜下见玻璃体积血性混浊。

2. 玻璃体退行性混浊　常见于高度近视或视网膜色素变性者，多双眼发病，病程长，视力逐渐下降。检眼镜下见玻璃体呈絮状、条状混浊。

【治疗】

（一）治疗原则

确定为感染所致者，给予相应的抗感染治疗；由免疫引起的炎症，主要是免疫抑制剂治疗；单侧受累者可给予糖皮质激素后眼球筋膜鞘下注射治疗；玻璃体切割术能摘除玻璃体腔脓肿、清除致病菌、迅速恢复透明度，目前广泛用于眼内炎的治疗。中医辨证论治有助于消除炎症，帮助玻璃体炎性混浊的吸收。

（二）中医治疗

1. 辨证论治

（1）湿热内蕴证

症状：自觉眼前黑影飘浮，数目较多，发展较快，视力下降，玻璃体内可见尘埃状、棉絮状混浊物，心烦胸闷，口苦口干，溲赤便秘；舌质红，苔黄腻，脉滑数。

分析：湿热内蕴，熏蒸目窍，故神膏混浊，眼前有黑影飘浮；湿阻中焦，清阳不升，故心烦胸闷；湿蕴化热，故口苦口干；湿热下注，则大便秘结，小便短赤；舌质红，苔黄腻，脉滑数均为湿热蕴蒸之候。

治法：清热利湿。

方剂：猪苓散（《银海精微》）加减。

药物：猪苓10g，木通10g，大黄10g[后下]，栀子10g，狗脊10g，萹蓄10g，苍术10g，车前子10g[包煎]，决明子10g，滑石10g[包煎]，玄参15g，生地黄15g。

方解：猪苓散加减方中猪苓、车前子、木通、滑石、萹蓄利湿清热；苍术苦温燥湿；栀子、黄芩、炒大黄清热泻火；狗脊补肾养肝；生地黄养阴清热；甘草调和诸药。诸药合用以清利湿热，湿热去，眼前黑影渐消。

加减：目赤胀痛者，加柴胡10g，龙胆10g，夏枯草10g，以清肝泻火；前额疼痛者，加白芷10g，赤芍10g，以活血化瘀止痛；玻璃体内有机化物者，可加昆布10g，海藻10g，牡蛎10g[先煎]，以软坚散结。

（2）阴虚火旺证

症状：炎症后期，视力下降，眼前黑影飘动，干涩昏花，头昏耳鸣，口干口苦；舌红少苔，脉细数。

分析：患者肝肾阴虚，虚火上炎，灼伤神膏，故神膏混浊，眼前有黑影飘浮，眼内干涩昏花；阴虚火旺，灼伤津液，故口干口苦；肾阴不足，脑、耳窍失养，则头晕耳鸣；舌质红，苔少，脉细数为阴虚火旺之候。

治法：滋阴降火。

方剂：知柏地黄丸（《医宗金鉴》）加减。

药物：知母10g，黄柏10g，熟地黄15g，山茱萸5g，山药12g，泽泻10g，牡丹皮10g，茯苓15g，昆布10g，海藻10g，牡蛎15g[先煎]。

方解：知柏地黄丸加减方中以六味地黄丸滋阴补肾；加知母、黄柏清虚热、泻相火；加昆布、海藻、牡蛎以软坚散结。

加减：肺阴不足者，可加沙参10g，麦冬10g，以滋肺养阴；血瘀者，可加丹参10g，牛膝10g，以活血化瘀；肝气郁结者，可加柴胡10g，茺蔚子10g，以疏肝解郁。

（三）西医治疗

针对原发病的病因治疗。如为葡萄膜炎者，可以用皮质类固醇，具体方面参照葡萄膜炎章节。炎症静止或稳定时，可用碘制剂治疗，以加强混浊物的吸收，如每日肌注普罗碘铵注射液0.4g，10次为1疗程，可用3～4个疗程；如玻璃体内有增殖纤维膜牵引视网膜脱离者，可考虑玻璃体切割术。

【病案举例】

张健验案（《张健眼科医案》）

林某，男，54岁，湖南省长沙县青山铺镇青山村，农民。于2014年9月15日初诊。

主诉：左眼前有黑影飘浮，视力下降2月。

病史：患者于2月前因左眼患"葡萄膜炎"经用"散瞳""激素""抗炎"等治疗，眼红痛消失，现左眼眼前黑影飘浮，眼内干涩昏花，头晕耳鸣，口干口苦。

检查：视力：右眼1.0，左眼0.5。左眼玻璃体内可见细小色素颗粒型混浊物。舌质红，苔少，脉细数。

诊断：玻璃体炎性混浊（左眼）。

辨证：阴虚火旺证。

治法：滋阴降火。

方剂：知柏地黄丸（《医宗金鉴》）加减。

处方：知母10g，黄柏10g，熟地黄15g，山茱萸5g，山药12g，泽泻10g，牡丹皮10g，茯苓15g，昆布10g，海藻10g，牡蛎15g[先煎]。7剂。

服法：水煎，每日1剂，分2次温服。

医嘱：禁食辛辣炙煿之品。

二诊（2014年9月22日）：左眼眼前黑影减少。视力：右眼1.0，左眼0.6。舌质红，苔少，脉细数。原方7剂。

三诊（2014年9月29日）：左眼视物较明，眼前黑影减少。视力：右眼1.2，左眼0.8。舌质红，苔少，脉细数。原方。7剂。

四～八诊（2014年10月5日～11月3日）：先后加女贞子、墨旱莲、枸杞子，服药28剂，左眼前黑影消失。视力：右眼1.2，左眼1.0。左眼玻璃体混浊消失，余证悉除。嘱服杞菊地黄丸，水蜜丸1次6g，1日2次，连服2月，调理善后。

按语：患者肝肾阴虚，虚火上炎，灼伤神膏，故神膏混浊，眼前有黑影飘浮，眼内干涩昏花；阴虚火旺，灼伤津液，故口干口苦；肾阴不足，脑、耳窍失养，则头晕耳鸣；舌质红，苔少，脉细数为阴虚火旺之候。知柏地黄丸加减方中以六味地黄丸滋阴补肾；加知母、黄柏清虚热、泻相火；加昆布、海藻、牡蛎以软坚散结。

【治疗心得】

炎性玻璃体混浊药物治疗相对来说是比较保守的，治疗的风险也是相对较低。但是，药物治疗的效果较慢。玻璃体混浊若不及时治疗，可牵连其他眼底疾病的发生，因此要采用有效的治疗方法。中医治疗向来有着其他疗法不可替代的优势，如果玻璃体混浊比较严重，药物治疗久治无效者，可考虑微创玻璃体切割手术。

【食疗方】

1.决明菊花粥

组成：决明子 15g，白菊花 15g，粳米 100g，白糖 5g。

功效：清肝明目。

主治：玻璃体炎性混浊，中医辨证属肝经风热者。

方解：决明子清肝明目；白菊花既能疏散肝经风热，又能清泄肝热以明目；粳米健脾益气。

制法：决明子炒香与白菊花同煎汁，去渣，汁与淘净的粳米同入锅，加适量清水煮粥，食时加白糖。

用法：每日 1 次。

2.决明海带汤

组成：海带 20g，决明子 10g。

功效：清肝明目散结。

主治：玻璃体炎性混浊，中医辨证属痰湿上泛者。

方解：海带含有多种有机物和碘、钾、钙、铁元素，还有蛋白质、脂肪酸、糖类，以及多种维生素和烟酸等，能消痰软坚、泄热利水；决明子清肝明目。

制法：将海带、决明子加清水 2 碗，熬至 1 碗。

用法：去渣饮汤每日 2 次。

【名医经验】

1.陆绵绵经验（南京中医药大学附属医院主任医师）：认为本病以炎性渗出为主，且患者口干口苦，舌苔黄腻者，为湿热熏蒸，浊气上泛，气血瘀滞所致。治法：清热利湿，活血祛瘀。药物：赤芍 10g，桃仁 10g，车前子 10g[包煎]，牛膝 10g，黄柏 10g，茯苓 10g，栀子 12g，红花 5g，川芎 5g，马鞭草 5～10g。加减：舌苔浊腻者，加藿香 10g，佩兰 10g，猪苓 10g；面白，纳差，便实者，去马鞭草，加薏苡仁 30g，鸡内金 10g，苍术 6g，陈皮 6g。眼底有黄白色脉络膜渗出灶或角膜后有沉淀物者，加陈皮 10g，法半夏 10g，三七粉 3g[吞服]；口干眼涩者，加生地黄 10g。炎性玻璃体混浊，患者腰膝酸软，四肢不温，苔白者，为肾阳不足之象。治法：温通瘀滞。药物：附子 5g[先煎]，肉桂 1.5g[后下]，桃仁 10g，生地黄 10g，茯苓 10g，泽泻 10g，红花 5g，川芎 5g，琥珀粉 1.5g[吞服]，防风 3g。渗出或出血所引起的玻璃体混浊，反复发作，患者口干，便干，舌红，少苔，属阴虚内热，气血瘀滞。治法：活血祛瘀，养阴清热。药物：当归 10g，白芍 10g，桃仁 10g，生地黄 10g，生牡蛎 20g[先煎]，炙鳖甲 15g[先煎]，夏枯草 5g，五味子 5g，生甘草 3g。加减：头昏，腰酸者，加菊花 10g，枸杞子 10g；口干甚者，加麦冬 10g，天花粉 10g；眼干涩，心烦，出血时止时发者，可去桃仁，加蛤蚧粉炒阿胶 10g[烊化兑服]；玻璃体内有白色有机化物形成者，可加昆布 10g，海藻 10g。

2.张望之经验（河南省中医院名中医）：治疗本病采用自制内障症主方加减：黄芪 10g，当归 12g，川芎 12g，制香附 12g，茺蔚子 13g，防风 3g，升麻 3g。脾胃虚弱，湿浊上泛者，兼有胸闷头重，舌苔白滑或腻浊，脉缓，去当归、川芎，加茯苓、白术、陈皮、半夏、细辛、佩兰、甘草；湿邪化热者，兼口苦，虚烦不眠，舌尖红，苔黄白，脉滑等，酌加竹茹、枳实，郁金、陈皮、茯苓；阴虚阳亢者，兼有脉细数，舌红无苔或腰酸，耳鸣等，去升麻、防风，加女贞子、熟地黄、怀牛膝、白芍；忧思恼怒者，肝失条达，郁而化火，兼见口苦咽干，胸胁不舒，脉弦数，去黄芪、升麻，加牡丹皮、栀子、柴胡、黄芩等。

【治疗进展】

随着微创外科学的发展，玻璃体炎性混浊药物治疗无效的病例可行激光玻璃体消融术和玻璃体切割手术。微创玻璃切割手术和传统玻璃体切割手术相比，微创环切手术因其创伤小、手术时间短、术后恢复快、适应证广泛等优势，受到病人和医生的青睐。

【预防与调护】

1. 积极治疗原发病，早期诊断，早期治疗，以防病情加重。
2. 保持情绪乐观，避免烦躁、沮丧。
3. 忌食辛辣炙煿之品。

第二节　玻璃体积血性混浊

玻璃体积血性混浊，是因周围组织出血积于玻璃体内所致。常继发于眼外伤或视网膜血管性疾病。

出血量少时视力轻度减退，眼前黑影飘动，属"云雾移睛"范围。出血量多时视力可突然减退，甚至仅有光感，又须从"暴盲"论治。本病病因复杂，病势急骤，是造成视力损害的一种常见眼病，常产生严重并发症。

【病因病机】

西医认为任何原因导致视网膜、葡萄膜血管破裂，都可形成玻璃体积血性混浊。最常见的原因以视网膜血管性疾病居多，如视网膜中央静脉阻塞、视网膜静脉周围炎、糖尿病性视网膜病变等，其病变血管或新生血管破裂可造成大量出血，进入玻璃体。其次是眼外伤或眼内手术损伤血管所致。其他还有老年黄斑盘状变性、视网膜血管瘤、高血压视网膜病变等。

中医认为本病多因肝肾阴虚，虚火上炎，灼伤脉络，血溢脉外；或因情志不舒，肝气上逆，气逆血阻，瘀血内停；或因眼部外伤，脉络破损所致。

【临床表现】

本证的临床表现依出血量的多少而不同。出血量少者，自觉眼前有点状或条状黑影飘动，视力无明显影响或轻度减退，眼内检查可见玻璃体内有点状或条状混浊物飘移，有的还可见到原发病灶。出血量多者，视力急剧减退，甚至仅有光感，眼底检查无红光或仅见微弱红光反射，裂隙灯检查可见前玻璃体内有大量红细胞或鲜红色血块。若出血量多，日久不吸收，或病情迁延，反复出血，可形成增殖性玻璃体视网膜病变。若出血阻塞房角，影响房水循环，或房角有新生血管，均可继发青光眼。

【辅助检查】

B 型超声波检查可见玻璃体腔内有均匀点状回声或斑块状回声；陈旧性积血者回声不均匀。

【诊断要点】

1.眼前有暗影遮挡，视力下降。
2.有导致玻璃体积血的原发病表现。
3.玻璃体见出血性混浊。

【鉴别诊断】

1.炎性玻璃体混浊 常由葡萄膜炎、眼内炎及眼球穿通伤后的感染引起。检眼镜下见玻璃体呈灰白色点状、线状或棉絮状混浊。若玻璃体腔充满脓液后，瞳孔区则呈黄白色反光。

2.退行性玻璃体混浊 常见于高度近视或视网膜色素变性者，多双眼发病，病程长，视力逐渐下降。检眼镜下见玻璃体呈絮状、条状混浊。

【治疗】

（一）治疗原则

以中医治疗为主，出血早期，尽管病因不同，均当"急则治其标"，以止血为先；出血稳定后，以活血祛瘀为主要治法。同时及时治疗原发病。若大量积血，估计难以吸收，或合并视网膜脱离时，应选择手术治疗，术后配合中药治疗，以巩固及提高疗效。

（二）中医治疗

辨证论治

（1）络损出血证

症状：自觉眼前黑花飞舞，视力缓降或急降。检查玻璃体，可见点状或絮状、团块状混浊，或见眼底有出血性病变。全身常见头晕耳鸣，心烦少寐，口燥咽干，舌红少苔，脉弦细数。

分析：阴虚火旺，热入血分，灼伤脉络，眼底出血，瘀血渗于玻璃体内，则玻璃体混浊，以致眼见黑花，视力下降。虚火内扰，故头晕耳鸣，心烦少寐，口燥咽干等。舌红少苔，脉弦细数亦皆阴虚内热之象。

治法：凉血止血。

方剂：宁血汤（《中医眼科学》）加减。

药物：生地黄 20g，白茅根 15g，白及 15g，白蔹 15g，阿胶 10g^[烊化兑服]，侧柏炭 10g，白芍

10g，仙鹤草 30g，墨旱莲 30g，栀子炭 10g。

方解：方中生地黄、栀子炭、白茅根、侧柏炭、墨旱莲、仙鹤草、白蔹凉血止血；白芍、白及收敛止血；阿胶滋阴止血。

加减：积血较多者，加生蒲黄 10g[包煎]，三七粉 2g[吞服]，以化瘀止血；热盛者，加大黄炭[包煎] 10g，藕节 10g，以增凉血止血之效；气虚者，加黄芪 10g，党参 10g，以益气止血。

（2）气血瘀结证

症状：眼前黑影遮挡，视力严重下降，玻璃体积血；兼见头目作痛或情志不舒，烦躁易怒，或眼底出血日久不散；舌质暗红，脉弦或涩。

分析：情志不舒，肝气上逆，气逆血阻，瘀血内停于目，则目暗不明；瘀滞日久，肝失条达之性，则心烦易怒；舌质暗红，苔少，脉弦紧，均为气血瘀结之候。

治法：行气活血化瘀。

方剂：血府逐瘀汤（《医林改错》）加减。

药物：桃仁 10g，红花 5g，当归 10g，生地黄 15g，川芎 5g，赤芍 10g，牛膝 10g，桔梗 10g，柴胡 10g，枳壳 10g，丹参 10g，甘草 5g。

方解：血府逐瘀汤方中桃仁破血行滞且润燥，红花活血祛瘀以止痛，共为君药。赤芍、川芎助君药活血祛瘀；牛膝活血通经，祛瘀止痛，引血下行，共为臣药。生地黄、当归养血益阴，清热活血；桔梗、枳壳，一升一降，宽胸行气；柴胡疏肝解郁，升达清阳，与桔梗、枳壳同用，尤善理气行滞，使气行则血行，以上均为佐药。桔梗并能载药上行，兼有使药之用，甘草调和诸药，亦为使药。加丹参，以加强活血祛瘀。全方配伍，特点有三：一为活血与行气相伍，既行血分瘀滞，又解气分郁结；二是祛瘀与养血同施，则活血而无耗血之虑，行气又无伤阴之弊；三为升降兼顾，既能升达清阳，又可降泄下行，使气血和调。合而用之，使血活瘀化气行，则诸症可愈，实为治疗血瘀证之良方。

加减：积血日久不散，酌加鳖甲 10g[先煎]，苏木 10g，瓦楞子 10g，三棱 10g，莪术 10g，以破血散瘀；瘀久化热者，加栀子 10g，黄连 3g，以清肝泻火；气虚者，加黄芪 15g，陈皮 5g，以补气祛瘀。

（3）痰浊瘀阻证

症状：眼前暗影，视力骤降，玻璃体积血；兼见头重头晕，烦躁胸闷，痰稠口苦；舌暗红，苔黄腻，脉弦滑。

分析：过食肥甘厚味，痰湿内生，痰凝气滞，血脉瘀阻，迫血妄行，视网膜出血致玻璃体积血；痰湿凝聚，阻遏清阳，则头重头晕；痰阻胸膈，气机不畅，则烦躁胸闷，痰稠口苦；舌暗红，苔黄滑，均为痰浊瘀阻之象。

治法：化痰散结，活血祛瘀。

方剂：涤痰汤（《奇效良方》）合桃红四物汤（《医宗金鉴》）加减。

药物：制天南星 3g，制半夏 10g，炒枳实 10g，茯苓 15g，橘红 5g，石菖蒲 5g，西洋参 5g[蒸兑]，竹茹 5g，桃仁 10g，红花 3g，当归 10g，生地黄 15g，川芎 5g，赤芍 10g。

方解：涤痰汤加减方中天南星燥湿化痰，兼以祛风为君药。半夏燥湿化痰，助君祛痰为臣药。

枳实破气除痞，橘红理气化痰，二者共用，使气行而湿化；茯苓渗湿健脾；西洋参健脾益气；石菖蒲祛痰开窍；竹茹化痰止呕，共为佐药。合桃红四物汤活血化瘀。

加减：加地龙 10g，牛膝 10g，桔梗 10g，以增通络化痰之效。

（4）脾不统血证

症状：眼外观端好，视力下降，甚至仅见光感，眼底见各种形态之出血；兼见神疲纳少；舌质淡嫩，苔薄，脉细弱。

分析：病后体虚，失血过多，血不化气，思虑过度，心脾两虚所致。脾虚气弱，统摄无权，血失常道而溢于目内，故眼底出血，其量多者渗于神膏，致视力障碍，且易复发。全身症状及舌脉均为心血不足、脾虚气弱的表现。

治法：健脾摄血。

方剂：归脾汤（《重订严氏济生方》）加减。

药物：白术 10g，茯神 15g，黄芪 15g，龙眼肉 10g[后下]，酸枣仁 10g，人参 10g，木香 5g，炙甘草 6g，当归 10g，远志 5g，生姜 6g，大枣 5 枚。

方解：方中以参、芪、术、草、姜、枣甘温补脾益气；当归甘辛温养肝而生心血；茯神、枣仁、龙眼肉甘平养心安神；远志交通心肾而定志宁心；木香理气醒脾，以防益气补血药滋腻滞气，有碍脾胃运化功效。故本方为养心与益脾并进之方，亦即益气与养血相融之剂。

加减：加阿胶 10g[烊化兑服]，三七粉 2g[吞服]，鸡血藤 10g，以助止血化瘀之效；纳差腹胀者，去大枣、龙眼肉，加神曲 10g，陈皮 5g，砂仁 5g[后下]，以理气和中；若伴心烦不眠，加桑椹 10g，龟甲 10g[先煎]，以增养血补心之效。

（三）西医治疗

首先治疗原发病，若原发病不明确，以对症处理为主。新鲜出血者，以止血为主，卡巴克洛 10mg，或酚磺乙胺 500mg，肌肉注射，每日 1～2 次；或静脉缓注抗血纤溶芳酸 100～300mg，用 5% 葡萄糖注射液或 0.9% 生理盐水稀释，每日 1 次。亦可口服止血药，如维生素 C、维生素 K 等。对视网膜静脉阻塞引起者，可用尿激酶 500～1000U，溶于 0.5～1mL 生理盐水中作球结膜下或球旁或球后注射，每周 1 次，可用 2～3 次；也可用 5% 葡萄糖注射液 500mL 加尿激酶 3000～10000U 静脉滴注，每日 1 次；或用低分子右旋糖酐 500mL 静脉缓滴。注意用前先查血小板，出血凝血时间，凝血酶原时间及活动度。对药物治疗效果不佳的陈旧性玻璃体积血，治疗 6 个月视力低于 0.05；或治疗 3 个月，玻璃体内有纤维组织增殖者，应尽早行闭合式玻璃体切割术，以防止玻璃体增殖引起牵引性视网膜脱离。

【病案举例】

例1　张健验案（《张健眼科医案》）

张某，男，19 岁，中南工大，学生。于 2014 年 6 月 23 日初诊。

主诉：左眼前有黑影飘浮，视力下降 1 周。

病史：患者于 6 月 17 日发现左眼前有黑影飘浮，近 2 日渐加重。伴心烦失眠，口渴，便秘尿黄。

检查：视力：右眼 1.2，左眼 0.6。左眼玻璃体内可见暗红色混浊物飘浮，视网膜颞上方静脉旁有片状出血。舌质红，苔少，脉细数。

诊断：①玻璃体积血性混浊（左眼）；②视网膜静脉周围炎（左眼）。

辨证：络损出血证。

治法：凉血止血。

方剂：清热凉血汤（《张健眼科医案》）。

处方：生地黄 30g，茜草 10g，白茅根 10g，栀子 10g，大黄 10g[后下]，牡丹皮 10g，女贞子 10g，墨旱莲 10g，桑椹 10g，仙鹤草 10g，白芍 10g，甘草 5g。5 剂。

服法：水煎，每日 1 剂，分 2 次温服。

医嘱：禁食辛辣炙煿之品。

二诊（2014 年 6 月 28 日）：便通症减。视力：右眼 1.2，左眼 0.6。舌质红，苔少，脉细数。原方去大黄。7 剂。

三诊（2014 年 7 月 5 日）：左眼视物较明，眼前黑影减少。视力：右眼 1.2，左眼 0.8。舌质红，苔少，脉细数。原方 7 剂。

四～七诊（2014 年 7 月 12 日～8 月 2 日）：上方服药 21 剂，左眼前黑影消失。视力：右眼 1.2，左眼 1.0。左眼出血性玻璃体混浊消失，眼底出血吸收，余证悉除。嘱服知柏地黄丸，水蜜丸 1 次 6g，1 日 2 次，连服 2 月，调理善后。

按语：心主血脉，诸脉属目，肝开窍于目，心肝火旺，循经上攻于目窍，灼伤脉络，血溢络外，神膏积血，故眼前有黑影浮动，视力下降；心火炽盛，热扰心神，则心烦失眠；热盛伤津故口渴，便秘尿黄。清热凉血汤是张健主任医师经验方，方中生地黄入血分，善于清热凉血，还能养阴生津，宜重用为君药。白芍补虚而生新血；茜草、白茅根、仙鹤草皆能凉血止血，与君药相配，既能增强澄本清源之力，又有塞流止血之功；女贞子、墨旱莲、桑椹既能凉血止血，又能滋补肝肾，皆为臣药。血之所以上溢，是由于气盛火旺，故用栀子、大黄清热泻火，使邪热从小便而去，则气火得降而血止，是为佐药；重用凉降涩止之品，恐致留瘀，故以牡丹皮配大黄凉血祛瘀，亦为佐药。使以甘草调和诸药。合之共融凉血止血、清降祛瘀之功，使血气清，气火降，则眼内出血自止。

例 2 庞荣验案

谢某，女，55 岁，农民，于 2018 年 11 月 1 日初诊。

主诉：左眼视物不见，伴有口干欲饮 1 个月。

病史：患者 1 个月前左眼视物不见，在当地医院就诊，给予口服西药治疗，效果不明显，遂来我院就诊。

检查：视力：右眼 0.8，左眼 0.01。裂隙灯检查：双眼前节正常。眼底检查：左眼玻璃体内呈红光反射，眼底窥测不清。舌苔薄白，脉弦。

诊断：左眼玻璃体积血性混浊（左眼血灌瞳神）。

辨证：肝经郁热，阻塞脉络证。

治法：清肝解郁，利水通络。

方剂：泻肝解郁汤加减（《中医眼科临床实践》）。

处方：桔梗 10g，茺蔚子 10g，车前子 10g，葶苈子 10g，黄芩 10g，防风 10g，香附 10g，银柴胡 10g，蝉蜕 10g，木贼 10g，侧柏炭 10g，芦根 30g，夏枯草 30g，甘草 3g。

服法：水煎，每日 1 剂，分 2 次温服。

医嘱：禁食辛辣炙煿之品。

二诊：前方服药 7 剂，患者自感左眼视物较前清楚，效不更方。

三诊（2018 年 12 月 2 日）：视力：左眼 0.5，眼底可见视盘及血管，玻璃体有絮状混浊，前方配合六味地黄丸，每日 2 丸善后，愈后观察 1 年未再复发。

按语：本例多因肝经郁热，热邪迫血妄行，脉络不通，溢于络外，积成瘀血。泻肝解郁汤原是治疗青光眼的方剂，也适用于肝经郁热，脉络不通，溢血于外的玻璃体积血，故以此方为主，方中加用银柴胡、蝉蜕、木贼以清肝解郁，发散郁结，止血散瘀；牛膝活血行瘀，引热下行；侧柏炭清热凉血，止血明目。后配合六味地黄丸，以滋补肝肾明目为主。

【治疗心得】

本病病机为外感六淫之邪，入里化热，热邪循经上犯目络，络破血溢，注入神膏；或由忧思忿怒，肝气郁结，郁久化热，热郁肝经，上逆于目，迫血妄行，目络破裂，血溢络外，注入神膏；或肝肾阴虚，虚火上炎，灼伤目络，血溢神膏；或阴虚阳亢，化火迫血妄行，或心脾两虚，血虚气弱，血失统摄，血不循经而溢于络外，渗入神膏；或外伤脉络破裂，血注神膏。本病病证初期多为血热所致，实火者居多；晚期则为痰瘀互结，或水血互结，由于出血日久，血积球内，瘀血化热，伤津为痰，痰瘀互结所致。气滞血瘀在本类病证早、中、晚期均可见到，是病证中期的主要病理过程。另外，视网膜静脉周围炎所致玻璃体积血多为阴虚火旺；视网膜静脉阻塞多为阴虚络阻；糖尿病视网膜病变多为阴虚燥热；视盘血管炎多为血热瘀阻；外伤者多属血瘀气滞。

【食疗方】

1. 谷精旱莲银耳汤

组成：银耳 10g，谷精草 10g，墨旱莲 10g。

功效：滋阴补肾，凉血止血明目。

主治：玻璃体积血性混浊，中医辨证为阴虚火旺。

方解：银耳滋阴润肺；谷精草疏散风热明目；墨旱莲滋阴补肾，凉血止血。共奏滋阴补肾、凉血止血明目之功。

制法：将银耳、谷精草、墨旱莲共煎，每剂煎 2 次。

用法：每日服 1 剂，上午、下午各服 1 次。

2. 双耳汤

组成：黑木耳 10g，银耳 10g，冰糖 5g。

功效：活血化瘀。

主治：玻璃体积血性混浊，中医辨证为气血瘀结。

方解：黑木耳能活血止血，润肺补脑；银耳既有补脾开胃的功效，又有益气清肠的作用，还可以滋阴润肺；冰糖具有润肺、止咳、祛痰和清热的作用。共奏滋阴润肺、活血化瘀之功。

制法：将黑木耳与银耳用温水泡发，摘除柄蒂，除去杂质，洗净。黑木耳与银耳放入锅中，加冰糖、水适量，煮至木耳熟透即成。

用法：每日早、晚分饮。

3. 生地饮

组成：鲜生地黄250g，三七粉10g。

功效：凉血止血，和血散血。

主治：玻璃体积血性混浊，中医辨证为阴虚火旺。

方解：鲜生地黄清热生津，凉血止血；三七散瘀止血。共奏凉血止血，和血散血之功。

制法：将鲜生地黄洗净后捣如泥，榨取汁，加入三七粉，和匀即可。

用法：每日1次，连服7～10日。

【名医经验】

1. 庞赞襄经验（河北省人民医院名中医）：认为本病多因肝经郁热，热邪迫血妄行，脉络不通，溢于络外，积成瘀血；或肝郁脾虚，湿邪阻络，脉络受阻，溢血于外；或因肝郁阴虚，气血不畅，血行于外而致。①属肝经郁热，脉络不通，溢血于外的玻璃体积血。方用泻肝解郁汤加减：桔梗10g，茺蔚子10g，车前子10g[包煎]，葶苈子10g[包煎]，黄芩10g，防风10g，香附10g，银柴胡10g，蝉蜕10g，木贼10g，侧柏炭10g，芦根30g，夏枯草30g，甘草3g。②属肝经郁热，脾虚湿盛，脉络失畅，以致本病者：治以清肝解郁，健脾渗湿，佐以益阴。方用清肝解郁益阴渗湿汤：银柴胡10g，菊花10g，蝉蜕10g，木贼10g，羌活10g，防风10g，荆芥10g，苍术10g，白术10g，女贞子10g，赤芍10g，生地黄10g，菟丝子10g，夏枯草30g，三七粉3g[吞服]，枳壳3g，甘草3g。

2. 庞万敏经验（河北省眼科医院名中医）：将本病分为3证。①血热瘀结证。素体热盛，复因七情过极化火，或过食辛辣积滞生热，肝胃火盛，郁而发之，上逆目窍，迫血妄行，离经之血溢于脉外，瘀结于神膏。症见突然视力下降，或仅存光感，玻璃体红光反射甚至眼底无法窥及，多见于病之初期。或兼面红，目赤，口渴，烦热，便秘，舌紫暗，脉弦数。治宜凉血散瘀，清热明目。方用凉血散瘀汤：生地黄30g，白茅根30g，夏枯草15g，藕节15g，槐花15g，牡丹皮12g，丹参12g，龙胆6g，栀子6g，三七粉1g[吞服]，甘草3g；或十灰散：大蓟、小蓟、荷叶、侧柏炭、白茅根、茜草根、栀子、大黄、牡丹皮、棕榈皮。各等分烧灰存性。②气滞血瘀证。邪热郁久，阻塞气机，或平素情志不畅，复感热邪，热伤阴液，气滞血瘀于眼底脉络，水津不布，溢于神膏。症见视物昏蒙，眼前黑影飘动，玻璃体高度混浊，多见于玻璃体积血之静止期。或兼情志不舒，易怒，头晕，舌质润，脉弦细。治宜清肝解郁，益阴渗湿。方用清肝解郁益阴渗湿汤：银柴胡10g，菊花10g，蝉蜕10g，木贼10g，羌活10g，防风10g，苍术10g，白术10g，女贞子10g，赤芍10g，生地黄10g，菟丝子10g，甘草3g。③热伏阴损证。素体阴虚，或久病阴精亏耗，邪热蕴伏目络，灼血络决，致使血溢脉外，郁结于神膏，多见于久不吸收之玻璃体积血，或增殖机化形成，或体兼潮热盗汗，头昏耳鸣，口干舌燥，五心烦热，舌质红，苔黄，脉细数。治宜养阴清热，止血明目。

方用止血明目丸：生地黄 10g，赤芍 10g，牡丹皮 10g，夏枯草 30g，墨旱莲 10g，丹参 10g，郁金 10g，生蒲黄 10g，荆芥炭 10g，川芎 10g，三七粉 3g[吞服]。

【治疗进展】

玻璃体积血性混浊是眼外伤或视网膜血管性疾病造成视力危害的一种常见并发症。在不同的病例，玻璃体积血的后果不同，治疗上应根据原发病、玻璃体出血量多少、出血吸收情况及眼部反应等，适时给予恰当处理。在大多数病例，玻璃体积血性混浊中西医结合治疗需 3～6 个月时间。因此治疗一般认为应观察 3～4 个月，如果在观察期间玻璃体混浊没有明显减轻，说明吸收缓慢或完全吸收的可能性较小。玻璃体积血后，早期应卧床休息，并避免用力和头部剧烈运动。同时给予药物治疗。如中医活血化瘀，西医用玻璃体尿激酶注射，能激活血块中的纤溶酶原，使血块溶解破碎，还可增加眼部毛细血管的通透性，促进血液吸收，尿激酶也可采用球结膜下或球旁注射。中药治疗也有一定价值，出血早期予凉血止血，病情稳定后活血化瘀散结，氨妥碘肌注也能促进陈旧出血的吸收。也可应用物理疗法，如超声波能促进血液的吸收，氩激光可使血块机化，松解离解，巨噬细胞活力增强，血液吸收加快。手术治疗是玻璃体积血性混浊的有效措施。眼外伤引起的玻璃体积血性混浊如合并其他损伤，如穿孔、白内障、眼内异物等，应及时手术。单纯外伤性玻璃体积血宜在伤后 1～2 周手术，以避免血液对眼组织的刺激，减少眼内纤维增殖的发生机会。视网膜血管性疾病引起的玻璃体积血性混浊，首先应积极治疗原发病。玻璃体切割时可配合眼内激光，术后密切随访，必要时应作眼外视网膜光凝，稳定病情，预防再出血，保护有用视力。玻璃体积血合并严重并发症，不适合做玻璃体切割术者，可作睫状体或视网膜冷凝术，能在一定程度上促进玻璃体血液的吸收，起到控制病情的作用。

【预防与调护】

1. 积极治疗原发病。早期诊断，早期治疗，以防病情发展或进一步加重病情。
2. 保持情绪乐观，避免烦躁、沮丧，忌食辛辣炙煿之物。
3. 出血初期，宜卧床休息，少活动，少用目力，必要时包扎双眼休息。

第三节　玻璃体退变性混浊

玻璃体退变性混浊，是由玻璃体退行性改变引起的眼病。多见于轴性高度近视眼及老年人，亦可因炎症、出血及眼底退行性变性后继发玻璃体退行性改变。本证临床上较多见，自觉眼前有蚊虫样物飞舞。多为双眼发病，起病缓慢，病程长，久治难愈。

【病因病机】

老年人可能与多种因素有关，如终年的眼球运动使透明质酸与胶原细纤维相互分离；或因长期光照使视网膜代谢产生自由基，引起光中毒以及内分泌胶原细纤维与透明质酸的生化改变等因素有关。轴性高度近视者，有可能是扩张膨大的眼球使玻璃体单位体积中的胶原纤维及透明质酸的含量相对减少，因而容易液化。

中医认为本病多因年老体弱，肝肾阴虚，精血不足；或因用眼过度，劳伤心脾，气血亏虚，神膏失养所致。

【临床表现】

自觉眼前有蚊蝇样黑影飞舞，一般不明显影响视力。但若有玻璃体后脱离影响至黄斑部时，可有视力减退或视物变形。检眼镜下可见蝌蚪状或丝状混浊物，混浊物可有透明或半透明感，如为高度近视者，眼底常有高度近视改变。渐进的玻璃体液化可致玻璃体后脱离，在裂隙灯下可见玻璃体腔中有一巨大的透明空腔及细长而屈曲的膜样纤维光带，在带上有时还可见到白色细小颗粒附着，这是由凝固的胶体和破碎的纤维沉着所致。纤维带可牵引视网膜引起裂孔，进而出现视网膜脱离。

【辅助检查】

B型超声波检查，以了解玻璃体混浊性质；对无法看清眼底者进行视觉电生理检查可了解其视功能情况。

【诊断要点】

1.眼前有蚊蝇样物飘浮，且随眼球转动而呈无规律飘动。
2.多见于高度近视性退行病变或视网膜色素变性等。
3.玻璃体可见呈集簇性灰黑色边界不清、形态不一、大小不等的混浊物飘动。

【鉴别诊断】

1.炎性玻璃体混浊　常由葡萄膜炎、眼内炎及眼球穿通伤后的感染引起。检眼镜下见玻璃体呈灰白色点状、线状或棉絮状混浊。若玻璃体腔充满脓液后，瞳孔区则呈黄白色反光。
2.玻璃体积血性混浊　有导致玻璃体积血的原发病表现；检眼镜下见玻璃体积血性混浊。

【治疗】

（一）治疗原则
目前尚无特效治疗。临床以中医辨证论治为主，如在玻璃体混浊、后脱离过程中伴发周边部视网膜裂孔，应及时行激光或手术治疗。
（二）中医治疗
1.辨证论治
（1）肝肾阴虚证
症状：视物昏花或能近怯远，或年迈体衰，眼前如蚊虫飞舞，神膏混浊，兼头晕耳鸣，腰膝酸软，或多梦遗精；舌质淡红，苔薄白，脉细弱。

分析：肝肾阴虚，精血不足，神膏失养，故见眼前黑影飘浮，有时如蚊虫样物飞舞；神光衰微，故伴近视，视物昏蒙；肝肾阴虚，故头晕耳鸣，腰膝酸软；舌质淡红，苔薄白，脉细弱均为肝肾阴虚之候。

治法：补益肝肾。

方剂：明目地黄丸（《审视瑶函》加减。

药物：熟地黄 10g，生地黄 10g，茯神 15g，山茱萸 5g，山药 15g，菟丝子 10g，泽泻 10g，牡丹皮 10g，柴胡 10g，当归 10g，菊花 10g，枸杞子 10g。

方解：《审视瑶函》曰："精生气，气生神，故肾精一虚，则阳光独治。阳光独治，则壮火食气，无以生神，令人目暗不明。"王冰曰："壮水之主，以制阳光。"故用生地黄、熟地黄、菟丝子、山茱萸、五味子、当归、牡丹皮、泽泻味厚之属，以滋阴养肾，滋阴则火自降，养肾则精自生；菊花、枸杞子清肝明目；乃山药者所以益脾而培万物之母；茯神者，所以养神而生明照之精；柴胡者，所以升阳而致神明之气于精之窠也。孙思邈曰："中年之后，有目疾者，宜补不宜泻。可谓开世之蒙矣。"

加减：兼头晕，血压偏高者，加石决明 20g[先煎]，珍珠母 30g[先煎]，以平肝潜阳；肾虚明显者，加肉苁蓉 10g，巴戟天 10g，桑椹 10g，以增强补肾之功。

（2）气血两虚证

症状：视物昏花或能近怯远，年老或久病体弱，神膏混浊，兼见面色无华，短气少言，倦怠乏力；舌质淡，脉细弱。

分析：目赖血养，目得血而能视，久病气血亏损，气虚不能生血，血虚不能化气，神膏混浊，睛珠涩痛；全身症状及舌脉均为气血亏虚之候。

治法：益气补血。

方剂：八珍汤（《正体类要》）加减。

药物：党参 10g，白术 10g，熟地黄 10g，当归 10g，白芍 10g，川芎 5g，猪苓 10g，狗脊 10g，黄精 10g。

加减：若视久眼胀，视力疲劳者，加黄芪 10g，柴胡 10g，以补气升清；心悸失眠者，加酸枣仁 10g，茯神 10g，以养心安神，亦可用归脾汤加减。

（三）西医治疗

治疗原发病。亦可用普罗碘安注射液 0.4g，肌肉注射，每日 1 次；或 10% 碘化钾 10mL 口服，每日 3 次，一般 10～15 次为 1 疗程。

【病案举例】

例1 张健验案（《张健眼科医案》）

曹某，男，56 岁，湖南省长沙市长沙师范学院，教师。于 2014 年 7 月 18 日初诊。

主诉：双眼前有黑影飘浮 1 月。

病史：患者近 1 月来双眼前黑影飘浮，有时如蚊虫样物飞舞，原有高度近视。伴头晕耳鸣，腰膝酸软。

检查：视力右眼 0.3，左眼 0.2；右眼 -6.00DS ○ -1.00DC×90° 矫正视力 0.8，左眼 -6.50DS ○ -1.50DC×90° 矫正视力 0.6。双眼玻璃体内可见半透明的类似环形物及弧形混浊物，随眼球运动而浮动，双眼底均用 -8.0D 可见视盘脉络膜近视弧，视网膜呈豹纹状改变，黄斑亮点分散。B 超：双眼球轴性扩大，玻璃体内有光点及光团，网膜平整。提示：双眼轴性近视，玻璃体混浊。舌质红，苔薄，脉细。

诊断：①玻璃体退变性混浊（双眼）；②病理性近视（双眼）。

辨证：肝肾阴虚证。

治法：补益肝肾。

方剂：杞菊地黄丸（《医级》）加减。

处方：熟地黄 15g，山茱萸 5g，山药 12g，泽泻 10g，牡丹皮 10g，茯苓 15g，枸杞子 10g，菊花 10g，菟丝子 10g，车前子 10g[包煎]。7 剂。

服法：水煎，每日 1 剂，分 2 次温服。

医嘱：禁食辛辣炙煿之品。

二诊（2014 年 7 月 25 日）：眼病如前。检查矫正视力右眼 0.8，左眼 0.6。舌质红，苔薄，脉细。原方 7 剂。

三诊（2014 年 8 月 2 日）：双眼前黑影减少。检查矫正视力：右眼 0.8，左眼 0.6。眼底玻璃体混浊减轻。舌质红，苔薄，脉细。原方 7 剂。

四～九诊（2014 年 8 月 9～16 日）：上方先后加丹参、黄芪 15g。共服药 35 剂，双眼前黑影减少。检查双眼眼底玻璃体混浊减轻，余证悉除。嘱服杞菊地黄丸，水蜜丸 1 次 6g，1 日 2 次，连服 2 月，调理善后。

按语：《证治准绳·杂病·七窍门》认为本病为："玄府有伤，络间精液耗涩，郁滞清纯之气而为内障之证。其原皆属胆肾。黑者，胆肾自病；白者，因痰火伤肺，金之清纯不足；黄者，脾胃清纯之气有伤其络。"患者肝肾阴虚，精血不足，神膏失养，故见眼前黑影飘浮，有时如蚊虫样物飞舞；神光衰微，故伴近视，视物昏蒙；肝肾阴虚，故头晕耳鸣，腰膝酸软；舌质红，苔薄，脉细均为肝肾阴虚之候。杞菊地黄汤加菟丝子补益肝肾明目，加车前子渗湿明目。肝肾足，阴阳平，眼前黑影自当消散。

例 2 张健验案（《张健眼科医案》）

杨某，女，49 岁，湖北省武汉供电公司，干部。于 2014 年 11 月 12 日初诊。

主诉：双眼前有黑影飘动，时隐时现 2 月。

病史：患者近 2 月来双眼前黑影飘动，时隐时现，不耐久视，睛珠疼痛；原有高度近视。伴面色无华，头晕心悸，少气懒言。

检查：视力：右眼 0.2，左眼 0.2；右眼 -6.50DS ○ -1.00DC×180° 矫正视力 0.8，左眼 -7.00DS ○ -1.00DC×180° 矫正视力 0.6。双眼玻璃体内可见絮状灰白色混浊物，随眼球运动而浮动，眼底均用 -8.0D 可见视盘脉络膜近视弧，视网膜呈豹纹状改变，黄斑亮点分散。舌质淡红，苔薄白，脉细弱。

诊断：①玻璃体退变性混浊（双眼）；②病理性近视（双眼）。

辨证：气血亏虚证。

治法：益气补血。

方剂：八珍汤（《正体类要》）合芎归补血汤（《原机启微》）加减。

处方：红参5g^[蒸兑]，白术10g，茯苓10g，当归10g，川芎5g，白芍10g，熟地黄15g，生地黄10g，牛膝10g，防风10g，天冬5g，炙甘草5g。15剂。

服法：水煎，每日1剂，分2次温服。

医嘱：调情志，禁食辛辣炙煿之品。

二诊（2014年11月27日）：双眼前黑影减少。矫正视力：右眼0.8，左眼0.6。舌质淡红，苔薄白，脉细弱。原方15剂。

三诊（2014年12月12日）：双眼前黑影减少。矫正视力：右眼0.8，左眼0.8。双眼底玻璃体混浊减轻。舌质淡红，苔薄白，脉细弱。原方15剂。

四～六诊（2014年12月27日—2015年1月24日）：上方先后加丹参10g，枸杞子10g。共服28剂，双眼前黑影减少。检查：矫正视力右眼0.8，左眼0.8。眼底玻璃体混浊减轻，余证悉除。嘱服杞菊地黄丸，水蜜丸1次6g，1日2次，连服2月，调理善后。

按语：目赖血养，目得血而能视，久病气血亏损，气虚不能生血，血虚不能化气，神膏混浊，睛珠涩痛；全身症状及舌脉均为气血亏虚之候。八珍汤加减方中红参与熟地黄相配，益气养血，共为君药。白术、茯苓健脾渗湿，助红参益气补脾；当归、白芍养血和营，助熟地黄滋养心肝，均为臣药。川芎为佐，活血行气，使熟地黄、当归、白芍补而不滞。炙甘草为使，益气和中，调和诸药。合芎归补血汤补血，滋阴，止痛。《原机启微》曰："上方专补血，故以当归、熟地黄为君；川芎、牛膝、白芍药为臣，以其祛风续绝，定痛而通补血也；甘草、白术，大和胃气，用以为佐；防风升发，生地黄补肾，天冬治血热，谓血亡生风燥，故以为使。"方药合证，则眼前黑影明显减少，全身症状亦除。

【治疗心得】

中医则认为该证多属肝、胆、肾的病变。在临床医生指导下用药，中医以清肝泻胆、益气养血、滋阴降火治疗。对中药、内科疗法不能吸收者，可进行玻璃体切割手术治疗。

【食疗方】

1. 枸杞子地黄粥

组成：枸杞子15g，熟地黄50g，粳米100g。

功效：滋阴补肾，益精明目。

主治：玻璃体退变性混浊，中医辨证属肝肾阴虚者。

方解：枸杞子滋补肝肾，益精明目；熟地黄补血滋阴，益精填髓。共奏滋阴补肾、益精明目之功。

制法：将熟地黄用水泡1小时，煎煮2次，去渣取汁。将枸杞子与粳米淘净，放入药液，文火熬粥。

用法：每日服 1 剂，上、下午各服 1 次，连服 10 日。

2.枸杞子牛肝汤

组成：枸杞子 15g，牛肝 100g，食盐、香油适量。

功效：补肾益精，养肝明目。

主治：玻璃体退变性混浊，中医辨证为肝肾不足者。

方解：枸杞子补肾益精，养肝明目，补血安神；牛肝补肝，养血明目。2 种食材共奏补肾益精、养肝明目之功。

制法：将牛肝洗净、切片，入沸水汆一下；枸杞子洗净，加适量清水，用大火煮沸后转用小火煮 30 分钟，去枸杞子，入牛肝片煮熟，加入食盐调味，淋上麻油，即可食用。

用法：每日 1 次，做中晚餐菜肴。

【名医经验】

1.陆南山经验（上海第二医学院中医眼科名中医）：治疗玻璃体混浊肝肾不足兼患痰饮者，治宜肃肺化痰平肝为先，以后再图治本。药物：绿毛化橘红 6g，炙款冬花 6g，苦杏仁 9g，旋覆花 9g[包煎]，炙紫菀 6g，桑白皮 6g，生石决明 15g[先煎]，杭菊花 9g，枇杷叶 9g[去毛]。后当滋补肝肾，拟仿《证治准绳·目昏花》加减驻景丸加减：大熟地 9g，枸杞子 9g，车前子 9g[包煎]，楮实子 9g，菟丝子 9g，决明子 9g，制何首乌 9g，桑椹 9g。

2.黄叔仁经验（安徽医科大学医学教授）：认为玻璃体本身退行性变引起的混浊、液化、脱离，从五轮辨证为肝肾虚证。若全身无证或有肝肾阴虚证时，可用杞菊地黄丸加减方；若全身有肝肾虚证而并无热证者，可用加减驻景丸。反之，热盛时改用滋阴降火汤。又根据急则治其标的治则，凡虽有肝肾虚之本证，但全身有脉濡数，舌质红，苔厚黄腻，胸腹痞闷，小便黄，大便溏等湿热标证者，用猪苓散加减；虽有肝肾虚之本证，但全身有脉细数，舌质红而瘦，有红刺，口渴，咽干，大便干结等燥热标证者，用黑参汤加减。上俟标证（湿热、燥热）缓解后，再选取用上述杞菊地黄丸加减方或加减驻景丸，以治其本。

【治疗进展】

随着人口老年化及青少年近视眼人数不断增加，由此出现的轻中度玻璃体退变性混浊困扰患者的视觉质量人数与日俱增，临床医生一直在积极探寻有效的治疗方法，并不断地推陈出新。随着医学研究的深入及医疗器械不断完善。Nd:YAG 激光在临床的应用优势也因其快捷显效及治疗时间短而显现，未来激光与药物结合的综合治疗方案，互相取长补短，更显示进一步提高玻璃体混浊效果的应用前景。

【预防与调护】

1.避免剧烈劳动以及增加眼部压力的动作，以免发生视网膜脱离。

2.注意用眼不要过度，以免视力疲劳加重症状，并注意预防近视的发展。

第四节　飞蚊幻视

飞蚊幻视是一种眼科常见的自觉症状，是指视野中有点状黑影飘动而言。在明亮或白色背景的衬托之下更为明显。常见于青壮年，可单眼或双眼出现。

【病因病机】

西医认为多为胚胎残留组织细胞或少数生理细胞漏到玻璃体而投影到敏感的视网膜上的现象。

中医认为：多因精神紧张，思虑过度，劳伤心脾，心神不宁所致。

【临床表现】

眼前有点状或丝状黑影飘动，数目不多，一个或二三个，呈间歇性出现，在明亮背景注视时清晰可见，失眠后更明显，思想高度集中注意黑点时，又觉消失。一般对视力无影响。常有轻度屈光不正。眼底检查找不到病灶，玻璃体、脉络膜属正常范围。如有视力损害，应散瞳，用检眼镜、三面镜检查，寻找有无视网膜裂孔等器质性病变。

【诊断要点】

自觉眼前少数黑点飘动，但玻璃体正常，眼底无病变。

【鉴别诊断】

本病需与早期玻璃体病理性混浊鉴别。前者眼底、玻璃体无改变，黑点较少，时有时无；后者黑点常持续存在，眼底视网膜、脉络膜可找到细微病变，玻璃体常可见到细微混浊。

【治疗】

（一）治疗原则

如视力无影响，应劝患者不要寻视飞蚊，避免情绪紧张，必要时可定期检查眼底。伴有全身症状者，可中医辨证论治。

（二）中医治疗

辨证论治

（1）心神不宁证

症状：眼前黑影飘动，时有时无，失眠后明显，眼底正常，头昏心烦，早醒多梦；舌淡红，苔薄白，脉缓。

分析：思虑过度，劳伤心脾，心神不宁，故出现飞蚊幻视、头昏失眠多梦等症。

治法：养心安神。

方剂：天王补心丹（《校注妇人良方》）加减。

药物：生地黄 15g，党参 10g，茯苓 10g，玄参 10g，丹参 10g，桔梗 10g，远志 5g，当归 10g，五味子 3g，麦冬 10g，天冬 10g，柏子仁 10g，酸枣仁 10g，朱砂 0.5g[冲服]。

方解：方中重用甘寒之生地黄，入心能养血，入肾能滋阴，故能滋阴养血，壮水以制虚火，为君药。天冬、麦冬滋阴清热，酸枣仁、柏子仁养心安神，当归补血润燥，共助生地黄滋阴补血，并养心安神，俱为臣药。玄参滋阴降火；茯苓、远志养心安神；党参（人参）补气以生血，并能安神益智；五味子之酸以敛心气，安心神；丹参清心活血，合补血药使补而不滞，则心血易生；朱砂镇心安神，以治其标，以上共为佐药。桔梗为舟楫，载药上行以使药力缓留于上部心经，为使药。

（2）肝肾亏虚证

症状：年老体弱，飞蚊幻视，头昏耳鸣，腰膝酸软；舌质偏红，脉细。

分析：年老体弱，阴精不足，目失濡养，故出现飞蚊幻视；肾虚髓海不足，脑失所养，故头昏耳鸣；腰为肾之府，肾又主骨，肾虚则腰膝酸软；舌质偏红，脉细，为肾阴亏虚之候。

治法：补益肝肾。

方剂：四物五子丸（《济生方》）加减。

药物：熟地黄 10g，白芍 10g，当归 10g，川芎 5g，枸杞子 10g，覆盆子 10g，地肤子 10g，车前子 10g[包煎]，菟丝子 10g。

方解：方中熟地黄、白芍、当归、川芎为四物汤，能滋养肝血，补养肝阴；枸杞子等五子质柔多润，五子中有车前子，为补中有利，故补阴而不滞阴。为内障虚证常用方。

（三）西医治疗

无特殊治疗，有屈光不正者应配镜矫正。

【病案举例】

张健验案

杨某，男，18 岁。于 2016 年 12 月 14 日就诊。

主诉：右眼前有黑点飘动 2 年。

病史：2 年前无意中发现左眼前出现黑点随眼球运动而动，伴头昏心烦，心神不宁，夜寐多梦。

检查：矫正视力：右眼 1.2，左眼 1.0。双眼外观正常；眼底玻璃体及视网膜未见异常；舌淡红，苔薄白，脉缓。

诊断：飞蚊幻视（右眼）。

辨证：心神不宁证。

治法：养心安神。

方剂：天王补心丹（《校注妇人良方》）加减。

药物：生地黄 15g，党参 10g，茯苓 10g，玄参 10g，丹参 10g，桔梗 10g，远志 5g，当归 10g，五味子 3g，麦冬 10g，天冬 10g，柏子仁 10g，酸枣仁 10g，合欢花 10g，朱砂 0.5g[冲服]。7 剂，水煎，每日 1 剂，分 2 次温服。

二～八诊（2016 年 12 月 21 日～2017 年 2 月 1 日）：上方去朱砂，加丹参 10g，枸杞子 10g，以活血明目；加首乌藤 10g，以养心安神；加柴胡 10g，白芍 10g，以疏肝解郁。共服 42 剂，右眼前黑影减少，头昏心烦，夜寐多梦，心神不宁，渐愈。

　　按语：思虑过度，劳伤心脾，心神不宁，故出现飞蚊幻视、头昏、失眠、多梦等症。治宜养心安神。天王补心丹加减方中，重用甘寒之生地黄，入心能养血，入肾能滋阴，故能滋阴养血，壮水以制虚火，为君药。天冬、麦冬滋阴清热，酸枣仁、柏子仁、合欢花养心安神，当归补血润燥，共助生地黄滋阴补血，并养心安神，俱为臣药。玄参滋阴降火；茯苓、远志养心安神；党参（人参）补气以生血，并能安神益智；五味子之酸以敛心气，安心神；丹参清心活血，合补血药使补而不滞，则心血易生；朱砂镇心安神，以治其标，以上共为佐药。桔梗为舟楫，载药上行以使药力缓留于上部心经，为使药。药证相符，病乃痊愈。

【治疗心得】

　　飞蚊症不是严重的眼疾，不会导致失明。伴有全身症状者，可采用中医辨证论治。目前也没有特效的药物可以除去这些"飞蚊"。有些生理细胞会慢慢地沉到玻璃体的底部，脱离了视线范围，患者便看不到"飞蚊"了。但如果眼前出现火花或闪光时，应进一步检查，有可能是视网膜脱离的症状，不可掉以轻心。

【食疗方】

1. 首乌黑豆汤

组成：制何首乌 30g，黑豆 60g，枸杞子 15g，杭菊花 10g，党参 15g。

功效：滋阴补肾，益精明目。

主治：飞蚊幻视，中医辨证为肝肾阴虚。

方解：制何首乌能补肝肾，益精血；黑豆有活血，利水，祛风，清热解毒，滋养补血，补虚乌发作用；枸杞子滋补肝肾，益精明目；杭菊花疏散风热，清肝明目；党参健脾益肺，养血生津。共奏滋阴补肾、益精明目之功。

制法：将制何首乌、枸杞子、杭菊花、党参、黑豆加水煮约 2 小时即成。

用法：每日服 1 剂，分两次温服。

2. 三子首汤

组成：女贞子 15g，桑椹 15g，枸杞子 15g，制何首乌 15g。

功效：滋阴补血，益精明目。

主治：飞蚊幻视，中医辨证为肝肾阴虚。

方解：女贞子滋补肝肾，明目乌发；桑椹滋阴补血，生津润燥；枸杞子滋补肝肾，益精明目；何首乌能补肝肾，益精血。共奏滋阴补血、益精明目之功。

制法：将女贞子、桑椹、枸杞子、制何首乌，加水煮约 2 小时即成。

用法：每日服 1 剂，分两次温服。

3. 红枣猪心汤

组成：猪心 1 个，党参 15g，大枣 5 枚。

功效：健脾益肺，养血生津。

主治：飞蚊幻视，中医辨证为肝肾阴虚。

方解：猪心1个，党参健脾益肺，养血生津；大枣补中益气，养血安神。

制法：将猪心剖开，切去肥脂，洗除血水。把全部用料放入清水锅内，武火煮沸后，改用文火煲2小时，加盐调味供用。

用法：每日服1剂，分两次温服。

【治疗进展】

一些患者眼前会出现黑点或黑斑，并且会随着眼球的转动而移动，好像飞蚊一般，其形状有圆形、椭圆形、点状、线状等。当病人在看蓝色天空、白色墙壁等较为亮丽的背景时，更容易发现它的存在，这就是常说的"飞蚊症"。飞蚊症一般是由于玻璃体代谢不完全引起的，是一种自然老化现象，原来均质胶体状的玻璃体代谢不完全逐渐出现不均匀的液化、变性和机化现象，这些被液化变性和机化的部分未能及时吸收或者吸收不完全，随着眼球的运动在玻璃体内翻滚而产生的一些混浊物。因而，飞蚊症正式的名称是"玻璃体浮物"。飞蚊症自行消失的病例其实很少，只占总数的4％而已，除了出血或炎症引起的玻璃体混浊有可能消失之外，绝大多数引起飞蚊症的玻璃体混浊终其一生是不会消失的，会消失的例子是因为混浊移离视线；变淡变小是因为混浊向前移动，所以眼科医师经常安慰病患飞蚊症不要紧、会消失，事实上这与实际状况有一段差距。

【预防与调护】

本病患者，心情焦虑，情绪紧张。因此，耐心解释，劝其心情开阔，放下思想包袱，有些即可不药而愈。

第十四章　视网膜病

视网膜病属中医内障眼病范畴，称瞳神疾病。视网膜是视觉形成的神经信息传递的第一站，是大脑向外伸延的视觉神经末梢组织，与脉络膜紧密相连，自身结构复杂、精细、脆弱而代谢旺盛。其结构功能正常与否，对视功能至关重要。视网膜及其血管是反映心、脑及血液循环系统等重要器官和组织病理变化的窗口。故视网膜病变的病因十分复杂，既与邻近的视神经、脉络膜密切相关，更与全身疾病有不可分割的联系，在这一观点上的认识，中西医眼科学是相通的。

视网膜病的症状，自觉视力下降，有急有缓，轻者视物微昏，重者盲无所见，急者突然失明，还常有视物易色、视物变形、眼前闪光等。眼底表现，有视网膜水肿、出血、渗出，血管的阻塞、怒张、痉挛、变细，以及视网膜上机化增殖、色素沉着、新生血管、变性萎缩等。视网膜病最多见者为视网膜循环障碍，其次有炎症、变性、先天性发育异常、肿瘤和外伤。视网膜病变常常与视神经病变、脉络膜及全身性疾病同时存在。

中医眼科学的眼脏相关论，贯穿视网膜病认识与诊疗的全过程，在认识与研究视网膜病变时，既要有丰富的眼科知识，更要树立全局观念，从整体的角度去看待视网膜病。中医认为肝开窍于目，肝主藏血，瞳神属肾，肾藏精，视功能的发挥离不开精血的濡养和心神的支配，而且视网膜的代谢与脾的运化亦有关联。故视网膜病发生多与脏腑、气血失调有关，尤其与肝、肾、心、脾的关系最为密切。急性期多因火热、痰湿、气滞、血瘀、阴虚火旺、阴虚阳亢等所致；慢性期多与肝肾阴虚、心脾不足、病久生郁、病久兼瘀等有关。

视网膜病的辨证论治，需局部体征与整体辨证相结合，辨病与辨证相结合。张健主任医师还特别重视分期论治和辨病论治，他认为视网膜病的急性期一般以实证为多，如清肝泻火、祛痰利湿、疏肝理气、凉血止血、活血化瘀、益气活血等较为常用；慢性期和恢复期一般以虚证及虚实夹杂证为多，如补益肝肾、益气活血、补益心脾、清心宁神、解郁化瘀、养血明目等都是常用治法。视网膜病恢复期的治疗，提高视力是重要目的，多从滋补肝肾、解郁通窍着手。用药不可过于滋腻，始终注重活血药、明目药、降虚火药及补肝肾药的使用。针灸在提高视力方面很有潜力。激光等疗法在视网膜病变的治疗方面，也应重视。

第一节 视网膜动脉阻塞

视网膜动脉阻塞是视网膜中央动脉及其分支的阻塞引起的视网膜组织急性缺血，表现为无痛性的视力突然下降甚至盲目。其中视网膜中央动脉阻塞最严重，若抢救不及时，可导致永久性的视力损害，是致盲的急重症之一。本病多发生于老人，特别是伴有心血管疾病的老人，多为单眼发病，男性比女性发病率稍高。

本病属于中医学"暴盲"（《证治准绳》）的范畴，又名"落气眼"（《抄本眼科》）。

【病因病机】

西医认为各种血管栓子阻塞动脉是本病的主要原因之一，常发生于筛板和动脉分叉处。动脉硬化或炎症导致血栓的形成而发生本病，而血管反射性痉挛和血管舒缩异常是发生本病的另一个重要原因。此外，血黏度增加、血流变慢、外伤、动脉的灌注压和眼内压之间的平衡关系失调、动脉供血不足等，均可诱发本病；球后注射偶可引起本病。

中医认为本病的主要病机是血络瘀阻，目窍失养。多因暴怒，肝气上逆，气血郁闭，脉络阻塞；或肝阳上越，上扰清窍，血流阻滞；或因劳视竭思，房劳过度，暗耗真阴，阴虚阳亢，气血失调；或因偏食肥甘厚味，痰热内生，上壅目窍；或因年老真阴渐绝，肝肾亏虚，肝阳上亢，气血并逆；或因心气亏虚，无力推动血行，络脉不利等。

【临床表现】

常突然起病，视力骤降，甚至失明，多无疼痛。部分病人在发病前可有一过性的黑蒙和头痛、头晕等。如视网膜中央动脉阻塞：外眼正常，瞳孔直接对光反射消失，间接对光反射存在。眼底检查可见视网膜呈乳白色半透明混浊、水肿，以后极部为甚；黄斑区可透见脉络膜红色背景，呈樱桃红色，又称樱桃红斑，是本病的特征性体征。视盘色淡、水肿、边界模糊，动脉高度变细，甚至呈白色线条样，部分血管腔内的血柱呈间断状，静脉亦变狭窄。视网膜分支动脉阻塞：在其供血区出现视网膜灰白色水肿，血管变细，并有相应的视野缺损。常见的并发症和后遗症有：新生血管性青光眼。近年文献报道，本病患者中的 15%～20% 可发生新生血管性青光眼，但同时显示大多数此类患者合并有颈动脉狭窄。

【实验室检查】

眼底荧光素血管造影：在病变发生时很难及时进行造影检查，多在病变发生后数小时、数日，甚至数周后才进行此项检查，因此差异较大。其常见的变化有以下几种：中央动脉主干或分支无灌注；视网膜循环时间延长，脉络膜迟缓充盈；检眼镜下所见的血流"中断"部位，仍有荧光素通过，动脉出现层流；大片毛细血管无灌注；部分血管壁的荧光素渗漏；晚期患者可能因阻塞动脉的开放而无阻塞的荧光征象。

【诊断要点】

1. 突然视力下降或丧失。

2. 视网膜动脉极细，血管呈节段状。

3. 视网膜中央动脉阻塞时，后极部视网膜广泛性灰白水肿混浊，黄斑"樱桃红"点；分支动脉阻塞时，其供血区视网膜灰白水肿混浊。

4. 眼底荧光素血管造影有助于诊断。

【鉴别诊断】

1. 眼动脉阻塞　眼动脉阻塞时，视网膜中央动脉和睫状动脉同时供血缺失，故视力损害更严重，多为光感或无光感。视网膜乳白色水肿混浊更重，40%的病人眼底无"樱桃红"点。眼底荧光素血管表现为造影脉络膜弱荧光。病变晚期，黄斑部有较重的色素紊乱。

2. 缺血性视盘病变　分支动脉阻塞和不完全总干阻塞应与缺血性视盘病变鉴别。后者视力可正常或有程度不等的降低，但不如动脉阻塞者严重；视野也可为象限缺损，但常与生理盲点相连；眼底荧光素血管造影表现为视盘充盈不均匀。

【治疗】

（一）治疗原则

本病为眼科的急症，常造成不可逆的视功能损害，应尽早挽救病人的视力，综合应用各种治疗方法，务求视力恢复至最大限度。同时做全身详细检查，以尽可能去除病因。

（二）中医治疗

1. 辨证论治

（1）气滞血瘀证

症状：外眼端好，视力骤失，眼胀，眼底可见视网膜中央或分支动脉阻塞；兼见情志抑郁或易怒，胸胁胀满，头昏头痛等症；舌质紫暗或有瘀斑，脉弦或涩。

分析：情志不舒，性情急躁，致肝郁气滞，或暴怒伤肝，致气血逆乱，上壅目窍，阻塞目中脉络，致目中脉络闭阻，故见视网膜中央或分支动脉阻塞；瘀滞日久，肝失条达，则情志抑郁或易怒；胸中血瘀，则胸胁胀满；头昏头痛，舌质暗红，舌下有瘀点，均为气滞血瘀之候。

治法：理气活血通窍。

方剂：通窍活血汤（《医林改错》）加减。

药物：赤芍10g，桃仁10g，红花5g，川芎5g，益母草10g，丹参10g，石决明30g[先煎]，黄芪50g，葛根30g，地龙5g，三七粉3g[吞服]。

方解：通窍活血汤加减方中赤芍、桃仁、红花、川芎、丹参、三七活血祛瘀；黄芪补气以行血；益母草活血利水；葛根、地龙通经活络，石决明平肝潜阳，清利头目。诸药合用，使瘀祛络通，气行脉畅。

加减：胸胁胀满者，酌加郁金、青皮、香附以理气；头昏者，酌加天麻平肝降逆；视网膜水肿者，酌加泽兰、车前子利水消肿，活血化瘀。

（2）痰热上壅证

症状：眼症同前，兼见头眩而重，胸闷烦躁，食少恶心，痰稠口苦；舌苔黄腻，脉弦滑。

分析：脾为生痰之源，脾失健运，聚湿生痰，气机不畅，阳升风动，风痰互结，阻滞眼络，玄府闭塞，神光不能发越而成暴盲。痰湿凝聚，阻遏清阳，则头眩而重；湿痰阻于胸膈，气机不畅，则胸闷烦躁，食少恶心，痰稠口苦；舌苔黄腻，脉弦滑均为痰热上壅之候。

治法：涤痰通络，活血开窍。

方剂：涤痰汤（《奇效良方》）合桃红四物汤（《医垒元戎》）加减。

药物：法半夏 10g，制天南星 3g，竹茹 10g，枳实 5g，橘红 5g，石菖蒲 10g，赤茯苓 30g，丹参 15g，水蛭 5g，地龙 5g，红花 5g。

方解：涤痰汤合桃红四物汤加减方中用半夏、橘红、茯苓、天南星、竹茹、枳实健脾化痰；石菖蒲豁痰开窍；加丹参、水蛭、地龙、红花活血通络。

加减：加川芎 5g，牛膝 10g，泽兰 10g，以助活血利水，通络开窍；若热邪较甚，可酌加黄连 3g，黄芩 10g，以增清热涤痰之功。

（3）阴虚阳亢证

症状：眼症同前，兼见头昏耳鸣，心烦失眠；舌红苔薄白，脉弱或弦细等。

分析：久病肝肾阴亏，水不涵木，肝阳失潜，气血上冲，瘀阻目中脉络，故骤然盲而不见；肝阳上扰，故头晕耳鸣；肝肾阴亏，水火不济，心烦失眠；舌质红，苔薄白，脉弦细，均为阴虚阳亢之候。

治法：滋阴潜阳。

方剂：镇肝熄风汤（《医学衷中参西录》）加减。

药物：怀牛膝 30g，代赭石 30g[先煎]，生龙骨 15g[先煎]，生牡蛎 15g[先煎]，生龟甲 15g[先煎]，白芍 10g，玄参 10g，天冬 10g，川楝子 10g，生麦芽 10g，茵陈 10g，丹参 15g，地龙 5g，甘草 5g。

方解：镇肝熄风汤加减方中怀牛膝苦酸性平，归肝肾经，重用以引气血下行，折其阳亢，并有补益肝肾之效，为君药。代赭石质重沉降，镇压肝逆，合牛膝引气血下行以治其标；生龙骨、生牡蛎、生龟甲、白芍益阴潜阳，镇肝息风，共为臣药。玄参、天冬滋阴清热，壮水涵木；肝喜条达而恶抑郁，过用重镇之品以强制，势必影响其疏泄条达之性，故又以茵陈、川楝子、生麦芽清泄肝热，疏肝理气，以顺肝性，利于肝阳的平降镇潜，均为佐药。甘草调和诸药为使。加丹参、地龙以活血通络。脉络通则视力自然提高。

加减：失眠者，酌加酸枣仁 10g，首乌藤 10g；视网膜水肿者，酌加泽兰 10g。

（4）气虚血瘀证

症状：发病日久，视物昏蒙，动脉细而色淡红或呈白色线条状，视网膜水肿，视盘色淡白；兼见头晕乏力；舌质嫩胖，边有瘀斑，脉细涩。

分析：气虚血行乏力，血不充脉，目窍失养，故见视物昏蒙，视盘色淡等眼症；全身症状及舌、脉均为气虚血瘀之候。

治法：益气活血。

方剂：补阳还五汤（《医林改错》）加减。

药物：黄芪 30g，当归尾 10g，赤芍 5g，地龙 3g，川芎 3g，红花 3g，桃仁 3g，泽兰 10g，牛膝 10g。

方解：方中重用黄芪，大补脾胃之元气，令气旺血行，瘀去络通，为君药。当归尾长于活血，且有化瘀而不伤血之妙，是为臣药。川芎、赤芍、桃仁、红花助当归尾活血祛瘀，地龙通经活络，均为佐药。加泽兰、牛膝利水消肿，活血化瘀。

加减：心慌心悸，失眠多梦者，加酸枣仁 10g，首乌藤 10g，柏子仁 10g，以养心宁神；网膜灰白者，加枸杞子 10g，楮实子 10g，菟丝子 10g，女贞子 10g，以益肾明目；情志抑郁者，加柴胡 10g，白芍 10g，青皮 10g，郁金 10g，以疏肝解郁。

2. 中成药

复方丹参滴丸，舌下含服。1 次 10 丸，1 日 3 次。

3. 针刺治疗

（1）体针：眶周围穴位有睛明、球后、瞳子髎、承泣、攒竹、太阳等；远端穴位有风池、合谷、内关、太冲、翳风、光明。每日选眶周穴 2 个，远端穴 2 个，轮流使用，留针 15 分钟，或强刺激不留针，每日 1 次，10 次为一疗程。

（2）耳针：取肝、胆、脾、肾、心、耳尖、目1、目2、眼、脑干、神门等穴，针刺与压丸相结合，2 日 1 次。

（3）头针：取视区，每日或隔日 1 次，10 次为一疗程。

（三）西医治疗

1. 扩张血管　①阿托品或山莨菪碱（654-2）球后注射。②立即吸入亚硝酸异戊酯或舌下含服硝酸甘油。罂粟碱 30～60mg 静脉滴注，每日 1 次；葛根素注射液 200～400mg 静脉滴注，每日 1 次。同时口服烟酸 50～100mg，每日 3 次。

2. 降低眼压　①按摩眼球，至少 15 分钟；或 24 小时内前房穿刺放液 0.1～0.4mL。②口服乙酰唑胺 250mg，每日 3 次。

3. 纤溶制剂　眶上动脉注射纤维溶解剂，或动脉介入灌注治疗。同时口服胰激肽释放酶片，每次 1～2 片，每日 3 次。

【病案举例】

例 1　张健验案（《张健眼科医案》）

段某，男，65 岁，湖南省长沙市啤酒厂，退休工人。于 2014 年 12 月 19 日初诊。

主诉：左眼突然视力下降 1 日。

病史：患者于昨日上午发现左眼视力突然下降。伴头晕耳鸣，性情急躁易怒，失眠，有高血压病史 3 年。

检查：远视力：右眼 0.6，左眼指数／眼前（颞侧）。0.5% 托吡卡胺滴眼液散瞳查眼底：双眼晶状体轻度混浊，右眼视盘大小颜色正常，C/D=0.3，A：V＝1：2，动静脉交叉可见压迹，黄斑中心凹反射弱。左眼视盘边界稍模糊，颜色较浅，视网膜动脉纤细如线，静脉正常，A：V＝1：3，视网膜后极部呈乳白色混浊，愈到周边混浊程度愈轻，视盘与黄斑之间有小片状出血，黄斑樱桃红斑点。血压：158/95mmHg。舌质暗红，舌下有瘀点，苔薄白，脉弦。

诊断：①视网膜中央动脉阻塞（左眼）；②年龄相关性白内障（双眼）；③眼底动脉硬化（双眼）；④原发性高血压病。

辨证：气滞血瘀证。

治法：行气活血。

方剂：通窍活血汤（《医林改错》）加减。

处方：赤芍10g，桃仁10g，红花5g，川芎5g，益母草10g，丹参10g，石决明30g，黄芪50g，葛根30g，地龙5g，三七粉3g[冲服]。3剂。

服法：每日1剂，分2次温服。

中成药：复方丹参滴丸，舌下含服。1次10丸，1日3次。

针刺：①主穴组1：睛明、风池、球后；配穴：外关、合谷、光明。②主穴组2：风池、大椎、攒竹；配穴：合谷、阳白、内关。③主穴组3：鱼腰、攒竹、球后；配穴：合谷、太冲、翳风。方法：各组穴位轮流交替使用，每日1次，平补平泻，留针20～30分钟，远端配穴左右交替。

医嘱：调情志，忌食肥甘厚腻、辛辣炙煿之品。

二诊（2014年12月22日）：自觉症状好转。右眼0.6，左眼0.01/颞侧。光学相干断层扫描成像：左眼视网膜内层水肿增厚，反射增高，下方组织信号减弱，色素上皮层可见小的隆起。右眼视网膜黄斑部各层面扫描未见异常。苔薄白，脉弦。原方6剂。

三诊（2014年12月28日）：自觉左眼视物较前明。右眼0.6，左眼0.02/颞侧。舌质暗红，舌下有瘀点，苔薄白，脉弦。原方6剂。

四～九诊（2015年1月3日～2月2日）：上方先后加牛膝10g，枳壳5g。共服药30剂。左眼视物较前清楚，头晕耳鸣已愈，睡眠正常。视力：右眼0.6，左眼0.2/颞侧。0.5%托吡卡胺滴眼液散瞳查眼底：双眼晶状体轻度混浊，右眼视盘大小颜色正常，C/D=0.3，A：V＝1：2，黄斑中心凹反射可见。左眼视盘边界稍模糊，颜色淡，视网膜动脉纤细如线，静脉正常，A：V＝1：3，视网膜后极部呈淡红色，网膜小片状出血已吸收，黄斑较暗。血压：138/85mmHg。

按语：《抄本眼科》指出本病的病机为"元气下陷，阴气上升"，患者情志不舒，性情急躁，致肝郁气滞，或暴怒伤肝，致气血逆乱，上壅目窍，阻塞目中脉络，致目中脉络闭阻，故视网膜动脉纤细如线，视网膜后极部呈乳白色混浊，舌质暗红，舌下有瘀点，为气滞血瘀之候。通窍活血汤加减方中赤芍、桃仁、红花、川芎、丹参、三七活血祛瘀；黄芪补气以行血；益母草活血利水；葛根、地龙通经活络，石决明平肝潜阳，清利头目。诸药合用，使瘀祛络通，气行脉畅。

例2　张健验案（《张健眼科医案》）

马某，男，58岁，湖南省中诚制药机械厂，退休干部。于2015年1月12日初诊。

主诉：右眼突然视力下降1日。

病史：患者昨日午餐后突感右眼视力急剧下降。伴头晕耳鸣，心烦失眠，有高血压1年，去年6月曾发脑梗死，经治疗后好转，但仍右侧偏瘫。

检查：视力：右眼 0.01，左眼 0.6。0.5% 托吡卡胺滴眼液散瞳查眼底：双眼晶状体轻度混浊，右眼视盘边界稍模糊，颜色较浅，视网膜动脉纤细如线，A∶V＝1∶3，视网膜后极部呈乳白色混浊，黄斑樱桃红色。左眼视盘大小颜色正常，C/D=0.3，A∶V＝1∶2，动静脉交叉可见压迹，黄斑中心凹反射弱。血压：155/98mmHg。舌质红，苔薄白，脉弦细。

诊断：①视网膜中央动脉阻塞（右眼）；②年龄相关性白内障（双眼）。

辨证：阴虚阳亢证。

治法：滋阴潜阳。

方剂：镇肝熄风汤（《医学衷中参西录》）加减。

处方：怀牛膝 30g，代赭石 30g，生龙骨 15g，生牡蛎 15g，生龟甲 15g，白芍 10g，玄参 10g，天冬 10g，川楝子 10g，生麦芽 10g，茵陈 10g，丹参 15g，地龙 5g，甘草 5g。3 剂。

服法：每日 1 剂，分 2 次温服。

成药：复方丹参滴丸，舌下含服。1 次 10 丸，1 日 3 次。

针刺：眶周穴位：睛明、球后、瞳子髎、承泣、攒竹、太阳等；远端穴位：风池、外关、合谷、太冲、长风、光明。每日选眶周穴 2 个，远端穴 2 个，轮流使用。强刺激不留针，每日 1 次。

医嘱：调情志，忌食肥甘厚腻、辛辣炙煿之品。

二诊（2015 年 1 月 15 日）：自觉右眼好转。右眼 0.01，左眼 0.6。舌质红，苔薄白，脉弦细。原方，6 剂。

三诊（2015 年 1 月 21 日）：自觉右眼视物较前明。右眼 0.02，左眼 0.6。舌质红，苔薄白，脉弦细。原方，6 剂。

四～九诊（2015 年 1 月 27 日～2 月 25 日）：先后加黄芪 30g，以益气健脾；加菊花 10g，以养肝明目。共服药 30 剂。右眼视物较前清楚，头晕耳鸣，心烦失眠已愈。检查：视力：右眼 0.2，左眼 0.6。0.5% 托吡卡胺滴眼液散瞳查眼底：双眼晶状体轻度混浊，右眼视盘边界稍模糊，颜色淡白，视网膜动脉纤细如线，静脉正常，A∶V＝1∶3，视网膜后极部呈淡红色，黄斑较暗。左眼视盘大小颜色正常，C/D=0.3，A∶V＝1∶2，黄斑中心凹反射可见。血压：130/85mmHg。

按语：久病肝肾阴亏，水不涵木，肝阳失潜，气血上冲，瘀阻目中脉络，故骤然盲而不见；肝阳上扰，故头晕耳鸣；肝肾阴亏，水火不济，心烦失眠；舌质红，苔薄白，脉弦细，均为阴虚阳亢之候。镇肝熄风汤加减方中怀牛膝苦酸性平，归肝肾经，重用以引气血下行，折其阳亢，并有补益肝肾之效，为君药。代赭石质重沉降，镇压肝逆，合牛膝引气血下行以治其标；生龙骨、生牡蛎、生龟甲、白芍益阴潜阳，镇肝息风，共为臣药。玄参、天冬滋阴清热，壮水涵木；肝喜条达而恶抑郁，过用重镇之品以强制，势必影响其疏泄条达之性，故又以茵陈、川楝子、生麦芽清泻肝热，疏肝理气，以顺肝性，利于肝阳的平降镇潜，均为佐药。甘草调和诸药，为使。加丹参、地龙以活血通络。脉络通则视力自然提高。

【治疗心得】

本病系由七情郁结，脏腑功能失调，气血不和，而致气滞血瘀，阻塞脉络；或由脾气虚弱，心血亏虚，而致气血瘀滞，脉络阻塞。发病后视力骤然丧失，网膜肿胀，乃因气血瘀滞，脉络阻塞，即动脉阻塞，网膜缺血而引起。血管变狭细，为气滞血瘀所致。证属暴盲，暴盲属实证，实证治当泻。即使全身有虚证时，也需急则治其标，用通窍活血之法。中医根据辨证施治分型治疗。气血瘀阻证当活血通窍为法，方选通窍活血汤加减；痰热上壅证以涤痰通络、活血开窍为法，方选涤痰汤加减；阴虚阳亢证以滋阴潜阳为法，方选镇肝熄风汤加减；气虚血瘀者，宜益气活血，补阳还五汤加减。配合针刺等治疗可提高疗效。

【食疗方】

1. 葛根汤

组成：葛根 50g，黄芪 30g，丹参 15g，当归 10g。

功效：益气活血，通络化瘀。

主治：视网膜中央动脉阻塞，中医辨证为气滞血瘀。

方解：葛根扩张血管，抑制血小板聚集，清除自由基；黄芪益气生血；丹参活血化瘀；当归养血活血。上述 4 种食材搭配在一起，具有益气活血、通络化瘀的功效。

制法：将上述 4 种食材同放入砂锅内，加适量水煎熬 30 分钟后至 200mL 取汁，另加适量水再熬 30 分钟后至 200mL 取汁，将两次的汤汁混合均匀即可。

用法：每次 200mL，分早晚两次温服。

2. 化痰通络汤

组成：法半夏 10g，陈皮 10g，茯苓 15g，丹参 10g。

功效：化痰散瘀，活血通络。

主治：视网膜中央动脉阻塞，中医辨证为风痰阻络。

方解：半夏辛温而性燥，燥湿化痰，降逆和胃，消痞除满，为"治痰湿之主药"；陈皮理气行滞，燥湿化痰，符合"治痰先治气，气顺则痰消"之意；茯苓甘淡渗湿健脾，以杜生痰之源；半夏与茯苓相伍，燥湿化痰与渗利水湿相合，则湿化痰消，体现了"燥湿渗湿则不生痰"之理；丹参活血化瘀。上述 4 种食材搭配在一起，具有化痰散瘀、活血通络的功效。

制法：将上述 4 种食材同放入砂锅内，加适量水煎熬 30 分钟后至 200mL 取汁，另加适量水再熬 30 分钟后至 200mL 取汁，将两次的汤汁混合均匀即可。

用法：每次 200mL，分早晚两次温服。

【名医经验】

1. 庞赞襄经验（河北省人民医院中医眼科名中医）：将本病分 2 证：①七情郁结，暴怒伤肝，肝血瘀滞，阻血畅行，症见烦躁易怒，头晕或不晕，口苦，咽干，或口微干，胃纳尚好，舌润无苔或薄白，脉弦细或弦数者，宜疏肝解郁，破瘀行血为主。方剂：舒肝破瘀通脉汤。药物：当归10g，白芍 10g，丹参 12g，赤芍 12g，银柴胡 10g，茯苓 10g，白术 10g，羌活 10g，防风 10g，蝉蜕 10g，木贼 10g，甘草 3g。②若肾阴不足，肝阳上炎，或素有高血压病史，症见头晕目眩，耳鸣，颧赤；舌绛无苔，脉虚大或弦数。治宜滋阴益肾，平肝潜阳，破瘀行血。方剂：育阴潜阳通脉汤。药物：生地黄 15g，山药 10g，枸杞子 12g，麦冬 10g，白芍 12g，沙参 12g，盐知母 10g，盐黄柏 10g，珍珠母 15g[先煎]，生龙骨 10g[先煎]，生牡蛎 10g[先煎]，怀牛膝 10g，丹参 10g，赤芍 10g，蝉蜕 10g，木贼 10g。

2. 陈达夫经验（成都中医药大学附属医院眼科名中医）：根据内眼组织和六经相属学说，目中血脉应属手少阴心经，故本病应归手少阴心经。由于本病起病急骤，视力丧失迅速，一经损害，则难恢复，故应积极进行抢救。其治疗原则是，尽快排除血脉瘀阻，使眼内气血得到通调，眼内组织得到气血濡养，就会多保存一分视力。治法：开窍活血，逐瘀通络。方剂：通窍活血汤。药物：麝香 60mg[冲服]，川芎 15g，赤芍 25g，桃仁 12g，红花 10g，葱白 30g，丹参 25g，三七粉 3g[吞服]，黄酒[煎服]。

3. 庞万敏经验（河北省眼科医院名中医）：将本病分 4 证：①风郁目络：内风或外风侵袭目络，气血失和，血脉不畅，脉络挛急，发生一过性黑蒙现象，眼底小血管痉挛变细，或伴头疼，眩晕等症。治宜和血祛风。方剂：和血祛风汤。药物：丹参 12g，鸡血藤 12g，当归 10g，川芎 10g，蝉蜕 10g，赤芍 6g，荆芥 6g，防风 6g，羌活 6g，葛根 15g。老年者加珍珠母 30g[先煎]，地龙 10g，钩藤 10g[后下]，秦艽 10g，或再加全蝎 10g；体兼火证者，口苦苔黄等，加黄芩 10g，黄连 10g；胃寒胃疼者，加草豆蔻 6g[后下]，白术 10g，吴茱萸 10g。②热郁络挛：多因肝郁化热，热郁脉闭，而风动络挛，以致发生视网膜动脉阻塞。症见暴盲或一过性黑蒙，头目疼痛，舌润苔白，脉弦。治宜活血通络，疏风清热。方剂：清脉活络汤。药物：金银花 15g，玄参 15g，生地黄 15g，丹参 15g，炒茜草 10g，黑栀子 10g，大黄炭 10g[后下]，黄芩炭 10g，当归 10g，甘草 3g。视网膜水肿者，加泽兰、益母草；视神经萎缩，加滋阴或益气养血之品；血压偏高者，加珍珠母；有热者，加牡丹皮、栀子等。③血虚风动：肝血亏损，气滞血瘀，或寒凝肝脉，血脉行迟，血不养目或怒气伤肝，脾气不运，气血生化失源，则血行迟缓，瘀血滞涩，致使本病。头晕，口苦，烦躁易怒，胸胁胀闷，脘腹痞满，便溏，舌润苔薄，脉弦数。治宜健脾养血，散风解郁。方剂：舒肝破瘀通脉汤。药物：丹参 12g，赤芍 12g，当归 10g，白芍 10g，银柴胡 10g，茯苓 10g，白术 10g，羌活 10g，防风 10g，蝉蜕 10g，木贼 10g，甘草 3g。厥阴头疼，加吴茱萸；便秘，加大黄；脾虚湿困，加苍术、草豆蔻；热盛，加黄芩、黄连、栀子、龙胆；青年患者，可加小剂量麻黄、桂枝。④虚阳化风：肝肾阴虚，阴不制阳，则阳亢化热，郁积目络，关格闭塞，玄府不通。视力下降，头晕目眩，耳鸣，咽干，颧红，烦躁，腰腿酸软，太息善怒，舌红而干，脉弦数或弦细。治宜滋阴潜阳，息风行血。方剂：育阴潜阳通脉汤。药物：生地黄 15g，珍珠母 15g[先煎]，枸杞子 12g，白芍 12g，沙参 12g，麦冬 10g，山药 10g，盐知母 10g，盐黄柏 10g，生龙骨 10g[先煎]，生牡蛎 10g[先煎]，怀牛膝 10g，丹参 10g，赤芍 10g，蝉蜕 10g，木贼 10g。头疼眼胀，加钩藤、菊花；胸闷气结，加瓜蒌、苏子；便秘，加番泻叶；偏瘫，加黄芪、地龙。对于晚期视功能不良者，可按视神经萎缩原则处理，选用补气舒肝益阴汤。药物：党参 10g，黄芪 10g，茯苓 10g，当归 10g，山药 10g，枸杞子 10g，女贞子 10g，菟丝子 10g，石斛 10g，丹参 6g，银柴胡 6g，赤芍 5g，五味子 5g，升麻 3g，陈皮 3g，甘草 3g。或石斛夜光丸、明目地黄丸等。

【治疗进展】

视网膜中央动脉阻塞为眼科急重病之一，一旦发病，要分秒必争，积极抢救，否则会导致永久性失明。Hayreh 等在动物试验中发现，视网膜动脉阻塞 105 分钟后，视网膜发生不可恢复性损害，而阻塞 98 分钟或更短时间则可发生完全可恢复性视网膜改变。当然这并不能完全适用于人，因为试验中罗猴发生视网膜动脉阻塞不一定与临床患者发生的相似；另外人视网膜动脉阻塞不总是动脉血流的绝对停止。尽管如此，视网膜动脉阻塞对视功能可造成毁灭性的损害。针刺法治疗本病，具有见效快、简便易行等特点，针刺可使动脉痉挛缓解，侧支循环开放，恢复血液循环或使栓子脱落有利于视力恢复。气滞血瘀、脉络阻塞是视网膜动脉阻塞发病中的主要病理过程，在选方用药时应以活血化瘀、理气通络为主，并贯穿治疗的始末。采用活血通络法治疗本病取得较好的疗效，此类药物的主要作用是通过降低血黏度，缓解小动脉痉挛和促进微血管自律运动，增加血流速度及局部微循环血液灌注来对抗或改善视神经、视网膜缺血、缺氧等一系列病理变化，使视网膜微循环和神经元轴浆流阻滞解除，促进处于抑制状态的神经元重新恢复其功能。对于全身无证可辨者，可根据辨病施治。针刺与药物结合及中西医结合治疗本病，优于单一方法治疗效果。佐以少量血管扩张药和维生素类药，以及降低或控制高血压对患者视功能恢复是必要的。临床表明，视网膜动脉阻塞患者发病后接受治疗的时间越早、疗效越好，反之疗效就差。视网膜分支动脉阻塞的疗效比视网膜中央动脉阻塞的疗效好。但是多数患者在 2 小时甚至 24 小时内得不到及时治疗，对这些晚期视网膜动脉阻塞患者，也应积极治疗，大多数也能取得一定疗效。

【预防与调护】

1. 注意休息，避免劳累。
2. 做好精神调护，避免情绪激动。
3. 戒烟防冷，多食蔬菜、水果及清淡饮食，忌食肥甘油腻之品。
4. 参加力所能及的体育活动，促使血液流畅。
5. 一旦发现视力骤降，应及时去医院诊治，以免延误病情。

第二节 视网膜静脉阻塞

视网膜静脉阻塞是各种原因引起视网膜中央静脉的主干或分支发生阻塞，以阻塞远端静脉扩张迂曲、血流瘀滞、出血和水肿为特征的病变，是最常见的视网膜血管病，也是致盲眼病之一。多见于中老年人，单眼发病，偶见于双眼，多伴有高血压、动脉硬化、糖尿病等全身性疾病。

本病无对应中医病名，以其发病急、外眼正常而视力骤降，乃至失明的特点，应属于中医学"暴盲""视瞻昏渺"的范畴，第九版《中医眼科学》称"络瘀暴盲"。

【病因病机】

西医认为视网膜静脉阻塞的病因复杂，可能是多种因素的综合影响。高血压、高血脂、动脉硬化、炎症、血液高黏度及血流动力学改变等均与本病的发生有关。视网膜的动、静脉血管交叉处有一共同的外膜包绕，动脉发生硬化，静脉受压迫而管腔狭窄或发生内皮增生；静脉血管炎症致使血管内壁粗糙，或血液的黏稠度和凝集性增高，或血循环动力障碍引起血流速度减慢等均易形成血栓，导致本病的发生。此外，口服避孕药、眼压增高、情绪激动等可以诱发本病。

中医认为本病的病机关键是脉络瘀阻，血溢脉外而遮蔽神光。可因情志郁结，肝失条达，气滞血瘀，血溢络外，蒙蔽神光；或因年老体弱，阴气渐衰，劳视竭思，房劳过度，暗耗精血，阴虚阳亢，气血逆乱，血不循经，溢于目内；或因嗜食烟酒，辛辣厚味，痰热内生，上扰目窍，血脉瘀阻出血而成。

【临床表现】

本病起病突然，外眼正常，视力骤降，视力下降程度与黄斑水肿及出血情况有关。中央静脉阻塞者视力较差，分支静脉阻塞者视力稍好。

（1）中央静脉阻塞：可分为缺血型和非缺血型。①缺血型：视盘明显充血、水肿，边界模糊，视网膜水肿，静脉高度迂曲怒张，色紫红而呈节段状，有时隐藏于水肿的网膜组织内或混杂于出血斑中，周围伴有白鞘，动脉呈高度收缩。视网膜及视神经乳头上有大量浅层的火焰状、放射状、深层圆形或片状之出血斑，以及棉团状渗出。出血量多而进入玻璃体者，眼底无法窥清。②非缺血型：视盘及网膜轻度水肿，静脉迂曲、扩张，有斑状或点状出血。

（2）分支静脉阻塞：可分为缺血型和非缺血型。表现为阻塞点远端网膜水肿，静脉迂曲扩张，沿血管走行有火焰状出血。缺血型较非缺血型严重。

常见的并发症和后遗症有：①黄斑水肿：静脉阻塞后黄斑区弥漫性水肿，其发生时间、严重程度及持续长短与阻塞的部位及轻重有关。轻者数月后水肿消退，黄斑呈暗红色，可有色素改变。病久可发展为囊样水肿，在黄斑区呈现界限清楚的泡状隆起。②新生血管：是视网膜静脉阻塞缺血型最常见的并发症，可在视神经乳头表面和受累的静脉周围出现新生毛细血管网，其发生率在中央静脉阻塞为29.7%～66.7%。③新生血管性青光眼：是视网膜静脉阻塞最严重的并发症，预后极差。

【实验室检查】

眼底荧光素血管造影：早期可见视网膜静脉充盈时间延长，出血区遮蔽荧光，阻塞区毛细血管扩张，后期可见荧光素渗漏、静脉管壁染色，缺血型较非缺血型重。晚期阻塞区可见大量微动脉瘤，或有无灌注区、黄斑区水肿，以及新生血管的荧光征象。

【诊断要点】

（1）视力骤降，严重者失明。

（2）视网膜广泛性火焰状出血，视网膜水肿，视网膜静脉扩张、迂曲，呈腊肠状；或某一静脉扩张、迂曲，远端分布区域视网膜水肿、散在出血。

（3）眼底荧光素血管造影可帮助确诊，并明确阻塞部位。

【鉴别诊断】

1. 糖尿病视网膜病变 该病多双眼发病，眼底可多个象限出现微血管瘤、硬性渗出及出血、棉絮斑等病理改变，且多种病理改变可同时并见。其视网膜静脉改变及出血不如视网膜静脉阻塞严重，易反复出血。

2. 高血压性视网膜病变 详见相应章节。

【治疗】

（一）治疗原则

西医对本病无理想的治疗方法，一般以对症治疗为主。中医认为本病的基本病机为气滞血瘀，一般以调理气机、活血化瘀立法，结合全身情况，综合辨治，可促进视网膜出血吸收，减轻水肿，减少并发症的发生。

（二）中医治疗

1. 辨证论治

（1）气滞血瘀证

症状：视力骤降，眼底检查同眼部表现；头胀头痛，胸胁胀闷；舌质紫暗或有瘀斑，脉弦紧或涩。

分析：情志不舒，肝郁气滞，日久化火，迫血妄行，血溢络外，神光遮蔽，故眼底出血，视力下降；肝气不疏，气机郁滞，则胸胁胀闷；气滞血瘀，脉络不畅，则头胀头痛；舌质紫暗或有瘀斑，脉弦紧或涩，均为气滞血瘀之候。

治法：理气活血，止血通络。

方剂：血府逐瘀汤（《医林改错》）加减。

药物：桃仁 6g，红花 3g，当归 10g，川芎 5g，生地黄 15g，赤芍 10g，牛膝 10g，桔梗 10g，柴胡 10g，枳壳 10g，生蒲黄 10g[包煎]，茜草 10g，甘草 3g。

方解：血府逐瘀汤，是清代王清任用于治疗胸中血府血瘀诸证之名方，由桃红四物汤（桃仁、红花、当归、川芎、生地、赤芍）合四逆散（柴胡、枳壳、甘草、赤芍）加桔梗、牛膝而成。方中以桃红四物汤活血化瘀而养血，防单纯化瘀之伤正；四逆散疏肝理气，使气行则血行；加桔梗引药上行达于胸中（血府）；牛膝能祛瘀血，通经脉，并有引瘀血下行的作用；桔梗与枳壳相配，一升一降，行气宽胸，有使气行血畅之功；加生蒲黄、茜草止血化瘀。诸药相合，构成理气活血之剂，以活血化瘀而不伤正、疏肝理气而不耗气为特点，达到理气活血、祛瘀止痛的功效。

加减：眼底出血色鲜红者，加白茅根 10g，荆芥炭 10g，侧柏叶 10g，以凉血止血；眼底出血色紫暗者，加三七粉 3g[吞服]，以化瘀止血；视网膜水肿甚者，加泽泻 10g，车前子 10g[包煎]，茯苓 10g，猪苓 10g，以利水消肿；肝郁气滞较甚者，加郁金 10g，青皮 10g，以增理气解郁之功。

（2）肝阳上亢证

症状：眼症同前。兼头痛眩晕，口苦，耳鸣，心烦失眠，烦躁易怒；舌红脉弦或弦细数。

分析：肝肾阴亏，阴不制阳，肝阳上亢，迫血妄行，血溢络外，神光被遏，故见眼底出血，视物模糊；头晕耳鸣等全身症状及舌脉均为阴虚阳亢之候。

治法：平肝潜阳止血。

方剂：天麻钩藤饮（《中医内科杂病证治新义》）加减。

药物：天麻 10g，钩藤 12g[后下]，生石决明 20g[先煎]，栀子 10g，黄芩 10g，川牛膝 12g，杜仲 10g，益母草 10g，桑寄生 10g，首乌藤 10g，朱茯神 15g。

加减：若动脉硬化者，加丹参 10g，茺蔚子 10g，以活血化瘀；视网膜渗出或有出血者，加生地黄 15g，牡丹皮 10g，女贞子 10g，墨旱莲 10g，以凉血止血；若潮热口干明显者，可加生地黄 10g，麦冬 10g，知母 10g，黄柏 10g，以滋阴降火；头重脚轻者，加龟甲 10g[先煎]，何首乌 10g，白芍 10g，以滋阴潜阳；失眠梦多者，加珍珠母 30g[先煎]，镇静安神。

（3）痰浊络阻证

症状：眼症同前。兼头重眩晕，胸闷脘胀，体胖；舌淡苔腻，脉弦滑。

分析：患者常形体偏胖，肥人多痰，痰浊上扰目窍，血脉痹阻出血而妨碍视力；思虑过度，劳伤心脾，饮食不节，痰饮内生，情志不畅，肝郁阴伤，年老肾气日虚，痰浊内阻，则头重眩晕，胸闷脘胀；舌淡苔腻，脉弦滑均为痰浊络阻之候。

治法：化痰降浊止血。

方剂：菖蒲郁金汤（《温病全书》）加减。

药物：石菖蒲 10g，炒栀子 10g，鲜竹叶 10g，牡丹皮 10g，郁金 10g，连翘 10g，灯心草 3g，木通 10g，淡竹沥 20g，玉枢丹 2g[冲服]，桃仁 10g，红花 5g。

方解：菖蒲郁金汤加减方中，石菖蒲开窍宁神，与郁金合而化湿豁痰；栀子、连翘、木通清热泻火，玉枢丹（由麝香、冰片、雄黄、山慈菇、千金子霜、红大戟、朱砂、五倍子组成）芳香避秽，化湿涤浊；竹叶、竹沥、灯心草通窍清心；牡丹皮凉血。全方共奏清热利湿、化痰开窍之功。加桃仁、红花，以活血化瘀。

加减：根据眼底情况加减，用药同前。

（4）阴虚火旺证

症状：眼症同前。兼头晕目眩，耳鸣，五心烦热，口干咽燥；舌红少津，脉细数。

分析：素体阴虚，水不制火，致虚火上炎，熏蒸清窍，故眼干涩，视蒙，头晕耳鸣；阴虚水不制火，则口干咽燥，五心烦热；虚火上扰，则心神不安，失眠多梦；肾阴不足，腰膝失养，则腰膝酸软；舌质红，苔少，脉弦细，均为阴虚火旺之候。

治法：滋阴降火，凉血散瘀。

方剂：知柏地黄二至汤（《张怀安眼科临床经验集》）加减。

药物：知母 10g，黄柏 10g，生地黄 15g，牡丹皮 10g，茯苓 15g，泽泻 10g，山茱萸 5g，山药 10g，墨旱莲 10g，女贞子 10g，桑椹 10g，麦冬 10g，酸枣仁 10g。

方解：知柏地黄二至汤加减方中六味地黄汤滋补肝肾之阴，加知母、黄柏滋阴降火；女贞子、桑椹、墨旱莲益肝补肾；麦冬、酸枣仁养心安神。

加减：根据眼底情况，加减用药同前。

2. 针刺治疗

主穴：太阳、攒竹、风池、承泣。

配穴：球后、内关。

手法：球后、承泣以左手拇指轻轻向上固定眼球，针尖沿眶下缘缓慢直刺 1 寸；风池针尖微下向鼻尖方向斜刺 1 寸；太阳斜刺 0.5 寸；内关直刺 0.5 寸；攒竹平刺 1 寸。每日 1 次，10 次为 1 疗程，疗程间隔 2 日。

（三）西医治疗

1. 光凝治疗。黄斑水肿可采用氩激光作局部格栅样光凝；封闭无灌注区，预防和治疗新生血管。

2. 纤溶制剂。特别适用于纤维蛋白原增高的患者。可应用去纤酶或尿激酶静脉滴注，或口服胰激肽释放酶片。

3. 抗血小板聚集剂。可服阿司匹林、双嘧达莫等。

4. 血液稀释疗法。可降低血液黏度，改善微循环。

5. 激素。病因治疗，主要针对青年患者视网膜静脉炎症所致者，可减轻水肿，改善循环。

6. 玻璃体腔内注射雷珠单抗、贝伐单抗或康柏西普治疗视网膜中央静脉阻塞性黄斑水肿，近期疗效较好，远期疗效有待进一步观察。

【病案举例】

例 1　张健验案（《张健眼科医案》）

张某，男，61 岁，湖南省益阳市南县南洲镇宝塔湖村，农民。于 2014 年 5 月 8 日初诊。

主诉：右眼视力突然下降 10 日。

病史：患者右眼于 4 月 28 日突然视力下降，因为左眼视力尚可未引起足够重视，后在儿子催促下来我院就诊。现右眼视物不清，伴眼胀头晕，情志抑郁，高血压病史十余年，未系统用药及检测血压。

检查：视力：右眼 0.2，左眼 0.6。双眼外观正常。0.5% 托吡卡胺滴眼液散瞳查眼底：右眼视盘颞上支静脉旁呈放射状出血，视网膜水肿，静脉迂曲扩张呈腊肠状，动脉变细，反光增强，A∶V ＝ 1∶3，可见动静脉交叉征，黄斑部水肿。血压：180/100mmHg。眼底彩照：可见右眼视盘大致正常，颞上静脉所属区域可见火焰状视网膜浅层出血，黄斑区可见少量硬性渗出。荧光素眼底血管造影：早期颞下静脉可见层流，而颞上静脉仍出现静脉层流；中期颞上视网膜静脉及其属支迂曲、扩张、静脉管壁荧光素钠染色及渗漏所属区域毛细血管扩张及少量微血管瘤形成，晚期可见视盘染色，上半黄斑区弥漫性荧光素渗漏积存。光学相干断层扫描成像：黄斑囊样水肿，上方视网膜增厚，反射性增强，但未遮挡下方组织反射，视网膜外层见散在斑点状高反射信号，遮蔽下方组织信号。舌质暗红，边尖有瘀点，苔薄黄，脉弦。

诊断：视网膜静脉阻塞（右眼）。

辨证：气滞血瘀证。

治法：理气活血。

方剂：血府逐瘀汤（《医林改错》）加减。

处方：桃仁 6g，红花 3g，当归 10g，川芎 5g，生地黄 15g，赤芍 10g，牛膝 10g，桔梗 10g，柴胡 10g，枳壳 10g，生蒲黄 10g[包煎]，茜草 10g，甘草 3g。7 剂。

服法：水煎，每日 1 剂，分 2 次温服。

医嘱：①按时服用降血压药（卡托普利，早晚饭前各服一片半），每日测血压两次。②饮食宜清淡，禁辛辣炙煿之品。

二诊（2014 年 5 月 15 日）：视物较前清晰，但视物变形明显，查黄斑部水肿较甚，原方去生蒲黄，茜草，加泽兰 10g，益母草 10g，以活血利水。7 剂。

三诊（2014 年 5 月 22 日）：原方加三七粉 3g[吞服]，以活血化瘀。7 剂。

四～十诊（2014 年 5 月 29 日～7 月 10 日）：原方先后加黄芪 20g，丹参 10g，益气活血；加地龙 5g，路路通 10g，以疏通络脉。共服药 42 剂，视物较明，眼胀头晕，情志抑郁，逐渐好转，血压控制在 135mmHg ～ 145mmHg/85mmHg ～ 95mmHg 之间。右眼底出血基本吸收，黄斑水肿消失。视力提高到右眼 0.4，左眼 0.6。

按语：情志不舒，肝郁气滞，日久化火，迫血妄行，血溢络外，神光遮蔽，故眼底出血，视力下降；肝气不疏，情志失调，则情志抑郁；气滞血瘀，脉络不畅，则眼胀头晕；舌质暗红，边尖有瘀点，苔薄黄，脉弦，均为气滞血瘀之候。血府逐瘀汤，是清代王清任用于治疗胸中血府血瘀诸证之名方，由桃红四物汤（桃仁、红花、当归、川芎、生地、赤芍）合四逆散（柴胡、枳壳、甘草、赤芍）加桔梗、牛膝而成。方中以桃红四物汤活血化瘀而养血，防单纯化瘀之伤正；四逆散疏理肝气，使气行则血行；加桔梗引药上行达于胸中（血府）；牛膝能祛瘀血，通经脉，并有引瘀血下行的作用；桔梗与枳壳相配，一升一降，行气宽胸，有使气行血畅之功；加生蒲黄、茜草止血化瘀。诸药相合，构成理气活血之剂，以活血化瘀而不伤正、疏肝理气而不耗气为特点，达到理气活血、祛瘀止痛的功效。

例 2　庞荣验案

张某，女，62 岁，于 2019 年 8 月 4 日初诊。

主诉：左眼视物不清 1 个月。

病史：患者 1 个月前左眼视物不清，曾在某医院就诊，后经人介绍来我院就诊。

检查：视力：右眼 1.0，左眼 0.2。裂隙灯检查：双眼前节正常。眼底检查：右眼底正常；左眼底视盘充血边界模糊，静脉迂曲怒张，走行断续，动脉极细，视网膜广泛出血，黄斑区中心凹光反射可见。伴有脘腹胀满，胃纳欠佳，口干不欲饮；血压 120 / 80mmHg，血、尿检查均正常。舌质润苔白，脉沉弦细。

诊断：左眼视网膜中央静脉阻塞（左眼视瞻昏渺）。

辨证：肝郁阻络证。

治法：疏肝解郁，破瘀明目。

方剂：舒肝破瘀通脉汤加减（《中医眼科临床实践》）。

处方：银柴胡 10g，当归 10g，白芍 10g，茯苓 10g，白术 10g，羌活 10g，防风 10g，蝉蜕 10g，木贼 10g，陈皮 10g，黄芩 10g，丹参 10g，赤芍 10g，槟榔 10g，枳壳 10g，甘草 3g。

服法：水煎，每日1剂，分2次温服。

医嘱：调情志，忌食肥甘厚腻、辛辣炙煿之品。

二诊：服上方10剂，诸症悉减，出血趋于吸收，但肢冷无力，前方加川芎10g，附子10g$^{[先煎]}$。又服20剂，视网膜出血大部分吸收，视网膜静脉仍见节段状迂曲及伴有白鞘。

三诊：服药20剂，视力：右眼1.0，左眼0.6，视网膜出血大部分吸收，少量白鞘。肢冷无力症状消失，嘱其继服30剂，以善其后。

按语：舒肝破瘀通脉汤是治疗本病的经验方剂，该方是由逍遥散加丹参、赤芍和四味风药组成，以加强开通玄府之力，具有疏肝解郁、疏通脉络、发散郁结、活血通络、破瘀明目的作用。方中银柴胡疏肝解郁益肝阴，而不升腾，无苦泄之弊，功擅凉血解郁，退虚热而治阴虚，故为常用之品。当归甘补辛散，苦泄温通，既能补血，又能活血，兼行气散结，不论血虚、血瘀、血寒、气滞均可用之。白芍养血敛阴，茯苓性质平和，补而不峻，利而不猛，既可扶正，又可祛邪，利水渗湿，健脾和中，宁心安神。白术甘温补中，苦温燥湿，入方解郁培补脾之要药。丹参、赤芍活血化瘀，疏通脉络，破瘀明目。尤其丹参入肝经活血祛瘀，凉血通络。赤芍能清血分实热，善散瘀血，通顺血脉，能行血中之滞。羌活、防风、蝉蜕、木贼能发散郁结，散结导滞，祛风止痉。以羌活辛苦性温，上升发表解郁散结作用较强；防风发散郁结，善治目络拘挛，因其微温不燥，甘缓不峻，称为"风药中之润剂"；蝉蜕、木贼疏散郁结，祛风止痉而明目，为眼科常用之品。甘草健脾和中，调和诸药。另外，羌活、防风、蝉蜕、木贼在此合用，意为解玄府之郁结，发散郁闭玄府。

例3 庞荣验案

赵某，女，47岁，教师，于2014年6月1日初诊。

主诉：右眼视物不清，视力下降4个月。

病史：患者4个月前右眼视物不清，素有高血压病。

检查：视力右眼0.7，左眼1.0，裂隙灯检查：双眼前节正常。眼底检查：右眼视盘边界清，色泽正常，颞上支静脉呈节段状，在其血管走行区域，视网膜上可见出血，波及黄斑区，中心凹光反射不见。血压：150/95mmHg。舌质淡红少苔，脉沉弦细数。

诊断：右眼视网膜颞上支静脉阻塞（右眼视瞻昏渺）。

辨证：肝阳上亢，瘀血阻络证。

治法：平肝潜阳，破瘀行血。

方剂：育阴潜阳通脉汤（《中医眼科临床实践》）。

处方：银柴胡10g，羌活10g，防风10g，当归10g，枳壳10g，山药10g，麦冬10g，盐知母10g，盐黄柏10g，生龙骨10g$^{[先煎]}$，生牡蛎10g$^{[先煎]}$，怀牛膝10g，丹参10g，赤芍10g，蝉蜕10g，木贼10g，生地黄15g，珍珠母15g$^{[先煎]}$，枸杞子12g，白芍12g，沙参12g，甘草3g。

服法：水煎，每日1剂，分2次温服。

医嘱：调情志，忌食肥甘厚腻、辛辣炙煿之品。

二诊（2014年6月16日）：右眼视力0.8，前方继服。

三诊（2014年7月3日）：右眼视力0.8，右眼视盘边界清，色泽正常，颞上支静脉出血有吸收，视网膜及黄斑区出血基本吸收。血压：140/85mmHg。前方珍珠母改为10g，加枳壳5g，继服。

三诊（2014年9月13日）：右眼视力1.0，右眼视盘边界清，色泽正常，颞上支静脉已通畅，视网膜及黄斑出血完全吸收，中心凹反射不清。血压：135/85mmHg，遂停药。

按语：育阴潜阳通脉汤具有滋阴益肾、平肝潜阳、破瘀行血的作用。以生地黄清热凉血，滋阴益肾而润燥，清营以泄郁热。山药补脾胃，益肺肾，味甘性平，作用缓和不寒不热，既能补气，又能养阴，补而不滞，滋而不腻，为平补脾胃常用之品。枸杞子滋补肝肾，益精明目。麦冬养阴明目，白芍、沙参养血敛阴，柔肝解郁，生津润肺。盐知母、盐黄柏清热滋阴润燥生津，清泻相火，取其以泻为补之意，使火去不复伤阴。珍珠母、生龙骨、生牡蛎、怀牛膝育阴潜阳，清肝明目，平安心神，软坚散结，活血祛瘀，引血循行，旨在用于阴虚阳亢之头晕目眩、心神不安等，并有散郁破瘀、导滞通络之功。丹参、赤芍开通玄府，疏通脉络，发散郁结，凉血明目。尤其是蝉蜕、木贼常法用之有异，以往多用于外眼病，在此借以开启玄府，散结解郁，在治疗本病中，发挥着重要的作用。

【治疗心得】

中医认为本病的基本病机是脉络瘀阻，血不循经，溢于目内；而阻塞是瘀，离经之血亦是瘀，故血瘀是最突出的病机。治疗时应注意止血勿使留瘀，消瘀的同时应避免再出血。西医认为目前治疗本病尚无具有肯定疗效的药物。因此，首先应查找病因，如高血压、动脉硬化或炎症等，针对病因进行治疗。对于疑为血管炎症，可给予皮质类固醇治疗。重要的是预防和治疗并发症，包括缺血型行光凝和持续玻璃体混浊的手术治疗。

【食疗方】

1. 当归丹参汤

组成：当归10g，丹参12g，白茅根30g。

功效：清热凉血，通络化瘀。

主治：视网膜静脉阻塞，中医辨证为血热瘀滞。

方解：当归养血活血；丹参活血化瘀；白茅根凉血止血。上述3种食材搭配在一起，具有清热凉血、通络化瘀的功效。

制法：将上述3种食材同放入砂锅内，加适量水煎熬30分钟后至200mL取汁，另加适量水再熬30分钟后至200mL取汁，将两次的汤汁混合均匀即可。

用法：每次200mL，分早晚两次温服。

2. 鲜地黄汤

组成：鲜地黄50g，鲜藕节100g，鲜牡丹皮10g。

功效：凉血止血，活血散瘀。

主治：视网膜静脉阻塞，中医辨证为血热瘀阻。

方解：鲜地黄、鲜牡丹皮清热凉血；鲜藕节止血散瘀。上述3种食材搭配在一起具有凉血止血，活血散瘀的功效。

制法：将鲜地黄、鲜藕节、鲜牡丹皮放入砂锅内，加适量水煎熬30分钟，后至200mL取汁，另加适量水再熬 30 分钟后至 200mL 取汁，将两次的汤汁混合均匀即可。

用法：每次 200mL，分早晚两次温服。

【名医经验】

1. 庞赞襄经验（河北省人民医院中医眼科名中医）：认为本病分 3 证：①七情郁结证：平素情志不舒，易怒，头稍晕或不晕，血压不高或稍高，胃纳尚可，口干或不干，视物模糊或仅辨指数，便润，舌润无苔或舌苔薄白，脉弦数或弦细。宜疏肝解郁，破瘀行血，健脾通络为主。方剂：舒肝破瘀通脉汤。药物：当归 10g，白芍 10g，丹参 12g，赤芍 12g，银柴胡 10g，茯苓 10g，白术 10g，羌活 10g，防风 10g，蝉蜕 10g，木贼 10g，甘草 3g。加减：大便燥，加番泻叶 3～10g [后下]；胃纳欠佳，加青皮 10g，枳壳 10g，神曲 10g，山楂炭 10g，炒麦芽 10g；大便溏，加苍术 10g，吴茱萸 6g；口渴烦躁，去羌活，加生石膏 15g [打碎先煎]，瓜蒌 15g，麦冬 10g，沙参 12g。②肾阴不足，肝阳上亢证：有高血压史，头晕目眩，或耳鸣，颧赤，腰膝酸软，或半身不舒，或失眠盗汗，胃纳尚可，便润，舌绛无苔，或苔薄白，脉虚大或弦数。宜滋阴益肾，平肝潜阳，破瘀行血为主。方剂：育阴潜阳通脉汤。药物；生地黄 15g，山药 10g，枸杞子 12g，麦冬 10g，白芍 10g，沙参 10g，盐知母 10g，盐黄柏 10g，珍珠母 15g [先煎]，生龙骨 10g [先煎]，生牡蛎 10g [先煎]，怀牛膝 10g，丹参 10g，赤芍 10g，蝉蜕 10g，木贼 10g。加减：大便燥，加番泻叶 10g [后下]；头痛眼胀，加钩藤 10g [后下]，菊花 10g；心悸失眠，加远志 10g，炒酸枣仁 10g；胸闷气结，加苏子 10g，瓜蒌 15g。本证在治疗过程中，如血压比较稳定后，可与第①证方剂交替使用。上两证最为多见。③心血亏损证：眩晕虚烦，梦多难眠，面色萎黄，口干，便润，舌淡苔薄，脉见结象，或脉细弱而数。治宜补心益阴，养血安神。方剂：天王补心丹加减：党参 10g，麦冬 10g，五味子 3g，生地黄 15g，当归 10g，枸杞子 10g，丹参 10g，赤芍 15g，茯神 10g，远志 10g，炒酸枣仁 10g，白芍 10g，苏子 5g，甘草 3g。本证在治疗过程中，若心血亏损证候已除，体质健壮后，可改用第①证方剂继续服用。无论何证，在出血完全吸收，血管通畅后，视网膜遗留有渗出物时，均可改用清肝解郁益阴渗湿汤（银柴胡 10g，菊花 10g，蝉蜕 10g，木贼 10g，羌活 10g，防风 10g，苍术 10g，白术 10g，女贞子 10g，赤芍 10g，生地黄 10g，甘草 3g，菟丝子 10g。）加减服之，以善其后。

2. 庞万敏经验（河北省眼科医院名中医）：将本病分 5 证：①阴虚络滞：年老肾亏，下元虚损，精不化气，气不行血则血滞目脉发为本病。多见于不全阻塞（或完全阻塞）伴动脉硬化，头晕目眩，腰膝酸软，舌红，脉细数等属阴虚证候者。治宜滋阴通络。方剂：滋清活络汤。药物：生地黄 15g，山药 12g，川芎 12g，菟丝子 12g，女贞子 12g，夏枯草 12g，决明子 12g，泽泻 10g，黄芩 10g，赤芍 6g，川牛膝 6g，当归尾 6g，三七粉 1.5g [吞服]。若年老精亏血脂偏高者，加制首乌 10g，黄精 10g，炒山楂 10g；阴虚阳亢明显者，用育阴潜阳通脉汤：生地黄 15g，山药 10g，枸杞子 12g，麦冬 10g，白芍 10g，沙参 10g，盐知母 10g，盐黄柏 10g，珍珠母 15g [先煎]，生龙骨 10g [先煎]，生牡蛎 10g [先煎]，怀牛膝 10g，丹参 10g，赤芍 10g，蝉蜕 10g，木贼 10g。②血络瘀阻：多因七情郁结，肝郁气逆，脉络阻滞，则脉破泛溢。多见于完全性阻塞（或不完全性阻塞），伴胸胁胀痛，烦躁易怒，口苦太息，纳呆便溏，舌润，脉弦。治宜破瘀通脉。方剂：舒肝破瘀通脉汤。药物：丹参 12g，赤芍 12g，当归 10g，白芍 10g，银柴胡 10g，茯苓 10g，白术 10g，羌活 10g，防风 10g，蝉蜕 10g，木贼 10g，甘草 3g。胃寒便溏，加草豆蔻 6g[后下]，吴茱萸 10g；胃纳欠佳，加青皮 10g，神曲 10g，山楂 10g，炒麦芽 10g。③瘀阻水停：肝虚血滞，瘀阻目脉，血脉不利，气机不调，脾虚湿盛，健运失常，津液不行，发而为病。见于阻塞早期或晚期合并黄斑水肿者。治宜活血利水。方剂：活血利水汤。药物：茺蔚子 10g，泽兰 10g，茯苓 10g，泽泻 10g，白术 10g，当归尾 10g，赤芍 10g，茜草 10g，车前子 10g[包煎]。若有热者加黄芩 10g，黄连 10g。夹阴虚者，加麦冬 10g，沙参 10g，石斛 10g。肝郁脾虚者，方剂：清肝解郁益阴渗湿汤。药物：银柴胡 10g，菊花 10g，蝉蜕 10g，木贼 10g，羌活 10g，防风 10g，苍术 10g，白术 10g，女贞子 10g，赤芍 10g，生地黄 10g，菟丝子 10g，甘草 3g。④瘀热伤阴：血脉不通，瘀血不行，久而化热，热灼阴津，多见于阻塞晚期视网膜新生血管形成者，或伴有阴虚火旺证候。治宜滋清凉散。方剂：育阴凉散汤。药物：生地黄 12g，百部 12g，夏枯草 12g，金银花 12g，炒茜草 12g，山药 10g，沙参 10g，黄芩炭 10g，炒栀子 10g，白及 10g，阿胶 10g[烊化兑服]，牡丹皮 6g，赤芍 5g，大黄炭 5g[包煎]。玻璃体混浊、增殖性视网膜病变，加珍珠母 15g[先煎]，木贼 10g，蝉蜕 10g；反复出血者，加三七粉 2g[吞服]；大便秘结者，加大黄 6g[后下]；阴虚者，加菟丝子 10g，女贞子 10g，五味子 6g；脾胃虚弱者，加炒白术 10g，陈皮 10g；继发出血性青光眼者可行中西医结合治疗。⑤血滞目脉：年老精亏，目络随之而衰，而六淫七情，恣嗜酒辛，膏粱厚味参与其中，以致形成气血瘀滞，血流不畅。多见于慢性静脉阻塞，静脉迂曲扩张，视网膜水肿及少量出血。治宜通脉散瘀。方用四物汤加减。若有热者，加白茅根 15g，黄芩 10g；阴虚者，改滋清活络汤。

【治疗进展】

视网膜静脉阻塞是继糖尿病性视网膜病变之后世界性第二视网膜血管病。

本病采用中医辨证治疗，取得了一定的效果。在中医有效治疗方法的基础上和西医的联合应用。如在西医常规治疗的同时应用辨证论治或针刺治疗，可取得优于单纯用西医或中医的治疗效果。对于眼底脉络膜新生血管和黄斑水肿，目前西医多采用眼内注射新型新生血管抑制剂雷珠单抗、哌加他尼钠、贝伐单抗、康柏西普等药物，近期疗效较好，远期疗效需进一步观察。

【预防与调护】

1. 出血期应注意休息，少运动。

2. 做好精神调护，避免情绪激动。

3. 戒烟酒，忌辛辣，多食蔬菜水果及清淡饮食。

第三节　视网膜静脉周围炎

视网膜静脉周围炎，又称 Eales 病，或青年复发性视网膜玻璃体积血。其特点是周边部血管发生阻塞性病变，尤以静脉为明显，血管有白鞘，视网膜出血，晚期产生新生血管，导致反复玻璃体出血。20～40岁男性多发，双眼常先后发病。反复发作者，视力明显减退。

本病无对应中医病名，据其眼症表现可分属于"云雾移睛""暴盲"等范畴，彭清华主编第十版《中医眼科学》称为"络损暴盲"。

【病因病机】

西医认为本病病因不明，可能与多种因素有关。本病可并发于全身免疫性或全身多种感染或眼其他部位炎症，也可独立发病。

中医认为本病多因肝肾阴虚，虚火上炎，热入血分，灼伤脉络，眼内出血；或因肝胆火旺，迫血妄行，血溢眼内；或因气虚不能摄血，血溢络外；或因湿热熏蒸，浊气上泛而致。

【临床表现】

早期可无症状。一般患者就诊时，自觉眼前黑影飞舞，视力正常或轻度下降；或视力骤降，仅见手动，甚至光感。早期病变多发生在视网膜周边部，小静脉迂曲，不规则扩张，可扭曲呈螺旋状，周围有白鞘，两侧视网膜有水肿、浅层出血及渗出。随着病情发展，病变波及范围增加，逐渐扩展到大静脉，黄斑可产生水肿或囊样水肿。晚期周边部小血管闭塞产生大片无灌注区，诱发视网膜新生血管形成，从而导致大量玻璃体积血。反复积血则发生机化而形成增殖性玻璃体视网膜病变，最终导致牵拉性视网膜脱离或严重者晚期发生新生血管性青光眼，终至失明。本病自然病程较长，数年左右，也有反复发作迁延十几年或几十年者，视力根据病情轻重和反复发作频率不同而预后不同。本病主要并发症有视网膜新生血管、增殖性玻璃体视网膜病变、牵拉性视网膜脱离、新生血管性青光眼、黄斑囊样水肿、并发性白内障等。

【实验室检查】

1.眼底荧光素血管造影：可显示病变的部位和严重程度。受累静脉管壁有荧光素渗漏和组织染色，毛细血管扩张，可有微血管瘤形成。黄斑受累者，可出现点状渗漏或花瓣状渗漏。病变晚期视网膜周边部有无灌注区及新生血管形成，有时可见动静脉短路。

2.其他检查：常规血尿化验、胸片、免疫球蛋白、类风湿因子、抗核抗体、循环免疫复合物等检查有助于查找病因，以利早期病因治疗。

【诊断要点】

1.青年男性发病多见，且反复发作，双眼先后发病。

2.眼前有黑影或视力下降，甚至失明。双眼散瞳检查，可见周边视网膜有出血、渗出、机化及血管白鞘。

3.荧光素眼底血管造影有助于诊断。

【鉴别诊断】

1.视网膜中央静脉阻塞 多单眼发病，多见于中老年人，病变多位于眼底后极部；而视网膜静脉周围炎多双眼先后发病，多见于青年男性，反复发作，病变位于眼底周边部。

2. 高血压性视网膜病变及玻璃体积血　根据发生于老年人、有高血压病史、另一眼有明显高血压动脉硬化及其他高血压病史的全身体征，可与视网膜静脉周围炎相鉴别。

3. 糖尿病性视网膜病变　本病眼底有出血、渗出，但患者有糖尿病史，视网膜早期病变主要集中在后极部，并不与血管分布相关，以深层出血、微动脉瘤及硬性渗出多见。

【治疗】

（一）治疗原则

多采用综合治疗，在对症治疗的同时寻找病因，治疗原发病。中医药在促进出血吸收，减轻水肿，减少并发症等方面优势显著。

（二）中医治疗

1. 辨证论治

（1）血热妄行证

症状：视力急降，眼底血管充盈、怒张，出血量多而色鲜，或玻璃体积血，眼底模糊不清；兼见咽干；舌红苔黄，脉弦细数。

分析：素体虚弱，阴血不足，或色欲过度，阴精耗伤，或素患肺痨，肺阴亏虚，阴虚则火旺，虚火上扰目窍，入于血分，脉络受伤，则眼底血管充盈、怒张，出血量多而色鲜，或玻璃体积血，眼底模糊不清，全身症状亦血热妄行之象。

方剂：宁血汤（《中医眼科学》）加减。

药物：生地黄20g，白茅根15g，白及15g，白蔹15g，阿胶10g[烊化兑服]，侧柏炭10g，白芍10g，仙鹤草30g，墨旱莲30g，栀子炭10g。

方解：方中生地黄、栀子炭、白茅根、侧柏炭、墨旱莲、仙鹤草、白蔹凉血止血；白芍、白及收敛止血；阿胶滋阴止血。

加减：火热甚者，加黄柏10g，黄连5g，龙胆10g，以清热降火；病情较久（15日以上），出血止，瘀血未除者，加川芎5g，红花5g，当归尾10g，泽兰10g，以活血化瘀；有机化条索者，加穿山甲6g，昆布10g，海藻10g，法半夏10g，浙贝母10g，以软坚散结；出血后期，视力恢复较差，加山茱萸6g，女贞子10g，山药10g，党参10g，麦冬10g，五味子5g，以益气养阴。

（2）阴虚火旺证

症状：反复出血，但量较少，或伴少许新生血管；兼见唇红颧赤，口苦咽干，眩晕耳鸣，腰酸遗精，五心烦热；舌绛苔少，脉弦细数。

分析：阴虚火旺，虚火上炎，灼伤脉络，络损血溢于外，故见病情迁延，眼内出血反复发作；肝肾阴虚，故头晕耳鸣；阴虚火旺，故五心烦热；虚火灼伤津液，则口燥咽干；舌质红，苔薄，脉细均为阴虚火旺之候。

治法：滋阴降火，凉血止血。

方剂：知柏地黄二至汤（《张怀安眼科临床经验集》）。

药物：生地黄20g，山药10g，山茱萸5g，茯苓15g，泽泻10g，牡丹皮10g，知母10g，黄柏

10g，女贞子 10g，墨旱莲 10g，桑椹 10g。

方解：知柏地黄二至汤加减方中六味地黄汤滋补肝肾之阴，加知母、黄柏滋阴降火；女贞子、墨旱莲、桑椹益肝补肾。

加减：出血早期，加侧柏叶 10g，茜草 10g，以增凉血止血之效；反复出血，新旧杂陈者，可酌加三七粉 2g[吞服]，生蒲黄 10g[包煎]，花蕊石 10g[研末吞服]，以止血化瘀；虚热甚者，可加地骨皮10g，白薇 10g，以清虚热。

（3）心脾亏损证

症状：反复发作，血色较淡；兼见面白神疲，怠惰懒言，心悸怔忡，纳呆便溏；舌淡脉虚。

分析：心脾两虚，气虚不能摄血，则血溢络外；心主血而藏神，脾主思而藏意，心脾两虚，则神无所主，意无所藏，故见心悸怔忡，健忘失眠；脾胃为后天之本，气血生化之源不足，气血衰少，故见面白神疲，怠惰懒言；脾虚不能运化，则纳呆便溏；舌质淡红，苔薄白，脉细弱，均为脾虚不能统血之候。

治法：补益心脾，益气摄血。

方剂：归脾汤（《重订严氏济生方》）加减。

药物：白术 10g，茯神 15g，黄芪 15g，龙眼肉 10g[后下]，酸枣仁 10g，党参 10g，木香 3g，炙甘草 5g，当归 10g，炙远志 5g，仙鹤草 10g，女贞子 10g，墨旱莲 10g。

方解：归脾汤加减方中以党参、黄芪、白术、炙甘草甘温补脾益气；当归甘辛温养肝而生心血；茯神、酸枣仁、龙眼肉甘平养心安神；远志交通心肾而定志宁心；木香理气醒脾，以防益气补血药滋腻滞气，有碍脾胃运化功效。加仙鹤草、女贞子、墨旱莲以发挥滋补肝肾作用，有凉血止血之妙。诸药合之养心与益脾并进，益气与养血相融。

加减：出血之初量多者，加仙鹤草 10g，白及 10g，以收敛止血；出血量少或出血已止者，酌加丹参 10g，三七粉 2g[吞服]，以活血化瘀。

2. 针刺治疗

主穴：太阳、攒竹、风池、承泣。

配穴：球后。

手法：球后、承泣以左手拇指轻轻向上固定眼球，针尖沿眶下缘缓慢直刺 1 寸；风池针尖微下向鼻尖方向斜刺 1 寸；太阳斜刺 0.5 寸；攒竹平刺 1 寸。每日 1 次，10 次为 1 疗程，疗程间隔 2 日。

（三）西医治疗

1. 激光治疗　为目前西医认为最有效的治疗办法。一旦发现视网膜有大片无灌注区或伴黄斑囊样水肿时，即应行激光光凝治疗。

2. 玻璃体切割术　去除积血，改善视力。术后应进一步检查无灌注区的大小和新生血管的部位，以便及时做激光治疗，预防玻璃体积血复发。

3. 对症治疗　有炎症者抗感染治疗，可用糖皮质激素球后注射或口服。钙剂注射或口服对控制出血与炎症有益；维生素 C 及芦丁可减低血管脆性，可长期服用；碘剂注射、离子导入或内服可用于陈旧性出血和渗出，以促进吸收。

【病案举例】

例1 张健验案（《张健眼科医案》）

甘某，男，22岁，湖南广播电视中心，记者。于2013年7月25日初诊。

主诉：左眼眼前黑影，视力下降3日。

病史：患者于7月22日午睡后突然出现眼前黑影，视力明显下降。伴口渴喜冷，刷牙时牙龈出血，大便秘结。

检查：远视力：右眼0.3，左眼0.1；近视力：右眼1.5，左眼0.3；矫正视力：右眼1.0，左眼0.3。0.5%托吡卡胺滴眼液散瞳查眼底：右眼视盘颞侧有脉络膜近视弧，余正常；左眼玻璃体内有点状及条状混浊物飘移，颞侧视网膜周边部静脉旁有白鞘，周边网膜有片状出血斑。眼底血管荧光造影：左眼受累视网膜血管扩张渗漏，毛细血管无灌区并有新生血管形成，有出血性遮蔽荧光。舌质红，苔黄，脉数。

诊断：视网膜静脉周围炎（左眼）。

辨证：血热妄行证。

治法：凉血止血。

方剂：玉女煎（《景岳全书》）合泻心汤（《金匮要略》）加减。

处方：石膏15g，熟地黄15g，麦冬10g，知母10g，牛膝10g，大黄10g，黄连5g，黄芩10g，栀子10g，白茅根15g。6剂（中药配方颗粒）。

服法：冲服，每日1剂，分2次温服。

医嘱：调情志，忌食肥甘厚腻、辛辣炙煿之品。

二诊（2013年7月31日）：便通症减。矫正视力：右眼1.0，左眼0.4。舌质红，苔黄，脉数。原方去大黄，6剂。

三诊（2013年8月6日）：自觉左眼视物较明。矫正视力：右眼1.0，左眼0.4。舌质红，苔黄，脉数。原方，6剂。

四～九诊（2013年8月12日～9月11日）：先后去黄连、栀子、黄芩、生石膏，加女贞子10g，墨旱莲10g，桑椹10g。共服药30剂。左眼视物较前清楚，口渴喜冷，刷牙时牙龈出血，大便秘结症状已愈。检查：矫正视力右眼1.0，左眼0.8。0.5%托吡卡胺滴眼液散瞳查眼底：右眼视盘颞侧有脉络膜近视弧，余正常；左眼玻璃体混浊物、视网膜出血吸收，颞上静脉旁仍有白鞘，黄斑中心凹反射可见。舌质红，苔薄黄，脉细数。嘱服知柏地黄丸，每日2次，每次9g，以巩固疗效。

按语：少阴不足，阳明气火有余，胃热循经上攻，则见眼底出血；热伤胃经血络，则牙龈出血；热耗少阳阴精，故见口渴喜冷；热邪伤津液，则大便秘结；舌质红，苔黄，脉数均为胃热阴虚，血热妄行之候。玉女煎方中石膏辛甘大寒，清阳明有余之火而不损阴，故为君药。熟地黄甘而微温，以滋肾水之不足，用为臣药。君臣相伍，清火壮水，虚实兼顾。知母苦寒质润、滋清兼备，一助石膏清胃热而止烦渴，二助熟地滋养肾阴；麦冬微苦甘寒，助熟地滋肾，而润胃燥，且可清心除烦，二者共为佐药。牛膝导热下行，且补肝肾，为佐使药，以降上炎之火，止上溢之血。合泻心汤，泻心汤中黄芩、黄连、大黄均为大苦大寒之药，具有泻火解毒、清热止血的作用；栀子、白茅根清热凉血止血。诸药合之，清热与滋阴共进，虚实兼治，以治实为主，使胃热得清，肾水得补，则诸症可愈。

例2　张健验案（《张健眼科医案》）

熊某，女，24岁，湖南师范大学，研究生。于2014年5月29日初诊。

主诉：双眼底反复出血，视力下降1年余。

病史：患者2013年5月起双眼反复玻璃体积血，经"皮质类固醇""维生素C""复方血栓通胶囊"等治疗有效，但仍不能控制复发。伴面白神疲，怠惰懒言，心悸怔忡，健忘失眠，纳呆便溏。

检查：远视力：右眼0.3，左眼0.2；近视力：右眼0.6，左眼0.6；矫正视力：右眼0.5，左眼0.4。0.5%托吡卡胺滴眼液散瞳查眼底：双眼玻璃体内有点状及条状混浊物飘移，视网膜有机化物，夹杂出血斑，右眼颞上支静脉旁有白鞘，黄斑中心凹光反射不见。舌质淡红，苔薄白，脉细弱。

诊断：视网膜静脉周围炎（双眼）。

辨证：心脾亏损证。

治法：补益心脾。

方剂：归脾汤（《重订严氏济生方》）加减。

处方：白术10g，茯神15g，黄芪15g，龙眼肉10g^[后下]，酸枣仁10g，党参10g，木香3g，炙甘草5g，当归10g，炙远志5g，仙鹤草10g，女贞子10g，墨旱莲10g。6剂（中药配方颗粒）。

服法：每日1剂，分2次温服。

医嘱：调情志，忌食肥甘厚腻、辛辣炙煿之品。

二诊（2014年6月5日）：视物较明。远视力：右眼0.3，左眼0.2；近视力：右眼0.6，左眼0.6；矫正视力：右眼0.5，左眼0.4。舌质淡红，苔薄白，脉虚弱。原方，6剂。

三～十三诊（2014年6月11日～8月10日）：先后加桑椹10g，山药10g，枸杞子10g，菊花10g。共服药60剂。双眼视物较前清楚，面白神疲，怠惰懒言，心悸怔忡，健忘失眠，纳呆便溏等症状已渐愈。远视力：右眼0.4，左眼0.5；近视力：右眼1.2，左眼1.2；矫正视力：右眼0.8，左眼1.0。0.5%托吡卡胺滴眼液散瞳查眼底：双眼玻璃体混浊及视网膜出血吸收，视网膜仍有条索状机化物，右眼颞上支静脉旁有白鞘，黄斑中心凹反射可见。舌质淡红，苔薄，脉细。嘱服归脾丸，每日2次，每次9g，连服2月，以巩固疗效。

按语：心脾两虚，气虚不能摄血，则血溢络外；心主血而藏神，脾主思而藏意，心脾两虚，则神无所主，意无所藏，故见心悸怔忡，健忘失眠；脾胃为后天之本，气血生化之源不足，气血衰少，故见面白神疲，怠惰懒言；脾虚不能运化，则纳呆便溏；舌质淡红，苔薄白，脉细弱，均为脾虚不能统血之候。归脾汤加减方中以党参、黄芪、白术、炙甘草甘温补脾益气；当归甘辛温养肝而生心血；茯神、酸枣仁、龙眼肉甘平养心安神；远志交通心肾而定志宁心；木香理气醒脾，以防益气补血药滋腻滞气，有碍脾胃运化功能。加仙鹤草、女贞子、墨旱莲以发挥滋补肝肾、凉血止血之妙。诸药合之养心与益脾并进，益气与养血相融。

【治疗心得】

本病的治疗大致可分两个阶段。第一阶段，即出血突然发生之后，当嘱患者避免强烈活动，尽量静卧。多予解释以消除视力急剧下降而产生的焦虑、恐惧情绪。中药凉血止血为主，如生地黄、白茅根、白及、仙鹤草、侧柏炭、藕节炭、连翘等。并给以内服或注射卡巴克洛、维生素K、维生素C及钙剂（是否能应用肾上腺糖皮质激素尚有争议）。经此治疗3～4周，如无再出血，即可进入第二阶段。第二阶段的重点为病因治疗，其目的是防止再发。中药方面，因中医学辨证，患者常有阴虚火旺证，故以滋阴降火药为主。用知柏地黄汤，如知母、黄柏、生地黄、牡丹皮、山茱萸、泽泻、山药、茯苓等。亦可结合病因增加一些药品，如结核性者，加黄精、百部、白及等；脓毒性感染者，加金银花、连翘、紫花地丁、蒲公英、山豆根等。发病病因为结核或结核的可能性较大者，内服异烟肼（0.3g，1日1次），异烟肼副作用较小，因此可以持续应用较长时间。必要时加用维生素B_6及补充一些锌剂（长期应用异烟肼可引起微量元素锌缺乏）；如怀疑为脓毒性病灶引起者，可清除可疑病灶如龋齿、扁桃体炎、副鼻窦炎等。本病是一种慢性病，易于反复发作。因此，第二阶段的治疗，必须坚持一年或一年以上。当突然又有新鲜出血时，仍改按第一阶段治疗。如有脉络膜新生血管者，可激光光凝病变血管以防止复发。

【食疗方】

1. 苦瓜午餐肉

组成：苦瓜250g，午餐肉250g。

功效：清热凉肝，润脾明目。

主治：视网膜静脉周围炎，中医辨证为血热妄行证。

方解：苦瓜能清热消暑，养血益气，补肾健脾，滋肝明目；午餐肉的主要营养成分是蛋白质、脂肪、碳水化合物、烟酸等，矿物质钠和钾的含量较高，午餐肉肉质细腻，口感鲜嫩，风味清香。

制法：将苦瓜断头，掏去瓜瓤，装入午餐肉，充填紧实，上笼蒸熟。

用法：早中晚佐餐食用。

2. 三花茶

组成：菊花10g，密蒙花10g，红花3g，冰糖适量。

功效：清热凉血，清肝明目。

主治：视网膜静脉周围炎，肝胆实热证的患者。

制法：用滚开水冲泡上三味药，加冰糖。

用法：代茶饮。

【名医经验】

1. 庞赞襄经验（河北省人民医院中医眼科名中医）：根据患者全身体情况和眼底出血情况而分别论治。①患者全身情况良好，胃纳欠佳，二便正常，舌润无苔或苔白，脉弦数或沉细数，出血仅限于视网膜，而玻璃体内无明显出血者，宜滋阴益肾、壮水制火、凉血解郁为主。方剂：滋阴解郁汤。药物：生地黄 15g，山药 10g，枸杞子 10g，女贞子 10g，知母 10g，沙参 10g，白芍 10g，生龙骨 10g [先煎]，生牡蛎 10g [先煎]，栀子 10g，蝉蜕 10g，木贼 10g，黄芩 10g，赤芍 3g，墨旱莲 10g，甘草 3g。加减：口渴烦躁，加生石膏 30g [打碎先煎]，瓜蒌 15g；大便燥，加番泻叶 10g [后下]；胃纳欠佳，加青皮 10g，焦神曲 10g，麦芽 10g，山楂 10g；便溏，吞酸，加吴茱萸 10g，苍术 10g，白术 10g；反复出血，加三七粉 3g [吞服]，阿胶 10g [烊化兑服]；出血日久不吸收，加苍术 10g，白术 10g，羌活 10g，银柴胡 10g。②玻璃体大量出血，视力丧失较重，或仅存光感者，宜清肝解郁、益阴渗湿为主。方剂：清肝解郁益阴渗湿汤加减。药物：银柴胡 10g，菊花 10g，蝉蜕 10g，木贼 10g，羌活 10g，防风 10g，苍术 10g，白术 10g，女贞子 10g，赤芍 10g，生地黄 10g，甘草 3g，菟丝子 10g，夏枯草 10g。③胃火热甚，头痛头晕，口渴欲饮，舌苔黄腻或舌绛无苔，脉弦数有力者，宜清胃泻火、镇肝凉血为主。方剂：清胃镇肝凉血汤。药物：生石膏 30g [打碎先煎]，知母 10g，天花粉 10g，生栀子 10g，生地黄 15g，代赭石 10g [先煎]，怀牛膝 10g，刺蒺藜 10g，阿胶 10g [烊化兑服]，竹叶 10g，枳壳 5g，甘草 3g。大便燥，加玄明粉 10g [冲服]；病势减轻，脉象变软后，酌减石膏，加白芍 10g，沙参 10g，磁石 10g [先煎]，焦神曲 10g；口渴消失，脉象趋于和缓而稍数时，可改为滋阴解郁汤，调理善后。④气血两虚：面色萎黄，体质衰弱，心悸怔忡，头晕失眠，舌润无苔，脉虚数者，宜补气养血、宁心安神为主。方剂：归脾汤加减。药物：党参 10g，黄芪 10g，当归 10g，白芍 10g，茯神 10g，炙远志 10g，酸枣仁 10g，生地黄 15g，栀子 10g，阿胶 10g [烊化兑服]，木香 1.5g，五味子 3g，甘草 3g。加减：口干烦躁，加麦冬 10g，沙参 10g；胃纳欠佳，加青皮 10g，焦神曲 10g，麦芽 10g，山楂 10g。病势减轻，渐渐恢复后，可改用滋阴解郁汤，调理善后。

2.韦文贵经验（中国中医研究院广安门医院名中医）：将本病分为 5 证：①肝经郁热。久而化火，迫血上逆，邪害空窍，治以清肝泻火、凉血止血为主，活血化瘀为辅，用瘀血灌睛方：生地黄 20g，焦栀子 10g，当归尾 10g，赤芍 10g，炒荆芥 3g，龙胆 3g，黄芩 5g，黄连 3g，炙甘草 3g，白芷 5g，槐花 10g。肝郁气滞，肝火上逆，血热妄行，治宜疏肝解郁、清热凉血，方用丹栀逍遥散；或凉血止血、清热降火为主，辅以活血行血，方用阿胶蒲黄散。②思虑太过，心阴亏损，阴虚火动，热迫血溢，治宜凉血养血、滋阴降火，方用滋阴降火四物汤。药物：炒知母 9g，黄柏 9g，玄参 15g，丹参 10g，黄芩 9g，生地黄 15g，赤芍 10g，全当归 9g，川芎 6g，淡竹叶 5g，木通 5g。阴虚可生火热，火热复伤阴津，循环往来，反复出血，治宜滋阴益气、活血行瘀、平肝明目，方用眼底出血三方。药物：炒荆芥 9g，三七粉 3g [吞服]，茺蔚子 9g，珍珠母 25g [先煎]，生地黄 15g，焦白术 9g，玄参 12g，薄荷 5g [后下]，青葙子 9g [包煎]，党参 12g，刺蒺藜 10g，火麻仁 15；或坠血明目饮，药物：生地黄 15g，知母 3g，石决明 20g [先煎]，五味子 3g，赤芍 9g，川芎 3g，当归尾 6g，牛膝 6g，党参 12g，山药 10g，刺蒺藜 10g，防风 3g，细辛 3g。③肾阴亏损，肝失滋养，阴虚肝旺而血热妄行，邪害空窍，治宜滋阴降火、平补肝肾，辅以凉血止血、清肝明目，方用知柏地黄汤；若肾阴不足，虚火上越，萤星满目，治宜滋阴补肾，方用六味地黄汤加味。④脾虚气弱，运化失健，血失统摄，血不循经而溢络外，治宜健脾益气、养血止血，方用柴胡参术汤或归脾汤加减；气阴两虚，反复出血，治宜滋阴益气、活血行瘀、平肝明目，用眼底出血三方。⑤瘀血灌睛，积血不化，治宜活血化瘀为主，养血滋阴为辅，适加理气、清肝、明目之品，方用血府逐瘀汤或桃红四物汤加减；如瘀血不化，反复出血，治以滋阴平肝、活血破瘀为主，辅以益气活血，方用坠血明目饮、眼底出血二方，药物：生地黄 15g，三七粉 3g[吞服]，党参 12g，白术 10g，茺蔚子 10g，玄参 10g，车前子 9g[包煎]，炒火麻仁 10g，五味子 6g，淡竹叶 6g；或眼底出血三方。

【治疗进展】

西医认为本病无确切疗效的药物。首先行病因检查，患结核病或有结核病史者，应行抗结核治疗，有其他炎症病灶时应予以治疗。新鲜出血时需安静休息。中医辨证论治，应用凉血止血、活血化瘀等法，有助于止血、促进出血吸收和防止反复出血。在玻璃体混浊基本吸收后，行荧光素眼底血管造影检查的基础上，早期行光凝无灌注区病变，减少新生血管和反复性出血，是行之有效的治疗。屈光介质混浊患者应行 B 超检查，了解视网膜情况。若 6 个月仍不吸收，或虽未及 6 个月但发生牵拉性视网膜脱离，则行玻璃体切除手术，清除混浊的玻璃体，行视网膜复位术及病变区光凝。

【预防与调护】

1. 出血期应高枕静卧，包扎双眼或戴针孔镜限制眼球运动。

2. 做好精神调护，保持心情平静，不可烦躁沮丧。

3. 树立长期治疗观念。

4. 饮食以清淡为宜，少食辛辣煎炒之品，慎戒烟酒。

5. 一眼已患病，应注意检查另眼。若日久已形成视网膜增殖病变者，应避免头部、眼睛的剧烈震动。

第四节　糖尿病性视网膜病变

糖尿病性视网膜病变是糖尿病早期微血管并发症之一，在欧美是主要的致盲眼病。近年来，我国糖尿病发病率逐渐增高，糖尿病视网膜病变致盲者也呈上升趋势。2015 年，我国的糖尿病患者达到 6000 万。糖尿病人群中 30% ～ 50% 合并视网膜病变，其中 1/4 有明显视力障碍，生存质量与健康水平严重下降，其致盲率为 8% ～ 12%。该病的发生发展与糖尿病的类型、病程、发病年龄及血糖控制等情况密切相关，高血压、高血脂、肾病、肥胖、吸烟等均可使其加重。其发病与性别无关，多双眼发病，以视力下降、眼底出现糖尿病视网膜病变的特征性改变为主要表现。

消渴（相当于糖尿病）所致眼部并发症属中医学"消渴目病"，包括消渴内障、消渴翳障等。虽然古代医家对其没有具体记述，但已认识到消渴最终可致盲，如《三消论》指出"夫消渴者，多变聋盲"，《秘传证治要诀》更进一步指出"三消久之，神血既亏或目无所见，或手足偏废"。糖尿病视网膜病变属中医学"消渴内障"范畴。

【病因病机】

西医认为糖尿病主要是长期糖代谢紊乱损害视网膜的微循环。早期的病理改变为基底膜增厚，内皮细胞增生，毛细血管周围细胞的选择性丧失；血管扩张导致的微动脉瘤和血管结构改变，血 - 视网膜屏障的损害；随之毛细血管管腔狭窄甚至闭塞，血流改变，致使视网膜缺血缺氧，最终形成新生血管等增殖性改变。

中医病因认为本病的主要病机是阴虚燥热，虚火上炎，灼伤目中血络；阴虚日久，气无所化，目失所养；气虚帅血乏力，阴虚血行滞涩，目中瘀血阻络；或气不摄血，血不循经，溢于络外，或水液外渗；消渴日久，累及肝肾，目失濡养。

多中心证候研究表明，糖尿病视网膜病变为虚实夹杂、本虚标实的证候特点；气阴两虚始终贯穿于病变发展的全过程；气阴两虚，气虚渐重，燥热愈盛，内寒更著，瘀血阻络，阴损及阳，阴阳两虚是其主要证候演变规律；而阳虚是影响病情进展的关键证候因素。

【临床表现】

早期眼部多无自觉症状，病久可有不同程度视力减退，眼前黑影飞舞，或视物变形，甚至失明。眼底表现包括微动脉瘤、出血、硬性渗出、棉绒斑、静脉串珠状改变、视网膜内微血管异常、黄斑水肿、新生血管、视网膜前出血及玻璃体积血等。

本病的并发症有玻璃体脱离、牵拉性视网膜脱离、虹膜新生血管及新生血管性青光眼等，其中后两种最常见，也是致盲的重要原因。牵拉性视网膜脱离：视网膜增殖膜及新生血管膜收缩，是引发牵拉性视网膜脱离的主要原因。虹膜新生血管及新生血管性青光眼：糖尿病视网膜病变致广泛视网膜缺血，诱发血管生长因子，刺激虹膜及房角产生新生血管。虹膜新生血管表现为虹膜表面出现的细小弯曲、不规则血管，多见于瞳孔缘，可向周边发展；房角新生血管阻塞或牵拉小梁网，或出血而影响房水引流，导致眼压升高，形成新生血管性青光眼。

【实验室检查】

1. 眼底荧光素血管造影　检眼镜下未见糖尿病视网膜病变眼底表现的患者，眼底荧光素血管造影检查可出现异常荧光，如微血管瘤样强荧光、毛细血管扩张或渗漏、视网膜无灌注区、新生血管及黄斑囊样水肿等。因此，眼底荧光素血管造影可提高糖尿病性视网膜病变的诊断率，有助于评估疾病的严重程度，并指导治疗，评价临床疗效。

2. 暗适应和电生理检查　糖尿病视网膜病变患者可出现暗适应功能异常，表现为杆阈、锥阈升高；多焦视网膜电图检查表现为黄斑区反应密度降低；标准闪光视网膜电图检查 a 波、b 波振幅降低；患病早期可见视网膜振荡电位异常，表现为总波幅降低，潜伏期延长。由于视网膜振荡电位能客观而敏感地反映视网膜内层血循环状态，故能显示糖尿病视网膜病变的进展。

【诊断要点】

1. 有糖尿病病史。

2. 眼底检查可见微动脉瘤、出血硬性渗出、棉绒斑、静脉串珠状、视网膜内微血管异常、黄斑水肿、新生血管、视网膜前出血及玻璃体积血等。

3. 眼底荧光素血管造影可帮助确诊。

4. 分级标准 .2002 年全球糖尿病视网膜病变项目组根据糖尿病视网膜病变早期治疗研究和 wisconsin 糖尿病视网膜病变流行病学研究两个大样本多中心临床研究证据制订了国际糖尿病视网膜病变及糖尿病性黄斑水肿分级标准（表 14-1、表 14-2）。

表 14-1 糖尿病性视网膜病变国际临床分级

分级	病变严重程度	散瞳眼底检查所见
1	无明显视网膜病变	无异常
2	轻度非增生性糖尿病性视网膜病变	仅有微动脉瘤
3	中度非增生性糖尿病性视网膜病变	除微动脉瘤外，还存在轻于重度非增生性糖尿病性视网膜病变的改变
4	重度非增生性糖尿病性视网膜病变	出现以下任一改变，但无增生性视网膜病变的体征 ①4 个象限的每一象限中出现多于 20 处视网膜内出血 ②在 2 个或以上象限中出现静脉串珠样改变 ③至少有 1 个象限出现明显的视网膜内微血管异常
5	增生性糖尿病性视网膜病变	出现下列一种或一种以上改变的体征： ①新生血管 ②玻璃体积血或视网膜出血

表 14-2 糖尿病性黄斑水肿国际临床分级

程度	散瞳眼底检查所见
无	在后极部无明显视网膜增厚或硬性渗出
轻	后极部存在部分视网膜增厚或硬性渗出，但远离黄斑中心
中	视网膜增厚或硬性渗出接近但未累及黄斑中心凹
重	视网膜增厚或硬性渗出累及黄斑中心凹

【鉴别诊断】

本病应与高血压性视网膜病变、视网膜静脉阻塞相鉴别。（详见相应章节）

【治疗】

（一）治疗原则

本病作为糖尿病的并发症，血糖控制情况与疾病的进展和视力预后有密切关系，其治疗的基本原则是有效控制血糖。同时，控制高血压和高血脂也十分重要。

本病的病理机制复杂，目前仍未完全清楚，西医常以眼底激光治疗或玻璃体切割手术为主，药物治疗为辅，尚无特效专药。中医则根据气阴两虚，肝肾不足，阴阳两虚而致脉络瘀阻，痰浊凝滞的本虚标实为基本病机。以益气养阴、滋养肝肾、阴阳双补治其本，通络明目、活血化瘀、化痰散结治其标。实验研究及多中心临床研究结果表明，中医在保护视功能，改善眼底病变及全身症状方面有一定优势。总之，治疗本病应在西医有效控制血糖基础上，以中医辨证论治为主，适时采用眼底激光光凝或手术的中西医结合治疗方案，提高疗效和减少失明。

（二）中医治疗

1. 辨证论治

（1）肾阴不足，燥热内生证

症状：视力减退，视网膜病变为 1～2 级；口渴多饮，口干咽燥，消谷善饥，大便干结，小便黄赤；舌质红，苔微黄，脉细数。

分析：久病伤肾，肾阴不足，阴虚火旺，虚火上炎，灼伤脉络，血溢络外，故眼底出血、渗出，视物模糊；口渴多饮，口干咽燥，大便干结，小便黄赤，舌质红，苔微黄，脉细数均为阴虚火旺之候。

治法：滋阴润燥。

方剂：知柏地黄汤（《医宗金鉴》）加减。

药物：熟地黄 15g，山茱萸 5g，山药 10g，泽泻 10g，茯苓 10g，牡丹皮 10g，知母 15g，黄柏 10g，女贞子 10g，墨旱莲 10g。

方解：知柏地黄汤方中熟地黄补益肝肾；山药补脾养胃，生津益肺，补肾涩精；山茱萸补益肝肾，涩精固脱；泽泻利小便，清湿热；牡丹皮清热凉血，活血化瘀；茯苓利水渗湿，健脾宁心；知母清热泻火，生津润燥；黄柏清热燥湿，泻火除蒸。诸药合用，以解消渴日久肾阴亏损，阴虚火旺，血不循经之证。

加减：若眼底以微血管瘤为主，可加丹参 10g，郁金 10g，凉血化瘀；出血明显者，可加生蒲黄 10g[包煎]，墨旱莲 10g，牛膝 10g，以止血活血，引血下行；有硬性渗出者，可加浙贝母 10g，海藻 10g，昆布 10g，以清热消痰，软坚散结。

（2）气阴两虚，络脉瘀阻证

症状：视物模糊，或视物变形，或自觉眼前黑花飘移，视网膜病变多为 2～4 级；神疲乏力，气短懒言，口干咽燥，自汗便干或稀溏；舌胖嫩、紫暗或有瘀斑，脉细乏力。

分析：气虚水湿运化乏力，气虚不能摄血，故眼见黑花飘移，眼底视网膜水肿、渗出及出血；全身及舌脉表现均为气阴两虚之候。

治法：益气养阴，活血通络。

方剂：生脉散（《医学启源》）合杞菊地黄丸（《医级》）加减。

药物：人参 10g，麦冬 15g，五味子 6g，熟地黄 15g，山茱萸 5g，山药 12g，泽泻 10g，牡丹皮 10g，茯苓 10g，枸杞子 10g，菊花 10g。

方解：生脉散方中人参甘温，益元气，补肺气，生津液，是为君药。麦冬甘寒养阴清热，润肺生津，用以为臣药。人参、麦冬合用，则益气养阴之功益彰，五味子酸甘，敛肺止汗，生津止渴，为佐药，三药合用，一补一润一敛，益气养阴，生津止渴，敛阴止汗，使气复津生，汗止阴存，气充脉复，故名"生脉"散。

杞菊地黄丸，为六味地黄丸加枸杞子、菊花而成，以清肝明目，补益肝肾。

加减：视网膜出血量多者，可酌加三七粉 3g[吞服]，墨旱莲 10g，牡丹皮 10g，以增凉血、活血、止血之功；伴有黄斑水肿者，酌加白术 10g，薏苡仁 15g，车前子 10g[包煎]，以利水消肿。

（3）肝肾亏虚，目络失养证

症状：视物模糊，甚至视力严重障碍，视网膜病变多为 2～4 级；头晕耳鸣，腰膝酸软，肢体麻木，大便干结；舌暗红苔少，脉细涩。

分析：禀赋不足，或色欲过度，肝肾阴虚，目失所养，神光乏源，故视物模糊，眼底见微动脉瘤、出血、硬性渗出、棉绒斑、静脉串珠状、视网膜内微血管异常等病变；腰为肾之府，膝为筋之府，肝主筋，肝肾阴虚腰膝失养则腰膝酸软，肢体麻木；舌暗红苔少，脉细涩等均为肝肾亏虚，目络失养之候。

治法：滋阴益肾，润燥生津。

方剂：六味地黄丸（《小儿药证直诀》）加减。

药物：熟地黄 15g，山茱萸 10g，山药 12g，泽泻 10g，牡丹皮 10g，茯苓 10g。

方解：方中重用熟地黄滋阴补肾，填精益髓，为君药。山茱萸补养肝肾，并能涩精，取"肝肾同源"之意；山药补益脾阴，亦能固肾，共为臣药。三药配合，肾肝脾三阴并补，是为"三补"，但熟地黄用量是山茱萸与山药之和，故仍以补肾为主。泽泻利湿而泄肾浊，并能减熟地黄之滋腻；茯苓淡渗脾湿，并助山药之健运，与泽泻共泻肾浊，助真阴得复其位；牡丹皮清泄虚热，并制山茱萸之温涩。三药称为"三泻"，均为佐药。六味合用，三补三泻，其中补药用量重于"泻药"，是以补为主；肝、脾、肾三阴并补，以补肾阴为主，这是本方的配伍特点。

加减：自汗、盗汗者，加黄芪 15g，生地黄 15g，牡蛎 10g[先煎]，浮小麦 10g，以益气固表；视网膜水肿、渗出多者，加猪苓 10g，车前子 10g[包煎]，益母草 10g，以利水化瘀；视网膜出血者，加三七粉 3g[吞服]，墨旱莲 10g，以活血化瘀；视网膜出血量多、色红，有发展趋势者可合用生蒲黄汤（《中医眼科六经法要》）生蒲黄 24g[包煎]，墨旱莲 24g，丹参 15g，荆芥炭 12g，郁金 15g，生地黄 12g，川芎 6g，牡丹皮 12g；出血静止期，则可合用桃红四物汤（《医垒元戎》）：当归 10g，川芎 6g，白芍 10g，熟地黄 10g，桃仁 10g，红花 5g。

（4）阴阳两虚，血瘀痰凝证

症状：视力模糊或严重障碍，视网膜病变多为 3～5 级；神疲乏力，五心烦热，失眠健忘，腰酸肢冷，阳痿早泄，下肢浮肿，大便溏结交替；唇舌紫暗，脉沉细。

分析：阴阳两虚，痰瘀互结，有形之物阻滞，脉络不利，故见眼底视网膜水肿、渗出，玻璃体灰白增殖条索或与视网膜相牵、视网膜增殖膜等；全身症状及舌脉均为阴阳两虚，血瘀痰凝之候。

治法：阴阳双补，化痰祛瘀。

方剂：左归丸（《景岳全书》）或右归丸（《景岳全书》）加减。

药物：左归丸：熟地黄 30g，枸杞子 10g，山茱萸 6g，山药 10g，菟丝子 10g，川牛膝 10g，鹿角胶 10g[烊化兑服]，龟甲胶 10g[烊化兑服]。右归丸：熟地黄 15g，山药 10g，山茱萸 10g，枸杞子 10g，鹿角胶 10g[烊化兑服]，菟丝子 10g，杜仲 10g，当归 10g，肉桂 3g[后下]，制附子 6g[先煎]。

方解：左归丸方中熟地黄、山药、枸杞子、山茱萸、菟丝子补益肾水，滋阴填精；鹿角胶、龟甲胶养肝益肾，阴阳俱补；川牛膝补肾强筋，引药入肾。全方以补肾水真阴为主，故曰左归丸。右归丸方中熟地黄、山药、山茱萸、枸杞子滋补肾阴；鹿角胶、菟丝子、杜仲补益肾精；当归滋补肝血；肉桂、附子温补肾阳；肾阳足，肾精充，则精神得养，神光得以温煦，则内障诸症可望获效。

加减：玻璃体灰白增殖条索或与视网膜相牵、视网膜增殖膜者，加瓦楞子10g，浙贝母10g，海藻10g，昆布10g，软坚散结；加三七3g^[吞服]，生蒲黄10g^[包煎]，花蕊石10g^[研末吞服]，化瘀止血；加沙苑子10g，淫羊藿10g，补益肝肾而明目。

2. 针刺治疗

体针：取睛明、球后、攒竹、血海、足三里、三阴交、肝俞、肾俞、胰俞等穴，可分两组轮流取用，每次取眼区穴1～2个，四肢及背部3～5个，平补平泻，留针30分钟，每日1次，10次为一疗程。

（三）西医治疗

1. 控制血糖　采用饮食控制或联合降糖药物。长期稳定地控制血糖，能延缓疾病的发展，短时间内快速降低血糖，反而会加重病情。

2. 羟苯磺酸钙胶囊　可降低毛细血管通透性，降低血黏度，减少红细胞和血小板聚集及其释放反应。预防用药：每日500mg，分1～2次服用；非增生性糖尿病视网膜病变，每日750～1500mg，分2～3次服用；增生性糖尿病视网膜病变每日1500～2000mg，分3～4次服用。疗程为3～6个月。

其他药物如口服阿司匹林、肌注普罗碘铵等可促进出血吸收。

3. 光凝治疗　主要适用于国际分级标准第4级，过早激光治疗弊大于利。根据治疗目的不同，糖尿病视网膜病变各期的光凝方法也不同。黄斑水肿可采用氩激光作局部格栅样光凝；增殖前期，视网膜出血和棉絮状斑增多，广泛微血管异常，毛细血管无灌注区增加，提示有产生新生血管进入增殖期的危险时，应做全视网膜光凝，防止发生新生血管；如果视网膜和视盘有新生血管时，应立即做全视网膜光凝以防止新生血管出血和视力进一步下降。

4. 玻璃体切割术　用于大量玻璃体积血和/或有机化条带牵拉致视网膜脱离。手术的目的是清除混浊的玻璃体，缓解玻璃体视网膜牵拉，封闭裂孔，使脱离视网膜复位。

【病案举例】

例1　张健验案（《张健眼科医案》）

王某，男，48岁，湖南省长沙市卷烟厂，工人。于2015年1月21日初诊。

主诉：双眼视物模糊1年，加重1月。

病史：患者近1年来视物不清，近1个月来双眼视物模糊加重，眼前黑影飘动，口渴多饮，小便多，困倦乏力。糖尿病8年，间常服二甲双胍、阿卡波糖等药，未能坚持服药，亦未能控制饮食。

检查：视力：右眼0.2，左眼0.2。双眼晶状体轻度混浊，玻璃体混浊，视盘大小颜色正常，A：V＝2：3，视网膜可见微血管瘤（+++）及小片状出血。空腹血糖12.4mmol/L。眼底血管荧光造影：双眼后极部可见散在大量动脉瘤性强荧光及斑片状视网膜出血遮蔽荧光。舌质红，苔薄黄，脉细数。

诊断：糖尿病性视网膜病变（双眼）。

辨证：阴虚火旺证。

治法：滋阴润燥。

方剂：知柏地黄丸（《医宗金鉴》）加减。

处方：熟地黄 15g，山茱萸 5g，山药 10g，泽泻 10g，茯苓 10g，牡丹皮 10g，知母 15g，黄柏 10g，女贞子 10g，墨旱莲 10g。7 剂。

服法：水煎，每日 1 剂，分 2 次温服。

医嘱：①按时服用降血糖药，监测血糖。②饮食宜清淡，禁辛辣炙煿之品。

二诊（2015 年 1 月 28 日）：双眼视物较前清楚，口渴多饮好转，空腹血糖 7.4mmol/L。视力：右眼 0.3，左眼 0.4。原方加丹参 10g，郁金 10g，以凉血化瘀。水煎，每日 1 剂，分 2 次温服。7 剂。

三~十一诊（2015 年 2 月 4 日~4 月 1 日）：原方先后加麦冬 10g，五味子 5g，以养阴生津；加三七粉 3g [吞服]，以活血散瘀。共服药 56 剂。双眼前黑影减少，视物较明，口渴多饮，小便多，困倦乏力，逐渐好转，血糖控制在 6.5mmol/L 以下。检查视力：右眼 0.4，左眼 0.5。改服麦味地黄口服液，1 次 10mL，1 日 2 次，连服 2 月。以巩固疗效。

按语：《秘传证治要诀·三消》认为："三消久之，精血既亏，或目无视，或手足偏废如风疾……"患者久病伤肾，肾阴不足，阴虚火旺，虚火上炎，灼伤脉络，血溢络外，故眼底出血、渗出，视物模糊，口渴多饮，小便多，困倦乏力，舌质红，苔薄黄，脉细数均为阴虚火旺之候。知柏地黄汤加减方中熟地黄补益肝肾；山药补脾养胃，生津益肺，补肾涩精；山茱萸补益肝肾，涩精固脱；泽泻利小便，清湿热；牡丹皮清热凉血，活血化瘀；茯苓利水渗温，健脾宁心；知母清热泻火，生津润燥；黄柏清热燥湿，泻火除蒸；女贞子、墨旱莲补益肝肾，滋阴止血。诸药合用，以解消渴日久肾阴亏损，阴虚火旺，血不循经之证。

例 2　高辉验案

张某，男，63 岁。2009 年 1 月 07 日初诊。

主诉：双眼视物不清 1 年。

病史：2 型糖尿病病史 17 年，注射胰岛素控制血糖，空腹血糖 8.9mmol/L。

检查：视力：右眼 0.4（矫正无进步），左眼 0.12（矫正无进步），双眼外眼无异常，角膜清，双眼晶状体轻度混浊，右眼视网膜散在微血管瘤，黄白色硬性渗出，并见小点片状出血；左眼视网膜颞侧黄色硬性渗出及片状出血波及黄斑区，黄斑区轻度水肿。尿常规：蛋白质（++）。刻诊：口干，体倦乏力，大便燥；舌质淡紫，脉细涩。

诊断：双眼糖尿病视网膜病变（双眼消渴目病）。

辨证：气阴两虚证。

治法：益气养阴解郁。

方剂：益气养阴解郁汤（刘怀栋教授经验方）加减。

处方：黄芪 30g，山药 10g，苍术 15g，生地黄 30g，熟地黄 20g，木贼 10g，蝉蜕 10g，牛膝 30g，生牡蛎 15g [先煎]，地龙 10g，益母草 20g，天花粉 15g。

服法：水煎，每日 1 剂，分 2 次温服。

医嘱：饮食宜清淡，忌肥甘油腻辛辣之品。

二诊（2009年1月22）：患者服药14剂，诉药后症状改善，继服初诊方21剂。

三诊（2009年2月13日）：患者身倦乏力，视物模糊症状改善，大便略干。视力右眼0.4，左眼0.4。尿常规：蛋白质（＋）。眼底检查：右眼视网膜出血较前减少，左眼颞侧视网膜出血部分吸收，黄斑区水肿明显消退。初诊方，加盐知母3g，盐黄柏3g，退虚热，坚肾阴，嘱其坚持服药30剂。

四诊（2009年3月15日）：患者诉视物较前清晰，近5日时有咳嗽，前方加桔梗6g，前胡10g，宣肺止咳，服药15剂。

五诊（2009年4月1日）：患者双眼视力明显提高，右眼0.6，左眼0.5，眼底检查：右眼视网膜出血吸收，微血管瘤，黄白色渗出仍存在；左眼颞侧视网膜出血吸收，黄斑区水肿消退，视网膜仍见少许渗出。尿常规：蛋白质（－）。后继服三诊方1个月后停药，随访2年视功能维持稳定，视网膜未再发生出血。

按语：该例患者17年糖尿病病史，辨证为气阴两虚，予益气养阴解郁汤加减方，坚持服药6个月而获效。首先在玄府理论指导下结合脏腑辨证处方用药，对于糖尿病视网膜病变这类慢性疾病做到了有方有守，坚持治疗而获得疗效。其次，在于应用木贼、蝉蜕、羌活、防风等风药于内眼病，起到开通玄府、散郁明目的作用。在庞氏眼科理论中蝉蜕为疏肝解郁、通利玄府之佳品，尤适用于玄府郁闭不启、郁而不解、脉络失畅者，使气血津液上输于目。风药在糖尿病视网膜病变治疗中的应用提高了治疗效果，有助于视功能的恢复。

【治疗心得】

糖尿病性视网膜病变以眼底出血、渗出、水肿、增殖为主要临床表现。其主要病机为气血阴阳失调，以气阴两虚，肝肾不足，阴阳两虚为本，脉络瘀阻，痰浊凝滞为标。治宜益气养阴，滋养肝肾，阴阳双补治其本；通络明目，活血化痰散结治其标。临证要全身辨证与眼部辨证相结合。首先辨全身虚实、寒热，根据眼底出血时间，酌加化瘀通络之品。早期出血以凉血化瘀为主，出血停止两周以上，以活血化瘀为主，后期加用化痰软坚之剂。微血管瘤、水肿、渗出等随证加减。同时要严格控制血糖、血脂及血压等。黄斑水肿者可采用氩激光作局部格栅样光凝治疗；出现增生性改变，可作散在或全视网膜光凝治疗；如果患者屈光介质不清如有白内障或玻璃体积血尚可看清眼底者则作氪红激光光凝治疗；当糖网病患者因白内障或玻璃体积血看不清眼底，不能作光凝治疗时，则可作视网膜冷冻治疗；玻璃体积血长期不吸收或有视网膜脱离则应考虑玻璃体切割术。

【食疗方】

1. 山药桂圆玉竹粳米粥

组成：山药10g，桂圆肉10g，玉竹20g，粳米100g。

功效：滋阴润肺，生津止渴。

主治：糖尿病性视网膜病变，中医辨证为阴虚燥热。

方解：方中山药健脾益气；桂圆肉滋阴润肺；玉竹润肺补脾；粳米益气清热，除烦止渴。适宜于阴虚燥热之证。

制法：先将玉竹切片加水煮去渣取汁，玉竹汁同山药、桂圆肉、粳米入锅内，加适量水煮粥。

用法：1 日 1 次，早餐服用。

2. 麦参旱莲小米粥

组成：麦冬 10g，人参 6g，墨旱莲 20g，小米 100g。

功效：益气养阴，凉血化瘀。

主治：糖尿病性视网膜病变，中医辨证为气阴两虚。

方解：方中麦冬滋阴润肺；人参味甘，大补六气，益肺脾肾；墨旱莲凉血化瘀；小米益气健脾养胃。本方适用于气阴两虚之证。

制法：墨旱莲加水煮汁去渣滓，粳米加墨旱莲汁及麦冬、人参酌加适量清水煮粥。

用法：当早餐。

【名医经验】

1. 姚芳蔚经验（上海市眼病防治研究所名中医）：认为本病晚期辨证重脾肾，滋阴补肾调气血。晚期糖尿病性视网膜病变是指糖尿病并发视网膜病变多年而致失明的病例，这些病例或表现为反复性玻璃体积血，或出现广泛性新生血管，纤维增生，或同时伴有网脱或青光眼。他们皆经多处治疗无效，并判为不治之症。姚芳蔚在可能情况下予以治疗并积累了丰富的经验，结合患者体征，采取辨证分型治疗，常以芪术地黄汤为基本方随症加减，方由生黄芪、苍术、白术、生地黄、山药、茯苓、泽泻、山茱萸、牡丹皮、玄参等药组成。加减：眼内新鲜出血，选加生炒蒲黄、茜草、花蕊石、三七、白茅根、生槐花；出血久不吸收，加赤芍、郁金、川芎、丹参；陈旧性出血伴机化选加海藻、昆布、煅牡蛎。伴网膜动脉硬化者，加槐花、荠菜花；阴虚，加沙参、麦冬；阳虚，加附子、肉桂；气虚，加党参；血虚，加当归；火旺，加知母、黄柏；痰阻，加制半夏；高血压，加石决明、雏菊花；脂血症，加栀子、首乌；高血糖，加枸杞子、葛根、玉米须、玉竹。经 3～6 个月治疗，眼底出血吸收或基本吸收。姚芳蔚认为，本症治疗必须结合全身，因为本症是因全身病并发。据调查本症发病与糖尿病病程及病情有密切关系，病程长，发病率高，病情重，致盲率亦高，而且这些盲人绝大多数是因治疗不及时，药不对症，血糖始终难以控制，或者虽已控制，但因为时已晚，因而出现眼底之严重病变。同时有高血压、脂血症多年以及心肾等脏器病变亦能影响血糖，所以在治疗时必须从多方面通过辨证来求病因病机而做根本治疗。姚芳蔚认为糖尿病脏腑主要以肺脾肾三脏为主，因脾虚不能散精于肺，则津液匮乏，肺不能通调水道致小便无节，而肾为摄纳肺气、调节水液，所以糖尿病的发生在于肺脾肾功能失调。而本症发生于糖尿病后期，后期病例多见阴津不足、肾水亏耗的体征，由于阴虚水亏不能制阳，致使虚阳上浮，犯于目窍，而灼伤血络，同时也由于阴血久亏，必然伤及气分，使气虚不能摄血，所以导致反复出血，难以吸收。鉴于以上病机，所以姚芳蔚对本症以气阴两虚辨证，而用滋阴补肾、健脾益气论治，方用六味地黄丸补肾养血，芪术健脾以摄血，作为基本方，并根据全身及眼部所见随症加减。姚芳蔚认为眼部所见主要为出血，血溢络外为瘀血，理当化瘀，但本症是以反复出血为特征，活血化瘀药用之不当，反而促使再出血，所以要慎用。当选用既能活血又能止血的药物，如三七、蒲黄、花蕊石等；对出血久不吸收可加大黄芪剂量，再加党参以摄血。如出血仍不吸收，必因瘀血阻络，加川芎、郁金、当归、丹参以行气活血化瘀。如果这些病例在治疗过程中还是反复出血，则既要考虑止血，又要考虑清热，止血可防止继续出血，清热是针对血得热妄行而用药，当然这些药物的应用，还要根据体征。但本症病例因为长期用降糖药，少有三多症状，亦少其他症状，则可根据舌苔与脉象用药。对本症所见广泛性机化，可选加海藻、昆布、山楂、牡蛎等药，这些药物功能软坚散结，虽不能使机化消退，却能够防止其进一步发展，至于血管瘤及新生血管的形成是因为局部缺氧而引起。现代研究认为益气活血中药可以改善微循环，增加血氧供应，这亦为本症以气阴两虚辨证选用益气养阴、行气活血法提供了科学依据。姚芳蔚认为，本症病情严重，在治疗过程中不可能一成不变，而是要根据所见随证而治，同时本症选用益气养阴法虽有效果，但不显著，所以有必要深入研究，以期获得更有效的方药。

2. 庞万敏经验（河北省眼科医院名中医）：根据本病病因分4证论治：①气津亏耗：肾精不足，阴液亏损，导致阳热偏盛，内灼津液，或精不化气，气不布津，津液亏涸，则目脉不充，郁而为患。症见口渴，疲乏，舌红脉数。治宜益气润燥，清热活络。方用糖网润燥饮：生地黄30g，玄参30g，麦冬30g，天花粉30g，山药30g，玉竹15g，沙参15g，黄芪15g，丹参15g，金银花15g。单纯型者，加藕节12g，女贞子30g，墨旱莲30g；黄斑水肿，加泽兰12g，白薇12g；增殖型者，加珍珠母30g[先煎]，鳖甲30g[先煎]；热象明显者，加龙胆10g，栀子10g，黄芩10g；若肝阴不足，脾气虚弱，瘀热阻络者，眼底出血久不吸收，可服二至葫芦饮：女贞子30g，墨旱莲30g，茺蔚子30g，怀山药30g，陈葫芦30g，金银花15g，白术15g，丹参15g，泽兰15g，或加韭菜子15g，饮食欠佳，加鸡内金10g；阳痿，加菟丝子30g。②脾虚络阻：嗜食厚味，损伤脾胃，运化失常，内蕴化热，灼耗津亏，血脉迟滞。治宜健脾益气，通脉活络。方用参苓白术散加减。腹泻，加肉豆蔻10g[后下]；肢冷畏寒，加附子10g[先煎]。③肾虚络阻：肾虚精亏，固摄无权，气化失常，水谷精微不得升，浊不得降，气不行津，则血瘀目脉而为病。治宜滋阴活络，方用六味地黄汤，加白薇15g，泽兰10g，丹参10g，王不留行10g；若遗精，加金樱子10g，桑螵蛸10g；肾阳不足者，加肉苁蓉10g，狗脊10g，鹿茸5g；出血较多，加蒲黄12g[包煎]，三七粉1.5g[吞服]。④燥热络阻：燥热偏盛，阴津亏耗，或阴亏阳亢，津涸热燥，目络涩滞，瘀热成患。新生血管形成，反复出血。治宜滋阴润燥，凉血散瘀。方用育阴凉散汤：生地黄12g，百部12g，夏枯草12g，金银花12g，炒茜草12g，山药10g，沙参10g，黄芩炭10g，炒栀子10g，白及10g，阿胶10g[烊化兑服]，牡丹皮6g，赤芍5g，大黄炭5g[包煎]。

【治疗进展】

糖尿病性视网膜病变治疗首先应严格控制血糖，治疗高血压、高血脂，定期检查眼底及荧光素眼底血管造影。增殖期应做全视网膜光凝，以防止新生血管形成，并使已形成的新生血管退化，阻止病变继续恶化。对黄斑水肿和囊样水肿可行氩黄激光格栅光凝，防止进一步恶化。如玻璃体积血长时间不吸收、牵拉性视网膜脱离，特别是新发生的黄斑部脱离，应行玻璃体切割术。术中同时行全视网膜光凝，防止复发出血。改善循环药物，作为辅助治疗。目前被临床应用的血管内皮生长因子抑制剂可以用于玻璃体内注射。对于眼内新生血管，特别是黄斑水肿都有明显疗效，特别是术前使用，可以明显减少术中出血，大大提高手术成功率。中医辨证论治可参与全程治疗，对改善全身情况及眼底病变，有极大帮助。

【预防与调护】

1. 严格、合理控制血糖、血压、血脂，调整起居、饮食，适当运动。
2. 定期进行眼科检查，及时进行针对性治疗。

第五节　高血压性视网膜病变

高血压性视网膜病变是指由高血压引起的视网膜病变。根据高血压的类型，可分为急性和慢性两种。

本病无对应中医病名，根据眼部症状可分属"暴盲""视瞻昏渺"等中医眼病范畴。

【病因病机】

西医认为长期缓慢持续的高血压，可使视网膜动脉由功能性血管痉挛，逐渐发生管壁弥漫性细胞增生、弹力纤维增生、玻璃样变性，从而导致管径逐渐狭窄，发生慢性高血压性视网膜病变；血压短期急剧增高，可引起视网膜及脉络膜血管失代偿，使血管壁细胞肿胀、破裂而渗透性增加，发生急性高血压性视网膜病变。

2. 中医认为本病病因病机可归纳为风、火、痰、虚四个方面。多因肝肾阴阳失调，阴虚阳亢；或肝阳亢盛，风火上攻，气血逆乱；或痰湿阻络，血不循经所致。

【临床表现】

高血压患者视力逐渐下降或骤降，或无眼部症状，偶然由眼底检查而发现。

慢性高血压性视网膜病变：早期视网膜动脉普遍缩窄，管径不规则、粗细不均匀。随着病情进展，动脉管壁增厚，出现动静脉比增加，动脉反光增强，血管内血柱色浅或几乎不见，动脉迂曲，特别是黄斑区小血管常呈螺旋状弯曲、动脉分支呈锐角、动静脉交叉征等动脉硬化表现。当病情进一步加重，末梢血管管壁受损，屏蔽功能失常，后极部出现视网膜水肿、出血、棉絮斑及硬性渗出斑，有时可见微血管瘤。急性高血压性视网膜病变：见于突然、急剧的血压升高，主要表现为视盘和视网膜水肿，合并视网膜出血、渗出和棉絮状斑，称为高血压性视神经视网膜病变。同时可见上述眼底改变。

【诊断要点】

1. 高血压病史。
2. 视网膜动脉痉挛、缩窄，或视网膜动脉硬化，或有视网膜水肿、出血、棉絮斑及硬性渗出斑、视盘水肿等病理改变。

3. 分级

Ⅰ级：视网膜小动脉轻度普遍变细，小动脉管径均匀，无局部缩窄。

Ⅱ级：明显小动脉狭窄及局部管径不规则。

Ⅲ级：弥漫小动脉明显狭窄及管径不规则，合并视网膜出血、渗出和棉絮状斑。

Ⅳ级：在Ⅲ级基础上加上视乳头水肿和视网膜水肿。

【鉴别诊断】

本病可能诱发视网膜静脉阻塞，故应注意鉴别。本病有高血压病史，多双眼发病，有较典型的高血压性眼底血管改变，出血多位于后极部；视网膜静脉阻塞多单眼发病，出血沿大静脉分布。

【治疗】

（一）治疗原则

针对病因控制高血压，营养视网膜和促进视网膜病变的消退。中医根据全身症状结合眼底的改变，采用滋阴潜阳、平肝息风、行气活血及针刺等法治疗。

（二）中医治疗

1. 辨证论治

（1）阴虚阳亢证

症状：视物不清，眼底血管窄细弯曲，伴头晕目眩，腰膝酸软，记忆减退，血压较高；舌质红，苔白，脉弦。

分析：肝肾阴虚，肝阳偏亢，阳亢化风，气血逆乱，风阳上扰，故见头晕目眩，视物不清，记忆减退；舌质红，苔白，脉弦均为阴虚阳亢之候。

治法：滋阴潜阳。

方剂：镇肝熄风汤（《医学衷中参西录》）加减。

药物：怀牛膝15g，生代赭石30g[先煎]，生龙骨15g[先煎]，生牡蛎15g[先煎]，生龟甲15g[先煎]，生杭白芍15g，玄参15g，天冬15g，川楝子6g，生麦芽6g，茵陈6g，甘草5g，生地黄15g，夏枯草10g。

方解：方中怀牛膝苦酸性平，归肝肾经，重用以引血下行，折其阳亢，并有补益肝肾之效，为君药。代赭石质重沉降，合牛膝引气血下行治其标；龙骨、牡蛎、龟甲、白芍益阴潜阳，镇肝息风，共为臣药。玄参、天冬滋阴清热，壮水涵木；肝为刚脏，喜条达而恶抑郁，过用重镇之品以强制，势必影响其条达之性，故以茵陈、川楝子、生麦芽清泄肝热，疏肝理气，以顺肝性，利于肝阳平降镇潜，均为佐药。甘草调和诸药为使。生麦芽又能和胃安中，以防金石、介壳类药的质重碍胃之弊；加生地黄清热凉血，养阴生津；夏枯草清肝明目。诸药相伍，共奏镇肝息风、滋阴潜阳之功。

加减：若见视网膜新鲜出血、渗出，为血热，加黄芩10g，槐花10g，白茅根10g，以凉血止血；五心烦热，潮热盗汗，为虚火上炎，加知母10g，黄柏10g，以清虚火。

（2）肝热生风证

症状：视物不清，视盘视网膜水肿，渗出出血，伴血压骤升，剧烈头痛，头重脚轻，烦躁易怒，肢体麻木，口苦咽干；舌质红，苔黄，脉弦有力。

分析：邪热炽盛，上扰清窍，则视盘网膜水肿，渗出、出血，视物不清；热极动风，则血压骤升，剧烈头痛，头重脚轻；肝经热盛，热扰心神，则烦躁易怒；热灼阴津，则口苦咽干；筋脉失养，故肢体麻木；舌质红，苔黄，脉弦有力均为肝热生风之候。

治法：平肝息风。

方剂：羚角钩藤汤（《通俗伤寒论》）加减。

药物：山羊角15g[先煎]，桑叶10g，生地黄15g，钩藤10g[后下]，菊花10g，茯神木10g，白芍10g，竹茹10g，栀子10g，甘草3g。

方解：以山羊角代羚羊角，其药性咸寒入肝，清热凉肝息风；钩藤甘寒入肝，清热平肝，息风解痉，两者合用，相得益彰，清热凉肝，息风止痉之功益著，共为君药。桑叶、菊花辛凉疏泄，清热平肝，助君凉肝风之效，用为臣药。热极生风，风火相扇，最易耗阴劫液，故以生地黄凉血滋阴，白芍养阴柔肝，二者合甘草，酸甘化阴，养阴增液，舒筋缓急，与君药相配，标本兼顾，可增强息风解痉之效。邪热亢盛，每易灼津成痰，故用竹茹以清热化痰；热扰心神，以茯神木平肝宁心安神，栀子泻火除烦，清肝胆火以明目，俱为佐药。甘草兼和药为使。

加减：大便秘结者，加大黄10g[后下]；神志不清者，加服安宫牛黄丸。

（3）瘀血阻滞证

症状：眼底出血，视力减退，伴情志不舒，胸胁胀满，半身不遂；舌质紫暗，脉弦紧。

分析：情志不舒，肝郁气滞，日久化火，迫血妄行，血溢络外，神光遮蔽，故眼底出血，视力下降；肝气不疏，情志失调，则情志抑郁；血瘀胸中，气机阻滞，则胸胁胀满；正气亏虚，不能行血，以致脉络瘀阻，筋脉失养，故见半身不遂；舌质紫暗，脉弦紧均为气滞血瘀之候。

治法：行气活血。

方剂：血府逐瘀汤（《医林改错》）加减。

药物：桃仁10g，红花3g，当归10g，生地黄15g，川芎5g，赤芍10g，牛膝10g，桔梗10g，柴胡10g，甘草5g，蒲黄10g[包煎]，茜草10g。

方解：血府逐瘀汤，是清代王清任用于治疗胸中血府血瘀诸证之名方，由桃红四物汤（桃仁、红花、当归、川芎、生地黄、赤芍）合四逆散（柴胡、枳壳、甘草、赤芍）加桔梗、牛膝而成。方中以桃红四物汤活血化瘀而养血，防单纯化瘀之伤正；四逆散疏理肝气，使气行则血行；加桔梗引药上行达于胸中（血府）；牛膝能祛瘀血，通经脉，并有引瘀血下行的作用；桔梗与枳壳相配，一升一降，行气宽胸，有使气行血畅之功；加生蒲黄、茜草止血化瘀。诸药相合，构成理气活血之剂，以活血化瘀而不伤正、疏肝理气而不耗气为特点，达到理气活血、祛瘀止痛的功效。

加减：若见半身不遂，气短乏力，脉弦无力者，为气虚无力推动血行，加黄芪30g，以补气。

2. 针刺治疗

主穴：太阳、承泣、风池、攒竹；配穴：足三里。手法：太阳穴斜刺0.5寸，睛明直刺1寸。球后、承泣、足三里直刺1.5寸，风池针尖微向鼻尖方向斜刺1.2寸，攒竹平刺1寸。

（三）西医治疗

1. 明确病因，尽快去除。

2. 原发性高血压患者，如果血压突然急剧升高，最好使舒张压缓慢稳定下降，急剧降低血压可造成器官缺血。因为长期高血压患者小动脉已部分或完全纤维化，血管壁对血压有很高的耐力，且丧失了一定的弹性和收缩力，只有在一定高度的收缩压下，才能维持器官的末梢循环。如果血压突然降得太多，反而出现末梢血液供血不足，而使器官血管出现闭塞现象。

3. 注意饮食，限制食盐摄入。

4. 眼部采取对症治疗，如活血化瘀以促进渗出和出血的吸收，口服维生素 C、E 和芦丁等。

【病案举例】

例1 张健验案（《张健眼科医案》）

任某，男，58岁，湖南省长沙航天和一电子仪器厂，工人。于2014年7月24日初诊。

主诉：双眼视力下降1月。

病史：患者上月开始双眼视力下降，曾自购"苄达赖氨酸（莎普爱思）滴眼液"治疗无效。有10年高血压病史，伴头晕头痛，耳鸣耳聋，记忆力减退，腰膝酸软，烦躁易怒，肢体麻木，口苦口干。

检查：视力：右眼0.5，左眼0.6。0.5%托吡卡胺滴眼液散瞳查眼底：双眼晶状体周边部有轻度放射状混浊，视网膜动脉管径明显变细，视网膜水肿，有棉绒斑和片状出血。血压160/98mmHg。舌质红，苔薄黄，脉弦。

诊断：高血压性视网膜病变3级（双眼）。

辨证：肝阳上亢证。

治法：平肝潜阳。

方剂：天麻钩藤饮（《杂病证治新义》）加减。

处方：天麻10g，钩藤12g^[后下]，生石决明20g^[先煎]，栀子10g，黄芩10g，川牛膝12g，杜仲10g，益母草10g，桑寄生10g，首乌藤10g，茯神15g，丹参10g，生地黄15g，女贞子10g，墨旱莲10g。7剂。

服法：煎服，每日1剂，分2次温服。

医嘱：调情志，忌食肥甘厚腻、辛辣炙煿之品。

西药：厄贝沙坦氢氯噻嗪片，1片（300/12.5mg），每日1次，晨起空腹时口服。

二诊（2014年7月31日）：头晕头痛减轻。视力：右眼0.5，左眼0.6。眼底同前。血压150/90mmHg。舌质红，苔薄黄，脉弦。原方7剂。

三~九诊（2014年8月7日~9月18日）：先后加酸枣仁10g，枸杞子10g，菊花10g。共服药42剂。双眼视物较前清楚，头晕头痛，耳鸣耳聋，记忆力减退，腰膝酸软，烦躁易怒，肢体麻木，口苦口干等症状已消失。视力：右眼0.6，左眼0.8。0.5%托吡卡胺滴眼液散瞳查眼底：双眼晶状体周边部有轻度放射状混浊，视网膜动脉管径明显变细，视网膜水肿、出血吸收。血压140/86mmHg。舌质红，苔薄黄，脉弦。嘱服杞菊地黄丸，每日2次，每次9g，连服2月，以巩固疗效。

按语：久病肝肾阴亏，水不涵木，肝阳失潜，阴不制阳，肝阳上逆，气血上冲，血溢脉外，则视物模糊；肝阳偏亢，风阳上扰，故头晕头痛，烦躁易怒；肝肾阴亏，则腰膝酸软，耳鸣耳聋，记忆力减退；血不荣经，则肢体麻木；津液不足，则口苦口干；舌质红，苔薄黄，脉弦均为肝阳上亢之候。天麻钩藤饮加减方中天麻、钩藤平肝息风，为君药。生石决明咸寒质重，功效平肝潜阳，并能除热明目，与君药合用，加强平肝息风之力；川牛膝引血下行，并能活血利水，共为臣药。杜仲、桑寄生补益肝肾以治其本；栀子、黄芩清肝降火，以折其阳亢；益母草合川牛膝活血利水，有利于平降肝阳；首乌藤、茯神宁心安神，均为佐药。生地黄、女贞子、墨旱莲凉血止血，丹参活血化瘀。诸药合用，共奏平肝息风、清热活血、补益肝肾而明目之效。

例2　张健验案（《张健眼科医案》）

左某，男，65岁，湖南省长沙探矿机械厂，退休干部。于2014年12月18日初诊。

主诉：双眼视力下降7日。

病史：患者于近一周来双眼视力下降。有12年高血压病史，伴头昏头重，形体肥胖，胸闷纳差，心悸怔忡，失眠多梦。

检查：视力：右眼0.5，左眼0.3。0.5%托吡卡胺滴眼液散瞳查眼底：双眼晶状体周边部有轻度车轮状混浊，视网膜动脉管径明显变细，右眼视网膜有棉绒斑，左眼视网膜水肿，有棉绒斑和片状出血。血压155/100mmHg。舌质淡红有瘀点，苔白腻，脉滑涩。

诊断：高血压性视网膜病变3级（双眼）。

辨证：痰瘀郁滞证。

治法：祛痰化瘀。

方剂：导痰汤（《校注妇人良方》）合血府逐瘀汤（《医林改错》）加减。

处方：半夏10g，天南星3g，茯苓10g，橘红5g，枳壳5g，桃仁10g，红花3g，当归10g，生地黄15g，川芎5g，赤芍10g，牛膝10g，桔梗10g，柴胡10g，甘草5g。7剂。

服法：煎服，每日1剂，分2次温服。

医嘱：调情志，忌食肥甘厚腻、辛辣炙煿之品。

西药：吲达帕胺片，口服，1次2.5mg（1片），每日1次。

二诊（2014年12月25日）：头昏头重减轻。视力右眼0.5，左眼0.3。眼底同前。血压145/90mmHg。舌质淡红有瘀点，苔白腻，脉滑涩。原方7剂。

三~九诊（2015年1月2日~2月13日）：先后加丹参10g，黄芪10g。共服药42剂。双眼视物较前清楚，头昏头重，形体肥胖，胸闷纳差，失眠多梦，心悸怔忡等症状渐轻。视力：右眼0.6，左眼0.8。0.5%托吡卡胺滴眼液散瞳查眼底：双眼晶状体周边部有轻度车轮状混浊，视网膜动脉管径明显变细，视网膜水肿、出血吸收。血压135/80mmHg。舌质红，苔薄黄，脉弦细。嘱服杞菊地黄丸，每日2次，每次9g，连服2月，以巩固疗效。

按语：患者过嗜肥甘，聚湿生痰，郁而化热，痰热互结，上壅目中脉络，则眼内出血、渗出、水肿；湿痰凝聚，阻遏清阳，则头昏头重；痰阻气机，则胸闷纳差；痰瘀互结，瘀热扰心，则心悸怔忡，失眠多梦；舌质淡红有瘀点，苔白腻，脉滑涩均为痰瘀郁滞之候。导痰汤方中天南星燥湿化痰，祛风散结；枳实下气行痰，共为君药。半夏功专燥湿祛痰，橘红下气消痰，均为臣药，辅助君药加强豁痰顺气之力。茯苓渗湿，甘草和中，为佐使药。共奏燥湿化痰、行气开郁之功，气顺则痰自下降，疾病可愈。血府逐瘀汤方中桃仁破血行滞且润燥，红花活血祛瘀以止痛，共为君药。赤芍、川芎助君药活血祛瘀；牛膝活血通经，祛瘀止痛，引血下行，共为臣药。生地黄、当归养血益阴，清热活血；桔梗、枳壳，一升一降，宽胸行气；柴胡疏肝解郁，升达清阳，与桔梗、枳壳同用，尤善理气行滞，使气行则血行，以上均为佐药。桔梗并能载药上行，兼有使药之用；甘草调和诸药，亦为使药。二方合用，既可化痰，又能散瘀，结合服降压药，故能获良效。

【治疗心得】

高血压性视网膜病变是由于高血压造成的，由于血压长期升高，导致眼周供血不足，从而造成视网膜的病变。因此，积极控制血压，降低高血压是防治眼底病变最根本的措施。卫生教育、控制体重、适当的运动和中医辨证论治，有助于改善全身情况和帮助视网膜病变的吸收。

【食疗方】

1. 山楂汤

组成：山楂 30g，知母 30g，黄柏 30g，墨旱莲 10g。

功效：滋阴降火，凉血散瘀。

主治：高血压性视网膜病变，中医辨证为阴虚火旺。

方解：山楂行气散瘀，健脾消食，降脂，降压；知母、黄柏清热泻火，滋阴润燥；墨旱莲滋阴，凉血散瘀。上述 4 种食材搭配在一起具有滋阴降火、凉血散瘀、降压明目的功效。

制法：将上述 4 种食材洗净，放入大号茶杯内，开水浸泡。

用法：当茶饮，每日多次。

2. 天麻汤

组成：天麻 10g，生地黄 15g，珍珠母 15g[先煎]，牡丹皮 10g，玉米须 20g。

功效：滋阴潜阳，活血通络。

主治：高血压性视网膜病变，中医辨证为肝阳上亢。

方解：天麻通络息风；生地黄滋阴凉血；珍珠母平肝潜阳；牡丹皮凉血化瘀；玉米须渗湿利水，降压，降胆固醇等。上述 5 种食材搭配在一起，具有滋阴潜阳、活血通络、降压明目的功效。

制法：将上述 5 种食材洗净，放入大号茶杯内，开水浸泡即可。

用法：当茶饮，每日多次。

【名医经验】

1.庞万敏经验（河北省眼科医院名中医）：根据病因分 2 证论治：①阴虚络阻：老年体衰或素体阴虚，精不养髓则髓海空虚，视衣脉络失养，气不行血，痰瘀阻滞，而成此病。体兼头晕目眩，耳聋耳鸣，视物昏花，口干咽燥，腰膝酸软，五心烦热，舌红少苔，脉沉细或细数。治宜滋阴活络，方用滋阴活络汤：珍珠母 30g[先煎]，熟地黄 15g，生龙骨 15g[先煎]，生牡蛎 15g[先煎]，丹参

15g，女贞子 15g，茺蔚子 12g，麦冬 10g，天冬 10g，沙参 10g，石斛 10g。若心阴虚者，兼失眠梦多，心悸，舌质红，加酸枣仁 10g，柏子仁 10g；肝阴虚者，胸胁隐痛，口苦，加女贞子 10g，墨旱莲 10g；脾阴虚者，兼口干咽燥，大便秘结，加山药 15g，炒芡实 10g；肺阴虚者，兼潮热盗汗，加百合 10g；阴虚阳亢者，头晕目眩，腰膝酸软，加珍珠母 15g [先煎]，川牛膝 10g；头痛者，加钩藤 10g [后下]，蝉蜕 5g，夏枯草 10g；四肢颤动、麻木，㖞斜者，加全蝎 3g，地龙 5g，天麻 10g，僵蚕 5g。②阳亢关格：肝肾不足，阴不敛阳，则肝阳亢于上，亢则生火，气血郁闭，目络阻滞时见眼底出血、水肿、渗出等。体兼头目胀痛，头重脚轻，腰膝酸软，舌红少苔，脉弦细数，治宜育阴潜阳，通脉解郁活络。华云岫云："凡阳上亢，必须用介石以潜之，柔润之品以摄之，味取酸收佐以咸降，务清其营络之热，则升者伏矣。"方用育阴潜阳通脉汤：生地黄 15g，山药 10g，枸杞子 12g，麦冬 10g，白芍 12g，沙参 12g，盐知母 10g，盐黄柏 10g，珍珠母 15g [先煎]，生龙骨 10g [先煎]，生牡蛎 10g [先煎]，怀牛膝 10g，丹参 10g，赤芍 10g，蝉蜕 10g，木贼 10g。若阳亢火盛者，口苦胸痛，加龙胆 10g；阳亢化风者，肢麻㖞僻，加钩藤 10g [后下]，地龙 10g；阳亢冲心，心火上炎者，心悸，失眠，加黄连 5g，莲子心 10g。

2.萧国士经验（湖南中医药大学第二附属医院眼科名中医）：萧国士在治疗高血压视网膜病变时，习惯使用药对：如牛膝配钩藤，主治肝火亢盛型、肾虚型高血压。牛膝味苦、甘、酸，性平，归肝、肾经，具有活血通经、补肝肾、强筋骨、利水通淋、引血下行的功效。钩藤味甘、性微寒，归肝、心包经，具有息风止痉、清热平肝的功效。两者相须相使，能使平肝息风的功效得以增强，牛膝引血下行，引火归原，以降肝火，钩藤也有清热平肝的功效；怀牛膝补肝肾，钩藤清热平肝，一补一平，调和肝肾，以平息肝火。钩藤配天麻，主治肝火亢盛型高血压。钩藤味甘、性微寒，归肝、心包经，具有息风止痉、清热平肝的功效。天麻味甘，性平，归肝经，具有息风止痉、平抑肝阳、祛风通络的功效。天麻和钩藤合用可以增强平肝息风之力，《本草纲目》云："天麻为治风之神药。"而且两者都有降肝火的作用，钩藤清热降肝火，天麻平抑肝阳达到降肝火的作用，两者协同，平肝作用更好。牛膝配白芍：主治瘀血阻滞型、气血两虚型高血压。牛膝味苦、甘、酸，性平，归肝、肾经，具有活血通经、补肝肾、强筋骨、利水通淋、引血下行的功效。白芍味苦、酸、甘，性微寒，归肝、脾经，具有养血调经、平肝止痛、敛阴止汗的功效。牛膝活血，白芍养血，以求养血而不腻，活血而不过。牛膝引血下行，与白芍的平肝相协调，从而抑制肝阳，平息肝火，两者相须相使。钩藤配菊花：主治肝火亢盛型、肝郁型高血压。钩藤味甘，性微寒，归肝、心包经，具有息风止痉、清热平肝的功效。菊花疏散风热、平肝明目、清热解毒的功效。二者相协助，增加其平肝清肝作用。菊花味辛、甘、苦，性微寒，归肺、肝经，具有疏散风热、清上焦之火，可以缓解头痛、头晕之高血压症状，钩藤则主用息风止痉，一标一本，相辅相成。钩藤配夏枯草：主治肝郁型高血压。钩藤味甘，性微寒，归肝、心包经，具有息风止痉、清热平肝的功效；夏枯草味苦、辛，性寒，归肝、胆经，具有清肝火、散郁结的功效。其与钩藤配伍后，作用与钩藤配菊花相似，而夏枯草主要针对肝气郁结而致的头痛头晕的症状，在早期比较适用；后期肝郁化火者则用菊花好。牛膝配丹参：主治阴虚阳亢、肾虚型高血压。牛膝味苦、甘酸，性平，归肝、肾经，具有活血通经、补肝肾、强筋骨、利水通淋、引血下行的功效。丹参性味苦、微寒，归心、肝经，具有活血调经、凉血消痈、安神的功效。丹参活血凉血，安神；牛膝补肝肾，引血下行，合用对治疗高血压有标本兼治的功效。

【治疗进展】

本病以高血压为发病基础，故降血压为最根本的防治措施。西医辅以维生素 B、C、E 及芦丁、钙剂等以促进眼底病变吸收；中医则结合全身及眼底改变进行辨证论治。

【预防与调护】

1.合理安排工作和生活，保持乐观情绪，注意劳逸结合，特别是血压突然升高时要保持充足睡眠。

2.保持大便通畅，尤其是老年高血压已发生眼底出血的患者。

3.食低盐、低胆固醇、低动物脂肪、清淡食物。不吸烟、少饮酒，不暴饮暴食。

4.血压长期处于高水平时，不可用药使血压降至过低，以防心、脑、肾供血不足而致脑血管意外，冠状动脉血栓形成以及肾功能不全的发生。

5.服降压药后，患者从坐位和卧位起立的动作应缓慢，以防突然晕厥。

第六节　妊娠中毒性视网膜病变

本病常发生在妊娠 6～9 个月，是因妊娠期高血压及肾脏机能不全，视网膜动脉受毒素刺激而引起。

本病发病急，病情重，两眼同病，视力严重障碍，归属中医"妊娠目病""兼胎病目""子痫"等范畴。

【病因病机】

西医认为本病多为妊娠期高血压及肾脏机能不全，视网膜动脉受毒素刺激而引起。

中医认为多因妊娠胎火妄动，导致肝脾功能失调；或脾的运化不力，水湿停聚；脾弱肝旺，肝阳上亢，化风内动，因而出现全身与眼底水肿及血压升高、抽搐等症状。

【临床表现】

妊娠半年后，两眼视力突然下降，伴高血压、全身浮肿和蛋白尿等。严重时，并惊厥、昏迷（子痫）。眼底早期，视网膜动脉普遍变细、弯曲（血管痉挛期）。随后，发生硬化（血管硬化期）。进而出现视网膜病变，可见视网膜水肿，点状、线状或放射状出血及棉絮状渗出，黄斑部并见星芒状斑。严重时，可发生视网膜脱离。

【辅助检查】

1. 彩色超声多普勒血液成像 可量化评估视网膜和眼部血管血流动力学改变，以了解本病血流动力的病理变化。

2. 眼光学相干断层扫描成像 了解视网膜出血、水肿、渗出的形态和程度，量化评估黄斑的厚度。

3. 眼部 B 超检查 排除是否有继发性视网膜脱离。

4. 荧光素眼底血管造影 视网膜动脉狭窄，可有毛细血管渗漏和组织染色、局限性毛细血管无法灌注。部分病例视盘周围和后极部脉络膜血管充盈迟缓。若出现浆液性视网膜脱离者见斑点状荧光素渗漏，且逐渐变粗大，致视网膜下液被荧光素染色。

【诊断要点】

1. 妊娠 6 个月后，视物昏蒙不清，或眼前金花缭乱，或蚊蝇飞舞，目力锐减。

2. 有高血压、蛋白尿和水肿等全身症状。

3. 典型的眼底改变，即视网膜动脉痉挛、视网膜动脉硬化或视网膜水肿，边界模糊，严重者继发视网膜脱离。

【鉴别诊断】

1. 糖尿病性视网膜病变 多为双眼发病，其视网膜静脉改变不如视网膜静脉阻塞严重，糖尿病视网膜病变在网膜上有硬性渗出及微血管瘤等，出血量不及静脉阻塞，常易反复出血，同时有血糖高、尿糖阳性。无妊娠高血压综合征之高血压、水肿、蛋白尿三大证候。

2. 高血压性视网膜病变 有高血压病史。视网膜出血呈线状、点状、片状，量较少，多逐渐发生。无妊娠史。

【治疗】

（一）治疗原则

由妇产科治疗子痫。眼科医师主要是密切观察眼底变化，且结合全身症候进行辨证论治，急则治其标，缓则治其本。如果眼底病变越来越重，应及时终止妊娠，以保护产妇和婴儿的生命安全和产妇视力。

（二）中医治疗

1. 辨证论治

（1）肝阳上亢证

症状：视物昏花，视网膜水肿、渗出、出血；伴头痛头晕，胸闷呕恶，或四肢抽搐，或突然不省人事；舌质红，脉弦有力。

分析：多因妊娠中后期，阴血聚于冲任以养胎，使阴血偏差，肝失所养，肝阳上亢，升扰头目，故见视物昏花，头痛头晕；肝火犯胃，故胸闷呕恶。

治法：平肝潜阳。

方剂：羚角钩藤汤（《通俗伤寒论》）加减。

药物：山羊角 15g[先煎]，钩藤 15g[后下]，桑叶 10g，菊花 10g，生地黄 15g，白芍 15g，浙贝母 10g，麦冬 10g，珍珠母 30g[先煎]，竹茹 10g，茯神 10g，甘草 5g。

方解：方中羚羊角清肝热、息肝风，为方中主药，但目前羚羊已属国家一级保护动物，故采用山羊角代替，但山羊角药效低，须重用；钩藤、桑叶、菊花平肝清热息风；生地黄、白芍滋养肝阴；浙贝母、竹茹化痰通络；珍珠母平肝潜阳，安神定惊；麦冬、茯神养心安神；甘草调和诸药。诸药相配，共奏凉肝息风、增液舒筋之功。

加减：头晕视蒙重者，加僵蚕 5g，石决明 15g[先煎]，以增潜阳息风，明目之效；眼底出血量多而鲜红，加牡丹皮 10g，白茅根 10g，以清热凉血；渗出明显，加陈皮 5g，法半夏 10g，以祛痰利湿；水肿较甚，加苍术 10g，以利水消肿。

（2）阴虚火旺证

症状：视物昏花，神光自现，云雾移睛，视网膜水肿、渗出、出血；头痛目眩，心烦不宁，口苦咽干；舌质红，苔薄黄，脉弦数。

分析：素体阴虚，肝风内动，引动胎火，火性上炎，耗损目血，故视物昏花，神光自现，云雾移睛；火伤目络，故视网膜水肿、渗出、出血；头痛目眩，心烦不宁，口苦咽干；舌质红，苔薄黄，脉弦数为虚火攻扰之候。

治法：滋阴清热。

方剂：保胎清火汤（《审视瑶函》）加减。

药物：黄芩 10g，砂仁 3g[后下]，荆芥 10g，当归 10g，生地黄 20g，炒白芍 10g，川芎 3g，连翘 10g，陈皮 5g，甘草 5g，茯苓 15g，炒白术 12g，泽泻 10g，生石决明 30g[先煎]，菊花 10g。

方解：方中生地黄清热凉血；当归生血活血；白芍敛血和营；川芎行气活血；黄芩、砂仁、荆芥、连翘、陈皮、甘草清热安胎。加茯苓、炒白术、泽泻，以健脾利水；加石决明、菊花，以平肝潜阳明目。

加减：风重者，加钩藤 10g[后下]，以清热息风。

（3）脾虚肝旺证

症状：妊娠后期视物模糊，胞睑肿胀，甚则四肢水肿；纳呆便溏，白睛赤丝蟠虬，胸闷呕恶，头晕目眩；舌质淡，苔白腻，脉弦滑。

分析：妇人妊娠，阴血聚于下焦，不能濡养肝木，则肝郁化火，横克脾土，致脾虚气滞，气机升降失常，水湿停聚，浊阴流注，故见胞睑水肿、四肢肿胀，头晕目眩，胸闷呕恶，纳呆便溏，舌质淡，苔白腻，脉弦滑。

治法：健脾渗湿。

方剂：参苓白术散（《太平惠民和剂局方》）加减。

药物：党参 10g，白术 10g，炙甘草 5g，陈皮 5g，山药 15g，桔梗 10g，砂仁 3g[后下]，白扁豆 10g，莲子 10g，薏苡仁 10g，莲子 10g。

方解：本方以四君子汤益气健脾为基础，加白扁豆、山药、莲子、大枣健脾以固泻，陈皮、砂仁和胃理气，薏苡仁渗湿健脾，桔梗祛痰止咳，兼载药上行。

加减：眼底新出血多者，加炒蒲黄 10g[包煎]，三七粉 2g[吞服]，墨旱莲 10g，以化瘀止血；肝阳上亢显著者，加生牡蛎 10g[先煎]，怀牛膝 10g，煅龙骨 10g[先煎]，以平肝潜阳。

2. 针刺

主穴：太阳、承泣、风池、攒竹；配穴：足三里。手法：太阳穴斜刺 0.5 寸，睛明直刺 1 寸。球后、承泣、足三里直刺 1.5 寸，风池针尖微向鼻尖方向斜刺 1.2 寸，攒竹平刺 1 寸。

（三）西医治疗

1. 子痫的治疗参照妇产科相关治疗。

2. 可口服维生素 C、维生素 E、复方芦丁，促进出血吸收。

3. 手术治疗。对继发的渗出性视网膜脱离者，在终止妊娠后视网膜下液仍不能吸收，且视功能已明显损害者应考虑进行手术治疗，可经巩膜外排出视网膜下积液。

【病案举例】

张健验案

袁某，女，36 岁，湖南省粮油食品进出口集团公司，财会。于 2014 年 1 月 21 日初诊。

主诉：双眼视力下降 1 月。

病史：患者妊娠 8 个月出现双眼视物模糊，眼底出血、渗出，并伴有高血压、水肿、蛋白尿，后经内科、妇产科治疗，2014 年 1 月 1 日在预产期提前 32 日，行剖腹产产下一正常男婴。现见双眼视物模糊，胞睑水肿，四肢肿胀，头晕目眩，胸闷呕恶，纳呆便溏。

检查：视力：右眼 0.3，左眼 0.5。0.5% 托吡卡胺滴眼液散瞳查眼底：双眼视网膜动脉管径明显变细，视网膜水肿，有散在片状出血。血压 145/90mmHg。舌质淡，苔白腻，脉弦滑。

诊断：妊娠中毒性视网膜病变（双眼）。

辨证：脾虚肝旺。

治法：健脾渗湿，平肝潜阳。

方剂：参苓白术散（《太平惠民和剂局方》）加减。

药物：党参 10g，白术 10g，炙甘草 5g，陈皮 5g，山药 15g 桔梗 10g，砂仁 3g[后下]，白扁豆 10g，薏苡仁 10g，莲子 10g，生牡蛎 10g[先煎]，怀牛膝 10g，煅龙骨 10g[先煎]。7 剂，水煎，每日 1 剂，分 2 次温服。

三～八诊（2014 年 1 月 28 日～3 月 13 日）：先后去生牡蛎、怀牛膝、煅龙骨，加当归 10g，白芍 10g，以养血补血；加枸杞子 10g，菊花 10g，以养肝明目。服药 42 剂后，双眼视物较前清楚，胞睑水肿、四肢肿胀、头晕目眩、胸闷呕恶、纳呆便溏等症状已消失。视力右眼 0.6，左眼 1.0。0.5% 托吡卡胺滴眼液散瞳查眼底：双眼视网膜水肿、出血吸收。血压 130/86mmHg。

按语：患者妊娠，阴血聚于下焦，不能濡养肝木，则肝郁化火，横克脾土，致脾虚气滞，气机升降失常，水湿停聚，浊阴流注，故见胞睑水肿、四肢肿胀，头晕目眩，胸闷呕恶，纳呆便溏，舌质淡，苔白腻，脉弦滑。治宜健脾渗湿，平肝潜阳，参苓白术散以四君子汤益气健脾为基础，加白扁豆、山药、莲子、大枣健脾以固泻，陈皮、砂仁和胃理气，薏苡仁渗湿健脾，桔梗祛痰止咳，兼载药上行。加生牡蛎、怀牛膝、煅龙骨，以平肝潜阳。药证相宜，用之则效。

【治疗心得】

妊娠中毒性视网膜病变早期血管痉挛期肾功能良好者，可用内科治疗，继续妊娠。若妊娠中毒症出现视网膜病变为终止妊娠的适应证，尤其当视网膜严重水肿或有视网膜脱离时应立即终止妊娠，以保护产妇和婴儿的生命安全和产妇视力。在控制血压的同时，采用中医辨证论治，对帮助视网膜出血、渗出的吸收有裨益。

【食疗方】

1. 黄芪炖鸡汤

组成：黄芪 30g，鲜鸡肉类 250g，当归 20g，精盐、佐料各适量。

功效：和血行滞。

主治：妊娠中毒性视网膜病变，中医辨证为血虚气滞。

方解：黄芪补中益气；鸡肉健脾益气，温中补虚；当归养血活血。上述 3 种食材搭配在一起，具有和血行滞、温中补虚的功效。

制法：将上述 3 种食材洗净，放入砂锅内，加适量水后微火炖成烂熟，并加适量精盐、佐料即可。

用法：可作中、晚餐菜肴，每日 1 次。

2. 天麻炖鸽汤

组成：天麻 10g，鸽肉 200g，精盐、佐料各适量。

功效：益气、滋阴、潜阳。

主治：妊娠中毒性视网膜病变，中医辨证为阴虚阳亢。

方解：天麻通络息风止痛，镇静抗惊厥；鸽肉益气，祛风解毒。上述 2 种食材搭配在一起，具有和中益气、滋阴潜阳的功效。

制法：将上述 2 种食材洗净，放入砂锅内，加适量水后微火炖成烂熟，并加适量精盐、佐料即可。

用法：可作中、晚餐菜肴，每日 1 次。

3. 当归乌鸡粥

组成：当归 15g，乌鸡 250g，人参 10g，粳米 100g。

功效：气血双补。

主治：妊娠中毒性视网膜病变，中医辨证为气血亏虚。

方解：当归养血活血；乌鸡补气益血；人参大补元气；粳米补中益气，健脾益胃。上述 4 种食材搭配在一起，具有气血双补的功效。

制法：将上述 4 种食材洗净，放入砂锅内，加适量水煮粥即可。

用法：当早餐。

【名医经验】

1. 庞赞襄经验（河北省人民医院中医眼科名中医）：认为本病为产后视瞻昏渺，多系产后气血两亏，目失所养，治宜气血双补，方用加味八珍汤：当归24g，川芎1.5g，白芍12g，人参3g，白术12g，熟地黄12g，茯苓10g，炒酸枣仁12g，银柴胡3g，陈皮3g，五味子3g，炙甘草6g。血压过高者，用育阴镇肝息风法，药用生白芍24g，女贞子24g，石决明24g[先煎]，天冬12g，盐知母6g，生牡蛎24g[先煎]，怀牛膝9g，阿胶12g[烊化兑服]，焦神曲4.5g，焦山楂4.5g，焦麦芽4.5g。

2. 庞万敏经验（河北省眼科医院名中医）：将本病分4证辨证论治。①血虚气滞：产后血亏，肝郁气滞，目络不畅，郁而为患。体兼胁胀窜痛，胸闷不舒，妇人癥瘕积聚，月经不调，苔薄脉弦。治宜和血行滞。方用逍遥散加减。高血压，加珍珠母30g[先煎]，牛膝10g；热甚，加黄芩10g，龙胆10g；气郁者，加香附10g，青皮10g；视网膜水肿，加益母草15g，苏木10g。②虚风络阻：产后阴血不足，脉络失养，风动于上，目络不畅，神光受阻。体兼高血压头痛，眩晕，麻木，抽搐，舌质红，脉弦细等阴虚阳亢证者。治宜育阴潜阳，活络通脉。方用育阴潜阳通脉汤。蛋白尿，加益母草15g，黄芪15g；尿常规检查有红细胞，加白茅根30g；尿常规检查有脓细胞，加金银花30g，竹叶5g。③气血亏虚：产后气血两虚，目络不荣，郁而不畅则视物不清。体兼身体虚弱，食少嗜睡，心悸不眠，腰酸腿软，记忆衰退，或贫血萎黄。治宜益气养血，解郁明目。方用八珍汤，加木贼10g，蝉蜕10g，菊花10g，刺蒺藜10g；贫血较重者，加鸡血藤30g，阿胶10g[烊化兑服]；视神经萎缩者，加五味子10g，女贞子10g，菟丝子10g，枸杞子10g。④血虚夹瘀：产后血虚，血流滞缓，瘀血阻络则视而不见，体兼恶露不尽，少腹疼痛，面色紫暗，舌有瘀斑，脉象涩滞。治宜活血散结。方用生化汤：当归24g，川芎9g，桃仁6g，炮姜2g，炙甘草2g。加木贼10g，蝉蜕10g，丹参15g；若有高血压，加夏枯草30g，川牛膝10g；若有蛋白尿，加黄芪15g；腹痛，加延胡索10[醋炒]g，香附10g[醋炒]。

【治疗进展】

本病应以妇科、内科治疗为主。眼底检查对观察本病有重要的意义，即当眼底仅有视网膜动脉痉挛，可继续观察，经中药治疗常可缓解。经治疗无效，或进入视网膜病变期，甚至视网膜脱离，应考虑中止妊娠。

【预防与调护】

1. 保持情绪稳定，出现眩晕、水肿、便秘者须积极治疗。

2. 定期产前检查，如有妊娠痫证出现应参照妇产科相关护理措施。

3. 定期进行眼底检查，及时掌握视网膜病变的程度，做出妊娠中毒性视网膜病变的诊断、处理及预后的评估，以利孕妇的预后。

第七节　外层渗出性视网膜病变

外层渗出性视网膜病变又称 Coats 病，或外层出血性视网膜病变。好发于青年男性，多单眼发病。其特点为眼底呈现大量白色或黄白色渗出，有成簇胆固醇结晶沉着和出血，血管呈梭形或球形扩张。

中医对本病无直接对应的病名记载，临床根据患者不同症状，病变的不同阶段，与中医学"视瞻昏渺""云雾移睛""视惑"等病症相似。

【病因病机】

西医认为本病的病因迄今不明。近年来多数学者认为儿童和青少年发病系因先天视网膜小血管异常所致。成年患者的病因则比较复杂，可能与内分泌失调和代谢障碍有关。

中医认为主要与心肝肾功能失调有关，其局部病理为痰瘀湿浊之象。如肾元不充，禀赋不足，神光乏源；或肾精亏虚，水火不济，心火上炎，灼伤血络；或后天失养，肾虚而脾弱，运化失司，湿浊内生，上泛清窍。

【临床表现】

早期无自觉症状。由于多为单眼，且多发于儿童和青少年，故患者常无感觉，直至视力显著下降或瞳孔出现黄白色反射，或眼球外斜时，才引起注意而就诊。

典型的眼底改变为视网膜渗出和血管异常。视网膜渗出呈白色或黄白色，位于血管下视网膜深层，也可部分遮盖血管，并可隆起高达数个屈光度。渗出附近常可见点状发亮的胆固醇结晶小体及点状、片状出血。病变区的血管明显异常，血管扩张迂曲，管壁呈囊样、枝形或花圈状等异常形态，并可伴有新生血管或血管间交通支。大量渗出液可导致浆液性视网膜脱离，大面积视网膜缺血可产生视网膜新生血管，反复大量出血，最终发生增殖性玻璃体视网膜病变。此外，晚期可有并发性白内障，甚至继发性青光眼等。

【辅助检查】

眼底荧光素血管造影对于本病的诊断和指导治疗极为重要。典型改变为视网膜小血管和毛细血管扩张迂曲，尤以小动脉为甚；血管形态异常，管壁呈囊样扩张，或呈串珠状、粟粒状动脉瘤、视网膜大动脉瘤、微血管瘤及大片毛细血管无灌注，其附近可见动静脉短路，或有新生血管形成。如黄斑受损，可出现不完全或完全花瓣状或蜂房样荧光素渗漏。

【诊断要点】

1. 发病年龄较小，多为男性，多单眼发病，视力下降。

2.视网膜血管扩张迂曲，大块状渗出。

3.眼底荧光素血管造影可见病变区域特征性视网膜大片毛细血管扩张，异常血管渗漏。

4.眼部 B 超检查排除视网膜母细胞瘤。

【鉴别诊断】

1.视网膜母细胞瘤 常见于儿童，90% 为 3 岁内发病。视网膜出现圆形或椭圆形黄色肿块，边缘模糊，其表面出血，血管扩张，或伴浆液性脱离；可有玻璃体混浊、假性前房积脓、角膜水肿、角膜后沉着物、虹膜表面灰白色结节，严重者出现眼球表面肿块、眼球突出淋巴结或其他转移灶。眼部 B 超检查显示为弱或中强回声，多伴有强光斑回声。

2.早产儿视网膜病变 见于早产儿，孕期多在 34 周以下，出生时体重常低于 1500g，出生后有吸氧史。视网膜缺氧，后极部血管扩张、扭曲，新生血管形成，锯齿缘后带状内嵴及增生性视网膜脱离，后期视网膜脱离呈漏斗状。眼部 B 超检查显示为双侧性视网膜脱离回声波。

【治疗】

（一）治疗原则

本病宜中西医结合治疗。早期病变行激光光凝或冷凝，若有玻璃体手术适应证者，应及时行玻璃体手术治疗，同时配合应用中药，以延缓或遏止并发症的发生发展。若继发白内障、青光眼等，可根据具体病情行手术治疗。再配合中医辨证治疗以稳定和提高患者的视力。

（二）中医治疗

1.辨证论治

（1）脾虚气弱证

症状：病变区域视网膜血管扩张、迂曲，或渗出、出血；伴神疲乏力，胃纳欠佳；舌质淡，舌苔白，脉无力。

分析：饮食失节，脾虚气弱，清阳之气无以上承清窍，目内血络失统而致病变区域视网膜血管扩张、迂曲，渗出、出血；脾虚气弱，受纳与健运功能障碍，故胃纳欠佳；气血生化不足，四肢肌肉无以充养，故神疲乏力；舌质淡，舌苔白，脉无力，均为脾虚气弱之候。

治法：健脾益气，活血祛瘀。

方剂：益气聪明汤（《东垣试效方》）加减。

药物：蔓荆子 5g，人参 5g，黄芪 15g，升麻 3g，葛根 10g，黄柏 5g，白芍 5g，茺蔚子 5g，炙甘草 3g。

方解：方中黄芪、人参温补脾阳；葛根、蔓荆子、升麻鼓舞胃气，升发清阳，上行头目；白芍养血平肝；黄柏清热祛火；加茺蔚子活血利水；炙甘草调和诸药，中气得补，清阳得升，肝肾受益。

加减：常加枸杞子 10g，女贞子 10g，以滋阴明目；加柴胡 5g，浙贝母 5g，以疏肝散结；渗出明显者，加琥珀 2g[冲服]，瓜蒌仁 5g，桔梗 5g，海螵蛸 5g，化痰散结；瘀血多者，加赤芍 5g，丹参 5g，三七粉 2g[吞服]，以活血祛瘀。

（2）痰瘀滞结证

症状：病程迁延，视网膜反复出现黄白色渗出物、出血灶，视网膜血管扩张迂曲，新生血管形成；且眼胀不舒；舌有瘀点或瘀斑，脉滑或涩。

分析：脾失健运，水湿内停，日久蕴积成痰，痰湿滞结，脉络受阻，痰瘀互结而致病程迁延，视网膜反复出现黄白色渗出物、出血灶，视网膜血管扩张迂曲，新生血管形成；眼胀不舒，舌有瘀点或瘀斑，脉滑或涩均为痰瘀滞结之候。

治法：化瘀散结，活血祛瘀。

方剂：温胆汤（《三因极一病证方论》）合桃红四物汤（《医垒元戎》）加减。

药物：半夏5g，竹茹5g，枳实5g，陈皮5g，茯苓10g，当归5g，川芎3g，白芍10g，熟地黄10g，桃仁10g，红花5g，甘草5g，生姜5片，大枣1枚。

方解：温胆汤中半夏辛温，燥湿化痰，和胃止呕，为君药；臣以竹茹，取其甘而微寒，清热化痰，除烦止呕；陈皮辛苦温，理气行滞，燥湿化痰；枳实辛苦微寒，降气导滞，消痰除痞；茯苓健脾渗湿，以杜生痰之源；煎加生姜、大枣调和脾胃，且生姜兼制半夏之毒；甘草为使，调和诸药。桃红四物汤中熟地黄甘温味厚质润，入肝、肾经，长于滋养阴血、补肾填精，为补血要药，故为君药；当归甘辛温，归肝、心、脾经，为补血良药，兼具活血作用，且为养血调经要药，用为臣药；佐以白芍养血益阴；川芎活血行气；加入桃仁、红花以活血祛瘀通经。全方以四物汤补血调血，以桃仁、红花活血祛瘀，共奏养血活血化瘀之功。

加减：胃纳差者，去熟地黄，加白术5g，苍术5g，鸡内金5g；新鲜出血者，去桃仁、红花，加生蒲黄5g[包煎]，仙鹤草5g，栀子炭5g，以凉血止血；渗出多，加鸡内金5g，苍术5g；有机化物形成者，去甘草，加昆布5g，海藻5g，五味子3g，桔梗5g，瓜蒌仁5g，海螵蛸5g，龙骨5g[先煎]，牡蛎5g[先煎]，以软坚化痰散结。

（3）肾精亏虚证

症状：视物昏蒙，眼内干涩，视网膜反复出现渗出物，出血灶；兼见头晕耳鸣，腰膝酸软，夜卧多梦；舌质红，苔少，脉沉细。

分析：先天禀赋不足，精血无以上承，目失所养，故见视物昏蒙，眼内干涩；肾精亏乏，水不济火，虚火上扰，灼伤络脉，故视网膜反复出现渗出物及出血灶；肾阴不足，脑髓空虚，骨络失养，故见头晕耳鸣，腰膝酸软，夜卧多梦；质红，苔少，脉沉细乃肾精亏虚之候。

治法：滋补肝肾，益精明目。

方剂：驻景丸（《银海精微》）加减。

药物：楮实子10g，枸杞子10g，五味子5g，菟丝子10g，肉苁蓉10g，川椒3g，人参5g，熟地黄10g，乳香3g。

方解：驻景丸方中楮实子、枸杞子、五味子、菟丝子滋阴补肾，益精明目；肉苁蓉、川椒温肾逐寒；人参、熟地黄补益气血；乳香调气和营。目为肝之外候，目得肝血而能视，肾精上注则目明。服用本方可使肝肾得充，目翳消除，从而使得外界之美景能够常驻于目，故名"驻景丸"。

加减：出血、渗出物日久不消，加黄芪15g，三七粉2g[吞服]，丹参10g，以益气祛瘀。

2. 针刺治疗

主穴：太阳、攒竹、风池、承泣。

配穴：球后、睛明。

针法：球后、承泣、睛明以手拇指轻轻向上固定眼球，针尖沿眶下缘缓慢刺入 1 寸；风池针尖微下向斜刺 1 寸；太阳直刺 0.5 寸；攒竹平刺 1 寸。

（三）西医治疗

1. 药物治疗 糖皮质激素治疗，早期用可控制或减轻血管炎症反应，但尚不能控制病情进展。

2. 激光治疗 目的是光凝视网膜血管病变区域使异常血管闭塞，渗出减少，使病变区脉络膜视网膜形成瘢痕。适用于早期视网膜出现毛细血管扩张者。

3. 冷冻治疗 可单独使用或与激光光凝并用。治疗眼底周边病变区。

4. 手术治疗 并发视网膜脱离、增生性玻璃体视网膜病变者，可行玻璃体视网膜手术。若并发性白内障或继发性青光眼，按相应疾病手术适用证进行手术治疗。

【病案举例】

例1 张健验案（《张健眼科医案》）

邓某，男，15 岁，江西省宜春一中，学生。于 2014 年 9 月 2 日初诊。

主诉：左眼视力下降 2 月。

病史：患者于 2 月前发现左眼视力下降。伴口舌生疮，心烦失眠，多梦盗汗。

检查：视力：右眼 1.0，左眼 0.06。0.5% 托吡卡胺滴眼液散瞳查眼底：右眼底正常，左眼视网膜水肿、渗出，颞侧视网膜血管显著扭曲、不规则囊样扩张，伴视网膜点、片状出血。舌尖红，苔少，脉细数。

诊断：外层渗出性视网膜病变（左眼）。

辨证：阴虚火旺证。

治法：滋阴降火。

方剂：清营汤（《温病条辨》）加减。

处方：水牛角 30g[先煎]，生地黄 15g，玄参 10g，竹叶心 6g，麦冬 10g，金银花 10g，连翘 10g，黄连 5g，丹参 10g，地骨皮 10g。7 剂。

服法：煎服，每日 1 剂，分 2 次温服。

医嘱：调情志，忌食肥甘厚腻、辛辣炙煿之品。

二诊（2014 年 9 月 9 日）：口舌生疮已愈。视力右眼 1.0，左眼 0.06。眼底同前。舌尖红，苔少，脉细数。原方 7 剂。

三~九诊（2014 年 9 月 16 日~10 月 28 日）：原方去黄连，先后加女贞子 10g，墨旱莲 10g，桑椹 10g。共服药 42 剂。左眼视物较前清楚，心烦失眠、多梦盗汗等症状渐愈。视力：右眼 1.0，左眼 0.2。0.5% 托吡卡胺滴眼液散瞳查眼底：右眼底正常，左眼视网膜出血吸收。舌质红，苔薄黄，脉细数。嘱服杞菊地黄丸，每日 2 次，每次 9g，连服 2 月，以巩固疗效。

按语：邪热入营，耗伤阴脉，致视网膜出血、渗出、水肿；邪热入营分，则蒸腾营阴，致口舌生疮；热扰心营，故心烦失眠，多梦盗汗；舌尖红，苔少，脉细数均为阴虚火旺之候。清营汤加减方中水牛角、生地黄清营凉血；金银花、连翘、黄连、竹叶心清热解毒，并透热于外，使入营之邪透出气分而解；热壅血瘀，故配丹参活血消瘀以散热；邪热伤阴，故用麦冬、玄参养阴生津；加地骨皮养阴清虚热。诸药合之，共奏清营凉血、解毒养阴之功。清营汤为温邪传入营分之方，眼科借以清营凉血，用于治疗外层渗出性视网膜病变。血脉属心所主，清营凉血，首必清心，心火清，吡卡酯（血脉宁），眼内出血、渗出、水肿方能缓解，故方中清心药较多。

例2 张健验案（《张健眼科医案》）

廖某，男，10岁，河南省信阳机械制造厂，学生。于2014年11月24日初诊。

主诉：左眼视力下降1月。

病史：患者于近1月发现左眼视力下降。伴气短乏力，形体消瘦，饮食不化，肠鸣泄泻，面色萎黄。

检查：视力：右眼1.0，左眼0.1。0.5%托吡卡胺滴眼液散瞳查眼底：右眼底正常，左眼视网膜黄斑部有散在片状灰白色圆形渗出块，病灶周围有出血。舌质淡红，苔白腻，脉虚缓。

诊断：外层渗出性视网膜病变（左眼）。

辨证：脾虚湿泛证。

治法：健脾渗湿。

方剂：参苓白术散（《太平惠民和剂局方》）加减。

处方：莲子10g，薏苡仁10g，砂仁3g，桔梗5g，白扁豆10g，茯苓15g，太子参10g，炙甘草5g，白术10g，山药10g，生地黄10g，丹参10g。15剂（中药配方颗粒）。

服法：每日2次，开水冲服。

医嘱：调情志，忌食肥甘厚腻、辛辣炙煿之品。

二诊（2014年12月9日）：肠鸣泄泻明显好转。视力：右眼1.2，左眼0.1。眼底同前。舌质淡红，苔白腻，脉虚缓。原方15剂。

三～七诊（2014年12月24日～2015年2月22日）：原方先后加山楂10g，女贞子10g，墨旱莲10g，桑椹10g。共服药60剂。左眼视物较前清楚，气短乏力，饮食不化，肠鸣泄泻，面色萎黄等症状渐愈，体重增加2.5kg。视力右眼1.2，左眼0.2。0.5%托吡卡胺滴眼液散瞳查眼底：右眼底正常，左眼视网膜出血吸收。舌质淡红，苔薄白，脉细。嘱服参苓白术散，每日2次，每次6g，连服两个月，以巩固疗效。

按语：脾胃虚弱，运化失司，湿浊内停，则眼内渗出、出血、水肿；脾为后天之本，气血生化之源，脾气既虚，则气血生化不足，而见气短乏力，面色萎黄，舌质淡红，苔白腻，脉虚缓；肌肉、四肢失其濡养，而见形体消瘦；脾虚失运，湿浊内停，则饮食不化，肠鸣泄泻。参苓白术散加减方中太子参益气健脾，白术既可益气补虚，又能健脾燥湿，茯苓利水渗湿，为健脾助运之要药，三药合用，益气健脾，共为君药。莲子健脾养心，山药既能健脾，又益肺肾，不仅补气，亦可养阴。二药助太子参、白术以健脾益气。扁豆补脾化湿，薏苡仁健脾利湿，二药助白术、茯苓以健脾助运，渗水利湿，四药共为臣药。砂仁化湿健脾，行气和胃；桔梗开提肺气，通利水道，并载药上行而成培土生金之功，二药为佐药。炙甘草益气和中，调和诸药为使药。加生地黄、丹参凉血散瘀。诸药合用，共奏补脾胃、益肺气、活血利水之功。

【治疗心得】

本病早期行视网膜血管病变区激光光凝或冷凝治疗，防止新生血管形成。已发生渗出性视网膜脱离的患眼，近年来行玻璃体切割术取得一定疗效。同时配合中医辨证论治，对帮助眼底出血、渗出吸收大有裨益。

【食疗方】

菊花粳米粥

组成：杭菊花 20g，粳米 50g。

功效：健脾益胃，清肝明目。

主治：外层渗出性视网膜病变，中医辨证为肝经风热。

方解：菊花平肝，清肝明目，清热解毒；粳米健脾益胃，补中益气。上述 2 种食材搭配在一起，具有健脾益胃、清肝明目的功效。

制法：将菊花去蒂，磨成菊花末待用。粳米加冰糖少许及清水 500mL，煮至米开汤未稠时，调入菊花末，改文火稍煮片刻。待稠停火，盖紧焖 5 分钟，待温服。

用法：可作晚餐，每日 1 次。

【名医经验】

庞万敏经验（河北省眼科医院名中医）：将本病分 3 证辨证论治：①血分瘀毒：素体火盛，热入营血，瘀血成毒，耗营动血，发为此病。症见以出血及新生血管为主，或体兼衄血发斑，反复出血，骨蒸劳热，舌绛起刺。治宜凉血解毒，滋阴散瘀。方用育阴凉散汤：生地黄 12g，百部 12g，夏枯草 12g，金银花 12g，炒茜草 12g，山药 10g，沙参 10g，黄芩炭 10g，炒栀子 10g，白及 10g，阿胶 10g[烊化兑服]，牡丹皮 6g，赤芍 5g，大黄炭 5g[包煎]，大青叶 30g，白薇 30g。若体兼实火者，方用解毒凉血汤。药用：金银花 30g，蒲公英 30g，皂角刺 10g，生地黄 15g，连翘 12g，天花粉 12g，浙贝母 10g，陈皮 10g，防风 10g，白芷 10g，黄连 10g，黄芩 10g，赤芍 10g，大黄 10g[后下]，甘草 3g。②阴火灼营：素体脾虚气弱，运化失常，阴火上乘，郁阻眼底，以渗出为主，出血较少。或体兼肝郁脾虚证候者。治宜清肝解郁，健脾渗湿，佐以滋阴之品。方用清肝解郁益阴渗湿汤。药用：银柴胡 10g，菊花 10g，蝉蜕 10g，木贼 10g，羌活 10g，防风 10g，苍术 10g，白术 10g，女贞子 10g，赤芍 10g，生地黄 10g，甘草 3g，菟丝子 10g，蒲公英 30g，牡丹皮 10g，栀子 10g。若小儿脾虚肝热者，方用归芍八味汤。药用：金银花 12g，当归 3g，白芍 3g，枳壳 3g，槟榔 3g，莱菔子 3g，车前子 3g[包煎]，甘草 3g。③阴虚瘀热：素体阴虚，阴虚则内热，热郁眼底，症见本病的早期，或体兼颧红盗汗，咽干口渴，舌红，脉细数者。治宜滋阴解郁，清热祛瘀。方用滋阴解郁汤：生地黄 15g，山药 10g，枸杞子 10g，女贞子 10g，知母 10g，沙参 10g，白芍 10g，生龙骨 10g[先煎]，生牡蛎 10g[先煎]，栀子 10g，蝉蜕 10g，木贼 10g，黄芩 10g，赤芍 3g，墨旱莲 10g，甘草 3g。

【治疗进展】

本病尚无特效疗法，早期病例应用光凝疗法效果较好。激光光凝及透热凝固术对病变范围局限的早期病例，封闭其病变血管后，使视网膜水肿及渗出逐渐吸收有一定作用，但远期疗效如何尚难肯定。晚期已有视网膜广泛脱离者，有人曾用视网膜下放液加透热电凝和巩膜缩短治疗，可使病变静止。对早期病例，用激光治疗效果较好。光凝视网膜血管病变区可使异常血管闭塞，渗出减少，病变区为脉络膜视网膜瘢痕代替。用光凝治疗后大多数病例病情停止进行，保留部分视力。也可单独使用冷冻疗法或与激光合并使用，有一定效果。在缺乏激光设备时可试用巩膜表面透热凝固术于相应病变区，部分病例有效。病变重者，如果有前膜形成和视网膜脱离可做玻璃体切割术和视网膜切开去除视网膜下渗出，保留部分视网膜功能和视力。肾上腺皮质激素，效果不确切，可减轻水肿，使病情暂时缓解，不能控制病情进展。以往有用 X 线照射，疗效也不确实。对本病的并发症如继发性青光眼或白内障等，可根据具体病情考虑手术对症治疗。

【预防与调护】

1.劳逸结合，生活规律，正确用眼，爱惜视力。

2.饮食宜清淡而富有营养，忌食辛辣等刺激性食品。

3.保持情绪乐观，配合医师，积极治疗。

第八节　中心性浆液性脉络膜视网膜病变

中心性浆液性脉络膜视网膜病变，是指发生在黄斑部及其附近视网膜的局限性浆液性视网膜神经上皮层与色素上皮层分离的病症，习惯上简称为"中浆"。好发于 20 ～ 45 岁的青壮年男性，常为单眼发病，女性和双眼发病者较少。初次发病有自愈趋势，但易复发。

本病属中医的"视瞻昏渺""视瞻有色""视直如曲""视大反小""视正为斜"等范畴。

【病因病机】

西医认为本病的确切病因尚不清楚，但精神的过度紧张、用脑过度或感染常为诱发因素。中心性浆液性脉络膜视网膜病变的原发病变，是视网膜色素上皮细胞由于某种未明原因，导致色素上皮的屏障功能损害，脉络膜毛细血管漏出的含有多量蛋白质的液体，通过受损的色素上皮进入视网膜的神经上皮下，液体积聚于视网膜的神经上皮层和色素上皮层之间，从而形成黄斑部及其附近视网膜神经上皮层的局限性盘状脱离。渗漏点可在黄斑区内，也可在黄斑周围，但不论渗漏点位于何处，渗液多半积存于黄斑区。

中医认为本病多与肝脾肾的功能失调有关。肝经郁热，经气不利，气滞血瘀，玄府阻闭，精气不能上荣于目；或肝肾阴虚，虚火上炎；或脾失健运，津液运化失常，水湿上泛，积于视衣而成。

【临床表现】

视力下降，其视力多在 0.5 左右，很少低于 0.1，有时出现 2D 以内的暂时性远视。视物变暗、变形或变小，眼前视野中有团状灰色或灰黄色阴影，在白色背景下暗影更明显。眼底可见黄斑区呈盘状视网膜浅脱离，黄斑区水肿，周围有反光晕，中心凹光反射消失，水肿消失后残留黄白色渗出及色素紊乱。

【辅助检查】

1. 视野检查有比较性中心暗点　Amsler 方格表检查见中心暗点，方格变形。

2. 眼底荧光素血管造影检查　可见典型的黄斑区渗漏现象，在造影的静脉早期，后极部或远离后极部出现一个或数个很小的荧光素渗漏点，随着造影过程的进展，荧光点中一点或数点荧光迅速扩散，呈墨迹样渗漏，少数病例见渗漏向上延伸，形成烟囱样喷出。造影后期可见染料积存于神经上皮脱离腔中，并勾画出脱离的范围。病变痊愈则无渗漏点，色素沉着处呈遮蔽荧光，色素脱失可见透见荧光。

【诊断要点】

1. 青壮年男性多见。
2. 视力下降，眼前暗影，视物变形、变色。
3. 黄斑区神经上皮脱离，中心凹光反射消失，黄斑部点状渗出或色素紊乱。
4. 眼底荧光素血管造影及 OCT 检查有助诊断。

【鉴别诊断】

孔源性视网膜浅脱离　孔源性视网膜浅脱离病变在周边部，常可发生周边裂孔。而本病病变局限于黄斑部，无视网膜裂孔。眼底荧光素血管造影、CT、B 超等检查有助于鉴别。

【治疗】

（一）治疗原则

本病西医目前尚无特殊药物疗法，抗炎剂无确效，糖皮质激素有加剧病情及使病情迁延的危险，血管扩张剂无确效，应禁用。激光治疗目前尚有争议。从目前国内外研究来看，病变如有渗透点，光凝后普遍有所好转，但由于激光治疗本身就存在着一定的危险，加之靠近中心凹的渗漏点不适于光凝，因此限制了光凝的应用。但因大部分患者最终视力自然恢复良好，光凝是否必要也存在争议。中医临证辨证与辨病相结合，整体调理与对症处理相结合，对治疗中心性浆液性脉络膜视网膜病变恢复视力，预防复发有较好效果，故目前治疗本病应以中医治疗为主。

（二）中医治疗

1. 辨证论治

（1）肝经郁热证

症状：视力渐降，眼前棕黄色阴影，视瞻有色，视物变小；黄斑水肿，有黄白色点状渗出，色素沉着，小血管弯曲，中心凹反光不清等症；情志不舒，头晕胁痛，口苦咽干；舌红苔薄白或薄黄，脉弦。

分析：情志不畅，肝气不舒，郁久化热，湿热上犯，故见眼前棕黄色阴影、视瞻有色、视物变小、黄斑水肿有黄白色点状渗出等；全身症状及舌脉均为肝经郁热之候。

治法：清热疏肝，行气活血。

方剂：舒肝明目汤（《张怀安眼科临床经验集》）加减。

药物：柴胡 10g，当归 10g，白芍 10g，白术 10g，牡丹皮 10g，栀子 10g，桑椹 20g，女贞子 20g，茯苓 15g，决明子 10g，桑寄生 10g，首乌藤 10g，甘草 5g。

方解：本方是张怀安治疗瞳神疾病的常用经验方之一，方由逍遥散衍化而来。方中柴胡疏肝解郁，清热镇痛，配合当归、白芍养血柔肝，调和气血；柴胡升阳散热，配白芍以平肝，而使肝气条达；白术、甘草和中健脾；牡丹皮、栀子、茯苓清热利湿，助甘草、白术以健脾，配首乌藤令心气安宁；决明子清肝明目；桑椹、女贞子、桑寄生补益肝肾，滋养肾精。诸药合用，补而不滞，滋腻而不生湿。本方融疏肝、健脾、益肾为一体，以疏肝解郁、疏畅气机为先，健脾渗湿、补益脾土为本，滋养肝脾、益精明目为根，共奏疏肝解郁明目、利湿健脾、补益肝肾之功。

加减：黄斑水肿较甚者，加车前子 12g[包煎]，以利水消肿；陈旧性病变者，可加丹参 15g，毛冬青 10g，茺蔚子 10g，以增活血行气之功效。

（2）阴虚火旺证

症状：眼内干涩，视物不清，变小变形，眼前暗影；黄斑区水肿，有黄白色点状渗出物及色素沉着；头晕耳鸣，腰膝酸软，失眠多梦，五心烦热；舌红少苔，脉细数。

治法：滋阴降火。

分析：竭视劳瞻，阴血暗耗；或色欲过度，劳损肝肾，虚火上炎，上犯目窍，故见眼内干涩，视物不清，变小变形，眼前暗影，黄斑区水肿，有黄白色点状渗出物及色素沉着等；头晕耳鸣，腰膝酸软，失眠多梦，五心烦热，舌红少苔，脉细数，皆为阴虚火旺之象。

方剂：知柏地黄二至汤（《张怀安眼科临床经验集》）加减。

药物：知母 10g，黄柏 10g，生地黄 20g，牡丹皮 10g，茯苓 20g，泽泻 10g，山茱萸 6g，山药 15g，墨旱莲 10g，女贞子 10g，桑椹 10g。

方解：本方即六味地黄丸加知母、黄柏合二至丸（墨旱莲、女贞子）加桑椹组成。方中六味地黄丸滋补肝肾之阴，加知母、黄柏清降虚火；女贞子、墨旱莲、桑椹益肝补肾，使阴足火降，诸症自除。本方为滋阴降火、补益肝肾的代表方。

加减：若眼底渗出物及色素较多者，可加当归 10g，牛膝 10g，丹参 10g，以增养血活血，通络消滞的作用。

（3）脾虚湿泛证

症状：视力下降，视瞻有色；黄斑区水肿、渗出日久不消；食少便溏，面黄无华，少气乏力；舌淡苔白，脉缓或濡。

治法：健脾益气，渗湿行滞。

分析：脾失健运，津液运化失常，水湿上泛，积于视衣，则视力下降，视瞻有色，黄斑区水肿、渗出日久不消；湿热蕴结脾胃，气机阻滞，升降失常，则食少便溏，面黄无华，少气乏力；舌淡苔白，脉缓或濡均为脾虚湿泛之征。

方剂：参苓白术散（《和剂局方》）加减。

药物：党参 10g，茯苓 15g，白术 10g，炙甘草 6g，山药 10g，白扁豆 10g，薏苡仁 10g，桔梗 10g，砂仁 3g[后下]，莲子 10g，陈皮 3g。

方解：本方补益脾胃，兼以渗湿，主治脾胃气虚夹湿泄泻证和肺脾气虚痰湿咳嗽证。以四君子汤益气健脾为基础，加白扁豆、山药、莲子肉、大枣健脾以固泻，砂仁和胃理气，薏苡仁渗湿健脾，桔梗祛痰止咳兼载药上行。眼科将本方用于治疗脾虚湿泛所致的中心性浆液性脉络膜视网膜病变外，还常用于治疗病程较长的营养不良和自身免疫性疾病，如泡性角结膜炎、角膜软化症、弱视、后葡萄膜炎、原发性视网膜色素变性、视神经萎缩等眼病。

加减：若黄斑区水肿、渗出较甚，可加猪苓 10g，泽兰 10g，牛膝 10g，以增消肿行滞之效。若脾阳虚衰，水湿停滞致眼底水肿较甚，舌苔白滑，脉象沉细者，可于原方中酌加干姜 3g，桂枝 6g，牛膝 10g，以温阳散寒，化气行水，通络消滞。若病变在早期，脾虚不著，亦可用三仁汤加减。

2. 针刺治疗

主穴可选瞳子髎、攒竹、球后、睛明；配穴可选合谷、足三里、肝俞、肾俞、脾俞、三阴交、光明。每次选主穴 2 个，配穴 2～3 个。根据辨证选择补泻法，每日 1 次，留针 30 分钟，10 日为 1 个疗程。

3. 离子导入

眼部直流电药物离子导入法：选用川芎嗪、丹参、三七注射液做离子导入，每日 1 次，每次 15 分钟，10 次为 1 个疗程，间隔 2～5 日再进行第 2 个疗程。

（三）西医治疗

对发病 4 个月后仍未痊愈，且渗漏点位于中心凹 250μm 以外者，可使用激光光凝封闭病灶。

【病案举例】

例1 张健验案（《张健眼科医案》）

孙某，男，38 岁，长沙民政职业技术学院，教师。于 2014 年 6 月 15 日初诊。

主诉：左眼视力下降，眼前有暗影 7 日。

病史：患者于 1 周前连续加班劳累后发现左眼视力下降，眼前有暗影。伴胁肋胀痛，嗳气叹息。

检查：视力右眼 1.2，左眼 0.5。0.5% 托吡卡胺滴眼液散瞳查眼底：右眼底正常，左眼视网膜黄斑部水肿呈圆形反光轮，并有黄白色点状渗出，中心凹光反射不见。眼光学相干断层扫描检查：左眼神经上皮层脱离，色素上皮层脱离。荧光素眼底血管造影：左眼底黄斑部有数个荧光渗漏点，呈喷击状。光学相干断层扫描成像：可见左眼浆液性神经上皮脱离，其下为液性暗区。舌质淡红，苔薄黄，脉弦数。

诊断：中心性浆液性脉络膜视网膜病变（左眼）。

辨证：肝经郁热证。

治法：疏肝清热。

方剂：舒肝明目汤（《张怀安眼科临床经验集》）加减。

处方：柴胡 10g，白芍 10g，茯苓 10g，当归 10g，白术 10g，桑寄生 10g，决明子 10g，合欢皮 10g，首乌藤 15g，栀子 10g，猪苓 10g，车前子 10g[包煎]，苍术 10g，甘草 3g。7 剂。

服法：煎服，每日 1 剂，分 2 次温服。

医嘱：调情志，避免过度疲劳、熬夜，忌食辛辣炙煿之品。

二诊（2014 年 6 月 23 日）：左眼视物较明，眼前暗影变淡。视力右眼 1.2，左眼 0.6。眼底同前。舌质淡红，苔薄黄，脉弦数。原方，7 剂。

三～八诊（2014 年 6 月 30 日～8 月 6 日）：原方先后加女贞子 10g，墨旱莲 10g，桑椹 10g，枸杞子 10g，以滋阴补肾，养肝明目。共服药 35 剂。左眼视物清楚，眼前暗影消失，胁肋胀痛，嗳气叹息等症状渐愈。视力右眼 1.2，左眼 1.0。0.5% 托吡卡胺散瞳查眼底：右眼底正常，左眼视网膜黄斑部水肿消失，中心凹光反射可见。光学相干断层扫描成像：左眼同一断面视网膜下积液吸收，视网膜脱离区恢复正常。舌质淡红，苔薄黄，脉弦细。嘱服杞菊地黄丸，每日 2 次，每次 9g，连服 2 月，以巩固疗效。

按语：《证治准绳·杂病·七窍门》认为本病："……当因其色而别其证以治之。若见青绿蓝碧之色，乃肝肾不足之病，由阴虚血少，精液衰耗，胆汁不足，气弱而散……若见黄赤者，乃火土络有伤也……"肝主疏泄，性喜条达，情志不畅，肝气不舒，郁久化热，湿热上犯，故见眼前暗影，黄斑水肿，黄白色点状渗出；情志不舒，肝木不能条达，则肝体失于柔和，以致肝郁血虚，则两胁作痛；情志不舒，则嗳气叹息；舌质淡红，苔薄黄，脉弦数均为肝经郁热之候。舒肝明目汤以舒肝解郁，舒畅气机为先，加猪苓、车前子、苍术健脾渗湿，补益脾土为本；用合欢皮、栀子清心除烦。滋养肝脾，益精明目为根，共奏疏肝解郁、利湿健脾、清心除烦之功。

例 2　庞荣验案

冯某，男，48 岁，个体户，于 2019 年 10 月 6 日初诊。

主诉：左眼视物变形、视色不真 1 个月。

病史：患者 1 个月前左眼出现视物变形、视色不真，曾在省级医院眼科就诊，诊断为"左眼中心性浆液性视网膜脉络膜病变"，给予维生素类药物治疗。

检查：视力右眼 1.0，左眼 0.1，裂隙灯检查：双眼前节正常。眼底检查：左眼视盘边界清，色正常，黄斑区有水肿及黄白色渗出物，中心凹反射不见；舌质红，苔薄白，脉细数。

诊断：左眼中心性浆液性脉络膜视网膜病变（左眼视惑证）。

辨证：肝经郁热，脾虚湿盛证。

治法：清肝解郁，健脾燥湿。

方剂：清肝解郁益阴渗湿汤（《中医眼科临床实践》）。

处方：银柴胡 10g，菊花 10g，蝉蜕 10g，木贼 10g，羌活 10g，防风 10g，荆芥 10g，苍术 10g，白术 10g，女贞子 10g，赤芍 10g，生地黄 10g，菟丝子 10g，夏枯草 30g，枳壳 3g，甘草 3g。

服法：水煎，每日 1 剂，分 2 次服。

医嘱：①饮食宜清淡，忌肥甘油腻之品。②平时应注意保持心情愉快，避免紧张及烦躁暴怒。

二诊（2019 年 10 月 16 日）：右眼 1.0，左眼 0.4。左眼黄斑区水肿较前有吸收。左眼视物较前清楚，前方服用。

三诊（2019 年 11 月 5 日）：服药 20 剂。检查：右眼 1.5，左眼 0.8；左眼黄斑区水肿完全吸收，仍有少许渗出物，中心凹反射可见。嘱其前方再服 10 剂，以善其后。

按语：此例患者系肝经郁热，脾虚湿盛，脉络郁阻，玄府郁闭所致。方中以柴胡、菊花、蝉蜕、木贼清肝解郁；白术、苍术健脾燥湿；赤芍行血清热，助清肝解郁，疏通脉络，开通玄府之力；生地黄、菟丝子、女贞子养阴柔肝，防燥伤阴；羌活、防风助白术、苍术以达"风能胜湿"之效，助君药清肝解郁，以宣通玄府，甘草调和诸药。

例3 庞荣验案

杨某，男，43 岁，工人，于 2014 年 4 月 20 日初诊。

主诉：右眼视物变小而远，视物不清近 1 年。平素便溏，日行五六次。

病史：患者于 1 年前右眼出现视物变小而远，视物不清，曾在市内各大医院就诊，治疗效果不明显。

检查：视力右眼 0.1，左眼 1.2，裂隙灯检查：双眼前节正常。眼底检查：右眼视盘边界清，色正常，黄斑区周围反射轮，伴有大量黄白色渗出物，中心凹反射不见。眼底荧光血管造影报告：早期黄斑区出现两个荧光素渗漏点，上方有一点状色素脱失随时延长，渗漏点向上喷出，逐渐顶端膨大，后期渗漏顶端向两侧扩展并下垂为蘑菇状，继续蔓延，染料充满视网膜脱离间隙。舌质淡，苔厚腻，脉缓细。

诊断：右眼中心性浆液性视网膜脉络膜病变（右眼视惑证）。

辨证：脾湿阻络证。

治法：健脾燥湿，解郁明目。

方剂：健脾燥湿汤（《中医眼科临床实践》）。

处方：白术 10g，苍术 15g，草蔻 10g，神曲 10g，橘红 10g，羌活 10g，防风 10g，蝉蜕 10g，木贼 10g，甘草 3g。

服法：水煎，每日 1 剂，分 2 次服。

医嘱：①饮食宜清淡，忌肥甘油腻之品。②平时应注意保持心情愉快，避免紧张及烦躁暴怒。

二诊（2014 年 4 月 27 日）：前方服药 7 剂，右眼 0.3，左眼 1.2，右眼黄斑区仍有水肿及黄白色渗出物，中心凹反射不见。大便较前成形，日行 4 次，前方继服。

三诊（2014 年 5 月 11 日）：前方服药 14 剂，检查：右眼 0.6，左眼 1.2，眼底检查可见右眼黄斑区水肿已消失，黄白色渗出物较前为少，中心凹反射隐约可见。嘱其前方再服20剂。

四诊（2014年5月31日）：前方服药20剂，检查：右眼1.0，左眼1.2，右眼黄斑区水肿消失，留有少许渗出物，中心凹反射可见。大便正常，日行1次。停药观察2年未再复发。

按语：此例患者系平素便溏，日行五六次，脾胃受伤，水谷之精微不能上注于目，故目暗不明。治以健脾燥湿，解郁明目。方中白术、苍术健脾燥湿；草蔻味辛性温，散寒燥湿，暖胃健脾，开通玄府；神曲行气消食，健脾开胃；橘红理气燥湿，健脾开滞；配羌活、防风、蝉蜕、木贼清肝解郁，风能胜湿，开通玄府，发散郁结；甘草健脾和中。

【治疗心得】

中医对中心性浆液性脉络膜视网膜病变的治疗以内治为主，用药离不开辨证。辨证要和辨病相结合，发挥中医、西医各自特色、优势，相辅相成，把中医病机和西医病理两者结合起来，解释临床表现，指导用药。如中医认为本病多因忧思过度，内伤于脾，脾不健运，水湿上泛；或情志不畅，肝气不舒，郁久化热，湿热上犯清窍；或愤怒伤肝，肝肾不足，精血两亏，目失所养。分别采用利水化湿、疏肝解郁、滋补肝肾、活血明目等法治疗。当发现眼底黄斑区水肿明显者，宜加利水化痰药，如车前子、琥珀末；黄斑区黄白色点状渗出较多者，可加理气化瘀药，如丹参、郁金、山楂等；黄斑区渗出较多、色素紊乱者，加软坚散结药，如山楂、昆布、海藻等。治疗过程中要注意谨守病机，分析标本虚实，制定治则，确定主方，三仁汤为脾失健运，水湿上泛于目，黄斑水肿、渗出的主方，对于兼有肝郁气滞者，可用丹栀逍遥散；肝肾亏虚，精血不足，目失濡养者，宜滋补肝肾、活血明目，可选用四物五子丸、杞菊地黄丸、明目地黄丸加减，对因身心劳倦而发病者，药证相合，能缩短疗程，早日康复。

【食疗方】

1. 枸杞子鸡肉汤

组成：枸杞子20g，鲜鸡肉250g，山药20g，茯苓20g。

功效：滋补肝肾，健脾利湿。

主治：中心性浆液性脉络膜视网膜病变，中医辨证属肝肾阴虚、脾失健运。

方解：枸杞子补益肝肾；山药健脾开胃；茯苓利湿补中益气；鸡肉健脾益气，温中补虚。上述4种食材搭配在一起，具有滋补肝肾、健脾利湿的功效。

制法：上述4种食材洗净，放入砂锅内，加适量水后文火炖熟。加适量精盐即可。

用法：可作中、晚餐菜肴，每日1次。

2. 车前紫菜汤

组成：车前子30g[包煎]，紫菜30g，陈皮10g，薏苡仁30g，小米50g。

功效：健脾祛痰，利湿明目。

主治：中心性浆液性脉络膜视网膜病变；中医辨证属脾失运化，痰湿内蕴。

方解：车前子利水湿尤能明目；紫菜祛湿消浊；陈皮理气祛痰；薏苡仁和胃健脾；小米温养脾胃。上述5种食材搭配在一起，具在健脾祛痰、利湿明目的功效。

制法：上述 5 种食材洗净放入砂锅内，加水后文火炖成烂熟。加适量精盐、佐料即可。

用法：可作中、晚餐菜肴，每日 1 次。

3. 桑菊薄荷饮

组成：桑叶 5g，菊花 5g，薄荷 3g，淡竹叶 30g，车前子 30g^[包煎]。

功效：疏风清热，清肝明目。

主治：中心性浆液性脉络膜视网膜病变，中医辨证属肝经风热。

方解：桑叶、菊花疏风清热，平肝明目；薄荷发散风热，疏肝明目；淡竹叶、车前子利湿明目。上述 5 种食材搭配在一起，具有健脾祛痰、利湿明目的功效。

制法：上述 5 种食材洗净放入砂锅内，加水后文火炖成烂熟。加适量精盐、佐料即可。

【名医经验】

1. 唐由之经验（中国中医科学院眼科医院国医大师）：中心性浆液性脉络膜视网膜病变相当于中医"视瞻有色""视直为曲""视大为小"等范畴。患病后常出现视力下降，视物模糊，视物变形、变小，有的还伴有中心或旁中心相对或绝对暗点等。①内虚为本，邪犯为标。《黄帝内经》云："正气存内，邪不可干。""邪之所凑，其气必虚。"当人体脏腑功能低下或亢进，正气相对虚弱，或人体阴阳失调的情况下，病邪容易乘虚侵入人体，导致人体脏腑组织经络官窍等功能紊乱，进而发生各种疾病。从"中浆"的诱因上看，常因劳累、熬夜、过量饮酒、精神压力过大或情绪激动之后发病，这些不良因素长期作用于人体，消耗正气，御邪之力减退，风邪等乘虚而入，内外合邪，肺脾肾功能受阻，水湿内停，上泛于目，眼底水肿、渗出，神经上皮层浆液性脱离形成。在整个发病过程中与肺的宣发肃降、通调水道，脾主运化水湿以及肾主水等功能有关。因此唐由之认为，中心性浆液性脉络膜视网膜病变的病机应以内虚为本，虚者肺脾肾；邪犯为标，标者风热，风寒。②局部辨证，兼顾全身。中医之所以能生生不息，辨证论治是关键；在现代检查仪器的帮助下，我们能够看到眼底，并对黄斑部的水肿面积等能够定量的观察。因此唐由之采用局部辨证为主，兼顾全身的方法进行治疗。若患者全身症状不明显，则以局部辨证为主。如：眼底以黄斑部神经上皮层或色素上皮层浆液性脱离、水肿为主要表现者，考虑为水湿潴留，多从脾肺论治，采用宣肺化饮、健脾利水的方法治疗；眼底水肿基本消失，以渗出为主者，则在健脾利水的基础上增加活血药及化痰散结药，以促进渗出吸收；对于病情迁延眼底症状不明显，但视物变形、变色症状犹存的患者，则考虑病久必虚。根据肝开窍于目，瞳神属肾水的五轮理论等，重在补肝肾明目。若患者全身症状明显，或有明显诱因者，则在局部辨证的基础上兼顾全身。如：患者失眠较重有纳差者，考虑为心脾两虚，选用归脾汤加减；由于工作压力过大，劳累后引起者，有神疲乏力等症状者，则要考虑气血不足，重用黄芪等补气药。唐由之认为用药如用兵，正所谓是"兵无长势，水无常形"，关键在于一个"活"字，应根据疾病的不同诱因，所处的不同阶段，参照全身和眼部情况，辨证治疗。③分型论治，有所偏重。根据该病所处的不同阶段，以及眼部及全身表现，唐由之将该病分为脾虚水泛，风邪侵袭；脾虚水泛，气血瘀滞；肝肾亏虚，气血不足 3 个基本证型。对于初发患者，眼底常以黄斑部盘状水肿脱离为主要表现，根据《黄帝内经》中"诸湿肿满，皆属于脾"（《素问·至真要大论》）、"风者百病之长"（《素问·风论》）、"伤于风者上先受之"（《素问·太阴阳明论》）的论断，辨证为脾虚水泛，风邪侵袭。采用健脾利水、疏风清热的治疗方法，健脾胃固护正气，疏风清热利水，祛内外之邪。选用生黄芪、炒白术、猪苓、茯苓、泽泻、车前子、栀子、连翘、荆芥、防风、葶苈子等治疗。当眼底水肿基本消失，残留少量渗出时则减少疏风清热药物的用量，过渡到活血化瘀阶段，选用健脾利湿、化瘀软坚的方法，在健脾利湿药的基础上选用蒲黄、姜黄、丹参、赤芍等；病至晚期，眼底渗出水肿已消，但患者眼前暗影仍在，视物变形尚存，则辨证为肝肾亏虚，气血不足，治疗上以补肝肾明目为主，适当选用活血利水，重用菟丝子、枸杞子、楮实子、金樱子等以巩固疗效，促进视功能的恢复。对于反复发作或陈旧性中心性浆液性脉络膜视网膜病变患者，根据虚实辨证理论"新病多实，久病多虚"特点，多从虚论治，选用六味地黄丸加减治疗。中医的精髓是辨证论治，若患者全身症状明显，则要辨病辨证相结合，结合诱因观察主要矛盾和次要矛盾，灵活运用，不可拘泥于一证、一方。④预防为主，起居有常。对于本病而言，有一定的自限性，3～6个月不用任何治疗大部分可自愈。恢复后大多数患者中心视力可恢复正常。但是多次复发，病程长的病例可能有轻中度视力减退甚至视物变形不消退，视功能不能完全恢复正常。因此唐由之认为预防是关键，要以固护正气为要，养成良好的生活习惯；正确对待工作中的压力和挫折，学会放松自己的心情，避免情绪的过分波动，保证充足的睡眠。一旦发生该病要积极治疗，以缩短病程，防止复发。

2. 庞赞襄经验（河北省人民医院中医眼科名中医）：本病眼外部无特殊症状可见，因此在治疗时应着重全身表现辨证论治。临床上大致分 7 种证型：①肾阴不足，相火上炎证。多由肾精不足，肝失所养，肝阳上浮，相火上炎而成。除眼部自觉症状外，多兼见头晕，头痛，耳鸣，口干，腰酸，遗精，盗汗，小便频数，舌质红或舌尖赤，脉细数或弦细。治法：滋阴益肾，壮水制火。方剂：知柏地黄汤加减。药物：熟地黄 15g，生地黄 15g，山药 10g，枸杞子 12g，茯苓 10g，泽泻 10g，牡丹皮 5g，知母 10g，黄柏 10g，银柴胡 10g，当归 10g，车前子 10g[包煎]。加减：如口不干，加苍术 10g，白术 10g；口渴，加麦冬 10g，天冬 10g；腹胀，加麦芽 10g，焦神曲 10g，山楂 10g；大便燥，加番泻叶 10g[后下]；孕妇，去泽泻，牡丹皮、车前子，加白芍 10g。②肝经郁热，湿热蕴脾证。多见于性情急躁之人，因性情急之人，肝必抑郁，郁久生热，湿与热合，蕴结于脾，使精气受损而目暗不明。多兼有头痛，眼胀，口不干或口干不欲饮，大便润，小便黄，舌润无苔或见苔薄白，脉弦数或弦细。治法：清肝解郁，健脾渗湿，佐以益阴之品。方剂：清肝解郁益阴渗湿汤。药物：银柴胡 10g，菊花 10g，蝉蜕 10g，木贼 10g，羌活 10g，防风 10g，苍术 10g，白术 10g，女贞子 10g，赤芍 10g，生地黄 10g，甘草 3g，菟丝子 10g。加减：大便燥，加番泻叶 3～10g[后下]；孕妇去赤芍，加当归 10g，白芍 10g；在治疗过程中，若视力增加缓慢而无口渴现象时，可倍加苍术、白术，最大量可用 24～30g。③脾胃虚弱，运化失调证。病后失调，或饥饱劳役，脾胃受伤，水谷之精微不能上注于目，目暗不明。面色较黄，疲倦乏力，胃脘胀满，嗳气吞酸，腹胀便溏，舌淡，苔厚腻或薄白，脉缓细或弦细。治法：健脾和胃。方剂：健脾燥湿汤。药物：苍术 15～30g，白术 15～30g，草豆蔻 10g[后下]，焦神曲 10g，橘红 10g，羌活 10g，防风 10g，蝉蜕 10g，木贼 10g，甘草 3g。加减：腹部畏寒，肠鸣便溏，日行数次，加吴茱萸 10g，炮姜 10g；口干欲饮，加麦冬 10g，乌梅 10g；孕妇，加当归 10g，白芍 10g。④肝气郁结证。多见口干口苦，胁胀或胁痛，胸闷叹息，食欲不振，或妇女经血不调，脉弦数或弦细。此属怒气伤肝，肝失条达所致。治法：疏肝解郁。方剂：逍遥散加减。药物：当归10g，白芍10g，茯苓10g，白术10g，银柴胡10g，香附10g，郁金10g，橘红10g，苍术10g，蝉蜕10g，木贼10g，甘草10g。加减：如头痛，眼胀，加荆芥10g，防风10g，夏枯草10g；大便燥，加番泻叶3～10g[后下]；口干欲饮，加麦冬10g，知母10g；失眠严重者，加远志10g，酸枣仁12g，首乌藤12g。⑤产后气血两亏证：产后数日或两月左右者，面色萎黄，体软乏力或心悸懒言，短气或出虚汗，食欲不振，便润，舌质淡，苔薄，脉虚数或沉细。此为产后失血，血伤则气亦受损。治法：益气养血。方剂：补中益气汤加减。药物：当归10g，党参10g，白术10g，茯苓10g，黄芪10g，升麻3g，银柴胡3g，陈皮3g，熟地黄10g，枸杞子10g，远志10g，酸枣仁（炒）10g，炙甘草3g。加减：如胃呆纳少，加炒麦芽15g，焦神曲10g；出虚汗过多，口干，加沙参10g，五味子10g；头痛，眼胀，加荆芥5g，防风5g；大便燥，加肉苁蓉10g；番泻叶1.5g[后下]。⑥膀胱湿热，蔽阻脉络证。口不干或口干不欲饮，小便频数或小便急痛，尿色黄或尿血，大便润或微燥，舌苔黄腻或薄白，脉滑数或细数。此属湿热内蕴，膀胱气化不行，脉络受损所致。治法：清热利湿。方剂：八正散加减。药物：萹蓄10g，瞿麦10g，木通10g，栀子10g，滑石10g[包煎]，车前子10g[包煎]，竹叶10g，黄芩10g，枳壳10g，甘草3g。加减：如小便尿血严重，加海金沙10g，石韦10g；大便燥，加大黄10g[后下]。⑦命门火衰，阳气下陷证。黎明前腹泻，泻前腹痛，肠鸣，腹部畏寒，四肢发凉，或小便不利，口淡不喜饮，舌质淡，苔薄，脉沉细或弦细。治法：温补命门，培土壮火。方剂：四神丸合桂附地黄汤（金匮肾气丸）。药物：吴茱萸10g，炮姜10g，肉豆蔻6g[后下]，苍术10g，白术10g，山药10g，茯苓10g，附子10g[先煎]，肉桂3g[后下]，橘红3g，甘草3g。加减：如下肢浮肿，去炮姜，加泽泻10g，车前子10g[包煎]，牛膝5g；嗳气吞酸腹胀，去山药、肉桂，加莱菔子10g，枳壳6g，木香3g；口干思饮，去肉桂，加麦冬10g，乌梅10g。中心性浆液性脉络膜视网膜病变虽分述7证，但临床上以1、2证最为多见，如能按以上辨证论治，视力一般可以恢复正常。如湿热已除，肝郁已解，腹泻已愈，体质康复，而视力恢复不够理想，可改用滋补肝肾的药物进行治疗。因肾藏精，在五脏和五轮的配属上又属水轮，水轮为视觉的中心。目为肝之窍，肝得不到肾精之滋养，每每导致视物昏花，故在治疗内眼病时多用滋补肝肾之法，往往能收到较好效果。临床上遇此情况多以"滋阴养肝汤"，以善其后。滋阴养肝汤：生地黄12g，熟地黄12g，天冬10g，麦冬10g，党参10g，枸杞子10g，女贞子10g，菟丝子10g，茯苓10g，牛膝5g，山药10g，刺蒺藜10g，石斛10g，五味子5g，决明子10g，青葙子5g[包煎]，杏仁10g，川芎3g，苍术10g，白术10g，甘草3g。后期为巩固疗效，亦可将上药共为细末，炼蜜为丸，每丸重10g，每日服2次，每次1丸。

3. 韦文贵经验（中国中医研究院广安门医院名中医）：将本病分为5证论治：①肝肾阴虚证。目之所以能视万物，审黑白，神光充沛，有赖于肝血的供养和肾精的上乘。肝和肾是血和精的关系，房劳伤精，神劳伤血，肝肾"乙癸同源"，故二者均可相互累及，导致肝肾两脏俱虚。古人有"肝肾之气充则目精采光明，肝肾之气乏则目昏蒙眩晕"的说法。本证临床上除视觉症状外，全身兼见头晕目眩、耳鸣、失眠多梦、健忘、腰酸盗汗等，脉弦细或细数，舌红少苔。常用杞菊地黄丸或明目地黄丸加减，以滋肝补肾。兼口干神烦者，为阴虚火旺，可选知柏地黄汤，加焦栀子、生石膏滋阴降火清热，可同时服犀角地黄丸。②心脾两虚证。心神过劳，心阴亏损，心血不足则血脉空虚。血不养脾则失运化，生化之源乏绝，血更亏损，以致心脾两虚，除眼部视觉症状外，全身多见失眠多梦，心悸健忘，眼肌无力，食欲不振，大便溏薄，舌淡，脉细。治法：补益心脾。方用人参归脾汤。③脾虚气弱证：脾运不健，水湿不化，进而清阳下陷，浊阴乘虚凝聚（渗出），或水湿上泛于目（水肿）。久病必虚，如视力迟迟不能恢复，兼纳少便溏，头痛绵绵，神疲气短，舌质淡胖，舌边有齿痕者，多为此证。治法：益气升阳为主，辅以调肝健脾。常以补中益气汤或益气聪明汤为基础，适当加调脾健胃之品。④肝郁气结证。暴怒伤肝，肝气不舒，目为肝窍，则视物昏蒙。本证除眼部视觉症状外，常伴有头晕、眼胀，神烦易怒，胸胁胀满，食欲不振等症状，舌红苔微黄，脉弦细或弦。治法：疏肝解郁为主，常以丹栀逍遥散为基础，适加平肝、清热明目之品。⑤血瘀气滞证。病情较久，视力恢复较慢，视力疲劳或眼胀，眼底有陈旧出血未消。常用活血破瘀、软坚散结法治之。方用血府逐瘀汤或桃红四物汤加减。若余邪未尽，正气未复，宜加党参、太子参、黄芪等益气扶正，对防止复发有一定的作用。韦文贵对本病的辨治，强调辨证与辨病相结合，有的病例除眼部症状外，全身无任何症状，脉平舌正，在治疗上均按"肝肾不足"证治疗，常以六味地黄汤为基础，结合眼底改变，不同阶段给予不同治疗。早期：眼底黄斑水肿明显，伴有渗出，中心凹反射消失。治以滋阴降火，利水消肿，补益肝肾。方选知柏地黄汤，加利水消肿药。中期：眼底水肿消失，渗出减少，黄斑中心凹光反射未见者。治以滋补肝肾为主，辅以益气活血。方选杞菊地黄丸或明目地黄丸，加清肝明目、益气活血药。后期：黄斑部水肿已消，中心凹反射不明显，视力尚未恢复。治以益气升阳为主，配用软坚散结，破血消积。若渗出不吸收，视力尚未恢复者，用补中益气汤，加海藻、昆布软坚散结；眼底水肿明显，加车前子、茯苓、赤小豆、木通、泽泻、通草、地肤子利水消肿；气虚水肿者，选加党参、黄芪益气利水消肿；脾虚湿困，水湿不化，选加薏苡仁、芡实、苍术、白术健脾燥湿；虚火上炎，口鼻干燥，选加生地黄、天花粉、北沙参、石斛、麦冬、五味子、玉竹养阴生津；肺胃有热，选加生石膏、生地黄、玄参、知母、黄柏、栀子、淡竹叶清热降火；肝热偏重者，加石决明、珍珠母、刺蒺藜、菊花平肝明目；头晕眼花，则用决明子、青葙子、黄芩、夏枯草、桑叶等清肝明目；渗出难吸收者，选加海藻、昆布、夏枯草软坚散结。恢复期眼前飞蝇幻视、云雾移睛（玻璃体混浊），选加桑叶、黑芝麻、枸杞子、菟丝子、女贞子、制何首乌滋补肝肾明目。

4. 陈达夫经验（成都中医药大学附属医院眼科名中医）：认为本病系因劳瞻竭视、熬夜、劳倦等而致真阴暗耗，精血虚亏，不能上荣于目，而致视力减退；水湿乘虚积滞目络，而致黄斑水肿，故视物变形和视瞻有异色；渗出物系因脾失健运，致使痰湿滞留的结果；出血是气滞血瘀的表现。治法：补肾滋肝，醒脾利湿。方剂：驻景丸加减。药物：楮实子25g，菟丝子25g，茺蔚子25g，木瓜10g，薏苡仁30g，三七粉3g[吞服]，鸡内金10g，炒谷芽30g，炒麦芽30g，枸杞子15g，山药25g。方解：方中用楮实子、菟丝子、茺蔚子、枸杞子补肾以滋肝（补水涵木）；山药、薏苡仁补脾而兼利湿；炒谷芽、炒麦芽、鸡内金入脾经，并推积滞；木瓜为肝经之药，既能敛又能舒；三七是取其血行而气自行，目得血而能视。早期以黄斑水肿为主时，加大豆黄卷、茯苓、萆薢、芡实等健脾渗湿之品。若因感冒为诱因，兼现一身尽疼者，宜表里双解，风湿并治，应先服麻杏薏苡甘草汤，以宣肺健脾化湿。待表邪尽后，再服驻景丸加减方。渗出物瘀积者，加郁金、丹参、怀牛膝、山楂、昆布等。

5. 庞万敏经验（河北省眼科医院名中医）：将本病分为4证：①湿热蕴结。水湿困脾，脾失健运，湿蕴于中，久而化热；火热怫郁，湿热交争，阻碍气机，水湿不能宣通，三焦决渎不利，则水湿壅遏，停滞于黄斑发为水肿。《玉机微义》云："诸水肿者，湿热之相兼也。"症见急性水肿，实火证或湿热证者，治宜清热燥湿，散郁消肿，可用双解汤。恢复期加女贞子、菟丝子、车前子；有渗出物者，加木贼、蝉蜕、枸杞子、菊花；口干伤津者，加沙参、石斛。②气郁水停。水液的运行、排泄，除与肺、脾、肾、三焦功能运行有关外，与肝的疏泄亦密切相关。若肝失条达疏泄，气血运行不畅，气不行水，则水湿不化，泛滥于黄斑则为水肿，结为渗出。以渗出为主，或慢性迁延者，或肝郁者，治宜疏肝利水，方用逍遥散。水肿不消，加泽泻、土茯苓；渗出不消，加木贼、蝉蜕、夏枯草、珍珠母；肝郁化火者，加栀子、龙胆。肝郁脾湿，方用清肝解郁益阴渗湿汤。慢性迁延性肝郁肾虚者，方用舒肝解郁益阴汤。③精亏络阻证。肝肾不足，相火妄动，火灼津液，治节失度，发于黄斑而见水肿渗出。症见慢性迁延者，治宜滋阴活络，可用消瘀地黄汤。视力久而不提高，方用舒肝解郁益阴汤。肾精不足，精不化气，肾阳虚者，方用金匮肾气汤，加胡芦巴、菟丝子、补骨脂。④脾湿寒郁。饮食劳倦，内伤脾气，寒湿不化，凝结黄斑则为此病，症见急慢性兼脾胃虚寒者，治宜健脾燥湿，方用健脾燥湿汤。腹部畏寒，肠鸣便溏，日行数次者，加吴茱萸、炮姜、豆蔻；急性者加炒黄连；慢性者，加菟丝子、炒山药。

本病以往分三期治疗，水肿期用双解汤，渗出期用清肝解郁益阴渗湿汤，恢复期用消瘀地黄汤。目前对急性水肿性者，可以按以上原则治疗。慢性迁延性者，多用逍遥散、消瘀地黄汤，或舒肝解郁益阴汤。此外，补中益气汤证、八珍汤证等，临床上也每见之，多以体弱为据。为巩固疗效，可服滋阴养肝汤善后。

【治疗进展】

中医临床报道以脾虚湿泛最为多见，其他证型也多加用利水渗湿药；辨病专方，根据临床经验，利水渗湿药对视网膜的神经上皮下积液的吸收的确有促进作用，以本病辨病用方的报道有五苓散、柴苓汤、杞菊地黄丸、丹栀逍遥散、知柏地黄丸、二陈汤、参苓白术散等加减方，其中又以五苓散、柴苓汤最为多见；特色疗法中，在临床发现针刺臂臑穴对中心性浆液性脉络膜视网膜病变的确有短时提高视力的作用，是否是特异性疗法尚需进一步研究；对中医治疗的报道，有效率中大多高于90%，但从报道看，总结病例的对照、纳入、剔除、分组、疗效标准及统计方法多有不同，尚无多中心验证，疗效尚难肯定。西医目前尚未有药物被证实治疗本病有效，经瞳孔温热疗法（TTT）、吲哚青绿介导的光栓（IPM）治疗，目前尚处于探索中，国内外均尚未作常规疗法；视网膜激光光凝术，虽然为目前最主要的治疗方法，但是黄斑区病变光凝可能造成术后视力严重丧失，且病变越近中心凹危险越大，若能量掌握不好，会产生激光瘢痕，形成相对性或绝对性中心暗点。所以本病的治疗手段尚在一个需要进一步拓展的局面。

【预防与调护】

1. 心情宜舒畅，避免情绪激动和精神过度紧张，注意不过度劳累。

2. 忌食辛辣炙煿之物，戒除烟酒，以免脾胃积热，病情反复。

第九节　中心性渗出性脉络膜视网膜病变

中心性渗出性脉络膜视网膜病变，简称"中渗"，又名"特发性 CNV"，是发生于黄斑部孤立的渗出性脉络膜视网膜病变伴有视网膜下新生血管和出血。本病好发于年轻女性，单眼发病者居多，少数病例为双眼发病，常造成永久性的视力损害。

本病与中医学的"视瞻有色"相似，《证治准绳》描述此症为"非若萤星云雾二证下之细点长条也，及目凡视物有大片，甚则能行，当因其色而别其证以治之"，又名"视直如曲"（《梦溪笔谈》）、"视大反小"（《近代中医珍本集》）等。

【病因病机】

西医认为本病确切病因不明，可能与弓形体、结核、梅毒、真菌和病毒感染等不同原因的炎症有关，但不少患者未能查出有关原因。炎症引起脉络膜新生血管进入视网膜神经上皮下，形成新生血管膜。由于新生血管的结构脆弱，导致血浆的渗出、新生血管破裂而导致出血、机化，最后因瘢痕形成而致中心视力的永久损害。

中医认为本病病机多与肝、脾、肾功能失调，湿浊痰瘀，火热动血有关。

情志不舒，肝气郁滞，气郁日久，既可化热，又致血瘀。热迫血行，常致出血；瘀血阻络，气血津液失于常道，均致眼底渗出和出血。或劳欲过度，劳伤肝肾，阴精亏耗，虚火内生，入于营血，迫血外溢。或饮食不节，脾失健运，水湿停滞，痰湿互结，郁遏化热，熏蒸目窍，致眼部气血津液失常而渗于视衣。

【临床表现】

中心视力下降或中心区暗影，视物变形、变小、变色等。病变未波及中心凹者可无明显自觉症状。眼底可见黄斑中央或附近灰白色圆形渗出性病灶，微微隆起，边缘模糊，大小为 1/4 ～ 1PD，渗出灶边缘常常有呈点状、片状、弧形或环形的出血。病灶处有浆液性视网膜色素上皮与神经上皮脱离，常伴有出血。病程持续较久者，视网膜水肿消失，病灶周围形成境界清楚的灰白色斑块，亦可有色素增殖。

【辅助检查】

1.眼底荧光素血管造影（FFA）　在病灶部位，脉络膜新生血管（CNV）在动脉前期或动脉早期即显荧光，其形态可呈树枝状、轮辐状、花边状和颗粒状，随造影时间延长、新生血管渗漏而形成病灶区的强荧光斑，其大小范围多与灰白色的渗出性病灶相当，并直至晚期不退。病灶周围的出血呈遮蔽荧光，但渗出与出血较淡处也可显示脉络膜新生血管形态。

2.吲哚青绿脉络膜血管造影（ICGA）　能够显示脉络膜新生血管部位、形态及范围。

3. 视野检查 可检查到与病灶相应的中心相对性乃至绝对性暗点。

4. 光学相干断层成像术（OCT） 脉络膜新生血管（CNV）位于视网膜神经上皮层与视网膜色素上皮细胞（RPE）层之间，可伴视网膜神经上皮层浆液性脱离和视网膜内水肿、出血性视网膜色素上皮层脱离。

【诊断要点】

1. 多见于年轻女性，单眼发病。

2. 自觉眼前暗影，视力下降，视物变形变色。

3. 黄斑部灰白色圆形渗出灶，病灶周围有出血。

4. FFA、IGGA、OCT 有利于确诊。

【鉴别诊断】

1. 年龄相关性黄斑变性 发病年龄多在 50 岁以上，病灶范围较大，一般在 2PD 以上，常累及双眼，在黄斑周围和另一眼常有玻璃膜疣存在和色素的改变。

2. 中心性浆液性脉络膜视网膜病变 视力多数不低于 0.2，黄斑区呈典型的浆液性脱离、色素紊乱，无来源于脉络膜的新生血管膜的形成，无出血，眼底荧光素血管造影在静脉早期开始出现黄斑区渗漏现象，在后极部或远离后极部出现一个或数个很小的荧光素渗漏点，后期逐渐呈喷射状或墨迹样扩大的强荧光斑。

3. 近视性黄斑变性 有新生血管和出血，但有高度近视病史，眼底还具有高度近视的改变，如豹纹状改变、玻璃膜裂纹等。

【治疗】

（一）治疗原则

本病以病因治疗及积极治疗脉络膜新生血管为主，一般不用激素。中医药在促进出血及渗出吸收，减少并发症等方面有一定优势。

（二）中医治疗

1. 辨证论治

（1）阴虚火旺证

症状：视物模糊，变小变形，眼前正中暗影；黄斑部有圆形渗出灶及出血，血色鲜红；眼部干涩，五心烦热，口干咽燥，心烦失眠；舌红少苔，脉细数。

分析：阴虚火炎，上扰于目，煎灼营阴，营血津液外溢，渗于黄斑，故出血渗出、视物模糊；目失濡润，则眼部干涩、五心烦热、口干咽燥、心烦失眠；舌红少苔、脉细数，均为阴虚火旺之候。

治法：滋阴降火。

方剂：知柏地黄汤（《医宗金鉴》）加减。

药物：知母 10g，黄柏 10g，生地黄 20g，山茱萸 5g，山药 10g，泽泻 10g，牡丹皮 10g，茯苓

15g。

方解：方中六味地黄丸滋阴补肾；加知母、黄柏清虚热、泻相火。

加减：兼见头晕目眩，可加石决明 15g[先煎]，牡蛎 15g[先煎]，以平肝潜阳；出血早期，加墨旱莲 10g，女贞子 10g，以滋阴清热凉血；后期，加丹参 10g，赤芍 10g，以活血散血。

（2）湿热痰瘀证

症状：视物模糊，变小变形，病程较长，黄斑部有水肿，渗出物较多，污秽不清，出血较少，血色暗红；形体肥胖，头重胸闷，食少腹胀，便溏溲黄；舌苔黄腻，脉滑。

分析：脾失健运，水湿内停，日久蕴积成痰，痰湿滞结，脉络受阻，痰瘀互结而致视物模糊，变小变形，黄斑部有水肿，渗出物较多，污秽不清，出血较少，血色暗红，形体肥胖，头重胸闷，食少腹胀，便溏溲黄；舌苔黄腻、脉滑均为湿热痰瘀之候。

治法：清热利湿，化痰散瘀。

方剂：温胆汤（《三因极一病证方论》）合四物汤（《太平惠民和剂局方》）加减。

药物：半夏 10g，竹茹 10g，枳实 5g，陈皮 5g，茯苓 10g，熟地黄 10g，白芍 10g，当归 10g，川芎 3g。

方解：温胆汤中半夏辛温，燥湿化痰，和胃止呕，为君药；臣以竹茹，取其甘而微寒，清热化痰除烦止呕；陈皮辛苦温，理气行滞，燥湿化痰；枳实辛苦微寒，降气导滞，消痰除痞；茯苓健脾渗湿，以杜生痰之源；甘草为使，调和诸药。

四物汤方中熟地黄甘温味厚质润，入肝、肾经，长于滋养阴血，补肾填精，为补血要药，故为君药；当归甘辛温，归肝、心、脾经，为补血良药，兼具活血作用，且为养血调经要药，用为臣药；佐以白芍养血益阴；川芎活血行气。四药配伍，共奏补血调血之功。

加减：湿热盛者，加薏苡仁 10g，杏仁 10g，滑石 10g[包煎]，以增清热利湿；出血较明显时选加牡丹皮 10g，生蒲黄 10g[包煎]，以凉血活血。

（3）气滞血瘀证

症状：眼病日久，视物模糊，黄斑部渗出及出血不多，色素紊乱或陈旧性出血；情志抑郁，胸胁胀满，喜叹息，女性月经不调；舌质紫暗，脉弦涩。

分析：患者情志不畅，肝气不舒，则情志抑郁，郁而化热，热伤络脉，故眼前暗影，视物变形、变小，黄斑出血、渗出；肝体失于柔和，则胸胁胀满；肝气郁结，肝的疏泄条达功能受阻，故喜叹息，嗳气；舌质紫暗，脉弦涩为肝郁气滞之候。

治法：行气活血。

方剂：丹栀逍遥散（《校注妇人良方》）加减。

药物：柴胡 10g，当归 10g，白芍 10g，茯苓 10g，白术 10g，甘草 10g，牡丹皮 10g，栀子 10g。

分析：本方即逍遥散（柴胡、白芍、当归、茯苓、白术、炙甘草、煨生姜、薄荷）加牡丹皮、栀子而成。方中以逍遥散疏肝解郁，养血健脾；牡丹皮清热凉血，活血祛瘀；栀子泻火除烦，清热利湿，凉血解毒。诸药合之，共奏养血健脾、疏肝清热之功。

加减：郁久化热，加栀子 10g，黄柏 10g；陈旧病变夹杂新出血者，加三七粉 3g[吞服]，茜草

10g，化瘀止血。

（4）肝肾亏虚证

症状：病变后期，视力不佳，两目干涩；黄斑部病灶周围形成境界清楚的灰白色斑块，色素增殖；腰膝酸软，头晕失眠，舌红少苔，脉沉细。

分析：肝肾亏虚，精血不足，目失濡养，故见两目干涩，黄斑部病灶周围形成境界清楚的灰白色斑块，色素增殖；腰膝酸软，头晕失眠，舌红少苔，脉沉细，均为肝肾亏虚之候。

治法：滋补肝肾。

方剂：杞菊地黄丸（《医级》）加减。

药物：枸杞子10g，菊花10g，熟地黄10g，山茱萸10g，山药10g，泽泻10g，茯苓10g，牡丹皮10g。

方解：方中六味地黄丸滋阴补肾；加枸杞子、菊花以补肾明目。

加减：加郁金10g，鸡内金10g，炒谷芽10g，焦山楂10g，以行气活血、散结消瘀。

2. 针刺治疗

选穴攒竹、球后、睛明、合谷、足三里、肝俞等。每次眼局部选1穴，远端选1～2穴，每日针1次，10次为一疗程。休息3日可行第二疗程。

（三）西医治疗

1. ICGA证实有脉络膜新生血管并能清楚定位，中心视野有绝对中心暗点，可行激光光凝治疗，光动力疗法（PDT）、经瞳孔温热疗法（TTT）也有一定疗效。

2. 玻璃体注射抗新生血管药物。雷珠单抗、贝伐单抗或康柏西普等，近期疗效满意，但重复注射有高眼压风险。

3. 寻找可能的病因，针对病因治疗。若不能明确病因，可用非特异性抗炎药，如吲哚美辛、布洛芬片等。

【病案举例】

例1 张健验案（《张健眼科医案》）

王某，女，38岁，湖南省长沙长泰智能装备有限公司，干部。2014年5月22日初诊。

主诉：右眼视中心区出现暗影，视物变形、变小、变色10日。

病史：10日前因工作劳累，饮食不规律，致右眼视中心区出现暗影，视物变形、变小、变色；伴头重胸闷，食少腹胀，便溏溲黄。

检查：视力：右眼0.2，左眼1.0。双眼外观正常。0.5%托吡卡胺滴眼液散瞳查眼底：右眼屈光间质清晰，视盘大小颜色正常，A：V=2：3，黄斑部有灰白色渗出性病灶，微微隆起，边缘模糊，渗出边缘有弧形出血，中心凹光反射消失。眼底荧光素血管造影：晚期可见中心凹颞下方病灶处强荧光点。光学相干断层扫描成像：右眼视网膜下可见柱状隆起的较强反射信号，周围液性暗区为神经上皮层脱离。舌质淡红，苔黄腻，脉滑。

诊断：中心性渗出性脉络膜视网膜病变（右眼）。

辨证：痰热浊瘀证。

治法：清热化痰。

方剂：温胆汤（《三因极一病证方论》）合四物汤（《仙授理伤续断秘方》）加减。

处方：半夏 10g，竹茹 10g，枳实 10g，陈皮 5g，甘草 5g，茯苓 15g，熟地黄 10g，白芍 10g，当归 10g，川芎 5g，丹参 10g。7 剂。

服法：煎服，每日 1 剂，分 2 次温服。

医嘱：调情志，忌食肥甘厚腻、辛辣炙煿之品。

二诊（2014 年 5 月 29 日）：视物较明。右眼 0.3，左眼 1.0。双眼外观正常。舌质淡红，苔黄腻，脉滑。右眼底同前。原方 15 剂。

三～十三诊（2014 年 6 月 15 日～9 月 15 日）：先后加枸杞子 10g，菊花 10g，以补肾明目。共服药 63 剂。右眼视物较前清楚，眼暗影，视物变形、变小、变色症状消失，头重胸闷，食少腹胀，便溏溲黄等症状渐愈。检查视力：右眼 0.8，左眼 1.0。0.5% 托吡卡胺滴眼液散瞳查眼底：右眼屈光间质清晰，视盘大小颜色正常，A：V=2：3，黄斑部水肿、出血吸收。舌质红，苔薄黄，脉细数。嘱服杞菊地黄丸，每日 2 次，每次 9g，连服 2 月，以巩固疗效。

按语：患者因劳累过度，饮食不节，脾失健运，水湿停滞，痰湿互结，郁遏化热，熏蒸目窍，致眼部气血津液失常而渗于视衣；湿邪阻滞中焦，清阳不升，则头重胸闷，食少腹胀，便溏溲黄；舌质淡红，苔黄腻，脉滑均为痰热浊瘀之候。宜清热利湿，化痰散瘀，温胆汤方中半夏辛温，燥湿化痰，和胃止呕，为君药。臣以竹茹，取其甘而微寒，清热化痰除烦止呕；陈皮辛苦温，理气行滞，燥湿化痰；枳实辛苦微寒，降气导滞，消痰除痞。茯苓健脾渗湿，以杜生痰之源；甘草为使，调和诸药。四物汤中以熟地黄、白芍阴柔之品与当归、川芎相配，动静相宜，重在滋补营血，且补中寓行，使补血而不滞血，行血而不伤血；加丹参养血活血。诸药合用，既能化痰又能散瘀。

例 2　张健验案（《张健眼科医案》）

文某，女，32 岁，湖南省湘电长沙水泵厂有限公司，会计师。2014 年 5 月 15 日初诊。

主诉：左眼前暗影，视物变形、变色 12 日。

病史：患者于本月 3 日左眼视中心区出现暗影，视物变形、变小、变色；伴情志抑郁，胸胁胀满，喜叹息，嗳气。

检查：远视力：右眼 0.5，左眼 0.3；近视力：右眼 1.5，左眼 0.6；矫正远视力：右眼 1.0，左眼 0.5。双眼外观正常。0.5% 托吡卡胺滴眼液散瞳查眼底：左眼黄斑部有灰白色渗出性病灶，微微隆起，边缘模糊，渗出边缘有片状出血，中心凹光反射消失。光学相干断层扫描成像：黄斑中心见团状高反射信号，色素上皮／玻璃膜，脉络膜光带反射增高，出血性和浆液性神经上皮脱离，视网膜内水肿。舌质红，苔薄黄，脉弦。

诊断：中心性渗出性脉络膜视网膜病变（左眼）。

辨证：肝郁气滞证。

治法：疏肝解郁。

方剂：舒肝明目汤（《张怀安眼科临床经验集》）加减。

处方：柴胡 10g，当归 10g，白芍 10g，茯苓 10g，白术 10g，牡丹皮 10g，栀子 10g，桑椹 10g，女贞子 10g，墨旱莲 10g，白茅根 10g，决明子 10g，桑寄生 10g，首乌藤 10g。7 剂。

服法：水煎，每日1剂，分2次服。

医嘱：调情志，忌食肥甘厚腻、辛辣炙煿之品。

二诊（2014年5月22日）：视物较明。远视力：右眼0.5，左眼0.3；近视力：右眼1.5，左眼0.6；矫正远视力：右眼1.0，左眼0.6。双眼外观正常；左眼底同前；舌质红，苔薄黄，脉弦。原方，7剂。

三～十一诊（2014年5月29日～7月25日）：先后去桑椹、栀子，加黄芪15g，丹参10g，以益气活血；枸杞子10g，菊花10g，以补肾明目。共服药56剂。左眼视物较前清楚，眼前暗影，视物变形、变小、变色消失，情志抑郁，胸胁胀满，喜叹息，嗳气渐愈。检查：矫正远视力：右眼1.0，左眼0.8；0.5%托吡卡胺滴眼液散瞳查眼底：左眼屈光间质清晰，视盘大小颜色正常，A：V=2：3，黄斑部水肿、出血吸收。舌质红，苔薄黄，脉细数。嘱服舒肝明目丸，每日2次，每次9g，连服2月，以巩固疗效。

按语：患者情志不畅，肝气不舒，则情志抑郁，郁而化热，热伤络脉，故眼前暗影，视物变形、变小，黄斑出血、渗出；肝体失于柔和，则胸胁胀满；肝气郁结，肝的疏泄条达功能受阻，故喜叹息，嗳气；舌质红，苔薄黄，脉弦均为肝郁气滞之候。舒肝明目汤具有疏肝解郁明目，利湿健脾，补益肝肾之功，加墨旱莲、白茅根以凉血散瘀。

【治疗心得】

本病是发生于黄斑部的孤立的渗出性脉络膜视网膜病灶，属于肉芽肿性炎症，在炎症等因素作用下，造成脉络膜毛细血管层由于新生血管的渗漏、出血、机化，最后形成瘢痕，使中心视力发生永久性损害。中医认为主要与心、脾、肾三脏的功能失调有关。黄斑部色黄属脾，脉络膜属心。审因论治，多谓脏气不足，阴阳偏盛；或为脾虚不能制水，水湿上犯所致。本病多归虚证，与湿热有关，系湿热内蕴，阻碍气机，气血郁滞所为。临证属阴虚火旺者，治宜滋阴降火，方用知柏地黄丸加减；湿热痰瘀者，治宜清热利湿、化痰散瘀，方用温胆汤合四物汤加减；气滞血瘀者，宜行气活血，方用丹栀逍遥散加减；肝肾亏虚者，治宜滋补肝肾，方用杞菊地黄丸加减。

【食疗方】

1. 枸杞子山药汤

组成：土鸡腿1只，山药200g，枸杞子30g。

功效：滋补肝肾，健脾利湿。

主治：中心性渗出性脉络膜视网膜病变，中医辨证属肝肾阴虚，脾失健运。

方解：枸杞子补益肝肾；山药健脾开胃；鸡肉健脾益气，温中补虚。上述3种食材搭配在一起，具有滋补肝肾、健脾利湿的功效。

制法：鸡腿剁块，山药切块，分别以滚水余烫过后捞起洗净，全部放入炖锅中，加入枸杞子、水混合均匀放入电锅中蒸约40分钟，加入适量的盐、佐料调味即可。

用法：可作中、晚餐菜肴，每日1次。

2. 黄芪川芎粥

组成：黄芪 30g，川芎 10g，粳米 50g。

功效：健脾益气，活血利水。

主治：中心性渗出性脉络膜视网膜病变，中医辨证属气血不足，水湿停留。

方解：黄芪补气利水；川芎活血行气；粳米温养脾胃。上述 3 种食材搭配在一起，具有健脾益气、活血利水的功效。

制法：将黄芪、川芎，水煎取汁，再将粳米洗净，与药汁放入砂锅，同煮为粥，至黏稠为度。

用法：每日分 2 次，温热食。

【名医经验】

1. 庞赞襄经验（河北省人民医院中医眼科名中医）：将本病分 3 证辨证论治：①肝经郁热，湿蕴于脾。症见性情急躁，眼胀或头痛，胃纳尚好，口不干或口干不欲饮，大便润，小便黄；舌润无苔或苔薄白，脉弦细或弦数。宜清肝解郁，健脾渗湿。方剂：清肝解郁益阴渗湿汤。药物：银柴胡 10g，菊花 10g，蝉蜕 10g，木贼 10g，羌活 10g，防风 10g，苍术 10g，白术 10g，女贞子 10g，赤芍 10g，生地黄 10g，菟丝子 10g，甘草 3g。②肺阴不足，虚火上炎。症见口渴欲饮，头晕烦躁；舌绛少津，脉弦数或虚大。宜养阴清热为主。方剂：养阴清热汤加减。药物：生地黄 15g，天花粉 10g，知母 10g，芦根 10g，生石膏 15g[打碎先煎]，金银花 15g，黄芩 10g，荆芥 10g，防风 10g，枳壳 10g，龙胆 10g，甘草 3g。③肾阴耗损，精气不能上荣。症见头晕，咽干，脉数。治宜滋阴益肾为主。方剂：杞菊地黄丸。药物：熟地黄 10g，山茱萸 10g，山药 10g，茯苓 10g，泽泻 5g，牡丹皮 5g，枸杞子 10g，菊花 10g。

2. 庞万敏经验（河北省眼科医院名中医）：认为百病皆生于郁，本病系气火痰湿郁阻于脉络膜所致。盖人体以气血为本，气血流畅，病安从来？气血流畅则津液布散。气滞则津液凝聚而渗出，气有余便是火，火盛焚燎，逆犯目络，发为出血。气火犯脾，脾失运化水湿之职，逆上犯为水肿。但当察人之体质阴阳强弱，而后方能调之使安。而体质有平脏、阳脏、阴脏之分。平脏者，不热，不寒，无何体征，方用育阴凉散汤。药物：生地黄 12g，百部 12g，夏枯草 12g，金银花 12g，炒茜草 12g，山药 10g，沙参 10g，黄芩炭 10g，白及 10g，阿胶 10g[烊化兑服]，牡丹皮 6g，赤芍 5g，大黄炭 5g。阳脏者，体兼火证，方用东垣泻心汤。药物：大黄 10g[后下]，黄连 5g，黄芩 5g。阴脏者，多见气虚阴火证，方用东垣升阳益胃汤。药物：黄芪 60g，半夏 30g，人参 30g，炙甘草 30g，独活 15g，防风 15g，白芍 15g，羌活 15g，陈皮 12g，茯苓 10g，柴胡 10g，泽泻 10g，白术 10g，黄连 3g。至于辨证论治，宜参考热病伤阴理论，活动期用大黄、黄芩、黄连；恢复期用生地黄、天冬、麦冬、沙参、木贼、蝉蜕；瘢痕期用知母、黄柏、生地黄、珍珠母、夏枯草、鳖甲、牡蛎。临床辨病施治与辨证论治，融为一体，参伍互用，方能效如桴鼓。但始终不宜纯用软坚化痰之猛剂，以防活化太过而反复发作。

3. 李传课经验（湖南中医药大学第一附属医院眼科名中医）：认为本病多因热郁血分，迫血外溢；或肝肾阴虚，虚火上炎；或肝郁脾虚，脾失运化所致。病在早期，宜抓住黄斑渗出与出血进行辨治，因为渗出与出血均是异常脉络溢出的结果，引起溢血之因，主要是思虑过多，劳心过度，暗耗心阴，心火上乘，郁于血分所致。血得火则妄行，无火则安宁，这是常理。所以，清营凉血、清心凉血是治疗本病的基本法则。清营汤、清心宁血汤是治本病常用之方。若病至后期，局部病灶已结瘢痕，服药则难以奏效。

附：清营汤加减方，药用生地黄 15g，牡丹皮 10g，玄参 10g，金银花 12g，连翘 10g，黄连 10g，丹参 12g，麦冬 10g，益母草 10g，竹叶 6g，甘草 3g。清心宁血汤：大黄 6g[后下]，黄连 10g，栀子炭 10g，生地黄 10g，麦冬 10g，竹叶 6g，车前子 15g[包煎]，三七粉 3g[吞服]，丹参 15g，白茅根 15g，甘草 3g。

【治疗进展】

本病自然病程较中心性浆液性脉络膜视网膜病变为恶劣，视力预后难以估计，黄斑区瘢痕形成，可能造成中心视力的永久性损害。西医认为多数情况下原因不明，药物治疗无针对性且无明显疗效；由于中心性渗出性脉络膜视网膜病变位于黄斑区，激光光凝可能会导致进一步的视力损害；光动力疗法治疗本病可能短期疗效满意，但有波动现象，甚至治疗后出血、水肿、渗出加重。近年来采用玻璃体注射抗新生血管药物：雷珠单抗、贝伐单抗或康柏西普等，近期疗效满意，但重复注射有高眼压风险。因此，控制发展、阻断病程、防止瘢痕形成是本病治疗和预后的关键，也是临床上需进一步值得研究的问题。运用中医中药的方法治疗本病，在一定的程度上可以缓解症状，减少出血和渗出，防止视网膜下新生血管的形成，对延缓病程发展具有一定的作用。在病变的不同阶段，采用中药介入治疗，对本病出现的眼底病理改变具有针对性的改善作用，如活动期使用清热凉血、滋阴降火、疏肝解郁之中药，具有抗炎抑菌、抗菌、抗病毒、止血活血、增强吞噬细胞功能的作用；恢复期使用活血化瘀、祛湿化痰的中药，具有抗炎、抗血小板聚集、扩张血管、提高抗缺氧能力、促进组织的修复再生的作用；瘢痕期之补益肝肾、软坚散结的中药，多有增强免疫功能、抗炎抗菌、改善血液流变、促进病理产物吸收的作用，并能使病态组织崩溃和溶解等。另外在激光光凝或光动力疗法、经瞳孔温热疗法、玻璃体注射抗新生血管药物治疗本病的同时，中药介入可减少黄斑部渗出和出血，减轻或抑制西医治疗的不良作用，缩短病程，减少后续并发症的发生，提高综合治疗效果。

【预防与调护】

1. 节目力，调情志，慎起居。
2. 戒烟酒，少食辛辣炙煿之物。

第十节　急性视网膜色素上皮炎

急性视网膜色素上皮炎是一种以视网膜色素上皮的急性炎症为特征的疾病，典型的表现为黄斑区暗灰色簇状的小点状病变，病变周围有黄白色晕环环绕，通常伴有视力下降，这些病变多在数周至数月内自行消失，视力可恢复至正常水平。

根据临床表现，类似于中医"视直如曲""视正如斜"。

【病因病机】

西医认为本病病因目前尚不完全清楚，可能与病毒感染有关，但仍需更多的研究才能确定。

【临床表现】

患者通常无全身病史，无感冒样的表现，多出现单侧视力下降，但视力下降的程度有很大变异。患者多有视物变形、中心暗点和色觉异常，少数患者可无任何症状。患者多有轻度的视力下降，低于 0.5 者仅占 1/4，一些患者可出现色觉异常。眼前段通常无任何炎症的体征；黄斑区出现典型的暗灰色散在的成簇的点状病变，每簇有 1～4 个点状病变，病变周围出现黄白色晕环改变，均位于视网膜色素上皮水平。随着病变的消退，暗灰色点状病变的颜色进一步加深，或病变褪色，检眼镜检查下已难以看到，黄白色晕环状改变也随之消失，黄斑区以外很少出现上述病变。

【辅助检查】

1. 血常规检查　可了解全身的感染状态，对疾病的诊断有参考价值。

2. Amsler 方格表检查　可以发现中心暗点或视物变形；视野检查可发现相应的视野缺损；疾病急性期通常出现眼电图异常，此提示有较为广泛的视网膜色素上皮损害；视网膜电流图和视觉诱发电位通常无改变；荧光素眼底血管造影检查显示与检眼镜下暗灰色病变相一致的弱荧光点，这些病变的黄白色晕状环则显示强荧光，有时视盘附近也可受累，出现强荧光点，提示可能有轻度渗漏。

3. 荧光素眼底血管造影检查　黄斑部可见成簇的葡萄状荧光斑点，以及中黑（遮盖荧光）外亮（透见荧光）的环形灶，有时有少量的荧光素渗漏。

4. 光学相干断层扫描（OCT）　急性期 OCT 显示黄斑区增厚，在外界膜和 IS/OS 线下可以发现光感受器细胞外节层非均一性物质堆积。RPE 细胞可能有不规则的断裂，未见视网膜囊肿和视网膜下液。随病程消退，IS/OS 完全恢复，其下非定型物质逐渐吸收。

【诊断要点】

1. 多见于青壮年男性，发病急，多单眼突然发病，亦可双眼先后发病。

2. 视力急速减退，眼前黑影，视物变形变色。

3. 眼底典型征象为黄斑可见暗灰色斑点绕以淡色素环，多簇集成葡萄状，荧光造影可见中黑外亮的荧光现象。

4. 阿姆斯勒（Amsler）检查、方格表视野检查、荧光素眼底血管造影检查、光学相干断层扫描成像和电生理检查等对诊断有一定的帮助。

【鉴别诊断】

1. 急性后极部多灶性鳞状色素上皮病变 此病多为双侧受累，眼前段可出现巩膜外层炎、虹膜炎，眼底出现典型的后极部扁平状奶油色的斑状病灶，位于视网膜色素上皮和脉络膜毛细血管水平，病灶呈圆形或卵圆形，边界模糊，1/8～1/4 视盘直径大小，病变可融合成片状，后期病变可累及周边视网膜，通常合并有轻度的玻璃体炎症反应。荧光素眼底血管造影检查发现病变于造影早期出现弱荧光，后期则表现为强荧光。这些特点都易于将此病与急性视网膜色素上皮炎区别开来。

2. 中心性浆液性脉络膜视网膜病变 此病多见于 20～45 岁的成年人，男性多于女性，男女之比为 8∶1～10∶1，患者通常诉有视力下降或视物模糊、视物变形、旁中心暗点和色觉异常，视力可明显下降；典型的眼底改变为神经视网膜脱离，也可出现浆液性视网膜色素上皮脱离、视网膜下渗出物沉积、多发性球形浆液性视网膜和视网膜色素上皮脱离及萎缩等多种病变；荧光素眼底血管造影检查显示急性期因有局灶性视网膜色素上皮缺损，早期显示有斑块状或点状强荧光，中期逐渐扩大可见墨迹状、蘑菇状或弥散性强荧光；晚期因神经上皮脱离呈大片强荧光，而急性视网膜色素上皮炎因有多灶性色素上皮病变，荧光素眼底血管造影显示多部位荧光素渗漏，暗灰色点呈弱荧光，黄白色环呈强荧光。

3. 病毒性视网膜炎 病毒性视网膜炎可引起类似急性视网膜色素上皮炎的眼底色素性改变，但它多见于儿童，眼底改变典型地表现为"椒盐"样改变。

4. 急性黄斑神经视网膜病变 是一种少见的疾病，主要累及青年人，通常双侧受累，表现为中心或旁中心视力突然下降，黄斑区出现细小的浅层视网膜病变，呈棕红色花瓣状或楔状，持续数周或数月，视力多能恢复至正常水平。荧光素眼底血管造影检查可发现中心小凹附近毛细血管扩张，也可发现黄斑病变早期强荧光，晚期染色。这些特点有助于二者的鉴别。

【治疗】

（一）治疗原则

本病有自愈倾向，视力预后较好。目前无有效的治疗方法，有病毒感染史者可给抗病毒药物或选用清热解毒的中药。禁用激素，有人报道激素治疗可引起复发或病情恶化。

（二）中医治疗

1. 辨证论治

（1）肝经郁热证

症状：黄斑区水肿，其间有黄白色或灰色圆形渗出，四周绕以光晕，眼前黑影，视物变形，急躁易怒，头晕目眩，口苦咽干；舌质淡红，苔薄黄，脉弦数。

分析：热郁肝经，气机不畅，气不行水，水湿上泛黄斑，或致玄府郁闭，气滞血阻，精气不能升运于眼底，而致眼底黄斑区水肿，有黄白色或灰色圆形渗出，四周绕以光晕，眼前黑影，视物变形；肝郁气滞，郁而化火，则急躁易怒，头晕目眩，口苦咽干；舌质淡红，苔薄黄，脉弦数，均为肝经郁热之候。

治法：清热解郁。

方剂：舒肝明目汤（《张怀安眼科临床经验集》）加减。

药物：柴胡 10g，当归 10g，白芍 10g，白术 10g，牡丹皮 10g，栀子 10g，桑椹 20g，女贞子 20g，茯苓 15g，决明子 10g，桑寄生 10g，首乌藤 10g，甘草 5g。

方解：方中柴胡疏肝解郁，清热镇痛，配合当归、白芍养血柔肝，调和气血；柴胡升阳散热，配白芍以平肝，而使肝气条达；白术、甘草和中健脾；牡丹皮、栀子、茯苓清热利湿，助甘草、白术以健脾，配首乌藤令心气安宁；决明子清肝明目；桑椹、女贞子、桑寄生补益肝肾，滋养肾精。诸药合用，共奏舒肝解郁明目、利湿健脾、补益肝肾之功。

加减：黄斑水肿较甚者，加车前子 12g$^{[包煎]}$，以利水消肿；陈旧性病变者，可加丹参 15g，毛冬青 10g，茺蔚子 10g，以增活血行气之功效。

（2）阴虚火旺证

症状：眼前黑影，视物模糊或变形，眼内干涩，黄斑区灰黑色病灶，兼有头晕耳鸣，腰膝酸软，五心烦热，口干咽燥；舌红苔少，脉弦细。

分析：病情迁延或劳瞻竭视，则眼前黑影，视物模糊或变形，眼内干涩，黄斑区灰黑色病灶；阴虚火旺，虚火上炎，则头晕耳鸣，腰膝酸软，五心烦热，口干咽燥；舌红苔少，脉弦细均为阴虚火旺之候。

治法：滋阴降火。

方剂：知柏地黄丸（《医宗金鉴》）加减。

药物：知母 10g，黄柏 10g，生地黄 10g，山茱萸 10g，山药 10g，茯苓 10g，泽泻 10g，牡丹皮 10g。

方解：本方即六味地黄丸（熟地黄、山茱萸、山药、泽泻、牡丹皮、茯苓）加知母、黄柏组成。方中六味地黄丸滋阴补肾；加知母、黄柏清虚热、泻相火。

加减：若兼心烦失眠者，酌加麦冬 10g，五味子 5g，以滋阴安神；若视物昏蒙较甚，酌加桑椹 10g，女贞子 10g，枸杞子 10g，以滋阴明目。

2. 针刺治疗

主穴用太阳、睛明、风池、合谷，配穴用肝俞、肾俞。每次选 2 ～ 3 穴，针刺，留针 10 分钟，每日 1 次。

【病案举例】

张健验案

陈某，女，32 岁，湖南省长沙市一中，教师，2015 年 10 月 16 日初诊。

主诉：左眼前暗影，视物变形 15 日。

病史：左眼视中心区出现暗影，视物变形、变小；伴情志抑郁，胸胁胀满，喜叹息，嗳气。

检查：远视力右眼 0.5，左眼 0.3；近视力右眼 1.5，左眼 0.6；矫正远视力右眼 1.0，左眼 0.5。双眼外观正常。0.5% 托吡卡胺滴眼液散瞳查眼底：左眼黄斑区出现典型的暗灰色散在的成簇的点状病变，每簇有 3 个点状病变，病变周围出现黄白色晕环改变，均位于视网膜色素上皮水平。荧光素眼底血管造影检查：左眼黄斑部可见成簇的葡萄状荧光斑点，中黑外亮的环形灶，少量的荧光素渗漏。光学相干断层扫描成像：黄斑区增厚，在外界膜和 IS/OS 线下可以发现光感受器细胞外节层非均一性物质堆积。舌质红，苔薄黄，脉弦。

诊断：急性视网膜色素上皮炎（左眼）。

辨证：肝郁气滞证。

治法：疏肝解郁。

方剂：舒肝明目汤（《张怀安眼科临床经验集》）加减。

处方：柴胡 10g，当归 10g，白芍 10g，白术 10g，茯苓 10g，决明子 10g，桑椹 20g，女贞子 20g，首乌藤 10g，桑寄生 10g，甘草 5g。7 剂，水煎，每日 1 剂，分 2 次温服。

二诊~十诊（2015 年 10 月 23 日~ 12 月 18 日），先后去桑椹、栀子，加黄芪 15g，丹参 10g，以益气活血；枸杞子 10g，菊花 10g，以补肾明目。共服药 56 剂，左眼视物较前清楚，眼前暗影，视物变形、变小消失，情志抑郁，胸胁胀满，喜叹息，嗳气渐愈。检查：矫正远视力右眼 1.0，左眼 0.8；0.5% 托吡卡胺滴眼液散瞳查眼底：左眼屈光间质清晰，视盘大小颜色正常，A：V=2：3，黄斑部水肿、渗出吸收。舌质红，苔薄黄，脉细数。嘱服舒肝明目丸，每日 2 次，每次 9g，以巩固疗效。

按语：患者热郁肝经，气机不畅，气不行水，水湿上泛黄斑，或致玄府郁闭，气滞血阻，精气不能升运于眼底，而致眼底黄斑区水肿，有黄白色或灰色圆形渗出，四周绕以光晕，眼前黑影，视物变形；肝郁气滞，郁而化火，则急躁易怒，头晕目眩，口苦咽干；舌质淡红，苔薄黄，脉弦数，均为肝经郁热之候。治宜清热解郁。舒肝明目汤方中，柴胡疏肝解郁，清热镇痛，配合当归、白芍养血柔肝，调和气血；柴胡升阳散热，配白芍以平肝，而使肝气条达；白术、甘草和中健脾；牡丹皮、栀子、茯苓清热利湿，助甘草、白术以健脾，配首乌藤令心气安宁；决明子清肝明目；桑椹、女贞子、桑寄生补益肝肾，滋养肾精。诸药合用，共奏舒肝解郁明目、利湿健脾、补益肝肾之功。药证相符，病则痊愈。

【治疗心得】

本病有自愈倾向，视力预后一般良好。多数患者的视力可以恢复到发病前的水平，但若病变侵犯黄斑中心凹部位则视力恢复较差。发病之前有病毒感染可以继续治疗。适当的口服维生素 B 族、维生素 C 和能量合剂。中医辨证论治，不但能改善全身症状，对眼底病变的恢复也有较好的帮助。

【食疗方】

1. 山药冬瓜汤

组成：山药 50g，冬瓜 250g，枸杞子 30g。

功效：健脾补肾，利水渗湿。

主治：急性视网膜色素上皮炎，中医辨证属肝肾阴虚，脾失健运。

方解：山药健脾开胃；枸杞子补益肝肾；冬瓜利水渗湿。上述 3 种食材搭配在一起，具有健脾补肾、利水渗湿的功效。

制法：放少量植物油，加热，将山药放入锅内煸炒一分钟，盛起。砂锅内放满热水，大火烧开后，放入山药改为小火，之后，放入冬瓜，一起用小火煲一个半小时。在起锅前 15 分钟，加入枸杞子，加入盐适量即可。

用法：可作中、晚餐菜肴，每日 1 次。

2. 薏苡黄芪粥

组成：薏苡仁 30g，黄芪 30g，粳米 100g。

功效：健脾益气，利水渗湿。

主治：急性视网膜色素上皮炎，中医辨证属脾虚湿盛。

方解：黄芪补气利水；薏苡仁利水渗湿；粳米温养脾胃。上述 3 种食材搭配在一起，具有健脾益气、活血利水的功效。

制法：将黄芪水煎取汁，再将薏苡仁、粳米洗净，与药汁放入砂锅，同煮为粥，至黏稠为度。

用法：每日分 2 次，温热食。

【名医经验】

1. 庞赞襄经验（河北省人民医院中医眼科名中医）：将本病分为 3 证论治。①肝肾阴虚证。症状：患眼视物变形，视力下降，或伴腰膝酸软，口渴欲饮；舌质红，苔薄白，脉沉弦细。治宜：滋养肝肾，解郁明目。方剂：石斛夜光丸加减：熟地黄 10g，麦冬 10g，天冬 10g，枸杞子 10g，茯苓 10g，牛膝 10g，决明子 10g，刺蒺藜 10g，石斛 10g，五味子 10g，青葙子 10g[包煎]，白术 10g，龙胆 10g，石决明 15g[先煎]，生地黄 12g，甘草 3g。加减：伴有头痛眼胀者，加荆芥 12g，防风 12g。②脾湿阻络证。症状：多见有胃纳欠佳，常易吞酸，口干欲饮，大便溏稀，视物变形，或眼前黑影；舌苔厚白，脉缓。治宜健脾和胃，祛湿解郁。方剂：平胃散加减。药用：苍术 15g，厚朴 5g，陈皮 10g，羌活 10g，防风 10g，山药 10g，吴茱萸 10g，蝉蜕 10g，木贼 10g，甘草 3g。③肝郁脾虚证。症状：患者多见于性情急躁，胃纳尚可，口干欲饮，视物变形；舌质淡，苔薄白，脉弦细。治宜清肝解郁，健脾渗湿。方剂：清肝解郁益阴渗湿汤。药用：银柴胡 10g，菊花 10g，白术 10g，苍术 10g，菟丝子 10g，赤芍 10g，女贞子 10g，蝉蜕 10g，木贼 10g，防风 10g，羌活 10g，生地黄 10g，甘草 3g。加减：大便干燥，加番泻叶 3～10g[后下]；孕妇，去赤芍，加当归 10g，白芍 10g。在治疗过程中，若视力增加缓慢而无口渴现象时，倍加白术、苍术，最大量可用 24～30g。

2. 庞万敏经验（河北省眼科医院名中医）：将本病分为 4 证论治。①热郁风侵证。刘河间曰："目昧不明，热也。"《审视瑶函》中说："热郁于目，则无所见也。"热郁于内，外夹风邪，风性善行，引热上犯，郁结于黄斑。病之急性期，症见视物不清，目有热感，治宜疏风清热，方用清热解郁汤，药用金银花 30g，蒲公英 30g，木贼 10g，蝉蜕 10g。若口渴，烦躁，便干，苔黄，脉沉实，方用双解汤加味，药用金银花 15g，蒲公英 15g，黄芩 10g，天花粉 10g，龙胆 10g，荆芥 10g，防风 10g，枳壳 5g，蜜桑皮 6g，甘草 3g。②肝经郁热证。《素问·金匮真言论》："肝开窍于目。"又云："肝气通于目，肝和则目能辨五色矣。"热郁肝经，气机不畅，气不行水，水湿上泛黄斑，或致玄府郁闭，气滞血阻，精气不能升运于眼底，发为此证。体兼目昏面赤，急躁易怒，头晕目眩，口苦咽干，舌质淡红，苔薄黄，脉弦数。治以疏肝健脾，清热解郁。方用丹栀逍遥散，加白茅根 15g，茜草 10g。若肝郁犯脾，胸胁胀痛，脘胀便溏，方用清肝解郁益阴渗湿汤，加金银花 30g，蒲公英 30g。③郁热伤阴证。《景岳全书》中说："肝肾之气充，则神彩光明，肝肾之气乏，则昏蒙眩晕。"郁热伤于肝肾之阴，肝肾阴虚精不养目；或虚火上灼于目。症见目暗昏花，眼内干涩，头晕耳鸣，遗精腰酸；舌质红，苔少，脉细数。治宜滋阴降火，解郁明目。方用知柏地黄汤加减。若为急性期，加金银花 30g，蒲公英 30g，菊花 10g，蝉蜕 10g；退行期，加五味子、女贞子、楮实子之类。④脾胃虚寒证。《审视瑶函》中说："脾胃不调者，肠鸣飧泄鼓胀之类也；气弱者，言语轻微手足倦怠，目暗不明也。"又云："脾胃受伤，阳气下陷，阳气下陷则五脏六腑皆衰。"因五脏六腑之精气皆上注于目，故脾胃虚寒，水湿不化，也可导致本病的发生。症见视物模糊，气弱懒言，畏寒肢冷，纳少便溏，体倦乏力，脉沉细。治宜温中健脾，升阳明目。方用温中健脾汤，药用：苍术 12g，白术 12g，吴茱萸 10g，炮姜 10g，肉桂 10g[后下]，黑附子 10g[先煎]，陈皮 10g，神曲 10g，半夏 3g，甘草 3g。随症加减。

【治疗进展】

急性视网膜色素上皮炎是一种以视网膜色素上皮的急性炎症为特征的疾病，典型地表现为黄斑区暗灰色簇状的小点状病变，病变周围有黄白色晕环环绕，通常伴有视力下降，这些病变多在数周至数月内自行消失视力可恢复至正常水平。本病是由 Kriu 和 Deutman 于 1972 年首先发现并提出的。西医认为本病病因目前尚不完全清楚，可能与病毒感染有关。目前无有效的治疗方法，有病毒感染史者可给抗病毒药物或选用清热解毒的中药。临床按中医辨证论治，往往能收到较为满意的效果，值得引起注意的是本病不宜用激素，有人报道激素治疗可引起复发或病情恶化。

【预防与调护】

1. 节目力，调情志，慎起居。
2. 戒烟酒，少食辛辣炙煿之物。

第十一节　黄斑出血

黄斑出血是指视网膜出血局限于黄斑部者，是依其部位和症状命名，很多眼底疾病可发生黄斑出血。由于黄斑部组织结构和功能的特殊，一旦出血，对中心视力的损害很大。虽说黄斑出血是多种眼底病可能发生的症状之一，临床上当黄斑出血是唯一或主要症状时，习惯上把黄斑出血作为病名诊断。除外伤因素外，一般以中老年人多见。

中医依其对视力损害的程度不同，可分别归属"视瞻昏渺""暴盲"的范畴。

【病因病机】

西医认为本病多见于高度近视、眼球挫伤、黄斑盘变等眼病，均可发生黄斑出血，尤以高度近视较常发生。如高度近视，有后巩膜葡萄肿，脉络膜被牵拉，玻璃膜出现裂隙，新生血管进入视网膜下，可致黄斑出血。

中医认为多因竭视劳瞻，耗其精血，肝肾阴虚，虚火上扰，灼伤目中血络所致；或是情志不遂，肝气郁滞，郁久化火，上扰目窍；或是饥饱劳役，忧思过度，脾胃损伤，脾气虚弱，血失统摄所致。

【临床表现】

起病多急，中心视力下降，视野中央固定暗影，视物变形，周围视力多无改变。眼底检查可见高度近视眼底改变，或有其他原发眼病的相应改变。外伤则有眼球挫伤史或伴穿透性眼外伤。黄斑部出血可呈点状或斑片状，出血量不会太多，常发生于深层或视网膜下。严重者可发生玻璃体混浊，视网膜脱离。

【辅助检查】

1. 荧光素眼底血管造影（FFA）　视网膜下新生血管形成导致的黄斑出血。FFA 显示，于小斑片状出血弱荧光内或其周围可见视网膜下新生血管性强荧光斑，此强荧光斑于动脉前期或动脉期出现，随后很快因染料渗漏而致边界欠清。FFA 显示，造影期间全部患眼于黄斑出血弱荧光内或其周围均未见视网膜下新生血管性强荧光征象，有些可见小斑片状出血，弱荧光内或其边缘处可见一条或数条长短不一的漆样裂纹形成，FFA 呈透见荧光。

2. 吲哚青绿血管造影（ICGA）　视网膜下新生血管形成导致的黄斑出血。ICGA 检查显示：ICGA 下的视网膜下新生血管性强荧光斑较 FFA 清晰，并且造影早、中、晚期视网膜下新生血管的形态大小无明显改变。

【诊断要点】

1. 中心视力下降，视野中央固定暗影，视物变形，周围视力多无改变。
2. 高度近视病史，或眼部外伤史。
3. 检眼镜下发现黄斑部有出血。
4. 眼底荧光血管造影，可发现黄斑区遮蔽荧光，有助于诊断。

【鉴别诊断】

1. 黄斑裂孔　黄斑出血位于黄斑部视网膜内，视网膜本身无缺损和凹陷，而黄斑裂孔则有视网膜缺损，此鲜红圆孔实为暴露的脉络膜毛细血管，光带在裂孔边缘呈盆状或屈膝状。

2. 黄斑囊样变性　可查出黄斑囊样变性的视网膜神经上皮层有囊样变性而未形成裂孔，黄斑出血则出血位于黄斑部视网膜内，视网膜无缺损。

【治疗】

（一）治疗原则
黄斑出血，早期西医可采用对症治疗，口服止血药，有新生血管者，可用激光光凝治疗。中医治疗黄斑出血，可明显促进出血吸收，提高视功能。

（二）中医治疗

1. 辨证论治

（1）阴虚火旺证

症状：高度近视，竭视劳瞻，黄斑出血；或年老体衰，兼腰膝酸软，口干咽燥，五心烦热；舌红少苔，脉细数。

分析：竭视劳瞻，耗其精血，或年老体衰，肝肾阴虚，虚火上扰，灼伤目中血络，则黄斑出血，视力下降；腰膝酸软为肝肾不足；口干咽燥、五心烦热、舌红少苔、脉细数皆阴虚火旺之候。

治法：滋阴降火，凉血散血。

方剂：知柏地黄丸（《医宗金鉴》）加减或天王补心丹（《校注妇人良方》）加减。

药物：知柏地黄丸加减：知母 10g，生地黄 15g，黄柏 10g，牡丹皮 10g，泽泻 10g，茯苓 15g，玄参 15g，白及 10g，三七粉 2g[吞服]，茜草根 10g，炒栀子 10g；或天王补心丹加减：生地黄 10g，当归 10g，麦冬 10g，天冬 10g，人参 5g，丹参 10g，玄参 10g，五味子 10g，酸枣仁 10g，柏子仁 10g，远志 5g，桔梗 10g，茯苓 10g。

方解：知柏地黄丸即六味地黄丸（熟地黄、山茱萸、山药、泽泻、牡丹皮、茯苓）加知母、黄柏组成。方中六味地黄丸滋阴补肾；加知母、黄柏清虚热、泻相火。天王补心丹方中以生地黄滋阴清热，使心神不为虚火所扰为君药。玄参、天冬、麦冬协助生地黄以加强滋阴清热之力；丹参、当归补血养心，使心血足而神自安；人参、茯苓益心气而安心神；柏子仁、远志宁心安神；更用五味子、酸枣仁之酸以敛心气的耗散，并能安神，以上诸药共为佐药。桔梗载药上行，为使药。

加减：若失眠多梦，加首乌藤 12g，磁石 15g[先煎]，以养心宁神；大便秘结者，加酒炒大黄 10g[后下]，以活血通便。

（2）肝郁化火证

症状：视物模糊，黄斑出血；精神抑郁，烦躁易怒，胸胁胀痛，口苦咽干；舌质红，苔薄黄，脉弦数。

分析：情志不遂，肝气郁滞，郁久化火，上扰目窍，入于血分，脉络受伤，则黄斑出血，视物模糊；情志不畅而郁闷，肝失疏泄，则烦躁易怒，胸胁胀痛；口苦咽干；舌质红，苔薄黄，脉弦数均为肝郁气滞，郁久化热之候。

治法：清肝解郁，凉血散瘀。

方剂：丹栀逍遥散（《校注妇人良方》）加减。

药物：柴胡 10g，当归 10g，白芍 10g，茯苓 15g，白术 10g，甘草 5g，牡丹皮 10g，栀子 10g，知母 10g，黄柏 10g，生地黄 15g，三七粉 2g[吞服]，生蒲黄 10g[包煎]，白茅根 10g。

方解：方中以丹栀逍遥散养血健脾，疏肝清热；知母、黄柏滋阴清热；生地黄、三七、生蒲黄、白茅根止血化瘀。

加减：若食少便溏，加神曲 10g，山楂 10g，以健脾消食；失眠多梦，加首乌藤 12g，珍珠母 30g[先煎]，以养心安神，清肝明目。

（3）心脾两虚证

症状：视物模糊，黄斑出血，量少色淡，或反复出血；全身伴神疲乏力，面色萎黄，心悸气短；舌淡苔少，脉弱。

分析：忧思过甚，脾胃损伤，脾气虚弱，血失统摄，黄斑出血，量少色淡，或反复出血，视物模糊；脾主肌肉，脾虚则神疲乏力；心脾两虚，则神疲乏力，面色萎黄，心悸气短，舌淡苔少，脉弱。

治法：健脾益气，活血止血。

方剂：归脾汤（《重订严氏济生方》）加减。

药物：黄芪 15g，党参 10g，当归 10g，白术 10g，茯神 15g，酸枣仁 10g，远志 5g，木香 3g，山药 10g，白茅根 10g，首乌藤 10g，炒栀子 10g，三七粉 2g[吞服]，桔梗 10g，生蒲黄 10g[包煎]。

方解：方中以党参、黄芪、白术、甘草甘温补脾益气；当归甘辛温养肝而生心血；茯神、酸枣仁、首乌藤甘平养心安神；远志交通心肾而定志宁心；木香、山药理气健脾，以防益气补血药滋腻滞气，有碍脾胃运化功效；白茅根、炒栀子、三七、桔梗、生蒲黄以凉血止血，活血化瘀；桔梗载药上行。

加减：纳差者，加神曲 10g，陈皮 5g，砂仁 5g[后下]，以理气和中；若伴心烦不眠，加桑椹 10g，龟甲 10g[先煎]，以增养血补心之效。

（4）外伤损络证

症状：眼部外伤，黄斑出血可呈点状或斑片状，常发生于深层或视网膜下；舌质紫暗，脉细涩。

分析：眼球挫伤史或因穿透性眼外伤，直接伤及眼部，眼底受伤，则黄斑可见点状或斑片状出血，全身症状及舌脉均为外伤损络之候。

治法：凉血止血，祛风活血。

方剂：生蒲黄汤（《中医眼科六经法要》）加减。

药物：生蒲黄 24g[包煎]，墨旱莲 24g，丹参 15g，荆芥炭 12g，郁金 15g，生地黄 12g，川芎 6g，牡丹皮 12g，三七 2g[吞服]，泽泻 10g，车前子 10g[包煎]。

方解：方中生蒲黄、郁金、丹参、川芎活血化瘀，消散离经之血；墨旱莲养阴止血；生地黄、荆芥炭、牡丹皮凉血止血，散瘀明目；加三七、泽泻、车前子以活血利水。全方共奏滋阴利水、凉血止血、活血化瘀之功。

加减：早期出血，加藕节 10g，仙鹤草 10g，白茅根 10g，血余炭 10g，侧柏叶 10g，以助止血之功；出血日久者，加山楂 10g，鸡内金 10g，浙贝母 10g，以活血消滞。

2. 针刺治疗

取攒竹、瞳子髎、太阳、球后、风池、孔最、合谷、承泣、四白等穴位，每次选 2～3 穴，针刺，留针 10 分钟，每日 1 次。有止血、行血、凉血、行气之效。

（三）西医治疗

1. 药物治疗　口服维生素 C、维生素 E 及芦丁等。

2. 激光治疗　黄斑部旁中心凹有新生血管者，可用激光光凝治疗。

3. 玻璃体注射抗新生血管药物　雷珠单抗、贝伐单抗或康柏西普等，近期疗效满意，但重复注射有高眼压风险。

【病案举例】

张健验案

夏某，女，35岁，中南大学，教师，2015年10月25日初诊。

主诉：左眼中心视力下降7日。

病史：患者原有高度近视，近日因工作劳累后，右眼视中心区出现暗影，神疲乏力，面色萎黄，心悸气短。

检查：矫正视力右眼0.8，左眼0.2。双眼前房较深。0.5%托吡卡胺滴眼液散瞳查眼底：右眼屈光间质清晰，用-10D可见视盘大，有脉络膜近视环，A∶V=2∶3，网膜豹纹状改变，黄斑中心凹光反射可见；左眼黄斑部有出血灶。眼底荧光血管造影，左眼黄斑区遮蔽荧光。舌淡苔少，脉弱。

诊断：黄斑出血（左眼）。

辨证：心脾两虚证。

治法：健脾益气，活血止血。

方剂：归脾汤（《重订严氏济生方》）加减。

处方：黄芪15g，党参10g，当归10g，白术10g，茯神15g，酸枣仁10g，远志5g，木香3g，山药10g，白茅根10g，首乌藤10g，炒栀子10g，三七粉2g[吞服]，桔梗10g，生蒲黄10g[包煎]。7剂，水煎，每日1剂，分2次温服。

二～十二诊（2015年11月2日～2016年1月11日），先后去木香、栀子，加车前子10g[包煎]，泽兰10g，以利水消肿；加黄芪15g，丹参10g，以益气活血；枸杞子10g，菊花10g，以补肾明目。共服药70剂，左眼视物较前清楚，眼前暗影消失，神疲乏力，面色萎黄，心悸气短渐愈。检查：矫正视力右眼1.0，左眼0.8；0.5%托吡卡胺滴眼液散瞳查眼底：左眼屈光间质清晰，视盘大小颜色正常，A∶V=2∶3，黄斑部出血吸收。舌质红，苔少，脉细。嘱服滋阴明目丸，每日2次，每次9g，以巩固疗效。

按语：患者忧思劳累过甚，脾胃损伤，脾气虚弱，血失统摄，黄斑出血，视物模糊；脾主肌肉，脾虚则神疲乏力；心脾两虚，则神疲乏力，面色萎黄，心悸气短，舌淡苔少，脉弱。治宜健脾益气，活血止血。归脾汤加减方中，以党参、黄芪、白术、甘草甘温补脾益气；当归甘辛温养肝而生心血；茯神、酸枣仁、首乌藤甘平养心安神；远志交通心肾而定志宁心；木香、山药理气健脾，以防益气补血药滋腻滞气，有碍脾胃运化功效；白茅根、炒栀子、三七、桔梗、生蒲黄以凉血止血，活血化瘀；桔梗载药上行。随证加减而愈。

【治疗心得】

黄斑出血不外乎火热熏灼，迫血妄行，或气不摄血，血溢络外。火有虚火实火，实火者为胃火、肝火，宜选用寒凉之品，以直折其火，常用黄芩、黄柏、生石膏、龙胆、栀子、牡丹皮之类，但寒凉切忌太过，否则反损脾胃，招致寒凝血滞，血不归经，病情反复，缠绵难愈，形成瘢痕，影响视力，因此方中可加陈皮、法半夏以和胃。虚火者，常从肝肾着手，多用生地黄、知母、玄参、牛膝，然滋阴之品，久服伤胃，故少佐陈皮、木香、黄芪、党参之类，照顾胃气。气不摄血，则调脾胃，脾胃健旺，生化有源，统摄有权，常用黄芪、党参、白术、茯苓、龙眼肉。总之，黄斑出血不能单纯止血，而应结合全身情况，四诊合参，分辨虚实，补泻得宜，方能收到预期的效果。

【食疗方】

1. 茅根茜草粥

组成：白茅根 30g，茜草 10g，粳米 200g。

功效：止血散瘀。

主治：黄斑出血，中医辨证属络伤出血。

方解：白茅根清热、凉血、止血；茜草止血化瘀；粳米和胃。上述 3 种食材搭配在一起，具有止血散瘀明目的功效。

制法：将白茅根、茜草水煎取汁，放入砂锅内，加粳米煮成粥即可。

用法：当早餐。

2. 桃仁薏苡粥

组成：桃仁 20g，薏苡仁 60g，粳米 100g。

功效：行气活血，化瘀止痛。

主治：黄斑出血，中医辨证属气滞血瘀。

方解：桃仁活血祛瘀，通经止痛；薏苡仁消肿明目；粳米补中益气。上述 3 种食材搭配在一起，具有行气活血、化瘀止痛的功效。

制法：将桃仁捣碎，洗净放入砂锅内，加薏苡仁、粳米和适量水后，微火熬煮成粥即可。

用法：可作中、晚餐食用，每日 1 次。

【名医经验】

1. 庞赞襄经验（河北省人民医院中医眼科名中医）：认为本病多因肝经郁热，并见肾阴不足，脾虚不运；或因阴虚风热，血热妄行；或玄府郁闭，脉络失畅，血溢脉外，或脾虚湿盛，气化不利，湿邪郁阻玄府所致。肾阴不足，心火上炎者，治宜滋阴凉血，清热止血。药物：生地黄 10g，知母 5g，女贞子 10g，熟地黄 10g，黄芩 10g，白茅根 12g，茜草 10g，甘草 3g。肺胃阴伤，肝火上犯者，治宜养阴生津，清热凉血。药物：生地黄 30g，知母 15g，石膏 30g[打碎先煎]，栀子 10g，天花粉 10g，黄芩 10g，生龙骨 12g[先煎]，生牡蛎 12g[先煎]，阿胶 10g[烊化兑服]，陈皮 3g，甘草 3g。肝经郁热，血行受阻者，治以加减清肝解郁益阴渗湿汤，药用：银柴胡 10g，菊花 10g，蝉蜕 10g，木贼 10g，生地黄 10g，赤芍 10g，当归 5g，川芎 3g，羌活 10g，防风 10g，女贞子 10g，菟丝子 10g，苍术 10g，白术 10g，甘草 3g。

2. 李传课经验（湖南中医药大学第一附属医院眼科名中医）：将本病分为 5 证论治。①肝热郁血证，治宜清肝凉血，方用凉血止血汤，药用：生地黄 15g，牡丹皮 10g，白茅根 15g，白薇 10g，生蒲黄 10g[包煎]，炒蒲黄 10g[包煎]，赤芍 10g，藕节 15g，银柴胡 10g，夏枯草 10g，甘草 3g。②脾虚血溢证，治宜补脾摄血，兼以化瘀，方用归脾汤（《重订严氏济生方》）加减，药用：党参10g，黄芪20g，白术10g，茯苓20g，当归10g，藕节15g，荆芥炭10g，三七粉3g[吞服]，丹参10g，炙甘草5g。③肝虚血溢证，治宜滋养肝阴，兼以止血，用《景岳全书》茜草根散，药用：茜草根10g，生地黄15g，白芍10g，牡丹皮10g，阿胶珠12g[烊化兑服]，侧柏炭10g，女贞子10g，墨旱莲12g，甘草3g。④心阴不足，虚火上炎证，治宜养心阴，降心火，兼以止血化瘀，方用养心清火汤，药用：柏子仁10g，麦冬12g，天冬10g，生地黄15g，玄参10g，莲子心10g，黄连6g，丹参15g，三七粉3g[吞服]，甘草3g。⑤余热未尽证，治宜清余热养心阴，方用清热养心汤，药用：黄连6g，莲子心10g，麦冬12g，女贞子10g，墨旱莲10g，生地黄15g，牡丹皮10g，茯苓15g，甘草3g。

3. 姚芳蔚经验（上海市眼病中心防治所）：根据全身体征，可归纳4证。①阴虚火旺证。症状：头晕目眩，口干舌燥，五心烦热，面部升火，小便短赤；舌红少苔，脉细数。治法：滋阴降火。方剂：知柏地黄汤加减。②肝肾亏损证。头晕，耳鸣，腰背酸楚；舌淡红，脉细弱。治法：滋补肝肾。归芍地黄汤加减。③肝脾两亏证。面色苍白，头晕，神疲乏力，少食纳呆；舌苔薄白、薄腻，脉细弱。治法：补益肝脾。方剂：归芍六君汤加减。④气滞血瘀证。症状：情志抑郁，胸肋胀闷，舌质紫暗，或边有瘀点，脉虚弦。治法：理气活血。方剂：桃红四物汤加减。加减：新鲜出血，加白茅根、大蓟、小蓟、侧柏叶；陈旧出血，加茜草、蒲黄、花蕊石、三七；反复出血，加仙鹤草、血见愁、阿胶；玻璃体混浊及眼底出血吸收而见机化、萎缩、变性等病变，选加海藻、昆布、夏枯草、牡蛎。

【治疗进展】

黄斑出血是一种复杂多变的眼底症状，对于黄斑出血的治疗，中医不论以辨证为主，还是辨病为主，皆能相互结合，而取得较好疗效。临床在辨证的基础上，根据黄斑出血病情的发展，分为早期、中期、晚期，采用不同的治疗措施。早期（出血活动期）：有新鲜出血则应"急则治标"，重在止血。伴有久病又遇新出血者，可加入祛瘀止血之品。既可达到止血目的，又阻止留瘀。中期（出血吸收期）：出血基本停止，积血开始形成，色泽淡红或暗红，见有瘀血斑。宜重在活血祛瘀。并适当加入行气止血之品，防止再次出血。晚期：病久出血较深，色暗，宜加入通络活血祛瘀之品。西药可口服维生素C、维生素E及芦丁等促进血液吸收。黄斑部旁中心凹有新生血管者，可用激光光凝治疗。近年多采用玻璃体注射抗新生血管药物：如雷珠单抗、贝伐单抗或康柏西普等，近期疗效满意。

【预防与调护】

1. 出血初期，尽量少活动，尤其是要避免重体力劳动及头部撞击伤。
2. 注意用眼卫生，节用目力，防止眼过度疲劳。

第十二节　年龄相关性黄斑变性

年龄相关性黄斑变性，亦称老年性黄斑变性，是一种随年龄增加而发病率上升并导致患者中心视力下降的疾病。发病年龄一般在 50 岁以上，无性别差异，是发达国家老年人致盲的首要原因。近年随着我国人均寿命和眼科诊断水平的提高，本病的发病率呈逐年增高之势，临床上根据有无视网膜下脉络膜新生血管的生成而分为干性（萎缩型）和湿性（渗出型）两类，前者发病相对较多。

中医对本病无明确记载，《证治准绳》有类似的描述，云："若人五十以外而目昏者，虽治不复光明，其时犹月之过望，天真日衰，自然目光渐衰。"根据其临床症状，可分别归属于"视瞻昏渺""暴盲"等病证范畴。

【病因病机】

西医认为本病的确切发病原因尚不清楚。其发病可能与遗传、代谢、慢性光损伤、营养不良、中毒、药物作用、免疫异常、高血压动脉硬化等原因有关。目前大多数学者认为其最直接的病因是多种原因复合作用而导致视网膜色素上皮的代谢功能衰退。视网膜色素上皮功能之一是吞噬视锥细胞和视杆细胞脱落的外节盘膜，随着年龄增长，细胞代谢功能亦随之衰退，色素上皮细胞胞质中消化不全的残余物质形成脂褐质逐年增多并堆积于色素上皮与 Bruch 膜之间形成玻璃膜疣，大量玻璃膜疣引起 Bruh 膜和视网膜色素上皮变性，脉络膜毛细血管萎缩，即是干性老年性黄斑变性。如由于玻璃膜的破裂，脉络膜毛细血管由裂缝中向色素上皮方向生长而形成视网膜下新生血管膜，即是湿性老年性黄斑变性。

中医认为多为肝肾不足，精血亏虚，目失濡养；或阴虚火炎，灼烁津液以致神光暗淡；或饮食不节，脾失健运，不能运化水湿，聚湿生痰，湿遏化热，上泛清窍；或脾气虚弱，气虚血瘀，视物昏蒙；或脾不统血，血溢络外而遮蔽神光；或劳思竭视，耗伤气血或素体气血不足所致目昏不明。

【临床表现】

干性：初期视物昏蒙如有轻纱薄雾遮挡；随着病情发展，视物模糊逐渐加重，眼前出现固定暗影，视物变形。初期双眼黄斑部色素紊乱，中心凹光反射消失，后极部比较多的圆点状玻璃膜疣大小不一。萎缩期可见黄斑区密集融合的玻璃膜疣及大片边缘清晰的浅灰色萎缩区，色素上皮萎缩日久可能继发脉络膜毛细血管闭塞，裸露出粗大的脉络膜血管。湿性：早期与干性相似，如出现黄斑出血，则视力骤降、眼前暗影遮挡，甚至仅辨明暗。早期眼底主要为黄斑区色素紊乱及玻璃膜疣，与干性很难鉴别。渗出期可见黄斑区视网膜下灰黄色的脉络膜新生血管（CNV）及大量视网膜下出血、渗出，造成黄斑区大片色素上皮脱离或神经上皮层的盘状脱离；出血较多者，眼底见范围较大、色泽污暗的圆形或近似圆形的病灶区，常掩盖 CNV；出血严重者，可见火焰状出血斑，甚至出血进入玻璃体。经过漫长的时间，渗出和出血逐渐吸收，黄斑区可见灰白色的形态不规则的瘢痕。少数患者可能出现新的新生血管，重新经历渗出、出血、吸收、结瘢的过程，使原来的瘢痕进一步扩大。如仅有黄斑部玻璃膜疣者，预后可能视力正常，或视力轻度至中度下降；伴有 CNV 出血时，视力严重下降。病变晚期出现黄斑下瘢痕化时，中心视力几乎完全丧失。本病可因大量出血进入玻璃体而形成增殖性玻璃体视网膜病变。

【实验室检查】

1. 眼底荧光素血管造影 干性：黄斑区有透见荧光（窗样缺损）及弱荧光（色素遮挡），如继发脉络膜毛细血管闭塞者，其造影可见黄斑区背景荧光淡弱，RPE 萎缩，后期有玻璃膜疣着色。湿性：可以显示早期新生血管的形态、后期荧光素渗漏。有出血时，出现荧光遮蔽，或在出血的暗区见到不断增强的荧光，称为"热点"，提示新生血管的存在。

2. 吲哚青绿脉络膜血管造影 主要表现为脉络膜染料充盈迟缓和 / 或不规则，脉络膜动脉迂曲及硬化征象，可以显示眼底荧光素血管造影不能发现的隐匿型 CNV。

3. 视野检查 有绝对性中心暗点。

4. 光学相干断层扫描成像 可以清楚地显示脉络膜新生血管、出血、渗出及瘢痕的不同形态。

5. 多焦视网膜电图 中心峰反应明显减弱或消失。

【诊断要点】

干性：年龄一般在 50 岁以上，双眼同时发病或先后发病，视力缓降，黄斑区有玻璃膜疣或萎缩灶。眼底荧光素血管造影见玻璃膜疣及透见荧光，晚期呈一片弱荧光区。

湿性：年龄一般在 50 岁以上，突发一眼视力急降，数年后累及另眼，黄斑区大范围视网膜深层或浅层出血，盘状色素上皮或视网膜神经上皮层脱离而见大量玻璃膜疣。眼底荧光素血管造影，可见视网膜下新生血管、荧光渗漏区、出血区遮蔽荧光。

【鉴别诊断】

1. 中心性渗出性脉络膜视网膜病变 此病多发生在青壮年，病灶范围较局限，多单眼发病，黄斑周围和另一眼多无玻璃膜疣存在和色素的改变。

2. 黄斑囊样水肿 常为其他病变的并发症，与炎症和血管病变有关。常见于视网膜静脉阻塞、葡萄膜炎及各种内眼手术后等病变。由于黄斑部毛细血管渗透性增加，液体大量积存于易于形成腔隙的中心凹周围辐射状排列的 Henle 纤维之间，形成许多积液的小囊，眼底检查可见蜂窝状外观，中心凹消失。眼底荧光素血管造影时，可见花瓣状的强荧光。约 60% 的患者水肿于 3 ～ 12 个月自然消失。

3. 脉络膜肿瘤 年龄相关性黄斑变性的出血性脱离呈暗黑色或蓝灰色，易误诊为脉络膜肿瘤，做眼底荧光素血管造影检查可以鉴别，年龄相关性黄斑变性出血自始至终为荧光遮蔽，而脉络膜肿瘤先见滋养血管，继之为斑点状荧光，后期发展为融合的强荧光。

【治疗】

（一）治疗原则

本病由于病因不明，目前尚无确切疗法。治疗的重点均集中于 CNV 的抑制或消退，湿性者可用激光及血管内皮生长因子抑制剂。中医以辨证治疗为主，在促进出血及渗出吸收，减少并发症等方面优势显著。

（二）中医治疗

1. 辨证论治

（1）肝肾亏虚证

症状：干性年龄相关性黄斑变性，或是湿性年龄相关性黄斑变性的后期。眼底有玻璃膜疣，黄斑部色素紊乱，呈萎缩性改变，或是形成机化和瘢痕，视物模糊，眼内干涩。伴头晕耳鸣，腰膝酸软，失眠多梦；舌质红，少苔，脉细弱。

分析：瞳神属肾，神水赖肾水滋养，肝开窍于目，目得血而能视。年老体衰，精血不足，肝肾亏虚，神光乏源，故视物模糊；肾主黑色，肾精亏虚，视衣失养，故眼底后极部色素紊乱或萎缩；眼内干涩、头晕耳鸣，为清窍失养所致；腰膝酸软及舌脉均为肝肾阴虚之候。

治法：补益肝肾，益精明目。

方剂：驻景丸（《银海精微》）加减。

药物：楮实子15g，枸杞子10g，五味子5g，党参12g，熟地黄15g，肉苁蓉10g，菟丝子10g，丹参12g，郁金12g，葛根15g，山楂10g，炒麦芽10g。

方解：方中楮实子、枸杞子、五味子、菟丝子、肉苁蓉滋阴补肾，益精明目；党参、熟地黄补益气血；丹参、郁金、葛根活血化瘀通络；山楂、炒麦芽消食健脾，行气散瘀。目为肝之外候，目得肝血而能视，肾精上注则目明。

加减：若渗出物多者，为脾失健运，加山楂10g，鸡内金6g，昆布10g，以健脾散结消积；五心烦热，失眠盗汗，为阴虚发热，加知母10g，黄柏10g，地骨皮10g，以降虚火；头痛头晕为阴虚阳亢，加石决明15g[先煎]，以平肝潜阳；失眠多梦者为心失所养，加酸枣仁10g，首乌藤15g，以养心安神。

（2）络伤出血证

症状：湿性渗出期，突发一眼视物不见；或视力下降，视物变形；眼底检查，可见黄斑区出血，并伴有渗出和水肿；口干咽燥，失眠多梦，舌暗红有瘀斑，苔薄，脉细数。

分析：肾阴亏虚，虚火上炎，灼伤脉络，血不循经，溢于络外；口干咽燥，失眠多梦，舌暗红有瘀斑，苔薄，脉细数均为阴虚络伤之候。

治法：化瘀止血，行气消滞。

方剂：生蒲黄汤（《中医眼科六经法要》）加减。

药物：生蒲黄24g[包煎]，墨旱莲24g，丹参15g，荆芥炭12g，郁金15g，生地黄12g，川芎6g，牡丹皮12g，茺蔚子10g。

方解：生蒲黄汤以生蒲黄、墨旱莲、生地黄、荆芥炭为主，滋阴凉血止血；牡丹皮、丹参凉血散血，川芎行气活血；郁金、茺蔚子行气，则使止血无瘀滞之忧。诸药合用，共呈滋阴凉血、化瘀止血之功。

（3）湿热蕴结证

症状：眼沉头重，视物昏蒙日进；眼底检查，可见后极部视网膜渗出污秽，边界不清；胸脘满闷，胃呆纳少，肢体乏力；舌苔黄腻，脉滑数。

分析：饮食不节，脾失健运，不能运化水湿，湿浊上泛，而致视物不见。全身症状及脉象表现均为湿热内蕴之候。

治法：利湿清热。

方剂：三仁汤（《温病条辨》）加减。

药物：杏仁 10g，滑石 10g[包煎]，通草 5g，豆蔻 5g[后下]，竹叶 10g，厚朴 10g，薏苡仁 20g，半夏 10g，猪苓 10g，泽泻 10g，车前子 10g[包煎]。

方解：方中以滑石为君，清热利湿；薏苡仁、杏仁、豆蔻"三仁"为臣，其中薏苡仁淡渗利湿以健脾，使湿热从下焦而去；豆蔻芳香化湿，利气宽胸，畅中焦之脾气以助祛湿；杏仁宣利上焦肺气，助君药利湿清热之效；半夏、厚朴行气除满，化湿和胃，以助君臣理气除湿之功。加猪苓、泽泻、车前子，以增清热利湿之效。诸药合用，使三焦湿热上下分消，气行湿化，清热利水，以消黄斑水肿渗出污秽。

加减：若痰热较重者，可选加茯苓 15g，胆南星 3g，以清热利湿化痰；若舌苔黄腻者，为湿热蕴结，加黄芩 10g，黄柏 10g，以清热燥湿；黄斑区出现浆液性盘状脱离者，可加泽兰 10g，以活血通络，行水消肿。

（4）气血亏虚证

症状：眼症同前，眼底检查可见黄斑区出血、渗出；神疲乏力，食少纳呆；舌淡苔白，脉细无力。

分析：素体虚弱，或劳逸过度，或久病失治，致失血过多均可使气血亏虚；气能生血，血能载气，气虚日久常致阴血化生不足，气血两亏，不能上荣于目，故视物模糊，眼底黄斑区出血、渗出；肺脾气虚则神疲乏力，食少纳呆；舌淡苔白，脉细无力皆为气血虚弱之象。

治法：益气补血。

方剂：人参养荣汤（《太平惠民和剂局方》）加减。

药物：白芍 10g，当归 10g，陈皮 10g，黄芪 10g，肉桂 2g[后下]，党参 10g，白术 10g，炙甘草 6g，熟地黄 15g，五味子 5g，茯苓 10g，远志 5g，生姜 10g，大枣 10g。

加减：出血者，可加生蒲黄 10g[包煎]，藕节 10g，以增强止血作用；渗出者，可加薏苡仁 10g，扁豆 10g，利水渗湿。

（三）西医治疗

1.激光治疗　目前激光光凝被证实对 AMD 有远期疗效，可以诱导玻璃膜疣减退，封闭 CNV，减少视网膜的缺血缺氧区，降低新生血管及其渗出所致的视力损害，但不能完全抑制 CNV 的发展，复发率高。近年来光动力疗法（PDT）、经瞳孔温热疗法（TTT）、放射治疗，以及黄斑转位、黄斑下 CNV 切除等手术方法均有报道，但疗效有待进一步评价。

2. 血管内皮生长因子抑制剂　湿性者，可于玻璃体腔内注射血管内皮生长因子抑制剂。

目前尚无特效治疗药物。有研究表明抗氧化剂与锌剂合用能使中、晚期患者病情进展减缓。

【病案举例】

例1　张健验案（《张健眼科医案》）

刘某，女，61岁。湖南省长沙市暮云镇高云村，农民。于2015年3月12日初诊。

主诉：左眼视力突然下降1周。

病史：患者一周前左眼突然视物不见，在私人诊所简单用药后无效，今日来我院门诊。现左眼视物不见，伴头重头晕，口干口苦，困倦乏力。

检查：视力：右眼0.8，左眼0.1。双眼外观正常。0.5%托吡卡胺滴眼液散瞳查眼底：双眼晶状体皮质混浊，左眼玻璃体稍混浊，视盘大小颜色正常，A：V=2：3，左眼黄斑部小片新鲜出血病灶，波及黄斑中心。光学相干断层扫描成像：黄斑中心附近色素上皮/玻璃膜隆起，色素上皮脱离，色素上皮/玻璃膜与脉络膜之间有中反射反向散射。舌质红，苔薄黄，脉弦滑。

诊断：年龄相关性黄斑变性——湿性（左眼）。

辨证：湿热蕴结证。

治法：利湿清热。

方剂：三仁汤（《温病条辨》）合猪苓散（《银海精微》）加减。

处方：杏仁10g，厚朴10g，通草5g，滑石10g[包煎]，竹叶10g，薏苡仁10g，半夏10g，猪苓10g，泽泻10g，车前子10g[包煎]，栀子10g，柴胡10g。7剂。

服法：水煎，每日1剂，分2次温服。

医嘱：①平时应注意保持心情愉快，避免太阳直射。②饮食宜清淡，忌肥甘油腻之品及烟酒刺激之物。

二～八诊（2015年3月19日～5月2日）原方加三七粉3g[吞服]，以活血化瘀；六诊时原方加牡蛎10g[先煎]，夏枯草10g以软坚散结，球周注射曲安奈德减轻黄斑水肿。共服药42剂。检查：视力：右眼0.8，左眼0.2。0.5%托吡卡胺滴眼液散瞳查眼底：双眼晶状体皮质混浊，左眼玻璃体稍混浊，视盘大小颜色正常，A：V=2：3，左眼黄斑部新鲜出血病灶明显减小，无明显黄斑水肿。

按语：饮食不节，脾失健运，不能运化水湿，湿浊上泛，而致视物不见。全身症状及脉象表现均为湿热内蕴之征。治宜利湿清热。三仁汤合猪苓散加减方中杏仁开宣上焦，宣肺利气以化湿；半夏、厚朴苦温燥湿，厚朴助杏仁宣畅气机；通草、滑石、竹叶、薏苡仁、猪苓、泽泻、车前子、栀子清利湿热；柴胡疏肝理气，条达气机。纵观全方，配伍得当，开通上焦，宣畅中焦，清利下焦，条达气机，目自能别黑白，审长短。

例2　张健验案（《张健眼科医案》）

赵某，男，66岁。湖南省长沙市卷烟厂，退休工人。于2014年3月22日初诊。

主诉：左眼视物变形，视力下降3个月。

病史：左眼于2013年12月下旬开始视物模糊，视物变形，眼前有固定黑影，某院行荧光素眼底血管造影提示新生血管渗漏，诊断为"左眼老年性黄斑变性（湿性）"。建议玻璃体腔注射雷珠单抗，但患者因为其价格昂贵，未能接受。现左眼视物模糊，眼前固定黑影，视物变形。伴有神疲乏力，食纳不佳，口眼干涩，有时头晕目眩，心悸失眠。

检查：视力：右眼 0.8，左眼 0.1。双眼外观正常。0.5% 托吡卡胺滴眼液散瞳查眼底：双眼晶状体皮质混浊，左眼玻璃体稍混浊，视盘大小颜色正常，A∶V=2∶3，左眼黄斑部水肿有出血病灶。Amsler 方格表检查：左眼中心视野缺损。光学相干断层扫描成像：黄斑中心见团状高反射信号，色素上皮隆起，连续性破坏，脉络膜新生血管形成，周围视网膜水肿积液，附近神经上皮脱离。舌质淡红，苔薄白，脉缓。

诊断：年龄相关性黄斑变性——湿性（左眼）。

辨证：气血亏虚证。

治法：益气补血。

方剂：归脾汤（《重订严氏济生方》）加减。

处方：黄芪 30g，党参 20g，当归 10g，白术 10g，茯神 10g，蜜远志 6g，酸枣仁 10g，阿胶 10g[烊化兑服]，大枣 10g，龙眼肉 10g[后下]，山药 10g，广木香 5g，砂仁 3g[后下]，炙甘草 3g，三七粉 2g[吞服]。7 剂。

服法：水煎，每日 1 剂，分 2 次温服。

医嘱：①平时应注意保持心情愉快，避免太阳直射。②饮食宜清淡，忌肥甘油腻之品及烟酒刺激之物。

二～十一诊（2014 年 3 月 29 日～6 月 2 日）：原方加桃仁 10g，茺蔚子 10g，赤芍 10g，牛膝 10g，以活血化瘀。共服药 63 剂。视力：右眼 0.8，左眼 0.25；双眼外观正常。0.5% 托吡卡胺滴眼液散瞳查眼底：双眼晶状体皮质混浊，左眼玻璃体稍混浊，视盘大小颜色正常，A∶V=2∶3，左眼黄斑部可见黄白色渗出，无明显黄斑水肿。

按语：《证治准绳·杂病·七窍门》认为本病"有神劳、有血少、有元气弱、有元精亏而昏渺者"。患者劳瞻竭视，思虑过度，脾气虚弱，血失统摄，目中血络受损而致黄斑部出血。治宜养心健脾，益气摄血。归脾汤加减方中党参、黄芪、白术、炙甘草、山药、大枣甘温补脾益气；当归、阿胶补血养心；茯神、酸枣仁、龙眼肉甘平养心安神；远志交通心肾而定志宁心；砂仁、木香理气醒脾；三七止血活血，化瘀生新，散血明目。

例 3 高辉验案

黄某，男性，62 岁，退休干部，河北省石家庄市，2011 年 6 月 12 日初诊。

主诉：双眼视物欠清，视物变形 2 个月。

病史：患者 2 个月前双眼视物欠清，视物变形，曾在外院做视网膜血管造影，报告示双眼黄斑变性（盘状进行期）。三年前查胃镜报告"慢性浅表性胃炎"。

检查：视力：右眼 0.3，左眼 0.5。裂隙灯检查：晶状体混浊。眼底检查：双视盘边界清，黄斑区可见盘状水肿，呈淡棕色，中心凹反射不见。

胃纳欠佳，口干，大便易溏，畏凉品，偶有腹痛，胃灼痛，便溏神疲；舌淡苔白，脉沉细无力。

诊断：双眼黄斑变性（双眼视瞻昏渺）。

辨证：中虚湿阻证。

治法：健脾补虚解郁。

方剂：黄芪建中汤（《金匮要略》）。

处方：生黄芪 15g，山药 30g，白芍 10g，炙甘草 10g，侧柏叶 10g，蝉蜕 10g，防风 10g，生甘草 6g，枳壳 6g，高良姜 3g，桂枝 5g，蒲公英 30g，生姜 3 片。7 剂。

服法：水煎，每日 1 剂，分 2 次温服。

医嘱：饮食宜清淡，忌肥甘油腻辛辣之品。

二诊（2011 年 6 月 19 日）：患者胃纳可，口干症减，大便仍易溏。自感视物略清晰，变形无改善。舌脉参前，视力、眼底参前，前方去高良姜，加黄连 3g，吴茱萸 5g，继服 14 剂。

三诊（2011 年 7 月 2 日）：患者胃纳可，口干，胃灼痛症消，大便略溏，视物仍变形，舌脉参前，视力右眼 0.4，左眼 0.6，继服前方 21 剂。

四诊（2011 年 7 月 23 日）：患者胃部诸症消，口不干，大便正常；舌淡苔薄，脉沉细，自感视物清楚，右眼视物仍有变形。查视力：右眼 0.6，左眼 0.8+。眼底检查：右眼黄斑区仍有盘状改变，左眼黄斑区色素紊乱中心凹光反射不见。前方去生姜，桂枝、吴茱萸均改为 3g，继服前方 14 剂。

五诊（2011 年 8 月 6 日）：患者自感视物清晰，右眼视物略有变形，左眼无变形，余无不适症状，舌淡白苔薄，脉沉弦数。视力：右 0.6，左 0.8+。检查眼底右眼黄斑区盘状水肿症消，色素紊乱，左眼黄斑区水肿消退，色素紊乱，中心凹光反射不见，继服前方服 14 剂，隔日 1 剂，1 个月后复查。

六诊（2011 年 9 月 10）：患者自感右眼视远不如左眼清晰，变形不明显。左眼无任何不适症状。嘱其停药观察。

按语：本例患者神疲，大便易溏，畏凉品，偶有腹痛等均为一派中虚脾弱的症状。中虚脾胃健运失司，致清阳不升，浊阴不降。清阳不升则目失所养；浊阴不降，则在眼内组织水湿停聚而成水肿。此案古为今用，选用黄芪建中汤治疗本病。本案中无饴糖之药，用生山药代之加高良姜温中，其后改左金丸，吴茱萸、黄连清肝和胃。方中蝉蜕、防风、蒲公英均是开玄府、散郁结之品；脾可生精，玄府通利，目暗得明。临床所谓"变性"多从脾胃论治，多可获良效。

例 4　高辉验案

田某，男性，61 岁，农民，河北省保定高阳，2008 年 12 月 15 日初诊。

主诉：左眼视物不清伴眼前片状暗影 2 个月。

病史：2 个月前左眼视物不清伴眼前片状暗影，在某医院做 OCT 检查示左眼黄斑变性。

检查：视力：右眼 1.0，左眼 0.4。左眼底黄斑区可见片状暗红色出血，周围轻度水肿。刻诊：胃纳尚可，口不干，头痛，眼胀，二便调；舌质红，苔白，脉弦数。

诊断：左眼黄斑变性（湿性），（左眼视瞻昏渺）。

辨证：肝郁脾虚证。

治法：清肝解郁，健脾渗湿。

方剂：清肝解郁益阴渗湿汤（《中医眼科临床实践》）。

处方：柴胡 10g，菊花 10g，木贼 10g，蝉蜕 10g，羌活 10g，防风 10g，苍术 10g，白术 10g，生地黄 10g，赤芍 10g，丹参 10g，枳壳 10g，侧柏叶 10g，甘草 3g，生牡蛎 10g^[先煎]，川牛膝 15g。7 剂。

服法：水煎，每日 1 剂，分 2 次温服。

医嘱：饮食宜清淡，忌肥甘油腻辛辣之品。

二诊（2008 年 12 月 22 日）：服药 7 剂，患者自感左眼视物较前清晰，素手足易麻，而动则不麻；舌红苔白，脉稍数。视力：右眼 1.0，左眼 0.6，左眼底黄斑区出血较前吸收。嘱前方加生黄芪 30g 继服。

三诊（2009 年 1 月 14 日）：患者自感视物清晰，眼前暗影消退。视力：右眼 1.0，左眼 0.8。左眼底黄斑区出血吸收伴视网膜色素紊乱，中心凹光反射不见。嘱前方 2 日 1 剂，共服 10 剂善后。随诊观察 1 年未复发。

按语：本例患者系肝经郁热，脾虚湿盛，脉络郁阻，玄府郁闭所致。所用处方为庞赞襄先生在临床治疗视网膜病、视网膜血管病、玻璃体病的经验方"清肝解郁益阴渗湿汤"。方中柴胡、菊花、木贼、蝉蜕清肝解郁，开通玄府；白术、苍术、枳壳健脾燥湿；赤芍行血清热，助清肝解郁，疏通脉络，开通玄府之功；生地黄、菟丝子、女贞子养阴柔肝，防燥伤阴；羌活、防风祛风通络，开通玄府，并助二术以达"风能胜湿"之效；甘草调和诸药。加侧柏叶凉血止血，丹参、川牛膝加强该方活血通脉之功。庞老认为生牡蛎"养阴柔肝"助风药开通玄府之功。此方随症加减，收益颇多。

【治疗心得】

本病病程漫长，病情复杂，中医辨病也多根据干性和湿性眼底的不同情况进行。本病的发生、发展和预后与玻璃膜疣的数量多少相关，中医学认为玻璃膜疣这一病理产物多由脾气不足，水湿或痰浊潴留而成，而脾气虚为早期发病的主要因素，故在玻璃膜疣期用益气聪明汤、参苓白术散加减治疗；渗出期色素上皮和神经上皮脱离，黄斑渗出、水肿为主者，用三仁汤合猪苓散，或二陈汤，参苓白术散加减治疗；渗出期脉络膜新生血管形成时期，用血府逐瘀汤治疗；若有新鲜出血属火邪灼络，则以凉血止血治之，属脾虚失统，则予补脾摄血之法；瘢痕形成时期及萎缩期，以驻景丸加减方平补肝肾、化痰散结治疗。

【食疗方】

1. 猪腰炒枸杞子

组成：猪腰 1 个，枸杞子 10g，精盐、佐料各适量。

功效：补益肝肾，益精明目。

主治：年龄相关性黄斑变性，中医辨证属肝肾阴虚。

方解：猪腰补肾气，温肾阳，益精血；枸杞子养血，滋阴明目。上述 2 种食材搭配在一起，具有补益肝肾、益精明目的功效。

制法：将猪腰切片作花刀，与泡好的枸杞子一起炒熟，加入精盐、佐料即可。

用法：可作早、晚菜肴，每日 1 次。

2. 枸杞子莲心汤

组成：枸杞子 10g，莲子 10g，菊花 3g。

功效：滋阴清热。

主治：年龄相关性黄斑变性，中医辨证属阴虚火旺。

方解：枸杞子滋补肝肾；菊花清热明目；莲子心清心泻火。上述 3 种食材搭配在一起，具有滋阴清热、补肝明目的功效。

制法：将上述 3 种食材放入大杯中，用开水浸泡即可。

用法：代茶饮，每日多次。

【名医经验】

1. 唐由之经验（中国中医科学院眼科医院国医大师）：将本病分为 3 证辨证论治。①痰湿蕴结证。症状：视物变形，视物昏蒙，黄斑区色素紊乱，视网膜大量玻璃膜疣形成，中心凹光反射消失。全身可兼见胸膈胀满，眩晕心悸，肢体乏力；舌苔白腻或黄腻，脉沉滑或弦滑。治法：燥湿化痰，软坚散结。方药：二陈汤加减。②肝肾阴虚证。症状：视物变形，视力不清，黄斑部色素脱失，中心凹反射不清或消失，周围散在玻璃膜疣，晚期可见瘢痕。口干欲饮，潮热面赤，五心烦热，盗汗多梦，腰膝酸软；舌质红，苔少，脉细数。治法：滋补肝肾。方药：杞菊地黄丸加减。③气血亏虚证。视物变形，视力下降，病程日久，眼底可见玻璃膜疣，瘢痕形成及大片色素沉着。全身症见神疲乏力，食少纳呆。舌淡，苔薄白，脉细无力。治法：益气养血。方药：人参养荣汤加减。唐由之常用治法：滋补肝肾，补益气血，化瘀通络。基本处方：制何首乌、黄精、当归、枸杞子、金樱子、菟丝子、楮实子、覆盆子、黄芪、焦山楂、焦神曲、焦麦芽、柴胡、枳壳、石菖蒲等。阴虚火旺者，加墨旱莲、女贞子、生地黄；水肿渗出较多，加车前子、泽泻、茯苓、猪苓；有血瘀的，加丹参；痰湿互结及瘢痕明显者，加半夏、浙贝母。

2. 李传课经验（湖南中医药大学第一附属医院眼科名中医）：将本病分为 5 证辨证论治：①肝肾亏虚证。系目力过劳，暗耗肝血，加上年老体衰，肝肾同亏，神光失养所致。治宜补益肝肾。用《济生方》四物五子丸加减，药用熟地黄 15g，白芍 12g，当归 10g，川芎 10g，菟丝子 15g，楮实子 10g，桑椹 12g，枸杞子 15g，女贞子 12g，丹参 15g，柴胡 10g，甘草 3g。②阳亢动血证。为肝肾阴亏，阴不潜阳，肝阳偏亢；肾水亏虚，不能上济心阴，心火上承所致。治宜养阴潜阳，清心活血。用养阴清心活血方，药用生地黄 12g，熟地黄 12g，女贞子 12g，墨旱莲 10g，麦冬 10g，莲子心 6g，天麻 10g，石决明 15g[先煎]，丹参 15g，牛膝 10g，三七粉 10g[吞服]，牡丹皮 10g。③肝郁湿停证。此为肝木乘脾，脾失健运，水湿停滞于黄斑所致。治宜疏肝健脾利湿。用疏肝健脾利湿方，药用柴胡 10g，白芍 10g，党参 10g，白术 10g，茯苓 20g，薏苡仁 15g，车前子 10g[包煎]，昆布 15g，海藻 15g，陈皮 6g，山楂 10g，丹参 15g，益母草 15g，葛根 15g。④阴虚火旺证。系肝肾阴虚，虚火上炎，灼伤脉络，络破血溢所致。治宜滋阴降火，兼以凉血止血。用《医宗金鉴》知柏地黄汤加减，药用生地黄 15g，牡丹皮 10g，茯苓 15g，泽泻 10g，女贞子 15g，墨旱莲 15g，白茅根 20g，知母 10g，黄柏 10g，三七粉 3g[吞服]。⑤阳亢湿聚证。系肝肾阴亏，肝阳偏亢，肝木乘脾，脾湿不运，致黄斑渗出水肿所致。治宜养阴潜阳，健脾除湿。用养阴除湿方，药用枸杞子 20g，制女贞子 12g, 墨旱莲 12g, 牡丹皮 10g, 钩藤 10g[后下], 石决明 20g[先煎], 刺疾藜 10g, 茯苓 15g, 泽泻 10g, 苍术 10g, 丹参 15g。

【治疗进展】

年龄相关性黄斑变性的病因尚未完全清楚，自然病程长，视力预后恶劣，一般认为是眼科临床难治之症。近年来采用中西医结合治疗，大多根据是中医辨证辨病应用中药治疗的基础上，与西药联合应用，或在围手术期中医眼底辨证分期治疗。如对萎缩期年龄相关性黄斑变性服氧化剂、锌制剂，加补中益气丸；对软性玻璃膜疣行微激光照射，加用益气聪明汤，加半夏、浙贝母等；对湿性年龄相关性黄斑变性，采取激光凝固、光动力学疗法，加用血府逐瘀汤合温胆汤。湿性年龄相关性黄斑变性（ARMD）的主要病理改变是脉络膜新生血管膜（CNV）的形成，而血管内皮生长因子（VEGF）在脉络膜新生血管形成中起重要作用。目前，抗血管内皮生长因子（anti-VEGF）药物是治疗 ARMD 的重要选择，主要有哌加他尼钠、贝伐单抗、雷珠单抗和阿柏西普等，该类药物的长期疗效和安全性需要进一步观察。

【预防与调护】

1. 日光下戴滤光镜以避免太阳辐射、可见光造成的黄斑损伤。

2. 一眼已患黄斑变性，应注意监测健眼。

3. 饮食以清淡为宜，忌食辛辣油腻之品。

第十三节　原发性视网膜色素变性

原发性视网膜色素变性，曾称色素性视网膜炎，是一种慢性、进行性视网膜感光细胞和色素上皮细胞损害的遗传性眼病，是视网膜变性疾病的常见类型。临床特点为暗适应障碍或夜盲、进行性视野缩窄、视网膜上骨细胞样色素沉着。本病多双眼发病，一般人口中的发病率为 1/4000 ～ 1/7000，我国发病率为 1/3647，近亲结婚的子女中多见。

本病属中医学"高风内障"，又名"高风雀目内障""高风雀目""高风障症""阴风障""阳衰不能抗阴之病"。

【病因病机】

西医认为本病发病的确切原因不明。病理上为严重的遗传病，遗传方式为常染色体显性、常染色体隐性、X 染色体连锁隐性遗传，大约 1/3 为散发病例。其中，常染色体显性的比例占 15% ～ 25%，现已找到 10 余种与之有关的基因，其中 6 个已被克隆，分别是视紫红质基因、视网膜变性慢基因、RP1 基因、杆体外节盘膜蛋白基因、神经性视网膜特异亮氨酸拉链蛋白基因、锥体 –杆体同源框基因。除遗传因素外，还有色素上皮吞噬功能及免疫功能异常。视细胞（杆体）层的原发性营养不良及逐渐退变，色素上皮失去处理神经上皮外节盘膜和代谢废物的能力等可能与本病的发病有关，细胞凋亡为其共同的病理途径。

中医认为先天禀赋不足乃本病发生的主要原因。《杂病源流犀烛·目病源流》曰："有生成如此，并由父母遗体。"多为肾阳虚亏，命门火衰，入暮之时阳弱而无以抗阴，致夜无可视；或肝肾两亏，精血不足，阴阳不济，阳气不能为用而夜盲；或脾胃虚弱，清阳不升，浊阴上盛，阳不彰明而夜盲；或气血不足，养目之源亏乏，入暮不能视物。

【临床表现】

本病发病早期表现为暗适应障碍或夜盲，即入夜或黑暗处视物不清；以后视野逐渐缩窄，至晚期形成管状视野，最终可致失明。绝大多数为双眼发病，进行性加重；发病年龄越小，其病情进展越快。检查眼外观正常。早期眼底检查可见正常，或仅见视网膜赤道部色素紊乱，但随病情进展而逐渐出现眼底改变。骨细胞样色素沉着：早期多出现在赤道部，并逐渐向周边和后极部扩展。色素多聚集于血管的前面，遮盖血管的一部分。黄斑部至晚期方被累及，但也有眼底看不到骨细胞样色素沉着者，其他改变与原发性视网膜色素变性基本相同。视神经乳头：视神经乳头可见萎缩，呈蜡黄色，边缘清楚。有时可被一层薄膜遮盖，此乃增生的视神经胶质细胞。视网膜血管：视网膜血管呈一致性狭窄，尤以动脉显著。血管壁由于玻璃样退行变性、增厚，而导致管腔完全闭塞，视盘附近可见血柱。其他：视网膜呈青灰色，色素上皮及脉络膜毛细血管萎缩，脉络膜大血管透见，呈豹纹状眼底。

【实验室检查】

1. 视野早期　为环形暗点，其后暗点逐渐扩大，视野进行性缩窄，最终呈管状。

2. 视觉电生理检查

（1）ERG：a 波、b 波波峰降低，峰时延长，最后 a 波、b 波消失，呈熄灭型。

（2）EOG：LP/DT（光峰/暗谷）明显降低或熄灭，比 ERC 更为敏感。

3. 暗适应检查　通常为全视网膜的视杆细胞阈值明显增高。初期视锥细胞功能尚正常，但后期视杆细胞功能丧失，视锥细胞阀值升高。

4. 眼底荧光素血管造影　早期呈斑驳状强荧光，晚期可有脉络膜毛细血管无灌注。视网膜血管闭塞时，黄斑部还可见到荧光素渗漏。

【诊断要点】

1. 夜盲史。

2. 视野进行性缩窄，晚期呈管状视野。

3. 眼底视网膜有或无骨细胞样色素沉着，血管一致性狭窄，视盘蜡黄色。

4. EOG、ERG 检查及暗适应检查有助于本病的早期诊断。

【鉴别诊断】

本病应注意与继发性视网膜色素变性，如梅毒性视网膜脉络膜炎、妊娠期麻疹所致胎儿视网膜病变及病毒致疹后的视网膜色素变性等相鉴别。其鉴别要点：①病史和家族史；②眼底检查；③ERG 检查：继发性视网膜色素变性只有在病变严重时才出现熄灭型。

【治疗】

（一）治疗原则

本病迄今尚无特效疗法。中医辨证分型治疗及针刺治疗在缓解症状、改善视功能方面有一定作用。

（二）中医治疗

1. 辨证论治

（1）肾阳不足证

症状：夜盲，视物模糊，视野缩小；面色萎黄，神疲乏力，畏寒肢冷，耳鸣耳聋，阳痿早泄，夜尿频多，女子月经不调，量少色淡；舌质淡，苔薄，脉细无力。

分析：先天禀赋不足，命门火衰；或色欲伤肾，阴损及阳，肾元虚衰；肾阳亏虚，命火不足，温煦失职，神光发越乏源，日渐衰微，故有夜视罔见，视野日窄。全身症状及舌脉皆为肾阳不足的表现。

治法：温补肾阳，活血明目。

方剂：右归丸（《景岳全书》）加减。

药物：熟地黄 15g，枸杞子 10g，肉苁蓉 10g，菟丝子 10g，楮实子 15g，覆盆子 10g，山茱萸 6g，杜仲 10g，鹿角胶 10g[烊化兑服]，牛膝 10g，当归 10g，丹参 10g，肉桂 2g[后下]，附子 5g[先煎]。

方解：方中熟地黄、山药、山茱萸、枸杞子滋补肾阴；鹿角胶、菟丝子、杜仲、肉苁蓉、楮实子、覆盆子填精益肾；当归、丹参滋补肝血；肉桂、附子温补肾阳。肾阳足、肾精充，则精神得养，神光得以温煦，则高风内障诸症可望获效。

加减：若见五更泻泄，食少便溏者，为脾肾阳虚，加黄芪 15g，党参 10g，吴茱萸 5g，肉豆蔻 5g[后下]，以温补脾肾；视网膜血管变细，色素堆积，为血瘀脉涩，加赤芍 10g，桃仁 10g，红花 3g，川芎 5g，以活血通脉；食少便溏，神疲乏力者，加黄芪 10g，党参 10g，以益气健脾。

（2）肝肾阴虚证

症状：夜盲，视物模糊，视野缩小，眼干涩；头晕耳鸣，失眠梦扰，口干，腰膝酸软；舌红，少苔，脉细数。

分析：禀赋不足，精亏血少，肝肾两虚，目失濡养，脉道萎闭，神光衰微所致。故夜视罔见，视野缩窄，色素属肾，肾元亏虚，本色显现，故眼底色素沉着。全身症状及舌脉均为肝肾不足，精血亏虚之象。

治法：滋补肝肾，活血明目。

方剂：明目地黄丸（《审视瑶函》）加减。

药物：生地黄 10g，熟地黄 10g，山药 12g，茯苓 10g，山茱萸 5g，泽泻 5g，牡丹皮 10g，丹参 10g，柴胡 10g，当归 10g，五味子 5g，枸杞子 10g，刺蒺藜 10g，茺蔚子 10g，夜明砂 15g^[包煎]。

方解：方中以熟地黄、山茱萸、山药、泽泻、牡丹皮、茯苓滋阴补肾；生地黄、当归、丹参、茺蔚子活血化瘀；刺蒺藜、柴胡疏肝解郁；五味子、枸杞子益精明目；夜明砂清肝明目、散瘀消积。

加减：若头晕目眩者，为阴虚阳亢，加石决明 15g^[先煎]，钩藤 10g^[后下]，以平肝潜阳；纳少腹胀者，为脾胃虚弱，加砂仁 5g^[后下]，鸡内金 5g，陈皮 5g，以和胃消食；情志不舒者，加香附 10g，白芍 10g，以解肝郁。

（3）脾气虚弱证

症状：夜盲，视物模糊，视物疲劳，不能久视，视野缩小；面无华泽，肢体乏力，食纳不馨，口淡无味，或有便溏泄泻；舌质淡，有齿痕，苔薄白，脉细弱。

分析：脾为后天之本，生化之源，劳役饥饱，伤及脾胃，脾虚气弱，无以运化精微以充先天之本，精血更虚；气弱不能运精于目，目更失养，而致夜视罔见，视野日窄，视力下降；脾虚气弱，胞睑升举无力而欲垂闭；全身症状及舌脉皆为脾虚气弱的表现。

治法：补脾益气，活血明目。

方剂：补中益气汤（《脾胃论》）加减。

药物：黄芪 15g，柴胡 10g，党参 10g，白术 10g，当归 10g，陈皮 3g，升麻 3g，丹参 12g，夜明砂 12g^[包煎]，苍术 10g，炙甘草 5g。

方解：方中重用黄芪为君药，其性甘温，入脾肺经，而补中气、固表气，且升阳举陷。臣以党参，健脾益气；炙甘草补脾和中。佐以白术补气健脾，助脾运化，以资气血生化之源；其气既虚，营血易亏，佐用当归以补养营血，且"血为气之宅"，可使所补之气有所依附；陈皮理气和胃，使诸药补而不滞；更以升麻、柴胡为佐使，升阳举陷，与党参、黄芪配伍，可升提下陷之中气。更益丹参、苍术、夜明砂清肝明目、散瘀消积。

加减：若大便溏泄，形寒肢冷者，为脾胃阳虚，加附子 6g^[先煎]，吴茱萸 5g，以温阳止泻；唇舌色白，心悸失眠，为心血不足，加白芍 10g，酸枣仁 10g，以养血安神；视网膜血管狭细，为脉络瘀阻，可加桃仁 10g，郁金 10g，鸡血藤 10g，以活血通脉。

2. 针刺治疗

局部常取攒竹、睛明、球后、瞳子髎、丝竹空、承泣等穴；远端常据中医辨证，取肝俞、肾俞、脾俞、命门、百会、足三里、光明、三阴交、血海、膈俞等穴。每次局部取 1～2 穴，远端取 2～3 穴，隔日 1 次，10 次为一疗程。久病者，可在远端腧穴加灸，阴虚者除外。

（三）西医治疗

药物治疗迄今尚无特殊治疗。可给患者长期服用血管扩张剂、多种维生素，适当补充锌的摄取等支持疗法。

【病案举例】

例1 张健验案（《张健眼科医案》）

王某，男，42岁，浙江省温州市瓯海区三垟街，商人。于2014年9月8日初诊。

主诉：双眼自幼夜盲，视力下降20年，视物逐渐范围缩小10年。

病史：患者自幼发现夜盲，22岁视力减退，近10年来视野逐渐缩小明显。在当地诊断为"视网膜色素变性"。经用维生素、血管扩张剂等，无明显效果。现双眼夜盲，视物模糊，视物范围缩小，困倦乏力，畏寒肢冷，腰膝酸软，夜尿频多。

检查：视力：右眼0.15，左眼0.2，加镜无助。双眼晶体后囊膜轻度混浊，玻璃体混浊，视盘大小正常，颜色蜡黄色，杯盘比等于0.3，视网膜血管变细，尤其是动脉明显，A：V=1：3，黄斑部较暗，视网膜呈青灰色，周边部可见大量骨细胞样色素沉着覆盖于血管上。视野：右眼上方15°，下方15°，颞侧15°，鼻侧12°；左眼上方15°，下方18°，颞侧15°，鼻侧12°。荧光素眼底血管造影：双眼显示椒盐状视网膜色素上皮细胞色素脱失，其内夹杂骨细胞样色素沉着遮蔽荧光。舌淡红边有齿痕，苔少，脉沉细。

诊断：视网膜色素变性（双眼）。

辨证：肾阳不足证。

治法：温补肾阳。

方剂：右归丸（《景岳全书》）加减。

处方：熟地黄15g，山药10g，山茱萸6g，枸杞子10g，鹿角胶10g[烊化兑服]，菟丝子10g，杜仲10g，当归10g，肉桂粉3g[冲服]，制附子6g[先煎]，覆盆子10g，牛膝10g，丹参15g。7剂。

服法：水煎，每日1剂，分2次温服。

针刺：主穴选睛明、上睛明、球后、承泣、攒竹、太阳；配穴选风池、完骨、百会、合谷、肝俞、肾俞、脾俞、足三里、三阴交、关元。每次选主穴2个，配穴4个，每日1次。

中成药：眼明丸，口服，1次9g，1日3次。

医嘱：日光下戴深紫红色眼镜和遮阳帽，以保护眼睛免受光的损害。

二～十五诊（2014年9月15日～12月15日）：上方先后去肉桂、鹿角胶，加夜明砂10g[包煎]，谷精草10g，以养肝明目；加郁金10g，益智仁10g，红花3g，以行气解郁，活血化瘀。共服药91剂，针刺76次。患者自诉视物较用药前清楚，但是视物范围改善不明显，畏寒肢冷，夜尿多已除。

检查：视力：右眼0.4，左眼0.5。双眼晶体后囊膜轻度混浊，玻璃体丝状混浊，视盘大小正常，颜色蜡黄色，杯盘比等于0.3，视网膜血管变细，尤其是动脉明显，A：V=1：3，黄斑部较暗，视网膜呈青灰色，周边部可见大量骨细胞样色素沉着覆盖于血管上。视野：右眼上方20°，下方15°，颞侧15°，鼻侧10°；左眼上方18°，下方25°，颞侧15°，鼻侧12°。舌淡红，苔薄白，脉沉细。嘱坚持服眼明丸，1次9g，1日2次，连服2月，以资巩固。

按语：《杂病源流犀烛·目病源流》认为本病的病机为"有生成如此，并由父母遗体"。患者因肾阳不足，命门火衰，无力温煦，则困倦乏力，畏寒肢冷，腰膝酸软，夜尿频多。瞳神"乃先天之气所生，后天之气所成，阴阳之妙用，水火之精华"。说明瞳神内含阴阳是产生视觉的基础，肾精

0

的滋养、命门之火的温煦是视觉产生的条件。神光发于命门，肾阳不足，命门火衰，神光不能发越则双眼夜盲，视物模糊，视物范围缩小。治宜温补肾阳，活血明目。右归丸加减方中用熟地黄、山药、山茱萸、枸杞子滋补肾阴；鹿角胶、菟丝子、杜仲补益肾精；当归、肉桂、制附子、温补肾阳；覆盆子填精缩尿；牛膝、丹参活血明目。

例 2 张健验案（《张健眼科医案》）

赵某，男，38 岁，上海市人民政府新闻办公室，公务员。于 2014 年 4 月 8 日初诊。

主诉：双眼自幼夜盲，视力逐渐下降，视物范围逐渐缩小 10 余年。

病史：患者自幼发现夜盲，24 岁因工作后接触计算机较多视力减退明显，视野逐渐缩小，在当地医院诊断为"视网膜色素变性"，告知其无特殊治疗，后经熟人介绍来我院就诊。现双眼夜盲，视物模糊，视物范围缩小，腰膝酸软，口感稍苦，小便黄，大便尚可。

检查：视力：右眼 0.25，左眼 0.3，加镜无助。双眼晶状体，玻璃体无混浊，视盘大小正常，颜色蜡黄色，杯盘比等于 0.3，视网膜血管变细，尤其是动脉明显，A∶V=2∶3，黄斑部较暗，视网膜呈青灰色，周边部可见大量骨细胞样色素沉着覆盖于血管上。视野：右眼上方 25°，下方 15°，颞侧 25°，鼻侧 15°；左眼上方 25°，下方 18°，颞侧 25°，鼻侧 15°。舌质红，苔薄白，脉细。

诊断：视网膜色素变性（双眼）。

辨证：肝肾阴虚证。

治法：滋养肝肾。

方剂：明目地黄丸（《审视瑶函》）加减。

处方：生地黄 10g，熟地黄 10g，柴胡 10g，山药 10g，牡丹皮 10g，丹参 10g，当归 10g，枸杞子 10g，泽泻 10g，山茱萸 5g，茯神 10g，夜明砂 15g[包煎]，五味子 5g。7 剂。

服法：水煎，每日 1 剂，分 2 次温服。

中成药：眼明丸，口服，1 次 9g，1 日 3 次。

针灸：主穴选睛明、肝俞、肾俞、球后、承泣、攒竹、太阳；配穴选风池、完骨、百会、合谷、脾俞、足三里、三阴交、关元。每次选主穴 2 个，配穴 4 个，每日 1 次。

医嘱：日光下戴深紫红色眼镜和遮阳帽，以保护眼睛免受光的损害。

二～十五诊（2014 年 4 月 15 日～7 月 16 日）：共服中药 91 剂，针刺 75 次。患者自诉视物较治疗前清楚，视物范围亦有改善，腰膝酸软，口苦症状消失。视力：右眼 0.5，左眼 0.6，加镜无助。双眼晶状体，玻璃体无混浊，视盘大小正常，颜色蜡黄色，杯盘比等于 0.3，视网膜血管变细，尤其是动脉明显，A∶V=2∶3，黄斑部较暗，视网膜呈青灰色，周边部可见大量骨细胞样色素沉着覆盖于血管上。视野：右眼上方 25°，下方 20°，颞侧 35°，鼻侧 20°；左眼上方 25°，下方 25°，颞侧 30°，鼻侧 15°。舌质淡红，苔薄白而润，脉细。嘱坚持服眼明丸，1 次 9g，1 日 2 次，连服 2 月，以资巩固。

按语：肝肾阴虚，精血亏少，目失濡养，故见夜盲、视野进行性缩窄等眼病。《审视瑶函》曰："精生气，气生神，故肾精一虚，则阳光独治，阳光独治，则壮火食气，无以生神，令人目暗不明。"全身及舌脉均为肝肾阴虚之候。明目地黄丸加减方中用生地黄、熟地黄、山茱萸、五味子、当归、牡丹皮、泽泻味厚之属，以滋阴养肾，滋阴则火自降，养肾则精自生；山药益脾而培万物之母；茯神以养神而生明照之精；柴胡者，所以升阳而致神明之气于睛；夜明砂有养肝明目之妙用。配合针刺治疗而获效。

【食疗方】

1. 枸杞子炒猪腰

组成：枸杞子 10g，猪腰 1 个，精盐、佐料各适量。

功效：补益肝肾，益精明目。

主治：视网膜色素变性，中医辨证属肝肾阴虚。

方解：枸杞子养血，滋阴明目；猪腰补肾气，温肾阳，益精血。上述 2 种食材搭配在一起，具有补益肝肾、益精明目的功效。

制法：将猪腰切片作花刀，与泡好的枸杞子一起炒熟，加入精盐、佐料即可。

用法：可作早、晚菜肴，每日 1 次。

2. 桂枝羊肉汤

组成：桂枝 10g，当归 10g，羊肉 150g，精盐、佐料各适量。

功效：温补肾阳，活血明目。

主治：视网膜色素变性，中医辨证属肾阳虚衰。

方解：桂枝温经通脉；当归养血活血；羊肉益气补虚，温中利脾。上述 3 种食材搭配在一起，具有温补肾阳、活血明目的功效。

制法：羊肉切块加桂枝、当归放入容器内，加适量调味品、清水，用文火炖烂，加入精盐、佐料各适量即可。

用法：可作早、晚菜肴，每日 1 次。

【名医经验】

1. 庞赞襄经验（河北省人民医院中医眼科名中医）：将本病分为 3 型：①先天不足，脾阳不振。治宜健脾益气，升阳养血为主。方用健脾升阳益气汤或逍遥散加减。健脾升阳益气汤：党参 9g，白术 9g，黄芪 9g，山药 9g，当归 9g，茯苓 9g，陈皮 3g，升麻 3g，银柴胡 3g，石斛 9g，苍术 9g，夜明砂 9g[包煎]，望月砂 9g[包煎]，甘草 3g。大便燥，加番泻叶 3～9g[后下]；心悸怔忡，加远志、酸枣仁各 9g；胃纳欠佳，加青皮、莱菔子、麦芽、焦神曲、山楂各 9g；大便溏，加吴茱萸 9g，干姜 4.5g。逍遥散加减：当归 9g，白芍 9g，茯苓 9g，白术 9g，银柴胡 4.5g，陈皮 3g，丹参 9g，赤芍 9g，地龙 9g，桃仁 9g，红花 3g，甘草 3g。②命门火衰。治宜温补肾阳为主。方用右归丸加减：熟地黄 9g，山药 9g，山茱萸 9g，茯苓 9g，附子 9g[先煎]，菟丝子 9g，枸杞子 9g，补骨脂 9g，当归 9g，胡芦巴 9g，苍术 9g，白术 9g。五更泻，加吴茱萸 9g，干姜 9g；大便燥，加番泻叶 3～9g[后下]。③肾阴耗损。治宜滋阴益肾。方用地黄汤加减：熟地黄 9g，山药 9g，山茱萸 9g，茯苓 9g，泽泻 3g，牡丹皮 3g，生地黄 9g，枸杞子 9g，菊花 9g，五味子 3g，女贞子 9g，银柴胡 3g，水煎服。另外还有可应用水蛭丸，旨在祛瘀生血，健脾升阳，配合汤剂或单独使用。亦可配合针刺疗法。水蛭丸：水蛭 18g，地龙 30g，桃仁 30g，丹参 60g，赤芍 30g，三棱 18g，川芎 30g，当归 30g，白芍

60g，茯苓 90g，白术 60g，党参 60g，银柴胡 30g，石斛 30g，羌活 30g，白芷 30g，山药 30g，川牛膝 24g，陈皮 60g，甘草 12g。共为细末，炼蜜为丸，每重 6g，每次服 1 丸，每日服 2 次。

2. 庞万敏经验（河北省眼科医院名中医）：将本病分为 4 证：①肾精耗损：先天禀赋不足，精亏不荣，神光受损，多见于青少年，或体兼五心烦热，盗汗，口干喜饮；舌质红，苔黄少津，脉细数。治宜滋补肾精。方剂：六味五子汤。药物：熟地黄 24g，怀山药 12g，山茱萸 12g，泽泻 9g，茯苓 9g，牡丹皮 9g，枸杞子 10g，女贞子 10g，菟丝子 10g，五味子 10g，决明子 10g。②脾虚精滞：后天脾气不足，精血失化，神光不荣，多见于成人，或体兼脾虚证候，口淡，饮食无味，四肢乏力，便溏，纳呆；舌头胖大，苔白腻，脉缓弱。治宜健脾养血，升阳益气。方用健脾升阳益气汤。药物：党参 10g，白术 10g，黄芪 10g，山药 10g，当归 10g，茯苓 10g，石斛 10g，苍术 10g，夜明砂 10g[包煎]，望月砂 10g[包煎]，陈皮 3g，升麻 3g，银柴胡 3g，甘草 3g。若大便燥，加番泻叶 3～10g[后下]；心悸怔忡，加远志 10g，酸枣仁 10g；胃纳不佳，脘腹胀满，加青皮 10g，焦三楂 10g，焦神曲 10g，炒麦芽 10g；若大便溏，加吴茱萸 10g，干姜 5g。③肾阳虚弱：病程较长，久病伤及阳气，目失阳气之温煦，而致眼底视衣变性。体兼腰酸膝冷，畏寒喜温，小便频数，脉迟弱。治宜温补肾阳，方用金匮肾气丸，若五更泄泻日久，加吴茱萸 10g，干姜 10g，五灵脂 10g。④肝经郁热：目病多郁，郁而化热，遏阻脉络，血不荣目，视衣变性，以致本病。体兼情志不遂，急躁易怒，胁肋胀满，眼底血管迂曲怒张；舌边红，苔黄，脉弦数。治宜疏肝解郁，散结通络。方用丹栀逍遥散，加五味子 10g，女贞子 10g，枸杞子 10g，丹参 10g，首乌藤 10g。若出血者，加三七粉 6g[吞服]；若伴胸闷痰多，加橘红 10g，半夏 10g。另外，治疗本病，可以长期服用中成药，控制病情发展，改善视功能，如可服蒺藜明目丸，参苓白术丸，归脾丸，复明丸等。

【治疗进展】

原发性视网膜色素变性是一种致盲率较高的进行性遗传性眼病。发病率在世界范围内为 1∶3000～1∶5000。根据 1988 年澳洲墨尔本召开的第五届国际视网膜色素变性会议报道，全世界有该病患者近 300 万人，受累家庭的直系成员为 1200 万人，该病携带者 990 万人以上。随着当代科技水平的发展，卫生医疗条件的改善，过去许多致盲性眼病逐步得以控制，而视网膜色素变性的致盲率却有所上升，成为当今致盲率较高的疑难病症。湖南中医药大学第一附属医院"视网膜色素变性中心"的专家们根据多年临床实践，采用中医综合治疗。①辨证论治，抓住虚、瘀、郁的病机特点，治疗从调理肝、肾、脾的功能失调着手，临床常分为肝肾阴虚、脾虚气弱、肾阳虚衰、气虚血瘀四种证型。②中成药"眼明灵"。眼明灵是张怀安老中医根据中医学活血化瘀、固本培元的原理，以升阳、温肾为主，佐以养血明目，具有活血化瘀、营养神经等作用，通过调理视觉细胞的新陈代谢功能，恢复营养平衡，控制视细胞层的原发性进行性营养不良及逐渐退变消失的现象，抵制色素上皮细胞及神经胶质增生以及视网膜血管外膜增厚导致发生闭塞性血管硬化。另外根据不同证型，"中心"还推出了"滋阴明目丸""益气复明丸""舒肝明目丸"等，治疗视网膜色素变性各类型的新药。③复方樟柳碱（CAHI）穴位注射疗法：是在睛明、风池、承泣等眼部穴位注射血管扩张药 CAHI（复方樟柳碱），加速恢复眼缺血区血管活性物质的正常水平，缓解血管痉挛，维持脉络膜血管的正常紧张度及舒缩功能，增加血流量，改善血流供应，促进缺血组织迅速恢复，阻止色素上皮细胞及神经胶质增生,从而达到治疗的目的。④针灸能明显改善视网膜色素变性患者的视力、视野,增强视网膜神经纤维层的电活动,对视网膜光感受器层损伤的修复有明显促进作用。"中心"指出针灸应作为原发性视网膜色素变性临床辅助治疗方法。⑤依据原发性视网膜色素变性存在虚中夹瘀的病理性质,"中心"指出推拿对本病的治疗主要通过调理脏腑、平衡阴阳、疏通经络和活血化瘀而发挥作用,推拿也可作为原发性视网膜色素变性临床辅助治疗的重要方法之一。

【预防与调护】

1. 注意避光,平时可戴太阳镜。
2. 禁止近亲结婚。

第十四节 原发性视网膜脱离

视网膜脱离是指视网膜神经上皮层与色素上皮层之间的分离,包括裂孔性、非裂孔性及牵引性三大类,前者又称为原发性视网膜脱离,临床较为常见。

本病的先兆症状为闪光感,类似中医学的"神光自现"。脱离的部位累及后极部,视力突然丧失者,归入中医学的"暴盲"范畴。

【病因病机】

西医认为本病与近视、遗传、年龄、外伤等因素有关。高度近视者或中老年人多有视网膜网格状变性、玻璃体液化等改变,在视网膜的锯齿缘、赤道部和黄斑部容易产生裂孔,液化的玻璃体经裂孔进入视网膜神经上皮层与色素上皮层之间,导致视网膜脱离。变性近视有遗传性,有些视网膜脱离发生于同一家族,说明本病有遗传性,外伤可为诱因。

中医认为本病主要是因禀赋不足,肾精亏虚或劳瞻竭视,精血暗耗,肝肾两虚,神膏失养,则神膏稀薄;视衣失养,则生裂孔,而致视衣脱离;或饮食不节,损及脾胃,脾虚失运,水湿内停,上泛神膏,而致神膏混浊,积于视衣致视衣脱离;或过用目力,气阴两伤,致视衣不固。

【临床表现】

视网膜脱离发生之前,往往有飞蚊、眼前移动性黑影、眼前闪光感等先兆症状。当视网膜发生部分脱离时,脱离对侧幕样遮挡或视物不见;视网膜发生全脱离时,视力严重下降,甚至丧失。眼底可见脱离的视网膜呈青灰色隆起,表面高低起伏,暗红色的血管爬行其上。可有一个或数个马蹄形、圆形的红色裂孔,或锯齿缘断离。

【实验室检查】

1. 视野可检查到病灶对侧的视野缺损,缺损大小与脱离范围呈正相关。

2. 多焦 ERG 可见相应部位反应消失或振幅降低。

3. B 超检查见玻璃体腔内有线状光带。

【诊断要点】

1. 多发于高度近视或老年患者。

2. 起病突然，视力骤降，视野缺损。

3. 眼底检查见视网膜呈青灰色隆起，血管爬行其上，有视网膜裂孔。

【鉴别诊断】

1. 继发性视网膜脱离　原发性和继发性视网膜脱离是相对的，其发病均与眼病和全身疾病有关，应注意鉴别。继发性视网膜脱离的致病原因明显，如全身循环障碍性疾病、眼部严重的炎症、脉络膜肿瘤、糖尿病性视网膜病变和玻璃体积血所导致的机化条带牵拉，多无视网膜裂孔，病因控制后视网膜多可复位，治疗以处理原发病为主。原发性视网膜脱离多与近视、衰老、视网膜变性、遗传等因素有关，有视网膜裂孔，治疗主要是通过手术封闭裂孔。

2. 视网膜中央动脉阻塞（与视网膜全脱离区别）　视网膜呈灰白色，动脉狭窄如细线，黄斑中心常为一点鲜红色。眼底荧光素血管造影可见动脉充盈延迟。

【治疗】

（一）治疗原则

原发性视网膜脱离有裂孔者，应尽早手术治疗；未找到裂孔或不愿意接受手术治疗者，可用中医辨证论治；对手术后患者，可配合中药治疗，以减轻术后症状，提高术后视功能。

（二）中医治疗

1. 辨证论治

（1）脾虚湿泛证

症状：视物昏蒙，玻璃体混浊，视网膜脱离；或术后视网膜下有积液者，伴倦怠乏力，面色无华，或食少便溏；舌淡胖有齿痕，苔白滑，脉细或濡。

分析：脾虚失运，湿浊停聚，上泛于目，而致视网膜脱离，视物昏蒙。倦怠乏力，面色少华，食少便溏，舌淡胖有齿痕，苔白滑，脉细或濡，均为脾虚湿泛之候。

治法：健脾益气，利湿化浊。

方剂：补中益气汤（《脾胃论》）合四苓散（《明医指掌》）加减。

药物：黄芪 15g，党参 10g，当归 10g，橘皮 5g，升麻 5g，柴胡 10g，白术 10g，茯苓 10g，猪苓 10g，泽泻 10g，炙甘草 5g。

方解：用补中益气汤益气升阳，调脾健胃；合四苓散以健脾渗湿，利水化浊。

加减：积液多者，加苍术 10g，薏苡仁 15g，车前子 10g[包煎]，以除湿利水。

（2）脉络瘀滞证

症状：头眼部外伤后视网膜脱离，或网脱术后视网膜下残留积液；伴视物模糊，眼痛，头痛；

舌质暗红或有瘀斑，脉弦涩。

分析：头眼部外伤，气血不和，脉络瘀滞，致视网膜脱离或网脱术后视网膜下残留积液；视网膜脱离，故伴视力下降；眼痛，头痛，舌质暗红或有瘀斑，脉弦涩，为脉络瘀滞之候。

治法：活血化瘀，祛风止痛。

方剂：除风益损汤（《原机启微》）加减。

药物：生地黄15g，赤芍10g，当归尾10g，川芎5g，藁本10g，前胡10g，防风10g。

方解：目以血为本，目被物伤，伤则络脉损，血为之病。方中首用四物汤（熟地黄、当归、白芍、川芎）补血敛阴，活血行气，四者相伍，补而不滞，能使营血调和；受伤之际，七情内移，卫气衰惫，外风入侵，故用藁本、前胡、防风通疗风邪。藁本入足太阳膀胱经，前胡入手太阴肺经，盖太阳主一身之表，肺合皮毛，二药相配，使入侵之邪仍从皮毛肌肤而出。若赤肿较重者，方中熟地黄、白芍、当归易为生地黄、赤芍、当归尾，增强活血功效。

加减：可于方中加刘寄奴10g，泽兰10g，三七粉3g[吞服]，以加强祛瘀活血之功；残留积液者，宜加茯苓15g，赤小豆10g，白茅根10g，以祛湿利水；头目胀痛者，加蔓荆子6g，菊花10g，石决明15g[先煎]，以祛风镇痛。

（3）肝肾阴虚证

症状：久病眼见黑花，闪光，或手术后视力不升；伴头晕耳鸣，失眠健忘，腰膝酸软；舌红少苔，脉细。

分析：久病肝肾阴虚，网膜失养，故眼见黑花，闪光；或术后阴血亏虚，不能濡养于目，故术后视力不升；头晕耳鸣，失眠健忘，腰膝酸软，舌红少苔，脉细，均为肝肾阴虚之象。

治法：滋补肝肾。

方剂：驻景丸（《银海精微》）加减。

药物：楮实子10g，枸杞子10g，五味子5g，菟丝子10g，肉苁蓉10g，川椒3g，人参10g，熟地黄10g，茺蔚子10g。

方解：方中楮实子、枸杞子、五味子、菟丝子滋阴补肾，益精明目；肉苁蓉、川椒温肾逐寒；人参、熟地黄补益气血；茺蔚子活血明目。目为肝之外候，目得肝血而能视，肾精上注则目明。服用本方可使肝肾得充，目翳消除，从而使得外界之美景能够常驻于目。

加减：眼前黑花及闪光者，加麦冬10g，太子参10g，当归10g，川芎5g，白芍10g，以滋阴益气补血。

（三）西医治疗

西医治疗原则是手术封闭裂孔。要点是术前、术中查清所有裂孔，并进行准确定位。手术方法有巩膜外垫压术、巩膜环扎术，复杂病例选择玻璃体切除手术。裂孔封闭方法可采用激光光凝、电凝、冷凝裂孔周围，产生的炎症反应使裂孔处视网膜神经上皮与色素上皮粘连封闭裂孔。手术成功率达90%以上，视力预后取决于黄斑是否脱离及脱离时间长短，黄斑未脱离及脱离时间短（小于1周）者，视力预后良好。

【病案举例】

例 1　张健验案（《张健眼科医案》）

汤某，女，36 岁，湖南省长沙市物业管理有限公司，工人。于 2014 年 6 月 22 日初诊。

主诉：左眼视力下降，视物变形 20 日。

病史：患者左眼因"视网膜脱离"6 月 4 日在外院已行巩膜环扎术，术后仍视物模糊、变形；伴倦怠乏力，面色少华，食少便溏。

检查：远视力：右眼 0.3，左眼 0.2；近视：右眼 1.5，左眼 0.8；矫正远视力：右眼 1.0，左眼 0.5。左眼瞳孔已药物性散大，眼底视网膜颞下方网膜裂孔已封闭，视网膜下有少许积液。舌质淡胖，苔白滑，脉濡。

诊断：原发性视网膜脱离术后（左眼）。

辨证：脾肺气虚证。

治法：益气健脾。

方剂：生脉散（《医学启源》）合参苓白术散（《太平惠民和剂局方》）加减。

处方：党参 10g，麦冬 10g，五味子 5g，茯苓 15g，白术 10g，扁豆 10g，陈皮 5g，山药 10g，莲子 10g，薏苡仁 10g，砂仁 5g[后下]，桔梗 10g，炙甘草 5g。7 剂。

服法：水煎，每日 1 剂，分 2 次服。

医嘱：调情志，避免剧烈运动，饮食宜清淡，保持大便通畅。

二诊（2014 年 6 月 29 日）：左眼视网膜下仍有少许积液，加泽兰 10g，车前子 10g[包煎]，以活血利水。7 剂。

三～九诊（2014 年 7 月 6 日～8 月 17 日）：先后加黄芪 15g，枸杞子 10g，以益气明目。共服药 42 剂。左眼视物较前清楚，无视物变形；倦怠乏力，面色少华，食少便溏渐愈。检查远视力：右眼 0.3，左眼 0.2；近视力：右眼 1.5，左眼 1.0；矫正远视力：右眼 1.0，左眼 0.5。0.5% 托吡卡胺滴眼液散瞳查眼底：左眼裂孔已封闭，视网膜下积液已吸收。舌质淡红，苔薄白，脉细。嘱服参苓白术散，每日 2 次，每次 6g，连服 2 月，以巩固疗效。

按语：患者脾失健运，湿浊停聚，上扰于目，阻碍神光发越，故见视物昏蒙，视物变形；脾气亏虚运化失职，故食少便溏；气虚运血无力，则面色少华；倦怠乏力；舌质淡胖，苔白滑，脉濡均为脾肺气虚之候。以生脉散益气生津，用参苓白术散健脾化湿，网膜下积液退，则视物变形消失。

例 2　张健验案（《张健眼科医案》）

汤某，男，65 岁，湖南省长沙市华侨贸易公司，退休干部。于 2015 年 2 月 5 日初诊。

主诉：右眼视力下降、视物变形 1 月。

病史：患者原有双眼高度近视，右眼因"视网膜脱离"于 1 月 4 日在外院已行环扎联合巩膜外加压术，术后仍眼见黑花，视物模糊、变形；伴头晕耳鸣，失眠多梦，腰膝酸软。

检查：远视力：右眼 0.06，左眼 0.2；近视力：右眼 0.3，左眼 1.0；矫正远视力：右眼 0.2，右眼 0.6。双眼前房较深，余外眼正常。双眼玻璃体混浊，眼底脉络膜血管暴露网膜呈豹纹状改变，右眼视网膜颞上方网膜裂孔已封闭，视网下有少许积液。舌质红，苔少，脉细。

诊断：①原发性视网膜脱离（右眼）；②玻璃体混浊（双眼）；③病理性近视（双眼）。

辨证：肝肾阴虚证。

治法：滋补肝肾。

方剂：滋补肝肾活血汤（《张怀安眼科临床经验集》）。

处方：熟地黄 10g，山药 10g，茯苓 10g，泽泻 10g，山茱萸 10g，牡丹皮 10g，枸杞子 10g，菊花 10g，当归 10g，丹参 10g，柴胡 10g。7 剂。

服法：水煎，每日 1 剂，分 2 次服。

医嘱：调情志，避免剧烈运动，饮食宜清淡，保持大便通畅。

二诊（2015 年 2 月 12 日）：右眼视网膜下仍有少许积液。舌质红，苔少，脉细。加泽兰 10g，车前子 10g[包煎]，以活血利水。原方 7 剂。

三～八诊（2015 年 2 月 19 日～3 月 16 日）：原方先后去柴胡、泽兰、车前子，加黄芪 15g，党参 10g，以健脾益气。共服药 35 剂。头晕耳鸣，失眠多梦，腰膝酸软渐愈。检查远视力：右眼 0.2，左眼 0.3，近视力：右眼 0.8，左眼 1.0；矫正远视力：右眼 0.4，左眼 0.8。查眼底：右眼裂孔已封闭，视网膜下积液已吸收。舌质红，苔薄黄，脉细。嘱服杞菊地黄丸，每日 2 次，每次 9g，连服 2 月，以巩固疗效。

按语：肝肾阴虚，目失濡养，故见术后眼见黑花，视物模糊、变形；肾精不足，不能濡养清窍，髓海失养，则头晕耳鸣；虚火上扰，心神不安，失眠多梦；肾阴不足，腰膝失养，故腰膝酸软；舌质红，苔少，脉细，均为肝肾阴虚之候。滋补肝肾活血汤方中杞菊地黄汤，滋补肝肾，养阴平肝，滋水明目；加当归、丹参补血活血，养血通络；柴胡条达肝气，治头晕耳鸣。

【治疗心得】

本病确诊后，应及早手术，封闭裂孔，使视网膜复位。术后可采用中医辨证论治，促进视功能的恢复。

【食疗方】

1. 枸杞子茯苓粥

组成：枸杞子 10g，茯苓 20g，粳米 200g。

功效：滋益肝肾，利水明目。

主治：视网膜脱离，中医辨证属肝肾阴虚。

方解：枸杞子滋补肝肾；茯苓健脾利湿；粳米补中益气。上述 3 种食材搭配在一起，具有滋益肝肾、利水明目的功效。

制法：将上述 3 种食材放入砂锅内，用文火煮粥即可。

用法：可作早餐。

2. 鲫鱼茯苓汤

组成：鲫鱼 200g，茯苓 20g，党参 15g，陈皮 10g。

功效：健脾益气，利水渗湿。

主治：视网膜脱离，中医辨证属脾虚湿泛。

方解：鲫鱼利水化瘀；茯苓健脾利湿；党参温中补气；陈皮理气。上述4种食材搭配在一起，具有健脾益气、利水渗湿的功效。

制法：鲫鱼去内脏，加茯苓、党参、陈皮共入砂锅内，用文火炖30分钟即可。

用法：可作中、晚餐菜肴，每日1次。

3. 莲子桂圆粥汤

组成：莲子20g，桂圆20g，党参20g，粳米200g。

功效：益气养血，安心宁神。

主治：视网膜脱离，中医辨证属气血两虚。

方解：莲子宁心，健脾安神；桂圆滋阴益血，养心安神；党参、粳米补中益气。上述4种食材搭配在一起，具有益气养血、安心宁神的功效。

制法：将上述4种食材放入砂锅内，加适量水煮成粥即可。

用法：可作早餐。

【名医经验】

1.张怀安经验（湖南中医药大学第一附属医院眼科名中医）：将本病分为7法辨治：①疏肝解郁法。症状：眼前黑花，或如垂黑幕，视衣脱落。伴头晕目眩，胸胁闷痛，嗳气太息，口苦咽干；舌质淡红，苔薄白或薄黄，脉弦细或弦数。此为肝气郁结，疏泄失职，气机阻滞，上犯于目。治法：疏肝解郁。方剂：舒肝明目汤（经验方）。药物：当归10g，白芍10g，柴胡10g，茯苓10g，白术10g，牡丹皮10g，栀子10g，桑椹10g，女贞子10g，决明子10g，桑寄生10g，首乌藤10g，甘草5g。或用加味小柴胡汤（经验方）。药物：柴胡10g，黄芩10g，半夏10g，党参10g，当归10g，茯苓10g，桃仁10g，红花5g，黄连5g，瓜蒌10g，甘草3g，生姜10g，大枣10g。②清热利湿法：症状：眼前云雾动荡，或如垂黑幕，视物变形，视衣脱落。伴头重体倦，胸闷泛恶，溺短而赤，大便或秘或溏；舌质红苔黄腻，脉弦数或弦缓。此为湿热蕴脾，清气不升，浊气上泛，清窍闭塞。治法：清热利湿。方剂：加味猪苓散（经验方）。药物：猪苓10g，栀子10g，木通10g，萹蓄10g，滑石10g[包煎]，车前子10g[包煎]，狗脊10g，菊花10g，桑椹10g，生地黄15g，苍术10g，女贞子10g，甘草3g。大便溏，减生地黄；大便秘结，加炒大黄10g[后下]。或加味清热渗湿汤（经验方）。药物：黄柏10g，黄连5g，茯苓10g，泽泻10g，苍术10g，白术10g，猪苓10g，车前子10g[包煎]，甘草3g。③益气健脾法：症状：视直如曲，或神光自现，视衣脱落。伴少气懒言，四肢无力，食欲不振，腹胀便溏；舌淡苔白，脉缓弱。此为脾肺气虚，水湿潴留，上犯于目。治法：益气固肺，健脾渗湿。方剂：保元六君子汤（《寿世保元》）。药物：黄芪10g，党参10g，白术10g，茯苓10g，陈皮5g，半夏10g，肉桂粉2g[冲服]，甘草3g。或生脉散（《医学启源》）合参苓白术散（《太平惠民和剂局方》）加减。药物：党参10g，麦冬10g，五味子5g，茯苓10g，白术10g，扁豆10g，陈皮5g，山药10g，莲子10g，薏苡仁10g，砂仁5g[后下]，桔梗10g，炙甘草5g。④化痰行湿法：症状：眼前蝇花飞舞，或视物颠倒，视衣脱落。伴头晕目眩，心烦失眠，胸胁满闷，口苦咽干，大便或秘或溏，小便黄；舌质淡红，苔黄腻或白滑，脉滑数。此为肝胃不和，痰湿上扰清窍，视衣脱落。治法：燥湿化痰。方剂：加味温胆汤（经验方）。药物：半夏10g，茯苓10g，陈皮5g，枳实10g，竹茹10g，猪苓10g，泽泻10g，龙胆10g，夏枯草10g，柴胡10g，甘草10g。或化痰祛湿汤（经验方）。药物：柴胡10g，黄芩10g，半夏10g，党参10g，白术10g，泽泻10g，猪苓10g，车前子10g^[包煎]，甘草5g。⑤温补脾肾法：症状：视物变形，神光自现，眼球变软，视衣脱落。伴形寒肢冷，少气懒言，腰膝酸软，纳少便溏，或五更泄泻；舌淡苔白，脉沉细无力。此为脾肾阳虚，水湿潴留，上犯于目。治法：温阳利水，健脾固肾。方剂：加味真武汤（经验方）。药物：茯苓10g，白术10g，白芍10g，制附子6g^[先煎]，猪苓10g，黄芪15g，党参10g，覆盆子10g，淫羊藿10g，桂枝5g。或加味理中汤（经验方）。药物：党参10g，白术10g，茯苓10g，干姜3g，制附子6g^[先煎]，陈皮5g，细辛3g，茺蔚子10g，防风10g，甘草3g。⑥除风益损法：症状：头目撞击后，症见脉络瘀阻，眼珠刺痛，视衣脱落，伴头痛；舌质紫暗，或舌上有瘀点瘀斑，脉涩。此为脉络受损，风邪外袭，气血瘀阻，损伤视衣。治法：祛风益损，活血祛瘀。方剂：加味除风益损汤（经验方）。药物：熟地黄10g，白芍10g，当归10g，川芎10g，藁本10g，前胡10g，防风10g，茯苓15g，三七粉3g^[吞服]。或清上瘀血汤（《证治准绳》）。药物：羌活10g，独活5g，连翘10g，桔梗10g，枳壳10g，赤芍10g，当归10g，栀子10g，黄芩10g，甘草5g，川芎5g，桃仁10g，红花5g，苏木10g，大黄10g^[后下]，生地黄15g。老酒、童便煎服。⑦滋补肝肾法：症状：眼前黑花飞舞，或视物变形，视衣脱落。伴头晕耳鸣，腰膝酸软，咽干口燥，五心烦热，男子遗精，女子月经量少；舌红苔少，脉细数。此为肝肾阴虚，目失所养。治法：滋补肝肾。方剂：滋补肝肾活血汤（经验方）。药物：熟地黄10g，山药10g，茯苓10g，泽泻10g，山茱萸10g，牡丹皮10g，枸杞子10g，菊花10g，当归10g，丹参10g，柴胡10g。或加味四物五子汤（经验方）。药物：熟地黄10g，白芍10g，当归10g，川芎5g，地肤子10g，菟丝子10g，覆盆子10g，枸杞子10g，车前子10g^[包煎]，赤芍10g，牡丹皮10g。

2. 庞万敏经验（河北省眼科医院名中医）：将本病分为4证：①精亏湿浊：年老精亏，网膜不荣，久而致郁，气不行津，发为水肿；或郁而化热，热迫网膜破裂；或阴津不足，无以制阳，亢上生炎，灼燔网膜，郁而湿聚，体兼头晕耳鸣，腰膝酸软，咽干口热，五心烦热，舌红苔少，脉细数。治宜滋阴养血，化湿渗湿，方用滋潜渗湿汤，药物：生牡蛎15g^[先煎]，珍珠母15g^[先煎]，白茅根15g，薏苡仁15g，女贞子12g，菟丝子12g，决明子12g，楮实子12g，黄芪12g，车前子10g^[包煎]，菊花10g，夜明砂10g^[包煎]，茯苓10g，白术10g，柴胡6g，当归6g，白芍6g。若口渴欲饮，加天花粉10g；术后加金银花30g，蒲公英30g；阳痿滑精，加淫羊藿10g，金樱子10g。②脾虚郁热：素食肥甘酒酪，或饮食不节，内伤脾气，脾不健运，气机不利，湿从内生，久而化热，湿热内蕴，水液潴留。体兼食纳不思，胸闷腹胀，心烦恶呕，溲少，舌苔腻，脉濡数。治宜健脾散邪，渗湿清热，方用健脾清渗汤，药物：茯苓12g，白术12g，丹参12g，覆盆子12g，金银花30g，蒲公英30g，黄芪15g，泽泻10g，赤芍10g，荆芥10g，防风10g，木贼10g，蝉蜕10g。若便溏肢冷，加炮姜10g，吴茱萸10g。③肝气郁浊：情志抑郁，胁肋胀痛，胸闷不舒，神情沉默，嗳气太息，舌苔白，脉弦。治宜疏肝解郁，益阴渗湿。方用清肝解郁益阴渗湿汤：银柴胡10g，菊花10g，蝉蜕10g，木贼10g，羌活10g，防风10g，苍术10g，白术10g，女贞子10g，赤芍10g，生地黄10g，菟丝子10g，甘草3g。或逍遥散，加女贞子12g，菟丝子13g，车前子10g^[包煎]，泽泻10g，炒茜草 10g，白茅根 15g；若有热者，加金银花 30g，蒲公英 30g；湿热者，加土茯苓 30～60g。④
湿热瘀滞：网脱术后，久不复位，郁而化热，湿热内蕴，水液黏浓，兼见目珠红赤，头痛眼胀，胸
闷泛恶，溺短便秘，舌红苔腻，脉实数，治宜清热利湿，方用泻肝解郁汤，药物：夏枯草 30g，芦
根 30g，桔梗 10g，芜蔚子 10g，葶苈子 10g[包煎]，防风 10g，黄芩 10g，香附 10g，甘草 3g，蒲公
英 30g，大黄 10～30g[后下]。

【治疗进展】

至今，原发性视网膜脱离仍以手术为主要手段，手术原则为在与裂孔相应巩膜面电凝，冷凝或
球外、球内光凝，以引起局部脉络膜反应性炎症，使脉络与视网膜神经上皮层发生粘连封闭裂孔。
为达到这一目的还需设法缓解或消除玻璃体对视网膜牵引，排出视网膜下液，球壁外加压，巩膜缩
短、巩膜环扎术以缩小眼球内腔，或玻璃体腔内注入某种气体、某种液体以加强神经上皮层与色素
上皮层接触等，玻璃体牵引严重则需施行玻璃体切割术。根据视网膜脱离情况与玻璃体膜形成情况
选择手术方式。所谓原发性视网膜脱离实际上也是继发性的，是视网膜变性与玻璃体变性相互作用
的结果，因此严格地说，手术治疗并非原因治疗，而仅是一种对症治疗。为了在手术治愈后防止视
网膜和玻璃体变性继续发展，抗组织衰退及改善脉络膜、视网膜微循环的中、西药物选用，还是必
要的。

【预防与调护】

1. 患者术前需卧床休息，控制体位，使裂孔处于头部最低位，多闭眼或戴小孔眼镜，减少眼球
活动，以免脱离范围扩大。

2. 患者术后，应根据不同的手术方式采取适当的体位，避免重体力劳动和剧烈运动，防止眼
外伤。

3. 年老和高度近视者，应多吃蔬菜水果，保持大便通畅。

4. 定期检查眼底，当发现视网膜有裂孔、变性区时，应及时激光治疗以预防视网膜脱离。

第十五章　视神经病

视神经属于中枢神经系统的一部分。由视网膜神经节细胞发出的神经纤维无髓纤维，汇集成直径 1.5mm 的视盘后，穿越巩膜筛板成为有髓纤维。视神经外面有三层鞘膜，分别为颅内的软脑膜、蛛网膜、硬脑膜之延续。每眼神经纤维约有 100 万根以上轴索。视神经病主要病因有脱髓鞘病、全身感染、邻近组织的炎症、营养及代谢疾病、血管病、直接或远达性外伤、遗传性疾病及先天发育异常、中毒及放射性损伤等。检眼镜只能检测视神经的视盘段，其余部分均不能直接检查。临床诊断视神经病，除病史、临床症状外，还需依靠视野、视觉电生理、眼底荧光素血管造影、X 线、CT、MRI、超声波等手段。

中医之"目系"相当于视神经，归属于水轮，为肾所主。但实践证实，目系与全身脏腑气血均有密切关系，气、血、精、津等均上濡目窍，滋养目系。目系病变可因外邪侵袭、情志病变、气滞血瘀、痰饮积聚、正气亏损、外伤等多种因素导致。在病机上与肝肾二脏关系密切，故临床应全身与局部辨证、辨病相结合。除药物外，针刺对目系疾病有较好疗效。

第一节　视神经乳头炎

视神经乳头炎是指视神经球内段或紧邻眼球的球后段的炎性病变，以乳头充血水肿、视力急性下降为主要特征。常见于男性青壮年，多为单眼发病，也可双眼同时或先后发病。病情轻者，经治疗后可恢复正常；重者可累及视网膜而致视神经视网膜炎，预后较差。因其视力急剧下降，故属"暴盲"范畴。视神经乳头炎常见于全身性急性或慢性传染病，如脑膜炎、流行性感冒、麻疹、伤寒、腮腺炎、结核、梅毒等。也可继发于眼眶、鼻窦、牙齿等炎症。国内特发性者占 1/2 左右，认为与过敏变态反应有关。儿童常见于上呼吸道感染。

本病通常归属于中医学"暴盲"范畴。部分起病缓，视力渐降者，则归属于中医"视瞻昏渺"范畴，现更准确地将其称为"目系暴盲"。

【病因病机】

西医认为本病发生可与局部炎症和全身疾病有关。①局部炎症：如眼部葡萄膜炎、视网膜炎，以及交感性眼炎等。鼻腔、鼻窦和眼眶炎症可以直接蔓延至视神经，或通过血流、淋巴间接至视神经，尤其筛窦和蝶窦与视神经间的骨壁菲薄如纸，与眼眶的视神经管相邻，故这些部位的炎症很容易侵及视神经，尤其球后视神经炎，鼻窦的炎症居其病因的首位。牙、扁桃体等脓毒病灶。②全身疾病：脱髓鞘疾病，如多发性硬化、视神经脊髓炎（又称 Devic 综合征）、弥漫性轴周性脑炎（又称 Schilder 综合征）、急性播散性脑脊髓炎（为变态反应所致的脑脊髓脱髓鞘病变）等；急、慢性传染病，如感冒、麻疹、猩红热、腮腺炎、结核、梅毒等；代谢失调，如妊娠、哺乳、糖尿病等；中毒，如铅、烟、奎宁、呋喃唑酮、乙醇等中毒。

中医认为多由六淫外感侵扰，上攻目系；或情志内伤，五志化火，灼伤目系；或气滞血瘀，壅阻目络；或肝肾亏损、久病体虚、产后等致气血精亏，目系失养所致。

【临床表现】

视力急剧下降，短期（2～5 日）可至黑蒙，亦有视力减退不明显者。早期（1～2 日）有前额疼痛，眼球及眼眶深部痛，眼球运动时有牵引痛。很少超过 10～14 日，否则诊断应重新考虑。1～4 周内视力常开始恢复，可持续至 7 个月，48% 可改善。瞳孔常散大，直接对光反应迟钝或消失，间接对光反应存在。用红外瞳孔仪检查更客观且有定量价值。瞳孔周期时间潜伏期明显延长。眼底检查视盘充血，轻度隆起，边缘不清，筛板模糊及生理凹陷消失，视盘周围网膜水肿呈放射状条纹，视盘表面及边缘有小出血，视网膜静脉怒张弯曲，动脉一般无改变。

视网膜水肿波及黄斑时，同时有出血及渗出物发生，则称视神经视网膜炎。4～6 周后视盘可发生继发性萎缩。

【诊断依据】

1. 多为单侧，偶为双侧，主要症状是视力急剧减退。如果视力完全丧失，则瞳孔散大，直接对光反射消失，间接对光反射存在；如果视力部分存在，则对光反射不持久（瞳孔颤动）。

2. 眼底检查。在发病初期，视盘充血，边缘模糊，视网膜中央静脉扩张。当炎症高度发展时，视盘水肿隆起，其高度一般不超过 3 个屈光度，边缘极模糊，视盘及其周围有渗出与出血。视网膜中央静脉扩张迂曲，动脉正常或略细。邻近视网膜亦可被侵犯，出现水肿、出血、渗出，称为视神经视网膜炎。晚期可发生继发性视神经萎缩。

3. 视野检查。视野有中心暗点和周边视野向心性缩小，尤以红绿色视野为甚。暗适应减弱。

4. 荧光眼底血管造影。荧光眼底血管造影可见视盘毛细血管扩张及荧光素渗漏。

5. 眼电生理检查。图形视觉诱发电位（P-VEP）较闪光视觉诱发电位（F-VEP）敏感。P-VEP 的典型表现为振幅下降，潜伏期延长。

6. 乳头充血较明显，乳头隆起一般不超过 2 个屈光度，早期有显著的视力减退，无局灶性脑损害体征，可与脑瘤相鉴别。

【鉴别诊断】

1. 视网膜中央动脉栓塞 一只眼突然发生无痛性完全失明，患眼瞳孔散大，直接光反射消失，间接光反射存在，眼底检查可见后极部视网膜混浊水肿，黄斑区可透见其深面的脉络膜橘红色反光，在周围灰白色水肿衬托下形成樱桃红斑。分支阻塞者则为视野某一区域突然出现遮挡，视网膜呈灰白色水肿，有时可见到栓子阻塞部位。

2. 缺血性视神经病变 多见于老年人，超过 60 岁，国内发病年龄统计较国外为早，女较男多见，单眼或双眼先后发病。凡能使视盘供血不足的全身病或眼病均可引起本病。全身病中如高血压、动脉硬化、颞动脉炎、颈动脉阻塞、糖尿病、白血病及红细胞增多症等。眼压过低或过高使视盘小血管的灌注压与眼内压失去平衡亦可引起。由于血液中成分的改变和血液黏稠度增加，以致血循环变慢，携氧量减少，致使视盘缺氧。

3. 视盘水肿 早期眼底改变，有视乳头充血、鼻侧与上下侧境界欠清、生理凹陷变浅等，但这些指征均因个体差异和生理与病理间的重叠性而只能作为怀疑依据，因此必须加强随访。在数日内反复检查，观察其发展情况后才能确定。视乳头虽无隆起，如有视乳头充血，视乳头周围伴有白色条纹，并有视网膜静脉充盈，加压于眼球不能见视乳头面视网膜中央静脉搏动（简称静脉搏动消失）时，则诊断可以成立。

【治疗】

（一）治疗原则

消除病因，初期大量应用激素，并配合维生素及神经营养剂。中药以辨证论治配合通络开窍法治之，辅以针刺疗法。中西医结合多能迅速取得良好疗效，若及时治疗，其视力可以完全恢复正常。

（二）中医治疗

1. 辨证论治

（1）肝火亢盛证

症状：单眼或双眼发病，视力急降，甚至失明。常伴眼珠压痛及转动时珠后作痛。眼底可见视神经乳头充血、水肿，生理凹陷消失，边界不清，视网膜静脉扩张，视盘附近网膜有水肿、渗出、出血等，或发病时眼底无明显改变。全身症见头痛耳鸣，口苦咽干，舌红苔黄，脉弦数。

分析：目系乃厥阴肝经所主，包括视神经及球后血管。肝火上攻目系，窍道闭阻，遂致失明。因热盛血壅为红赤肿痛，热灼津液为渗出物，灼伤脉络为血溢，故眼珠疼痛，视神经乳头充血、水肿，视网膜静脉扩张，并波及附近网膜亦水肿、渗出、出血等。头痛耳鸣，口苦咽干，舌红苔黄，脉弦数皆为肝胆火盛之候。

治法：清肝泻火。

方剂：龙胆泻肝汤（《太平惠民和剂局方》）加减。

药物：龙胆 10g，黄芩 10g，栀子 10g，泽泻 10g，木通 10g，当归 10g，生地黄 10g，柴胡 10g，车前子 10g[包煎]，甘草 5g。

方解：方中龙胆大苦大寒，既能泻肝胆实火，又能利肝经湿热，泻火除湿，两擅其功，切中病机，故为君药。黄芩、栀子苦寒泻火、燥湿清热，加强君药泻火除湿之力，用以为臣。湿热的主要出路，是利导下行，从膀胱渗泄，故又用渗湿泄热之泽泻、木通、车前子，导湿热从水道而去；肝乃藏血之脏，若为实火所伤，阴血亦随之消耗，且方中诸药以苦燥渗利伤阴之品居多，故用当归、生地黄养血滋阴，使邪去而阴血不伤，以上皆为佐药。肝体阴用阳，性喜疏泄条达而恶抑郁，火邪内郁，肝胆之气不舒，骤用大剂苦寒降泄之品，既恐肝胆之气被郁，又虑折伤肝胆生发之机，故又用柴胡疏畅肝胆之气，并能引诸药归于肝胆之经；甘草调和诸药，护胃安中，二药并兼佐使之用。本方的配伍特点是泻中有补，利中有滋，降中寓升，祛邪而不伤正，泻火而不伐胃，使火降热清，湿浊得利，循经所发诸症皆可相应而愈。

加减：视盘充血、水肿较重或附近视网膜渗出、出血较多者，酌加牡丹皮10g，赤芍10g，毛冬青10g，以活血散瘀，利水消肿。头晕耳鸣者，加石决明15g[先煎]，夏枯草10g，以清肝泻火；烦躁失眠者，加黄连5g，首乌藤10g，以清心宁神。

（2）气滞血瘀证

症状：眼症同前，其人神情抑郁，常胸胁胀痛，脘闷食少，苔白脉弦。

分析：情志不舒，肝失条达，气滞血郁，壅遏通光窍隧，故视力骤降，头眼疼痛。气血不行，筋脉不利，则转动眼珠时牵引作痛。眼底见症皆气滞血郁所致。厥阴肝经布于胸胁，肝郁气滞，血脉不和，故胸胁胀痛。肝气乘脾胃则食少脘闷，苔白脉弦。

治法：疏肝解郁，行气活血。

方剂：柴胡疏肝散（《景岳全书》）加减。

药物：柴胡10g，白芍10g，枳壳6g，炙甘草3g，陈皮6g，川芎5g，香附10g。

方解：方中以柴胡疏肝解郁为君药。香附理气疏肝，助柴胡以解肝郁；川芎行气活血而止痛，助柴胡以解肝经之郁滞，二药相合，增其行气止痛之功，为臣药。陈皮、枳壳理气行滞；白芍、甘草养血柔肝，缓急止痛，为佐药。甘草兼调诸药，亦为使药之用。诸药相合，共奏疏肝行气、活血止痛之功。肝气条达，血脉通畅，营卫自和，痛止而寒热亦除。

加减：视盘充血明显者，加当归10g，郁金10g，丹参10g，山楂10g，神曲10g，可增行气活血，消滞健脾之功；口苦咽干，舌苔黄，脉数，为肝郁化热之象，酌加栀子10g，牡丹皮10g，黄芩10g，以清肝热。

（3）阴虚火旺

症状：眼症同前，全身常见头晕耳鸣，颧赤唇红，五心烦热，口干舌红，脉弦细数。

分析：热病伤阴，水不制火，火性上炎，热盛血壅，故眼珠疼痛，视神经乳头红肿，视力骤降；阴精亏虚，清窍失养，复受虚火扰动，故头晕耳鸣；颧赤唇红，五心烦热，口干舌红，脉弦细数均为阴虚火旺之象。

治法：滋阴降火。

方剂：知柏地黄丸（《医宗金鉴》）加减。

药物：知母10g，黄柏10g，熟地黄20g，山茱萸5g，山药12g，泽泻10g，牡丹皮10g，茯苓10g。

方解：本方即六味地黄丸，由熟地黄、山茱萸、山药、泽泻、牡丹皮、茯苓，加知母、黄柏组成。方中六味地黄丸滋阴补肾；加知母、黄柏清虚热、泻相火。

加减：视盘充血、水肿，加丹参10g，毛冬青10g，以助活血化瘀，加香附10g，木香3g，以行气开窍；视物昏蒙较重者，加桑椹10g，女贞子10g，楮实子10g，以滋阴明目；久病者，加细辛3g，地龙10g，以通络明目；耳鸣耳聋较重者，加龟甲10g[先煎]，玄参10g，墨旱莲10g，以增强滋阴降火之力。

2. 针刺疗法　主穴：球后、睛明、攒竹、瞳子髎等。配穴：肝俞、肾俞、足三里、合谷、风池、翳明、太冲、光明、关元等。每次选主穴3～4个，轮流使用，局部主穴不用手法，远端穴位辨证施手法，留针30分钟，每日1次。

（三）西医治疗

1. 病因治疗　应尽力找出病因，除去病灶。对原因不明者，应去除一切可疑病灶。

2. 皮质激素治疗　急性病人，由于视神经纤维发炎肿胀，若时间过长或炎性反应过于剧烈，都可使视神经纤维发生变性和坏死。因此，早期控制炎性反应，避免视神经纤维受累极为重要。可口服泼尼松、泼尼松龙和地塞米松；严重者可静脉滴注促肾上腺皮质激素。

3. 血管扩张剂　球后注射妥拉唑啉或口服妥拉唑啉、烟酸等。

4. 支持疗法　维生素 B_1 100mg 和维生素 B_{12} 100ug，肌内注射，每日1次，还可用三磷腺苷 20mg，肌内注射，每日1次。

5. 抗感染治疗　如有感染情况，可使用抗生素。

【病案举例】

例1　张健验案（《张健眼科医案》）

宋某，男，22岁，湖南省长沙县安沙镇和平村，农民。于2014年8月5日初诊。

主诉：左眼视力突然下降3日。

病史：患者于8月2日开始左眼视力突然下降，伴口干，便秘。

检查：远视力：右眼1.2，左眼0.2；近视力：右眼1.5，左眼0.3；左眼加镜无助；双眼外观正常。左眼视盘轻度充血，水肿，边界模糊。双眼视觉诱发电位检查：右眼正常；左眼在白、红、蓝光刺激下，P波潜伏期延长、振幅降低。提示：左眼视觉传导功能障碍。舌质红，苔黄厚，脉弦数。

诊断：视神经乳头炎（左眼）。

辨证：肝经实火证。

治法：清肝泻火。

方剂：龙胆泻肝汤（《医方集解》）加减。

处方：龙胆10g，柴胡10g，黄芩10g，牡丹皮10g，栀子10g，车前子10g[包煎]，泽泻10g，当归10g，生地黄15g，大黄10g[后下]，甘草5g。5剂。

服法：水煎，每日1剂，分2次服。

西药：醋酸泼尼松片30mg，每日上午8时，顿服，每日1次。

医嘱：①平时应注意保持心情愉快，避免紧张及烦躁暴怒。②饮食宜清淡，忌肥甘油腻之品。

③坚持系统性治疗，忌随意中断治疗。

二诊（2014年8月10日）：左眼视物较前清楚，大便已通畅。远视力：右眼1.2，左眼0.3；近视力：右眼1.5，左眼0.4。左眼视盘轻度充血，水肿，边界模糊。舌质红，苔黄，脉弦数。原方去大黄。7剂。

三～九诊（2014年8月17日～9月28日）：原方先后去龙胆、栀子，加桑叶10g，菊花10g，以祛风明目；加黄芪15g，丹参10g，以益气活血。共服药42剂。左眼视物清楚，口干，便秘愈。检查视力：右眼1.2，左眼1.0；双眼视盘充血、水肿消失；舌质红，苔薄黄，脉弦细。醋酸泼尼松片已逐渐减量并已停服；改舒肝明目丸，口服，每日2次，每次9g，连服2个月，以巩固疗效。

按语：《审视瑶函·暴盲症》认为本病"……病于阳伤者，缘忿怒暴悖，恣酒嗜辣，好燥腻，及久患热病痰火人得之，则烦躁秘渴；病于阴伤者，多色欲悲伤，思竭哭泣太频之故；伤于神者，因思虑太过，用心罔极，忧伤至甚。元虚水少之人，眩晕发而盲瞀不见。能保养者，治之自愈，病后不能养者，成痼疾"。目系乃厥阴肝经所主，患者因肝胆火炽，上窜清窍，窍道蔽阻，而致暴盲；肝火内炽，故口苦；热伤津液，则便秘；舌质红，苔黄厚，脉弦均为肝经实热之候。龙胆泻肝汤加减方清肝泻火，通络开窍。配合糖皮质激素治疗，疗效显著。

例2 张健验案（《张健眼科医案》）

周某，女，24岁，湖南省华隆进出口有限公司，会计。于2015年1月22日初诊。

主诉：左眼视力突然下降15日。

病史：患者于1月7日开始左眼视力突然下降，曾在外院用大剂量糖皮质激素冲击治疗，视力从0.2提高到0.5，因担忧激素的副作用，前来要求中医治疗。素有情绪抑郁，胸胁胀满，善叹息，头晕口苦。

检查：矫正视力：右眼1.0，左眼0.5；左眼加镜无助；双眼外观正常。左眼视盘轻度充血，水肿，边界模糊。双眼视觉诱发电位检查：右眼正常；左眼在白、红、蓝光刺激下，P波潜伏期延长、振幅降低。提示：左眼视觉传导功能障碍。舌质红，苔薄黄，脉弦。

诊断：视神经乳头炎（左眼）。

辨证：肝郁气滞证。

治法：疏肝解郁。

方剂：舒肝明目汤（《张怀安眼科临床经验集》）。

处方：当归10g，白芍10g，柴胡10g，茯苓30g，白术10g，牡丹皮10g，栀子10g，桑椹10g，女贞子10g，决明子10g，桑寄生10g，首乌藤10g，甘草5g。6剂。

服法：每日2次，开水冲服。

西药：醋酸泼尼松片20mg，每日上午8时，顿服，每日1次。

医嘱：①平时应注意保持心情愉快，避免紧张及烦躁暴怒。②饮食宜清淡，忌肥甘油腻之品。③坚持系统性治疗，忌随意中断治疗。

二诊（2015年1月28日）：左眼视物较前清楚。矫正视力右眼1.0，左眼0.5；左眼加镜无助；双眼外观正常。左眼视盘轻度充血，水肿，边界模糊。舌质红，苔薄黄，脉弦。原方，6剂。

三～九诊（2015年2月3日～3月11日）：原方先后去栀子、桑寄生，加枸杞子10g，菊花

10g，以补肾明目；黄芪15g，丹参10g，以益气活血。共服药36剂。醋酸泼尼松片逐渐减量至停服。左眼视物清楚，情绪抑郁，胸胁胀满，善叹息，头晕口苦症状明显改善。检查视力：右眼1.2，左眼1.0；左眼视盘充血、水肿消失。舌质红，苔薄黄，脉弦细。改舒肝明目丸，口服，每日2次，每次9g，连服2月，以巩固疗效。

按语：情志抑郁，气机滞塞，目系郁闭，故视力骤降；情志不畅，肝木不能条达，则肝体失于柔和，以致肝郁血虚，则胸胁胀满，善叹息；郁而化火，则头晕口苦；舌质红，苔薄黄，脉弦均为肝郁气滞之候。舒肝明目汤以舒肝解郁，舒畅气机；配合糖皮质激素治疗，疗效显著。

【治疗心得】

本病中医辨证论治，辅以针刺疗法。西医治疗首先应积极寻找病因，针对病因治疗。初期大量应用激素，并配合维生素及神经营养剂。中西医结合多能迅速取得良好疗效，若及时治疗，其视力可完全恢复正常。儿童患者、反复发作的患者，因大量反复应用激素而产生诸多副作用，应用中药及针刺则更为重要。

【食疗方】

1. 决明子茶

组成：决明子30g，白糖适量。

功效：清肝明目。

主治：视神经乳头炎，中医辨证属肝阳偏亢。

方解：决明子清肝明目，润肠通便；白糖润肺生津，止咳，和中益肺，舒缓肝气，调味。上述2种食材搭配在一起，具有清肝明目的功效。

制法：将决明子除去杂质，洗干净，晒干后微火炒成黄色。夏季时可用决明子煮成浓茶，弃渣，放入适量白糖即可。

用法：当茶饮，每日多次。

2. 夜明砂粥

组成：夜明砂10g[包煎]，菟丝子10g，山药30g，粳米60g，红糖适量。

功效：滋补肝脾，益肾明目。

主治：视神经乳头炎，中医辨证属肝脾不足。

方解：夜明砂消积，活血，明目；菟丝子补肾益精，养肝明目，健脾；山药补脾胃，益肺肾；粳米益脾胃，除烦渴，壮筋骨；红糖益气养血，健脾暖胃，活血化瘀。上述5种食材搭配在一起，具有滋补肝脾、益肾明目的功效。

制法：夜明砂、菟丝子、山药用布包好，加水适量煎取汁液，去渣后加入粳米煮成粥，加入红糖即可。

用法：当早餐。

【名医经验】

庞赞襄经验（河北省人民医院中医眼科名中医）：认为本病发病原因多由于情志不舒，肝气上逆，气血郁闭，或由于高热伤肝，肝肾阴虚，气血双亏所致。本病的预后，发病较急或轻度的视神经炎，炎症可以完全吸收，不留任何痕迹。视力恢复正常。如已有继发性视神经萎缩发生，视力则不能完全恢复，甚至完全失明。临床上辨证论治分3种证型。①肾虚肝郁证：眼底情况如上所述，兼有头晕，耳鸣，逆气上冲，胃纳减少，口干，便润；舌苔薄白或无苔，脉弦细尺弱或沉弦。宜滋阴益肾，疏肝解郁为主。方剂：舒肝解郁益阴汤。药物：当归10g，白芍10g，茯苓10g，白术10g，丹参10g，赤芍10g，银柴胡10g，熟地黄10g，山药10g，生地黄10g，枸杞子10g，焦神曲10g，磁石10g[先煎]，栀子10g，升麻3g，五味子3g，甘草3g。加减：大便燥，加番泻叶3～10g[后下]；头目痛剧，加荆芥10g，防风10g；大便溏，去熟地黄、栀子，加吴茱萸10g，干姜4.5g；孕妇去丹参、赤芍、磁石。②肝气郁结证：此证多见于小儿，视力多突然失明，或患高热病而得。成人多见于妇女，平素情志不遂，易怒，胸胁胀满，气逆叹息，口苦咽干；舌红，脉弦数或弦细。宜疏肝解郁，健脾清热之剂。方剂：逍遥散加减。药物：当归10g，白芍10g，茯苓10g，白术10g，银柴胡6g，牡丹皮5g，栀子10g，升麻3g，丹参5g，赤芍5g，五味子3g，甘草3g。加减：如小儿抽搐，加钩藤5g[后下]，全蝎3g；小儿余热未清，加金银花10g，麦冬10g，天冬10g；胸胁胀闷甚，加青皮10g，枳壳10g，郁金10g。③产后气血两亏证：兼见面色黄白，心悸怔忡，短气懒言，体弱乏力，或自汗；舌质淡，苔薄，脉虚数或沉细。宜补中益气，养血安神。方剂：八珍汤加减。药物：党参10g，黄芪10g，白术10g，茯神10g，当归10g，白芍10g，川芎3g，熟地黄10g，升麻3g，银柴胡10g，陈皮10g，远志10g，酸枣仁10g，五味子3g，炙甘草3g。加减：胃呆纳少，加炒麦芽30g，焦神曲10g；头痛眼胀，加荆芥5g，防风5g；大便燥，加肉苁蓉10g。

【治疗进展】

本病中医治疗注意辨明虚实，实证用泻法，虚证用补法，本虚标实用平补平泻法。针刺局部与远端取穴相结合。西医治疗首先应积极寻找病因，针对病因治疗。早期现仍多采用大剂量糖皮质激素，剂量要足，逐渐减量，治疗时间不宜太短，维持量在两个月左右。抗生素的应用视其有无感染性炎症而定，如眶部感染则必须应用，重症原因不明，为防止视神经病变不可逆性改变应同时配合抗生素治疗。其他神经营养药物如维生素 B_1、B_{12}、ATP、辅酶 A、肌苷等均可应用。血管扩张剂如烟酸、地巴唑等均有一定效果，可通过扩张血管，改善微循环，抗炎、抗过敏等作用，改善视神经缺氧，增加营养物质，缓解组织水肿，减轻局部压力，加快神经组织的新陈代谢和轴浆运输速度，以利神经纤维功能恢复。

【预防与调护】

1.忌辛辣饮食；宜清淡及富含维生素饮食。

2.戒烟，哺乳者应中断哺乳。

3.调情志；视力低下者，加强生活护理以防意外。

第二节　球后视神经炎

球后视神经炎为视神经穿出巩膜后至视交叉前的一段神经所发生的炎症，一般分为急性和慢性两类，以后者较多见。由于视神经受侵犯的部位不同，球后视神经炎可分为许多不同类型：病变最常侵犯视盘黄斑束纤维，因该束纤维在球后眶内段视神经中央部分，故又名轴性视神经炎；当病变由神经鞘膜侵犯视神经的周围纤维束时，则称为视神经周围基质炎，这仅为病理改变，临床上不易确诊；如果视神经纤维整个横断受累时则无光感呈黑蒙，称横断性视神经炎。

本病急性者归属于中医学"暴盲"范畴，慢性者可归属于"视瞻昏渺""青盲"等范畴。

【病因病机】

西医认为一是局部病灶感染，包括眼内炎症：常见于视网膜脉络膜炎、葡萄膜炎和交感性眼炎，均可向视盘蔓延。眶部炎症：眶骨膜炎可直接蔓延引起球后视神经炎。邻近组织炎症：如鼻窦炎可引起视神经炎。病灶感染：如扁桃腺炎和龋齿等也可以引起。二是全身传染性疾病：常见于病毒感染，如流行性感冒、带状疱疹、麻疹和腮腺炎等，亦可见于细菌感染，如肺炎、脑炎、脑膜炎和结核等；

代谢障碍和中毒，前者如糖尿病、恶性贫血、维生素 B_1 或 B_{12} 缺乏；后者如烟、酒、甲醇、铅、砷、奎宁和许多药物等。

中医认为与视神经乳头炎大致相同，慢性者多为中毒引起。

【临床表现】

常双眼或单眼视力迅速减退，常在数小时或 $1 \sim 2$ 日发生严重的视力障碍，重者可以完全失去光觉。由于视神经的炎性肿胀，致使视神经外周的硬脑膜鞘也发生肿胀，进而影响到眶尖部肌肉圆锥处的总腱环，尤其是上直肌及内直肌的肌鞘，因此 80% 的病人常感有眼球后部的轻微胀痛，特别是在向上及内侧看时更为明显。有时用手压迫眼球时也可引起轻微疼痛。检视眼部，瞳孔可有明显的改变：单眼全盲者，患眼瞳孔直接光反射及对侧健眼间接光反射消失，但患眼瞳孔的间接光反射及对侧健眼的直接光反射存在；双眼全盲者，双侧瞳孔散大，无光反射。单侧视力障碍者以及双眼视神经炎但双眼损害程度不等者，视力损害严重侧瞳孔相对性瞳孔传入障碍征阳性。（即交替遮盖一眼，遮盖患眼时，健眼瞳孔无变化；遮盖健眼时，患眼瞳孔散大。）但双侧视神经炎患者如两侧损害程度相等其相对性瞳孔传入障碍征则为阴性。

【诊断要点】

根据视力及眼底，特别是视野检查，典型者易诊断。色觉对比敏感度试验及 VEP 等检查均有一定辅助诊断意义。脑脊液中异常细胞，γ-球蛋白增高、病毒抗体滴定度增高等均可见，应怀疑为多发性硬化症。脑脊液中单克隆抗体 90% 可增高，但非特异性 HLA-A3 和 B7 亦有助于诊断。

常为单眼发病，也可累及双眼，多呈急剧视力减退，甚至无光感。瞳孔中等散大，直接对光反射迟钝或消失。眼球运动时有牵引痛或眶深部痛。早期眼底正常，晚期可有视盘颞侧程度不等的色淡。视野有中心、旁中心及哑铃状暗点，亦可见周边视野缩小。应强调检查中心视野而不是周边视野，同时应强调用红色，尽可能用小视标检查。当锻炼或热浴时出现一时性视力模糊，而在较冷温度下或喝冷饮时视力又可增进性，这种现象称 Unthoff 征。多见于多发性硬化及 Leber 病引起视神经炎及其他视神经炎中，亦可见该征。推测该征与体温增高可直接干扰轴索的传导和释放化学物质有关。

【鉴别诊断】

1. 屈光不正特别是远视和散光者，可有眼痛、头痛及视物不清，视盘改变类似视盘炎，极易误诊。

2. 角膜薄翳或晶体后囊轻度混浊多由于临床检查疏忽所致，经裂隙灯检查可以确诊。

3. 癔症性黑蒙瞳孔无改变，有发作性特点。视野检查呈螺旋状缩小。有明显的诱因史。可通过暗示疗法治疗。

4. 伪盲虽诉有明显视力障碍，但长期客观检查无阳性发现，多种伪盲试验有助鉴别，VEP 正常可即刻排除。

5. 颅内肿瘤特别是蝶鞍区占位性病变，早期可呈球后视神经炎改变，视野及头颅 X 线有助诊断，头颅 CT 及 MRI 更有助于早期发现。

【治疗】

（一）治疗原则

同视神经乳头炎。对慢性者，中医辨证用药及长期针刺治疗，可阻止视力下降，防止复发，效果良好。

（二）中医治疗

1. 辨证论治

（1）肝经火盛证

症状：眼症急重，视力急降，甚至失明，视神经乳头充血、水肿，视盘附近网膜出血、渗出、水肿；烦躁易怒，口苦口干，舌红苔黄，脉弦数。

分析：肝经连目系，五志化火，肝火内盛，或外邪化火，伤及肝经，火邪循经上灼目窍，热气怫郁，火灼目系，故有视神经损害，神光不得发越，则视物不见，舌脉及口苦口干，均为肝经火盛之征象。

治法：清肝泻火。

方剂：龙胆泻肝汤（《医宗金鉴》）加减。

药物：龙胆 10g，柴胡 10g，栀子 10g，黄芩 10g，生地黄 15g，车前子 10g[包煎]，木通 10g，泽泻 10g，当归 10g，赤芍 10g，桃仁 10g，红花 5g，三七粉 3g[吞服]，甘草 5g。

方解：方中龙胆大苦大寒，既能泻肝胆实火，又能利肝经湿热，泻火除湿，两擅其功，切中病机，故为君药。黄芩、栀子苦寒泻火、燥湿清热，加强君药泻火除湿之力，用以为臣。湿热的主要出路，是利导下行，从膀胱渗泄，故又用渗湿泄热之泽泻、木通、车前子，导湿热从水道而去；肝乃藏血之脏，若为实火所伤，阴血亦随之消耗，且方中诸药以苦燥渗利伤阴之品居多，故用当归、生地养血滋阴，使邪去而阴血不伤，赤芍、桃仁、红花、三七活血化瘀，以上皆为佐药。肝体阴用阳，性喜疏泄条达而恶抑郁，火邪内郁，肝胆之气不舒，骤用大剂苦寒降泄之品，既恐肝胆之气被郁，又虑折伤肝胆生发之机，故又用柴胡疏畅肝胆之气，并能引诸药归于肝胆之经；甘草调和诸药，护胃安中，二药并兼佐使之用。本方的配伍特点是泻中有补，利中有滋，降中寓升，祛邪而不伤正，泻火而不伐胃，使火降热清，湿浊得利，循经所发诸症皆可相应而愈。

加减：目胀痛者，加石决明 10g[先煎]，钩藤 10g[后下]。视盘水肿明显者，加泽兰 10g，薏苡仁 10g，并加重上方利水药之用量；肝火稍轻，则去苦寒药，酌加牡丹皮 10g，茺蔚子 10g，毛冬青 10g，泽兰 10g，以加强活血祛瘀之功，并注意养阴。

（2）肝气郁结证

症状：眼症同上。起病略缓，或急性起病，但病已经时日，或起病前有情绪刺激，或是慢性炎症，或因病生郁。症见视物模糊，眼球隐隐胀痛；伴精神抑郁，胸胁胀闷，口苦纳少；舌边红，苔薄黄，脉弦或数。

治法：清肝解郁。

方剂：舒肝明目汤（《张怀安眼科临床经验集》）加减。

药物：柴胡 10g，当归 10g，白芍 10g，白术 10g，牡丹皮 10g，栀子 10g，桑椹 20g，女贞子 20g，茯苓 15g，决明子 10g，桑寄生 10g，首乌藤 10g，甘草 5g。

方解：本方由逍遥散衍化而来，方中柴胡疏肝解郁，清热镇痛，配合当归、白芍养血柔肝，调和气血；柴胡升阳散热，配白芍以平肝，而使肝气条达；白术、甘草和中健脾；牡丹皮、栀子、茯苓清热利湿，助甘草、白术以健脾，配首乌藤令心气安宁；决明子清肝明目；桑椹、女贞子、桑寄生补益肝肾，滋养肾精。诸药合用，补而不滞，滋腻而不生湿。本方融疏肝、健脾、益肾为一炉，以疏肝解郁、舒畅气机为先，健脾渗湿、补益脾土为本，滋养肝脾、益精明目为根，共奏舒肝解郁明目、利湿健脾、补益肝肾之功。

加减：视盘充血明显，加金银花 15g，连翘 10g，以清热解毒消肿；出血者，加三七粉 3g[吞服]，小蓟 10g，以活血化瘀；水肿明显者，加泽兰 12g，车前子 10g[包煎]，以利水消肿；头痛者，加钩藤 12g[后下]，石决明 30g[先煎]，川芎 5g，以平肝潜阳止痛；孕妇去牡丹皮、栀子，免伤胎气。

（3）阴虚火旺证

症状：眼症同上。全身常见颧赤唇红，五心烦热。舌红少苔，脉细数。

分析：色欲伤肾，或竭视劳瞻，阴血耗伤或热病伤阴，阴液亏乏，水不制火，虚火上炎，灼伤目系，目系因阴虚则失养，火灼则营血经气不利，神光发越不畅，故目系猝病，视物不明。全身症状及舌脉均为阴虚火旺之象。

治法：滋阴降火。

方剂：滋阴降火汤（《审视瑶函》）加减。

药物：当归 10g，川芎 5g，生地黄 10g，熟地黄 10g，黄柏 10g，知母 10g，麦冬 10g，白芍 10g，黄芩 10g，柴胡 10g，甘草 5g。

方解：方中熟地黄、当归、白芍、川芎为四物汤，能补养肝血，滋养肝阴；生地黄与熟地黄相配，麦冬与甘草配伍，能清润滋阴，生津增液；知母、黄柏、黄芩降火滋阴；柴胡调理肝气。全方以滋阴为主，降火为辅，阴足水自升，水升火自降。

加减：腰膝酸软者，加枸杞子 10g，菟丝子 10g，以增滋补肝肾之功；阴虚津伤，口干舌燥者，加沙参 10g，天冬 10g，以养阴生津；视物昏蒙较甚者，加桑椹 10g，女贞子 10g，以益精明目。

（4）气血两虚证

症状：久病体虚，或失血过多或产后哺乳者，突然出现上述眼症。全身见面色苍白或萎黄，头晕心悸，少气乏力。舌淡，脉弱。

分析：目得血而能视，气虚则目系失养，故视力急降，眼球后隐痛或眼球胀痛；面色苍白或萎黄，头晕心悸，少气乏力和舌脉等为气血两虚之候。

治法：补益气血。

方剂：人参养荣汤（《太平惠民和剂局方》）加减。

药物：白芍 10g，当归 10g，陈皮 10g，黄芪 10g，肉桂 2g[后下]，人参 10g，白术 10g，炙甘草 2g，熟地黄 15g，五味子 5g，茯苓 10g，远志 5g，生姜 10g，大枣 10g。

方解：本方从十全大补汤变化而来，为气血双补之剂，方以人参命名，概以人参为补气药之首，取气为血帅之意，脾气行则血行。荣即营，这里指营血。喻用大补气血之品，滋养营血，使身体恢复健康，故名人参养荣汤。人参养荣汤较之八珍汤多远志、陈皮、五味，并去川芎之辛窜，复增静养血分、宁心安神之功。

加减：用于治疗产后哺乳期气血两虚的视神经炎患者，加丹参 10g，石菖蒲 10g，鸡血藤 10g，以活血养血；心悸失眠者，加酸枣仁 10g，柏子仁 10g，首乌藤 10g，以养心宁神。

2. 针刺疗法

选取太阳、攒竹、睛明、风池、球后、足三里、肝俞、肾俞、三阴交等。每次选取局部穴、远端穴各 2～4 个轮流使用。每日 1 次，留针 30 分钟，10 日为 1 个疗程。

【病案举例】

例 1　张健验案（《张健眼科医案》）

胡某，女，22 岁，湖南省怀化市辰溪县桥头乡李家湾村，农民工。于 2014 年 2 月 8 日初诊。

主诉：双眼视力突然下降 5 日。

病史：患者于 2 月 3 日开始双眼视力突然下降，曾用抗生素治疗未效，伴眼球后部疼痛，素有情绪抑郁，头晕目眩，善叹息，胁痛，口苦咽干。

检查：远视力：右眼 0.3，左眼 0.4；近视力：右眼 0.3，左眼 0.4；双眼加镜无助；双眼外观正常；眼底未见明显异常。视野检查：双眼有中心暗点。视觉诱发电位检查：双眼 P 波潜伏期延长、振幅降低。提示：双眼视觉传导功能障碍。舌质红，苔薄黄，脉弦。

诊断：球后视神经炎（双眼）。

辨证：肝郁气滞证。

治法：疏肝解郁。

方剂：舒肝明目汤（《张怀安眼科临床经验集》）加减。

处方：当归10g，白芍10g，柴胡10g，茯苓30g，白术10g，牡丹皮10g，栀子10g，桑椹10g，女贞子10g，决明子10g，桑寄生10g，首乌藤10g，香附10g，夏枯草10g，甘草5g。3剂。

服法：每日2次，开水冲服。

西药：醋酸泼尼松片30mg，每日上午8时，顿服，每日1次。

医嘱：①平时应注意保持心情愉快，避免紧张及烦躁暴怒。②饮食宜清淡，忌肥甘油腻之品。③坚持系统性治疗，忌随意中断治疗。

二诊（2014年2月11日）：双眼视力未再下降，眼球后疼痛减轻。远视力：右眼0.4，左眼0.4；舌质红，苔薄黄，脉弦。原方。6剂。

三~十一诊（2014年2月17日~3月28日）：原方先后去栀子、桑寄生、香附、夏枯草，加枸杞子10g，菊花10g，以补肾明目；加黄芪15g，丹参10g，以益气活血。共服药48剂。醋酸泼尼松片已逐渐减量至停服。眼球后部疼痛，情绪抑郁，头晕目眩，善叹息，胁痛，口苦咽干渐愈。检查视力右眼1.0，左眼1.2；双眼底正常；舌质红，苔薄黄，脉弦细。改舒肝明目丸，口服，每日2次，每次9g，连服2月，以巩固疗效。

按语：情志抑郁，肝郁气滞，失其条达之性，致郁热伤目，则视力骤降；眼球后部疼痛，素有情绪抑郁，头晕目眩，善叹息，胁痛，口苦咽干，舌脉均为肝郁气滞之候。采用舒肝明目汤以舒肝解郁，舒畅气机，加香附、夏枯草可解郁止痛；配合糖皮质激素治疗，疗效显著。

例2　张健验案（《张健眼科医案》）

罗某，女，32岁，湖南省长沙市星城镇星月小区玫瑰园，职员。于2014年8月25日初诊。

主诉：双眼视力突然下降3日。

病史：患者于8月22日发现双眼视力突然下降，目前患者为产后哺乳期，（婴儿8个月），面色萎黄无华，气短懒言，心悸怔忡。

检查：矫正视力右眼0.4，左眼0.3；双眼外观正常；眼底双眼视盘充血，右眼颞侧视盘边界有片状出血。视野检查：双眼有中心暗点。视觉诱发电位检查：双眼P波潜伏期延长、振幅降低。提示：双眼视觉传导功能障碍。舌质淡红，苔薄白，脉虚弱。

诊断：球后视神经炎（双眼）。

辨证：气血亏虚证。

治法：补益气血。

方剂：八珍汤（《正体类要》）合免怀散（《济阴纲目》）加减。

处方：党参15g，白术10g，茯苓15g，炙甘草5g，熟地黄15g，白芍10g，当归10g，川芎5g，红花5g，赤芍5g，牛膝10g。6剂（中药配方颗粒）。

服法：每日2次，开水冲服。

西药：醋酸泼尼松片30mg，每日上午8时，顿服，每日1次，逐渐减量。

验方：生麦芽50g，炒麦芽50g。同放入砂锅中，加清水适量，煎熬后，泡焖10分钟，倾取清汁，代茶饮。

医嘱：①断乳。②平时应注意保持心情愉快，避免紧张及烦躁暴怒。③饮食宜清淡，忌肥甘油腻之品。④坚持系统性治疗，忌随意中断治疗。

二诊（2014年8月31日）：双眼视物较明，已断乳。矫正视力右眼0.5，左眼0.6；舌质淡红，苔薄白，脉虚弱。原方去红花、赤芍、牛膝，加黄芪15g，以益气健脾。6剂。醋酸泼尼松片改为25mg，每日上午8时，顿服。

三～十一诊（2014年9月6日～10月26日）：原方先后加枸杞子10g，以补肾明目；加黄芪15g，丹参10g，以益气活血。共服药48剂，醋酸泼尼松片逐渐减量至停服。面色萎黄无华，气短懒言，心悸、怔忡渐愈。矫正视力：右眼1.0，左眼1.0；双眼外观正常；双眼底视盘恢复正常。舌质红，苔薄黄，脉细。改石斛夜光丸，口服，每日2次，每次6g，连服2月，以巩固疗效。

按语：《审视瑶函》曰："产则百脉皆动，气血俱伤，大虚而不足，故邪得以易乘，肝部发生之气甚弱，血少而胆失滋养精汁少，则目中精膏气液，皆失化源，所以目病者多。"目得血而能视，今产后哺乳，气血虚则目系失养，故视力急降，眼球后隐隐作痛；气血两亏，不能上荣目，故面色萎黄无华；肺气虚，则气短懒言；血不养心，则心悸怔忡；舌质淡红，苔薄白，脉虚弱，均为气血亏虚之候。方选八珍汤，意在气血同补，用免怀散和麦芽煎回乳而养血。加用糖皮质激素，以快速抗炎消水肿。

【治疗心得】

发现病因首先应针对病因治疗。西医以激素治疗为主，中医辨证论治求其本，并能减轻大剂量激素引起的不良反应。

【食疗方】

枸杞子粥

组成：枸杞子15g，山茱萸10g，糯米1000g，白糖适量。

功效：补养肝肾，益精明目。

主治：球后视神经炎，中医辨证属肝肾不足者。

方解：枸杞子滋补肝肾，益精明目；山茱萸补益肝肾，涩精固脱；糯米补脾胃，益肺气。上述3种食材搭配在一起，具有补养肝肾、益精明目的功效。

制法：将上述3种食材洗净后放入容器内，煮成稀粥，加入适量白糖即可。

用法：当早餐。

【名医经验】

1. 庞赞襄经验（河北省人民医院中医眼科名中医）：认为本病多由肝肾阴虚，肝经郁热，或阴虚肺热，或产后气血两亏，导致精气不得上承，目失涵养所致。辨证论治分4证：①肾虚肝郁证。除眼部正常外，兼见头晕耳鸣，逆气上冲，胃纳减少，口干，便润；舌苔薄白或无苔，脉弦细尺弱或沉弦数。宜滋阴益肾，疏肝解郁。方剂：舒肝解郁益阴汤。药物：当归10g，白芍10g，茯苓 10g，白术 10g，丹参 10g，赤芍 10g，银柴胡 10g，熟地黄 10g，山药 10g，生地黄 10g，枸杞子 10g，焦神曲 10g，磁石 10g[先煎]，栀子 10g，升麻 3g，五味子 3g，甘草 3g。加减：大便燥，加番泻叶 3～10g[后下]，头目痛剧，加荆芥 10g，防风 10g；大便溏，去熟地黄、栀子，加吴茱萸 10g，干姜 4.5g，孕妇去丹参、赤芍、磁石。②肝经郁热证。此证多见于小儿，在高热后突然失明。成人多见于妇女，平素情志不遂，易怒，胸胁胀满，气逆叹息；脉弦数或弦细。宜疏肝解郁，健脾清热。方剂：逍遥散加减。药物：当归 10g，白芍 10g，茯苓 10g，白术 10g，银柴胡 6g，牡丹皮 5g，栀子 10g，升麻 3g，丹参 5g，赤芍 5g，五味子 3g，甘草 3g。加减：如小儿抽风，加钩藤 5g[后下]，全蝎 3g；小儿余热未清，加金银花 10g，麦冬 10g，天冬 10g；胸胁胀闷甚，加青皮 10g，枳壳 10g，郁金 10g。③产后气血两亏证。兼见面色㿠白，心悸怔忡，短气懒言，肢体乏力，或自汗；舌质淡，苔白，脉虚数或沉细。宜补中益气，养血安神。方剂：八珍汤加减。药物：党参 10g，黄芪 10g，白术 10g，茯神 10g，当归 10g，白芍 10g，川芎 3g，熟地黄 10g，升麻 3g，银柴胡 10g，陈皮 10g，远志 10g，酸枣仁 10g，五味子 3g，炙甘草 3g。加减：胃呆纳少，加炒麦芽 30g，焦神曲 10g；头痛眼胀，加荆芥 5g，防风 5g；大便燥，加肉苁蓉 10g。④阴虚肺热证。兼有扁桃体肿大或化脓，咽喉红肿疼痛，或口干，便润，胃纳尚可，小便黄；脉虚数或沉细。宜养阴清肺。方剂：养阴清肺汤加减。药物：生地黄 15g，沙参 20g，麦冬 10g，川贝母 6g，知母 10g，天花粉 10g，黄芩 10g，白芍 10g，薄荷 3g[后下]，甘草 3g。加减：如大便燥结，加番泻叶 10g[后下]；盗汗不止，加鳖甲 15g[先煎]，地骨皮 10g；胃纳欠佳，加焦神曲 10g，麦芽 10g，山楂 10g。

【治疗进展】

本病治疗原则和视神经炎相类似，首先针对病因治疗，原因不明者应中西医结合治疗。重症者应积极抢救，即使对横断性球后视神经炎已无光感月余，经治疗恢复有用视力已不属罕见。其次，判断视功能障碍的病程，即使病变仍在继续进展还是已稳定都是非常重要的，必须定期查视力、视野、VEP 等，给予相应的治疗计划，必要时应定期进行头颅 CT 和 MRI 等检查。早期一般均认为应首选糖皮质激素治疗，尽管对此尚有争论。建议静脉滴注甲泼尼松治疗可使视力恢复迅速，又可缓解多发性硬化病情。该病具有自发缓解与复发的特点，对急性重症球后视神经炎视力无光感或仅有指数视力的患者，经药物治疗 2～3 周仍无效，经头颅 CT 及 MRI 发现视神经明显增粗，可行鼻窥镜经筛眶等行视神经减压术，以免使视神经造成不可挽回的损害。其他神经营养药物如维生素 B$_1$、B$_{12}$、肌苷等均有一定的效果，活血化瘀类药物亦有价值如复方丹参片、葛根素注射液或复方丹参滴丸含服等，复明胶囊中药也取得良好效果，值得深入研究与推广应用。体外反搏及高压氧等由于可提高氧的供应，改善微循环，对于不少病例亦证明有效。加强身心锻炼，保持其良好的心态平衡，长期维持视功能不恶化是可能的。

【预防与调护】

1. 戒烟酒，脱离有毒环境。

2. 多食新鲜蔬菜水果，饮食宜多样化。

3. 哺乳期患本病者，宜停止哺乳。

第三节　缺血性视神经病变

缺血性视神经病变为供应视神经的动脉血供急性障碍引起视神经缺血、缺氧，造成视神经的损害，分为前部缺血性视神经病变和后部缺血性病变，单眼或双眼发病，双眼发病时间可有间隔。目前临床上将其统称为前部缺血性视神经病变。多见于老年人，超过 60 岁，女性较男性多见。

本病属中医的"视瞻昏渺""青盲""暴盲"等范畴。

【病因病机】

西医认为凡能使视盘供血不足的全身性疾病或眼病均可引起本病，如高血压、动脉硬化、颞动脉炎、颈动脉阻塞、糖尿病、白血病及红细胞增多症等。眼压过低或过高使视盘小血管的灌注压与眼内压失去平衡亦可引起。由于血液中成分的改变和血液黏稠度增加，以致血循环变慢，携氧量减少，致使视盘缺氧。本病的确切病因尚不清楚，但精神的过度紧张、用脑过度或感染常为诱发因素。

中医认为本病多与脏腑功能的失调有关。目赖气血濡养，凡外感、内伤、饮食劳倦等原因，皆可导致脏腑功能失常，气血生成运行障碍，目系供血不足而发生本病。本病发病快，常累及双眼，可先后发病。病久失治，可致目系萎缩。

【临床表现】

一般视力下降不严重，如颞动脉炎所致者则较重，甚至无光感。发病多突然，早期视盘轻度肿胀呈淡红色，乃视盘表面毛细血管扩张所致，更多见灰白色，多局限于视盘某象限，和视野缺损相符。双侧少见。位于视盘周围可伴有少量神经纤维层出血，在 1～2 周内自行消退。1～2 个月后发生视神经萎缩，可呈杯状如青光眼视神经萎缩。继发于巨细胞动脉炎或动脉硬化等所引起，视网膜血管一般正常。有高血压或动脉硬化者可相应呈视网膜动脉硬化改变。如果双眼先后发病，即一眼视盘水肿后引起继发性视神经萎缩，另眼发生视盘水肿。由于后睫状动脉分支供应视盘呈分区性，本病视野缺损常有一短的束状暗点与生理盲点相连接。

【诊断要点】

凡年龄大于 40 岁，视力突然下降，视野缺损呈与生理盲点相连的象限性视野缺损者，应考虑缺血性视神经病变的可能性。但必须除外压迫性视神经病变，脱髓鞘疾病及遗传性疾患等。

1. 前段缺血性视神经病变诊断

①视力突然下降，典型视野缺损；②头痛、眼痛，特别是由于颞动脉炎引起；③视盘呈灰白色水肿；④眼底荧光血管造影显示视盘弱荧光或荧光充盈慢或不充盈；⑤手足有 Raynaud 现象；⑥眼球压迫试验的眼压恢复率显著降低。

2. 后段缺血性视神经病变诊断

①视力突然下降并有视野缺损；②无头痛、眼痛；③眼底正常或视盘鼻侧略淡，边界清；④年龄大于40岁，常有高血压、低血压、动脉硬化或血液成分的改变；小于40岁，多有Raynaud现象，或有外伤或惊恐史等。

临床上诊断后段缺血性视神经病变常不易，与视神经乳头炎难以鉴别，有认为眼血流图异常或头颅CT证实有脑梗死区等可为诊断做参考。

3. 影像诊断

眼底荧光血管造影早期表现为视盘缺血区无荧光或弱荧光或充盈迟缓，网膜循环正常。如部分缺血区因表层毛细血管代偿性扩张渗漏呈现强荧光，视盘上梗阻缺血区与非缺血区荧光强弱产生不对称性即不均匀现象。视神经萎缩后荧光血管造影呈现弱荧光或无荧光充盈。

【鉴别诊断】

1. 视神经乳头炎　本病多由局部炎症或全身感染性疾病引起，视力大幅度下降，视野出现中心暗点或视野缩小。多为单眼发病，亦有双眼同时或先后发生。眼底表现为视盘充血、渗出及水肿，边缘不清，视盘上可有渗出物，盘周视网膜水肿或出血。视盘水肿隆起度一般小于3D。炎症消退后视盘呈灰白色污秽样，边缘不齐等。

2. 视盘血管炎　本病为视盘内血管炎症引起病变。因视盘内睫状动脉小支和视网膜中央静脉炎症不同而分为I型的视盘睫状动脉炎（水肿型）和II型的视网膜中央静脉炎（阻塞型）。本病多见于健康男性青壮年，单眼发病，偶见双眼。视盘充血水肿（<3D），边界模糊，视盘及视网膜上有渗出及出血，视网膜静脉充盈迂曲扩张明显。动脉管径稍细或正常。病程后期，水肿消退，视神经色淡发生萎缩，视盘及盘周视网膜可见毛细血管扩张，血管旁白鞘，黄斑部色素紊乱。

3. 福斯特 – 肯尼迪综合征　本病为颅内占位性病变，多由大脑额叶部占位性病变所致。患侧视神经萎缩，嗅觉丧失，对侧视盘水肿，产生视力渐进性损害加重。萎缩侧有中心暗点，另一侧生理盲点扩大，周边视野缩小。眼底表现：视盘重度水肿、出血，另侧视神经萎缩。全身症状表现为头痛、呕恶、呕吐等，伴颅压增高。查CT头颅扫描可明确诊断。

【治疗】

（一）治疗原则

尽力寻找病因，对因治疗。初期应及时应用糖皮质激素、血管扩张剂，及时降低眼压；中医辨证论治，采用活血化瘀、开窍通络药，以尽快缓解或消除血循环障碍，减轻视盘水肿，恢复视力。视力恢复不良者，应坚持针刺治疗，视力仍有不同程度的提高。

（二）中医治疗

1. 辨证论治

（1）气滞络阻证

症状：视力突然下降，视野呈偏盲（水平或垂直），或扇形缺损，且常与生理盲点相连。或有先兆性视力模糊、眼痛。眼底检查，可见视盘轻度水肿，呈苍白色或淡红色。伴胸胁胀痛，精神抑郁，头痛；舌暗红，有瘀点或瘀斑，脉弦涩。

分析：本病以眼症伴胁胀痛，舌暗红有瘀点，脉弦涩为辨证要点。情志不舒，肝郁气滞，眼络阻塞，目系供血不足，故突然视力下降；肝失疏泄，故精神抑郁，胸胁胀痛；舌暗、脉弦涩均为气滞络阻之象。

治法：行气活血通络。

方剂：逍遥散（《和剂局方》）合桃红四物汤（《医宗金鉴》）加减。

药物：柴胡 10g，当归 10g，白芍 10g，白术 10g，茯苓 10g，薄荷 3g^[后下]，川芎 5g，生地黄 10g，桃仁 10g，红花 5g。

方解：肝性喜条达，恶抑郁，为藏血之脏，体阴而用阳。若情志不畅，肝失条达，则肝体失于柔和，以致肝郁血虚。足厥阴肝经"布胁肋，循喉咙之后，上入颃颡，连目系，上出额，与督脉会于巅"。肝郁血虚则两胁作痛，头痛目眩。方中以柴胡疏肝解瘀，使肝气得以条达为君药。白芍酸苦微寒，养血敛阴，柔肝缓急；当归甘辛苦温，养血和血，且气香可理气，为血中之气药；当归、白芍与柴胡同用，补肝体而助肝用，使血和则肝和，血充则肝柔，共为臣药。木郁则土衰，肝病易于传脾，故以白术、茯苓、甘草健脾益气，不仅实土以抑木，且使营血生化有源，加薄荷少许，疏散郁遏之气，透达肝经郁热，共为佐药。柴胡为肝经引经药，又兼使药之用。合桃红四物汤，以活血化瘀。

加减：若肝郁气滞甚者，加香附 10g，枳壳 10g，以疏肝解郁；血虚甚者，加熟地黄以养血；肝郁化火者，加牡丹皮 10g，栀子 10g，以清热凉血。

（2）气血两亏证

症状：眼症同上，伴心悸健忘，头晕目眩，神疲乏力，气短懒言，舌淡，脉细弱。

分析：目赖气血濡养，气血两亏，目系失养，故视力下降，视乳头色淡；气虚不足，故神疲乏力血虚，心失所养，故心悸健忘；舌淡脉细弱均为气血不足之象。

治法：益气养血通络。

方剂：桃红四物汤（《医宗金鉴》）加减。

药物：当归尾 10g，白芍 10g，川芎 5g，熟地黄 10g，桃仁 10g，红花 5g，党参 10g，黄芪 10g，白术 10g。

方解：桃红四物汤以祛瘀为核心，辅以养血、行气。方中以强劲的破血之品桃仁、红花为主，力主活血化瘀；以甘温之熟地黄、当归滋阴补肝、养血调经；白芍养血和营，以增补血之力；川芎活血行气、调畅气血，以助活血之功。全方配伍得当，使瘀血祛，新血生，气机畅，化瘀生新。加党参、黄芪、白术，以健脾益气，以助气行则血行。

加减：视力恢复缓慢者，加细辛 3g，白芷 10g，石菖蒲 10g，以开窍明目；久病，加全蝎 3g，蜈蚣 1 条，血竭 3g，以化瘀通络。

（3）肝肾不足证

症状：眼症同上，伴头晕目眩，腰酸胁疼；舌暗红，脉细无力。

分析：肝藏血，肾藏精，肝肾不足，则精血亏虚，不能上荣头目，目系失养，故视力下降，乳头色淡；头晕目眩，耳鸣，腰酸胁痛等，均为肝肾不足之候。

治法：补益肝肾，理气通络。

方剂：益阴肾气丸（《兰室秘藏》）加减。

药物：山药 10g，茯苓 10g，泽泻 10g，当归尾 10g，牡丹皮 10g，五味子 3g，山茱萸 10g，生地黄 10g，熟地黄 10g，柴胡 10g。

方解：方中以六味地黄丸填精滋阴补肾；加生地黄清热凉血，养阴生津；柴胡疏肝解郁；五味子收敛固涩，益气生津，补肾宁心。

加减：气滞者，加川芎 5g，陈皮 5g，枳壳 5g，以理气；肾虚腰膝酸软者，加何首乌 10g，枸杞子 10g，以补肾益精明目。

2. 针刺治疗

主穴可选风池、完骨、天柱、上睛明、球后、承泣；配穴可选合谷、太阳、头维、四白、百会、攒竹、上星。每次选主穴 2～3 个，配穴 3～4 个。交替应用，每日 1 次，平补平泻，留针 30 分钟，10 日为 1 个疗程。

3. 球后注射

复方樟柳碱注射液 1mL，球后或太阳穴（颞浅动脉附近）注射，每日 1 次，连续 10～15 日为一疗程，疗程间隔 3～5 日，可连续应用 3～5 个疗程。

（三）西医治疗

应针对病因治疗。皮质类固醇治疗，可减少缺血所致的水肿，改善血运障碍，阻断恶性循环。口服乙酰唑胺类药以降低眼内压，改善视盘血供不平衡。同时可给予神经营养药物如维生素 B_1、B_{12}、ATP 及辅酶 A 等。低分子右旋糖酐、复方丹参、曲克芦丁、川芎嗪等均可适当应用。体外反搏治疗能提高主动脉舒张压，从而增加颈总动脉的血流量。对于糖尿病、高血压患者皮质类固醇类药物要慎用，应该针对病因对其并存的高血压、动脉硬化、糖尿病等全身性疾病进行妥善处理。

【病案举例】

例 1　张健验案（《张健眼科医案》）

王某，女，57 岁，湖南省长沙市水果连锁超市，商人。于 2015 年 1 月 5 日初诊。

主诉：右眼视力突然下降 10 日。

病史：2014 年 12 月 25 日情绪波动后，第二日起床突然感觉右眼视力下降明显。患高血压 10 余年，经内科治疗好转，时有头痛，眩晕耳鸣，胸闷恶心。

检查：远视力：右眼 0.1，左眼 0.8。加镜无助。双眼外观正常，双眼晶状体周边部轻度混浊，右眼底可见视盘颞侧水肿，边界不清，盘缘及周围视网膜有少量出血。双眼视网膜动脉变细，A：V=1：2，动静脉交叉有压迹。血压 165/95mmHg。舌质红微胖，苔黄腻，脉滑。

诊断：缺血性视神经病变（右眼）。

辨证：风痰阻络证。

治法：息风豁痰。

方剂：导痰汤（《校注妇女良方》）加减。

处方：制半夏 10g，制天南星 5g，橘红 5g，枳实 5g，赤茯苓 10g，炙甘草 5g，红花 5g，当归 10g，丹参 10g，菊花 10g。7 剂。

服法：水煎，每日1剂，分2次温服。

针刺：主穴风池、完骨、天柱、上睛明、承泣、球后。配穴太阳、头维、合谷、四白、百会、攒竹、上星。每次选取主穴3个，配穴4个，交替使用，每日1次，平补平泻，留针30分钟。

医嘱：①按时服用降血压药物，避免动怒。②饮食宜清淡，忌肥甘油腻之品及烟酒刺激之物。

二～八诊（2015年1月12日～2月23日）：原方先后加天麻10g，钩藤10g[后下]，以平肝息风；石决明10g[先煎]，以镇肝明目。共服药42剂，并在三诊时球周注射曲安奈德注射液。现右眼视物较明，头痛，眩晕耳鸣，胸闷呕恶症状消失。查视力右眼0.6，左眼0.8。眼底视盘边界清楚，水肿、出血已吸收。血压：138/85mmHg。

按语：患者暴怒伤肝，情志过激化火，气火上攻，平时又嗜食肥甘辛辣，饮酒无度，痰热内生，上壅目窍，则目系受伤，视力下降；全身症状及舌脉表现均为风痰阻络之候。治宜息风豁痰，活血通脉。方选导痰汤加减，导痰汤即二陈汤加天南星、枳壳，治顽痰胶固不化，以天南星化痰最速，枳实破气力峻，合二陈汤通导结痰，酌情加以活血化瘀之红花、当归、丹参等；加菊花养肝明目而获效。

例2　张健验案（《张健眼科医案》）

赵某，男，61岁，湖南省长沙市总工会，退休公务员。于2014年4月18日初诊。

主诉：左眼视力突降7日。

病史：4月11日无明显诱因，感左眼视物模糊，如有纱布遮盖。有高血压病史5年，伴头痛，情志不舒，胸胁满闷，小便黄，大便秘结。

检查：远视力：右眼0.8，左眼0.2。双眼外观正常。眼底：双眼晶状体周边部轻度混浊，左眼底可见视盘视网膜缺血水肿，边界不清，盘缘及周围视网膜有少量出血。双眼A变细，A：V=1：2，交叉有压迹。血压165/95mmHg。荧光素眼底血管造影：左眼动脉期可见局限性视盘弱荧光，后期荧光逐渐增强并累及整个视盘。舌质紫暗，边尖有瘀点，苔薄黄，脉涩。

诊断：缺血性视神经病变（左眼）。

辨证：气滞血瘀证。

治法：行气活血。

方剂：血府逐瘀汤（《医林改错》）加减。

处方：生地黄20g，红花5g，桃仁10g，赤芍10g，川牛膝10g，柴胡10g，当归10g，川芎5g，枳壳10g，桔梗10g，甘草3g，青皮10g，制香附10g，三七粉3g[吞服]，茜草10g，白芷10g，酒炒大黄10g[后下]。7剂。

服法：水煎，每日1剂，分2次温服。

针刺：主穴风池、完骨、天柱、上睛明、承泣、球后。配穴太阳、头维、合谷、四白、百会、攒竹、上星。每次选取主穴3个，配穴4个，交替使用，每日1次，平补平泻，留针30分钟。

西药：硝苯地平缓释片，10mg，口服，1日3次。

医嘱：①按时服用降血压药物，避免动怒。②饮食宜清淡，忌肥甘油腻之品及烟酒刺激之物。

二诊（2014年4月25日）：便通症减。眼部检查同前。舌质紫暗，边尖有瘀点，苔薄黄，脉涩。原方去大黄。7剂。

　　三～九诊（2014 年 5 月 2 日～6 月 13 日）：原方先后加猪苓 10g，车前子 10g[包煎]，以利水消肿。共服药 42 剂，针刺 36 次后，患者自诉视物较用药前明显清楚，头痛头晕症状缓解。检查远视力：右眼 0.8，左眼 0.5。双眼外观正常。双眼晶状体周边部轻度混浊，左眼底可见视盘视网膜稍水肿，边界尚清，盘缘及周围视网膜出血全部吸收。双眼动脉变细，A：V=1：2，交叉有压迹。血压 120/75mmHg。舌质淡红，苔薄白而润，脉稍涩。

　　按语：患者素有高血压，伴胸胁满闷，大便秘结，结合舌脉辨为气滞血瘀证。故行气活血，方用血府逐瘀汤加减。血府逐瘀汤特点有三：一为活血与行气相伍，既行血分瘀滞，又解气分郁结；二是祛瘀与养血同施，则活血而无耗血之虑，行气又无伤阴之弊；三为升降兼顾，既能升达清阳，又可降泄下行，使气血和调。视网膜出血较多，加三七粉、茜草，以化瘀止血；视力下降严重，加白芷，以开窍明目；便秘，加酒炒大黄，以逐瘀通便。合而用之，使血活瘀化气行，则诸症可愈。

【治疗心得】

　　本病以中老年人为主，常伴有全身血管性疾病，发病机制与多因素作用或重叠影响有关，应中西医结合扬长避短，并发挥中医治疗急重症的自身优势。在发病早期使用药效强的活血通络和芳香开窍的中药，以缓解视神经缺血，配合中医辨证用药，西药控制全身性疾病等，多能取得疗效。

【食疗方】

葛根粉粥

组成：葛根粉 30g，粳米 1000g。

功效：清热生津，通经活络。

主治：缺血性视神经病变，中医辨证属阴虚阳亢者。

方解：葛根生津，通经活络；粳米补中益气。上述 2 种食材搭配在一起，具有清热生津、通经活络的功效。

制法：将葛根粉、粳米一并放在砂锅中，加水适量，共煮成粥即可。

用法：当早餐，每日 1 次，连服 15 日。

【治疗进展】

　　除针对病因治疗外，尚应积极采用中西医综合治疗，目前国内外多数学者均赞成发病后应用糖皮质激素治疗，由于国外多数患者为颞动脉炎所致，Haureh 认为只要是前部缺血性视神经病变为非动脉硬化性所致都应给予激素治疗，以减少局部视盘水肿及促进渗出吸收。一般采用静脉滴注地塞米松后改用泼尼松口服，必须根据发病年龄及全身情况，如有糖尿病则可改用局部应用，血沉恢复后可逐渐减少泼尼松剂量。国内宋琛认为凡不是颞动脉炎引起的前部缺血性视神经病变则不赞成用激素，提倡用复方樟柳碱治疗。口服乙酰唑胺可改善眼内压与后睫状动脉灌注压之间的不平衡，还有其他神经营养类药物或活血化瘀类药物，如维生素 B$_1$、B$_{12}$、复方丹参片、复方丹参滴丸等。由于体外反搏及高压氧治疗可提高主动脉舒张压从而可增加颈总动脉的血流量，对改善眼动脉的供血亦有益。对于 50 岁以上有视物模糊不清，既往有高血压、动脉硬化、糖尿病等，在排除一般性眼

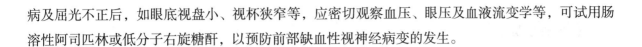

病及屈光不正后，如眼底视盘小、视杯狭窄等，应密切观察血压、眼压及血液流变学等，可试用肠溶性阿司匹林或低分子右旋糖酐，以预防前部缺血性视神经病变的发生。

【预防与调护】

1. 劳逸结合，工作宜张弛有度，闲暇莫久卧久坐，尤其中老年人，为防止气机壅滞，应注意多活动，包括散步、体操、郊游、自种花草、打太极拳等。

2. 饮食调理，多食富含维生素的蔬菜、水果，少食油腻、高脂饮食，忌烟慎酒。

3. 保持乐观向上的精神状态，随遇而安，避免情绪波动或忧虑紧张。

第四节　视盘（视乳头）水肿

视盘水肿是视盘的一种炎性充血、隆起状态，是由于颅内压增高引起。视盘水肿是指炎症或其他原因所致的水肿。视神经外面的 3 层鞘膜分别与颅内的 3 层鞘膜相连续，颅内的压力可经脑脊液传至视神经。通常眼压高于颅内压，一旦此平衡破坏可引起视盘水肿。

本病古代无相应名称，若有一定视觉障碍者可归属于"视瞻昏渺"（《证治准绳》）或"青盲"（《神农本草经》）范畴。

【病因病机】

西医认为最常见的原因是颅内的肿瘤、炎症、外伤及先天性畸形等神经系统疾病所致颅内压增高。其他原因则有恶性高血压、肺心病、眼眶占位病变、葡萄膜炎、低眼压等。

中医认为本病多因气滞血瘀，气不化水，水停目窍；或素体肝旺，肝阳上亢于头目，壅阻目系；或脑生肿瘤，气滞血瘀或痰浊积聚，瘀阻目系等而致。

【临床表现】

一般视力正常或轻度模糊，一时性黑蒙可持续数秒，多发生在转动眼球时，称注视性黑蒙。根据视盘水肿发生速度及临床特点等，分类不尽相同。视盘水肿分早期型、发展完全型、慢性型和水肿后萎缩型。

【诊断要点】

进展期的视盘水肿具有典型的临床表现，诊断较容易。诊断困难的是早期视盘水肿。应用彩色立体照相、视野检查和眼底荧光血管造影等对诊断有一定帮助。对诊断不明确的，应在短期内连续复查眼底，观察视盘及其周围视网膜的细微变化，以明确诊断。对已确诊的视盘水肿，需作头颅 CT 或 MRI 检查；必要时行腰穿，作脑脊液分析，以明确视盘水肿的原因。

【鉴别诊断】

1. 视盘炎 为邻近眼球的视神经的一种急性炎症，发病急，视力损害严重，多累及双眼，很易与视盘水肿混淆。

2. 前部缺血性视神经病变 是因供血不足引起的视盘微血管梗死性疾病，常为特发性。在明确的致病因素中，最常见的为巨细胞动脉炎。眼部损害一般为睫状后动脉感染所致。

3. 视盘玻璃膜疣 为筛板前神经组织中出现的玻璃样物质。发病率为 0.3% ～ 1%。具有不典型的常染色体显性遗传特征，75% ～ 80% 为双侧性。

4. 假性视盘水肿 是一种常见的视盘先天异常，多见于眼球较小的远视眼，视盘本身也小。

【治疗】

（一）治疗原则

尽量寻找病因，及时治疗。脑瘤应早期手术摘除。对症治疗包括高渗脱水剂，如能排除颅内占位性病变，确诊为视盘血管炎视盘水肿型，皮质类固醇可取得良好效果。对伴有严重的头痛及有视神经病变，脱水剂等治疗无效若可选用颞肌下减压术、外眶部切开视神经鞘减压术等，但仅能达到一时性压力减轻，现多用腰椎腹腔分流术。中医临证辨证与辨病相结合，整体调节与对症处理相结合，中医药可帮助消除水肿，保护视神经，后期恢复视神经功能。病因不明，病程过久而致视神经萎缩者，主要以中药及针刺进行治疗。

（二）中医治疗

1. 辨证论治

（1）气虚水停证

症状：视盘水肿，全身食少纳呆，乏力面白，便溏；舌质淡红，苔薄白，脉沉滑。

分析：气虚则导致机能减退，运化无权，推动无力，可导致水停，故出现水肿、食少纳呆、乏力等症状。

治法：益气利水。

方剂：五苓散（《伤寒论》）加减。

药物：猪苓 10g，茯苓 15g，泽泻 15g，白术 10g，桂枝 6g，黄芪 30g，车前子 10g[包煎]，泽兰 10g，丹参 10g，女贞子 10g，墨旱莲 10g。

方解：本方黄芪、泽泻为君，以益气利水渗湿；臣以猪苓、茯苓、车前子、泽兰助君药利水渗湿；佐以白术补气健脾以运化水湿，合茯苓既可彰健脾制水之效，又可奏输津四布之功。《素问·灵兰秘典论》谓："膀胱者，州都之官，津液藏焉，气化则能出矣。"膀胱之气化有赖于阳气之蒸腾，故佐以桂枝温阳化气以助利水，并有辛温发散的功效。加女贞子、墨旱莲、丹参意在凉血散瘀。

（2）阳虚水停证

症状：视盘水肿，伴肢冷面白，畏寒，夜尿多。舌质淡红，苔薄白，脉沉滑。

分析：由于阳气亏虚，机体失却温煦，不能抵御阴寒之气则出现肢冷面白畏寒，阳虚水湿不化则导致水肿等症状。

治法：温阳利水。

方剂：真武汤（《伤寒论》）加减。

药物：茯苓 30g，白芍 10g，白术 15g，炮附子 10g[先煎]，生姜 6g，黄芪 30g，红花 10g，泽兰 10g，丹参 10g。

方解：本方以大辛大热的附子为君，温肾助阳，化气行水。黄芪、白术补气健脾以运化水湿，茯苓淡渗利水，使脾气得复，湿从小便而去，共为臣药。佐以辛温之生姜，既助附子温阳散寒，又合茯苓、白术宣散水湿，兼能和胃，白芍既可利小便行水气，又能敛阴，防附子之燥，共为佐药。加红花、泽兰、丹参意在活血利水消肿。诸药合用，温脾肾以助阳气，利小便以祛水邪而消视盘水肿。

2. 针刺治疗

①主穴：风池、睛明、球后、太阳。配穴：合谷、百会。②主穴：完骨、天柱、上睛明、承泣。配穴：头维、手三里。交替应用各组穴位，平补平泻法，每次行手法至针感明显后留针 30 分钟，每日 1～2 次。

（三）西医治疗

1. 病因治疗。

2. 辅助治疗。应用维生素 B_1 100mg 肌注，每日 3 次；维生素 B_{12} 500μg 肌注，隔日 1 次；肌苷片 400mg，口服，每日 3 次；亦可用三磷腺苷等。水肿明显可适当应用脱水剂。

【病案举例】

张健验案（《张健眼科医案》）

周某，女，35 岁，湖南省长沙市万代广场物业发展有限公司，职员。于 2013 年 10 月 21 日初诊。

主诉：双眼视物模糊 1 月余。

病史：患者于 9 月中旬开始头痛、视力下降，于 10 月 10 日行"松果体区肿瘤"伽马刀术，手术经过顺利，肿瘤已成功切除，但仍双眼视物不清，伴食少纳呆，乏力面白，便溏。

检查：视力右眼 0.5，左眼 0.4；双眼外观正常；眼底双眼视盘水肿，边界模糊，隆起约 5D，左眼视盘颞侧可见线状出血。舌质淡红，苔薄白，脉沉。

诊断：视盘水肿（双眼）。

辨证：气虚水停证。

治法：益气利水。

方剂：五苓散（《伤寒论》）加减。

处方：猪苓 10g，茯苓 15g，泽泻 15g，白术 10g，桂枝 6g，黄芪 30g，车前子 10g，泽兰 10g，丹参 10g，女贞子 10g，墨旱莲 10g。6 剂。

服法：每日 2 次。

医嘱：①平时应注意保持心情愉快，避免紧张及烦躁暴怒。②饮食宜清淡，忌肥甘油腻之品。

③坚持系统性治疗，忌随意中断治疗。

二诊（2013年10月27日）：双眼视物较明。视力右眼0.5，左眼0.5；双眼外观正常；眼底双眼视盘水肿，边界模糊，隆起约4D，左眼视盘颞侧线状出血变淡。原方。6剂。

三诊~十一诊（2013年11月2日~12月20日）：原方先后去桂枝，加枸杞子10g，以补肾明目；加山药10g，党参10g，以益气健脾。共服药48剂。食少纳呆，乏力面白，便溏渐愈。视力右眼0.8，左眼0.6；双眼外观正常；双眼底视盘水肿已消，颞侧色较淡，眼底出血吸收。舌质红，苔薄黄，脉弦细。改舒肝明目丸，口服，每日2次，每次6g，连服2月，以巩固疗效。

按语：患者因颅内肿瘤致气郁气滞，气不化水，水停目窍，视盘瘀血性水肿，视物模糊；食少纳呆，乏力面白，便溏，舌质淡红，苔薄白，脉沉，均为气虚水停之候。五苓散加减方中以黄芪、泽泻为君，以益气利水渗湿；臣以猪苓、茯苓、车前子、泽兰助君药利水渗湿；佐以白术补气健脾以运化水湿，合茯苓既可彰健脾制水之效，又可奏输津四布之功。《素问·灵兰秘典论》谓："膀胱者，州都之官，津液藏焉，气化则能出矣。"膀胱之气化有赖于阳气之蒸腾，故佐以桂枝温阳化气以助利水，并有奏辛温发散。加女贞子、墨旱莲、丹参意在凉血散瘀。

例2　张健验案（《张健眼科医案》）

范某，女，48岁，湖南省华隆进出口有限总公司，职员。于2014年5月12日初诊。

主诉：因颅内肿瘤伽马刀术后，双眼视物模糊1月。

病史：患者于4月上旬开始视力下降，于4月18日行"胶质瘤"伽马刀术，手术经过顺利，肿瘤已成功切除，但双眼仍视物不清，伴肢冷面白，畏寒，夜尿多。

检查：视力右眼0.3，左眼0.4；双眼外观正常；眼底双眼视盘水肿，边界模糊，隆起约3D。舌质淡红，苔薄白，脉沉滑。

诊断：视盘水肿（双眼）。

辨证：阳虚水停证。

治法：温阳利水。

方剂：真武汤（《伤寒论》）加减。

处方：茯苓30g，白芍10g，白术15g，炮附子10g，生姜6g，黄芪30g，红花10g，泽兰10g，丹参10g。6剂。

服法：每日2次。

医嘱：①预防感冒，以免加重病情。②饮食宜清淡，忌肥甘油腻之品。③遮盖患眼，防止复视干扰。

二诊（2014年5月18）：双眼视物较明。视力右眼0.5，左眼0.5；双眼外观正常；眼底双眼视盘水肿，边界模糊，隆起约2D，左眼视盘颞侧线状出血变淡。原方，6剂。

三~十二诊（2014年5月24~7月17日）：原方先后去炮附子、生姜，加枸杞子10g，菊花10g，石菖蒲10g，以补肾开窍明目；加山药10g，党参10g，以益气健脾。共服药54剂。肢冷面白，畏寒，夜尿多渐愈。视力右眼0.6，左眼0.6；双眼外观正常；双眼底视盘水肿已消，颞侧色较淡。舌质红，苔薄黄，脉弦细。改杞菊地黄丸，口服，每日2次，每次9g，连服2月，以巩固疗效。

按语：患者因颅内肿瘤致气郁气滞，气不化水，水停目窍，视盘瘀血性水肿，视物模糊；肢冷面白，畏寒，夜尿多，舌质淡红，苔薄白，脉沉滑，均为阳虚水停之候。真武汤加减方中以大辛大热的附子为君，温肾助阳，化气行水。黄芪、白术补气健脾以运化水湿；茯苓淡渗利水，使脾气得复，湿从小便而去，共为臣药。佐以辛温之生姜，既助附子温阳散寒，又合茯苓、白术宣散水湿，兼能和胃，白芍既可利小便行水气，又能敛阴，防附子之燥，共为佐药。加红花、泽兰、丹参意在活血利水消肿。诸药合用，温脾肾以助阳气，利小便以祛水邪而消视盘水肿。

【治疗心得】

治愈原发病后，视盘水肿即会很快消失，视功能多无明显损害。中医治疗可帮助消除水肿，保护视神经。病因不明，病程过久而致视神经萎缩者，主要采用中药及针刺治疗。

【食疗方】

1. 苦瓜午餐肉配方

组成：苦瓜 250g，午餐肉 250g。

功效：清热凉肝，润脾明目。

主治：视盘水肿，中医辨证属肝胆实热者。

方解：苦瓜能清热消暑、养血益气、补肾健脾、滋肝明目；午餐肉的主要营养成分是蛋白质、脂肪、碳水化合物、烟酸等，矿物质钠和钾的含量较高，午餐肉肉质细腻，口感鲜嫩，风味清香。上述 2 种食材搭配在一起，具有清热凉肝、润脾明目的功效。

制法：将苦瓜断头，掏去瓜瓤，装入午餐肉，充填紧实，上笼蒸熟即可。

用法：午餐或晚餐佐食。

2. 三花茶饮

组成：菊花 10g，密蒙花 10g，红花 3g，冰糖适量。

功效：清热凉血，清肝明目。

主治：视盘水肿，中医辨证属肝胆实热者。

方解：菊花能疏散风热，清肝明目，平肝阳，解毒；密蒙花能清热利湿，明目退翳；红花活血通经，祛瘀止痛；冰糖能补中益气，和胃，止渴化痰。上述 4 种食材搭配在一起，具有清热凉血、清肝明目的功效。

制法：用滚开水冲泡以上三味药，加冰糖即可。

用法：代茶饮。

【名医经验】

庞赞襄经验（河北省人民医院中医眼科名中医）：认为本病如果是脑瘤引起，应动员其手术摘除，而进行治疗，以免贻误病情。如非脑肿瘤引起，可按下法进行辨证论治。①肾阴不足，肝气郁结，脉络郁闭，精气不能上承。除眼部症状外，症见头晕耳鸣，逆气上冲，胃纳减少，便润；舌润无苔，脉沉弦尺弱或弦数。治宜滋阴益肾，疏肝解郁。方剂：舒肝解郁益阴汤加减。药物：当归

10g，白芍 10g，茯苓 10g，白术 10g，丹参 10g，赤芍 10g，银柴胡 10g，熟地黄 10g，山药 10g，生地黄 10g，枸杞子 10g，焦神曲 10g，磁石 10g[先煎]，栀子 10g，升麻 3g，五味子 3g，甘草 3g。②肝经虚寒，寒邪上注。除眼部症状外，症见头痛，恶心呕吐，四肢发凉，脉沉细，以标证为此病之主症，应本着"急者治其标"的原则，运用温中散寒、降逆止呕之法。方剂：吴茱萸汤。药物：吴茱萸 10g，党参 10g，生姜 10g，大枣 2 枚。加减：痰涎多，加半夏 10g，橘红 10g；大便溏，生姜改为干姜，再加附子 10g[先煎]，白术 10g。③肝经郁热，脉络受阻。除眼部症状外，多兼头痛脑涨，睛珠发胀，烦躁不宁，脉弦细数等症状，治宜清肝解郁，疏通经络。方剂：清肝解郁汤。药物：银柴胡 10g，黄芩 10g，蝉蜕 10g，菊花 10g，木贼 10g，刺蒺藜 10g，夏枯草 10g，桔梗 10g，生栀子 10g，木通 3g，牡丹皮 10g，枳壳 10g，赤芍 10g，甘草 3g。加减：大便燥，加大黄 10g[后下]；大便溏，去栀子、木通，加吴茱萸 10g，白术 10g，苍术 10g；口渴欲饮，加麦冬 10g，天花粉 10g，石膏 10g[打碎先煎]。

【治疗进展】

尽量寻找病因及时治疗。脑瘤应早期手术摘除。对症治疗包括高渗脱水剂，如能排除颅内占位性病变，确诊为视盘血管炎视盘水肿型，应用糖皮质激素可取得良好效果。对伴有严重头痛及有视神经病变，脱水剂等治疗无效可选用减压术或分流术，特别是大脑假瘤、手术时采用 VEP 监测可预防视功能受损。视神经鞘减压术是治疗顽固性颅内压增高性视乳盘水肿的一种重要手段，主要适应证为病因不明或病因不能解除，有严重头痛内科对症治疗无效，而视功能又有进行性损害倾向的颅内压增高性视盘水肿，如有频繁的一时性黑蒙发作，提示其视功能处于濒危阶段。若行视神经鞘减压术，术中应采用 VEP 监测，以防病情恶化，视力突然下降。中医辨证论治，重在益气利水、温阳利水、活血利水治疗，以帮助消除水肿，保护视神经。病因不明，病程过久而致视神经萎缩者，主要采用中药及针刺治疗。

【预防与调护】

1. 积极配合各科医生，反复、详细检查，力争找到病因。

2. 饮食宜清淡。注意多休息，勿过劳体力及目力。

第五节　视神经萎缩

视神经萎缩是指外侧膝状体以前的视神经纤维、神经节细胞及其轴突，在各种病因影响下发生变性和传导功能障碍。视神经萎缩是多种眼部及全身病变对视神经损伤的最终结果，亦可由遗传、外伤等导致，发病率高，可单眼或双眼发病，此病对患者生活质量影响大，治疗困难，为常见的致盲或低视力的主要病种之一。

本病属中医的"青盲"（《诸病源候论》）范畴，又名"黑盲"（《外台秘要》）。

【病因病机】

西医认为本病可由多种原因引起，主要有以下方面：①颅内压升高或颅内炎症，如视盘水肿晚期；②视网膜病变，包括血管性（视网膜中央动脉/静脉阻塞）、炎症、变性；③视神经病变，包括血管性、炎症、中毒性、梅毒性；④压迫性病变，眶内肿瘤及出血、颅内肿瘤；⑤外伤性病变，颅脑或眶部外伤；⑥代谢性疾病；⑦遗传性疾病；⑧营养性，维生素 B 缺乏。病变视神经的视网膜光感受器、神经节细胞及轴突广泛损害，最终神经纤维消失，胶质增生。

中医在《证治准绳·杂病·七窍门》记载为："玄府幽邃之源郁遏，不得发此灵明耳。其因有二：一曰神失，二曰胆涩。须询其为病之始。若伤于七情则伤于神，若伤于精血则损于胆。"结合临床，归纳为以下几方面：肝肾两亏，或禀赋不足，脾肾阳虚，精虚血少，不得荣目，目窍萎闭，郁遏不畅，神光遂没；情志抑郁，肝气不舒，经络郁滞，目窍郁闭，神光不得发越；头眼外伤，目系受损，或脑部肿瘤压迫目系，致脉络瘀阻，目窍闭塞而神光泯灭。

【临床表现】

视力明显下降，严重者无光感；或有视力突降史，久未恢复；或视野窄小，逐渐加重；眼外观正常。原发性视神经萎缩视盘颜色苍白，边界清晰，筛板可见；继发性则边界不清，筛板不可见。

【诊断要点】

1. 视力逐渐下降。

2. 视盘色泽变淡或苍白。

3. 视野、视觉电生理或头颅 CT 检查有助于诊断。

4. 但有时病因诊断较为困难，需经全面检查及家族史调查等。

【鉴别诊断】

某些屈光不正伴有弱视时，裸眼视力不佳而眼外观及前段无异常、眼底检查似是而非，应与早期视神经萎缩鉴别。需详细追寻病史及散瞳验光、视野、电生理等详细检查。

【治疗】

（一）治疗原则

目前，本病西医尚无特殊药物治疗。一般药物治疗视神经萎缩多以增强代谢功能，扩张血管及营养神经的药物为主。中医临证辨证与辨病相结合，整体调节与对症处理相结合，对治疗视神经萎缩恢复视力，延缓病程发展有较好效果，故目前治疗本病应以中医治疗为主。

（二）中医治疗

1. 辨证论治

（1）肝郁气滞证

症状：视物昏蒙，视盘色淡白或苍白，或视盘生理凹陷扩大加深如杯状，血管向鼻侧移位，动静脉变细；兼见情志抑郁，胸胁胀痛，口干口苦；舌红，苔薄白或薄黄，脉弦或细弦。

分析：情志不舒，肝气郁结，气滞血瘀，脉道不利，不能输精于目，故见视物昏蒙，视盘生理凹陷扩大加深如杯状等眼症；全身症状及舌脉均为肝气郁结之候。

治法：疏肝解郁，开窍明目。

方剂：丹栀逍遥散（《校注妇人良方》）加减。

药物：白术 10g，柴胡 10g，当归 10g，茯苓 10g，甘草 5g，牡丹皮 10g，栀子 10g。

方解：加味逍遥散是在逍遥散的基础上加牡丹皮、栀子而成，故又名丹栀逍遥散、八味逍遥散。因肝郁血虚日久，则生热化火，此时逍遥散已不足以平其火热，故加牡丹皮以清血中之伏火，栀子善清肝热，并导热下行。

加减：方中酌加枳壳 10g，香附 10g，以助疏肝理气；加丹参 10g，川芎 5g，郁金 10g 以助行气活血；加菟丝子 10g，枸杞子 10g，桑椹 10g，以助滋养肝肾明目；加远志 10g，石菖蒲 10g，以开窍明目；郁热不重者，去牡丹皮、栀子。

（2）肝肾不足证

症状：眼外观正常，视力渐降，视物昏蒙，甚至失明；眼底表现同眼部检查；全身症可见头晕耳鸣、腰膝酸软；舌质淡，苔薄白，脉细。

分析：禀赋不足或久病过劳，肝肾两亏，精虚血少，目失滋养，故见视力渐降、视物昏蒙等眼症；全身症状及舌脉均为肝肾不足之候。

治法：补益肝肾，开窍明目。

方剂：左归饮（《景岳全书》）或明目地黄丸（《审视瑶函》）加减。

药物：熟地黄 15g，山药 10g，枸杞子 10g，炙甘草 5g，茯苓 10g，山茱萸 5g。或熟地黄 15g，生地黄 15g，山药 10g，泽泻 10g，山茱萸肉 6g，牡丹皮 10g，柴胡 10g，茯神 10g，当归身 10g，五味子 5g。

方解：左归饮方中重用熟地黄为君，甘温滋肾以填真阴；臣以山茱萸、枸杞子养肝血，合君药以加强滋肾阴而养肝血之效；佐以茯苓、炙甘草益气健脾，山药益阴健脾滋肾。明目地黄丸中生地黄、熟地黄、山茱萸、五味子、当归、牡丹皮、泽泻味厚之属，以滋阴养肾，滋阴则火自降，养肾则精自生；山药益脾；茯神养神而生明照之精；柴胡者，升阳而致神明之气于眼。

加减：方中加石菖蒲 10g，以增开窍明目之功；加丹参 10g，川芎 5g，牛膝 10g，以增活血化瘀之力。

（3）气血两虚证

症状：眼症同前；全身可见头晕心悸，失眠健忘，面色少华，神疲肢软；舌质淡，苔薄白，脉沉细。

分析：久病过劳或失血过多，气血不足，目失荣润，故有上述眼症；头晕心悸、面色少华等全身症状及舌脉均为气血不足之候。

治法：益气养血，宁神开窍。

方剂：人参养荣汤（《太平惠民和剂局方》）加减。

药物：白芍 10g，当归 10g，陈皮 5g，黄芪 10g，肉桂粉 2g^[冲服]，人参 10g，白术 10g，炙甘

草 6g，熟地黄 15g，五味子 5g，茯苓 10g，远志 5g，生姜 10g，大枣 10g。

方解：本方从十全大补汤变化而来，为气血双补之剂，方以人参命名，概以人参为补气药之首，取气为血帅之意，俾气行则血行。荣即营，这里指营血。喻用大补气血之品，滋养营血，使身体恢复健康，故名人参养荣汤。人参养荣汤较之八珍汤加远志、陈皮、五味子，并去川芎之辛窜，复增静养血分，宁心安神之功。

加减：方中加石菖蒲 10g，以通络开窍；若气虚较轻者将人参改用党参 10g；血虚偏重，加制何首乌 10g，龙眼肉 10g[后下]，以养血安神；并可加用枳壳 10g，柴胡 10g，理气之品，以通助补。

（4）气血瘀滞证

症状：多因头眼外伤，视力渐丧，视盘色苍白，边界清，血管变细；全身兼见头痛健忘，失眠多梦；舌质暗红，或有瘀斑，苔薄白，脉涩。

分析：头眼外伤，脉络受损，脉道阻塞，气滞血瘀，不能输精于目，故见外伤后视力渐丧、视盘色苍白等眼症；全身症状及舌脉均为气血瘀滞之候。

治法：行气活血，化瘀通络。

方剂：通窍活血汤（《医林改错》）加减。

药物：川芎 3g，赤芍 3g，桃仁 10g，红花 5g，老葱 3 根，鲜生姜 10g，红枣 7 个，石菖蒲 10g，黄酒 250g。

方解：方中桃仁、红花、赤芍、川芎活血祛瘀，使目中血络通畅；加大枣、生姜、老葱散达升腾，使行血之品易上达头目巅顶；原方中有麝香，麝是国家一级保护动物，虽目前已有人工饲养，但麝香仍价格昂贵，且芳香通窍走窜，多入丸散或外用，不宜入汤药，故改为石菖蒲开窍。

加减：视盘色淡者，加丹参 10g，郁金 10g，地龙 5g，以助化瘀通络。

2. 针刺治疗：

（1）体针：以局部穴为主，配合躯干肢体穴；根据辨证虚实施以补泻手法。主穴选攒竹、太阳、睛明、上睛明、四白、球后、承泣、丝竹空等；配穴选风池、完骨、天柱、百会、合谷、肝俞、肾俞、血海、足三里、三阴交、光明等。每次选主穴 2～3 个，配穴 3～5 个，补法为主，每日 1～2 次，30 日为 1 个疗程。属虚证者可在肢体躯干穴施灸法。

（2）头针：取视区，两侧均由上向下平刺 3～4cm，快速捻转，使有较强的胀、痛、麻等感觉。每日或隔日针 1 次。

（3）穴位注射：取肝俞、肾俞，用复方丹参注射液或维生素 B_1 作穴位注射。亦可用复方樟柳碱注射液穴位或皮下注射。

（三）西医治疗

1. 病因治疗 行全身检查，尽量发现可能的病因并予以针对性治疗，如脑瘤。

2. 支持疗法 如肌苷、ATP、维生素 B_{12}、维生素 B_1、曲克芦丁等。此外，注射用复方胞肌（主要成分为胞磷胆碱和肌苷）也是治疗视神经萎缩的新药，其改善局部微循环和提高线粒体的活性，协同改善神经细胞的代谢活动，并增强疗效，对组织结构尚存或具有一定活性的受损神经纤维产生激活、营养、修补甚至再生等作用。另外，非药物治疗也有一定疗效。如外伤性视神经萎缩早期应用视神经减压术，辅以大剂量激素治疗，后期应用高压氧等方法治疗。另外用体外反搏治疗各种原因所致的视神经萎缩，也可取得较好疗效。

【病案举例】

例1 张健验案（《张健眼科医案》）

王某，女，46岁，湖南省长沙市企业技术中心，会计。于2015年4月7日初诊。

主诉：右眼视力下降5月。

病史：患者2014年12月初开始双眼视物模糊，以右眼明显，当时公司加班较多，以为劳累所致，今日来我院就诊。颅脑CT：脱髓鞘病变，未发现占位性病变。患者情志抑郁，月经不调，胸胁胀痛，食少太息，口苦。

检查：视力：右眼0.3，左眼0.2。双眼外观正常。双眼眼底视盘色苍白，边界清楚，筛板可见，视网膜血管大小比例正常，黄斑部暗，中心凹光反射弱。双眼视野均向心性缩小，有中心暗点。舌质红，苔薄黄，脉弦细。

诊断：视神经萎缩（双眼）

辨证：肝郁气滞证。

治法：疏肝解郁。

方剂：舒肝明目汤（《张怀安眼科临床经验集》）加减。

处方：柴胡10g，当归10g，白芍10g，茯苓20g，白术10g，牡丹皮10g，桑椹20g，女贞子10g，决明子10g，桑寄生10g，首乌藤15g，黄柏10g，栀子10g，甘草5g。7剂。

服法：水煎，每日1剂，分2次服。

针刺：①体针：以局部穴为主，配合躯干肢体穴；根据辨证虚实以补泻手法。主穴选攒竹、太阳、睛明、上睛明、四白、球后、丝竹空等。配穴选风池、完骨、天柱、百会、合谷、肝俞、血海、足三里、三阴交、光明等。每次选取主穴2～3个，配穴3～5个，补法为主，每日1次，30日1个疗程。②头针取视区，两侧均由上向下平刺3～4cm，快速捻转，使有较强胀、痛、麻等感觉。每日1次。

医嘱：①平时应注意保持心情愉快。②饮食宜清淡，忌肥甘油腻之品及烟酒刺激之物。

二～十一诊（2015年4月14日～6月14日）：原方先后去黄柏、栀子，加菊花10g，熟地黄10g以养肝补肾明目；加丹参10g，以活血化瘀；加石菖蒲10g，以开窍。共服中药63剂，配合针刺54次。双眼视物较明，情志抑郁，月经不调，胸胁胀痛，食少太息，口苦等症状渐愈。视力：右眼0.6，左眼0.8；但双眼视盘颜色仍苍白。改服舒肝明目丸，1次9g，1日2次。并嘱其定期复查。

按语：本案四诊合参，辨为肝郁气滞证。采用疏肝解郁，健脾明目法，方用舒肝明目汤加减，并配合针刺治疗。舒肝明目汤是张怀安多年治疗瞳神疾病的常用经验方之一。方由逍遥散衍化而来，方中柴胡疏肝解郁，清热镇痛，配合当归、白芍养血柔肝，调和气血；柴胡升阳散热，配白芍以平肝，而使肝气条达；白术、甘草和中健脾；茯苓清热利湿，助甘草、白术以健脾，配首乌藤令心气安宁；牡丹皮、栀子清肝经郁热，决明子清肝明目；桑椹、女贞子、桑寄生补益肝肾，滋养肾精。诸药合用，补而不滞中，滋腻而不生湿。本方合疏肝、健脾、益肾为一炉，以舒肝解郁，舒畅气机为先，健脾渗湿，补益脾土为本，滋养肝脾，益精明目为根，共奏舒肝解郁明目、利湿健脾、补益肝肾之功。

例 2　张健验案（《张健眼科医案》）

赵某，女，66 岁，湖南省长沙市望城区黄金乡桂芳村寏竹塘 5 组，农民。于 2015 年 3 月 15 日初诊。

主诉：左眼视力逐渐下降 1 月。

病史：患者一月前左眼突然视物模糊，在当地医院简单用药后无效，未复诊，今日来我院门诊。现左眼视物不见，伴面白无华，唇舌色淡，少气乏力。

检查：视力：右眼 0.8，左眼 0.1，双眼外观正常。左眼底视盘苍白，C/D=0.3，边界清楚，视网膜未见出血，血管正常，视杯可见筛孔。电脑视野：右眼正常，左眼视野向心性缩小。视觉诱发电位：左眼视神经传导阻滞，P_{100} 波潜时延长、波峰下降。颅脑部 CT：未发现异常。舌淡，苔白，脉沉细无力。

诊断：视神经萎缩（左眼）。

辨证：气血两虚证。

治法：益气养血。

方剂：八珍汤（《正体类要》）加减。

处方：党参 10g，白术 10g，茯苓 10g，炙甘草 5g，当归 10g，炒白芍 10g，川芎 5g，生地黄 10g，熟地黄 10g，枸杞子 10g，丹参 10g，鸡血藤 10g，菊花 10g。7 剂

服法：水煎，每日 1 剂，分 2 次温服。

针刺：①体针：以局部穴为主，配合躯干肢体穴；根据辨证选用补法。主穴选攒竹、太阳、睛明、上睛明、四白、球后、丝竹空等。配穴选风池、完骨、天柱、百会、合谷、肝俞、血海、足三里、三阴交、光明等。每次选取主穴 2～3 个，配穴 3～5 个，补法为主，每日 1 次，30 日 1 个疗程。②头针取视区，两侧均由上向下平刺 3～4cm，快速捻转，使有较强胀、痛、麻等感觉。每日 1 次。

医嘱：①平时应注意保持心情愉快。②饮食宜清淡，忌肥甘油腻之品及烟酒刺激之物。

二～十一诊（2015 年 3 月 22 日～5 月 24 日）原方加蜜黄芪 30g，益母草 15g。共服中药 63 剂，针刺 54 次。左眼视物较明，面色红润，动作灵敏。检查：视力右眼 0.8，左眼 0.25。双眼外观正常。电脑视野：右眼正常，左眼视野较发病时略有扩大。左眼底视盘苍白，C/D=0.3，边界清楚。

按语：目得血而能视，气血虚则目系失养，故视物模糊；面白无华，唇舌色淡，少气乏力，舌淡，苔白，脉沉细无力，均为气血两虚之候。八珍汤加减方中党参、白术、茯苓、甘草补脾益气；当归、白芍、熟地黄滋养心肝，川芎入血分而理气，使当归、熟地黄补而不滞；加生地黄清热养阴；加枸杞子、菊花滋补肝肾，益精明目；加丹参、鸡血藤，活血通络。全剂配合，气血双补，活血通络。配合针刺治疗而获效。

例 3　庞荣验案

王某，男，15 岁，2017 年 6 月 20 日初诊。

主诉：双眼视物不清 15 日。

病史：患者15日前双眼视物不清，现视力继续下降，眼睛干痛，头痛，口渴欲饮，胸闷纳少，便润。

检查：视力右眼0.3，左眼0.4。眼底，双眼视盘边界欠清，色泽淡白，黄斑区污秽，中心凹光反射不清；舌尖赤无苔，脉弦数。

诊断：双眼视神经萎缩（双眼青盲）。

辨证：肝郁阻络证。

治法：疏肝解郁，益阴生津。

方剂：舒肝解郁生津汤（《中医眼科临床实践》）。

处方：银柴胡10g，当归10g，赤芍10g，茯苓10g，白术10g，丹参10g，白芍10g，麦冬10g，天冬10g，枸杞子10g，生地黄10g，五味子6g，陈皮6g，甘草3g。

服法：水煎，每日1剂，分2次温服。

医嘱：①平时应注意保持心情愉快。②饮食宜清淡，忌肥甘油腻之品及烟酒刺激之物。

二诊（2017年7月15日）：检查视力右眼0.5，左眼0.6，效不更方继服。

三诊（2017年8月5日）：复查视力：右眼0.8，左眼0.8，服药后胃纳略差，前方加鸡内金15g，继续服药。

四诊（2017年8月30）：复查视力：右眼1.0，左眼1.2，愈后观察1年，视力巩固。

按语：舒肝解郁生津汤是治疗视神经萎缩的常用经验方剂，此方是由逍遥散加减化裁而成，使用本方应强调指出：注意用甘寒和甘凉之品，苦寒之品尽量不用，以防苦寒伤阴，另外，用麦冬、五味子酸甘化阴，用五味子配甘草亦取同样效果。除此之外，以银柴胡疏肝解郁，开通玄府，发散郁结，疏通脉络为主。

例4 庞荣验案

梁某，女，45岁，2013年3月20日初诊。

主诉：双眼视物不清、视力下降2年。

病史：患者2年前双眼视物不清，在省级医院诊断为双眼视神经萎缩，后经人介绍来我院就诊。

检查：视力：右眼0.08，左眼0.1。眼底，双眼视盘边界清，色泽苍白，动脉细，黄斑区发暗，中心凹光反射不见；舌质绛无苔，脉沉尺弱。

诊断：双眼视神经萎缩（双眼青盲）。

辨证：肝郁肾虚证。

治法：滋阴益肾，疏肝解郁。

方剂：舒肝解郁益阴汤（《中医眼科临床实践》）。

处方：银柴胡10g，荆芥10g，防风10g，当归10g，白芍10g，茯苓10g，白术10g，丹参10g，赤芍10g，熟地黄10g，山药10g，枸杞子10g，神曲10g，菟丝子10g，升麻6g，五味子6g，甘草3g。

服法：水煎，每日1剂，分2次温服。

医嘱：①平时应注意保持心情愉快。②饮食宜清淡，忌肥甘油腻之品及烟酒刺激之物。

二诊（2013 年 4 月 10 日）：检查：视力：右眼 0.1，左眼 0.12，患者主诉头沉，眼胀。脉沉无力，前方加蔓荆子 10g，川芎 3g，继续服药。

三诊（2013 年 5 月 2 日）：复查视力：右眼 0.12，左眼 0.2，效不更方。

四诊（2013 年 5 月 23 日）：视力：右眼 0.3，左眼 0.4，前方继服。

五诊（2013 年 6 月 23 日）：继服 30 剂来诊，视力：右眼 0.4，左眼 0.5，无其他不良反应，嘱其再服 30 剂，以巩固疗效。

按语：本案所用舒肝解郁益阴汤是治疗诸种眼底病的良方，该方是以逍遥散、六味地黄汤、磁朱丸三方加减而成。本例方中以荆芥、防风发散郁结；银柴胡、升麻舒肝解郁，开通玄府；当归、白芍、茯苓、白术、山药、焦神曲，健脾益气养血解郁；丹参、赤芍活血通络；枸杞子、菟丝子、熟地黄、五味子养阴明目；甘草调和诸药。

【治疗心得】

中医学对视神经萎缩的治疗以内治为主，配合针刺治疗，用药离不开辨证。辨证要和辨病相结合，发挥中医、西医各自特色、优势，相辅相成，把中医病机和西医病理两者结合起来，解释临床表现，指导用药。中医学认为本病多由肝肾两亏或禀赋不足，脾肾阳虚，精虚血少，不得荣目，目窍萎闭，郁遏不畅，神光遂没；情志抑郁，肝气不舒，经络郁滞，目窍郁闭，神光不得发越；头眼外伤，目系受损，或脑部肿瘤压迫目系，致脉络瘀阻，目窍闭塞而神光泯灭。分别采用补益肝肾、疏肝解郁、益气养血、活血通络等治疗。伴头晕者，加天麻、川芎；伴失眠多梦者，加酸枣仁、首乌藤、石菖蒲；兼阳虚者加杜仲、肉桂；气滞兼有血瘀者，加川芎、红花、石菖蒲化瘀开窍。治疗过程中要注意谨守病机，分析标本虚实，制定治则，确定主方，药证相合，能缩短疗程，早日康复。

【食疗方】

1. 银杞明目汤

组成：银耳 15g，鸡肝 100g，枸杞子 5g，茉莉花 24 朵。

功效：补肝益肾，明目养神。

主治：视神经萎缩，中医辨证属肝肾阴虚者。

方解：枸杞子、鸡肝、银耳滋补肝肾，茉莉花养神。上述 4 种食材搭配在一起，具有补肝益肾、明目养神的作用。

制法：将银耳先发泡开，鸡肝切片与枸杞子加水和佐料烧沸去浮沫，待鸡肝刚熟，装入碗内，用茉莉花朵撒入碗内即可食用。

用法：每日 1 剂，连服 10 ～ 15 天。

2. 参归炖猪心

组成：猪心 1 具，党参 50g，当归 20g。

功效：益气补血，宁心安神。

主治：视神经萎缩，中医辨证属心血亏虚者。

方解：猪心以心补心之气血；党参益气；当归补血。上述 3 种食材搭配在一起，具有益气补血、宁心安神的作用。

制法：上述猪心去脂，与党参，当归同入砂锅，文火炖烂，放入味精、食盐等佐料即可。

用法：喝汤食肉。每日 1 次，连服 10～15 日。

【名医经验】

1. 庞赞襄经验（河北省人民医院中医眼科名中医）：认为本病多由肝肾阴虚，或肝郁损气，或肝郁少津，或心脾两虚引起。内治分 5 证。①肾虚肝郁证：除眼底情况外，见有头晕耳鸣，逆气上冲，胃纳减少，口干，便润；舌苔薄白或无苔，脉弦细。治宜滋阴益肾，疏肝解郁。用舒肝解郁益阴汤：当归 10g，白芍 10g，茯苓 10g，白术 10g，丹参 10g，赤芍 10g，银柴胡 10g，熟地黄 10g，山药 10g，生地黄 10g，枸杞子 10g，神曲 10g，磁石 10g[先煎]，生栀子 10g，升麻 3g，五味子 3g，甘草 3g。大便秘结，加番泻叶 10g[后下]；头目剧痛，加荆芥 10g，防风 10g；大便溏，去熟地黄、栀子，加吴茱萸 10g，干姜 5g；孕妇去丹参、赤芍、磁石。②肝郁损气证：此证病程较长，除眼底变化和视力障碍外，多无明显自觉症状；舌苔薄白，脉和缓或弦细。治宜益气疏肝，滋阴养血。用补气舒肝益阴汤：党参 10g，黄芪 10g，茯苓 10g，当归 10g，山药 10g，丹参 6g，赤芍 5g，银柴胡 6g，升麻 3g，陈皮 3g，枸杞子 10g，女贞子 10g，菟丝子 10g，五味子 5g，石斛 10g，甘草 3g。③肝郁少津证：除眼部症状外，兼见情志不舒，口渴欲饮，胸胁满闷，饮食减少；舌红无苔，脉弦数。治宜疏肝解郁，破瘀生津。用舒肝解郁生津汤：当归 10g，赤芍 10g，茯苓 10g，白术 10g，丹参 10g，白芍 10g，银柴胡 10g，麦冬 10g，天冬 10g，生地黄 6g，五味子 6g，陈皮 3g，甘草 3g。大便燥，加番泻叶 3～10g[后下]；胃疼吞酸，加吴茱萸 10g，枳壳 10g，青皮 10g；头痛眼胀，加荆芥 10g，防风 10g。④心脾两虚证：兼有头晕目眩，心悸怔忡，气短懒言，面色苍白，体倦无力，胃纳减少；舌润无苔，脉缓细。治宜健脾益气，养血安神。用归脾汤加减：党参 10g，黄芪 10g，白术 10g，当归 10g，茯神 10g，升麻 3g，木香 3g，银柴胡 10g，女贞子 10g，熟地黄 10g，远志 10g，炒酸枣仁 10g，甘草 3g。⑤肝经郁结证：多见于小儿患热性病后，热退而双眼失明，神识清，胃纳佳；舌质润，脉细数。治宜疏肝解郁，健脾通络。用逍遥散加减：当归 6g，白芍 6g，茯苓 10g，白术 6g，银柴胡 5g，升麻 3g，五味子 3g，甘草 3g。有抽风症状，加全蝎 3g，钩藤 3g[后下]；大便溏，加吴茱萸 3g，干姜 3g；神识不清，加石菖蒲 3g，莲子心 3g；如病程较长，服上述方不效者，加党参 5g。针刺疗法：取穴球后、承泣、睛明、太阳、风池、手三里。手法：球后、承泣、睛明三穴，每次选其中一穴，针五分深，均留针半小时。手三里针一寸半深，得气后用重刺激手法，不留针。

庞赞襄认为，肝郁、心脾两虚、肾虚肝郁均可致病。由于情志抑郁，气机不畅，七情内伤，肝经郁结，久郁生热，热邪上犯于目，损气伤津，或热病之后，邪热未尽，郁结脉道，灼津耗液或心脾两虚，生化失常，精血亏损而不荣目。目为肝之窍，肝主疏泄，喜条达，恶抑郁，故目病多郁，郁是导致本病的主要原因。对于本病的治疗多从郁论治，从肝入手，常用疏肝解郁理气之法，多用解郁散结之品，外邪致病，易伤气分，久延血分而损气伤血，故治之首施开郁导滞，而后攻补兼施或气血双补，故体会到疏肝解郁、滋补肝肾、健脾益气、养血安神均为治疗视神经萎缩的原则方法，临床应据情而定，随证加减，配合针刺治疗方能收效。总之肝气得疏，郁热得清，气血畅通，郁结清散，目系得养，则视物复明。

2. 张怀安经验（湖南中医药大学第一附属医院眼科名中医）：认为本病多因先天禀赋不足；或久病体虚，气血不足；或劳伤肝肾，精气亏损，而目系失养；或肝郁气滞，气机不达；或外伤头目，经络受损，气滞血阻等而致目络瘀滞，玄府闭塞导致。病因及全身病机虽有多端，但究其根源在于五脏功能失调，尤其是与肝、肾、脾脏功能失调密切相关。局部病机主要有二：一为目系失养，一为目络瘀阻。张怀安将视神经萎缩常分为5证论治，并同时配合针刺治疗。①肝郁气滞证：视物昏蒙，渐至失明；眼底见视盘色白，或有病理性凹陷如杯；兼情志抑郁，胸胁胀痛，食少太息，口苦。舌质红，苔薄白或薄黄，脉弦或弦细。证属：肝郁气滞证。治法：疏肝解郁，健脾明目。方剂：舒肝明目汤（《张怀安眼科临床经验集》）。药物：柴胡10g，当归10g，白芍10g，茯苓20g，白术10g，牡丹皮10g，桑椹20g，决明子10g，桑寄生10g，首乌藤15g，甘草5g。加减：若有热象者，加黄柏10g，炒栀子10g，菊花10g，以清热明目；因肝郁而阴血亏虚较甚者，加熟地黄20g，女贞子15g，以滋阴养血；气血瘀滞者，加川芎5g，丹参10g，青皮10g，红花5g，石菖蒲10g，以行气化瘀开窍。②肝肾阴虚证：视力渐降，甚者失明，眼外观无异；眼底见视盘色淡，边缘清或不清；全身见有腰膝酸软，头晕耳鸣；舌质淡红，苔白，脉弦细。证属肝肾阴虚证。治法：滋阴补肾，养肝明目。方剂：益阴补肾汤（《张怀安眼科临床经验集》）加减。药物：生地黄15～30g，熟地黄15～30g，牡丹皮10g，山药10g，茯苓15g，泽泻10g，柴胡10g，当归10g，枸杞子10g，菊花10g，丹参10g，五味子5g。水煎服。加减：若五心烦热，口燥咽干者，加黄柏10g，知母10g，以清热泻火；失眠多梦者，加酸枣仁10g，首乌藤10g，以养心安神。③心营亏损证：视力缓降，时有波动，渐至视物困难；眼底见视盘苍白或灰白，血管变细；兼有眩晕心烦，怔忡健忘，梦扰难寐；舌质淡红，苔薄白，脉沉细无力。证属：心营亏损证。治法：滋阴养血，补心宁神。方剂：补心明目汤（《张怀安眼科临床经验集》）。药物：生地黄15～30g，熟地黄15～30g，党参10g，玄参15g，丹参15g，茯苓10g，桔梗10g，远志6g，天冬10g，麦冬10g，当归10g，白芍10g，白术10g，黄芪15g，五味子5g，酸枣仁10g，柏子仁10g。加减：眼内血管细者，加鸡血藤10g，石菖蒲10g，以活血开窍；便秘者，加生何首乌10g，以益阴润便。④久热伤阴证：此证型多见于小儿，视力突然丧失，常发生于热病后。症见余热不退，目昏神呆，口渴心烦，间有眼珠上翻或惊厥等；舌质红绛，苔黄，脉细数。治法：清营解毒，泄热滋阴。方剂：清营明目汤（《张怀安眼科临床经验集》）。药物：水牛角10g[先煎]，山羊角5g[先煎]，生地黄10g，丹参10g，玄参10g，连翘10g，黄连5g，麦冬10g，僵蚕5g，全蝎3g，蝉蜕3g，钩藤10g[后下]，金银花10g，竹叶5g。加减：偶有神昏抽搐者，加石菖蒲10g，地龙10g，增强通络化瘀开窍之力；久病体虚加太子参10g，枸杞子10g，杜仲6g，以补益脏腑精气。⑤血虚生风证：由于外伤，或衄血、便血，或妇女产后崩漏失血过多，其眼失明或视力锐减，眼珠作痛，或午后目珠涩痛，牵引眉骨；眼底见视盘苍白或灰白，血管变细，面白唇淡；舌质淡红，苔薄白，脉细弱。证属血虚生风证。治法：养血滋阴，活血祛风。方剂：补血明目汤（《张怀安眼科临床经验集》）。药物：熟地黄15～30g，生地黄15～30g，黄芪15～30g，川芎5g，当归10g，白术10g，天冬10g，羌活10g，防风10g，牛膝10g，白芍10g，丹参15g，炙甘草6g。加减：视物不清，眼痛者，加鸡血藤10g，石菖蒲 10g，以活血开窍；便秘者，加生何首乌 10g，以益阴润便；失眠者，加首乌藤 10g，柏子仁 10g，茯神 15g，以宁心安神。针刺：局部腧穴取攒竹、上睛明、下睛明、球后、丝竹空、承泣，远端取肝俞、肾俞、脾俞、命门、足三里、光明等。每次局部取 1 ～ 2 穴，远端取 2 ～ 3 穴，隔日 1 次，并在背俞穴、下肢穴加灸法。

3. 韦玉英经验（中国中医研究院广安门医院名中医）：认为本病多血虚肝郁证，强调疏肝养血，多采用自制逍遥散验方（当归身 9g，焦白术 6g，甘草 3g，柴胡 6g，牡丹皮 6g，茯苓 12g，焦栀子 6g，菊花 6g，白芍 9g，枸杞子 9g，石菖蒲 10g）以疏肝养血。大便溏稀去焦栀子，加党参或黄芪；瞳神散大，加五味子、山茱萸，或另服磁朱丸；肢体痿软加杜仲、牛膝、桑寄生；肢体屈伸不利加伸筋草、丹参；下肢痿软久不恢复加服健步虎潜丸。小儿脏腑娇嫩，脾常不足，胃气易伤，方中慎用大苦大寒、燥热、辛散之品，对长期服药的患儿常配伍炒谷芽、炒麦芽、鸡内金、焦神曲等健脾消食导滞药；外伤性视神经萎缩，早期可活血化瘀兼扶正，晚期补气活血兼养血。根据"津血同源"理论，可适当加用熟地黄、麦冬、枸杞子、女贞子、玄参等有利化瘀助通，又益精明目。本病治疗除四诊合参，辨证论治确定主方外，不同病因引起的视神经萎缩，在结合现代医学研究成果基础上，在随症加减方面有所侧重。如脑瘤手术术后或缺血、视网膜动脉阻塞所致的视神经萎缩，可加大鸡血藤、茺蔚子、丹参、当归等活血通络养血药物的药量，必要时可用单味药物有效成分提取剂直接从静脉输入以通达全身血脉，如丹参、川芎嗪、葛根素注射液；亦可适当加丝瓜络、路路通、木瓜等通络活血药及全蝎、蜈蚣等息风通络之品。若青光眼所致视神经萎缩或老年人血压偏高者，应加用钩藤、珍珠母类平肝息风药，亦可选用车前子、茯苓、薏苡仁类利水渗湿降压药。对主要侵袭中枢神经系统的脱髓鞘疾病所致视神经病变，如视神经脊髓炎、多发性硬化症，以及 Leber 遗传性视神经病变导致的视神经萎缩。可从补肾舒肝健脾、通络开窍着手用药，但重在补益先天之本，以滋补肾阴肾阳为主，多以六味地黄汤或左归丸、右归丸为基础方，亦可适量加用细辛、桂枝等辛温通络之品，以使药效上达颠顶目窍，旁走四肢脉络，必要时尚可短期少量加用走窜之性甚烈的麝香（0.05 ～ 0.3g）冲服或入丸散，以通闭开窍，醒脑明目。

【治疗进展】

本病治疗针对病因为首要。一般如视神经已明显萎缩，要使之痊愈则不易或不可能，但如何使其残余视神经的神经纤维保持其功能不进一步恶化是非常重要的。经过详尽的视力、视野、眼底等检查后对视神经尚有不同程度的炎症或水肿，则应及时给予适当的糖皮质激素，否则若病变已进入中、晚期萎缩则给予糖皮质激素意义不大，而应该给予神经营养或活血化瘀扩张血管类药物，由于各种药物的应用未能采用严格的双盲、随机试验，因而判断药物的客观标准应慎重，常用维生素 B 族药物是有效的，ATP、辅酶 A、肌苷、烟酸、地巴唑、曲克芦丁、复方丹参等均有一定效果。体外反搏及高压氧亦可应用。近年来迅速发展起来的诸多脑神经生长因子如脑源性和睫状神经生长因子等亦有一定效果。中医辨证论治和针刺治疗视神经萎缩已明确对该病有疗效，但必须坚持长期的治疗。手术治疗主要针对病因，垂体腺瘤所致者近年来有用放射治疗的；外伤性视神经管有骨折者要去除骨折，因视神经中部管最狭窄，视神经减压术应开放视神经管和硬膜鞘中部和前端为宜。

【预防与调护】

1. 积极治疗原发病。头部外伤后，只要神志清醒，应尽早查视力及眼底。

2. 饮食应富含蛋白质及维生素，忌烟酒，增强体质，防止感冒。

3. 视力低下者应加强生活护理及心理调护。

第十六章　眼视光学

　　眼是以光刺激而产生视觉的生物器官，因此，可将眼看作一种光学器具，即一种复合光学系统。眼球光学系统的主要成分由外向里依次为：角膜、房水、晶状体、玻璃体。从角膜到眼底视网膜的每一界面都是该复合光学系统的组成部分，如同一件精密的光学仪器，包含着复杂的光学原理。

　　当光从一种介质进入另一种不同折射率的介质时，光线将在界面发生偏折现象，该现象在眼球光学中称为屈光。外界所注视的物体，通过眼的屈光系统折射后聚焦在视网膜上，是人们获得清晰视觉的前提。若在眼调节放松的状态下，无穷远处物体所产生的图像，没有准确聚焦在视网膜上，即称为屈光不正，若正好聚焦在视网膜上，则称为正视。

　　屈光不正的状态比较复杂，主要包括近视、远视、散光等。老视（亦称老花）虽然是因年龄出现的生理性调节所致，也常常被归为屈光不正的一种特殊类型。此外，由于人类有双眼，双眼间的屈光状态也有可能存在差异，从而更增加了人眼屈光不正的复杂性。

　　人眼的屈光状态受到多种因素的影响，包括遗传因素和环境因素。正常情况下婴幼儿出生时大部分都是处于远视状态，随着年龄增长和生长发育逐渐趋于正视，至学龄前基本达到正视。

　　在眼科临床中，约 60% 的就诊者为屈光不正。读者要想知道屈光不正到底是什么原理，最好具备几何光学基础知识，将眼球理解为复合的光学系统，就更容易理解近视、远视、散光、屈光参差等各种屈光不正的成像特点。在此基础上，熟悉角膜、眼轴、晶状体等各界面或参数的构成和形态，包括调节变化等在屈光中的作用，可从根本上理解各种屈光不正和老视的症状与体征，进而更易理解眼镜、角膜接触镜和屈光手术的矫正方法及原理。

　　屈光不正是指眼在调节松弛状态下，来自 5m 以外的平行光线通过眼的屈光作用后，不能在视网膜上形成清晰的物像，而在视网膜前方或后方成像。它包括近视、远视和散光三类。

　　屈光系统分属中医黑睛、神水、晶珠、神膏范畴。由于黑睛属肝，神水、晶珠、神膏等为瞳神水轮，属肾，故屈光系统病变常与肝肾有关。

第一节　近　视

近视是指眼在不使用调节时，平行光线通过眼的屈光系统折射后，焦点落在视网膜之前的一种屈光状态，在视网膜上形成不清楚的像。远视力明显降低，但近视力尚正常，是临床常见病，在屈光不正中所占比例最高。

本病在中医亦称"近视"（《目经大成》），又名"目不能远视"（《证治准绳》）或"能近怯远症"（《审视瑶函》）。

【病因病机】

西医认为近视眼的病因尚未完全明确，但近视眼的确具有遗传倾向，一般近视属多因子遗传，而在高度近视眼中，遗传倾向更为明显，属常染色体隐性遗传。眼球发育，眼轴延长，一般在 18 岁前停止。据统计，眼球发育阶段，课外阅读时间 4～5 小时的近视患者数是小于 2 小时的 3.2 倍，可见眼球发育阶段视近过度是形成近视眼的最主要原因。某些疾病也可因改变晶体或角膜的屈光力而形成近视眼，如糖尿病、白内障早期、青光眼、圆锥形角膜、角膜葡萄肿、晶体核异常及晶体移位等。近视多为眼球前后径过长（称为轴性近视），其次为眼的屈光力较强（称为屈光性近视）。正常人出生时的眼轴较短，大部分有 +2.00D～+3.00D 的远视。在以后的成长过程中，远视的度数慢慢减少，大约到青春期，眼的屈光渐变为正视。但这一过程中。因各种原因使眼球过度发育时，就会导致近视的发生。在发育期过后，眼屈光度将基本保持不变，但部分高度近视可能还会持续进行性的发展，直到老年才趋于休止。近视眼的分类可按近视程度分为：①轻度近视：-3.00D 以内者；②中度近视：-3.00D～-6.00D 者；③高度近视：-6.00D 以上者，又称病理性近视。按照屈光成分分类：①轴性近视：是眼轴长度超过正常而角膜和晶状体屈率在正常范围者；②屈光性近视：是由于角膜或晶状体屈光力过大而超出正常范围，但眼轴长度在正常范围者；③混合性近视：是既有轴性近视又有屈光性近视者。按调节作用参与的多少分类：①假性近视：又称调节性近视，是由视远时睫状肌调节未放松所致的近视；②真性近视：睫状肌麻痹状态下仍存在的近视；③混合性近视：是既有假性近视又有真性近视者。此外，按有无视网膜、玻璃体等并发症而将其分为病理性近视与单纯性近视。有人把婴幼儿期即出现的近视称为先天性近视，也有人把遗传性近视称为先天性近视。

中医《诸病源候论·目病诸候》中谓："劳伤肝腑，肝气不足，兼受风邪，使精华之气衰弱，故不能远视。"《审视瑶函·内障》："肝经不足肾经病，光华咫尺视模糊。"过用目力，久视伤血；或肝肾两虚，禀赋不足以致目中神光不能发越于远处，故见近视。

【临床表现】

1.远视力降低，近视力可正常；视力疲劳，因集合功能减弱，易发生外隐斜或外斜视。

2.高度近视眼常表现眼球较突出，前房较深，瞳孔大而反射较迟钝，轻度虹膜震颤；豹纹状眼底，近视弧形斑，黄斑部单独或融合的白色萎缩斑或色素沉着呈圆形黑色斑（Foster-Fuchs斑），有时可见出血；巩膜后葡萄肿及视网膜锯齿缘部囊样变性；玻璃体液化、混浊和后脱离、视网膜裂孔，甚至视网膜脱离。

【诊断要点】

睫状肌麻痹后远视力降低，近视力正常。

【鉴别诊断】

1.真、假性近视 远视力时好时坏或"雾视法"使远视力提高，为假性近视或部分假性近视；鉴别真、假性近视最可靠的方法是睫状肌麻痹后验光。

2.核性白内障 初、中期可出现近视，裂隙灯检查即可确诊。

【治疗】

（一）治疗原则

积极治疗假性近视，预防真性近视的发生、发展。

（二）中医治疗

1.辨证论治

（1）心阳不足证

症状：眼症同前。兼见面色少华，心悸神疲，健忘多梦，情绪抑郁或烦躁易怒，舌淡脉弱。

分析：火在目而为神光，心阳衰微，阳虚阴盛，致神光不能发越于远处；全身症状及舌脉表现均为心阳不足之候。

治法：补心益气，安神定志。

方剂：定志丸（《审视瑶函》）加减。

药物：远志5g，石菖蒲10g，人参5g，茯神10g。

方解：人参补心气；石菖蒲开心窍；茯苓能交心气于肾；远志能通肾气于心；火旺则光能及远。

加减：阳气虚者，加黄芪10g，肉桂2g[后下]，当归10g；血虚生风者，伴头晕眼胀，视物疲劳，加羌活10g，防风10g，荆芥10g；肝气郁结者，加柴胡10g；心悸重者，加五味子3g，酸枣仁10g，柏子仁10g，以养心安神；食欲不振者，加麦芽10g，山楂10g，以健胃消食；倦怠乏力者，加白术10g，黄芪10g，大枣10g，以健脾益气。

（2）气血不足证

症状：视近清楚，视远模糊，眼底或可见视网膜呈豹纹状改变；或兼见面色不华，神疲乏力，视物易疲劳；舌质淡，苔薄白，脉细弱。

分析：久视耗血，血为气之母，血虚气亦虚，神光不能发越于远处；全身症状及舌脉表现均为气血不足之候。

治法：补血益气。

方剂：当归补血汤（《原机启微》）加减。

药物：川芎 5g，当归 10g，熟地黄 10g，生地黄 10g，牛膝 10g，白芍 10g，炙甘草 5g，白术 10g，防风 12g，天冬 10g。

方解：《原机启微》曰："此方专补血，故以当归、熟地黄为君；川芎、牛膝、白芍药为臣，以其祛风续绝，定痛而通补血也；甘草、白术，大和胃气，用以为佐；防风升发，生地黄补肾，天冬治血热，谓血亡生风燥，故以为使。"

加减：眼胀涩者，加木瓜 10g，以养血活络；失眠多梦者，加首乌藤 10g，酸枣仁 10g，以养心安神；伴食欲不振者，加山药 10g，山楂 10g，麦芽 10g，以健脾消食。

（3）肝肾两虚证

症状：能近怯远，可有眼前黑花飘动，眼底可见玻璃体液化混浊，视网膜呈豹纹状改变；或有头晕耳鸣，腰膝酸软，寐差多梦，视物易疲劳；舌质淡，脉细弱或弦细。

分析：禀赋不足，肝肾阴亏，以致光华不能远及，故视近而不能视远。全身症及舌脉表现均为肝肾两虚之候。

治法：滋补肝肾。

方剂：驻景丸加减方（《中医眼科六经法要》）加减。

药物：楮实子 20g，菟丝子 15g，枸杞子 12g，茺蔚子 15g，车前子[包煎]12g，木瓜 6g，寒水石 10g[打碎先煎]，紫河车粉 5g[吞服]，五味子 6g，三七粉 2g[吞服]。

方解：方中菟丝子、楮实子、枸杞子既滋肾阴，亦补肾阳，益精明目而养肝；茺蔚子补肝肾，通血脉，养阴明目；三七粉活血而通利血脉；五味子益气生津，补虚明目；紫河车补益肝肾，填精补髓；寒水石以抑紫河车之温性；用木瓜舒筋活络，通利玄府；车前子利水清热除湿，使补而不滞。合之共奏滋阴补肾之功。

加减：若高度近视，眼底视网膜呈豹纹状改变者，加太子参 10g，麦冬 10g，以助益气生津之力；视物易疲劳者，加党参 10g，黄芪 10g，以增益气之力；口唇淡白者，加阿胶 10g[烊化兑服]，白芍 10g，以补益精血；眼前黑花及闪光者，加麦冬 10g，太子参 10g，当归 10g，川芎 5g，赤芍 10g，以滋阴益气补血；五心烦热，失眠盗汗，加知母 10g，黄柏 10g，地骨皮 10g，以降虚火；网膜瘢痕多者，加山楂 10g，鸡内金 10g，昆布 10g，以散结消积。

2. 针刺治疗　可采用梅花针或针灸手法。

主穴：睛明、承泣、风池、攒竹。配穴：肝肾亏虚者，配光明、养老、肝俞；心肾不交者，配肾俞、神门。穴位也可选百会、神庭、头维、合谷、太阳等。毫针针刺，每日 1 次，留针 30 分钟，留针期间行针 3～5 次（睛明穴除外）。

3. 温灸疗法　将中药配方桂枝、丹参、高良姜、藿香、小茴香、麝香、艾绒制成艾条，放至温灸治疗仪内点燃，将温灸治疗仪戴在头部，每日 2 次，每次 30 分钟。

4. 耳穴贴压　取穴眼、目1、目2、脑干、肝、脾、肾。双耳交替使用，耳部常规消毒，以王不留行籽贴于选穴处，自行按压 1 分钟，以温热为度，三日换 1 次。

5. 离子导入疗法　桂枝、白芍、丹参、高良姜、小茴香、麝香水煎，离子导入，每日 1 次，每次 30 分钟。

（三）西医治疗

1. 假性近视的治疗 假性近视切勿戴镜或手术，如戴眼镜会加重睫状肌的负担造成眼疲劳，增加了近视的发生；如果手术则会形成医源性屈光不正。假性近视具有治则消失、不治又可复发的特点，各种方法可能都有一定效果，但所有效果都不能持久。目前所用方法有：①药物局部治疗。试用睫状肌松弛剂类的眼药，如阿托品类药物，但这类药物均难免合并看近困难和畏光的副作用。②利用光学原理使用调节放松的仪器。③生理学治疗法。松弛调节或解除睫状肌紧张状态的方法，如远眺、雾视法；加强眼外肌与睫状肌的肌力，增强晶体弹性的方法，如眼球操、晶体保健操；也可用眼罩、眼袋等方法进行治疗。

2. 真性近视的治疗 一旦证实为真性近视，应积极配镜矫治，对于青少年配镜验光要在睫状肌麻痹下进行，验配框架眼镜要尽量保持舒适和双眼视觉功能，但对大于 3D 的屈光参差，大脑对双眼大小不同的图像融合困难，不要追求完全矫正，应以矫正主视眼为主。

佩戴角膜接触眼镜可以增加视野，又可使两眼屈光参差明显减少，使之维持双眼视觉功能。但一定要注意清洁卫生，按要求消毒保养和经常更换。对于儿童生理、心理发育关键期，还要考虑框架眼镜对其影响，可以考虑选用角膜塑形镜。极高度近视或有黄斑部病变的患者，借望远镜式眼镜常能读书或做近距离工作，这种眼镜的放大程度为 1.8 倍，因此可以增强 2%～3.5% 的远视力，看近最多可增强 5 倍。由于视野过小，所以在行路时不能使用。

目前临床主要开展的是准分子激光角膜屈光手术。高度近视并发玻璃体视网膜病变者进行对症治疗。

【病案举例】

张健验案（《张健眼科医案》）

谭某，男，11 岁，湖南省长沙市燕山小学，学生。于 2014 年 5 月 19 日初诊。

母亲代诉：双眼视力下降 1 月。

病史：患儿于 1 月前学校体检时发现视力差，伴面色少华，心悸神疲，烦躁易怒。

检查：远视力：右眼 0.6，左眼 0.6；近视力：右眼 1.5，左眼 1.5。双眼外观及眼底均未见异常。右眼加镜 –0.25DS 矫正远视力 1.0，左眼加镜 –0.50DS 矫正远视力 1.0。舌质淡红，苔薄白，脉弱。

诊断：近视眼（双眼）。

辨证：心阳不足证。

治法：益心定志。

方剂：开心散（《备急千金要方》）加减。

处方：蜜远志 5g，石菖蒲 6g，太子参 10g，茯苓 10g，黄芪 10g，益智仁 10g，酸枣仁 5g。6 剂（中药配方颗粒）。

服法：每日 2 次。

针刺：主穴取睛明、承泣、风池、攒竹。配穴取肾俞、神门。毫针针刺，每日 1 次，留针 30

分钟。

耳穴：耳穴贴压，取穴眼、目$_1$、目$_2$、脑干、肝、脾、肾。双耳交替使用，耳部常规消毒，以王不留行籽贴于选穴处，自行按压 1 分钟，以温热为度，3 日换 1 次。

医嘱：①做眼保健操；②注意用眼卫生，尽量少接触电子产品；③调情志，避免情绪激动；④注意饮食，营养搭配合理。

二诊（2014 年 5 月 25 日）：自觉视物较明，眼部检查基本同前，舌质淡红，苔薄白，脉弱。原方，6 剂。针刺同前及耳穴贴压如前。

三～十一诊（2014 年 5 月 31 日～7 月 17 日）：原方先后加山药 15g，白术 10g，以健脾益气；枸杞子 10g，菊花 5g，补肾明目。共服药 48 剂，针刺 42 次，一直贴耳豆。视力提高到右眼 1.2，左眼 1.0。嘱加强体育锻炼，注意用眼卫生，定期复查。

按语：《灵枢·大惑论》云："目者，心之使也。心者，神之舍也。"《审视瑶函》云："过虑多思，因乱真而伤神志。"。神志伤则目不能远视。患儿能近怯远，心悸气短，神疲体倦；舌淡苔白，脉细弱均为心阳不足之候。治宜补益心气，定志安神。开心散加减方中蜜远志、益智仁善宣泄通达，既能开心气而宁心安神，又能通肾气而强志不忘，为交通心肾、安定神志、益智强识之佳品；石菖蒲入心经，能开心窍、益心智、安心神、聪耳明目；太子参既能补气，又能补血；黄芪与太子参同用能增强其补气补血之效；酸枣仁、茯苓益心脾而宁心安神。配合针灸，耳穴贴压，眼保健操等治疗而显效。

【治疗心得】

本病重在预防，如优生优育，注意用眼卫生，锻炼身体，增强体质。轻度近视眼，可中医辨证论治、针刺、耳穴压豆等综合治疗。必要时验光配镜，或戴角膜接触镜、角膜塑形镜及手术治疗。高度近视眼主要是预防和治疗并发症。

【食疗方】

1. 枸杞子羹

组成：枸杞子 10g，陈皮 3g，桂圆肉 10 个，蜂蜜 1 匙。

功效：补肝肾，益精血，明目。

主治：近视眼，中医辨证属肝肾不足者。

方解：枸杞子补肝肾，益精血；陈皮健脾开胃，通过补益，使气血旺盛，以营养眼组织的功效。

制法：将枸杞子与陈皮放在用两层纱布做的袋内，然后与桂圆肉一起，放在锅中，加水适量煮沸 0.5 小时后，取桂圆肉及汤，并加蜂蜜即可。

用法：每日 1 次，当早餐。

2. 黄芪炖鸡肉

组成：鸡肉 100g，黄芪 30g，楮实子 30g，枸杞子 30g，精盐、佐料各适量。

功效：健脾益气，补肝明目。

主治：近视眼，中医辨证属脾虚气弱者。

方解：鸡肉健脾益气；黄芪补中益气；楮实子、枸杞子滋阴补肝明目。上述 4 种食材搭配在一起，具有健脾益气、补肝明目的作用。

制法：先将黄芪、楮实子、枸杞子用文火煎 2 次，后将药汁熬鸡肉煮烂加入精盐、佐料即可。

用法：可作中、晚餐菜肴。

【名医经验】

1. 庞赞襄经验（河北省人民医院中医眼科名中医）：认为近视眼因先天遗传或眼球异常所致，但后天形成的近视眼多因青少年时代，在光线不足处学习或工作，或阅读体位不正，或久读细字，或病后目力未复，用眼过度而成。主要是采用针刺治疗本病，取穴承泣、下睛明、攒竹、太阳、风池、手三里。手法：承泣、下睛明两穴刺五分至一寸五分；攒竹、太阳、风池三穴，刺三至五分。上述穴位可轮流应用，得气后留针半小时。手三里刺一寸五分，得气后用重刺激手法，不留针。对假性近视，可选用下睛明一穴，针一寸五分，用重刺激手法，不留针，随即检查视力，视力显著增加或恢复正常后，再刺上述其他穴位，留针半小时，以巩固疗效。高度近视眼或高度近视眼引起玻璃体混浊者，可内服熟地丸：熟地黄 15g，生地黄 15g，麦冬 15g，天冬 15g，山药 15g，茯苓 15g，枸杞子 15g，车前子 30g[包煎]，桔梗 12g，银柴胡 12g，石斛 15g，细辛 3g，五味子 12g，远志 12g，炒酸枣仁 15g，甘草 3g。共为细末，炼蜜为丸，每丸重 9g，每日 2 次，每次 1 丸，白开水送下。

2. 李传课经验（湖南中医药大学第一附属医院眼科名中医）：认为引起眼轴增长的因素是多方面的，如眼球发育异常、假性近视继续发展及高度近视的遗传因素等。临床凡气血不足，肝肾虚弱的患者，可加重本证的发展。真性近视均应验光配镜，以最低度数最好视力为原则。若系高度近视或病情继续进展者，可参照下述证型施治：①气血不足。主症：远视力不断下降，眼底退变，视久头昏眼花，面色欠华；舌淡苔薄，脉弱。治法：补益气血。主方：人参养荣汤加减。处方：熟地黄 12g，白芍 10g，当归 10g，川芎 6g，党参 12g，白术 10g，茯苓 10g，五味子 6g，蜜远志 6g，陈皮 6g，甘草 3g。食欲不振，加麦芽 10g，山楂 10g。②肝肾亏虚。主症：远视力不断下降，眼底退变，眼前黑花飞舞，头昏目眩，腰酸膝软，舌淡红无苔，脉细。治法：补益肝肾。主方：补肾磁石丸加减。处方：肉苁蓉 10g，菟丝子 10g，石决明 15g[先煎]，菊花 10g，磁石 12g[先煎]，熟地黄 15g，枸杞子 15g，丹参 15g。加减：兼气虚，加黄芪 15g。

【治疗进展】

目前近视眼仍是对人们生活影响面最大的几种问题之一，有关近视眼的流行病学、动物模型、发病机制及预防和治疗的研究仍将是眼科研究的重点、难点和突破点。随着计算机科学、材料科学及新的制造加工工艺的出现，对各种屈光不正的矫治方法趋于个体化，更安全，更舒适。目前近视眼的矫治仍须先经过标准检影验光确定近视度数，应用合适的凹透镜使光线发散，进入眼屈光系统聚焦在视网膜上，矫正可选用框架眼镜或角膜接触镜，也可在医师指导下，有条件地选择屈光手术。

【预防与调护】

1. 养成良好的用眼习惯，阅读和书写时保持端正的姿势，眼与书本应保持 30cm 左右的距离，不在走路、乘车或卧床情况下看书。

2. 学习和工作环境照明要适度，照明应无眩光或闪烁，黑板无反光，不在阳光照射或暗光下阅读或写字。

3. 定期检查视力，对近期远视力下降者应查明原因，积极治疗，对验光确诊的近视应戴合适的眼镜以保持良好的视力及正常调节与集合。

4. 加强体育锻炼，多做户外活动，注意均衡营养，增强体质。

第二节　远视

睫状肌处于非调节状态时，平行光线在视网膜后形成焦点的眼，称为远视眼。

本病在中医亦称"远视"（《目经大成》），又名"能远视不能近视"（《证治准绳》）、"能远怯近症"（《审视瑶函》）。

【病因病机】

西医认为引起远视的原因主要有：

（1）轴性远视：是远视眼中最常见，在初生时人的眼轴平均约为 17.3mm，处于 +2.50 ～ +4.00D 的远视状态，可以说婴儿的远视眼是生理性的。随着发育，眼轴也慢慢增长，1 ～ 3 岁为 +0.50D ～ +1.50D，在 5 岁还有 90％ 的孩子处于远视状态，6 岁则减少到 50％，但因度数较低，处于调节范围之内，一般不会感觉到。在眼的发育过程中，有些人由于遗传、环境等因素眼球停止发育，眼轴不能达到正常眼的长度，则形成轴性远视眼。一般眼轴较短的程度并不很大，很少超过 2mm，故临床所见的远视多在 +6D 以内，但也可见有高度数远视眼，有的甚至会高达 +24D。

（2）曲率性远视：是由于眼球屈光系统中屈光体的表面弯曲度较小所形成。多为先天性，如先天性扁平晶状体、先天性扁平角膜等；也有由角膜外伤引起。近年来，由于屈光性角膜手术的普及，因近视手术过矫引起的远视逐渐增多，应引起重视。

（3）屈光指数性远视：由于房水、晶状体的屈光指数减少，玻璃体的屈光指数增高引起，主要见于老年人及糖尿病患者，有的晶状体脱位也可导致远视。远视又可根据其程度分为轻度远视（+3.00D 以下）、中度远视（+3.00 ～ +6.00D）及高度远视（+6.00D 以上）。

中医认为病因病机在《审视瑶函·能远怯近症》中谓："盖阴精不足，阳光有余……故光华发见散乱，而不能收敛近视。"禀赋不足，阳不生阴，阴精不能收敛，目失濡养，以致目中神光不能敛视近，故见远视。

【临床表现】

由于远视眼的光学焦点在视网膜之后，因而在视网膜上所形成的像是模糊不清的，如远视度数尚在晶体调节范围内，为了看清物体，即使看远处也要利用调节力把视网膜后面的焦点移到视网膜上，故远视眼经常处在调节状态；如远视度数超出晶体调节范围，与近视不同，视网膜上将始终得不到清晰的图像。视力：轻度远视由于自身的调节，远近视力均好；中度远视，则远、近视力均不好。视力疲劳是远视眼最主要的症状，轻度远视一般无明显症状，中高度远视可见视物明显疲劳。患者用眼时间稍久则出现视物模糊、字迹串行、眼球酸胀，以及不同程度的头痛，严重者尚可引起恶心、呕吐等。眼位：中高度远视眼一般调节过强，相应的集合亦过强，易发生内隐斜或内斜视。其他：中高度远视眼眼轴较短，有的角膜小，前房浅，晶体改变不大，眼底改变明显，视盘较正常小，边缘不清，色稍红。

因为不同年龄段的屈光调节差异很大，所以表现也有不同。儿童期：高度远视常会出现斜视，其中以内斜为多见，易导致弱视，应重视；中度远视儿童容易因视近不适或不清而厌学，由于远视力较好，所以常被误诊；低度远视一般不会出现不适。青少年期：高度远视常被发现，中度远视眼因远视力尚可，多被忽略，由于要利用调节力量把视网膜后面的焦点移到视网膜上，易发生眼疲劳；低度远视容易因睫状肌持续收缩而痉挛，多形成假性近视，易被误诊。中老年期：中度远视多在30多岁被发现；低度远视常因40来岁即"提前老花"而被发现，老年常伴有其他眼部病变被忽略而误诊。

眼底检查典型的远视眼视网膜表现为特殊的光彩，称为视网膜闪光环；视盘形成一种特殊的表现，视盘为暗红色，在视盘的下方往往形成一种新月形的变化，边缘稍模糊和不规则，在模糊区的外面，有时被灰色晕围绕着，或被由边缘部向周围放射的条纹所包围，很像视盘炎，称为假性视盘炎。单眼发生高度远视眼时，同侧面部往往发育不好，成为两侧面部不对称。发育的不对称，在眼的本身也常可看到，这种远视眼大多合并散光。

【诊断】

睫状肌麻痹后，其远、近视力均降低。儿童期易发生斜视、弱视，中年人过早出现"老花眼"。

【鉴别诊断】

与老视鉴别，远视眼戴凸透镜可放松调节，增进远、近视力；而老视戴凸透镜，只能看近，不能看远。

【治疗】

（一）治疗原则

矫治屈光不正，消除疲劳，纠正眼位。中医辨证论治及针刺治疗，改善症状。

（二）中医治疗

1. 辨证论治

（1）肝肾不足证

症状：视远尚清，视近模糊，用眼后感眼疲劳；或兼见头晕耳鸣，腰膝酸软，口咽干燥；舌红少苔，脉细数。

分析：先天不足或肝肾俱亏，致使目中光华散漫不收；头晕耳鸣，腰膝酸软，口咽干燥及舌脉表现均为肝肾不足之候。

治法：补益肝肾。

方剂：杞菊地黄丸（《医级》）加减。

药物：枸杞子 10g，菊花 10g，熟地黄 10g，山茱萸 5g，牡丹皮 5g，山药 10g，茯苓 10g，泽泻 5g。

方解：方中枸杞子、熟地补肾益精明目；山茱萸益肾固精敛气；山药健脾益胃以资肾精之源；茯苓健脾渗湿以防水湿停滞；泽泻清泻肾火以抑熟地之滋腻；牡丹皮清肝泻火；菊花散肝经之热，平肝明目。

加减：眼胀明显者，为肝阳偏亢，加石决明 10g[先煎]，磁石 10g[先煎]，平肝潜阳；眼睑重坠不能久视者，为脾气不足，加党参 10g，黄芪 15g，补脾益气；眉骨疼痛者为血瘀，加川芎 5g，白芷 10g，以活血止痛。

2. 针刺治疗 取主穴百会、风池、颈三段，配合肝俞、肾俞、心俞、睛明、阳白、承泣、睛明、合谷、光明等，取主穴及配穴 3～4 个。

（三）西医治疗

镜片矫正一旦怀疑远视应及时进行检查，要散瞳验光，对幼儿及青少年尤为必要。7 岁以下的儿童，有轻度远视是生理现象，不需要配镜；但如果度数过高、视力低下或伴有斜视则应配镜矫正。成年人不适应者，应逐步予以矫正。手术治疗可行钬激光、准分子激光角膜屈光手术及晶体置换术。

【病案举例】

张健验案（《张健眼科医案》）

林某，男，10 岁，湖南省长沙市大同小学，学生。于 2013 年 7 月 25 日初诊。

父母代诉：从小远视，戴镜已 3 年。

病史：患儿 7 岁体检时发现双眼远视，以后每年寒暑假验光配镜，2010 年 8 月第一副双眼均 +3.00DS，最后一副为 2013 年 1 月验光双眼均 +2.50DS，矫正视力均为 0.8，视物易疲劳。

检查：远视力：右眼 0.5，左眼 0.5；近视力：右眼 1.0，左眼 1.0。右眼加镜 +2.00DS 矫正远视力 0.8，左眼加镜 +2.50DS 矫正远视力 0.8。双眼前房较浅，瞳孔大小对称，对光反应灵敏；眼底检查可见视盘较小，黄斑中心凹光反射可见。A 超：右眼轴 21.5mm，左眼轴 21.2mm。舌质淡，苔少，脉细数。

诊断：远视眼（双眼）。

辨证：肝肾不足证。

治法：补益肝肾。

方剂：地芝丸（《东垣试效方》）加减。

处方：天冬 5g，生地黄 10g，枳壳 5g，菊花 10g，枸杞子 10g，山药 10g。6 剂（中药配方颗粒）。

服法：每日 2 次。

针刺：主穴取百会、风池、颈三段，配穴肝俞、肾俞、心俞、脾俞、睛明、阳白、承泣、合谷、光明等。每日取主穴及配穴 4 个。毫针针刺，每日 1 次，留针 30 分钟。

医嘱：①注意用眼卫生，尽量少接触电子产品；②调情志，避免情绪激动；③注意饮食，营养搭配合理。

二诊（2013 年 8 月 1 日）：视物疲劳减轻。舌质淡，苔少，脉细数。原方。6 剂。针刺同前。

三～十一诊（2013 年 8 月 7 日～9 月 23 日）：视物较明，原方先后加党参 5g，黄芪 10g，以益气健脾；加山楂 10g，以健脾化食。共服药 48 剂，针刺 40 次。视物较明，视物疲劳感渐愈。检查远视力：右眼 0.8，左眼 0.6；近视力：右眼 1.2，左眼 1.2。右眼加镜 +1.00DS 矫正远视力 1.0，左眼加镜 +1.50DS 矫正远视力 0.8。改服远视复明丸，水蜜丸，1 次 6g，1 日 2 次。2014 年 1 月 28 日复查，远视力：右眼 1.2，左眼 1.0，而主动脱镜。

按语：《目经大成·远视》认为本病："阴不配阳，病于水者。""淫泣劳极，斫耗风力，则元神飞越，命门少火。"患者禀赋不足，肝肾俱亏，致使目中光华散漫不收，故出现远视；舌脉表现均为肝肾不足之候。地芝丸方中以生地黄、菊花补肾填精，益水之下源；天冬润肺滋阴，益水之上源；枸杞子滋补肝肾，益精明目；脾胃为生化之源，转输之枢，山药益肾健脾；枳壳理脾胃，调气机，以助体内阴精水液的生成和输布，枳壳味苦微寒，有别于其他健脾药之甘温和行气药之辛温，可防辛温耗伤阴津。诸药共奏健脾补肾、益精明目之效，久服，配合针刺，远视乃愈。

【治疗心得】

视力差或有视力疲劳症状者，应验光配镜，以最高度数最好视力为原则。如小儿有共同性内斜视，参照共同性内斜视治疗。如度数较轻，视力疲劳现象严重者，可按中医辨证论治及针刺治疗，改善症状。

【食疗方】

1. 枸杞子茶

组成：枸杞子 15g，杭菊花 10g，桑椹 10g，大枣 5 枚，蜂蜜 1 匙。

功效：补肝肾，抗疲劳。

主治：远视眼，中医辨证属肝肾不足者。

方解：枸杞子、杭菊花、桑椹补肝肾；大枣能增强眼睫状肌的力量；蜂蜜补中益气。上述 5 种食物搭配在一起，具有防治远视眼而引起的视疲劳、视物不清等功效。

制法：将枸杞子、杭菊花、大枣洗净后加水煎，煮沸至 200mL，取头汁，再加水煮，取二汁混合 400mL 分成两份，服用时加入蜂蜜即可。

用法：每日 1 次，当早餐。

2. 老鸭汤

组成：老鸭肉 100g，楮实子 20g，菟丝子 20g，茺蔚子 20g，枸杞子 20g。

功效：滋补肝肾，益气利水。

主治：远视眼，中医辨证属肝肾不足者。

方解：老鸭肉滋阴补血，益气利水；楮实子清肝明目；菟丝子补肾益精，养肝明目；茺蔚子活血祛瘀，凉肝明目；枸杞子补肝肾，益精血，明目。上述 5 种食材搭配在一起，具有滋补肝肾、益气利水的功效。

制法：楮实子、菟丝子、茺蔚子一同放入用两层纱布制成的袋内，与老鸭肉、枸杞子一起放入砂锅内煮，鸭肉烂后，去楮实子、菟丝子、茺蔚子袋，加入佐料即可。

用法：可作中、晚餐菜肴，每日 1 次。

【治疗进展】

远视眼用凸透镜矫正。轻度远视如无症状则不需矫正，如有视疲劳和内斜视，即使远视度数低也应戴镜。中度远视或中年以上远视者应戴镜矫正视力，消除视疲劳及防止内斜视的发生。远视亦可用角膜接触镜或手术治疗，但使用并不广泛。患者身体虚弱，视疲劳症状较重者，可按中医辨证论治或针刺治疗。

【预防与调护】

1. 注重均衡饮食，常闭目调护。

2. 久视近物后可眺望远目标以缓解调节。

第三节　散　光

眼球在不同子午线上，其屈光力不同，形成两条焦线和最小弥散圆的屈光状态，称为散光。

【病因病机】

西医认为引起散光的原因很多，比较常见的有：①曲率性散光：为角膜弯曲度发生异常变化引起。如屈光力最大的子午线与屈光力最小的子午线互相垂直，则引起规则散光，多为先天性，而且散光度数较大。如为角膜表面不规则，在视网膜上无法形成焦点，则形成不规则散光，如角膜外伤性瘢痕、圆锥角膜、角膜变性等。②偏心性散光：以前多见于晶体移位，如先天性晶状体偏斜、晶体半脱位等。近年来，由于屈光性角膜手术的增多，临床也可见到因屈光手术引起的散光。

散光的分类：散光可根据屈光情况分为不规则散光和规则散光。不规则散光是指各子午线的弯曲度不一致，用一般柱镜无法矫正；规则散光是指弯曲度最大的子午线与弯曲度最小的子午线正好垂直，用柱镜矫正能获得较好的视力。其中规则散光又可分为：①单纯近视散光：为一条主要子午线上的平行光线在视网膜上成像，和它垂直的另一条子午线上的平行光线在视网膜前聚焦成像。②单纯远视散光：为一条主要子午线上的平行光线在视网膜上成像，和它垂直的另一条子午线上的平行光线在视网膜后聚焦成像。③复性近视散光：两条互相垂直的主要子午线上，平行光线都是在视网膜前成像，但它们的屈光力不相等。④复性远视散光：两条互相垂直的主要子午线上，平行光线都是在视网膜后成像，但它们的屈光力不相等。

中医认为若肝气不和，气血不调者，可加重视疲劳症状。

【临床表现】

1. 视力看远看近都不清楚，似有重影。
2. 视疲劳、眼胀、头痛、流泪、恶心呕吐。
3. 眼底有时可见视盘呈垂直椭圆形，边缘模糊，不能很清晰地看清眼底。
4. 交叉柱镜确定散光。

【诊断要点】

根据上述症状、体征验光结果，可进行诊断。

【治疗】

（一）治疗原则

一般轻度而无症状者可不处理，目前以戴镜和准分子激光屈光手术为主。若正确验光配镜后仍然有眼疲劳症状者，可按肝气不和施治。

（二）中医治疗

1. 辨证论治

肝气不和证

症状：视久眼胀头昏，眉骨酸痛，性情急躁；舌质淡红，脉弦。

分析：肝气失调，性情急躁，肝失条达，肝气不和，肝开窍于目，故视久眼胀头昏，眉骨酸痛；脉弦为肝郁不舒之征。

治法：疏肝理气。

方剂：柴胡疏肝散（《景岳全书》）加减。

药物：陈皮5g，柴胡10g，川芎10g，香附10g，枳壳10g，白芍10g，甘草5g。

方解：方中以柴胡功善疏肝解郁，用以为君。香附理气疏肝而止痛，川芎活血行气以止痛，二药相伍，助柴胡以解肝经之郁滞，并增行气活血止痛之效，共为臣药。陈皮、枳壳理气行滞，白芍、甘草养血柔肝，缓急止痛，均为佐药。甘草调和诸药，为使药。诸药相合，共奏疏肝行气、活血止痛之功。

加减：眼睑喜垂闭，加党参10g，黄芪10g，以补中益气；恶心呕吐者，加竹茹10g，法半夏

10g，以降逆止呕。

2. 针刺治疗

主穴：百会、风池、颈三段、睛明、四白、太阳、睛明、合谷、光明、肝俞、肾俞、心俞、脾俞。以上采用快速针刺，平补平泻手法后出针，即施以点、按、揉、捏、拿、摩等6种手法，治疗10～15分钟。

（三）西医治疗

1. 框架眼镜　应是首选，尤其是儿童青少年的散光，配戴隐形眼镜的适应证尚不成熟。

2. 隐形眼镜　隐形眼镜矫正眼散光是指硬性角膜接触镜，近年来使用透气硬性角膜接触镜（RGP）矫正散光逐渐增多。

3. 手术治疗　采用激光角膜切削术以矫正散光。

【病案举例】

张健验案

王某，男，43岁，湖南省长沙市雅礼中学，教师。于2015年2月10日初诊。

主诉：眼胀头昏，眉骨酸痛2月。

病史：从小远视散光，性情急躁，近2月看书写字稍久，视物模糊，眼胀头昏，眉骨酸痛。

检查：远视力：右眼0.5，左眼0.5；近视力：右眼0.3，左眼0.4。右眼加镜+2.00DS∽+3.00DC×180°，矫正远视力0.8，左眼加镜+1.50DS∽+3.00DC×180°，矫正远视力0.8。眼压右眼16mmHg，左眼15mmHg。双眼瞳孔大小对称，对光反应灵敏；眼底检查可见视盘较小，黄斑中心凹光反射可见。A超：右眼轴22.5mm，左眼轴22.3mm。舌质淡，苔少，脉弦。

诊断：远视散光（双眼）。

辨证：肝气不和证。

治法：疏肝理气。

方剂：柴胡疏肝散（《景岳全书》）加减。

处方：陈皮5g，柴胡10g，川芎10g，香附10g，枳壳10g，白芍10g，甘草5g。水煎，每日1剂，分2次温服。

针刺治疗

主穴：百会、风池、颈三段、睛明、四白、太阳、睛明、合谷、光明、肝俞、肾俞、心俞、脾俞。以上采用快速针刺，平补平泻手法后出针，即施以点、按、揉、捏、拿、摩等6种手法，治疗10～15分钟。

二～六诊（2015年2月17日～3月18日）：先后加党参10g，黄芪10g，以补中益气；枸杞子10g，菊花10g，以养肝明目。共服药28剂，针刺20次，视物较明，眼胀头昏、眉骨酸痛等消除。

按语：肝气失调，性情急躁，肝失条达，肝气不和，肝开窍于目，故视久眼胀头昏，眉骨酸痛；脉弦为肝郁不舒之征。治法宜疏肝理气，柴胡疏肝散方中，以柴胡功善疏肝解郁，用以为君。香附理气疏肝而止痛，川芎活血行气以止痛，二药相伍，助柴胡以解肝经之郁滞，并增行气活血止痛之效，共为臣药。陈皮、枳壳理气行滞，白芍、甘草养血柔肝，缓急止痛，均为佐药。甘草调和诸药，为使药。诸药相合，共奏疏肝行气、活血止痛之功。配合针刺治疗，药针配合，不适症状消除。

【治疗心得】

一般轻度散光而无症状者无须特殊治疗，较重者戴镜和准分子激光屈光手术为主。伴眼疲劳症状者，可按中医辨证论治及针刺治疗。

【食疗方】

1. 黑豆牛奶

组成：黑豆粉1汤匙，核桃仁泥1汤匙，牛奶1杯，蜂蜜1汤匙。

功效：补肝肾，抗疲劳。

主治：散光眼，中医辨证属肝肾不足者。

方解：黑豆入肾经，具有滋肾补肾、补血明目之功能；核桃有健胃、补血、润肺、养神等功效。《神农本草经》将核桃列为久服轻身益气、延年益寿的上品；牛奶味甘，性平、微寒，入心、肺、胃经，具有补虚损、益肺胃、生津润肠之功效；蜂蜜补中益气。上述4种食物搭配在一起，具有补肝肾、抗疲劳功效。

制法：将黑豆粉、核桃仁泥放入牛奶中煮熟，待温后加入蜂蜜口服。

用法：每日服1次。

2. 枸杞子桑椹汤

组成：枸杞子10g，桑椹10g，山药10g，大枣10枚。

功效：补肝肾，抗疲劳。

主治：散光眼，中医辨证属肝肾不足者。

方解：枸杞子具有补肝肾、益精气、明目安神、延年益寿、坚筋骨之功效；桑椹具有补血滋阴、生津止渴、润肠燥等功效；山药是一味平补脾胃的药食两用之品；大枣健脾益胃。

制法：将上述4种食材洗净后加水煎，煮沸至200mL，取头汁，再加水煮，取二汁混合400mL，分成两份。

用法：每日早晚各服1次。

【名医经验】

秦大军经验（湖北省宜昌市中西医结合眼科研究室名中医）：认为本病为先天性，与近视远视并存，过去认为散光是不可逆的，但作者发现有些散光，尤其是青少年散光，服一段时间中药后，其散光度数有不同程度的减轻，其减轻幅度在0.5D～2.00D以内。作者所用药物：明目地黄丸合丹参片，按说明服。这两种药含多种微量元素（锌为多），并可改善血液循环，提高组织供氧量。可能是改善了角膜缘的血液循环从而改变了角膜曲率度。散光眼伴有眼疲劳时，服该药或眼疲劳方（当归20g，鸡血藤20g，丹参10g，红花10g，伸筋草10g，白芷10g，木香10g，山楂20g）均可。

【治疗进展】

散光一般可采用柱镜矫正，如不能适应全矫，可先予以较低度数矫正，再逐渐增加度数。不规则散光不能用柱镜矫正，可用硬性角膜接触镜矫正。现代激光角膜切削术对于角膜散光的治疗很理想，利用角膜地形图仪对角膜表面形状的检查，测算出矫治角膜散光需要切除的模拟托力克角膜形状，以达到完全散光治疗的目的。经矫正后仍有眼疲劳等症状者，可中医辨证论治和针刺治疗。

【预防与调护】

1.注意用眼卫生，久视近物后可眺望远目标或做眼保健操以缓解调节。

2.对于手术所致的角膜散光，首先应该是术中及时调整和控制，白内障手术的巩膜小切口已使术后散光大大缓解。

第四节　老　视

随着年龄的增长，眼的调节力逐渐衰弱，近视力减退，造成阅读与近距离工作困难的生理现象，称为老视，俗称老花。

本病在中医称"老人眼昏"（《东医宝鉴》）。

【病因病机】

西医认为40岁以上随年龄增加，晶状体核硬化，晶状体的可塑性及弹性逐渐减弱；睫状肌功能亦随年龄增长变弱而影响部分调节。老视的发生和发展与年龄直接相关，眼的调节幅度每年约减少0.25D～0.40D，到40岁左右时，其调节力不足3D后开始出现老视。

中医认为多因年老体衰，肝肾两亏，精血不足，血虚肝郁或脾虚气弱，目失所养，经络涩滞，调节失司所致。

【临床表现】

老视初发生时，常需将书报等目标移远或在强光下方能看清。如果勉强阅读或做近距离工作时，就会出现视疲劳症状，以后逐渐不能看清近物。

【诊断要点】

1.视远正常，视近不清。

2.戴凸透镜后，近视力能提高。

【治疗】

（一）治疗原则

提高近视力，消除视疲劳。

（二）中医治疗

1. 辨证论治

（1）肝肾两亏证

症状：眼易疲劳，不耐久视；久则视物模糊，头晕，双目干涩，腰膝酸软；舌淡苔少，脉细。

分析：劳瞻竭视，阴血暗耗，阴精不足，不能配阳，故目中光华虽可发越于外，但不能收敛视近；全身及舌脉表现均为肝肾两亏之候。

治法：滋养肝肾。

方剂：一贯煎（《柳州医话》）合四物补肝散（《审视瑶函》）加减。

药物：北沙参10g，麦冬10g，当归10g，生地黄20g，枸杞子10g，川楝子5g，熟地黄15g，香附10g，川芎5g，白芍15g，夏枯草10g，甘草5g。

方解：一贯煎方中重用生地黄滋阴养血，补益肝肾，为君药。北沙参、麦冬、当归身、枸杞子益阴养血而柔肝，配合君药以补肝体，育阴而涵阳，为臣药。佐以少量川楝子，一则疏肝理气止疝瘕痛；二能清虚热及气郁所化之火；三可防滋阴药腻滞碍胃。该药性虽苦寒，但与大量甘寒滋阴养血药配伍，则无苦燥伤阴之弊。诸药合用，使肝体得以濡养，肝气得以条畅，则胸脘胁痛等症可解。此肝气不舒之气郁，非情志不遂所引起，而是由于肝体不足致使肝用失调所致，故治病求本，重在滋阴。四物补肝散以熟地黄补血、当归养血为君；夏枯草入厥阴，补养血脉为臣；甘草益气补脾胃，白芍补脾和血为佐；川芎助清阳之气上升，香附理气血，故为使。

加减：兼头痛眼胀痛，头昏眼花，烦躁易怒，面红目赤者，为肝阳偏亢，加石决明15g[先煎]，钩藤10g[后下]，磁石10g[先煎]，牛膝10g，代赭石15g[先煎]等平肝潜阳之品；大便干结者，加番泻叶10g[后下]，郁李仁10g。

（2）血虚肝郁证

症状：眼易疲劳，不耐久视；视久则眼胀头晕，心烦多梦，乳房胀痛，月经不调或经期产后加重；舌尖红苔薄黄，脉弦。

分析：目得血而能视，血虚肝郁，精气不能上荣于目，故目中光华虽可发越于外，但不能收敛视近；全身及舌脉表现均为血虚肝郁之候。

治法：养肝解郁。

方剂：逍遥散（《太平惠民和剂局方》）加减。

药物：柴胡10g，白芍10g，当归10g，茯苓10g，白术10g，炙甘草6g，煨生姜3g，薄荷3g[后下]。

方解：方中以柴胡疏肝解郁，使肝气得以条达为君药。白芍酸苦微寒，养血敛阴，柔肝缓急；当归甘辛苦温，养血和血，且气香可理气，为血中之气药；归、芍与柴胡同用，补肝体而助肝用，使血和则肝和，血充则肝柔，共为臣药。木郁则土衰，肝病易于传脾，故以白术、茯苓、甘草健脾益气，非但实土以抑木，且使营血生化有源，共为佐药。用法中加薄荷少许，疏散郁遏之气，透达肝经郁热；煨生姜降逆和中，且能辛散达郁，共为佐药。柴胡为肝经引经药，又兼使药之用。

加减：肝郁重者，加枸杞子 10g，生地黄 15g，香附 10g，以增其养血和肝解郁之效；眼胀痛，视力下降，加牡丹皮 10g、菊花 10g、石决明 10g[先煎]，以清肝明目止痛。

（3）脾虚气弱证

症状：眼易疲劳，不耐久视，久则视物昏花或有重影或窜行，眼欲垂闭，神倦懒言，纳差便溏；舌淡苔薄白，脉弱。

分析：目靠气血滋养，患者因气血双亏，目失所养，故能远怯近，不耐久视；面色少华，舌质淡红，苔薄白，脉细弱均为气血不足之候。

治法：健脾益气，升阳和血。

方剂：助阳活血汤（《原机启微》）加减。

药物：黄芪 15g，当归 10g，防风 10g，炙甘草 10g，蔓荆子 10g，白芷 10g，升麻 5g，柴胡 10g。

方解：方中黄芪、炙甘草补脾益气；当归和血补血；防风、蔓荆子、白芷疗风升阳；柴胡、升麻升脾胃清阳。诸药合之，共奏补气升清之功。

加减：气虚下陷者，加党参 10g，葛根 15g，以增益气升阳之功；便溏加茯苓 10g，陈皮 5g，白术 10g；纳差，加白术 10g，神曲 10g。

2. 针刺治疗　常用穴位有睛明、攒竹、太阳、承泣、合谷、足三里、肝俞、肾俞、太冲等。每次选用眼周及远端穴位各 2 个进行针刺。

3. 晶体操　具体做法是：先向 5 米以外的目标物远眺半分钟，使眼肌松弛，晶状体变平；再向 30 厘米处的目标物近看半分钟，使眼肌紧张，晶状体增厚。看远、看近交替进行，每次 10 ～ 15 分钟，每日 3 ～ 4 次。这样就能使晶状体得到充分伸展，眼睛疲劳得到缓解，从而达到活跃和恢复眼睛的生理调节功能，改善视力的目的。需要注意的是，在远望时应避免阳光直射，以看绿树、绿草为最佳。

（三）西医治疗

1. 验光配镜一般 45 岁大约在 +1.00D，以后每 5 年可酌情增加 +0.50D。若以往有屈光不正，先确定屈光不正的性质、度数，然后再根据年龄加上老视度数（代数和）。

2. 手术治疗。目前角膜手术疗法疗效尚不确切，晶体置换术有多焦晶体植入（实质上是双焦点不可调节晶体）。手术技术与材料等尚处于不断发展成熟过程中。

【病案举例】

例 1　张健验案（《张健眼科医案》）

廖某，男，39 岁，湖南省政府机关办公室，公务员。于 2014 年 5 月 21 日初诊。

主诉：发现双眼近视力减退 1 年。

病史：去年 5 月开始自觉视远清楚，视近模糊，尤其是读书用电脑时间稍久，即眼疲劳；伴目眩头晕，容易健忘，腰膝酸软，口咽发干。

检查：远视力：右眼 1.2，左眼 1.5；近视力：右眼 0.4，左眼 0.5。右眼加镜＋1.50DS 矫正近视力 0.8，左眼加镜＋1.25DS 矫正近视力 0.8。双眼外观正常。哥德曼压平式眼压计测眼压：右眼 15mmHg，左眼 16mmHg。眼底可见双眼视盘稍小、杯／盘 ≤ 0.3。舌质红，苔少，脉细数。

诊断：老视（双眼）。

辨证：肝肾不足证。

治法：补益肝肾。

方剂：明目地黄丸（《审视瑶函》）加减。

处方：熟地黄 15g，生地黄 15g，山药 10g，泽泻 10g，山茱萸 5g，牡丹皮 10g，柴胡 10g，茯神 10g，当归 10g，五味子 5g。6 剂（中药配方颗粒）。

服法：每日 2 次。

医嘱：①晶体操（具体做法是：先向 5 米以外的目标物远眺半分钟，使眼肌松弛，晶状体变平；再向 30 厘米处的目标物近看半分钟，使眼肌紧张，晶状体增厚。看远、看近交替进行，每次 10 ～ 15 分钟，每日 3 ～ 4 次。这样就能使晶状体得到充分伸展，眼睛疲劳得到缓解，从而达到活跃和恢复眼睛的生理调节功能，改善视力的目的。需要注意的是，在远望时应避免阳光直射，以看绿树、绿草为最佳）。②节目力，少熬夜。

二诊（2014 年 5 月 27 日）：视近稍能持久，腰膝酸软减轻；舌质红，苔少，脉细数。原方 6 剂。

三～八诊（2014 年 6 月 2 日～7 月 2 日）：用上方，加枸杞子 10g，菊花 10g，以补肾养肝明目；纳差时，去熟地黄，加神曲 10g，炒山楂 10g，炒麦芽 10g，以健脾化食。服药 30 剂。视物疲劳，目眩头晕，健忘，腰膝酸软，口咽发干症状渐愈，加原镜近视力右眼 1.2，左眼 1.5。有时不戴眼镜，亦能阅读报纸杂志。嘱服杞菊地黄丸，水蜜丸，1 次 6g，每日 2 次，连服 2 月，以资巩固。

按语：患者劳瞻竭视，阴血暗耗，阴精不足，不能配阳，故目中光华虽可发越于外，但不能收敛视近；全身及舌脉表现均为肝肾不足之候。明目地黄丸加减方中以六味地黄丸填精滋阴补肾；加当归以养血活血；五味子益气生津，补肾宁心；茯神易茯苓以养神而生明照之精；柴胡升阳而致神明之气于精之目。

例 2　张健验案（《张健眼科医案》）

钟某，女，43 岁，湖南省人力资源和社会保障厅，公务员。于 2014 年 11 月 1 日初诊。

主诉：发现双眼近视力减退 1 年。

病史：去年 10 月开始自觉视远清楚，视近模糊，尤其是读书用电脑时不能久视，视久则眼胀头晕，心烦多梦，乳房胀痛，经期症状更明显。

检查：远视力：右眼 1.2，左眼 1.2；近视力：右眼 0.4，左眼 0.5。右眼加镜＋1.50DS 矫正近视力 0.8，左眼加镜＋1.50DS 矫正近视力 0.8。双眼外观正常。哥德曼压平式眼压计测眼压：右眼 16mmHg；左眼 14mmHg。眼底可见双眼视盘大小、色泽正常，杯／盘 ≤ 0.3。舌质淡红，苔薄黄，脉弦。

诊断：老视（双眼）。

辨证：血虚肝郁证。

治法：养肝解郁。

方剂：舒肝明目汤（《张怀安眼科临床经验集》）加减。

处方：柴胡 10g，当归 10g，白芍 10g，茯苓 10g，白术 10g，牡丹皮 10g，栀子 10g，桑椹 10g，女贞子 10g，决明子 10g，桑寄生 10g，首乌藤 10g，甘草 5g。6 剂（中药配方颗粒）。

服法：每日 2 次。

医嘱：①晶体操（具体操作见前案）。②节目力，少熬夜。

二诊（2014 年 11 月 7 日）：视近稍能持久，眼胀头晕减轻；舌质淡红，苔薄黄，脉弦。原方 6 剂。

三～十一诊（2014 年 11 月 13 日～12 月 31 日）：上方先后去栀子、桑椹，加枸杞子 10g，菊花 10g，以补肾养肝明目。服药 48 剂。眼胀头晕，心烦多梦，乳房胀痛等症状渐愈，加原镜近视力右眼 1.2，左眼 1.5。有时不戴眼镜，亦能阅读报纸杂志。嘱服逍遥丸，1 次 6g，每日 2 次，连服 2 月，以资巩固。

按语：目得血而能视，血虚肝郁，精气不能上荣于目，故目中光华虽可发越于外，但不能收敛视近；全身及舌脉表现均为血虚肝郁之候。舒肝明目汤加减方能调肝养血，久服肝气舒，精血充，则目得血而能视。

【治疗心得】

首先应进行视力检查和验光，矫正屈光不正；同时应了解被检查者的工作性质和阅读习惯，选择合适的阅读距离进行老视验光配镜。老视矫正应用凸透镜，可选择单光眼镜、双光眼镜或渐变焦点眼镜。伴视疲劳等症状者，按中医辨证论治可结合针灸、晶体操等。

【食疗方】

1. 两黑燕麦饼

组成：黑豆粉 50g，黑芝麻 50g，燕麦粉 50g。

功效：补肾明目，抗衰老。

主治：老视，中医辨证属肝肾不足者。

方解：黑豆、黑芝麻补肾明目，抗衰老，降脂；燕麦益脾胃。上述 3 种食物搭配在一起，具有补肝肾、抗疲劳功效。

制法：将上述 3 种食材做成蒸饼，蒸熟即可。

用法：当早餐，配牛奶，须长期服用。

2. 女贞子粥

组成：女贞子 30g，枸杞子 30g，粳米 200g，冰糖少许。

功效：滋阴养血，补肾明目。

主治：老视，中医辨证属气血不足者。

方解：女贞子滋阴养血，柔肝明目；枸杞子具有补肝肾、益精气、长肌肉、改善面色、明目安神、祛风治虚、延年益寿、坚筋骨之功效；粳米补中益气，健脾养胃，益精强志，和五脏，通血脉，聪耳明目，止烦，止渴，止泻；冰糖具有润肺、止咳、清痰和去火的作用，还能矫味。上述4种食材搭配在一起，具有滋阴养血、补肾明目等功效。

制法：先将女贞子和枸杞子加清水小火煮沸半小时，然后去渣留汁，再将粳米一起，加入上述药汁中煎煮成粥，加入冰糖少许即可。

用法：当早餐或晚餐服食。

【名医经验】

陈达夫经验（成都中医药大学附属医院眼科名中医）：认为本病无论能近怯远，或能远怯近，以及年老肝肾虚衰之视近困难，皆由肝肾不足，精血亏虚，目失濡养。疏泄失职，气机不利者。治法：补肾调肝。方剂：屈光不正方。药物：楮实子25g，菟丝子25g，茺蔚子18g，枸杞子15g，木瓜15g，生三七粉3g[吞服]，青皮15g，五味子6g，紫河车粉10g[冲服]，寒水石10g[打碎先煎]。

【治疗进展】

老视是一种进行性的与年龄相关的眼调节能力下降，目前仍多采用验光配镜矫正老视，可根据患者的需要，选择单光眼镜、双光眼镜或渐变焦点眼镜。近年来治疗老视的常用手术方式包括巩膜扩张术、多焦点人工晶状体植入术、LASIK老视矫正术、传导性角膜热成形术。

【预防与调护】

1.每日早起、中午、黄昏前，远眺1～2次，选最远的目标，目不转睛地看10分钟左右。

2.经常眨眼，每次15次左右，同时用双手轻揉双眼、滋润眼球，可增强眼肌功能，延缓衰老。

3.看书报和电视时，保持一定距离，时间不宜过长，防止眼疲劳。

4.可常饮用菊花枸杞子茶，具有明目养肝的功效。

第十七章　眼外肌病和弱视

眼外肌疾病是指眼外肌本身或其支配神经、神经中枢发生病变，使眼球运动发生障碍的一类眼病。眼外肌专司眼球运动，双眼 12 条眼外肌之间力量的平衡及密切合作是维持双眼运动协调并保持双眼单视的必要条件。双眼球协同运动是由大脑中枢所管制，如果中枢管制失调，眼外肌力量不平衡，两眼不能同时注视目标时，视轴呈分离状态，其中一眼注视目标，另一眼偏离目标称为斜视。由于一眼的偏斜，使外界物象不能落在双眼底的同一对应点上，当融合力不足时，就会发生复视。为克服这种视觉紊乱的干扰，大脑中枢抑制斜视眼的物象，日久该眼则形成弱视。此外，由于屈光不正、先天性白内障等，无法使视觉细胞获得充分刺激，视觉发育受到影响，也可形成弱视。西医学将斜视分为共同性斜视与非共同性斜视（即麻痹性斜视）两大类。

斜视在中医学统称为目偏视。其中通睛、风牵偏视分属于西医学之共同性内斜视与非共同性斜视范畴。

眼外肌在中医学称之为眼带，因脾主肌肉，故眼外肌与脾密切相关，脾胃互为表里，故眼外肌的疾病与脾胃均有一定的关系。脾气虚弱、中气不足或气血不足可使眼带转动无力；脾胃失调，聚湿生痰，风痰阻络或风邪侵袭经络使筋脉拘急均可致目珠转动失灵；头面部外伤、气血瘀阻或肝肾不足、目失濡养亦可导致目珠偏斜。因此，治疗眼外肌疾病多用健脾益气、除湿化痰、祛风散邪、活血化瘀、滋补肝肾等法。此外，临床常配合多种其他治疗方法。

第一节　共同性内斜视

共同性斜视，是指眼球向各方向运动不受限制，且用任何眼注视时，其偏斜程度（斜视角）相等。共同性内斜视可分为调节性与非调节性两类，前者临床常见，患者多有屈光不正，眼过度调节而引起过强的集合力所致；后者原因甚多，与眼外肌发育异常、集合力过强、分散力过弱、融合功能不良等有关。

共同性内斜视属于中医学"通睛"的范畴，又名"小儿通睛外障""双目通睛""眲目"等，多自幼发病。

【病因病机】

西医认为本病的形成，多为视觉形成的过程中患有眼病，如屈光不正、屈光参差、屈光间质混浊、眼底或视神经病变等，或中枢神经疾病，如脑炎、脑膜炎等，均可影响双眼视觉功能的建立和发展，从而出现眼位偏斜状态。

中医认为本病的病因多因先天禀赋不足，眼带发育不良且目偏斜与生俱来，或眼珠发育异常，致能远怯近，日久目珠偏斜；或婴幼儿期长期逼近视物或头部偏向一侧，视之过久致筋脉挛滞而致目偏视。

【临床表现】

眼球偏斜于内侧，斜视多自幼儿时期开始，发病初期一般是间歇性内斜视，后期变为恒常性内斜视，常伴有远视。眼球运动不受限，第一斜视角等于第二斜视角，即用健眼注视时斜眼的偏斜度，与用斜眼注视时健眼的偏斜度相等。

【辅助检查】

1.弧形视野计斜视角检查　第一斜视角等于第二斜视角。

2.同视机检查　可确定斜视度、视功能级别、融合力等。

3.三棱镜遮盖法　可确定斜视度。

【诊断要点】

1.斜视多自幼儿时期开始，伴有远视性屈光不正。

2.眼球运动不受限。眼球偏斜于内侧，第一斜视角等于第二斜视角。

3.无复视。

【鉴别诊断】

本病应与假性斜视、麻痹性斜视相鉴别。

假性斜视常见于内眦赘皮、鼻根宽阔、眼眶或瞳孔间距异常等，应用角膜映光法、交替遮盖等检查可行鉴别。

与麻痹性斜视鉴别见本章第二节。

【治疗】

（一）治疗原则

有屈光不正者应及时戴适度眼镜；经保守治疗眼位不能完全矫正者，待内斜度数完全稳定不变时，需手术治疗；有弱视者应配合弱视治疗。

（二）中医治疗

1. 辨证论治

（1）禀赋不足证

症状：目珠偏斜向内侧，与生俱来或幼年逐渐形成，或伴目珠发育不良，能远怯近，视物模糊；舌淡红，苔薄白，脉弱或缓。

分析：先天禀赋不足，肝肾亏虚，目窍经脉失养，故目珠偏斜，或有目珠发育不良；视物模糊，舌淡红，苔薄白，脉弱为肝肾不足之象。

治法：补益肝肾。

方剂：杞菊地黄丸（《医级》）加减。

药物：枸杞子 10g，菊花 6g，熟地黄 10g，山茱萸 6g，牡丹皮 6g，山药 10g，茯苓 10g，泽泻 6g。

方解：方中枸杞子、熟地黄补肾益精明目；山茱萸益肾固精敛气；山药健脾益胃以资肾精之源；茯苓健脾渗湿以防水湿停滞；泽泻清泻肾火以抑熟地黄之滋腻；牡丹皮清肝泻火；菊花散肝经之热，平肝明目。

加减：若体弱气虚者加党参 10g，黄芪 10g，以益气健脾；伴能远怯近者加褚实子 10g，肉苁蓉 10g，菟丝子 10g，以增滋补肝肾之功；纳差加神曲 10g，炒山楂 10g，炒麦芽 10g，健脾消食。

（2）经络挛滞证

症状：小儿长期仰卧，或长期逼近视物，或偏视灯光及亮处，眼珠逐渐向内偏斜；全身及舌脉无异常。

分析：长期非正常眼位视物，致筋脉挛滞不利，眼位不正，眼珠逐渐向内偏斜。

治法：祛风舒筋通络。

方剂：排风散（《审视瑶函》）加减。

药物：天麻 5g，桔梗 5g，防风 5g，乌梢蛇 3g，五味子 2g，细辛 2g，赤芍 5g，全蝎 2g。

方解：方中防风、细辛祛风通滞；天麻、全蝎、乌梢蛇活络通经解痉；赤芍行气活血通络；五味子缓急解痉；桔梗宣畅气机，引药上行。

加减：酌加天冬 3g，当归 5g，以滋阴养血通络；视力疲劳、眼胀痛加柴胡 5g，郁金 5g，疏肝解郁。

2. 针刺治疗

（1）针刺治疗：取睛明、瞳子髎、承泣、太阳、风池等眼局部穴位，右眼配左合谷、足三里，左眼配右合谷、足三里，每日 1 次，10 次为 1 个疗程。

（2）梅花针治疗。取眼周穴位、肝俞、肾俞、大椎、足三里等，隔日 1 次，15 次为一疗程。

（三）西医治疗

1. 矫正屈光不正，远视性屈光不正应尽早将远视全部矫正，尽量减少调节性集合，矫正眼位偏斜。半年或每年重新验光一次，根据屈光变化决定是否调换眼镜，需要时可以提前验光。

2. 有弱视者先治疗弱视。

3. 手术治疗。对于部分调节性内斜视戴镜 3～6 个月后眼位不能完全矫正，待内斜度数完全稳定不变时，非调节部分应手术矫正。其他类型依据治疗情况选择合适时机手术矫正。根据斜视的眼位，可行内、外直肌的后退或缩短手术治疗。

【病案举例】

例1　张健验案（《张健眼科医案》）

甘某，女，3岁，湖南省浏阳市永安镇永安中心幼儿园，幼儿。于2013年5月4日初诊。

父母代诉：家长发现幼儿右眼内斜3月。

病史：患儿家长于今年2月初发现幼儿右眼内斜，曾在外院散瞳验光配镜加遮盖，未见明显好转。伴食少纳呆，倦怠乏力，便溏。

检查：右眼球内斜约15°，映光法检查：光亮点落于右眼颞侧角膜缘，眼球各方向活动自如。舌质红，苔薄白，脉弱。

诊断：共同性内斜视（右眼）。

辨证：脾虚气弱证。

治法：健脾益气。

方剂：补中益气汤（《脾胃论》）加减。

处方：炙黄芪9g，太子参3g，炒白术5g，陈皮2g，当归3g，升麻2g，柴胡2g，炙甘草2g，防风3g，钩藤3g，山楂3g，鸡内金3g，山药5g。6剂。

服法：每日2次。

针刺：取瞳子髎、承泣、太阳、风池、左合谷、左足三里。每日1次。

医嘱：①继续戴镜，遮盖健眼，遮3日停1日。②忌食生冷油腻、不易消化食物。

二诊（2013年5月10日）：食纳转佳，大便已成形。舌质红，苔薄白，脉弱。原方已取效，再服6剂。继续针刺。

三～十一诊（2013年5月16日～7月3日）：原方先后去升麻、柴胡，加枸杞子3g，菊花2g，以补肾明目。共服药48剂，针刺40次，斜视渐愈，全身症状亦愈。改服补中益气口服液，1次5mL，1日2次，连服2月，以资巩固疗效。

按语：《审视瑶函·双目睛通症》认为本病病因："患非一端，有脆嫩之时，目病风热，攻损脑筋急缩者；有因惊风天吊，带转筋络，失于散治风热，遂致凝结经络而定者；有因小儿眠于牖下亮处，侧视既久，遂致筋脉滞定而偏者。"中医学认为眼外肌属肌肉组织，因脾主肌肉，脾与胃互为表里，故眼外肌病变多责之脾胃，脾胃虚弱，气血化生不足，可致眼带失养，眼球内斜；脾气虚弱，运化无力，水谷不化，故食少纳呆，便溏；气虚推动无力，则倦怠乏力；舌质红，苔薄白，脉弱，均为脾虚气弱之候。补中益气汤加减方中，重用黄芪为君。太子参补气，炙甘草补脾和中为臣。佐以白术补气健脾，助脾运化，以资气血生化之源；当归补养营血，使补之气有所依附。陈皮理气和胃，使诸药补而不滞，更用升麻、柴胡为佐使。加防风、钩藤以祛风；山楂、鸡内金、山药化食健脾。结合针刺、戴镜、遮盖法乃愈。

例2　张健验案（《张健眼科医案》）

卢某，女，5岁，湖南省长沙市诺贝尔幼儿园，幼儿。于2014年5月22日初诊。

父母代诉：家长发现幼儿左眼内斜 5 月。

病史：患儿家长于今年 1 月初发现幼儿左眼内斜，曾在外院散瞳验光配镜加遮盖，未见明显好转。伴食少纳呆，泛吐痰涎。

检查：左眼球内斜约 15°，映光法检查：光亮点落于左眼颞侧角膜缘，眼球各方向活动自如。舌质红，苔白腻，脉滑。

诊断：共同性内斜视（左眼）。

辨证：风痰阻络证。

治法：化痰通络。

方剂：加减正容汤（《张怀安眼科临床经验集》）加减。

处方：羌活 3g，防风 3g，荆芥 4g，法半夏 2g，制白附子 2g，胆南星 2g，秦艽 2g，僵蚕 2g，制全蝎 1g，木瓜 2g，茯神 2g，钩藤 2g，蝉蜕 2g，甘草 2g。6 剂（中药配方颗粒）。

服法：每日 2 次。

针刺：取瞳子髎、承泣、太阳、风池、合谷、足三里。每日 1 次。

医嘱：①继续戴镜，遮盖健眼，遮 3 日停 1 日。②忌食生冷油腻、不易消化食物。

二诊（2014 年 5 月 28 日）：食纳转佳，舌质红，苔薄白，脉滑。原方已取效。再服 6 剂。继续针刺。

三～十一诊（2014 年 6 月 3 日～7 月 21 日）：原方先后去制白附子、胆南星、全蝎，加黄芪 5g，太子参 2g，以健脾益气。共服药 48 剂，针刺 40 次。斜视渐愈，食少纳呆，泛吐涎痰症状亦愈。改服补中益气口服液，1 次 5mL，1 日 2 次，以资巩固疗效。

按语：患儿脾虚痰聚，复感风邪，风痰结聚，阻滞脉络，气血不行，致筋肉失养而迟缓不用，故出现眼球内斜；痰阻于胸，故食少纳呆，泛吐涎痰；舌质红，苔白腻，脉滑，均为风痰阻络之候。加减正容汤祛风涤痰，舒筋活络，结合针刺，使风痰去，经络舒，则眼球运动自如。

【治疗心得】

本病治疗的目的是提高视力，矫正眼位偏斜，建立和恢复双眼视功能，只有双眼视觉恢复无望时，才考虑美容效果，手术治疗。对于远视性屈光不正早期干预，散瞳验光，尽早将远视全部矫正，并坚持佩戴眼镜。中药治疗固本培元，尤其对于先天禀赋不足，能提高体质，应与戴镜同时进行。

【食疗方】

1. 丝瓜桃仁茶

组成：丝瓜络 15g，桃仁 5g，红花 2g。

功效：活血通络。

主治：共同性内斜视，中医辨证属经络挛滞者。

方解：丝瓜络系丝瓜老者，筋络贯串，房隔连属，故能通入脉络脏腑；桃仁、红花活血祛瘀。上述 3 种食物搭配在一起，具有活血通络功效。

制法：将原料浸泡洗净后，一同放进锅中水煎，去渣即可。

用法：当茶喝。

2. 滋肾健脾汤

组成：熟地黄 10g，枸杞子 10g，山药 15g。

功效：滋肾健脾，补肝明目。

主治：共同性内斜视，中医辨证属脾肾两虚者。

方解：熟地黄补血滋润，益精填髓；枸杞子补肾益精，养肝明目；山药补脾养胃，生津益肺，补肾涩精。上述 3 种食材搭配在一起，具有滋肾健脾、补肝明目等功效。

制法：先将以上 3 种食材用清水浸泡 30 分钟，然后水煎去渣即可。

用法：当茶服。

【名医经验】

张皆春经验（山东省中医眼科名医） 认为本病初起易治，日久难愈。其病因病机为小儿发育未全，气血未充，筋脉娇嫩，因跌扑损伤头额、面部经络受损而成，或天吊惊风筋脉挛缩而致或风痰阻塞经络而成；或婴儿靠窗而卧，侧视亮处，久而筋脉凝定，亦能致成本病。临床辨证治疗分为 2 个证型：①起病较急，兼有头痛，眩晕，呕恶，目珠转动失灵，视一为二者，治宜活血除风，祛痰镇惊。方剂：钩藤汤。药物：钩藤 12g[后下]，僵蚕 9g，防风 6g，天竺黄 1.5g，当归尾 9g，赤芍 9g。若系跌扑损伤所致，可加红花 4.5g，地龙 9g，以活血通络。若系惊吓而致，可加琥珀 1.5g，朱砂 1g[吞服]，以镇惊安神。若系惊风所致，可加青黛、羚羊角各 0.3g，以清肝息风解痉。风痰所致者，可加胆星 6g，以祛痰解痉。若患者气血亏虚，方中归尾、赤芍换成归身、酒白芍，加黄芪 12g，以补气养血。②起病缓慢，眼珠虽亦偏斜，但转动灵活，无视一为二和其他不适之感。治宜养血舒筋祛风。方剂：阿胶汤。药物：阿胶 3g[烊化兑服]，酒白芍 6g，当归 9g，防风 3g，僵蚕 6g。

【治疗进展】

尽管共同性内斜视的发病原因目前尚未完全明了，但现代科技进步的成果诸如眼球运动仪、眼电图、肌电图、功能性 MRI、正电子扫描成像（PET），为弄清部分斜视发病机制提供了契机。由于视神经是中枢神经的一部分，其生长发育存在一定的时效性，故发现本病应及时治疗。待成年后即便手术可以矫正斜视，但弱视已经形成，视功能则难以恢复。

【预防与调护】

1. 婴幼儿时期加强看护，仰卧时应避免让头经常侧视一侧光亮处，避免长时间视近物，以免久后形成斜视。

2. 发现斜视宜早期散瞳验光配镜。

3. 患儿应注意增加饮食营养，增强体质，认真坚持治疗。

第二节　麻痹性斜视

麻痹性斜视系由一条或数条眼外肌完全或不全麻痹所引起的眼位偏斜。分为先天性、后天性两类。先天性斜视多有代偿性头位，引起两侧面颊不对称，很少出现复视，临床上少见；后天性者多为一眼发病，起病突然，伴有复视、头晕、恶心呕吐及步态不稳等症状。

麻痹性斜视类似于中医学"风牵偏视"，又名"目偏视""坠睛""坠睛眼"。

【病因病机】

西医认为本病为先天性者由先天发育异常、产伤等引起；后天性者可由外伤、炎症、血管性疾病、肿瘤和代谢性疾病等导致神经肌肉麻痹引起。

中医认为本病多由气血不足，腠理不固，风邪乘虚侵入经络，使其眼目筋脉弛缓而致；或因脾胃失调，津液不布，聚湿生痰，复感风邪，风痰阻络，致眼带转动不灵；或热病伤阴，阴虚生风，风动夹痰上扰而致；因头面部外伤或肿瘤压迫，致使脉络受损、气滞血瘀而致。

【临床表现】

1. 猝然发病，复视，常伴有视物模糊、眩晕、呕恶、步态不稳等，遮盖一眼后，复视消失。
2. 眼球运动受限，向麻痹肌作用方向的对侧偏斜，越向麻痹肌作用方向转动，眼球的偏斜越明显，向相反方向运动，斜视度减少，甚至消失。如因动眼神经麻痹，并伴有上睑下垂、瞳孔散大。

【辅助检查】

1. 周边弧形视野计检查　第二斜视角大于第一斜视角，即麻痹眼注视时，健眼的偏斜度大。

2. 同视机检查　可确定斜视度数。

3. 影像学检查　X光眶片、颅脑 CT 或 MRI 检查，以排除眶骨折、颅脑出血及占位性病变。

【诊断要点】

1. 复视。
2. 眼球麻痹肌作用方向的对侧偏斜，出现不同程度的转动受限。
3. 第二斜视角大于第一斜视角。
4. 复像检查可确定麻痹的眼外肌。

【鉴别诊断】

主要与共同性斜视的鉴别：后者无代偿性头位，无复视，双眼运动不受限，通过眼外肌及复视检查可确诊。

【治疗】

（一）治疗原则

本病早期应针药并用，疗效更佳。若经 6 个月治疗而麻痹肌功能仍无恢复者，可考虑手术治疗；若有颅内、眶内病变者，应及早针对病因治疗。

（二）中医治疗

1. 辨证论治

（1）风邪中络证

症状：发病急骤，眼位偏斜，眼球活动受限，视一为二；起病时多有恶寒发热、头痛；舌苔薄白，脉浮。

分析：气血不足，卫外不固，风邪乘虚入中，邪滞经络，则气血运行不畅，筋肉失于濡养弛缓不用，则眼珠猝然偏斜，转动受限；风邪外袭则见恶寒发热，舌苔薄白，脉浮等表证。

治法：祛风散邪，活血通络。

方剂：小续命汤（《备急千金要方》）加减。

药物：麻黄 3g，防己 10g，人参 5g，桂心 5g，黄芩 10g，赤芍 10g，川芎 5g，杏仁 5g，附子 5g[先煎]，防风 10g，生姜 10g，甘草 3g。

方解：方中麻黄、防风、防己、杏仁、生姜辛温发散，祛风通络；人参、附子、桂心、甘草益气助阳，匡扶正气；川芎、赤芍调理气血，活血通络；黄芩兼制麻黄、附子等辛燥动火之弊，并防止风邪入里化热。

加减：面部麻木者，加僵蚕 5g，白附子 6g，以增强祛风通络；如系风热为患，则宜去桂心、附子、生姜，酌加生地黄 10g，生石膏 10g[打碎先煎]，连翘 10g。

（2）风痰阻络证

症状：眼症同前；兼见恶心呕吐，头晕目眩，胸闷纳差；舌苔白腻，脉濡缓或滑。

分析：脾虚失运，痰浊内生，痰饮上逆，故恶心呕吐，头晕目眩；复感风邪，风邪夹痰上壅，阻滞脉络，筋肉失养而弛缓不用，则眼珠偏斜，转动受限，视一为二；舌苔白腻，脉濡缓或滑为风痰之象。

治法：祛风化痰通络。

方剂：正容汤（《审视瑶函》）加减。

药物：羌活 10g，白附子 5g，防风 10g，秦艽 10g，胆南星 10g，僵蚕 5g，法半夏 10g，木瓜 10g，甘草 6g，茯神木 10g，生姜 3 片。

方解：方中白附子、胆南星、法半夏、僵蚕祛风化痰；羌活、防风、秦艽、茯神木、木瓜祛风除湿，舒筋通络；甘草益气和中。

加减：常加黄芪 10g，白术 10g，健脾祛湿；赤芍 10g，当归 10g，以活血通络；恶心呕吐甚者，可加竹茹 10g，以涤痰止呕；步态不稳加天麻 10g，钩藤 10g[后下]，以平肝息风。

（3）肝虚动风

症状：眼位突然偏斜，转动受限，视一为二；头晕耳鸣，失眠多梦，腰膝酸软，或头痛面赤，患者素有高血压；舌质红，苔黄，脉弦细或弦滑。

分析：肝肾阴虚，肝阳偏亢，阳亢动风，风阳煎灼津液成痰，风痰上壅，窜扰经络，眼位突然偏斜，转动受限，视一为二；阴虚阳亢，风阳上扰，头晕耳鸣，失眠多梦，或头痛面赤；肝肾阴虚，筋骨失养，见腰膝酸软；舌质红，苔黄，脉弦细或弦滑为阴虚阳亢，肝风夹痰之象。

治法：平肝息风，化痰通络。

方剂：天麻钩藤饮（《中医内科杂病证治新义》）加减

药物：天麻10g，钩藤12g[后下]，生石决明20g[先煎]，栀子10g，黄芩10g，川牛膝12g，杜仲10g，益母草10g，桑寄生10g，首乌藤10g，茯神15g。

方解：方中天麻、钩藤平肝息风，为君药。生石决明咸寒质重，功效平肝潜阳，并能除热明目，与君药合用，加强平肝息风之力；川牛膝引血下行，并能活血利水，共为臣药。杜仲、桑寄生补益肝肾以治其本；栀子、黄芩清肝降火，以折其亢阳；益母草合川牛膝活血利水，有利于平降肝阳；首乌藤、茯神宁心安神，均为佐药。诸药合用，共成平肝潜阳、息风通络、补益肝肾之剂。

加减：本方是重在平肝潜阳息风，宜加胆南星5g，僵蚕5g，白附子5g，以加强息风化痰通络的作用；潮热口干明显者，可加生地黄10g，麦冬10g，知母10g，以滋阴降火；头重脚轻者，加龟甲15g[先煎]，制何首乌10g，白芍10g，以滋阴潜阳。

（4）脉络瘀阻证

症状：常见于外伤、手术或中风后，眼位偏斜，眼球活动受限，视一为二；舌苔薄白，或舌有瘀点瘀斑，脉细涩。

分析：外伤、手术或中风后，脉络瘀滞，气血不行，筋肉失养而弛缓不用，则眼珠偏斜，转动受限，视一为二；舌有瘀点瘀斑，脉细涩为内有瘀血之象。

治法：活血行气，化瘀通络。

方剂：桃红四物汤（《医垒元戎》）加减。

药物：桃仁10g，红花5g，当归10g，熟地黄15g，川芎5g，白芍10g。

方解：方中以桃仁、红花为主药，活血化瘀；川芎活血行气、调畅气血，以助活血之功；熟地黄、当归滋阴补肝、养血调经；芍药养血和营，以增补血之力。

加减：病变早期可于方中加防风10g，荆芥10g，白附子5g，僵蚕5g，全蝎3g，以增祛风散邪之功；后期可于方中加党参10g，黄芪15g，以益气扶正。如为中风后亦可选用补阳还五汤加减。

2. 针刺疗法

主穴：常选睛明、承泣、攒竹、鱼腰、瞳子髎、阳白、丝竹空等。配穴：太冲、行间、风池、侠溪、肝俞、胆俞、肾俞、阳陵泉等。方法：用平补平泻手法，留针20分钟。每日1次，10日为1个疗程，疗程间休息3日。

3. 穴位敷贴治疗

复方牵正膏敷贴患侧太阳、下关、颊车穴，先太阳后下关再颊车，每次1穴，每穴间隔7～10日。适用于风痰阻络型。

4. 推拿法

患者仰卧位，医者坐于患者头侧，用双手拇指分别按揉百会、睛明、攒竹、鱼腰、太阳、瞳子髎、丝竹空、风池等穴。再用双手拇指指腹分抹眼眶周围，上述手法反复交替使用，每次治疗约20分钟。然后患者取坐位，医者在患者背部点揉肝俞、胆俞及对侧合谷、下肢光明穴5～10分钟。全套手法治疗时间30分钟，每日1次，10日为1个疗程。

（三）西医治疗

1.病因治疗 对病因明确者应首先进行病因治疗。

2.手术治疗 病因清楚，保守治疗病情稳定半年后仍有斜视者可考虑手术治疗。

3.支持疗法 未查出明显病因者可行神经营养治疗，配合用能量合剂、维生素B族及促进神经功能能恢复药。

【病案举例】

例1 张健验案（《张健眼科医案》）

陈某，男，48岁，湖南省永州市祁阳县浯溪镇畅安路，农民工。于2014年3月6日初诊。

主诉：突然感觉视物成双2日。

病史：患者于3月4日起床后突然发现视物成双，伴有恶寒发热，头痛。有糖尿病史2年，服格列齐特及配合饮食疗法能控制。

检查：视力右眼0.8，左眼0.6。左眼球内斜约25°，外展明显受限，眼球向外转动时，角膜缘距外眦约5mm。舌质淡红，苔薄白，脉浮。

诊断：麻痹性斜视（左眼）。

辨证：风邪中络证。

治法：疏风通络。

方剂：小续命汤（《备急千金要方》）加减。

处方：炙麻黄5g，防己10g，党参10g，桂枝5g，黄芩10g，白芍10g，甘草5g，川芎5g，苦杏仁10g，防风10g，羌活10g，制附子6g[先煎]，生姜10g。7剂。

服法：水煎，每日1剂，分2次温服。

医嘱：①遮盖患眼，消除复视。②饮食宜清淡，忌肥甘油腻之品。③平时应注意保持心情愉快，避免紧张及烦躁暴怒。

二诊（2014年3月13）：恶寒发热，头痛消失。视力右眼0.8，左眼0.6；左眼球内斜约25°，外展明显受限，眼球向外转动时，角膜缘距外眦约4mm。舌质淡红，苔薄白，脉浮。原方已取效。再服7剂。

三诊～七诊（2014年3月20日～4月17日）：原方先后去桂枝、附子、生姜，加丝瓜络10g，路路通10g，以增祛风活络之力；加黄芪15g，以益气健脾。共服药28剂。斜视渐愈，视物成双逐渐消失。视力右眼0.8，左眼0.8；双眼外观正常；双眼球活动自如。

按语：《证治准绳·杂病·七窍门》谓："目珠不正，人虽要转而目不能转，乃风热攻脑，筋络被其牵缩紧急，吊偏珠子，是以不能运转。"患者气血不足，腠理不固，风邪乘虚入侵经络，目中筋脉弛缓而发病，眼球转动失灵，则视物成双；恶寒发热，头痛为风寒所致；舌质淡红，苔薄白，脉浮，为风邪中络之候。治宜疏风通络。小续命汤加减方中麻黄、桂枝、杏仁、防风、生姜辛温发散，启闭塞，开腠理，导风外泄；附子、川芎温阳散寒，擅走窜，通经络，舒展十二经脉；白芍酸收和营，既可防辛散开泄过盛，又可与桂枝调和营卫，营卫调，腠理密，以御外侵；《名医别录》认为，防己能主中风，疗手足挛急，能开腠理，利九窍；黄芩味苦性寒，可监制麻桂芎附之温燥；党参健脾益气，扶正以祛邪；甘草调和诸药，加羌活解表散寒，祛风活络。

例2 庞荣验案

李某，男，52岁，教师，于2019年4月7日初诊。

主诉：双眼视物体为双，左眼球转动失灵2个月。

病史：2个月前双眼视物体为双，左眼球转动失灵，经人介绍来我院就诊。

检查：视力右眼1.0，左眼0.6，左眼球向外展时明显受限，外转时眼痛，复像检查左眼外直肌麻痹；舌苔薄白，脉稍数无力。

诊断：左眼外直肌麻痹（左眼目偏视）。

辨证：脾虚风盛证。

治法：健脾益气，散风疏络。

方剂：培土健肌汤（《中医眼科临床实践》）。

处方：党参10g，白术10g，茯苓10g，当归10g，黄芪10g，钩藤10g，全蝎10g，山药10g，白芍10g，羌活10g，银柴胡5g，升麻5g，陈皮5g，甘草5g。

服法：水煎，每日1剂，分2次温服。

针刺：取太阳、上星、百会、丝竹空、攒竹、承泣。每日1次，平补平泻，留针30分钟。

医嘱：忌食肥甘厚腻及辛辣炙煿之品。

二诊：服药20剂，检查复像距离明显缩小，眼球转动时，头痛已止，前方继服。

三诊（2019年5月8日）：查视力右眼1.2，左眼0.8，左眼球外展时受限明显好转。

四诊（2019年5月28日）：视物时已无复视，复像检查正常，嘱其继服6剂善后。

按语：方中党参、山药、黄芪、白术、茯苓等健脾益气，培土健肌；当归、白芍养血活血，为"血行风自灭"之义。羌活在河间学说中与升麻、柴胡同伍，为"升举阳气之要药"；钩藤、全蝎有息风疏络之功；陈皮、甘草为使，共奏健脾益气、散风疏络之效，方药对症，故见其效。

例3 庞荣验案

刘某，女，80岁，干部，于2019年9月9日初诊。

主诉：10日前曾因感冒头痛后，发现双眼视物体成像为双。

检查：视力右眼0.3，左眼0.6，右眼球向外展转动时受限，每次转动时眼部疼痛，前额部痛。复像检查确诊为右眼外直肌麻痹。CT扫描报告头颅未见异常。舌苔薄白，脉浮数。

诊断：右眼外直肌麻痹（右眼神珠将反）。

辨证：风邪侵络证。

治法：健脾散风。

方剂：羌活胜风汤加减（《中医眼科临床实践》）。

处方：银柴胡12g，黄芩10g，白术10g，枳壳10g，羌活15g，防风15g，前胡15g，薄荷15g[后下]，全蝎15g，桔梗15g，钩藤15g[后下]，甘草3g。

服法：水煎，每日1剂，分2次温服。

针刺：取太阳、上星、百会、丝竹空、攒竹、承泣。每日1次，平补平泻，留针30分钟。

医嘱：忌食肥甘厚腻及辛辣炙煿之品。

二诊（2019年9月19日）：检查，右眼视力0.5，左眼0.8，右眼外展受限好转，前方加荆芥12g，陈皮10g。

三诊（2019年10月12日）：双眼视物清晰，复视完全消失。

按语：此例为外感风邪所致，风邪中络客于眼肌，以致眼肌麻痹，视物成双，造成本病。由此见症，多拟散风祛邪之品，辅用健脾之药，故在大队散风药中，多用羌活、防风、前胡、薄荷、全蝎、桔梗、钩藤以祛散风邪，使风邪无立足之地；用银柴胡、黄芩清解郁热内邪；白术、枳壳、甘草以健脾散风。诸品合用，风邪祛散，脉络通畅，故病得治。另外，全蝎多用于急感风邪，或风邪较重者。临床常多加当归、白芍等养血活血之品，以达血行风自灭之效。

例4　庞荣验案

高某，男，54岁，农民，于2019年10月13日初诊。

主诉：双眼视物成双，右眼外转失灵伴头晕1个月。

病史：患者1个月前双眼视物成双，右眼外转失灵伴头晕，经人介绍来我院就诊。

检查：视力右眼0.5，左眼0.7，右眼球向颞侧运动受限。复像检查为右眼外直肌麻痹。素患高血压；舌质淡红，苔薄白有齿痕，脉弦细。

诊断：右眼外直肌麻痹（右眼目偏视）。

辨证：肾阴不足，肝阳上亢证。

治法：育阴潜阳，散风疏络。

方剂：育阴潜阳熄风汤（《中医眼科临床实践》）。

处方：生地黄12g，石决明12g[先煎]，白芍12g，麦冬15g，知母15g，黄柏15g，龙骨15g[先煎]，牡蛎15g[先煎]，牛膝15g，钩藤10g[后下]，全蝎10g，菊花10g，黄芩10g，防风10g，枳壳6g，甘草3g。

服法：水煎，每日1剂，分2次温服。

针刺：取太阳、上星、百会、丝竹空、攒竹、承泣。每日1次，平补平泻，留针30分钟。

医嘱：忌食肥甘厚腻及辛辣炙煿之品。

二诊：前方服药20剂，右眼球向各个方向活动正常，复视完全消失。继服10剂以巩固疗效。

按语：本例为肾阴不足，津液短少，阴虚亏损，肝阳易于上亢，风邪外侵，内有郁热，脉络失畅，以致眼肌麻痹。故以育阴潜阳熄风汤治疗，方中以生地黄、石决明、麦冬大养肝阴，滋水涵木，知母、黄柏退虚热以清相火，龙骨、牡蛎、牛膝育阴而潜阳，加入散风疏络、清热解郁之品，用钩藤、全蝎、菊花、黄芩、防风诸类，组方严谨，故收其效。

【治疗心得】

本病主要是针对病因治疗。早期中医辨证论治，配合针灸、理疗、推拿治疗，可达到理想的治疗效果。经过6～8个月，甚至1年的保守治疗无效者，可行手术治疗。

【食疗方】

1. 石菖蒲猪肾粥

组成：石菖蒲 30g，猪肾 1 枚，葱白 30g，粳米 60g。

功效：健脾补肾，开窍明目。

主治：麻痹性斜视，中医辨证属脾肾不足者。

方解：石菖蒲开窍，豁痰，理气，活血，散风，祛湿；猪肾补肾疗虚、生津止渴；葱白通阳，发表，解毒，杀虫；粳米有补中益气、健脾养胃、益精强志、和五脏、通血脉、聪耳明目、止烦、止渴、止泻的功效。上述 4 种食物搭配在一起，具有活血通络功效。

制法：先煎石菖蒲取汁去渣，再入其余 3 味煮粥。

服法：当早餐服食。

2. 蚕蝎生地茶

组成：生地黄 25g，赤芍 10g，当归 10g，川芎 3g，防风 5g，柴胡 5g，炙僵蚕 10g，白附子 5g，全蝎 3g。

功效：活血通络。

主治：麻痹性斜视，中医辨证属脉络瘀阻者。

方解：以生四物汤（生地黄、赤芍、当归、川芎）活血化瘀；防风、柴胡祛风清热；僵蚕、白附子、全蝎化瘀通络。上述 9 种食物搭配在一起，具有活血通络功效。

制法：先把上药用清水浸泡 30 分钟，然后煎煮 25 ～ 30 分钟，每剂药煎 2 次，将 2 次药液混合。

用法：每日 1 剂，分 2 次温服。

【名医经验】

1. 庞赞襄经验（河北省人民医院中医眼科名医）：认为本病主要为眼肌麻痹，脾主肌肉，故其治疗方法当以补益中气、养血疏络为主。方剂：培土健肌汤。药物：党参 9g，白术 9g，茯苓 9g，当归 9g，炙黄芪 9g，银柴胡 3g，升麻 3g，陈皮 3g，钩藤 9g[后下]，全蝎 9g，甘草 3g。如有头痛，颈项拘紧，或眼球仅能直视，而不能转动，脉浮数，属风邪较重，脉络受阻，治宜健脾散风、疏通脉络。方剂：羌活胜风汤加减。药物：羌活 9g，银柴胡 9g，黄芩 9g，白术 9g，枳壳 9g，防风 9g，前胡 9g，薄荷 9g[后下]，全蝎 9g，桔梗 9g，钩藤 9g[后下]，甘草 8g。加减：大便燥，加番泻叶 9g[后下]；多口渴烦躁，加石膏 15g[打碎先煎]，天花粉 12g，麦冬 12g；如患者素有高血压病，头晕目眩，脉弦数有力，属肾阴不足，肝阳上亢，治宜育阴潜阳，平肝息风。方剂：育阴潜阳息风汤。药物：生地黄 15g，白芍 12g，枸杞子 12g，麦冬 9g，天冬 9g，盐知母 9g，盐黄柏 9g，生石决明 15g[先煎]，生龙骨 9g[先煎]，生牡蛎 9g[先煎]，怀牛膝 9g，钩藤 9g[后下]，全蝎 9g，菊花 9g，黄芩 9g。加减：大便燥，加番泻叶 9g[后下]；胸闷心悸脉结，去生石决明、生龙骨、生牡蛎，加苏子 9g，党参 9g，远志 9g，炒枣仁 9g。针刺疗法：取穴透眉（即丝竹空穴透攒竹穴）、下睛明、承泣、球后、太阳、风池。手法：太阳、风池两穴针三至五分，其他穴可针一寸五分。如内斜可选透眉、球后、太阳、风池；外斜可选透眉、下睛明、太阳、风池四穴；上斜选透眉、承泣、太阳、风池四穴；下斜选透眉、太阳、风池三穴。针刺得气后，留针半小时，隔日针1次。

2.陆绵绵经验（江苏省中医院名中医）：认为本病辨证时，除着重于全身症候外，对发病因素应加以参考。临床分六型辨证施治。①外感风热，筋脉不舒证：患者有一过性感冒病史，突然斜视已两天，复视与头晕在遮盖一眼后消失，但仍感头痛，口干咽燥，苔薄黄。治法：祛风清热，舒筋通络。药物：蝉蜕5g，防风5g，菊花3g，桑叶3g，木瓜10g，当归10g，大青叶10g，黄芩10g，鸡血藤10g，伸筋草10g，地龙10g。舌苔薄黄带腻者，可加薏苡仁30g。②气血不足，风邪中络证：患者为老年人，有感冒史，且兼有头昏，乏力，气短，懒言，食少，舌质偏淡，舌苔薄白，治法：双补气血，祛风舒筋通络。药物：黄芪10g，当归10g，白芍10g，地龙10g，生地黄10g，熟地黄10g，川芎5g，防风5g，蝉蜕5g，菊花5g，细辛2g。夜寐不安者，则可加远志10g，酸枣仁10g。③肝肾不足证：兼腰膝酸软，头昏，耳鸣，舌光少苔。治法：平补肝肾，祛风舒筋通络。药物：桑寄生10g，菟丝子10g，枸杞子10g，牛膝10g，防风10g，熟地黄10g，川芎10g，当归10g，泽泻10g，钩藤10g^[后下]，刺蒺藜10g，地龙10g。重症者，加羚羊角0.3g。④痰火化风，风痰阻络证：突然发生复视，且兼有头胀痛，口干不欲饮，舌红，苔黄腻者。治法：清火化痰，祛风通络。药物：胆南星10g，僵蚕10g，地龙10g，生地黄10g，夏枯草10g，龙胆10g，全蝎3g，竹茹5g，防风5g。头晕、失眠者，可加天麻10g，钩藤10g^[后下]。⑤气血瘀滞证：症属外伤所致。治法：祛瘀通络。药物：生地黄10g，当归10g，赤芍10g，五灵脂10g，蒲黄10g^[包煎]，川芎5g，防风5g。或去五灵脂、蒲黄，加桃仁、红花。⑥脾虚气弱证：属重症肌无力所致者，且兼有上睑下垂，四肢倦怠，食少，便软；舌淡质嫩，苔白。治法：补中益气。药物：黄芪10g，当归10g，鸡血藤10g，党参10g，陈皮10g，柴胡5g，防风5g，蝉蜕5g，升麻3g。

3.张皆春经验（山东省中医院眼科名医）：认为本病病因病机多因脾胃不足，络脉空虚，风邪乘虚而入或脾虚湿痰偏盛，风邪夹湿痰阻于络脉而成。临床分两型论治：①脾胃不足，风邪袭及经脉，而致口眼㖞斜者，治宜补养气血、疏通经脉、除风散邪。方剂：加味牵正散。药物：黄芪15g，熟地黄9g，当归9g，僵蚕9g，全蝎4.5g，防风6g，川芎1.5g，甘草3g，白附子6g。湿痰偏盛者，可加胆南星6g，除风祛痰，加白术6g，健脾除湿。②若兼肝风内动，口眼㖞斜，半身不遂，脉弦而无力者，治宜补气和营，活血通脉以祛风。方剂：补阳还五汤。药物：黄芪120g，当归尾6g，赤芍4.5g，地龙（去土）、川芎、桃仁、红花各3g。配合针刺治疗，可刺地仓、颊车、鱼腰、攒竹、承泣、瞳子髎、太阳、合谷。针刺时采用透穴法，疗效更好，如地仓透颊车，鱼腰透攒竹，承泣透迎香，瞳子髎透太阳。每次选用3～5穴，采用透穴法，每次选用2～3穴即可，但一定注意要针刺患侧，远端取穴可根据具体情况选择。

【治疗进展】

对于先天性麻痹性斜视手术治疗是动眼神经麻痹的主要手段，但往往手术效果欠佳，手术只能矫正眼位，但不能恢复眼球运协功能。由于上直肌麻痹，Bell现象消失或不健全，因此上睑下垂矫正术应慎重考虑。对于后天性麻痹性斜视病因明确者应首先进行病因治疗，未查出明显病因者行神经营养和中医治疗。为矫正大度数外斜常需外直肌超常后徙联合内直肌截腱术。由于动眼神经累及眼外肌多手术效果较差，上转运动严重限制时上睑下垂矫正手术应慎重。

【预防与调护】

1. 遮盖麻痹眼，以消除复视。

2. 本病忌食肥甘厚腻，以免渍湿生痰加重病情。

3. 慎起居，避风寒，以避免或减少本病的发生，或减轻症状。

第三节　弱视

弱视是一种单眼或双眼（双眼较少）最佳矫正视力低于正常，而未能发现与该视力减退相对应的眼球器质性改变。弱视为视觉发育相关性疾病，是由于生后早期（视觉发育关键期）斜视，屈光参差或高度双眼屈光不正，形觉剥夺等使视觉细胞的有效刺激不足引起的。弱视主要是中心视力缺陷，周边视力可以正常。弱视眼的最佳矫正视力减退经适当的治疗是可逆的，这是弱视的另一特点。一般分为斜视性弱视、屈光参差性弱视、屈光不正性弱视、形觉剥夺性弱视及其他类型弱视等五大类。我国弱视发病率为 2%～4%，儿童早期筛查可以预防弱视，对已经产生弱视者应早期发现，早期干预，早期恢复。

中医对本病的论述散见于"小儿通睛""能远怯近""胎患内障"等眼病中。

【病因病机】

西医认为造成弱视的原因主要有以下几种：①斜视性弱视：为单眼弱视。发生在单眼性斜视，双眼交替性斜视不形成斜视性弱视。由于眼位偏斜后，引起复视及视觉紊乱，使病人感到不适，大脑皮质中枢主动抑制由斜视眼传入的视觉冲动，斜视眼的黄斑中心凹接受的不同物像（混淆视）长期受到抑制而形成弱视。②屈光参差性弱视：两眼之间存在屈光参差（正球镜相差 ≥ 1.5D，柱镜相差 ≥ 1D），屈光度较高的一眼可以形成弱视。两眼屈光参差较大，只是双眼视网膜成像大小不等，融合困难，视皮质中枢抑制屈光度较高的一眼，日久便形成单眼弱视。中低度数的近视性屈光参差一般不形成弱视，差别 > –6D 屈光度较高的眼有形成弱视的危险。③屈光不正性弱视：为双眼性弱视。发生在双眼高度屈光不正（主要指远视性屈光不正或高度散光）未及时矫正者，主要由于两眼物像模糊引起形觉剥夺。双眼中低度近视不形成弱视。超过 –10D 的近视有形成双眼弱视的危险。④形觉剥夺性弱视：在视觉关键期内由于屈光间质混浊（角膜白斑或白内障），完全性上睑下垂，造成该眼视力下降，单眼形觉剥夺更易形成弱视。形觉剥夺性弱视一般为单眼性弱视。引起形觉剥夺性弱视的原因，既有单眼形觉剥夺因素，又有双眼异常相互作用因素。

中医认为本病主要由于先天禀赋不足，目中真精亏少，神光发越无力；或小儿喂养不当，日久则脾胃虚弱，气血生化乏源，致目失濡养，视物不明。

【临床表现】

1. 视物模糊，因患儿年幼而不能自述，多因目偏视或需近距离视物而为细心的家长所发现。

2. 最佳矫正视力低于正常。或伴有目偏视；视力检查中对单个字体的辨认能力比对同样大小排列成行字体的辨认能力高（拥挤现象），立体视功能障碍。

【辅助检查】

1. 视觉电生理检查 图形视觉诱发电位（P–VEP）P_{100}波潜伏期延长及振幅降低。

2. 同视机检查 用于双眼视觉功能检查。

【诊断要点】

1. 最佳矫正视力 ≤ 0.8。

2. 常规检查无器质性病变。

3. 弱视的程度

（1）轻度弱视：最佳矫正视力 0.6 ～ 0.8。

（2）中度弱视：最佳矫正视力 0.2 ～ 0.5。

（3）重度弱视：最佳矫正视力 ≤ 0.1。

【治疗】

（一）治疗原则

应该综合治疗，首先是消除病因，如斜视及屈光不正的矫治，治疗先天性白内障、上睑下垂等，另一方面是黄斑固视和融合功能的训练，提高视力，以达到恢复双眼视功能。

（二）中医治疗

1. 辨证论治

（1）肾精不足证

症状：弱视，视物不清；素体虚弱，可伴有记忆力差，头昏，夜尿频多或遗尿；舌质淡，脉细弱。

分析：肾精不足，目窍失养，神光衰微，则弱视，视物不清；肾精不足，不能上濡脑窍，故记忆力差，头昏，夜尿频多或遗尿；舌质淡，脉细弱为肾精亏虚所致。

治法：补益肾精。

方剂：加减驻景丸（《银海精微》）加减。

药物：枸杞子 5g，五味子 3g，车前子 5g^{［包煎］}，楮实子 5g，菟丝子 5g，川椒 2g，熟地黄 10g，当归 5g。

方解：熟地黄、枸杞子、菟丝子、楮实子滋补肝肾；川椒温肾补阳；当归和气血而益肝脾；车前子清肝明目利水，使补而不滞；五味子敛耗散而助金水，收敛神光。

加减：兼气不足者，加党参 5g，以健脾益气；伴纳差、消化不良者，加陈皮 3g，麦芽 5g，健脾消食。

②脾胃虚弱证

症状：弱视，视物模糊；伴小儿偏食，纳谷不香，面色萎黄无华，消瘦，神疲乏力，食后脘腹胀满，便溏；舌质淡，苔薄白，脉缓弱。

分析：脾胃虚弱，气血生化乏源，目失濡养，则视物不明；脾失健运，故小儿偏食，纳谷不香，食后脘腹胀满，便溏；脾胃虚弱，气血不充，固见面色萎黄无华，消瘦，神疲乏力，舌质淡，脉缓弱。

治法：健脾益气。

方剂：补中益气汤（《脾胃论》）加减。

药物：黄芪 10g，人参 5g，白术 5g，炙甘草 3g，当归 5g，陈皮 3g，升麻 3g，柴胡 3g，生姜 3 片，大枣 3 枚。

方解：方中黄芪味甘微温，补中益气，升阳固表，为君药。配伍人参、炙甘草、白术，补气健脾为臣药。当归养血和营，协人参、黄芪补气养血；陈皮理气和胃，使诸药补而不滞，共为佐药。少量升麻、柴胡升阳举陷，协助君药以升提下陷之中气，共为佐使。炙甘草调和诸药为使药。

加减：兼食滞者，加山楂 5g，麦芽 5g，神曲 5g，谷芽 5g，鸡内金 5g，以消食化滞；伴有遗尿者，加菟丝子 5g，楮实子 5g，桑螵蛸 5g，以补肾固尿。

2. 针刺治疗

眼部取睛明、承泣、攒竹、球后、丝竹空等穴；头部及远端取风池、光明、翳明等穴。若肝肾不足配肝俞、肾俞、三阴交；脾胃虚弱配足三里、关元、脾俞、胃俞。方法：每次三组穴各取 1～2 穴，年龄小的患儿不留针，年龄大的患儿留针 10～20 分钟。每日或隔日 1 次，10 次为 1 个疗程。

3. 耳穴压豆

目 1、目 2、眼、肝、肾、脾、肾上腺、皮质下等耳穴，取王不留行籽贴压，每日自行按压 4～6 次；7 次为一疗程。

（三）西医治疗

1. 去除形觉剥夺因素。尽早摘除白内障，矫正完全性上睑下垂（部分性上睑下垂对视力未形成影响者学龄后手术矫正）。

2. 矫正屈光不正，戴合适眼镜。

3. 单眼的斜视性弱视、屈光参差性弱视在矫正屈光不正后遮盖优势眼。双眼屈光不正性弱视不宜用遮盖法治疗。

4. 旁中心注视弱视治疗。应选用后像疗法、红色滤光片疗法、三棱镜矫治、光刷治疗等方法进行治疗。

5. 中心注视弱视治疗。宜选用传统遮盖优势眼、光学和药物压抑疗法、光栅刺激疗法等进行治疗。

【病案举例】

张健验案(《张健眼科医案》)

冯某,男,7岁,湖南省溆浦县桥江镇中心小学,学生。于2014年5月6日初诊。

父母代诉:发现患儿视力差3月。

病史:患儿入学体检时发现视力差,在外院散瞳验光为远视、散光、弱视,已配镜。伴食少纳呆,倦怠乏力,便溏。

检查:视力:右眼0.4,左眼0.5;矫正视力:右眼0.5,左眼0.5。双眼底视盘较小,黄斑中心凹光反射可见。舌质红,苔薄白,脉弱。

诊断:屈光性弱视(双眼)。

辨证:脾虚夹湿证。

治法:健脾渗湿。

方剂:参苓白术散(《太平惠民和剂局方》)加减。

处方:莲子5g,砂仁2g,薏苡仁5g,桔梗3g,白扁豆5g,茯苓5g,党参5g,炙甘草3g,白术5g,山药5g,山楂10g,陈皮2g。6剂。

服法:每日2次。

针刺:眼部取睛明、承泣、攒竹、球后穴;头部及远端取风池、光明、翳明穴。配穴取足三里、关元、脾俞、胃俞。于每组穴中各取1~2穴针刺,每日1次。

医嘱:①继续戴镜。②忌食生冷油腻、不易消化食物,以免伤脾胃。

二诊(2014年5月12日):食纳转佳,大便已成形。舌质红,苔薄白,脉弱。原方已取效,再服6剂,继续针刺。

三~十一诊(2014年5月18日~7月5日):原方先后加黄芪3g,以益气健脾;加菊花2g,以清肝明目;共服药48剂,针刺40次,矫正视力右眼1.0,左眼0.8;全身症状亦愈。改服参苓白术散,1次6g,1日2次,连服2月,以资巩固疗效。

按语:脾胃虚弱,气血生化乏源,无以滋养先天,致目珠发育迟缓而视物不明;可致眼带失养,眼球内斜;脾气虚弱,运化无力,水谷不化,故食少纳呆,便溏;舌质红,苔薄白,脉弱,均为脾虚气弱之候。参苓白术散加减方健脾益气,渗湿和胃,脾气充,湿邪去,结合针刺、配镜等法治疗,眼疾乃愈。

【治疗心得】

弱视对儿童危害极大,早期发现,早期干预,是治疗的关键。治疗过程中,去除造成弱视的原因是治疗的第一步,如先天性白内障、上睑下垂等造成形觉剥夺原发病的治疗;治疗弱视年龄因素非常关键,年龄越小,疗效越高。另外,与弱视程度有关,轻度弱视疗效高,中度次之,重度最差。

【食疗方】

1. 菟丝子粥

组成：菟丝子 30～60g，粳米 100g，白糖适量。

功效：滋补肝肾。

主治：弱视，中医辨证属肝肾不足者。

方解：菟丝子滋补肝肾，安胎，明目；粳米补中益气；和中缓急，生津润燥，还能调味。上述3 种食物搭配在一起，具有滋补肝肾等功效。

制法：先将菟丝子洗净后捣碎，加水煎取汁，去渣，加入粳米中煮粥，粥熟加入白糖适量，稍煎待溶即可。

用法：温服，每日 1～2 次。

2. 羊肝黄芪汤

组成：羊肝 40g，黄芪 15g。

功效：补气明目。

主治：弱视，中医辨证属气血不足者。

方解：羊肝养肝明目；黄芪益气固表。上述 2 种食物搭配在一起，具有补气明目等功效。

制法：将羊肝切片与黄芪一起加水适量，煮 20～30 分钟即成。

服法：温服，每日 1 剂。

【治疗进展】

治疗弱视年龄因素非常关键，年龄越小，疗效越高。另外，与弱视程度有关，轻度弱视疗效高，中度次之，重度最差。与注视性质也有关，中心凹注视疗效佳，周边注视者疗效差。不同类型弱视中屈光不正性弱视，预后相对较好。斜视性弱视及屈光参差性弱视，早治疗治愈率可达 75%，有效率 90% 以上。形觉剥夺性弱视，预后不够理想。弱视治疗目的之一是提高视力，然而更重要的则是建立双眼立体视。因此，双眼单视巩固性治疗是必不可少的。弱视治疗强调早发现，早治疗，但弱视训练也不必拘泥于 12 岁的年龄限制，实践证明，对于 12 岁以上系统治疗也不乏良好效果者。中医辨证论治和针刺治疗该病有确切的疗效。

【预防与调护】

儿童弱视早期发现、及时治疗十分重要，年龄越小治疗效果越好，因此应做好以下几项工作：

1. 普及弱视知识的宣传教育工作，使家长和托幼工作者了解和掌握有关弱视防治基本知识。

2. 3 岁前为儿童视觉发育关键期，此年龄前检查视力最为重要。3 岁以上儿童视力检查发现双眼视力差异 ≥ 2 行、双眼视力 ≤ 0.8 者应及时到眼科就医。

3. 弱视治疗需要较长时间，因此需医患建立良好合作关系。医务人员应将弱视的危害性、可逆性、治疗方法、注意事项告知家长，取得合作。

第四节　眼球震颤

眼球震颤为非自主性，节律性眼球摆动。它是一种同时影响交互神经两方面协调功能的病变，是由于某些视觉神经或前庭功能的病变导致的眼球运动异常，常为双侧性。根据发生时间可以分为先天性眼球震颤和后天性眼球震颤两种；根据眼球震颤的节律分为冲动型与摆动型眼球震颤；根据眼球震颤的形式分为水平性眼球震颤、垂直性眼球震颤、旋转性眼球震颤和混合性眼球震颤。

眼球震颤属中医学"辘轳转关"（《世医得效方》）的范畴。又名"辘轳转关外障"，"辘轳自转"，主要指眼珠像辘轳样旋转不定。

【病因病机】

西医认为先天性眼球震颤主要是传出机制缺陷，可能累及中枢或同向运动控制径路，而眼部无异常改变，确切病因不明，与遗传有关；后天性眼球震颤多是感染、变性疾病、脑肿瘤、血管性疾病所致。

中医认为本病多因先天不足，眼珠发育不全，视力高度障碍所致；或因外风入侵于目，风动而颤；或肝血不足，阴不制阳，肝风内动，致目睛瞤动；亦可由于某些耳部或脑部疾患引起。

【临床表现】

眼无红痛，双眼球不自主地向左右或上下，或呈旋转摆动。因病因不同，全身或伴有发热头痛、耳鸣、眩晕、恶心呕吐等症。

【辅助检查】

眼震颤电图描记法是通过眼球运动产生的电位差来记录眼球震颤的方法，对临床有一定帮助。

【诊断要点】

1. 双眼球不自主地向左右或上下，或呈旋转摆动。
2. 耳部或脑部疾患引起者有原发疾病的症状与体征。

【治疗】

（一）治疗原则

因全身疾病所致者，眼球震颤只是其临床症状之一，应针对病因治疗为主，先天性眼球震颤，药物治疗无效，可采用光学疗法、手术治疗改善临床症状。

（二）中医治疗

1. 辨证论治

（1）外风入侵证

症状：突然发生眼球不自主震颤，恶风头痛；舌淡红，苔薄白，脉浮。

分析：风性主动，善行而数变，风邪入侵于目，故眼球不自主震颤突然发生；恶风头痛，舌淡红，苔薄白，脉浮为外风入侵，表证之象。

治法：祛风散邪。

方剂：通肝散（《张氏医通》）加减。

药物：羌活 10g，荆芥 10g，刺蒺藜 10g，栀子 10g，牛蒡子 10g，当归 10g，甘草 3g。

方解：方中牛蒡子、栀子驱风清热；羌活、荆芥辛温发散，祛风散寒；当归、刺蒺藜养血祛风；甘草调和诸药。合用共奏祛风散邪之功。

加减：以风寒为主者去栀子，加防风 10g，麻黄 5g，桂枝 5g，以祛风散寒；风热所致者，加蔓荆子 10g，金银花 10g，夏枯草 10g，以祛风清热；风重者加全蝎 3g，蝉蜕 3g，以搜风通络。

（2）肝风内动证

症状：眼球震颤，眩晕耳鸣，口苦咽干；舌红苔黄，脉弦。

分析：肝阴不足，阴不制阳，肝风内动，阳亢于上，故眼珠震颤，眩晕耳鸣，阴虚肝阳亢盛，则见口苦咽干；舌红苔黄，脉弦等症。

治法：平肝潜阳息风。

方剂：天麻钩藤饮（《中医内科杂病证治新义》）加减。

药物：天麻 10g，钩藤 12g[后下]，生石决明 20g[先煎]，栀子 10g，黄芩 10g，川牛膝 12g，杜仲 10g，益母草 10g，桑寄生 10g，首乌藤 10g，茯神 15g。

方解：方中天麻、钩藤、生石决明平肝息风；川牛膝引血下行；益母草合川牛膝活血利水；杜仲、桑寄生补益肝肾以治其本；栀子、黄芩清肝降火，以折其亢阳；首乌藤、茯神安神定志。诸药合用共奏清热平肝、潜阳息风通络之效。

加减：肝血不足，去栀子、黄芩，加枸杞子 10g，女贞子 10g，以补养肝血；阴虚较甚者，加麦冬 10g，天冬 10g，以养阴生津；虚火明显，可加生地黄 15g，知母 10g，黄柏 10g，以滋阴降火。

2. 针刺治疗　依据病情眼部取太阳、睛明、瞳子髎、攒竹、丝竹空、球后等穴；头部及远端取风池、合谷、外关、光明、足三里、三阴交、翳明等穴。方法：每次局部及远端各取 2 ～ 3 穴，年龄小的患儿不留针，年龄大的患儿留针 10 ～ 20 分钟。每日或隔日 1 次，12 次为 1 个疗程。

（三）西医治疗

1. 耳部或脑部疾患引起者　主要是专科治疗原发病。

2. 矫正屈光不正　扩瞳验光后，如存在明显的屈光不正，应配镜矫正。

3. 佩戴三棱镜　利用先天性运动性眼球震颤在静止眼位或使用辐辏时，可以减轻或抑制眼球震颤的特点，佩戴三棱镜，以消除代偿头位，增进视力。

4. 手术治疗　对先天性眼球震颤有静止眼位和代偿头位者，手术可改善或清除代偿，增进视力，使静止眼位由侧方移向中央，但不能根治眼球震颤。

【病案举例】

张健验案

陈某，男，5 岁，湖南省长沙市矿山通用机械厂，幼儿。于 2016 年 6 月 10 日初诊。

主诉（父母亲代诉）：出生不久便发现双眼球不停地转，视力差。

病史：父母在患儿出生 10 个月后便发现患儿双眼震颤，视力差。体弱纳差。

检查：视力右眼 0.1，左眼 0.2；双眼视力无法矫正。双眼球大小正常，眼球钟摆状震颤；眼底可见双眼视盘较小，黄斑中心凹光反射不见。舌质淡，苔薄白，脉细。

诊断：先天性眼球震颤（双眼）。

辨证：肝风内动证。

治法：平肝息风。

方剂：钩藤饮子（《审视瑶函》）加减。

处方：钩藤 3g，炙麻黄 2g，炙甘草 3g，天麻 3g，川芎 1.5g，防风 3g，太子参 3g，全蝎 1.5g，僵蚕 2g，生姜 1g。6 剂（中药配方颗粒）。

服法：每日 2 次。

配合针刺治疗：眼部取太阳、睛明、瞳子髎、攒竹、丝竹空、球后；头部及远端取风池、合谷、外关、光明、足三里、三阴交、翳明等穴。方法：每次局部及远端各取 2～3 穴，每日 1 次。

二～十一诊（2016 年 6 月 16 日～10 月 15 日）：原方先后去炙麻黄、川芎、生姜、全蝎，加黄芪 3g，白术 3g，山药 5g，以健脾益气；加熟地黄 5g，枸杞子 5g，菊花 3g，以滋阴明目；石菖蒲 3g，炙远志 3g，以开窍明目。共服中药 120 剂，针灸 80 次，双眼眼球震颤症状明显减轻，视力提高到右眼 0.3，左眼 0.4。

按语：《审视瑶函·辘轳转关》曰："辘轳转关，人所罕闻，瞳睛勿正，那肯中存，上垂下际，或倾或频，气所使动，筋脉振惕，紧急难伸，急宜调治，免致伤深。"认为本病为"病目六气不和，或因风邪所击，脑筋如拽，神珠不待人转，而自蓦然察下，下之不能上，上之不能下，或左或右，倏然无时"。宜服钩藤饮子，钩藤饮子加减方中炙麻黄、防风、川芎、生姜辛温升浮，发散外风；天麻、钩藤平肝潜阳，祛风止痉；全蝎、僵蚕祛风通络，定颤止震；太子参益气健脾，生津润肺，扶正祛邪；炙甘草味甘性缓，补脾益气，调和诸药。合之共奏祛风通络、健脾益气之功，配合针刺治疗，以改善症状，提高视力。

【治疗心得】

本病可采用中医辨证与局部治疗结合以提高视力，有手术指征者及时手术治疗；若有先天性白内障、角膜瘢痕、弱视者参照有关章节。

【食疗方】

1. 黑豆核桃冲牛奶

组成：黑豆 500g，核桃仁 500g，纯牛奶 100mL，蜂蜜 1 匙。

功效：补益气血。

主治：眼球震颤，中医辨证属气血不足者。

方解：黑豆有活血利水，祛风，清热解毒，滋养健血，补虚等作用；核桃仁有健胃，补血，润肺，养神等功效；牛奶中含钙、磷、铁、锌、铜、锰、钼等丰富的矿物质，对人体生长发育、美容养颜都有奇效；蜂蜜安五脏诸不足，益气补中。上述 4 种食物搭配在一起，具有补益气血等功效。

制法：将黑豆炒熟后待冷，磨成粉。核桃仁炒至微焦，去衣，待冷后捣成泥。取以上两种食品各一匙，冲入 1 杯煮沸的纯牛奶，加入蜂蜜 1 匙。

用法：每日服 1～2 次。

2. 银耳莲子粥

组成：银耳 20g，莲子 40g，白糖适量。

功效：滋阴清热。

主治：眼球震颤，中医辨证属阴虚内热者。

方解：银耳滋补食品，特点是滋润而不腻滞，具有补脾开胃、益气清肠、安眠健胃、补脑、养阴清热、润燥之功；莲子性平、味甘涩，入心、脾、肾经，补脾止泻，益肾涩清，养心安神；白糖味甘、性平，归脾、肺经，有润肺生津、止咳、和中益肺、舒缓肝气、滋阴调味的作用。上述 2 种食物搭配在一起，具有滋阴清热等功效。

制法：银耳、莲子洗净，共入锅中，文火炖至熟烂，加白糖适量即成。

服法：温服，每日 1 剂。

【治疗进展】

根据美国著名眼球震颤专家 Dell osso 及 Hertle 教授的新近研究发现，在眼球震颤的动物模型上进行了眼球震颤的手术实验，取得了令人鼓舞的手术效果。接着又对眼球震颤的患者进行了手术治疗，发现了很好的效果，文章发表在顶尖的眼科杂志上，每位患者的眼球震颤类型及程度不同，合并的其他疾病不同，因此眼球震颤的治疗是多样化、个体化的，根据每位患者的自身情况设计治疗方案，现在这种手术已在美国开展了上千例。效果还是比较理想的，手术前后的眼震图比较，明显看到眼震的振幅减轻，频率变慢，患者的视觉质量不同程度的有所提高。

【预防与调护】

合理营养，预防感染，谨慎用药，戒烟，戒酒，避免放射线和有毒有害物质。

第十八章　眼眶病

　　眼眶由额骨、蝶骨、颧骨、上颌骨、腭骨、泪骨和筛骨七块骨骼组成，是位于颅顶骨和颅面骨之间的骨性空腔，左右各一，两侧对称。眼眶壁分别相邻于前颅窝、额窦、筛窦、上颌窦、颞窝、中颅窝等结构，眶壁尚存在骨性孔、裂，有血管和神经通过，因此临床上眶内与相邻结构的病变可相互影响；同时这些骨性孔、裂是重要的生理解剖标志。眼眶内主要容纳眼球，尚有视神经、眼外肌、血管、神经、筋膜和脂肪体等结构。眼球在眶内的位置主要取决于眶内软组织的相互制约作用，当眶腔缩小或眶内容增加时，出现眼球突出，如眶内肿瘤、眼外肌肥大、眶内出血、炎症、水肿、骨性肿瘤所致的眶腔缩小等。当眶腔扩大或眶内容减少时，出现眼球内陷，如外伤所致的眼眶爆裂性骨折。眼球突出或眼球内陷均为眼眶疾病的常见症状。眼眶疾病与全身关系密切，应重视全身与实验室检查。

　　根据眼眶疾病的特点，中医学多以自觉症状及局部体征，尤其是眼珠外突的征象为命名依据。认为本类疾病的病因主要为风热邪毒、痰湿、气滞、血瘀，以及脏腑经络失调，阴阳气血亏虚等。治疗以疏风清热、泻火解毒、活血祛瘀、祛痰散结、滋阴养血等方法。局部配合敷药、针灸等治疗。

第一节　眼眶蜂窝织炎

　　眼眶蜂窝织炎是发生于眶内软组织的急性感染性炎症，发病急剧，依据感染的部位，以眶隔为界，分为隔前眶蜂窝组织炎和隔后或眶深部蜂窝组织炎，眼眶蜂窝织炎临床上儿童多见，常单眼发病，不仅严重影响视力，如治不及时或误治，可波及海绵窦或引起败血症而危及生命，属眼科急症。

　　眼眶蜂窝织炎类似于中医学之突起睛高。该病名见于《世医得效方·眼科》。一般发病急，来势猛，病情凶险，治不及时，邪毒蔓延，可致毒入营血，邪陷心包而危及生命，因此，《银海精微》称之为"险峻厉害之症"。

【病因病机】

西医认为多见于眶周围结构感染灶的眶内蔓延，最常见来源于鼻窦、口腔及牙齿、牙龈；次之为来源于面部的感染。常见的致病菌有溶血性乙型链球菌、金黄色葡萄球菌等；眼眶外伤的异物滞留、眶内囊肿破裂也可诱发眼眶蜂窝织炎。全身的感染灶经血行播散、败血症或全身免疫低下者也可致眼眶蜂窝织炎。

中医认为本病多因风热邪毒侵袭，脏腑积热，外邪内热相搏，循肝经上攻于目，致眶内脉络气血郁阻、肉腐血败而成或头面疖肿、丹毒、鼻渊、漏睛疮等病灶的毒邪蔓延至眶，火毒腐损血肉所致。

【临床表现】

1.起病急，单侧多见，双侧同时发病者较少。

2.如感染仅局限在眶隔前蜂窝组织者，主要表现眼睑充血水肿，疼痛感不甚严重，瞳孔及视力正常，眼球运动正常。如感染发生在眶深部（眶隔后）蜂窝组织，则临床症状严重，病变早期眶内炎细胞浸润，组织高度水肿，表现为眼球突出、眼球运动障碍甚至固定；眼睑红肿；球结膜充血、高度水肿，严重者球结膜突出于睑裂之外，睑裂闭合不全，可发生暴露性角膜炎、角膜溃疡。由于高眶压和毒素的刺激，视神经受累瞳孔对光反应减弱，视力下降，甚至丧失；眼底可见视网膜静脉扩张，视网膜水肿、渗出。患者有明显的疼痛，同时伴有发热、恶心、呕吐、头痛等全身中毒症状，如感染经眼上静脉蔓延至海绵窦而引起海绵窦血栓，尚可出现谵妄、昏迷、烦躁不安、惊厥和脉搏减慢，可危及生命。病变后期炎症局限，可出现眶内化脓灶。由于眶内组织间隔较多，化脓腔可为多发，也可融合成一个较大的脓腔。

【辅助检查】

1.超声检查 可见回声增强，眼外肌增粗，当出现眶内化脓灶时可见单一或多发的透声腔。

2.CT 扫描 眼球突出，眶内软组织肿胀，轮廓欠清晰，脓肿形成后则为不规则高密度块影，均质而不增强。

3.血常规 细菌性感染者外周血白细胞数升高，以中性粒细胞为主。

【诊断要点】

1.颜面部、眼眶周围或全身常有感染病灶。

2.单侧多见，发病急速，眼痛剧烈，眼球突出，转动不灵；眼睑红肿，球结膜充血水肿，甚则突出于睑裂之外。

3.可伴有发热、恶心、呕吐、头痛等全身中毒症状。

4.超声探查、CT 扫描可协助诊断。

【治疗】

（一）治疗原则

本病为眼科急重症，临证需循证求因，标本兼治；一经诊断即应全身使用足量抗生素治疗，控制感染。

（二）中医治疗

1. 辨证论治

（1）风热毒攻证

症状：病变初期，眼睑红肿，白睛红赤，睛高突起较轻；头目疼痛，发热恶寒；舌红苔薄黄，脉浮数。

分析：风热毒邪蕴积于胞睑白睛，致眼睑红肿，白睛红赤；风热毒邪上攻于目，使局部脉络阻滞不通，故睛高突起，头目疼痛；而发热恶寒，舌红苔薄黄，脉浮数均为风热外袭之象。

治法：疏风清热，解毒散邪。

方剂：银翘散（《温病条辨》）合五味消毒饮（《医宗金鉴》）加减。

药物：连翘 10g，金银花 15g，桔梗 10g，薄荷 5g[后下]，竹叶 10g，荆芥 10g，淡豆豉 10g，牛蒡子 10g，野菊花 10g，蒲公英 15g，紫花地丁 10g，天葵子 10g，甘草 5g。

方解：方中金银花、连翘既辛凉散邪，又清热解毒；薄荷、牛蒡子辛凉散风清热，荆芥穗、淡豆豉辛散透表，解肌散风；桔梗、甘草以清热解毒而利咽喉；竹叶、芦根清热除烦，生津止渴；五味消毒饮为解毒医疮经典方，野菊花、蒲公英、紫花地丁均具清热解毒之功，为治痈疮疔毒之要药；天葵子能入三焦，善除三焦之火。全方合用有疏风清热解毒散结之效。

加减：红肿疼痛较重者，加赤芍 10g，牡丹皮 10g，白芷 10g，凉血散瘀，消肿止痛。

（2）火毒壅滞证

症状：眼珠高突，转动受限，疼痛拒按，触之坚硬，眼睑红肿，白睛红赤，头痛剧烈，壮热烦渴，便秘溲赤；舌红苔黄，脉数有力。

分析：火热入里，眼部热毒壅滞，故见眼珠高突，转动受限，疼痛拒按，触之坚硬，眼睑红肿，白睛红赤；火气燔灼，充斥上下，则头痛剧烈，壮热烦渴，便秘溲赤；舌红苔黄，脉数有力。

治法：泻火解毒，消肿止痛。

方剂：内疏黄连汤（《医宗金鉴》）合五味消毒饮（《医宗金鉴》）加减。

药物：黄连 5g，黄芩 10g，栀子 10g，赤芍 15g，当归 15g，槟榔 10g，木香 5g，薄荷 5g[后下]，桔梗 10g，大黄 10g[后下]，连翘 10g，甘草 5g，金银花 15g，野菊花 10g，蒲公英 15g，紫花地丁 10g，紫背天葵子 10g。

方解：内疏黄连汤以黄连、黄芩、栀子、连翘清热泻火解毒；大黄通腑泄热；赤芍、当归配大黄凉血止痛；槟榔、木香行气导滞，助大黄荡涤积热；薄荷、桔梗疏风散邪。诸药合用，既能清泻上攻之火毒，又可疏导郁结之邪气。五味消毒饮为疮家要方，清热解毒消肿。二方合用，则清热泻火解毒散邪之力更强。

加减：口渴烦躁者加石膏 15g[打碎先煎]；若出现神昏谵语者，可用清营汤送服安宫牛黄丸。

2. 外治

（1）病变早期，如意金黄膏外敷；或用葱茏、艾叶适量，捣烂炒热，布包外敷。

（2）内服药渣煎水，取汁作局部湿热敷，有物理及药物双重治疗作用。

（3）炎症局限化脓后，眼睑皮肤或穹窿部结膜若出现脓头者，应切开排脓，并放置引流条，至脓尽为止，条件允许可在超声引导下抽吸脓液；但忌过早手术。

（4）眼局部使用抗生素滴眼液、眼膏，以保护角膜。

（三）西医治疗

1. 应用抗生素：一经诊断即应全身足量抗生素治疗，控制炎症。首选广谱抗生素控制感染，同时争取结膜囊细菌培养及药物敏感实验，及时应用最有效的抗生素。积极寻找感染源。

2. 对于并发海绵窦炎症的病例，应在内科及神经科医生的指导下积极抢救。

【病案举例】

张健验案（《张健眼科医案》）

黄某，男，11岁，湖南省长沙市育英小学，学生。于2014年8月5日初诊。

父母代诉：右眼红肿热痛3日。

病史：患儿于8月2日晨起开始右眼渐肿，伴眼痛头疼，畏寒发热。

检查：视力右眼难睁，左眼0.8。右眼睑红肿痉挛，触痛明显，眼球微突，球结膜充血水肿，角膜透明。右耳前淋巴结肿大。舌质红，苔薄黄，脉浮数。

诊断：眶蜂窝织炎（右眼）。

辨证：风热邪毒证。

治法：清热解毒。

方剂：普济消毒饮（《东垣试效方》）加减。

处方：黄芩10g，黄连5g，陈皮5g，玄参10g，柴胡10g，桔梗10g，连翘10g，板蓝根10g，金银花15g，蒲公英15g，牛蒡子10g，薄荷3g，马勃5g，僵蚕3g，升麻3g，甘草5g。3剂（中药配方颗粒）。

服法：每日2次。

西药：头孢唑肟钠注射剂，1次1g，每8～12小时静脉滴注1次；

医嘱：①忌食生冷油腻、不易消化食物，以免伤脾胃。②切忌挤压，以免邪毒扩散。

二诊（2014年8月8日）：右眼红肿渐消，眼睑能睁开3mm。原方已取效。再服3剂。停止静滴，改为头孢唑肟胶囊，2盒，口服，1次0.1g（一粒），1日2次。

三诊（2014年8月11日）：右眼红肿基本消失，原方去黄连、薄荷，再服3剂乃愈。

按语：《太平圣惠方·治目珠子突出诸方》认为本病的病机为"夫人风热痰饮，渍于脏腑，则阴阳不和；肝气蕴结生热，热冲于目，使睛疼痛；热气冲击目珠子，故立突出也"。患儿外感风热邪毒上攻于目，致眼睑红肿，眼球突出，眼痛头疼；畏寒发热，舌质红，苔薄黄，脉浮数，均为风热邪毒犯目之候。普济消毒饮在《东垣试效方》中为治疗大头瘟的方剂，眼科取其清热解毒散邪之功，广泛用于炎症性外眼病，方中黄芩、黄连、板蓝根、马勃、升麻、甘草清热解毒，退赤消肿；

牛蒡子、连翘、薄荷、僵蚕、柴胡疏风散邪，止痛止痒；玄参凉血滋阴；陈皮理气行滞；桔梗载药上行，引药上达头目。再加金银花、蒲公英，以增清热解毒之力。诸药配伍，共收清热解毒、疏散风热之功。配合西药抗生素应用，以增进疗效。

【治疗心得】

本病应中西医结合治疗，一经确诊尽早使用足量广谱抗生素，通常为静脉给药。根据病情在充分抗感染治疗的基础上，可加用糖皮质激素治疗，一般使用抗生素应持续2周。中医以清热泻火、凉血解毒为其治疗大法。

【食疗方】

1. 凉拌蒲公英

组成：蒲公英200g，香油、精盐、味精等调料适量。

功效：清热解毒，消肿散结。

主治：眶蜂窝织炎，中医辨证属火毒壅滞者。

方解：蒲公英清热解毒，可用于热毒证，尤善清肝热，治疗肝热目赤肿痛，以及多种感染、化脓性疾病。还能消痈散结，治疗热毒壅结于肌肉所致的痈肿疮毒、高热不退的病症。

制法：将蒲公英在沸水中余1分钟，捞出后切成小段，加入以上调料拌匀即可。

服法：佐餐食。

2. 栀子粳米粥

组成：栀子（捣为末）6g，粳米50g。

功效：清热解毒，凉血和胃。

主治：眶蜂窝织炎，中医辨证属火毒炽盛者。

方解：栀子泻火除烦，清热利湿，凉血解毒；粳米具有清热解毒，调理脾胃。2种食材合用具有清热解毒、凉血和胃的功能。

制法：粳米煮粥，临熟时加入栀子末，搅匀即可。

服法：趁热服食。

3. 金银花甘草绿豆羹

组成：金银花30g，甘草10g，绿豆100g。

功效：清热凉血，解毒泻火。

主治：眶蜂窝织炎，中医辨证属风邪热毒者。

方解：金银花清热解毒，疏散风热；甘草有补脾益气，清热解毒，祛痰止咳，缓急止痛，调和诸药；绿豆有清热解毒，抗菌抑菌。3种食材搭配具有清热凉血、解毒泻火之功效。

制法：将金银花、甘草加水煮，过滤取汁，以汁煮绿豆成羹。

服法：上午、下午分服。

【治疗进展】

一经诊断即应全身足量抗生素治疗，控制炎症。首先广谱抗生素控制感染，同时争取结膜细菌培养及药物敏感实验，及时应用最有效的抗生素。积极寻找感染源。应用脱水剂降低眶内压，保护视神经。眼部用抗生素滴眼液、眼用凝胶，保护角膜；眼睑闭合不全可试用湿房镜。炎症局限化脓后，可在超声引导下抽吸脓液或切开引流。对于并发海绵窦炎症的病例，应在内科及神经科医生的指导下积极抢救。

【预防与调护】

1.本病多因颜面部、眼眶周围或全身感染病灶蔓延播散所致。故面部若有疖肿等感染病灶或全身感染，应积极治疗，颜面部病灶切忌挤压和过早切开，以免邪毒扩散。

2.发病后应卧床休息，避风寒，多饮水，饮食宜清淡，忌食荤腥食物，保持大便通畅。

第二节　甲状腺相关性眼病

甲状腺相关性眼病，又称为 Graves 眼病、眼型 Graves 病，是指伴有甲状腺内分泌轴机能异常的眼眶病变，而且由于病程及全身免疫、内分泌状态的不同，可表现为眼部体征与甲状腺功能异常同时出现或提前，或滞后；单眼或双眼同时发病。而临床上甲状腺的功能可亢进、正常或低下。若甲状腺功能正常而出现 Graves 眼病时，称为眼型 Graves 病。

甲状腺相关性眼病与中医学之鹘眼凝睛类似。该病名见于《世医得效方·眼科》，又名鹘眼凝睛外障、鱼睛不夜。

【病因病机】

西医认为本病病因至今尚未完全揭示清楚。但已得到公认，是一种自身免疫或器官免疫性疾病，而又与全身内分泌系统的功能状态密切相关。在不同人群、病变的不同时期，可表现出甲状腺内分泌轴（甲状腺、垂体及丘脑下部所分泌的内分泌素或其相互作用）的异常，而且均具有相似的眼眶病变。目前较集中的观点认为，球后组织促甲状腺激素受体的异常是甲状腺相关性眼病发病的重要因素。

中医认为本病主要因长期情志失调，肝气郁结，郁久化火，上犯于目，使目眶脉络涩滞所致；或素体阴虚；或劳心过度，耗伤阴血，心阴亏虚，肝阴受损，以致阴虚阳亢，上犯目窍引起。

【临床表现】

多为双眼发病，但可先后发生；眼球逐渐突出，眼睑后退，上睑迟落，严重者眼球突出于眶，眼睑难于闭合，结膜红赤肿胀，眼球活动受限，甚至眼球固定不能转动，复视；眼睑闭合不全发生暴露性角膜炎，角膜溃疡，患者有明显的疼痛、畏光、流泪症状；眶内水肿，眶压增高压迫视神经，可出现患者视力减退，视野缩小或有病理性暗点；眼底可见视盘水肿或苍白，视网膜水肿或渗出，视网膜静脉迂曲扩张；全身可伴有心跳加快，食欲亢进，消瘦多汗，烦躁失眠，手震颤等。

【辅助检查】

1. 超声检查　早期眼外肌水肿明显时，内回声弱，光点少；随着病变发展，肌肉内出现纤维化，内回声增强，光点增多。同时由于眶内脂肪组织弥漫性肿胀，表现为回声光团增大；软组织水肿及炎性细胞浸润而使视神经侧后边回声向后延长。

2. CT 扫描检查　可显示多条眼外肌增粗，外形呈梭形肿胀；眶尖部眼外肌增厚常压迫视神经，使其水肿增粗；多条肿胀的眼外肌汇聚于眶尖部而使眶尖密度增高。同时由于眼外肌和眶脂体肿胀而使眶隔前移，眼球突出。

3. MRI 检查　可显示肌肉肿大的中等强度信号。

4. 全身检查　多数患者可有血清 T3、T4 升高，甲状腺吸碘率增强。应该注意的是，相当部分的患者实验室检查是正常的，而只存在眼部体征，这些病例的诊断仍可确立。

【诊断要点】

1. 双眼发病，病情逐步进展，眼睑后退，上睑迟落，眼球突出，呈凝视状，复视。
2. 超声探查、CT 扫描检查有助于诊断。
3. 基础代谢率检查有助于诊断。

【鉴别诊断】

1. 眼眶肿瘤　多为单侧突眼，发展缓慢，突出方向与病变部位相反，不伴眼睑退缩和滞后，CT 扫描有助于鉴别。

2. 眼眶炎性假瘤　起病较急，发病前多有眼睑及结膜水肿病史。早期眼神经分布区疼痛，眼球向正前方突出，眶内可触及肿块。X 线摄片、超声波检查、CT 扫描等检查有助于鉴别。

3. 眶蜂窝织炎　发病急骤，眼球胀痛突起，球结膜充血水肿，甚者突出睑外。超声波检查，CT 扫描有助于鉴别。

【治疗】

（一）治疗原则

本病多为全身疾病的局部症状之一，故应结合全身情况进行辨证施治，全身和眼部治疗相结合。

（二）中医治疗

1. 辨证论治

（1）肝郁化火证

症状：眼球进行性突出，活动受限，白睛红赤；烦躁易怒，怕热多汗，心悸失眠，口苦咽干；

舌红苔黄，脉弦数。

分析：肝主疏泄调达，情志郁滞，肝失疏泄，气机郁滞，郁久不解，致目中脉络瘀滞，故眼球渐渐突起，活动受限；郁久化火，上炎于目，则白睛红赤；郁火上扰心神，则烦躁易怒，心悸失眠；口苦咽干，舌红苔黄，脉弦数均为肝郁化火之象。

治法：疏肝解郁，清热散结。

方剂：丹栀逍遥散（《校注妇人良方》）加减。

药物：白术 10g，柴胡 10g，当归 10g，茯苓 15g，白芍 10g，薄荷 3g [后下]，牡丹皮 10g，栀子 10g，生姜 3 片，甘草 3g。

方解：本方由逍遥散加牡丹皮、栀子组成。方中柴胡疏肝解郁，使肝气得以调达；白芍、当归养血柔肝、行气活血；白术、茯苓、甘草健脾益气；薄荷少许，疏散郁遏之气，透达肝经郁热；牡丹皮、栀子清解郁热。

加减：肝郁化火者，加夏枯草 10g，决明子 10g，入肝经而清泻郁火；若有胸闷胁痛者，加香附 10g，郁金 10g，以疏肝解郁；两手及舌伸出有震颤者，加石决明 15g [先煎]，钩藤 10g [后下]，以平肝息风；合并暴露性角膜炎者，加防风 10g，蝉蜕 5g，以祛风退翳。

（2）阴虚阳亢证

症状：眼球突出，凝视不能动，白睛红赤较轻；全身可伴有头晕耳鸣，心烦不寐，消瘦多汗；舌红少苔，脉细数。

分析：肝气郁结，郁久伤阴，心阴亏耗，肝阴不足，阴虚阳亢，目中脉络涩滞，故眼球突出，凝视不能动；虚火上炎于目，故白睛红赤较轻；肝肾阴虚，脑窍失养，则头晕耳鸣；虚火上扰心神，故心烦失眠；阴虚内热则见舌红少苔，脉细数。

治法：滋阴潜阳，平肝降火。

方剂：平肝清火汤（《审视瑶函》）加减。

药物：柴胡 10g，夏枯草 10g，白芍 10g，连翘 10g，枸杞子 10g，生地黄 15g，当归 10g，车前子 10g [包煎]。

方解：方中柴胡疏肝解郁；夏枯草、连翘清肝降火散结；生地黄、枸杞子滋阴养肝；当归、白芍养血和血通络。

加减：阴虚重者，加女贞子 10g，麦冬 10g，以增强养阴涵阳之力；肝阳上亢者，加珍珠母 15g [先煎]，石决明 15g [先煎]，以平肝潜阳；心悸失眠较重者，加酸枣仁 10g，首乌藤 10g，以养心安神；双手震颤者，加珍珠母 15g [先煎]，鳖甲 15g [先煎]，以滋阴平肝息风。

2. 针刺治疗

可选用阳白、四白、外关、合谷、攒竹、瞳子髎、风池、后溪、内关、行间等穴针刺治疗。

3. 湿热敷

内服药渣煎水，取汁作局部湿热敷。

（三）西医治疗

1. 内科治疗　如全身检查有甲状腺的功能异常者，应在专科指导下进行治疗。

2. 眼部治疗　包括药物治疗、放射治疗和手术治疗。

（1）病变早期以炎症反应为主，应使用糖皮质激素，静脉、口服或眶内注射均可采用，对于有禁忌证的患者可应用其他免疫抑制剂，配合脱水剂利于减轻眶内水肿。肉毒杆菌素A局部注射用于治疗眼睑回缩，也可用于治疗恒定期的限制性眼外肌病，减轻复视症状。角膜病变应及时使用滴眼液，夜间涂抗生素眼膏，眼睑闭合不全，严重的角膜溃疡应使用湿房镜保护角膜，必要时做睑裂缝合。

（2）药物治疗无效或有禁忌证的患者，可采用放射治疗，为避免晶状体损伤，一般采用双颞侧投照，总量为20～30Gy。

（3）手术治疗适于病情稳定的眼睑、眼外肌病变；高眶压经药物治疗无效，而出现视神经病变或严重的角膜病变以及有美容要求的患者。包括眼睑Muller肌切除术、上睑提肌延长术、眼外肌松解斜视矫正术、眼眶减压术等。临床上应视病变的程度选择不同的手术，但选择手术顺序的基本原则是眼眶减压术、眼外肌矫正手术、眼睑手术。

【病案举例】

例1　张健验案（《张健眼科医案》）

骆某，女，36岁，湖南省娄底市娄星区杉山镇，农民工。于2014年5月12日初诊。

主诉：双眼球外突3年。

病史：患者于3年前发现"甲状腺功能亢进"，经服丙硫氧嘧啶片1年，甲状腺检查各项指标基本恢复正常，现仍服丙硫氧嘧啶，每次25mg（维持量），1日1次，但双眼突出未愈，且近月来双眼内有异物感，羞明流泪，微痛，视物成双，胁肋胀满，胸闷不舒。

检查：视力：右眼0.6，左眼1.0。双眼睑肿胀，上睑活动迟缓，眼睑闭合不全，眼球突出，转动受限，球结膜充血水肿。眼部B超检查：双眼外肌肥厚、水肿。眼球突出度：右眼18mm，左眼19mm。舌质红，苔薄黄，脉弦滑。

诊断：甲状腺相关性眼病（双眼）。

辨证：热郁痰凝证。

治法：清热化痰。

方剂：丹栀逍遥散（《薛氏医案》）合清气化痰丸（《医方考》）加减。

处方：柴胡10g，白芍10g，当归10g，茯苓10g，白术10g，牡丹皮10g，栀子10g，瓜蒌仁10g，陈皮5g，黄芩10g，苦杏仁10g，枳实10g，胆南星5g，法半夏10g，甘草5g。7剂。

服法：水煎，每日1剂，分2次温服。

针刺：取阳白、四白、外关、攒竹、内关。每日1次，平补平泻，留针20分钟。

医嘱：①调情志，避免情绪激动。②忌食肥甘厚腻及辛辣炙煿之品。

二诊（2014年5月19日）：自觉畏光流泪减轻。眼部检查基本同前，舌质红，苔薄黄，脉弦滑。原方，7剂。针刺同前。

三～十一诊（2014年5月26日～7月22日）：原方先后去胆南星、瓜蒌仁、栀子，柴胡减量为5g，加防风10g，祛风清热散结；加黄芪15g，益气健脾。共服药56剂，针刺48次。双眼异物感，羞明流泪，微痛，视物成双症状逐渐消失，胁肋胀满，胸闷不舒亦除。检查：视力右眼0.8，左眼 1.0。双眼睑肿胀明显减轻，眼睑能闭合，眼球转动自如。眼球突出度：右眼 15mm，左眼 16mm。舌质红，苔薄黄，脉弦。改服舒肝明目丸，10g，1 日 2 次，连服 2 月。

按语：《银海精微·鹘眼凝睛》认为本病是"因五脏皆受热毒，致五轮振起，坚硬不能转运，气血凝滞"。患者肝气郁结，气滞血瘀，瘀血阻滞，木郁土壅，脾失健运，水湿不化，聚湿成痰，导致痰瘀互结而阻于目窠，故见眼球突出，不能运转，白睛红赤；全身症状及舌脉均为热郁痰凝之候。丹栀逍遥散合清气化痰丸加减方中，以逍遥散疏肝解郁，养血健脾；牡丹皮清热凉血，活血祛瘀；栀子泻火除烦，清热利湿，凉血解毒；胆南星清热化痰；黄芩、瓜蒌仁，清胃火，化痰热；枳实、陈皮，理肺宽胸，消痰散结；茯苓、半夏、苦杏仁理气健脾，化痰散结。诸药合之，共奏养血健脾、疏肝清热、理气化痰之功。

例 2　张健验案（《张健眼科医案》）

彭某，女，45 岁，湖南省长沙市望城区格塘乡，农民工。于 2014 年 7 月 24 日初诊。

主诉：双眼球外突 2 年。

病史：患者于 2 年前发现"甲状腺功能亢进"，经服"甲巯咪唑片"1 年，甲状腺检查各项指标基本恢复正常，现仍服"甲巯咪唑片"，每次 5mg（维持量），1 日 1 次，但双眼突出未愈，且近 1 月来双眼内有异物感，羞明流泪，微痛，视物成双，面赤身热，溲赤便秘。

检查：视力右眼 0.8，左眼 0.8。双眼睑肿胀，上睑活动迟缓，眼睑闭合不全，眼球突出，眼转动受限，球结膜充血。眼部 B 超检查：双眼外肌肥厚、水肿。眼球突出度：右眼 18mm，左眼 17mm。舌质红，苔薄黄，脉弦数。

诊断：甲状腺相关性眼病（双眼）。

辨证：热毒壅滞证。

治法：清热解毒。

方剂：泻脑汤（《审视瑶函》）加减。

处方：车前子 10g[包煎]，木通 10g，茯苓 10g，熟大黄 10g[后下]，黄芩 10g，茺蔚子 10g，防风 10g，桔梗 10g，玄参 10g，赤芍 10g，红花 5g，夏枯草 10g。7 剂。

服法：水煎，每日 1 剂，分 2 次温服。

针刺：取迎香、太阳、上星、睛明。每日 1 次，平补平泻，留针 20 分钟。

医嘱：①调情志，避免情绪激动。②忌食肥甘厚腻及辛辣炙煿之品。

二诊（2014 年 7 月 31 日）：便通症减。舌质红，苔薄黄，脉弦数。原方去熟大黄，7 剂。针刺同前。

三～十一诊（2014 年 8 月 7 日～9 月 25 日）：原方先后去木通、夏枯草；加黄芪 15g，益气健脾。共服药 56 剂，针刺 48 次。双眼异物感，羞明流泪，微痛，视物成双症状逐渐消失，面赤身热亦除。检查：视力右眼 0.8，左眼 1.0；双眼睑肿胀明显减轻，眼睑能闭合自如。眼球突出度：右眼 15mm，左眼 15mm。舌质红，苔薄黄，脉弦。改服舒肝明目丸，10g，1 日 2 次，连服 2 月。

按语：《秘传眼科龙木论·鹘眼凝睛外障》认为："此疾皆因五脏热壅冲上，脑中风热入眼所使。"患者热毒上壅，气血瘀滞，故见眼球突出，不能运转；白睛红赤，全身症状及舌脉均为热毒壅滞之候。泻脑汤方中车前子、木通、茯苓利尿泄热；用熟大黄以泻火通腑，二便通则火毒邪热从二便出；黄芩清肺泻火；芜蔚子清肝明目；防风、桔梗祛风散热；玄参甘寒，既可养阴，又可解毒；加赤芍、红花、夏枯草，以加强化瘀通络散结之功。诸药合之，共奏清热利湿、通腑泄热、活血化瘀之功。邪热清，二便通，目自安宁。

【治疗心得】

本病为甲状腺病变在眼部的表现，在治疗眼眶疾病的同时，宜结合治疗甲状腺病变。西医治疗以糖皮质激素及免疫抑制剂为主，局部滴用抗生素滴眼液，防止继发感染。中医则以辨证论治为主，根据病情采用疏肝清热、解毒散结、平肝潜阳等治法，以调节免疫功能。

【食疗方】

1. 壁虎粉

组成：壁虎2条，白糖20g。

功效：清肝泻火，清热解毒。

主治：甲状腺相关性眼病，中医辨证属肝火亢盛者。

方解：壁虎能祛风，活络，散结，解毒；白糖能保肝解毒。2种食材搭配，有清肝泻火、清热解毒等作用。

制法：将壁虎去内脏，洗净炙干，研成粉末，加入白糖搅拌均匀即成。

服法：隔日1次，1次5g，开水送服。

2. 青柿蜂蜜饮

组成：青柿子1000g，蜂蜜适量。

功效：滋阴平肝，清热泻火。

主治：甲状腺相关性眼病，中医辨证属阴虚阳亢者。

方解：青柿子能清热润肺、生津止渴、健脾益胃；蜂蜜能护肤美容，抗菌消炎，促进组织再生，促进消化，提高免疫力，促进长寿，改善睡眠，保肝作用，抗疲劳，保护心血管，润肺止咳等作用。2种食材合用，具有滋阴平肝、清热泻火的功能。

制法：先将青柿子洗净，去柄捣烂绞汁，放入锅中，加水适量，小火煎煮30分钟，待稠加蜂蜜即可。

服法：每日服2次，每次服15毫升。

【治疗进展】

甲状腺相关性眼病是一种自身免疫性疾病。无论中医西医，都强调个体化治疗。治疗方案应依据病变的程度、活动性等因素综合确定。因该病有自限性，故处于活动期但病情轻微的患者，可严密观察，不需要采用药物或手术治疗；病情严重且活动性较高者，可采用药物保守治疗或手术治疗，应重视联合。对活动期患者，可酌情分别给予皮质激素和免疫抑制剂、放射疗法和皮质激素联合应用，有助于提高疗效，减轻副作用。手术治疗适用于稳定期的眼睑与眼外肌病变患者，或已出现严重角膜损害和压迫视神经病变及美容需要的患者。全身治疗是治疗甲状腺相关性眼病不可忽视的环节，应在内分泌科医生指导下进行。中医药对甲状腺相关性眼病治疗有协同作用，其优势在辨证论治，不仅体现以人为本的个性化治疗，还能够调整机体的免疫机制和全身的功能状态，达到标本兼治的目的。

【预防与调护】

1. 注意调节情志，不要急躁生气。
2. 勿食或少食辛辣燥热之品，以免加重病情。

第三节　眼球筋膜炎

眼球筋膜炎是发生于眼球筋膜囊的炎性疾病，比较少见。临床上可分为浆液性眼球筋膜炎与化脓性眼球筋膜炎两种。浆液性者一般对视力无影响，但常复发。化脓性者治疗不及时可引起眶内脓肿或眼内炎等疾病。

眼球筋膜炎类似于中医学的"鱼睛不夜症"。

【病因病机】

西医认为浆液性眼球筋膜炎原因不明，一般认为多与变态反应有关，多伴有风湿性关节炎、结节性动脉炎、红斑狼疮、复发性多发性软骨炎等全身免疫性疾病。化脓性眼球筋膜炎由化脓性细菌感染引起，既可继发于眼球脓炎、外伤及手术感染或邻近组织感染病灶，如泪囊炎、腮腺炎等；亦可由全身疾病如肺炎、流感、白喉、产褥热迁徙而来。

中医认为多因肺经郁热，肺气不宣，水湿停滞引起；或因五脏热毒，上攻于目；或因外伤，风热毒邪乘虚而入，邪毒蔓延所致。

【临床表现】

1. 浆液性眼球筋膜炎　多为双眼，突然发病，发展较快，有复发趋势。视力一般不受影响，球结膜浆液性水肿，一般不充血，无分泌物，眼球突出，运动受限，眼球转动时疼痛。

2. 化脓性眼球筋膜炎　多为单眼发病，球结膜充血水肿，眼球突出及眼球运动障碍均较浆液性明显，甚至眼球固定。球结膜下可积脓，若治疗不及时积脓侵入眼眶内或眼球内可引起眶内脓肿或眼内炎等疾病。

【辅助检查】

1. 超声检查　眼球与眶脂肪强回声间出现透声间隙。

2. CT 扫描检查　显示眼球壁增厚。

【诊断要点】

1. 浆液性眼球筋膜炎 多为双眼发病，眼球突出，球结膜水肿明显，常伴有其他免疫性疾病。

2. 化脓性眼球筋膜炎 多为单眼发病，眼球突出明显，球结膜充血水肿，疼痛明显，常有化脓性病灶。

3. 其他 超声、CT 检查，辅助诊断。

【鉴别诊断】

眼眶炎性假瘤 眼球突出度较高，眼球运动障碍时有复视，视神经受压迫时眼底可见视盘水肿或继发萎缩，此时会出现视力下降。X 线摄片、CT 扫描、MRI 检查、活体组织检查等有助于诊断。

【治疗】

（一）治疗原则

对眼球筋膜炎的治疗，浆液性者，西医以糖皮质激素治疗为主，中医重在泻肺清热；化脓性者，西医以抗感染为主，中医则重在清热泻火解毒。

（二）中医治疗

1. 辨证论治

（1）肺经郁热证

症状：浆液性眼球筋膜炎，球结膜水肿，眼球突出，运动障碍。舌质红，苔薄黄，脉数。

分析：白睛属肺，肺经郁热，肺气不宣，水液不得下输而壅聚于目，则球结膜水肿，眼球突出，运动障碍；舌质红，苔薄黄，脉数为肺热之象。

治法：泻肺清热。

方剂：泻肺汤（《审视瑶函》）。

药物：桑白皮 10g，黄芩 10g，地骨皮 10g，知母 10g，麦冬 10g，桔梗 10g。

方解：方中桑白皮、知母、黄芩、地骨皮清泻肺热为主药；麦冬润肺养阴；桔梗宣肺利气并引药上行。诸药合用共奏清热泻肺之功。

加减：若肺气不利，球结膜水肿明显者，加葶苈子 10g[包煎]，茯苓 15g，泽泻 10g，以泻肺利水；若小便赤涩，加栀子 10g，车前子 10g[包煎]，以清热利尿。

（2）热毒攻目证

症状：化脓性眼球筋膜炎，球结膜充血水肿，眼球突出，运动障碍，视物模糊，疼痛较剧。舌红苔黄，脉数有力。

分析：热毒壅滞白睛，故见白睛红赤肿痛；热毒壅滞，脉络阻滞，则眼球突出，运动障碍，舌红苔黄，脉数有力为里热之象。

治法：清热泻火解毒。

方剂：黄连解毒汤（《外台秘要》）合五味消毒饮（《医宗金鉴》）。

药物：黄连 10g，黄芩 10g，黄柏 10g，栀子 10g，金银花 15g，野菊花 5g，蒲公英 15g，紫花地丁 10g，天葵子 10g。

方解：方中黄连、黄芩、黄柏、栀子清热泻火解毒；方中金银花、野菊花，清热解毒散结；蒲公英、紫花地丁、天葵子清热解毒疗疮消肿。

加减：若伴有恶寒发热者，加荆芥 10g，防风 10g，以疏散表邪；若大便秘结者，加大黄 10g[后下]，以通腑泄热。

2. 外治

（1）湿热敷：内服药渣煎水，取汁作局部湿热敷。

（2）草药外敷：新鲜鱼腥草或新鲜芙蓉叶捣碎纱布隔垫外敷。

（三）西医治疗

1. 药物治疗

（1）浆液性眼球筋膜炎：全身及局部应用皮质类固醇激素为主，必要时辅以抗生素。

（2）化脓性眼球筋膜炎：全身及局部应用足量广谱抗生素，酌情考虑使用皮质类固醇激素。

2. 外治

（1）局部理疗或热敷。

（2）球结膜下积脓者，可切开排脓。

【治疗心得】

本病早治疗，治愈率高，但浆液性眼球筋膜炎易复发。如未及时接受治疗，特别是化脓性眼球筋膜炎，可发生较严重的并发症。

【食疗方】

1. 公英银花粥

组成：蒲公英 60g，金银花 50g，粳米 100g。

功效：清热解毒，和营消肿。

主治：眼球筋膜炎，中医辨证属热毒壅盛者。

方解：蒲公英清热解毒，消肿散结；金银花为清热解毒的圣药，还能疏散风热；粳米有补中益气、健脾养胃、益精强志、和五脏、通血脉、聪耳明目、止烦、止渴、止泻的功效。3 种食材搭配有清热解毒、和营消肿的作用。

制法：将蒲公英和金银花去杂质洗净后，放入砂锅煎汤，去渣取汁；将粳米淘干净，放入砂锅中，加入药液煮成稀粥，即可。

服法：每日 1 剂，分早、中、晚服食。

2. 银花地丁汤

组成：金银花 20g，紫花地丁 20g，苦瓜 100g。

功效：清热解毒，凉血消肿。

主治：眼球筋膜炎，中医辨证属血瘀热毒者。

方解：金银花清热解毒，疏散风热；紫花地丁清热解毒，凉血消肿；苦瓜活血散瘀。上述 3 种食材合用，具有清热解毒、凉血消肿的功效。

制法：将上述 3 种食材同放入砂锅内，加适量水煎熬 30 分钟后至 200mL 取汁，另加适量水再煎 30 分钟后至 200mL，把 2 次的汤汁混合均匀即可。

服法：每次 200mL，分早晚口服。

【治疗进展】

浆液性眼球筋膜炎治疗采用糖皮质激素口服或局部用药均有效，但此病容易复发。化脓性眼球筋膜炎治疗以广谱抗生素为主，辅以局部对症治疗，如热敷、局部应用消炎药、出现脓肿时，应及时切开引流等。

【预防与调护】

饮食宜清淡，忌烟酒，少食辛辣燥烈之品。

第四节　眼眶炎性假瘤

眼眶炎性假瘤属于眼眶非特异性炎症的范畴，临床常见。多发于成年人，无明显性别和种族差异，单眼发病者多，但亦可为双侧性。基本的病理学改变是炎细胞浸润、纤维组织增生、变性等，又因病变大体类似肿瘤，故称之为炎性假瘤。根据病变侵犯的部位和阶段不同，而临床表现各异。

本病既往多归属于中医学"突起睛高"及"鹘眼凝睛"范畴。

【病因病机】

西医认为本病发病原因复杂，至今不明。普遍认为是一种非特异性免疫反应性疾病。

中医认为本病多因风热毒邪侵袭，上犯于目，壅滞目眶，脉络瘀阻，致珠突出眶；或因热毒日久不解，热盛伤阴，阴液亏耗，致目眶气血涩滞，使珠胀而欲出；或由于七情内伤，肝气郁结，疏泄失常，气机阻滞，血行不畅为瘀，水湿停滞为痰，痰瘀互结，阻于眶内，致珠突眶外。

【临床表现】

眼眶炎性假瘤按组织学分型分为淋巴细胞浸润型、纤维组织增生型和混合型；因炎症侵犯部位和组织类型不同，其临床表现也有差异。但它们均具有炎症和占位效应的共同特征。

1. 自觉症状先兆期可有眼神经分布区域阵痛，伴有流泪；病情发展加重，可出现复视、视力下降。

2. 眼部检查早期有结膜水肿和眼球突出，至发展期，眼球向正前方中度突出，运动障碍，同时眼睑和结膜水肿加剧；在眶下部、内下壁、沿眶上缘可触及肿块；在眼球受压时，偶见视网膜静脉扩张淤滞、视盘水肿及视网膜脉络膜炎的征象。

【辅助检查】

1. X 线摄片　少有骨质破坏，但可见致密阴影或仅眶腔扩大。

2. 超声检查　眶内可见低回声区，若肿物纤维组织多，则回声衰减明显，后界往往不能显示。

3. CT 扫描　可见眶内有形状不规则的软组织块影，并常有眼外肌肿大、眼环增厚，纤维增生者则眶内弥漫性密度增高，重要标志可被遮蔽。

【诊断要点】

1. 发病前多有眼睑、结膜水肿病史，起病急，发展慢。

2. 早期眼神经分布区疼痛，伴有流泪；随后有复视、视力下降。

3. 眼球向正前方突出，运动障碍。

4. 眶内可扪及肿块。

5. X 线摄片、超声检查、CT 扫描等检查有助于诊断。

【治疗】

（一）治疗原则

本病虽然起病快，但发展慢，病因复杂，应以药物治疗为主，中西医协同治疗；对药物不敏感、有禁忌证或复发病例，可选用小剂量放射治疗。

（二）中医治疗

1. 辨证论治

（1）风热毒壅证

症状：眼球突出，转动不灵，眼睑及结膜轻度红赤水肿，复视，流泪；伴头痛；舌红苔薄黄，脉浮数。

分析：风热毒邪壅滞于目，眼络阻滞，故眼球突出，转动不灵，眼睑及结膜轻度红赤水肿，复视，流泪；风热炎上，则头痛；舌红苔薄黄，脉浮数为风热之象。

治法：清热疏风，解毒散结。

方剂：疏风清肝汤（《一草亭目科全书》）加减。

药物：连翘 10g，金银花 15g，荆芥 10g，防风 10g，当归尾 10g，赤芍 10g，川芎 5g，菊花 10g，栀子 10g，薄荷 5g[后下]，柴胡 10g，灯心草 5g，甘草 3g。

方解：方中连翘、薄荷疏风散热、清利头目；荆芥、防风祛风散邪；柴胡、菊花清肝明目；栀子、银花清热解毒消肿；当归尾、赤芍、川芎凉血行血退赤，治风先治血。

加减：眼球突出明显者，加大青叶 10g，蒲公英 10g，夏枯草 10g，以增强清热解毒散结之力；头痛重者，加僵蚕 5g，蔓荆子 10g，以祛风止痛；病情日久，加昆布 10g，海藻 10g，牡蛎 15g[先煎]，以软坚散结。

（2）气滞血瘀证

症状：眼球突出，运动受限，眼睑紫赤肿胀，球结膜充血水肿，复视；舌质紫暗苔黄，脉涩。

分析：气血瘀阻目窠，集聚成块，故眼球突出，运动受限，复视；气血瘀滞，但热毒未尽，则见眼睑紫赤肿胀，球结膜充血水肿；舌质紫暗苔黄，脉涩。

治法：活血化瘀，行气散结。

方剂：血府逐瘀汤（《医林改错》）加减。

药物：桃仁10g，红花5g，当归10g，生地黄10g，牛膝10g，川芎5g，桔梗10g，赤芍10g，枳壳10g，甘草5g，柴胡5g。

方解：方中桃仁破血行滞而润燥，红花活血祛瘀以止痛，共为君药。赤芍、川芎助君药活血祛瘀；牛膝活血通经，祛瘀止痛，引血下行，共为臣药。生地黄、当归养血益阴，清热活血；桔梗、枳壳，一升一降，宽胸行气；柴胡疏肝解郁，升达清阳，与桔梗、枳壳同用，尤善理气行滞，使气行则血行，以上均为佐药。桔梗能载药上行，兼有使药之用；甘草调和诸药，亦为使药。合而用之，使血活瘀化气行。

加减：结节较硬者，加三棱10g，莪术10g，天花粉10g，生牡蛎15g[先煎]，破气软坚散结；咽干口燥者，加玄参10g，麦冬10g，以养阴润燥；大便秘结者，加决明子15g，大黄10g[后下]，以通便泻热。

（3）痰瘀互结证

症状：眼珠外突，运转受限，白睛暗红，复视，流泪；胁肋胀满，胸闷不舒；舌暗苔黄，脉弦。

分析：病起于情志内伤，痰瘀互结阻于目窠，故辨证以珠突转动受限及有胁胀胸闷、脉弦等肝经郁滞之象为要点。

治法：疏肝理气，化瘀祛痰。

方剂：逍遥散（《太平惠民和剂局方》）合清气化痰丸（《医方考》）加减。

药物：柴胡10g，白芍10g，当归10g，茯苓15g，白术10g，瓜蒌仁10g，陈皮5g，黄芩10g，苦杏仁10g，枳实10g，胆南星5g，制半夏10g，炙甘草5g。

方解：逍遥散去煨生姜、薄荷，以疏肝解郁，养血健脾；合清气化痰丸，以清热解毒，消痰散结。

加减：若热象不显著者，可去黄芩；加郁金10g，川芎10g，桃仁10g，以行气活血化瘀；加生牡蛎10g[先煎]，海浮石（先煎）10g，以软坚化痰散结。

（三）西医治疗

1.药物治疗。淋巴细胞浸润型对糖皮质激素敏感。根据病情可给予静脉滴注或口服，原则是足量突击，病情控制后小量维持。急性病变或威胁视力时应足量糖皮质激素联合抗生素治疗，如甲泼尼龙500～1000mg静脉输入。眶内注射也有效，可采用甲泼尼松龙40mg，病变周围注射，每周1次，可连续4次。其他免疫抑制剂及抗肿瘤药也有效。

2.对于药物不敏感、有禁忌证或复发病例，可选用小剂量放射治疗，总量20Gy。

3.纤维组织增生型炎性假瘤对药物和放射均不敏感，可行眼眶理疗软化瘢痕，减少纤维化。

4.根据病情各型均可采取手术治疗，但应充分考虑手术可能的并发症和复发问题，慎重施行手术。

【病案举例】

张健验案（《中医眼科临床经验集》）

喻某，女，3 岁，湖南省长沙市望城丁字镇，幼儿。于 2014 年 5 月 19 日初诊。

父母代诉：左眼红肿突出 10 日。

病史：于 2014 年 5 月 9 日父母发现幼儿眼球突出，曾在湖南省儿童医院诊断为"左眼眶占位？血管瘤？出血？"未予治疗。患儿无哭吵，偶有眼痛，无睁眼困难，无头痛，大便秘，小便黄。

检查：查视力不配合。右眼前节及眼底未见明显异常。左眼睑皮肤稍肿胀、青紫，鼻侧球结膜下可见小片状出血斑，角膜透明，前房深浅正常，瞳孔圆，直径 4mm 大小，较对侧直径大，对光反射迟钝；球前稍突出，眼球各方向运动基本能到位；眼底检查可见视盘色浅，椭圆形，边界清，视网膜血管迂曲，A：V=2：3，视网膜未见明显出血及渗出。MRI 眼眶平扫增强影像所见：右侧眼眶未见明显异常强化影。左眼球突出，其后方见团状混杂信号影，T1WI 低信号为主，T2WI 呈高、低混杂信号，内可见多个液体平面，病灶形态不规则，范围约 23mm×19mm×22mm，压迫左侧眼球，内直肌及视神经，增强扫描病灶呈不均匀强化，其周围可见多发迂曲、增粗血管影。诊断意见：左侧眼球异常信号影，血管瘤或淋巴管瘤并出血可能性大，建议结合临床。视觉透发电位检查：双眼视觉诱发电位检查提示双眼 P_{100} 波潜伏期延长，右眼波幅正常范围，左眼波幅下降。舌质红，苔薄黄；指纹在气关，呈紫色。

诊断：眼眶炎性假瘤（左眼）。

治法：清热泻火解毒。

方剂：通脾泻胃汤（《审视瑶函》）加减。

处方：麦冬 3g，茺蔚子 3g，知母 3g，玄参 3g，车前子 3g，石膏 5g，防风 3g，黄芩 3g，天冬 3g，酒炒大黄 2g，白花蛇舌草 5g，半枝莲 2g，甘草 2g。6 剂（中药配方颗粒）。

服法：每日 2 次。

医嘱：切勿挤压患病处，忌食辛辣炙煿，肥甘厚味，慎避风寒，预防感冒。

二诊（2014 年 5 月 25 日）：大便已通畅，左眼红赤青紫明显减轻，舌质红，苔薄黄；指纹在气关，呈淡紫色。原方去酒炒大黄，6 剂。

三~十诊（2014 年 6 月 1 日~7 月 13 日）：原方先后去石膏、半枝莲，加黄芪 5g，白术 3g，以益气健脾，共服 42 剂，左眼红赤青紫消退，眼球突出减轻。MRI 眼眶平扫增强影像所见：COR：FS-T2WI；tra：T1WI，FS-T2WI；cog：FS-T2WI。"左眼异常信号影"复查，与 2014 年 5 月 22 日 MRI 对比：左眼球仍稍突出，其后方异常信号影较前缩小，约 23mm×19mm×9mm，T1WI 序列斑片状高信号影较前增加，FS-T2WI 序列表现基本同前，病灶形态不规则，左眼内直肌及视神经受压情况较前改善，余况大致同前。诊断意见：左侧眼球后占位性病变范围较前明显缩小，建议结合临床。

十一~十五诊（2014 年 7 月 19 日~8 月 15 日）：B 超检查：双眼层次清楚，形态结构正常，球内晶状体后方呈一弧形光带，玻璃体为无声暗区。左眼球后软组织内可见一大小约 11×6mm 混合回声团，边界尚清，形态欠规则，内以无回声为主，呈分隔状，后方回声增强，CDFI：内未见明显血流信号，紧邻其旁可见一静脉血管通过。眼球及视神经受压。超声提示：左眼球后混合回声团占位。白花蛇舌草改为 3g。服药 28 剂。左眼球突出恢复正常。2016 年 11 月 18 日追访，左眼无异常。

按语：眼眶炎性假瘤是一种非特异性慢性增生性炎症，并非肿瘤，其病因复杂，对于眼部危害特别严重，如果不及时治疗或治疗不当，不仅对眼部的外部形态，对视力也会构成严重的伤害。中医学认为本病多因热毒炽盛，三焦火毒上燔而致。通脾泻胃汤加减方中大黄泻腑通大便，车前子清热利小便，二便通利，则邪热可泄；石膏、知母清胃降火；黄芩泻肺清热；芜蔚子除血热；防风祛风止痛，加白花蛇舌草、半枝莲以清热解毒消除炎性假瘤；合之则三焦火毒得清，诸症即减。然热盛必伤阴，故配麦冬、天冬、玄参以清热养阴。以此方加减调理四月余眼眶炎性假瘤始愈。

【治疗心得】

本病多采用药物保守治疗，西医以糖皮质激素为主，中医则重在辨证论治，分别采用疏风清热解毒、疏肝理气活血、化痰祛瘀散结法治之。

【食疗方】

蒲公英粳米粥

组成：蒲公英 60g，粳米 100g。

功效：清热解毒，和营消肿。

主治：炎性假瘤，中医辨证属热毒壅盛者。

方解：蒲公英清热解毒，消肿散结；粳米补中益气，健脾养胃，益精强志，和五脏，通血脉，聪耳明目，止烦，止渴，止泻。2 种食材搭配，具有清热解毒、和营消肿等功效。

制法：将蒲公英去杂质洗净后切细，放入砂锅煎汤，去渣取汁；将粳米淘干净，放入砂锅中，加入药液煮成稀粥即可。

服法：每日 1 剂，分中、晚餐佐食。

【治疗进展】

本病治疗以糖皮质激素抗感染为主，但部分患者对此不敏感，或应用期间出现毒副反应，不宜继续足量服用，迅速减量又恐病情反复，在这种情况下，中医辨证论治，清热利湿或活血通络对缓解症状有帮助。同时。亦有利逐渐减少糖皮质激素，避免反复，按治疗方案完成整个过程。对于纤维增生型炎性假瘤，应用活血化瘀、软坚散结等，配合理疗，减少纤维形成有一定作用。

【预防与调护】

1. 在眼珠尚未突出的炎症阶段应积极治疗，以防止病变进一步发展。

2. 复视严重者，可遮盖患眼以减轻复视造成的眩晕。

3. 眼睑闭合不全者，可涂抗生素眼膏并加压包盖。

第十九章　眼外伤

第一节　眼球钝挫伤

眼球钝挫伤是由机械性的钝力直接伤及相关部位，造成眼组织的器质性病变及功能障碍。眼球挫伤是眼外伤的常见病症，其患病率约占眼外伤的1/3。挫伤除在打击部位产生直接损伤外，钝力通过在眼内和球壁的传递，也会引起间接损伤。眼球挫伤主要包括眼前段挫伤、眼后段挫伤、眼球破裂伤和眼附属器挫伤。

本病属中医的"撞击伤目"范畴。古典医籍中虽无"撞击伤目"的病名记载，但有关眼部外伤的记载较多，因撞伤部位的不同而有"被物撞打""振胞瘀痛""惊震外障""触伤其气"等病名。其临床表现和预后与钝力的大小、受伤的部位等因素有关。

【病因病机】

本病常因球类、拳头、棍棒、石块、金属制品、皮带、高压液体、气体冲击眼部，以及头面部突然撞击墙体等硬性物所致。此外眼部邻近组织损伤或头面部受到强烈震击，也可伤及眼球。

中医认为钝力撞击损伤眼珠可致气血受伤，组织受损，以致血溢脉外、血瘀气滞，此为本病的主要病机。

【临床表现】

临床表现常与受伤部位及钝性力大小有关。伤及眼睑、结膜，轻则微感胀痛，重则疼痛难睁，结膜下出血等；伤及角膜，则畏光流泪、视力下降，且有刺痛；伤及虹膜与睫状体者可见瞳孔变形、对光反射迟钝及单眼复视；伤及晶状体则见晶状体脱位、混浊、视力下降；伤及玻璃体可见玻璃体积血等；伤及视网膜可见视网膜水肿、出血、视力下降；伤及眼眶，则伤处及头部疼痛；伤及眼外肌，可见眼球转动受限、复视、头晕等症。

【诊断要点】

1.有钝物撞击头目史。

2.眼部有肿胀、疼痛、视力下降等症状和体征。

3.注意视功能及眼部常规检查，必要时进行 X 线、超声波及 CT 检查。

【治疗】

（一）治疗原则

闭合性眼球挫伤以药物治疗为主，后期出现的并发症可考虑手术治疗。辨证论治应首先辨受伤部位、轻重、新旧、有无邪毒侵袭及变生他症等，采取相应的治疗措施。眼球破裂伤则必须先行手术清创缝合，参照"眼球穿通伤"治疗；疑有隐匿性巩膜破裂伤，应手术探查。

（二）中医治疗

1.辨证论治

根据伤情，在辨证论治的同时，若伴有开放性损伤则结合必要的手术治疗。

（1）撞击络伤证

症状：眼睑青紫，肿胀难睁；或结膜下出血，色鲜红。

治法：早期止血，后期化瘀。

分析：外物伤目，血络受损，血溢络外。若眼睑受伤，则多见肿胀难睁而青紫，结膜受伤则多出血。因所伤部位不同，故表现不一。

方剂：受伤早期止血用生蒲黄汤（《中医眼科六经法要》）加减。

药物：生蒲黄 10g[包煎]，墨旱莲 10g，丹参 10g，荆芥炭 10g，郁金 10g，生地黄 15g，川芎 5g，牡丹皮 10g。

方解：方中生蒲黄、郁金、丹参、川芎活血化瘀，消散离经之血；墨旱莲养阴止血；生地黄、荆芥炭凉血止血；牡丹皮凉血止血，散血明目。全方共奏滋阴养血、化瘀止血之功。

加减：若出血较多者，可加血余炭 10g，仙鹤草 10g，以增止血之功。

受伤后期化瘀用祛瘀汤（《中医眼科学讲义》）加减。

药物：川芎 5g，当归尾 10g，桃仁 10g，赤芍 10g，生地黄 15g，墨旱莲 10g，泽兰 10g，丹参 10g，仙鹤草 10g，郁金 10g。

方解：方中桃仁、丹参、当归尾、赤芍、泽兰行血破瘀；川芎、郁金行血中之气；生地黄、墨旱莲、仙鹤草凉血止血。本方既散离经之血，又安在脉之血，治乱与防范相结合。

加减：若目中积血较多者，可加三棱 6g，莪术 6g，枳壳 10g，以增强行气祛瘀之力；若有化热倾向，大便秘结者，可加大黄 10g[后下]，以泻下攻积。

（2）血瘀气滞证

症状：上睑下垂，眼球斜视；或角膜水肿、混浊，视物不清；或眼胀痛。

治法：行气活血，化瘀止痛。

分析：外物伤目，组织受损，气血失和，血瘀气滞，水湿停聚。瘀血水湿停聚于眼睑则上睑下垂，眼球斜视；停聚于角膜则角膜混浊；因伤至瘀，瘀则不通，故眼珠胀痛。

方剂：血府逐瘀汤（《医林改错》）加减。

药物：桃仁10g，红花5g，当归10g，川芎5g，生地黄15g，赤芍10g，牛膝10g，桔梗5g，柴胡5g，枳壳5g，甘草5g。

方解：方中桃仁破血行滞且润燥，红花活血祛瘀以止痛，共为君药。赤芍、川芎助君药活血祛瘀；牛膝活血通经、祛瘀止痛，引血下行，共为臣药。生地黄、当归养血益阴，清热活血；桔梗、枳壳，一升一降，宽胸行气；柴胡疏肝解郁，升达清阳，与桔梗、枳壳同用，尤善理气行滞，使气行则血行，以上均为佐药。桔梗能载药上行，兼有使药之用；甘草调和诸药，亦为使药。全方配伍特点有三：一为活血与行气相伍，既行血分瘀滞，又解气分郁结；二是祛瘀与养血同施，则活血而无耗血之虑，行气又无伤阴之弊；三为升降兼顾，既能升达清阳，又可降泄下行，使气血和调。合而用之，使血活瘀化气行，则诸症可去，为治疗血瘀证之良方。

加减：若上睑下垂、眼球斜视者，加防风10g，葛根10g，白芷5g，白附子5g，僵蚕5g，以祛风散邪、缓急通络。

2. 针刺治疗

若角膜撞击生翳，眼球刺痛剧烈者，可配合针刺止痛。取穴四白、太阳、合谷、承泣、睛明等。

（三）西医治疗

1. 眼睑挫伤　眼睑瘀血和肿胀较明显时，伤后应先冷敷，后热敷，有裂伤应尽早清创缝合。

2. 角膜挫伤　对擦伤的治疗可涂抗生素眼膏后包扎，促进角膜上皮愈合。一般1～2日即可修复，当擦伤波及前弹力层时则愈合较慢。挫伤波及基质层，则为角膜深层挫伤。受伤部位角膜水肿、增厚及混浊，后弹力层皱褶，多由于角膜急剧内陷，内皮和后弹力层破裂所致。重的挫伤治疗可用糖皮质激素滴眼液滴眼，前房有炎症时应用散瞳剂。

3. 虹膜与睫状体挫伤　瞳孔缘或基质部位裂口无须特殊处理，虹膜根部离断伴有复视症状时，可行虹膜根部修复术。若出现睫状体脱离者，范围较小、程度较轻者可给予药物治疗观察，一般范围较大，脱离较多者，应予手术治疗。

4. 前房积血　一般少量出血能够自行吸收，重的出血容易出现并发症，应住院观察并采取半卧位休息，包扎双眼，联合应用止血剂和糖皮质激素。若眼压升高时，应用降眼压药物，必要时做前房冲洗。

5. 晶状体挫伤　晶状体挫伤可视不同情况给予处理。若晶状体全脱位嵌顿于瞳孔或脱入前房，需急诊手术摘除。晶状体半脱位时，可使用眼镜矫正散光，严重影响视力时应予手术摘除。晶状体脱入玻璃体，可引起继发性青光眼、视网膜脱离等并发症，应行玻璃体手术摘除晶状体。

6. 玻璃体积血　临床上应视病情决定，出血早期用止血剂，一般药物保守治疗2周左右无好转时，应尽快做玻璃体手术清除积血，及时处理并发症。

7. 视网膜挫伤　视网膜震荡无须特殊治疗，明显水肿时可应用糖皮质激素，其他神经营养药、血管扩张剂、维生素类也可以选用。一般外伤性黄斑裂孔无须特殊处理。少数病例若有裂孔边缘牵引时会引起视网膜脱离，必要时进行激光或玻璃体手术治疗。其他部位的视网膜裂孔或锯齿缘离断，未出现视网膜脱离时，可用激光封闭裂孔，若发生视网膜脱离时应手术治疗。

8. 眼眶挫伤 对于多数闭合性眶骨骨折，除视神经挫伤外，一般不做特殊处理。合并颅脑外伤的病人，需联合其他相关科室积极治疗。

【治疗心得】

眼球钝挫伤为眼科急危重症，应采取中西医结合治疗，将局部处理与全身治疗、药物治疗与手术治疗统筹考虑。

【食疗方】

1. 淫羊灵仙汤

组成：淫羊藿 30g，威灵仙 3g，桃仁 10g。

功效：补肾通络，活血明目。

主治：眼球钝挫伤，中医辨证属气血瘀滞者。

方解：淫羊藿补肾阳，强筋骨，祛风湿；威灵仙通络止痛，祛风除湿，消痰散积；桃仁活血祛瘀，止咳平喘。上述 3 种食材搭配在一起，具有补肾通络、活血祛瘀等作用。

制法：上述 3 种食材同放入砂锅内，加适量水煎 30 分钟后至 200mL 取汁，另加适量水再煎 30 分钟后至 200mL 取汁，将两次的汤汁混合均匀即可。

服法：每次 200mL，分早、晚口服。

2. 夏枯三七汤

组成：夏枯草 15g，三七粉 3g[吞服]，炒香附 10g，没药 5g。

功效：清肝解郁，活血化瘀。

主治：眼球钝挫伤，中医辨证属眼外伤疼痛者。

方解：夏枯草清肝明目，散结消肿；三七散瘀止血，消肿镇痛；香附理气解郁，调经止痛；没药散瘀止血，消肿定痛。上述 4 种食材搭配在一起，具有清肝解郁、活血化瘀等作用。

制法：共研细末，分 2 次开水冲服。

服法：每日 2 次。

【预防与调护】

1. 加强宣传教育，严格执行安全操作制度，做好安全防护。

2. 患者饮食以清淡为宜，保持大便通畅。

第二节　眼球穿通伤

眼球穿通伤是由锐器造成眼球壁的全层裂开，使眼内容物与外界沟通，可伴或不伴有眼内损伤或组织脱出。以刀、针、剪或高速飞溅的细小金属碎片等刺伤常见。同一致伤物有进入伤口和穿出伤口形成双穿孔者称为眼球贯通伤。预后取决于伤口部位、范围和损伤程度，有无感染和并发症，以及治疗是否及时适当。眼球穿通伤最严重的并发症是交感性眼炎。

本病属中医"真睛破损"范畴。

【病因病机】

本病常因锐器刺破眼球，或高速飞溅之金石铁屑、碎石破片穿破眼球，或过猛钝力碰撞挤压致眼球壁破裂所致。

中医认为真睛破损易招风热邪毒乘虚而入，致伤物又多污秽，则致邪毒入侵，热毒炽盛，化腐成脓。因此，真睛破损不仅使气血、经络、组织受伤，而且常出现邪毒为患之候。

【临床表现】

伤眼多有疼痛剧烈，牵及头部，畏光流泪，眼睑难开，视力骤降。伤眼可见大小、形状不一的伤口，有的可合并眼睑穿透伤。伤口可在巩膜、角膜、角巩膜缘处，可见房水溢出，前房变浅，或虹膜脱出、嵌顿，或晶状体脱出、玻璃体外溢，甚至眼球塌陷变软。

若致伤物污秽并发眼部感染，则伤后1～2日见眼睑肿胀，结膜充血水肿，房水混浊，前房积脓，虹膜肿胀、纹理消失，眼球突出，转动受限，伴见头痛及高热等症，或眼球变软、塌陷或呈眶蜂窝织炎等。

若伤口不大，或伤口经正规处理治疗后眼部症状仍不减轻，甚或加重者，应考虑伴有眼内异物。

若并发交感性眼炎时，则可见健眼视力急剧下降，睫状充血或混合充血，角膜后壁附有细小沉着物，瞳孔缩小，房水混浊，玻璃体混浊，视盘水肿，视网膜出现黄白色点状渗出等改变。

【诊断要点】

1. 有外伤史及眼球破损伤口。
2. 伤眼视力障碍，并有相应症状。
3. 部分患者可有眼内异物。

【治疗】

（一）治疗原则

眼球穿通伤是眼科的急症，应以手术治疗为主，术后加强中医辨证治疗；若发生交感性眼炎，可参照相关病症进行治疗。

1. 辨证论治

（1）风热乘袭证

症状：伤眼疼痛，眼睑难睁，畏光流泪，视力骤降，结膜、角膜破损，或眼内容物脱出；舌苔薄白或薄黄，脉弦紧或弦数。

治法：活血散瘀，止痛益损。

分析：目为物伤，腠理失密，气血失和，风邪乘隙而入，故伤眼疼痛、畏光流泪；角膜破损，故而视力骤降；舌脉亦为风邪乘袭之候。

方剂：除风益损汤（《原机启微》）加减。

药物：熟地黄15g，白芍10g，当归10g，川芎5g，藁本10g，前胡10g，防风10g。

方解：目以血为本，目被物伤，则络脉损，血为之病。方中首用四物汤补血敛阴，活血行气，四者相伍，补而不滞，能使营血调和；受伤之际，七情内移，卫气衰惫，外风入侵，故用藁本、前胡、防风通疗风邪。藁本入足太阳膀胱经，前胡入手太阴肺经，盖太阳主一身之表，肺合皮毛，二药相配，使入侵之邪仍从皮毛肌肤而出。

加减：伴风热流泪者，加菊花10g，金银花10g，黄芩10g，夏枯草10g，以增祛风清热解毒之功；加红花5g，苏木10g，郁金10g，以增散瘀止痛之功。亦可用归芍红花散（《审视瑶函》）加减以祛风清热，凉血活血。

（2）热毒壅盛证

症状：伤眼剧痛，视力骤降，伤口污秽浮肿，眼睑肿胀，结膜充血或睫状充血，瞳孔缩小，房水混浊，前房积脓，眼球突出，运动受限；伴见头痛；舌红苔黄，脉弦数。

治法：清热解毒，凉血化瘀。

分析：眼球破损，故而视力骤降；邪毒内聚，蓄腐成脓，故见结膜充血或睫状充血、瞳孔缩小，房水混浊，前房积脓；舌脉亦为热毒壅盛之候。

方剂：经效散（《审视瑶函》）合五味消毒饮（《医宗金鉴》）加减。

经效散：柴胡10g，水牛角30g[先煎]，大黄10g[后下]，赤芍10g，当归10g，连翘10g，甘草梢5g，金银花10g，野菊花10g，蒲公英10g，紫花地丁10g，紫背天葵10g。

方解：经效散方中犀角用水牛角代替，与连翘共用于清热解毒凉血；大黄、赤芍、当归、甘草活血祛瘀缓痛；柴胡疏肝理气，助活血之力。诸药合用共奏凉血化瘀、祛风止痛之功。五味消毒饮中方中金银花、野菊花皆甘寒，有清热解毒，消肿散结之功，能疗目赤肿痛；蒲公英、紫花地丁、紫背天葵皆能清热解毒，三药增强金银花与野菊花清热解毒之力。

加减：便秘溲赤者，可加芒硝10g[冲服]，木通10g，车前子10g[包煎]，以通利二便，使邪热下泄；伤眼剧痛者可加没药10g，乳香10g，以化瘀止痛。

2. 针刺治疗

对伴有外伤性玻璃体积血、眼底出血、前房积血者，可针刺睛明、四白、合谷、曲池、风池等穴，可明显提高视力。

（三）西医治疗

1.清创缝合。用0.9%氯化钠注射液轻轻冲洗伤眼，清除一切污物。若黑睛伤口小于3mm，对合良好，无眼内容物脱出，前房存在者，可不缝合，治以散瞳、涂抗生素眼药膏、包扎伤眼；伤口大于3mm，且有视功能者应尽早在无菌条件下处理脱出的眼内物和缝合并进一步手术。如确实无法恢复视功能，眼球已变形者，应按知情同意规程，及时劝说患者行眼球摘除。

2.滴滴眼液。用抗生素滴眼液，每日6次，症状严重者可每小时2次；用1%硫酸阿托品滴眼液散瞳。同时可根据病情选用糖皮质激素滴眼液滴眼。

3. 全身用足量的广谱抗生素和糖皮质激素。

4. 注射破伤风抗毒素或破伤风免疫球蛋白。

5. 眼球破裂：眼内组织大量脱出，伤口缝合困难，视力丧失者，在征求患者及家属同意后，可行眼球摘除。

【治疗心得】

本病以西医治疗为主，配合中药治疗，以减少并发症，促进组织愈合，强调及时封闭伤口，防止感染，尽早取出异物，必要时施行二期手术。

【预防与调护】

1. 建立健全生产和操作过程的规章制度，遵守操作规程，加强劳动保护，避免眼外伤的发生。

2. 加强儿童、学生的安全教育，避免玩弄锐利、有弹伤性、爆炸性的物品。

3. 饮食以清淡为宜，保持大便通畅。

第三节　角结膜异物伤

角结膜异物伤属于开放性眼外伤，是指沙尘、金属碎屑等细小异物进入眼内，黏附或嵌顿于结膜、角膜表层或眼睑内面的眼病。本病具有特殊性，因为异物进入眼内除机械性损伤外，还有异物存留的毒性损害及诱发感染会引起各种并发症和后遗症等。

本病属中医学"异物入目"症范畴。

【病因病机】

本病多由于日常生活、工作中防护不慎或回避不及，尘埃沙土、煤灰粉渣、金属碎屑、麦芒、谷壳或昆虫之类进入眼内所致。

【临床表现】

若异物黏附于结膜者，常有异物感、疼痛、流泪等症状但相对较轻；若异物黏附或嵌顿在角膜表层，则异物感、疼痛、畏光流泪等症状较重。眼部检查若见异物黏附于结膜、角膜表层，可见结膜充血，在结膜、角膜表层可查见异物；若异物嵌于角膜，可见结膜充血或睫状充血，时间较长则在角膜异物周围有边缘不清的翳障，异物若为铁屑，则其周围可见棕色锈环；若引发感染，可变生感染性角膜炎，出现房水混浊、角膜后壁沉着物、瞳孔缩小等变症。

【诊断要点】

1. 有明确的异物入目史。

2. 伤眼有异物感、疼痛、畏光流泪等。

3. 在睑板下沟、穹窿部、半月皱襞、结膜或角膜表层见异物附着或嵌顿。

【治疗】

（一）治疗原则

本病治疗首先应及时清除角结膜表面异物，防止感染，然后根据病情进行相应治疗。

（二）中医治疗

辨证论治

清除结膜或角膜异物后，若并发细菌性角膜炎或真菌性角膜炎时，根据四诊参照相关章节进行辨证论治。

（三）西医治疗

1. 黏附于结膜的异物，可用氯化钠注射液冲洗，或用无菌盐水棉签或棉球粘出；异物在角膜表层，可滴 0.5% ～ 1% 盐酸丁卡因液 1 ～ 2 次后，用无菌棉签粘出，并涂抗生素眼膏或滴眼液，眼垫包封。

2. 嵌于角膜表层的异物可采用角膜异物剔除术，须按无菌操作施行。先用氯化钠注射液冲洗结膜囊，再滴 0.5% ～ 1% 盐酸丁卡因液 1 ～ 2 次后，头部固定不动，双眼睁开，注视一固定目标，术者用左手分开患者上、下睑，右手持消毒异物针或注射针头从异物一侧呈 15° 剔除异物，针尖朝向角膜缘方向，切忌针头垂直伸入，以免刺穿角膜。若有铁锈应剔除，注意勿损伤正常组织。术毕涂抗生素眼膏，症状重者可在结膜下注射抗生素，以眼垫封盖。

3. 次日复查，观察有无异物残留，以及创面愈合情况。若见并发角膜感染者，按角膜感染处理。

【预防与调护】

1. 在异物入目机会较多的场地工作时，须戴防护眼镜。

2. 若有异物入目，须及时正确处理，切勿乱施揉擦或随意挑拨，以免加重病情或变生他症。

第四节　化学性眼外伤

化学性眼外伤多由化学物品的溶液、粉尘或气体接触眼部所致。多发生在化工厂、实验室或施工场所，其中以酸、碱烧伤最为常见，本节将重点介绍酸碱化学伤。本病为眼科急重证，其病情的轻重和预后与化学物质的性质、浓度和量的多少，以及与眼接触时间的长短、急救措施是否恰当等因素有关。

本病属中医学"酸碱伤目"症范畴。

【病因病机】

1. 碱性化学伤致伤物主要有氢氧化钾、氢氧化钠、石灰、氨水等。此类物质与眼组织接触后，除与组织蛋白结合外，还可与组织中的类脂质发生皂化反应而向深部组织渗透，故伤势常较严重。

2. 酸性化学伤致伤物主要有硫酸、硝酸、盐酸以及某些有机酸。酸与眼组织接触后和组织蛋白发生凝固反应，可以阻挡酸继续向深部组织渗透、扩散，因此造成的损害相对较轻。若量多，浓度高，作用时间长，同样可造成严重损害。

中医认为酸、碱以及石灰皆为阳热火性之物，伤及眼部则损血肉、灼血脉。

【临床表现】

本病轻者仅感眼部灼热刺痛，畏光流泪；重者伤眼剧烈疼痛，畏光难睁，流泪，视力急剧下降。眼部检查可见轻者结膜充血，角膜轻度混浊，表层点状脱落；重者眼睑红肿或起疱糜烂，结膜混合充血水肿或显苍白，失去弹性，角膜广泛混浊，甚至完全变白坏死，并可伤及深部组织，出现前房积脓，瞳孔缩小、闭锁，晶状体混浊，甚或眼球萎陷等症。病至后期可形成角膜白斑，或有血管深入，形成角膜血管翳，严重影响视力，愈后可发生睑球粘连。

【诊断要点】

1. 有明确的化学物质与眼部接触史。

2. 眼部刺痛，畏光流泪，视力下降。

3. 可出现结膜充血或混合性充血，角膜混浊或坏死等症。

酸性损伤与碱性损伤的鉴别主要根据病史。其临床表现的区别是：酸性损伤的创面边界清楚且浅，可不扩大加深，坏死组织容易分离脱落，眼内组织反应较小而轻；碱性损伤的创面边界不清且较深，易扩大加深，坏死组织不易分离，眼内组织反应重，易引起虹膜炎、晶状体混浊、青光眼等。

【治疗】

（一）治疗原则

本病治疗的关键在于急救冲洗，以彻底清除化学物质、减轻眼部组织损伤、预防并发症、提高视力为原则。

（二）中医治疗

辨证论治以清热解毒、凉血散瘀为主，方用黄连解毒汤（《外台秘要》）合犀角地黄汤（《备急千金要方》）加减。若见虹膜炎症等变证者可参照有关章节论治。

药物：黄连 10g，黄芩 10g，黄柏 10g，栀子 10g，水牛角 30g[先煎]，生地黄 15g，赤芍 10g，牡丹皮 10g。

方解：黄连解毒汤方中，以大苦大寒之黄连清泻心火为君，兼泻中焦之火；以黄芩清上焦之火为臣；以黄柏泻下焦之火为佐；栀子清泻三焦之火，导热下行，引邪热从小便而出为使。四药合用，苦寒直折，三焦之火邪去而热毒解。犀角地黄汤方中，用苦咸寒之水牛角为君，凉血清心而解热毒，使火平热降，毒解血宁。臣以甘苦寒之生地黄，凉血滋阴生津，一以助水牛角清热凉血，又能止血；一以复已失之阴血。用苦微寒之赤芍与辛苦微寒之牡丹皮共为佐药，清热凉血，活血散瘀，可收化斑之功。四药相配，共成清热解毒、凉血散瘀之剂。

加减：黑睛有翳者，加木贼 10g，密蒙花 10g，青葙子 10g[包煎]，以退翳明目。

（三）西医治疗

1. 急救冲洗　最迫切和有效的急救措施是伤后立即就地用清水彻底冲洗，冲洗越迅速、彻底，预后越好。最好就地用氯化钠注射液或自来水冲洗；若条件不具备，也可用其他干净水冲洗；或让患者将眼部浸于水中，反复开合眼睑。应注意充分暴露穹窿部结膜，冲洗清除残余的化学物质。

2. 中和冲洗　在急救处理后可进行中和冲洗。若为酸性伤，可用 2%～3% 碳酸氢钠液冲洗；碱性伤用 3% 硼酸液冲洗；石灰致伤用 0.37% 依地酸二钠液冲洗。

3. 创面清创处理　在眼部彻底冲洗后即进行适当的创面清创处理，清除颗粒样物质和失活的眼表组织，并进行抗感染治疗。

4. 药物治疗　早期用 1% 硫酸阿托品每日散瞳。局部和全身应用抗生素控制感染。用糖皮质激素，以抑制炎症反应和新生血管形成。但在伤后 2～3 周内，角膜有溶解倾向时应停用。维生素 C 可抑制胶原酶，促进角膜胶原合成，可全身及局部大量应用，在伤后作结膜下注射，效果较好。为防止角膜穿孔，可滴用 2% 枸橼酸钠；或 2.5%～5% 半胱氨酸等胶原抑制剂滴眼。也可点用自家血清、纤维连接蛋白等，有一定的疗效。

5. 手术治疗　病变中期应清除坏死组织，防止睑球粘连。如果球结膜有广泛坏死，或角膜上皮坏死，可做早期切除。若在 2 周内出现角膜溶解变薄，需行全角膜板层移植术，并保留植片的角膜缘上皮，以挽救眼球。也可作羊膜移植术，口腔黏膜或对侧球结膜移植术。每次换药时用玻璃棒分离或安放隔膜防止睑球粘连。后期针对并发症进行治疗，如手术矫正睑外翻、睑球粘连分离治疗法或增视性角膜移植术等。若出现继发性青光眼时，可应用药物降低眼压或行其他抗青光眼手术。

【治疗心得】

本病以彻底清除眼内酸碱物质，减轻眼部组织损伤，预防并发症，提高视力为原则。一旦发生，应马上清洗。在现场彻底冲洗眼部是处理酸碱烧伤的关键，及时彻底冲洗能使眼部组织的损害降低到最低程度。同时配合中医治疗，以减少并发症，促进组织愈合。

【预防与调护】

1. 建立健全规章制度，加强防护措施，避免发生化学性眼损伤。
2. 饮食宜清淡，少食辛辣刺激性食品，注意眼部卫生。

第五节　眼部烫伤、烧伤

眼热烧伤因致病物不同，可分为火焰性热烧伤和接触性烧伤两大类。直接接触高热固体、液体和气体的接触性眼烧伤中，通常由液体所致者称为眼烫伤。眼热烧伤中以火烧伤和烫伤多见。病情轻重及预后与致伤物的温度、数量及接触时间长短有密切关系。

本病属中医"热烫伤目"病范畴。

【病因病机】

日常生活和工业生产中不慎被火焰烧伤，或被开水、沸油、钢水烫伤，造成眼睑、结膜或角膜损害。

【临床表现】

受伤轻者仅觉畏光流泪，重者眼内剧痛，多泪难睁，视力下降或视物不见。眼部检查可见眼睑皮肤发红，浮肿或起水泡，结膜充血或呈灰白坏死，甚则成脓或见瘢痕形成引起睑球粘连。角膜可见局部或大面积瘢痕形成，或见受伤角膜坏死脱落，形成细菌性角膜炎，甚则直接形成厚翳或斑脂翳。

【诊断依据】

有明确的热烧伤史和发生在眼睑、结膜或角膜的症状和体征。

【治疗】

（一）治疗原则

轻者外治为主，重者内外兼治。

（二）中医治疗

辨证论治

火毒犯目证

症状：眼内剧痛，多泪难睁，视力骤降，结膜睫状充血、水肿或坏死，角膜水肿混浊；心情烦躁，口干便秘，小便短赤；舌质红，苔黄，脉数或弦数。

治法：清解热毒，养阴散邪。

分析：热烧伤乃火热毒邪骤犯于目，不仅腐烂皮肉，还可伤及眼内，故而眼内剧痛、视力骤降；口干便秘，小便短赤等及舌脉表现均为火毒之候。

方剂：银花解毒汤（《中医眼科临床实践》）合石决明散（《普济方》）加减。

药物：金银花 15g，蒲公英 15g，大黄 10g[后下]，龙胆 10g，黄芩 10g，蔓荆子 10g，蜜桑白皮

10g，天花粉 10g，枳壳 5g，生甘草 5g，石决明 20g^[先煎]，决明子 15g，赤芍 10g，青葙子 10g^[包煎]，麦冬 10g，羌活 10g，栀子 10g，木贼 5g，荆芥 10g。

方解：银花解毒汤方中重用金银花、蒲公英，配以天花粉、黄芩、生甘草以清热解毒。大黄通腹攻下，使热毒得以外泄，并能凉血逐瘀，以治赤脉瘀滞。龙胆清泄肝经实火。桑白皮清热泻肺，以抑肝之所不胜，防其相克之虞。本方中苦寒之品众多，又以枳壳调气，蔓荆子升清阳，且蔓荆子与大黄配伍，升降并施，使热毒下泄，清气得布，利于翳障的消退。石决明散方中重用石决明、决明子以清热平肝，明目退翳为君；栀子、大黄、赤芍以清热凉血，导热下行为臣；木贼、青葙子明目退翳；荆芥、羌活以祛风止痛；麦冬养阴明目，共为佐使。

加减：热不重者，去龙胆，加玄参 10g，以增养阴增液之力。

（三）西医治疗

1. 局部用药 轻度烧烫伤，可滴用散瞳剂和抗生素滴眼液。严重的烧烫伤应除去坏死组织，保持创面清洁，滴用抗生素及促进角膜创面修复的药物。若疼痛剧烈，可在医师指导下滴用 0.25%～0.5% 盐酸丁卡因滴眼液，以缓解疼痛。

2. 全身用药 根据病情可全身酌情使用抗生素以预防和控制感染。

3. 手术治疗 眼睑深度热烧伤，可作早期皮片覆盖；睑球粘连者，可作结膜囊成形术；角膜有坏死穿孔或大片白斑形成时，可行羊膜移植或带角膜缘上皮的全角膜板层移植。

【预防与调护】

加强劳动保护和自我防范意识，患者心情保持平静，清淡饮食，预防便秘。

第六节　辐射性眼外伤

辐射性眼外伤是指电磁波谱中各种射线直接照射眼部造成的损害，如微波、各种光线及放射线等，均会引起不同程度的损伤。其作用原理可分为物理的热作用，如红外线、微波损害；化学的光化学作用，如紫外线损害；电离的生物作用，如 X 线、γ 射线、镭、中子流等损害。本节重点介绍紫外线造成的辐射性眼损伤，又称为电光性眼炎或雪盲。其病变的轻重与紫外线的强度、照射时间的长短以及与接受紫外线的距离有关。症状一般持续 6～8 小时，在 1～2 日内逐渐消失。

本病属中医学"辐射伤目"病范畴。

【病因病机】

本病多由电焊、气焊时被电弧、乙炔焰、熔化金属产生的紫外线照射后引起，也可由于用紫外线灯防护不佳而受伤。此外在雪地、冰川、海洋、沙漠等环境工作，被反射的紫外线所伤。紫外线对组织有光化学作用，使蛋白质凝固变性，角膜上皮坏死脱落。

中医认为本病症似风火之邪外袭，猝然伤目之患。

【临床表现】

眼部受紫外线照射后，经过一定的潜伏期（最短半小时，最长不超过 24 小时，一般为 3 ~ 8 小时）而出现症状。轻者眼部不适，畏光流泪，灼热疼痛；重者眼内剧痛，睑肿难睁，畏光流泪，视物模糊，或有虹视、闪光幻觉等。眼部检查可见眼睑红肿或有小红斑，瘙痒难睁，结膜混合充血、角膜上皮点状脱落，荧光素钠染色呈点状着色。

【诊断要点】

1. 有接受紫外线照射病史。

2. 潜伏期一般为 3 ~ 8 小时，不超过 24 小时。

3. 眼部异物感、畏光、流泪、剧烈疼痛。

4. 眼睑痉挛，结膜混合充血、水肿，角膜上皮点状脱落，荧光素钠染色呈点状着色。

【治疗】

（一）治疗原则

本病发作时应以止痛为主，主要依靠自身组织的修复。

（二）中医治疗

1. 辨证论治

（1）病之初期

多为风火外袭，猝犯于目所致。

治法：祛风清热，退翳止痛。

方剂：新制柴连汤（《眼科纂要》）加减。

药物：柴胡 10g，黄连 5g，黄芩 6g，赤芍 10g，蔓荆子 10g，栀子 10g，木通 10g，荆芥 10g，防风 10g，龙胆 5g，甘草 5g。

方解：方中龙胆、栀子、黄芩、黄连清肝泄热；荆芥、防风、蔓荆子祛风清热；柴胡既可辛凉祛风，又可引药入肝；赤芍凉血退赤；木通利尿清热；甘草调和诸药，合之共奏清肝泄热、祛风退翳之功。

加减：黑睛有翳者，加蝉蜕 5g，木贼 5g，以增退翳明目之功。

（2）病之后期

多为风火伤津耗液，津液不能上荣于目。

治法：养阴退翳明目。

方剂：消翳汤（《眼科纂要》）加减。

药物：密蒙花 10g，柴胡 10g，川芎 10g，当归尾 10g，生地黄 15g，荆芥穗 10g，防风 10g，木贼 10g，蔓荆子 10g，枳壳 10g，甘草 5g。

方解：方中荆芥、防风、柴胡升发退翳；蔓荆子、密蒙花明目退翳；川芎、当归尾、枳壳活血退翳；生地黄益血养阴，又防辛散耗阴；甘草调和诸药为使。诸药合用共奏养血活血、退翳明目之功。

加减：若结膜充血不消散者，可加菊花 10g，黄芩 10g，以清解余邪。

（三）西医治疗

1. 点用抗生素滴眼液或眼药膏，以防感染。眼睑有水疱者亦可用眼用凝胶外涂。同时滴用促进角膜上皮愈合的滴眼液或眼用凝胶。

2. 若剧烈疼痛者，可滴用 0.25% ～ 0.5% 盐酸丁卡因滴眼液，但不宜多滴。

3. 局部冷敷可止痛。

【治疗心得】

本病愈后良好，发作时局部冷敷止痛，预防感染，一般 1 ～ 2 日后可恢复正常。

【预防与调护】

1. 焊接操作者和 10m 范围以内的工作人员应戴防护面罩，车间可用吸收紫外线的涂料粉刷墙壁。

2. 在雪地、冰川、沙漠、海面作业的人员工作时应戴好防护眼镜。

附录

一、眼科常用方剂及汤头歌诀索引

一画

1.一甲复脉汤（《温病条辨》）：生牡蛎　炙甘草　生地黄　白芍　麦冬　阿胶

【方歌】 一甲复脉用阿胶，麦地甘芍牡蛎调；

下后便溏先不用，下焦温病便溏疗。

2.一贯煎（《柳州医话》）：生地黄　北沙参　麦冬　当归　枸杞子　川楝子

【方歌】 一贯煎中用地黄，沙参杞子麦冬襄，

当归川楝水煎服，阴虚肝郁是妙方。

二画

3. 二石二至汤（《中西医眼科临证备要》）：磁石　石决明　女贞子　墨旱莲　桑椹　生地黄　知母　玄参　茺蔚子

【方歌】二石二至汤，知玄茺地桑。

4. 二甲复脉汤（《瘟病条辨》）：炙甘草　生地黄　白芍　麦冬　阿胶　麻仁　生牡蛎　生鳖甲

【方歌】二甲复脉防痉厥，手指蠕动蛎鳖加；
　　　　舌干齿黑脉沉数，阿胶地草麦芍麻。

5. 二圣散（《眼科阐微》）：明矾　胆矾　大枣

【方歌】二圣散治诸疮肿，二矾大枣洗眼胞。

6. 二地二冬汤（《中西医眼科临证备要》）：熟地黄　生地黄　天冬　麦冬　石斛　刺蒺藜　防风　菊花

【方歌】二地二冬汤蒺藜，石斛防风菊花齐。

7. 二至丸（《医方集解》）：墨旱莲　女贞子

【方歌】二至女贞与旱莲，桑椹熬膏和成丸，
　　　　肝肾阴虚得培补，消除眩晕与失眠。

8. 二至葫芦饮（《中医治疗眼底病》）：女贞子　墨旱莲　茺蔚子　怀山药　陈葫芦　金银花　白术　丹参　泽兰

【方歌】二至葫芦茺蔚子，山药白术与丹参，
　　　　银花泽兰更成剂，补肾利湿功效奇。

9. 二陈汤（《太平惠民和剂局方》）：半夏　橘红　白茯苓　炙甘草　生姜　乌梅

【方歌】二陈汤中半夏陈，益以茯苓甘草成，
　　　　利气调中兼祛湿，一切痰饮此方珍。

10. 十灰散（《十药神书》）：大蓟炭　小蓟炭　荷叶炭　侧柏叶炭　茅根炭　茜根炭　栀子炭　大黄炭　牡丹皮炭　棕榈皮炭

【方歌】十灰散用十般灰，柏茅茜荷丹棕煨，
　　　　二蓟栀黄各炒黑，上部出血势能摧。

11. 十全大补汤（《太平惠民和剂局方》）：人参　白术　茯苓　甘草　熟地黄　白芍　川芎　黄芪　肉桂　白芍　生姜　大枣。

【方歌】十全大补最有灵，四物地芍当归芎，
　　　　人参白术苓炙草，温补气血芪桂行。

12. 十味消毒饮（《中医治疗眼底病》）：金银花　蒲公英　紫花地丁　连翘　皂角刺　大青叶　玄参　白蔹　陈皮　大黄

【方歌】十味消毒饮银翘，公英地丁皂角刺，
　　　　青叶玄参蔹陈皮，更加大黄来清热。

13. 人参败毒散又名：败毒散（《小儿药证直诀》）：羌活　独活　柴胡　前胡　枳壳　茯苓　桔

梗　川芎　连翘　生姜　薄荷　甘草

【方歌】人参败毒茯苓草，枳桔柴前羌独芎，

　　　　薄荷少许姜三片，时行感冒有奇功。

14. 人参养荣汤（《太平惠民和剂局方》）：白芍　当归　陈皮　黄芪　肉桂　人参　白术　炙甘草　熟地黄　五味子　茯苓　远志　生姜　大枣

【方歌】人参养荣即十全，除却川芎五味联，

　　　　陈皮远志加姜枣，脾肺气血补方先。

15. 八正散（《太平惠民和剂局方》）：车前子　瞿麦　萹蓄　滑石　栀子　甘草　木通　大黄

【方歌】八正木通与车前，萹蓄大黄滑石研；

　　　　草梢瞿麦兼栀子，煎加灯草痛淋蠲。

16. 八珍汤（《正体类要》）：人参　白术　茯苓　甘草　熟地黄　当归　川芎　白芍　生姜　大枣

【方歌】四君四物八珍汤，气血双补是名方。

17. 八珍汤（《银海精微》）：人参　黄芪　茯苓　菊花　熟地黄　当归　川芎　白芍　生姜　大枣

【方歌】银海精微八珍汤，四君术甘易芪菊。

三画

18. 三黄汤（《金匮要略》）：黄芩、黄连、大黄

【方歌】三黄汤为金匮方，黄连黄芩与大黄，

　　　　三焦壅热腹胀满，胬肉攀睛亦有功。

19. 小半夏汤（《金匮要略》）：半夏　生姜

【方歌】小半夏汤用夏姜，药虽两味效佳良，

　　　　呕吐痰多因浊逆，祛痰降逆即能康。

20. 小建中汤（《伤寒论》）：桂枝　炙甘草　大枣　白芍　生姜　胶饴

【方歌】小建中汤芍药多，桂枝甘草姜枣和，

　　　　更加饴糖补中脏，虚劳腹痛服之瘥。

21. 千金托里散（《眼科集成》）：人参　生黄芪　茯苓　当归　甘草　芍药　川芎　桔梗　金银花　白芷　防风　麦冬

【方歌】千金托里脓漏睛，气虚邪恋目流脓，

　　　　参芪防风归芍苓，银芷芎桔草麦冬。

22. 川芎行经散（《原机启微》）：桔梗　茯苓　羌活　蔓荆子　白芷　防风　荆芥　薄荷　独活　柴胡　川芎　炙甘草　当归　枳壳　红花

【方歌】川芎行经亦荆防，败毒散内红花襄，

　　　　除去前胡增白芷，蔓荆当归合成方。

23. 三子菊花饮（《眼科证治经验》）：枸杞子　菟丝子　女贞子　菊花　白芷　川芎

【方歌】三子菊花治冷泪，肝肾不足风邪侵，

枸杞菟丝与女贞，菊花白芷与川芎。

24. 三仁汤（《温病条辨》）：苦杏仁　飞滑石　白通草　竹叶　豆蔻　厚朴　生薏仁　半夏

【方歌】三仁杏蔻薏苡仁，朴夏白通滑竹伦，

水用甘澜扬百遍，湿温初起法堪遵。

25. 万金膏（《眼科纂要》）：荆芥　防风　黄连　文蛤　苦参　薄荷　铜绿

【方歌】睑弦赤烂湿热冲，荆防黄连蛤苦参，

薄荷铜绿弹子大，万金膏洗乘热淋。

26. 万应蝉花散（《原机启微》）：蝉蜕　蛇蜕（包煎）　川芎　防风　羌活　炙甘草　当归　茯苓　赤芍　苍术　石决明

【方歌】万应蝉花散，石决甘草防，

茯苓蛇蝉芍，芎归苍术羌。

27. 小柴胡汤（《伤寒论》）：柴胡　黄芩　人参　炙甘草　半夏　生姜　大枣

【方歌】小柴胡汤和解功，半夏人参甘草从，

更加黄芩生姜枣，少阳为病此方宗。

28. 小续命汤（《备急千金要方》）：麻黄　杏仁　桂心　黄芩　芍药　人参　甘草　川芎　防风　防己　附子　生姜

【方歌】小续命汤桂附芎，麻黄参芍杏防风，

黄芩防已同甘草，风中诸经此方通。

29. 川芎茶调散（《太平惠民和剂局方》）：川芎　荆芥　白芷　羌活　甘草　细辛　防风　薄荷　茶叶

【方歌】川芎茶调散荆防，辛芷薄荷甘草羌，

目昏鼻塞风攻上，正偏头痛悉能康。

四画

30. 开心散（《备急千金要方》）远志　人参　茯苓　石菖蒲

【方歌】备急千金开心散，人参远志苓菖蒲，

益肾健脑开神志，失聪健忘服之良。

31. 开郁汤（《张怀安眼科临床经验集》）：香附　青皮　荆芥　防风　川芎　栀子　柴胡　车前子　当归　白芍　牡丹皮　夏枯草　甘草

【方歌】开郁汤中归芍柴，香附丹栀与夏枯，

荆防车芎陈皮草，疏肝解郁兼清热。

32. 天王补心丹（《校注妇人良方》）：生地黄　五味子　当归身　天冬　麦冬　柏子仁　人参　酸枣仁　玄参　丹参　白茯苓　远志　桔梗　朱砂

【方歌】天王补心心虚损，健忘神虚烦不眠，

柏子味苓归地桔，三参天麦远朱酸。

33. 天麻钩藤饮（《中医内科杂病证治新义》）：天麻　钩藤　石决明　栀子　黄芩　川牛膝　杜仲　桑寄生　益母草　首乌藤　朱茯神

【方歌】天麻钩藤石决明，栀杜寄生膝黄芩，
　　　　乌藤茯神益母草，主治眩晕与耳鸣。

34. 五子衍宗丸（《证治准绳》）：枸杞子　菟丝子　覆盆子　五味子　车前子

【方歌】五味覆盆宽丝杞，再加车前衍宗继，
　　　　余沥痿遗腰虚痛，益肾种子填精髓。

35. 五苓散（《伤寒论》）：桂枝　白术　茯苓　猪苓　泽泻

【方歌】五苓散治太阳腑，白术泽泻猪苓茯，
　　　　桂枝化气兼解表，小便通利水饮逐，
　　　　除却桂枝名四苓，溲赤便溏皆可服。

36. 五味消毒饮（《医宗金鉴》）：金银花　野菊花　蒲公英　紫花地丁　天葵子

【方歌】五味消毒疗诸疔，银花野菊蒲公英，
　　　　紫花地丁天葵子，煎加酒服效非轻。

37. 止血明目丸（《中医治疗眼底病》）：生地黄　白茅根　黄芩炭　炒栀子　玄参　白及　夏枯草　决明子　女贞子　墨旱莲　怀山药　山茱萸　茯苓　泽泻　当归　白芍　阿胶　牡丹皮　赤芍　银柴胡　五味子　犀角粉　三七粉

【方歌】止血明目三七粉，六味地黄及二至，
　　　　芩栀玄参及枯明，茅根二芍胶丹柴，
　　　　更加五味犀角粉，止血明目有奇功。

38. 止泪补肝散（《银海精微》）：熟地黄　白芍　当归　川芎　刺蒺藜（炒，去刺）　木贼　防风　夏枯草

【方歌】肝虚迎风流泪证，补肝散内用川芎，
　　　　熟地当归蒺藜芍，木贼夏枯草防风。

39. 内疏黄连汤（《素问病机气宜保命论》）：黄连　炒栀子　黄芩　当归身　桔梗　广木香　槟榔　赤芍　甘草　苏薄荷　连翘　制大黄

【方歌】内疏黄连用大黄，栀芩翘桔槟木香，
　　　　归芍薄荷配甘草，清热解毒治诸疮。

40. 内障症主方（《眼科探骊》）：黄芪　当归　川芎　制香附　茺蔚子　防风　升麻

【方歌】内障主方用黄芪，归芎香附防升麻，
　　　　更加茺蔚补肝肾，内障症治此方良。

41. 水蛭丸（《中医眼科临床实践》）：水蛭　地龙　桃仁　丹参　赤芍　三棱　川芎　当归　白芍　茯苓　白术　党参　银柴胡　石斛　羌活　白芷　山药　川牛膝　陈皮　甘草

【方歌】水蛭丸用地龙草，参苓药芍术归芎，
　　　　羌芷牛膝石斛陈，桃棱银柴与丹参。

42. 化坚二陈丸（《医宗金鉴》）：陈皮　制半夏　茯苓　生甘草　白僵蚕　黄连　荷叶

【方歌】化坚二陈丸消痰，周身结核服更痊，

陈皮半夏茯苓草，僵蚕荷叶须黄连。

43. 化肝祛瘀汤（《张怀安眼科临床经验集》）：生地黄　赤芍　当归　川芎　桃仁　红花　苏木　羌活　栀子　滑石　桔梗　枳壳　酒炒大黄　甘草

【方歌】化肝祛瘀张氏方，桃红四物苏木草，

羌栀滑桔枳壳黄，祛瘀清热此方良。

44. 化斑汤（《温病条辨》）：石膏　知母　玄参　水牛角　生甘草　白粳米

【方歌】化斑汤用石膏玄，粳米甘犀知母煎。

45. 化痰祛湿汤（《张怀安眼科临床经验集》）：柴胡　黄芩　半夏　党参　白术　泽泻　猪苓　车前子　甘草

【方歌】化痰祛湿夏术草，柴芩党参与车前，

泽泻猪苓利湿强，痰湿阻滞此方良。

46. 化痰散结汤（《张怀安眼科临床经验集》）：半夏　茯苓　陈皮　桔梗　浙贝母　昆布　海藻　前胡　夏枯草　玄参　连翘

【方歌】张氏化痰散结汤，胞睑瘰疬服之良。

夏苓枯前翘浙贝，玄桔海藻共昆陈。

47. 分珠散（《眼科集成》）：大黄　槐花　牡丹皮　紫草　当归尾　苏木　红花　蒲黄　丹参　血竭　乳香　朱砂　牛膝

【方歌】瘀血灌珠分珠散，槐花紫草丹丹参，

大黄蒲黄归红苏，血竭乳香膝朱砂。

48. 丹栀逍遥散（《校注妇人良方》）：柴胡　当归　白芍　茯苓　白术　甘草　薄荷　生姜　牡丹皮　栀子

【方歌】逍遥散用当归芍，柴苓术草加姜薄，

散郁除蒸功最奇，调经八味丹栀着。

49. 六君子汤（《世医得效方》）：人参　白术　茯苓　甘草　陈皮　半夏

【方歌】四君子汤中和义，人参苓术甘草比，

益气健脾基础剂，脾胃气虚治相宜，

益以夏陈名六君，健脾化痰又理气。

50. 六味地黄丸（《小儿药症直诀》）：熟地黄　山药　山茱萸　茯苓　泽泻　牡丹皮

【方歌】六味地黄山药萸，泽泻苓丹三泻侣，

三阴并补重滋肾，肾阴不足效可居。

51. 六神散（《本草拾遗》）：人参　茯苓　白术　黄芪　白扁豆　甘草　生姜　大枣

【方歌】六神散中白扁豆，参苓术芪姜草枣，

益气健脾兼渗湿，脾虚湿困此方良。

52. 双解汤（《中医眼科临床实践》）：金银花　蒲公英　天花粉　黄芩　枳壳　龙胆　荆芥　防风　桑白皮　羌活　甘草

【方歌】双解汤用银公英，花粉芩枳壳龙胆，

荆防桑白羌活草，表里双解功效佳。

五画

53. 正容汤（《审视瑶函》）：羌活　白附子　防风　秦艽　胆南星　半夏　白僵蚕　木瓜　甘草　黄松节　生姜

【方歌】正容秦艽宣木瓜，僵蚕胆星白附夏，

羌防甘草黄松节，生姜三片酒服嘉。

54. 甘露饮（《太平惠民和剂局方》）：生地黄　熟地黄　石斛　天冬　麦冬　黄芩　茵陈　枳壳　甘草　枇杷叶

【方歌】甘露两地与茵陈，芩枳枇杷石斛伦，

甘草二冬平胃热，滋阴清热又利湿。

55. 甘露消毒丹（《温热经纬》）：飞滑石　绵茵陈　淡黄芩　石菖蒲　川贝母　木通　藿香　射干　连翘　薄荷　豆蔻

【方歌】甘露消毒蔻藿香，茵陈滑石木通菖，

芩翘贝母射干薄，湿热时疫是主方。

56. 左归丸（《景岳全书》）：熟地黄　枸杞子　山茱萸　山药　菟丝子　川牛膝　鹿角胶　龟甲胶

【方歌】左归丸内山药地，萸肉枸杞与牛膝，

菟丝龟鹿二胶合，壮水之主方第一。

57. 左归饮（《景岳全书》）：熟地黄　山药　枸杞子　炙甘草　茯苓　山茱萸

【方歌】纯甘壮水左归饮，地杞萸药苓草随。

58. 左金丸（《丹溪心法》）：黄连　吴茱萸

【方歌】左金连萸六一丸，肝火犯胃吐吞酸，

再加芍药名戊己，热泻热痢服之安。

59. 右归丸（《景岳全书》）：熟地黄　山药　山茱萸　枸杞子　鹿角胶　菟丝子　杜仲　当归　肉桂　制附子

【方歌】右归丸中地附桂，山药萸菟丝归，

杜仲鹿胶枸杞子，益火之源此方魁。

60. 石决明散（《普济方》）：石决明　决明子　赤芍　青葙子　麦冬　羌活　栀子　木贼　大黄　荆芥

【方歌】石决明散二决明，赤芍青葙与麦冬，

大黄荆芥与木贼，羌活栀子配方好。

61. 石斛夜光丸（《原机启微》）：天冬（去心）　人参　茯苓　麦冬（去心）　熟地黄　生地黄　菟丝子（酒浸蒸）　甘菊花（去蒂）　决明子（炒）　杏仁（去皮尖）　干山药　枸杞子　牛膝（酒浸）　五味子　刺蒺藜（炒去刺）　石斛（熬膏尤妙）　肉苁蓉　川芎　甘草（炙）　枳壳（麸炒）

青葙子　防风　黄连　乌犀角（水牛角代替）　羚羊角（镑）

　　【方歌】石斛夜光枳膝芎，二地二冬杞丝苁，

　　　　　　青葙草决犀羚角，参味连苓蒺草风，

　　　　　　再与杏菊山药配，养阴明目第一功。

　　62. 石膏羌活散（《审视瑶函》）：苍术　羌活　密蒙花　白芷　石膏　火麻仁　木贼　藁本　黄连　细辛　菊花　荆芥　川芎　甘草

　　【方歌】石膏羌活散宣明，密蒙苍芷麻荆草，

　　　　　　贼藁连辛菊川芎，内外气障目疾消。

　　63. 龙胆泻肝汤（《医方集解》）：龙胆　生地黄　当归　柴胡　木通　泽泻　车前子　栀子　黄芩　生甘草

　　【方歌】龙胆泻肝栀芩柴，生地车前泽泻偕，

　　　　　　木通甘草当归合，肝经湿热力能排。

　　64. 龙胆泻肝驻景丸（《中医眼科六经法要》）：柴胡　龙胆　生地黄　当归　栀子　黄芩　楮实子　菟丝子　茺蔚子　枸杞子　木瓜　生三七粉　蒲公英

　　【方歌】龙胆泻肝驻景丸，菟丝楮杞三七施，

　　　　　　生地当归栀芩合，柴茺木瓜与公英。

　　65. 平肝清火汤（《审视瑶函》）：车前子　连翘　枸杞子　柴胡　夏枯草　白芍　生地黄　当归

　　【方歌】平肝清火汤，车前连翘当，

　　　　　　枸杞柴胡芍，夏枯生地黄。

　　66. 平肝息风汤（《眼科证治经验》）：石决明　龙骨　牡蛎　磁石　白芍　代赭石　夏枯草　车前子　泽泻　五味子　灯心草　川牛膝

　　【方歌】平肝息风石决明，龙骨牡蛎磁石寻，

　　　　　　白芍赭石夏枯草，车泽五味膝灯芯。

　　67. 平肝潜阳汤（《中西医眼科临证备要》）：石决明　磁石　珍珠母　天麻　钩藤　菊花　熟地黄　枸杞子　山茱萸　泽泻

　　【方歌】平肝潜阳汤天麻，熟地泽泻珍菊花，

　　　　　　枸杞山萸与钩藤，石决磁石能平肝。

　　68. 平胃散（《太平惠民和剂局方》）：苍术　厚朴　陈皮　甘草　生姜　大枣

　　【方歌】平胃散是苍术朴，陈皮甘草四般药。

　　　　　　除湿散满驱瘴岚，姜枣调胃诸方扩。

　　69. 东垣泻热黄连汤（《东垣试效方》）：黄连　黄芩　龙胆　生地黄　升麻　柴胡

　　【方歌】东垣泻热黄连汤，黄芩黄连生地黄，

　　　　　　胆草升麻与柴胡，目赤肿痛服之消。

　　70. 归芍八味汤（《中医眼科临床实践》）：当归　白芍　枳壳　槟榔　莱菔子　车前子　甘草　金银花

　　【方歌】归芍八味庞氏方，莱菔槟壳银车草，

羞明流泪目生翳，调理脾胃又清热。

71. 归芍六君子汤（《笔花医镜》）：当归　白芍　人参　白术　茯苓　陈皮　半夏　炙甘草

【方歌】归芍六君治便血，补脾益气兼化痰，

参苓术草半夏陈，脾阴虚弱大便血。

72. 归芍红花散（《审视瑶函》）：当归　大黄　栀子仁　黄芩　红花　赤芍　甘草　白芷　防风　生地黄　连翘

【方歌】血滞脾火起椒疮，归芍红花治最良，

连翘芷地防风草，黄芩栀子并大黄。

73. 归脾汤（（《重订严氏济生方》））：白术　茯神　黄芪　龙眼肉　酸枣仁　人参　木香　甘草　当归　远志

【方歌】归脾汤用术参芪，归草茯神远志齐，

酸枣木香龙眼肉，煎加姜枣益心脾。

74. 四君子汤（《太平惠民和剂局方》）：人参　白术　茯苓　炙甘草

【方歌】四君子汤中和义，人参苓术甘草比，

益气健脾基础剂，脾胃气虚治相宜。

75. 四苓散（《明医指掌》）：猪苓　泽泻　白术　茯苓

【方歌】四苓散治太阳腑，白术泽泻猪茯苓。

76. 四物五子丸（《济生方》）：熟地黄　当归　地肤子　白芍　菟丝子　川芎　覆盆子　枸杞子　车前子

【方歌】四物五子熟地归，芎芍覆盆菟丝汇，

枸杞车前地肤子，干涩昏花精血亏。

77. 四物汤（《太平惠民和剂局方》）：当归　川芎　白芍　熟地黄

【方歌】四物地芍与归芎，血家百病此方通。

78. 四物补肝散（《审视瑶函》）：当归　熟地黄　白芍　川芎　香附　炙甘草　夏枯草

【方歌】四物补肝产后蒙，香附夏枯甘草同。

79. 四顺清凉饮子（《审视瑶函》）：当归身　龙胆　黄芩　柴胡　羌活　木贼　川黄连　桑白皮　车前子　生地黄　赤芍　枳壳　炙甘草　熟大黄　防风　川芎

【方歌】四顺清凉三黄草，四物车前柴枳羌，

胆草防风桑木贼，凝脂翳症服之良。

80. 四神丸（《证治准绳》）：肉豆蔻　补骨脂　五味子　吴茱萸　大枣　生姜

【方歌】四神骨脂与吴萸，肉蔻五味四般齐，

大枣生姜共煎合，五更肾泻最相宜。

81. 生化汤（《傅青主女科》）：当归　川芎　桃仁　炮姜　炙甘草

【方歌】生化汤是产后方，归芎桃草酒炮姜，

消瘀活血功偏擅，止痛温经效亦彰。

82. 生脉六味汤（《证因方论集要》）：熟地黄　茯苓　山药　山茱萸　牡丹皮　泽泻　人参　麦

冬　五味子

　　【方歌】六味地黄补肾方；复以生脉金水生。

　　83.生脉散（《医学启源》）：人参　麦冬　五味子

　　【方歌】生脉麦味与人参，保肺清心治暑淫，
　　　　　　气少汗多兼口渴，病危脉绝急煎斟。

　　84.生蒲黄汤（《中医眼科六经法要》）：生蒲黄　墨旱莲　丹参　荆芥炭　郁金　生地黄　川芎　牡丹皮

　　【方歌】生蒲黄汤功略专，荆炭生地郁金酌，
　　　　　　旱莲川芎丹丹参，散收兼施功效卓。

　　85.仙方活命饮（《校注妇人良方》）：白芷　贝母　防风　赤芍　当归尾　甘草节　皂角刺　穿山甲　天花粉　乳香　没药　金银花　陈皮

　　【方歌】仙方活命君银花，归芍乳没陈皂甲，
　　　　　　防芷贝粉甘酒煎，阳证痈疡内消法。

　　86.白虎汤（《伤寒论》）：石膏　知母　甘草　粳米

　　【方歌】白虎膏知甘草粳，气分大热此方清。

　　87.白薇丸（《原机启微》）：防风　羌活　白薇　刺蒺藜　石榴皮

　　【方歌】白薇丸中石榴皮，羌活防风刺蒺藜。

　　88.宁血汤（《中医眼科学》）：生地黄　白茅根　白及　白蔹　阿胶（烊冲）　侧柏炭　白芍　仙鹤草　墨旱莲　栀子炭

　　【方歌】宁血汤中栀生地，白芍白蔹及白及，
　　　　　　阿胶仙鹤侧柏叶，茅根旱莲能止血。

　　89.加味八珍汤（《中医眼科临床实践》）：当归　川芎　白芍　人参　白术　熟地黄　茯苓　炒酸枣仁　银柴胡　陈皮　五味子　炙甘草

　　【方歌】眼科加味八珍汤，陈皮五味银柴枣，
　　　　　　益气养阴兼化痰，气阴两虚服之良。

　　90.加味小柴胡汤（《张怀安眼科临床经验集》）：柴胡　黄芩　半夏　党参　当归　茯苓　桃仁　红花　黄连　瓜蒌　甘草　生姜　大枣

　　【方歌】加味小柴胡当归，半夏人参甘草从，
　　　　　　更加黄芩生姜枣，连蒌茯苓与桃红。

　　91.加味龙胆泻肝汤（《中西医眼科临证备要》）：龙胆　黄芩　栀子　车前子　泽泻　木通　当归　生地黄　柴胡　羌活　防风　大黄　甘草

　　【方歌】加味龙胆泻肝汤，加入羌防与大黄。

　　92.加味四物五子汤（《张怀安眼科临床经验集》）：熟地黄　白芍　当归　川芎　地肤子　菟丝子　覆盆子　枸杞子　车前子　赤芍　牡丹皮

　　【方歌】加味四物五子汤，地芍归芎赤丹皮，
　　　　　　车杞覆菟地肤子，养血滋阴此方良。

93.加味导赤散（《眼科百问》）：生地黄　当归　木通　赤芍　蝉蜕　防风　荆芥　红花　甘草

【方歌】加味导赤地通草，蝉蜕归芍红荆防，

目睛红赤黑睛翳，清热退翳此方良。

94.加味吴茱萸汤（《中西医眼科临证备要》）：吴茱萸　半夏　党参　陈皮　枳壳　茯苓　生姜
大枣

【方歌】加味吴茱萸汤茱萸，参夏陈茯枳姜枣。

95.加味荆防四物汤（《张怀安眼科临床经验集》）：荆芥　防风　生地黄　白芍　当归　川芎
柴胡　金银花　板蓝根　甘草

【方歌】加味荆防四物汤，板柴银花与甘草，

养血清热又退红，黑睛生翳此方良。

96.加味修肝散（《银海精微》）：栀子　薄荷　羌活　荆芥　防风　麻黄　大黄　连翘　黄芩
当归　赤芍　菊花　木贼　桑螵蛸　刺蒺藜　川芎　甘草

【方歌】加味修肝栀芩芍，薄荷羌归菊连翘，

大黄木芎刺蒺藜，麻防甘草荆螵蛸。

97.加味除风益损汤（《张怀安眼科临床经验集》：熟地黄　白芍　当归　川芎　藁本　前胡
防风　茯苓　三七粉

【方歌】加味除风益损汤，地芍归芎此方加，

藁本前胡与防风，更加茯苓与三七。

98.加味真武汤（《张怀安眼科临床经验集》：茯苓　白术　白芍　制附子　猪苓　黄芪　党参
覆盆子　淫羊藿　桂枝

【方歌】加味真武壮肾阳，茯苓术芍附桂枝，

党参覆盆淫羊藿，猪苓黄芪更成方。

99.加味理中汤（《张怀安眼科临床经验集》）：党参　白术　茯苓　干姜　附子　陈皮　细辛
茺蔚子　防风　甘草

【方歌】加味理中术干姜，参苓陈附与防风，

细辛茺蔚加甘草，化痰温中此方良。

100.加味猪苓散（《张怀安眼科临床经验集》）：猪苓　栀子　木通　萹蓄　滑石　车前子　狗脊
菊花　桑椹　生地黄　苍术　女贞子　甘草

【方歌】加味猪苓用木通，狗脊萹蓄栀子仁，

女贞滑石车苍术，菊花桑椹生地甘。

101.加味清热渗湿汤（《张怀安眼科临床经验集》）：黄柏　黄连　茯苓　泽泻　苍术　白术　猪
苓　车前子　甘草

【方歌】加味清热渗湿汤，连柏泽泻与二术，

茯苓猪苓车前草，清热渗湿此方好。

102.加味温胆汤（《张怀安眼科临床经验集》）：半夏　茯苓　陈皮　枳实　竹茹　猪苓　泽泻
龙胆　夏枯草　柴胡　甘草

【方歌】加味温胆苓夏枯，枳竹陈皮柴胡草，

猪苓泽泻与龙胆，化痰利湿用此良。

103.加味犀角地黄汤（《中西医眼科临证备要》）：犀角（用水牛角代替） 生地黄 白芍 牡丹皮 丹参 麦冬 玄参 三七

【方歌】加味犀角地黄汤，玄麦地芍七二丹。

104.加减升阳散火汤（《中西医眼科临证备要》）：柴胡 羌活 黄连 黄芩 黄芪 防风 党参 白术 炙甘草 茯苓 芍药

【方歌】升阳散火柴胡羌，四君芩连芍芪防。

105.加减化斑汤（《眼病辨证论治》）：生石膏 生石决明 玳瑁 玄参 生地黄 知母 山药 牡丹皮 黄连 葛根 青黛 生甘草 紫草 羚羊角尖粉

【方歌】加减化瘀膏决明，玳瑁玄地母药丹，

连葛黛草紫羚角，祛瘀清热与解毒。

106.加减地黄丸（《原机启微》）：生地黄 熟地黄 牛膝 当归 枳壳 杏仁 羌活 防风

【方歌】加减地黄生熟地，羌防归枳杏牛膝。

107.加减拨云退翳丸（《张怀安眼科临床经验集》）：蝉蜕 木贼 车前子 青葙子 菊花 防风 柴胡

【方歌】加减拨云退翳丸，柴菊防车蝉贼葙，

散风清热兼退翳，风热上扰外障消。

108.加减明目地黄汤（《张怀安眼科临床经验集》）：生地黄 熟地黄 枸杞子 菊花 麦冬 五味子 石斛 石决明 茯苓 山茱萸

【方歌】加减明目地黄汤，二地杞菊石斛萸，

麦冬五味与茯苓，补肾养阴此方良。

109.加减明目细辛汤（《张怀安眼科临床经验集》）：细辛 羌活 防风 川芎 藁本 当归 麻黄 蔓荆子 荆芥 甘草

【方歌】加减明目细辛汤，羌防芎藁归麻黄，

蔓荆荆芥与甘草，风寒内障服之消。

110.加减驻景丸（《银海精微》）：枸杞子 车前子（略炒） 当归（去尾） 熟地黄（洗） 川椒 楮实子（无翳不用） 五味子 菟丝子（酒煮，焙）

【方歌】加减驻景丸菟丝，车前楮杞五味施，

熟地当归川椒合，温补肝肾内障资。

111.加减益气聪明汤（《张怀安眼科临床经验集》）：黄芪 党参 蔓荆子 升麻 葛根 黄柏 石菖蒲 柴胡 炙甘草

【方歌】加减益气聪明汤，参芪蔓荆与升麻，

葛根黄柏石菖蒲，柴胡甘草更成方。

112.加减滋阴地黄汤（《张怀安眼科临床经验集》）：黄连 黄芩 生地黄 熟地黄 地骨皮 山茱萸 五味子 当归 柴胡 枳壳 天冬 甘草

【**方歌**】加减滋阴地黄汤，连芩地骨与茱萸，

柴归味枳天冬草，滋阴清热目涩除。

六画

113. 托里消毒散（《医宗金鉴》）：生黄芪　皂角刺　金银花　甘草　桔梗　白芷　川芎　当归　白芍　白术　茯苓　人参

【**方歌**】托里消毒芎归芍，参芪苓术草皂角，

银花桔梗及白芷，扶正祛邪攻效卓。

114. 地龙丹参通脉汤（《中西医眼科临证备要》）：地龙　丹参　生地黄　钩藤　石决明　决明子　知母　黄柏　牛膝　茯苓　茺蔚子　木贼　夏枯草

【**方歌**】地龙丹参通脉汤，生地钩藤二决茺，

知母黄柏夏枯草，木贼牛膝与茯苓。

115. 地龙煎（《中西医眼科临证备要》）：地龙　石决明　生龙骨　酸枣仁　牡丹皮　生地黄　知母　黄柏　栀子　桑椹　女贞子　墨旱莲　山药　泽泻　白芍

【**方歌**】地龙煎中用地龙，生地山药酸枣仁，

知柏芍丹泽栀子，桑决龙骨旱莲贞。

116. 地芝丸（《东垣试效方》）：生地黄　天冬　枳壳　甘菊花

【**方歌**】地芝丸治远视睛，生地枳壳菊天冬。

117. 地黄汤（《中医眼科临床实践》）：熟地黄　山药　山茱萸　茯苓　泽泻　牡丹皮　生地黄　枸杞子　菊花　五味子　女贞子　银柴胡

【**方歌**】地黄汤中用二地，山药丹泽萸苓掺，

杞菊五味柴女贞，补肾明目此方宜。

118. 芍药清肝散（《原机启微》）：白术　甘草（炙）　川芎　防风　荆芥　桔梗　羌活　芍药　柴胡　前胡　薄荷　黄芩　栀子　知母　滑石（包煎）　石膏　大黄　芒硝

【**方歌**】芍药清肝即通圣，减归麻翘两胡进，

羌活知母一同加，淫热反克效堪夸。

119. 芎归补血汤又名当归补血汤（《原机启微》）：生地黄　天冬　川芎　牛膝　白芍　炙甘草　白术　防风　熟地黄　当归身

【**方歌**】芎归补血汤，术草二地黄，

天冬防膝芍，失血珠痛良。

120. 芎菊上清丸（《中国药典》）：川芎　菊花　黄芩　栀子　蔓荆子（炒）　黄连　薄荷　连翘　荆芥穗　羌活　藁本　桔梗　防风　甘草　白芷

【**方歌**】芎菊上清芩栀子，蔓荆连翘荆防草，

羌藁桔梗芷薄荷，外感风热头痛服。

121. 当归四逆汤（《伤寒论》）：当归　桂枝　芍药　细辛　甘草　通草　大枣

【**方歌**】当归四逆芍桂枝，细辛草枣通草施，

血虚寒厥四末冷，温经通脉最相宜。

122. 当归饮子（《重订严氏济生方》）：当归 川芎 生地黄 黄芪 甘草 荆芥 防风 刺蒺藜 何首乌 白芍

【方歌】当归饮子蒺荆风，芪芍地首草川芎。

123. 当归养荣汤（《原机启微》）：白芍 熟地黄 当归 川芎 羌活 防风 白芷

【方歌】当归养荣汤四物，羌防白芷共煎服。

124. 当归活血饮（《审视瑶函》）：当归 白芍 熟地黄 川芎 黄芪 苍术 防风 川羌活 甘草 苏薄荷

【方歌】当归活血饮川羌，黄芪防风甘草苍，
薄荷四物共煎服，睥轮震跳此方良。

125. 回光汤（《中西医眼科临证备要》）：羚羊角（可用山羊角替代） 龙胆 僵蚕 玄参 知母 菊花 半夏 茯苓 车前子 荆芥 防风 细辛 川芎

【方歌】回光汤用治青光，羚羊知玄菊僵蚕，
荆防夏胆车前子，细辛茯苓川芎使。

126. 竹叶石膏汤（《伤寒论》）：竹叶 石膏 半夏 麦冬 人参 粳米 甘草 生姜

【方歌】竹叶石膏汤人参，麦冬半夏竹叶灵，
甘草生姜兼粳米，暑烦热渴脉虚寻。

127. 竹叶泻经汤（《原机启微》）：柴胡 栀子 羌活 升麻 炙甘草 黄芩 黄连 大黄 茯苓 泽泻 赤芍 决明子 车前子 青竹叶

【方歌】竹叶泻经柴胡升，茯苓大黄草黄芩，
栀连泽泻与羌活，车前赤芍决明子。

128. 自制逍遥散验方（《韦玉英眼科经验集》）：当归身 焦白术 甘草 柴胡 牡丹皮 茯苓 焦栀子 菊花 白芍 枸杞子 石菖蒲

【方歌】韦氏自制逍遥散，术芍归柴与丹皮，
茯苓焦栀石菖蒲，枸杞菊花更甘草。

129. 血府逐瘀汤（《医林改错》）：桃仁 红花 当归 川芎 生地黄 赤芍 牛膝 桔梗 柴胡 枳壳 甘草

【方歌】血府当归生地桃，红花枳壳草赤芍，
柴胡芎桔牛膝等，血化下行不作劳。

130. 冲和养胃汤（《元机启微》：茯苓 柴胡 人参 炙甘草 当归 白术 升麻 葛根 白芍 羌活 黄芪 防风 五味子 生姜 黄芩 黄连

【方歌】冲和养胃四君汤，黄芪防风五味羌，
归芍柴胡升麻葛，后入芩连引生姜。

131. 决明益阴汤（《原机启微》）：羌活 独活 当归尾 五味子 甘草 防风 黄芩 石决明 知母 黄连 黄柏 决明子

【方歌】决明益阴二决明，羌独黄连黄柏芩；

知母五味同甘草，防风归尾酒炒升。

132. 导赤散（《小儿药证直诀》）：生地黄　木通　甘草梢　竹叶

【方歌】导赤生地与木通，草梢竹叶四般功，

　　　　口糜淋痛小肠火，引热同归小便中。

133. 导痰汤（《校注妇人良方》）：半夏　橘红　赤茯苓　炙甘草　胆南星　枳壳　生姜

【方歌】导痰汤内用二陈，南星枳实生姜成。

134. 防风通圣散（《宣明方论》）：防风　川芎　大黄　白芍　连翘　麻黄　芒硝　薄荷　当归　滑石　甘草　白术　黑栀子　桔梗　石膏　荆芥　黄芩　生姜

【方歌】防风通圣大黄硝，荆芥麻黄栀芍翘，

　　　　甘桔芎归膏滑石，薄荷芩术力偏饶，

　　　　表里交攻阳热甚，外疡疮毒总能消。

135. 防风散结汤（《原机启微》）：防风　羌活　当归尾　白芍　红花　苏木　苍术　茯苓　独活　前胡　黄芩　甘草　防己

【方歌】原机防风散结汤，目睫肉疣功效良。

　　　　苏己苍独前芩草，羌防归苓芍红花。

136. 如意金黄散（《外科心法要诀》）：姜黄　大黄　黄柏　苍术　厚朴　陈皮　甘草　生天南星　白芷　天花粉

【方歌】如意金黄散大黄，姜黄黄柏芷陈苍，

　　　　南星厚朴花粉草，敷之肿胀可安康。

七画

137. 抑阳酒连散（《原机启微》）：独活　生地黄　黄柏　防己　知母　蔓荆子　前胡　生甘草　防风　栀子　黄芩　寒水石　羌活　白芷　黄连

【方歌】酒连散治瞳仁小，知柏蔓子独地草，

　　　　羌防前己寒水石，芩连白芷栀子炒。

138. 护睛丸（《秘传眼科龙木论》）：木香　大黄　黄芩　玄参　射干　细辛

【方歌】护睛丸中用木香，大黄芩玄射干辛，

　　　　炼蜜为丸茶送服，小儿内障服之良。

139. 芪术地黄汤（《眼科证治经验》）：生黄芪　苍术　白术　生地黄　山药　茯苓　泽泻　山茱萸　牡丹皮　玄参

【方歌】芪术地黄苍白术，六位地黄加玄参，

　　　　益气养阴双管下，消渴目病服之康。

140. 杞菊地黄丸（《医级》）：枸杞子　菊花　熟地黄　山茱萸　山药　泽泻　茯苓　牡丹皮

【方歌】杞菊地黄益肾肝，六味地黄加杞菊。

141. 还阴救苦汤（《原机启微》）：升麻　苍术　炙甘草　柴胡　防风　羌活　细辛　藁本　川芎　桔梗　红花　当归尾　黄连　黄芩　黄柏　知母　生地黄　连翘　龙胆

【方歌】还阴救苦苍术升，羌防柴桔连草芩，

知柏翘归芎胆草，红花生地藁本辛。

142.吴茱萸汤（《审视瑶函》）：半夏（姜制） 吴茱萸 川芎 炙甘草 人参 白茯苓 白芷 广陈皮 生姜

【方歌】吴茱萸汤川芎草，半夏人参白茯苓，

白芷陈皮生姜引，厥阴头痛呕吐宁。

143.助阳活血汤（《原机启微》）黄芪 炙甘草 蔓荆子 升麻 柴胡 白芷 防风 当归

【方歌】助阳活血芪归升，柴防芷草及蔓荆。

144.冶金煎（《目经大成》）：黄芩 黄连 桑白皮 玄参 枳壳 苦杏仁 葶苈子 旋覆花 防风 菊花

【方歌】冶金煎用芩连菊，防旋葶桑杏玄壳，

日夜白睛皆肿痛，肺气壅塞此方良。

145.羌独防己汤（《眼科证治经验》）：羌活 独活 防风 防己 鸡血藤 赤芍 牡丹皮 苍术 甘草 黄芩 茺蔚子 茯苓

【方歌】羌独防己鸡血藤，赤芍丹皮苍术草，

黄芩茺蔚加茯苓，祛风除湿兼清热。

146.羌活胜风汤（《原机启微》）：柴胡 黄芩 白术 荆芥 枳壳 川芎 防风 羌活 独活 前胡 薄荷 桔梗 白芷 甘草

【方歌】羌活胜风胜目风，荆防芎芷桔甘同，

柴前芩术薄独壳，目痛因风自有功。

147.羌活胜湿汤（《内外伤辨惑论》）：羌活 独活 藁本 防风 甘草 川芎 蔓荆子

【方歌】羌活胜湿草独芎，蔓荆藁本加防风；

湿邪在表头腰痛，发汗升阳经络通。

148.沙参麦冬汤（《温病条辨》）：沙参 玉竹 生甘草 冬桑叶 麦冬 白扁豆 天花粉

【方歌】沙参麦冬饮豆桑，玉竹甘花共和方，

秋燥耗伤肺胃液，苔光干咳此堪尝。

149.沙参饮（《眼科证治经验》）：沙参 玉竹 川贝母 川石斛 薏苡仁 苦杏仁

【方歌】沙参饮用川贝母，玉竹石斛薏杏仁，

利湿清热兼养阴，湿热内阻此方宜。

150.沈氏息风汤（《沈氏尊生书》）：犀角（水牛角代替） 沙参 黄芪 天花粉 生地黄 当归 麻黄 蛇蜕 钩藤 防风

【方歌】沈氏息风水牛角，钩麻沙芪粉归地，

防风蛇蜕共祛风，青风内障服之消。

151.补中益气汤（《脾胃论》）：黄芪 甘草 人参 当归身 橘皮 升麻 柴胡 白术

【方歌】补中益气芪术陈，升柴参草当归身，

虚劳风伤功独擅，亦治阳虚外感因。

152. 补水养目汤(《五轮临床夏氏眼科验录》):潞党参　生黄芪　全当归　北沙参　麦冬　炙龟甲　枯黄芩　天花粉　生地黄　苦桔梗　生山药　生甘草　东阿胶　白芍　醋香附

【方歌】补水养目夏氏方,党芪沙参与麦冬,

归芍地药龟花粉,芩草附胶桔梗良。

153. 补气舒肝益阴汤(《中医眼科临床实践》):党参　黄芪　茯苓　当归　山药　枸杞子　女贞子　菟丝子　石斛　丹参　银柴胡　赤芍　五味子　升麻　陈皮　甘草

【方歌】补气舒肝益阴汤,补中益气去白术,

女贞菟丝苓药芍,枸杞石斛五味丹。

154. 补心明目汤(《中西医眼科临证备要》):生地黄　熟地黄　茯苓　酸枣仁　远志　柏子仁　黄芪　党参　白术　当归　丹参　白芍　玄参　天冬　麦冬　菊花　枸杞子　五味子　桔梗

【方歌】补心明目生熟地,丹党玄参天麦冬,

茯苓桔梗归远志,芍术黄芪五味子,

枣仁柏子杞菊花,19味中药疗效佳。

155. 补血明目汤(《张怀安眼科临床经验集》):熟地黄　生地黄　黄芪　川芎　当归　白术　天冬　羌活　防风　牛膝　白芍　丹参　炙甘草

【方歌】补血明目二地黄,归芪白术芍川芎,

羌活防风天牛膝,更加丹参养气血。

清热解郁汤银花,公英木贼与蝉蜕。

156. 补阳还五汤(《医林改错》):黄芪　当归尾　赤芍　川芎　桃仁　红花　地龙

【方歌】补阳还五赤芍芎,归尾通经佐地龙,

四两黄芪为主药,血中瘀滞用桃红。

157. 补肾丸(《秘传眼科龙木论》):人参　茯苓　五味子　细辛　肉桂　桔梗　山药　柏子仁　生地黄

【方歌】补肾丸中参茯苓,五味肉桂桔细辛,

山药柏子干地黄,秘传眼科龙木方。

158. 补肾磁石丸(《审视瑶函》):石决明　甘菊花　磁石　肉苁蓉　菟丝子　雄雀

【方歌】补肾磁石石决明,菟丝苁蓉菊雄雀,

肾精气虚目昏暗,益肾填精此方宜。

159. 阿胶汤(《张皆春眼科证治》):阿胶　酒白芍　当归　防风　僵蚕

【方歌】阿胶汤用酒白芍,当归防风与僵蚕。

滋阴清热兼祛风,心肾不交宜服之。

160. 阿胶鸡子黄汤(《通俗伤寒论》):阿胶　鸡子黄　生地黄　生白芍　茯神木　炙甘草　生石决明　生牡蛎　钩藤　络石藤

【方歌】阿胶鸡子黄汤好,地芍钩藤牡蛎草,

决明茯神络石藤,阴虚风动此方保。

161. 陈氏自制息风丸(《中医眼科六经法要》):赤芍　紫草　菊花　僵蚕　玄参　川芎　桔梗

细辛　牛黄　麝香　羚羊角

【方歌】陈氏自制息风丸，僵蚕麝香与羚角，

紫草芍菊玄川芎，桔梗细辛共牛黄。

162.附子理中汤（《阎氏小儿方论》）：人参　炙甘草　白术　干姜　附子

【方歌】理中汤主理中乡，甘草人参术黑姜，

呕利腹痛阴寒盛，或加附子总回阳。

163.驱风散热饮子（《审视瑶函》）：连翘　牛蒡子　羌活　苏薄荷　大黄　赤芍　防风　当归尾　甘草　栀子仁　川芎

【方歌】驱风散热薄栀仁，归尾大黄连翘风，

牛蒡赤芍芎羌活，甘草少许共合成。

八画

164.青光眼三方（《韦文贵眼科临床经验选》）：石决明　刺蒺藜　白术　决明子　防风　羌活　川芎　蝉蜕　密蒙花　白芷　细辛　生地黄

【方歌】青光三方石决明，蒺藜术防决明子，

密蒙羌芎与蝉蜕，白芷细辛生地黄。

165.拨云退翳丸（《原机启微》）：刺蒺藜　当归　川芎　花椒　菊花　地骨皮　荆芥　木贼　密蒙花　蔓荆子　炙蛇蜕　甘草　天花粉　楮桃仁（即楮实子）　蝉蜕（去头足）　黄连　苏薄荷

【方歌】拨云退翳治攀睛，木贼蔓荆菊归芎，

蒺藜地骨椒薄芥，二蜕楮连草粉蒙。

166.拨云退翳散（《张怀安眼科临床经验集》）：防风　荆芥　柴胡　木贼　赤芍　青葙子　黄芩　决明子　甘草

【方歌】拨云退翳荆防贼，柴芍青葙芩决草，

黑睛生翳白睛赤，退翳清热此方良。

167.苦参汤（《中医眼科临床实践》）：苦参　五倍子　黄连　防风　荆芥穗　蕤仁　漳丹　铜绿

【方歌】苦参汤中倍连漳，荆防蕤仁共铜绿，

收敛固涩外煎洗，睑缘赤烂用之良。

168.明目二地汤（《张怀安眼科临床经验集》）：生地黄　熟地黄　枸杞子　菊花　麦冬　五味子　石斛　石决明　茯苓　山茱萸

【方歌】明目二地杞菊苓，麦冬味萸斛决明，

养阴清热兼明目，视物昏蒙可用之。

169.明目地黄丸（《审视瑶函》）：熟地黄　生地黄　山药　泽泻　山茱萸　牡丹皮　柴胡　茯神　当归身　五味子

【方歌】明目地黄益肾肝，生熟二地五味丹，

柴胡山萸与泽泻，茯神归身山药掺。

170.明目细辛汤（《原机启微》）：川芎　藁本　当归　茯苓　红花　细辛　生地黄　蔓荆子　防风　羌活　荆芥　川花椒　麻黄　桃仁

【方歌】明目细辛荆防羌，芎藁麻蔓与地黄，

归苓桃红加花椒，目赤难睁服之良。

171.知柏二至通脉汤（《中西医眼科临证备要》）：熟地黄　山药　山茱萸　茯苓　泽泻　牡丹皮　知母　黄柏　墨旱莲　女贞子　桑椹　生地黄　丹参

【方歌】知柏二至通脉汤，六味地黄知柏参，

二至桑椹生地黄，丹参活血又除烦。

172.知柏地黄二至汤（《中西医眼科临证备要》）：生地黄　山药　山茱萸　茯苓　泽泻　牡丹皮　知母　黄柏　墨旱莲　女贞子　桑椹

【方歌】知柏地黄二至汤，知柏八味贞莲桑。

173.知柏地黄丸（《医宗金鉴》）：知母　黄柏　干地黄　山茱萸　山药　茯苓　泽泻　牡丹皮

【方歌】知柏地黄用六味，滋阴降火知柏配。

174.和血祛风汤（《中医治疗眼底病》）：丹参　鸡血藤　当归　川芎　蝉蜕　赤芍　荆芥　防风　羌活　葛根

【方歌】和血祛风羌荆防，葛根丹参鸡血藤，

归芎蝉蜕与赤芍，祛风和血此方良。

175.金匮肾气丸（《金匮要略》）：干地黄　山药　茯苓　牡丹皮　山茱萸　泽泻　附子　桂枝

【方歌】肾气丸主肾阳虚，地黄山药及山萸，

少量桂附泽苓丹，水中生火在温熙。

176.肥儿丸（《医宗金鉴》）：人参　白术　茯苓　黄连　胡黄连　使君子　神曲　麦芽　山楂　芦荟　炙甘草

【方歌】肥儿丸中参术甘，麦曲荟苓楂二连，

更合使君研为末，为丸儿服自安然。

177.炙甘草汤（《伤寒论》）：生地黄　甘草（炙）　人参　大枣　阿胶　麦冬　火麻仁　生姜　桂枝

【方歌】炙甘草参枣地胶，麻仁麦桂姜酒熬，

益气养血温通脉，结代心悸肺痿疗。

178.育阴凉散汤（《中医治疗眼底病》）：生地黄　百部　夏枯草　金银花　炒茜草　山药　沙参　黄芩炭　白及　阿胶　牡丹皮　赤芍

【方歌】育阴凉散汤地黄，百部夏枯炒茜草，

山药沙参及黄芩，阿胶丹皮共赤芍。

179.育阴潜阳息风汤（《中医眼科临床实践》）：生地黄　白芍　枸杞子　麦冬　天冬　盐知母　盐黄柏　生石决　生龙骨　生牡蛎　怀牛膝　钩藤　全蝎　菊花　黄芩

【方歌】育阴潜阳息风汤，二冬生地知柏芩，

石决龙牡与钩藤，牛膝全蝎菊芍杞。

180. 育阴潜阳通脉汤（《中医眼科临床实践》）：生地黄　山药　枸杞子　麦冬　白芍　沙参　盐知母　盐黄柏　珍珠母　生龙骨　生牡蛎　怀牛膝　丹参　赤芍　蝉蜕　木贼

【方歌】育阴潜阳通脉汤，二芍山药杞地黄，

知柏冬沙膝参牡，珍珠龙骨蝉木贼。

181. 河间当归汤（《审视瑶函》）：白术　茯苓　干姜　细辛　川芎　白芍　甘草　官桂　陈皮　当归　人参　生姜　大枣

【方歌】河间当归治冷泪，阳气不足风邪侵，

参苓术草芎归芍，官桂二姜枣陈辛。

182. 泻心汤（《银海精微》）：黄连　黄芩　大黄　连翘　荆芥　赤芍　车前子　菊花　薄荷

【方歌】银海泻心汤黄芩，黄连大黄连翘寻，

荆芥赤芍车前子，菊花薄荷去火炽。

183. 泻心汤（《金匮要略》）：黄芩　黄连　大黄

【方歌】金匮要略泻心汤，黄芩黄连及大黄。

184. 泻白散（《小儿药证直诀》）：地骨皮　桑白皮（炒）　炙甘草　粳米

【方歌】泻白桑皮地骨皮，甘草粳米四般宜。

参茯知芩皆可入，肺热喘嗽此方施。

185. 泻肝散（《银海精微》）：龙胆　黄芩　车前子　大黄　芒硝　玄参　知母　羌活　当归　桔梗。

【方歌】泻肝散中用龙胆，玄参车前大黄硝，

黄芩知母羌归桔，花翳白陷此方疗。

186. 泻肝解郁汤（《中医眼科临床实践》）：桔梗　茺蔚子　车前子　夏枯草　芦根　葶苈子　防风　黄芩　香附　甘草

【方歌】泻肝解郁庞氏方，夏枯香附芩防草，

车桔茺芦葶苈子，青风内障气滞宜。

187. 泻肺汤（《审视瑶函》）：桑白皮　黄芩　地骨皮　知母　麦冬　桔梗

【方歌】泻肺汤治金疳症，桔冬知骨芩桑共。

188. 泻肺饮（《眼科纂要》）：石膏　赤芍　黄芩　桑白皮　枳壳　木通　连翘　荆芥　防风　栀子　白芷　羌活　甘草

【方歌】泻肺饮中用石膏，芩芍枳壳桑连翘，

白芷羌活与木通，栀子甘草荆防风。

189. 泻脑汤（《审视瑶函》）：防风　车前子　木通　茺蔚子　茯苓　熟大黄　玄参　玄明粉　桔梗　黄芩

【方歌】热毒壅盛泻脑汤，车前木通桔梗防。

黄芩玄参茯苓蔚，大黄玄明通泻良。

190. 泻湿汤（《审视瑶函》）车前子　黄芩　木通　陈皮　淡竹叶　茯苓　枳壳　栀子　荆芥　苍术　甘草

【方歌】泻湿汤用车前草，通芩荆苍栀陈壳，

　　　　竹叶茯苓利小便，祛风除湿功效佳。

191. 治风黄芪汤（《秘传眼科龙木论》）：黄芪　防风　远志　地骨皮　人参　茯苓　大黄　知母

【方歌】治风黄芪眼科方，漏睛脓出与外障，

　　　　远志防风地骨皮，人参茯苓共黄母。

192. 定志丸（《审视瑶函》）：人参　茯神　远志　石菖蒲　朱砂

【方歌】近视清明远视昏，阳光不足被阴侵，

　　　　定志丸用菖蒲远，朱砂人参白茯神。

193. 参苓白术散（《太平惠民和剂局方》）：人参　白术　白茯苓　炒甘草　山药　桔梗　白扁豆　莲子肉　薏苡仁　砂仁

【方歌】参苓白术扁豆陈，山药甘莲砂薏仁，

　　　　桔梗上浮兼保肺，枣汤调服益脾神。

194. 驻景丸（《银海精微》）：楮实子　枸杞子　五味子　菟丝子　肉苁蓉　川椒　人参　熟地黄　乳香

【方歌】驻景丸中楮实子，枸杞五味及菟丝，

　　　　乳香川椒与人参，熟地黄和肉苁蓉。

195. 驻景丸加减方（《中医眼科六经法要》）：楮实子　菟丝子　枸杞子　茺蔚子　车前子　木瓜　寒水石　紫河车粉　五味子　三七粉

【方歌】陈氏驻景加减方，菟丝楮实茺蔚襄，

　　　　枸杞车前与木瓜，寒水河车三五加。

196. 经效散（《审视瑶函》）：柴胡　犀角　大黄　赤芍　当归　连翘　甘草梢

【方歌】撞刺生翳遗刺痕，日久血瘀障翳生，

　　　　赤脉涩疼经效散，军归芍草犀翘柴。

九画

197. 荆防败毒散（《摄生众妙方》）：羌活　独活　柴胡　前胡　枳壳　茯苓　荆芥　防风　桔梗　川芎　甘草

【方歌】荆防败毒宣时气，风温无汗用之灵，

　　　　荆防羌独柴前草，川芎枳桔与茯苓。

198. 荆防退翳汤（《张怀安眼科临床经验集》）：荆芥　防风　蝉蜕　柴胡　木贼　赤芍　青葙子　黄芩　石决明　决明子　车前子　蛇蜕　甘草

【方歌】张氏荆防退翳汤，车前柴贼芍青葙，

　　　　石决芩蝉决明子，蛇蜕甘草共成方。

199. 茜草根散（《景岳全书》）：茜草根　生地黄　白芍　牡丹皮　阿胶　侧柏炭　女贞子　墨旱莲　甘草

【方歌】茜根白芍地丹皮，二至阿胶柏炭草，

　　　　滋阴清热兼止血，阴虚火旺服之宜。

200.茵陈栀子茯苓甘草汤（《眼科证治经验》）：茵陈　栀子　茯苓　甘草

【方歌】茵陈栀子茯苓汤，清热除湿治黄疸，

　　　　心下痞满四肢倦，身目俱黄心烦乱。

201.栀子胜奇散（《原机启微》）：蒺藜　蝉蜕　谷精草　炙甘草　木贼　黄芩　决明子　菊花　栀子　川芎　羌活　荆芥穗　密蒙花　防风　蔓荆子

【方歌】栀子胜奇散蝉蜕，蒺藜谷精甘草配，

　　　　木贼黄芩决明子，菊花栀子芎芥穗，

　　　　羌活蒙花及防风，加入蔓荆翳肉退。

202.牵正散（《杨氏家藏方》）：白附子　僵蚕　全蝎

【方歌】牵正散是杨家方，白附全蝎与僵蚕，

　　　　服用少量热酒下，口眼歪斜定能康。

203.钩藤饮子（《审视瑶函》）：钩藤　麻黄　甘草（炙）　天麻　川芎　防风　人参　全蝎　僵蚕　生姜

【方歌】钩藤饮子蚕蝎参，姜麻天麻草防芎。

204.香砂六君子汤（《古今名医方论》）：人参　白术　茯苓　甘草　半夏　陈皮　砂仁

【方歌】四君子汤中和义，参术茯苓甘草比。

　　　　益以夏陈名六君，祛痰补气阳虚饵。

　　　　除却半夏名异功，或加香砂胃寒使。

205.保元六君子汤（《寿世保元》）：黄芪　党参　白术　茯苓　陈皮　半夏　肉桂粉　甘草

【方歌】寿世保元六君子，参苓术草与陈皮，

　　　　更加黄芪肉桂粉，补气益中此方良。

206.保元汤（《眼科百问》）：熟地黄　牡丹皮　茯苓　山茱萸　当归身　白芍　枸杞子　菟丝子　山药　刺蒺藜

【方歌】保元汤用刺蒺藜，六味地黄去泽泻，

　　　　归芍枸杞菟丝子，滋阴补肾功效强。

207.保胎清火汤（《审视瑶函》）：生地黄　当归　白芍　川芎　黄芩　砂仁　荆芥　连翘　陈皮　甘草

【方歌】保胎清火四物芩，陈翘荆芥草砂仁。

208.将军定痛丸（《审视瑶函》）：黄芩　白僵蚕　陈皮（盐煮，去白）　天麻（酒洗）　桔梗　青礞石（煅）　白芷　薄荷　大黄（酒蒸，焙干）　半夏（牙皂、姜汁煮，焙干）

【方歌】将军定痛白僵蚕，天麻桔梗黄芩相，

　　　　薄荷白芷青礞石，陈皮半夏与大黄。

209.养心清火汤（《李传课眼科诊疗心得集》）：柏子仁　麦冬　天冬　生地黄　玄参　莲子心　黄连　丹参　三七粉　甘草

【方歌】养心清热柏莲心，二冬生地与玄参，

丹参黄连三七草，阴虚火旺心烦除。

210. 养阴凉血散风汤（刘怀栋教授验方）：水牛角丝　金银花　生地黄　赤芍　白茅根　黄芩　天花粉　羌活　防风　枳壳　甘草

【方歌】养阴凉血牛角丝，银花生地赤芍加，

茅根黄芩天花粉，羌防枳壳同甘草。

211. 养血祛风退翳汤（《中西医眼科临证备要》）：熟地黄　当归　白芍　川芎　羌活　防风　麦冬　刺蒺藜　菊花　木贼　蝉蜕　甘草

【方歌】养血祛风退翳汤，白芍归芎熟地黄，

麦冬蒺藜草菊花，羌防木贼蝉蜕加。

212. 养阴活络退翳汤（《中医眼科临床实践》）：生地黄　知母　天花粉　银柴胡　黄芩　半夏　羌活　防风　蝉蜕　木贼　菊花　决明子　橘红　旋覆花　甘草

【方歌】养阴活络退翳汤，知地粉芩银柴胡，

夏羌防菊与决明，蝉贼橘红旋覆草。

213. 养阴除湿方（《李传课眼科诊疗心得集》）：枸杞子　女贞子　墨旱莲　牡丹皮　钩藤　石决明　刺蒺藜　茯苓　泽泻　苍术　丹参

【方歌】养阴除湿用二至，二丹枸杞与决明，

泽苓钩藤苍蒺藜，养阴除湿此方宜。

214. 养阴益气汤（《张怀安眼科临床经验集》）：生地黄　玄参　麦冬　天冬　玉竹　知母　生石膏　黄芪　甘草

【方歌】养阴益气膏地黄，二冬知玄竹芪甘。

215. 养阴清心活血方（《李传课眼科诊疗心得集》）：生地黄　熟地黄　女贞子　墨旱莲　麦冬　莲子心　天麻　石决明　丹参　牛膝　三七粉　牡丹皮

【方歌】养阴清心活血方，二至二地与二丹，

莲子女贞与麦冬，麻决牛膝共三七。

216. 养阴清肺汤（《重楼玉钥》）：甘草　芍药　生地黄　薄荷　玄参　麦冬　贝母　牡丹皮

【方歌】养阴清肺麦地黄，玄芍甘草贝丹襄，

薄荷共煎利咽膈，阴虚白喉是妙方。

217. 养阴清热汤（《中医眼科临床实践》）：生地黄　天花粉　知母　芦根　石膏　金银花　黄芩　荆芥　防风　枳壳　龙胆　甘草

【方歌】养阴清热眼科方，膏知地芩与荆防，

银花芦胆枳草粉，养阴清热此方良。

218. 养阴清热除湿汤（《中西医眼科临证备要》）：生地黄　知母　黄芩　天冬　麦冬　玄参　栀子　黄连　生石膏　金银花　酒炒大黄　甘草

【方歌】养阴清热除湿汤，知玄生地炒大黄，

石膏栀子连黄芩，银花甘草天麦冬。

219.养肝活血汤（《定静轩医学四种》）：生地黄　赤芍　当归　川芎　防风　白芷　桔梗　菊花　酒黄芩　连翘　甘草

【方歌】养肝活血汤地黄，芍归风芎芷桔梗，

菊芩连翘同甘草，花翳白陷初期方。

220.洗心散（《审视瑶函》）：大黄　赤芍　桔梗　玄参　黄连　荆芥穗　知母　防风　黄芩　当归尾　茶叶。

【方歌】洗心散知三黄桔，荆防归芍茶连参。

221.洗肝散（《审视瑶函》）：当归尾　生地黄　赤芍　家菊花　木贼　蝉蜕　甘草　羌活　防风　苏薄荷　川芎　苏木　红花　刺蒺藜

【方歌】洗肝散用薄荷叶，羌防四物蝉木贼，

蒺藜菊草苏木红，花翳白陷服之灵。

222.活血利水汤（《中医治疗眼底病》）：茺蔚子　泽兰　茯苓　泽泻　白术　当归尾　赤芍　茜草　车前子

【方歌】活血利水茺蔚子，泽兰泽泻苓术归，

赤芍茜草车前子，湿邪上犯用之宜。

223.济生肾气丸（《济生方》）：附子　肉桂　熟地黄　山药　山茱萸　茯苓　泽泻　牡丹皮　牛膝　车前子

【方歌】肾气丸主肾阳虚，地黄山药及山萸，

少量桂附泽苓丹，水中生火在温熙。

济生肾气增前膝，温肾利水以消肿。

224.祛风清热化湿汤（《中西医眼科临证备要》）：麻黄　羌活　防风　桑白皮　苦参　藿香　黄芩　地肤子　乌梅　赤芍　生石膏　甘草

【方歌】祛风清热化湿汤，麻黄羌防黄芩桑，

赤芍苦参与藿香，乌梅石膏地肤甘。

225.祛风清热泻肝汤（《中西医眼科临证备要》）：桑白皮　黄芩　柴胡　防风　龙胆　生石膏　知母　茵陈　乌梅　决明子　甘草

【方歌】祛风清热泻肝汤，桑皮黄芩柴胡防，

胆草茵陈乌梅知，石膏甘草决明子。

226.祛瘀汤（《中医眼科学讲义》）：川芎　归尾　桃仁　赤芍　生地黄　墨旱莲　泽兰　丹参　仙鹤草　郁金

【方歌】祛瘀郁金归地芎，丹参赤芍配桃仁，

旱莲泽兰仙鹤草，眼内出血瘀血行。

227.祛瘀散结汤（《中西医眼科临证备要》）：川芎　当归尾　丹参　赤芍　桃仁　红花　三棱　莪术　牛膝　昆布　海藻　石决明

【方歌】祛瘀散结汤川芎，昆布海藻归桃红，

三棱莪术与丹参，赤芍牛膝石决明。

228.神效黄芪汤（《审视瑶函》）：蔓荆子　黄芪　人参　炙甘草　白芍　陈皮

【方歌】神效黄芪瑶函方，蔓荆陈皮参芍草，

羞明无力目中热，益气养阴功效佳。

229.退赤散（《审视瑶函》）：桑白皮（蜜制）　甘草　牡丹皮（酒洗）　黄芩（酒炒）　天花粉　桔梗　赤芍　当归尾　瓜蒌仁（去壳、油，为霜）　麦冬

【方歌】退赤散用天花粉，桑皮丹皮芩桔梗，

归尾赤芍瓜蒌草，加入麦门冬为引。

230.除风益损汤（《原机启微》）：熟地　白芍　当归　川芎　藁本　前胡　防风

【方歌】除风益损用四物，藁前防风加味服。

231.除风清脾饮（《审视瑶函》）：广陈皮　连翘　防风　知母　玄明粉　黄芩　玄参　黄连　荆芥穗　大黄　桔梗　生地黄

【方歌】清脾知翘荆防芩，硝黄陈桔地连参。

232.除湿汤（《眼科纂要》）：连翘　滑石　车前子　枳壳　黄芩　黄连　木通　甘草　陈皮　荆芥　茯苓　防风

【方歌】除湿汤中枳芩连，荆防陈苓翘车前，

滑石甘草与木通，湿毒壅盛服之清。

十画

233.真武汤《伤寒论》：茯苓　白术　生姜　附子　白芍

【方歌】真武汤壮肾中阳，茯苓术芍附生姜，

少阴腹痛有水气，悸眩瞤惕保安康。

234.桂枝汤《伤寒论》：桂枝　芍药　炙甘草　生姜　大枣

【方歌】桂枝汤治太阳风，芍药甘草姜枣同，

解肌发表调营卫，表虚有汗此为功。

235.桃红四物汤（《医宗金鉴》）：桃仁　红花　当归　川芎　熟地黄　白芍

【方歌】四物汤内桃红入，活血行血又逐瘀。

236.柴胡参术汤（《审视瑶函》）：人参　白术　熟地黄　白芍　炙甘草　川芎　当归　青皮　柴胡

【方歌】柴胡参术用青皮，地芍归芎炙甘草，

养血补气兼疏肝，怒伤目昏服之良。

237.柴胡散（《审视瑶函》）：柴胡　防风　赤芍　荆芥　羌活　桔梗　生地黄　甘草

【方歌】柴胡散是瑶函方，防风赤芍荆芥羌，

桔梗甘草生地黄，迎风赤烂服之良。

238.柴胡疏肝散（《景岳全书》）：柴胡　炙甘草　枳壳　芍药　川芎　陈皮　香附

【方歌】柴胡疏肝芍川芎，枳壳陈皮草香附，

疏肝行气兼活血，胁肋疼痛皆能除。

239. 逍遥散(《太平惠民和剂局方》)：柴胡　当归　白芍　白术　茯苓　炙甘草　薄荷　煨姜

【方歌】逍遥散用归芍柴，苓术甘草姜薄偕。

240. 健脾升阳益气汤(《中医眼科临床实践》)：党参　白术　黄芪　山药　当归　茯苓　陈皮　升麻　银柴胡　石斛　苍术　夜明砂　望月砂　甘草

【方歌】健脾升阳益气汤，参芪术陈归苓草，

　　　　升柴山药与苍术，石斛夜明望月砂。

241. 健脾清渗汤(《中医治疗眼底病》)：茯苓　白术　丹参　覆盆子　金银花　蒲公英　黄芪　泽泻　赤芍　荆芥　防风　木贼　蝉蜕

【方歌】健脾清渗苓术丹，荆防蝉贼银公英，

　　　　覆盆芪芍与泽泻，健脾清渗此方良。

242. 健脾温化消翳汤(《中医眼科临床实践》)：苍术　白术　吴茱萸　炮姜　陈皮　神曲　半夏　金银花　荆芥　防风　枳壳　甘草

【方歌】健脾温化消翳汤，银花荆防与半夏，

　　　　二术枳壳炮姜草，陈皮神曲吴茱萸。

243. 健脾燥湿汤(《中医眼科临床实践》)：苍术　白术　草豆蔻　焦神曲　橘红　羌活　防风　蝉蜕　木贼　甘草

【方歌】健脾燥湿苍白术，神曲豆蔻与橘红，

　　　　羌防蝉贼与甘草，祛风燥湿有奇功。

244. 凉血止血汤(《李传课眼科诊疗心得集》)：生地黄　牡丹皮　白茅根　白薇　生蒲黄　炒蒲黄　赤芍　藕节　银柴胡　夏枯草　甘草

【方歌】凉血止血二蒲黄，地丹白薇与藕节，

　　　　丹茅银柴芍枯草，凉血止血此方宜。

245. 凉血散瘀汤(《中医治疗眼底病》)：生地黄　白茅根　夏枯草　藕节　槐花　牡丹皮　丹参　龙胆　栀子　三七粉　甘草

【方歌】凉血散瘀地枯草，龙胆栀子丹皮参，

　　　　茅根藕节槐三七，血热出血此方宜。

246. 凉膈散(《太平惠民和剂局方》)：大黄　芒硝　甘草　栀子　薄荷　黄芩　连翘　竹叶　白蜜

【方歌】凉膈硝黄栀子翘，黄芩甘草薄荷饶，

　　　　竹叶蜜煎疗膈热，中焦燥实服之消。

247. 益气聪明汤(《原机启微》)：蔓荆子　人参　黄芪　升麻　葛根　黄柏　白芍　甘草

【方歌】益气聪明汤蔓荆，升葛参芪黄柏并，

　　　　再加芍药炙甘草，耳聋目障服之清。

248. 益阴补肾汤(《张怀安眼科临床经验集》)生地黄　熟地黄　牡丹皮　山药　茯苓　泽泻　柴胡　当归　枸杞子　菊花　丹参　五味子

【方歌】益阴补肾二地黄，杞菊柴苓与丹参，

丹皮山药与泽泻，更加当归五味子。

249. 益阴肾气丸（《兰室秘藏》）：熟地黄（焙干）　生地黄（酒洗）　山药　泽泻　山萸肉（去核，酒洗）　牡丹皮（酒洗）　柴胡　茯苓（乳蒸，晒干）　当归尾（酒洗）　五味子（焙干）

【方歌】益阴肾气即六味，柴归生地五味配。

250. 消风柴连汤（《谢康明医案精华》）：全蝎　当归尾　红花　赤芍　木贼　蝉蜕　黄芩　桑白皮　蒲公英　忍冬藤　紫草　龙胆 10g

【方歌】消风柴连汤黄芩，蝉蝎归尾忍冬藤，
　　　　木贼桑皮紫龙胆，红花赤芍蒲公英。

251. 消风散（《太平惠民和剂局方》）：荆芥穗　羌活　防风　川芎　白僵蚕　蝉蜕　茯苓　陈皮　厚朴　人参　炒甘草　藿香叶

【方歌】消风散中用荆防，僵蚕蝉蜕川芎羌，
　　　　藿香参草朴苓陈，除风止痒此方清。

252. 消瘀地黄汤（《中医治疗眼底病》）：生地黄　熟地黄　山药　茯苓　枸杞子　菟丝子　女贞子　当归　连翘　牡丹皮　五味子　川牛膝

【方歌】消瘀地黄药茯苓，枸杞菟丝与女贞，
　　　　翘归五味丹牛膝，滋阴补肾此方灵。

253. 消翳汤（《眼科纂要》）：密蒙花　柴胡　川芎　当归尾　甘草　生地黄　荆芥穗　防风　木贼　蔓荆子　枳壳

【方歌】消翳汤中荆防风，柴胡川芎及蔓荆，
　　　　生地归尾密蒙花，枳壳甘草木贼嘉。

254. 海藏地黄散（《证治准绳》）：熟地黄　生地黄　玄参　当归　大黄　犀角（水牛角代替）　木通　羌活　防风　蝉蜕　木贼　谷精草　沙苑子　刺蒺藜　连翘　甘草

【方歌】海藏地黄聚星障，赤翳白膜遮黑睛，
　　　　当归羌活木通草，木贼谷精与玄参，
　　　　二地沙苑蒺犀角，蝉蜕大黄翘防风。

255. 涤痰汤（《济生方》）：半夏　胆南星　橘红　枳实　茯苓　人参　石菖蒲　竹茹　甘草　生姜

【方歌】涤痰汤用半夏星，甘草橘红参茯苓，
　　　　竹茹菖蒲兼枳实，痰迷舌强服之醒。

256. 调中益气汤（《脾胃论》）：升麻　柴胡　黄芪　人参　苍术　橘皮　木香　甘草　大枣　生姜

【方歌】补中益气芪术陈，升柴参草当归身，
　　　　虚劳内伤功独擅，亦治阳虚外感因。
　　　　木香苍术易归术，调中益气畅脾神。

257. 通肝散（《张氏医通》）：羌活　荆芥　刺蒺藜　栀子　牛蒡子　当归　甘草

【方歌】通肝散用刺蒺藜，羌荆牛蒡归栀草，

疏肝清热兼明目，风热翳障服之除。

258. 通经汤（《张怀安眼科临床经验集》）：当归　柴胡　茯苓　白术　白芍　香附　川芎　栀子　黄芩　苏木　红花　大黄　甘草

【方歌】通经汤为张氏方，疏肝清热此方良，

逍遥散加附芎芩，栀苏红花与大黄。

259. 通窍活血汤（《医林改错》）：赤芍　川芎　桃仁　红花　老葱　红枣　麝香　黄酒

【方歌】通窍全凭好麝香，桃红大枣与葱姜，

川芎黄酒赤芍药，表里通经第一方。

260. 通脾泻胃汤（《审视瑶函》）：麦冬　茺蔚子　知母　玄参　车前子　石膏（煅）　防风　黄芩　天冬　熟大黄

【方歌】通脾泻胃汤玄参，大黄茺蔚知防风，

黄芩石膏车前子，还有天冬与麦冬。

261. 桑白皮汤（《审视瑶函》）：桑白皮　泽泻　玄参　甘草　麦冬　黄芩　旋覆花　菊花　地骨皮　桔梗　白茯苓

【方歌】桑白地骨玄芩桔，菊草旋苓泽麦冬，

不肿不赤白涩症，气分伏热此方消。

262. 桑白皮散（《审视瑶函》）：旋覆花　枳壳　苦杏仁　桑白皮　天花粉　玄参　甘草　甜葶苈　甘菊花　防风　黄芩

【方歌】桑白皮散中，枳菊杏玄参，

旋覆甜葶草，防风花粉芩。

263. 桑菊饮（《温病条辨》）：桑叶　菊花　薄荷　连翘　桔梗　杏仁　芦根　甘草

【方歌】桑菊饮中桔杏翘，芦根甘草薄荷饶，

清疏肺卫轻宣剂，风温咳嗽服之消。

264. 益气养阴解郁汤（刘怀栋教授验方）：黄芪　川牛膝　丹参　苍术　生地　熟地黄　木贼　蝉蜕　生牡蛎

【方歌】益气养阴解郁汤，生熟二地和黄芪，

丹参苍术生牡蛎，木贼蝉蜕擅解郁。

十一画

265. 排风散（《秘传眼科龙木论》）：天麻　桔梗　防风　五味子　全蝎　乌梢蛇　细辛　赤芍

【方歌】排风散内用桔梗，天麻五味共防风，

全蝎乌蛇细辛芍，睥翻粘睑服之灵。

266. 培土健肌汤（《中医眼科临床实践》）：党参　白术　茯苓　当归　炙黄芪　银柴胡　升麻　陈皮　钩藤　全蝎　甘草

【方歌】培土健肌庞氏方，参苓白术黄芪当，

银胡升麻陈皮草，钩藤全蝎服之良。

267. 黄连阿胶汤（《伤寒论》）：黄连　黄芩　白芍　阿胶　鸡子黄

【方歌】黄连阿胶鸡子黄，黄芩白芍共成方，
　　　　　水亏火炽烦不卧，滋阴降火自然康。

268. 黄芪建中汤（《金匮要略》）：黄芪　桂枝　白芍　生姜　甘草　大枣　饴糖

【方歌】黄芪建中用饴糖，桂芍草枣合生姜，
　　　　　调理阴阳缓肝急，虚寒腹痛是良方。

269. 黄连解毒汤（《外台秘要》）：黄连　黄芩　黄柏　栀子

【方歌】黄连解毒汤四味，黄芩黄柏栀子备。

270. 黄连温胆汤（《六因条辨》）：半夏　陈皮　竹茹　枳实　茯苓　炙甘草　黄连　生姜　大枣

【方歌】黄连温胆苓半草，枳竹陈皮加姜枣，
　　　　　虚烦不眠舌苔腻，此系胆虚痰热扰。

271. 菖蒲郁金汤（《温病全书》）：石菖蒲　竹叶　郁金　木通　栀子　连翘　牡丹皮　竹沥　灯心草　玉枢丹（一方无木通、灯心草，加菊花、滑石、牛蒡子、生姜汁）

【方歌】菖蒲郁金将痰剡，栀子连翘配玉枢，
　　　　　木通泻热粉丹皮，灯心二竹扫余辜。

272. 清脾散（《审视瑶函》）：薄荷叶　升麻　甘草　栀子仁（炒）　赤芍　枳壳　黄芩　广陈皮　藿香叶　石膏　防风

【方歌】清脾散用治偷针，枳壳陈皮升麻芩，
　　　　　甘草石膏藿香叶，薄荷栀子芍防风。

273. 清脾除湿饮（《医宗金鉴》）：泽泻　赤茯苓　茵陈　苍术　白术　生地黄　栀子　黄芩　连翘　枳壳　玄明粉　甘草　麦冬

【方歌】清脾除湿茵赤苓，二术泽泻草黄芩，
　　　　　连翘栀子玄明粉，生地枳壳麦冬共。

274. 清瘟败毒饮（《疫疹一得》）：生石膏　生地黄　乌犀角（水牛角代替）　黄连　栀子　桔梗　黄芩　知母　玄参　连翘　牡丹皮　鲜竹叶　甘草

【方歌】清瘟败毒地连芩，丹石栀甘竹叶寻，
　　　　　犀角玄翘知芍桔，清邪泻毒亦滋阴。

275. 羚角钩藤汤（《通俗伤寒论》）：羚羊角（山羊角代替）　钩藤　桑叶　菊花　生地黄　白芍　贝母　竹茹　茯神　甘草

【方歌】俞氏羚角钩藤汤，桑菊茯神鲜地黄，
　　　　　贝草竹茹同芍药，肝风内动急煎尝。

276. 菊睛丸（《原机启微》）：枸杞子　肉苁蓉　巴戟天　甘菊花　五味子

【方歌】菊睛丸中用菊花，枸杞苁蓉五味巴。

277. 菊花决明散（《原机启微》）：决明子　石决明　木贼　羌活　防风　菊花　蔓荆子　川芎　黄芩　石膏　炙甘草

【方歌】菊花决明用防风，羌活甘草两决明，

石膏川芎木贼，菊花蔓荆及黄芩。

278. 菊花茶调散（《汤头歌诀》）：川芎　荆芥　白芷　羌活　甘草　细辛　防风　薄荷　茶叶　菊花　僵蚕

【方歌】川芎茶调散荆防，辛芷薄荷甘草羌，

目昏鼻塞风攻上，正偏头痛悉能康，

方内若加僵蚕菊，菊花茶调用亦藏。

279. 菊花通圣散（《医宗金鉴》）：麻黄　防风　荆芥　羌活　细辛　薄荷　菊花　蔓荆子　大黄　芒硝　滑石　甘草　栀子　石膏　连翘　黄芩　桔梗　当归　白芍　川芎　白术

【方歌】菊花通圣即防通，再入蔓荆羌细辛。

280. 眼底出血二方（《韦文贵眼科临床经验选》）：生地黄　三七粉　党参　白术　茺蔚子　玄参　车前子　炒火麻仁　五味子　淡竹叶

【方歌】眼底出血韦氏方，地七茺蔚麻党玄，

车前白术五味竹，眼底出血可以用之。

281. 眼底出血三方（《韦文贵眼科临床经验选》）：炒荆芥　三七粉　茺蔚子　珍珠母　生地黄　焦白术　玄参　薄荷　青葙子　党参　刺蒺藜　火麻仁

【方歌】眼底出血韦氏方，地七茺蔚党玄参，

三方荆珍术薄荷，青葙蒺藜火麻仁。

282. 银花全蝎饮（《中医眼科临床实践》）：金银花　全蝎　蒲公英　天花粉　当归　赤芍　防风　白芷　陈皮　乳香　没药　荆芥穗　羌活　黄连　甘草

【方歌】银花全蝎眼科方，公英花粉与荆防，

归芍乳没共羌活，白芷陈皮连甘草。

283. 银翘散（《温病条辨》）：连翘　金银花　桔梗　薄荷　竹叶　生甘草　荆芥穗　淡豆豉　牛蒡子　芦根

【方歌】银翘散主上焦疴，竹叶荆牛豉薄荷，

甘桔芦根凉解法，风温初感此方宜。

284. 银翘蓝根汤（《张怀安眼科临床经验集》）：金银花　板蓝根　生石膏　蒲公英　生地黄　连翘　黄芩　防风　知母　赤芍　大黄　玄明粉　黄连　甘草

【方歌】银翘蓝根张氏方，膏芩玄母加大黄，

公英防草与连芍，里热壅盛外障除。

285. 银翘荆防汤（《张怀安眼科临床经验集》）：板蓝根　金银花　蒲公英　黄芩　连翘　薄荷　柴胡　防风　荆芥　桔梗　甘草

【方歌】银翘荆防草蓝根，柴薄芩桔蒲公英。

286. 银花解毒汤（《疡科心得集》）：金银花　紫花地丁　黄连　连翘　夏枯草　赤茯苓　牡丹皮　犀角（用水牛角代替）

【方歌】银花解毒连地丁，犀翘夏枯丹赤苓。

287. 银花解毒汤（《中医眼科临床实践》）：金银花　蒲公英　大黄　龙胆　黄芩　蔓荆子　蜜桑皮　天花粉　枳壳　生甘草

【方歌】银花解毒蒲公英，黄芩枳壳和蔓荆，
　　　　大黄甘草天花粉，桑皮胆草肺肝清。

288. 偏正头痛方（《韦文贵眼科临床经验选》）：防风　荆芥穗　木瓜　苏叶　蝉蜕　甘草

【方歌】偏正头痛韦氏方，荆防苏瓜蝉蜕草，
　　　　祛风除湿去头痛，偏正头痛可服之。

289. 猪苓散（《银海精微》）：猪苓　车前子　木通　栀子　狗脊　滑石　萹蓄　苍术　大黄

【方歌】猪苓散内用木通，狗脊萹蓄栀子仁，
　　　　大黄滑石车苍术，玻璃混浊服之清。

290. 猪肝散（《银海精微》）：猪肝　海蛤粉　夜明砂　谷精草

【方歌】猪肝散中用猪肝，蛤粉明砂谷精尝。

291. 麻杏石甘汤（《伤寒论》）：麻黄　苦杏仁　生石膏　甘草

【方歌】伤寒麻杏甘石汤，汗出而喘法度良，
　　　　辛凉宣泄能清肺，定喘除热效力彰。

292. 清上瘀血汤（《证治准绳》）：羌活　独活　连翘　桔梗　枳壳　赤芍　当归　栀子　黄芩甘草　川芎　桃仁　红花　苏木　大黄　生地黄

【方歌】清上瘀血上膈伤，羌独翘桔枳壳襄，
　　　　归芍栀芩桃红草，大黄芎苏酒地黄。

293. 清气化痰丸（《医方考》）：瓜蒌仁　陈皮　黄芩　杏仁　茯苓　枳实　胆南星　制半夏

【方歌】清气化痰星夏橘，杏仁枳实瓜蒌实，
　　　　芩苓姜汁糊为丸，气顺火消痰自失。

294. 清心宁血汤（《李传课眼科诊疗心得集》）：大黄　黄连　栀子炭　生地黄　麦冬　竹叶车前子　三七粉　丹参　白茅根　甘草

【方歌】清心宁血栀大黄，地冬车竹三七茅，
　　　　丹参黄连与甘草，养阴清热此方宜。

295. 清肝解郁汤（《中医眼科临床实践》）：银柴胡　黄芩　蝉蜕　菊花　木贼　刺蒺藜　夏枯草　桔梗　生栀子　木通　牡丹皮　枳壳　赤芍　甘草

【方歌】清肝解郁栀柴芩，丹芍枳壳菊贼蝉，
　　　　蒺藜桔梗通枯草，清肝解郁此方良。

296. 清肝解郁益阴渗湿汤（《中医眼科临床实践》）：银柴胡　菊花　蝉蜕　木贼　羌活　防风苍术　白术　女贞子　赤芍　生地黄　菟丝子　甘草

【方歌】清肝解郁益阴渗湿汤，菊花蝉蜕银柴胡
　　　　木贼菟丝芍地黄，女贞二术草羌防。

297. 清补汤（《五轮临床夏氏眼科验录》）：金银花　川黄连　青连翘　浙贝母　生黄芪　炒白术　云茯苓　全当归　白芍　生升麻　银柴胡　生甘草

【方歌】清补汤为夏氏方，银连翘母生黄芪，

术苓归芍银柴胡，升麻甘草有奇效。

298.清肾抑阳丸（《审视瑶函》）：生地黄　枸杞子　当归　白芍　决明子　知母　黄柏　黄连　寒水石　茯苓　独活

【方歌】清肾抑阳瞳小症，四物去芎知母并，

寒水柏杞酒炒连，独活决明茯苓共。

299.清胃镇肝凉血汤（《中医眼科临床实践》）：生石膏　知母　天花粉　生栀子　生地黄　代赭石　怀牛膝　刺蒺藜　阿胶　竹叶　枳壳　甘草

【方歌】清胃镇肝凉血汤，膏地花粉栀知母，

代赭蒺藜阿胶草，牛膝竹叶与枳壳。

300.清脉活络汤（《中医治疗眼底病》）：金银花　玄参　生地黄　丹参　炒茜草　黑栀子　大黄炭　黄芩炭　当归　甘草

【方歌】清脉活络金银花，栀芩茜黄皆炭炒，

生地玄丹当归草，血热出血用之良。

301.清热化湿解毒汤（《眼病辨证论治》）：青黛　生石膏　水牛角尖　生栀子　知母　黄连　黄柏　连翘　金银花　牡丹皮　地肤子　炒泽泻　徐长卿　锦鸡儿

【方歌】清热化湿解毒汤，膏黛牛角连栀子，

知柏翘银共丹皮，地肤泻锦徐长卿。

302.清热利湿祛风汤（《中西医眼科临证备要》）：龙胆　栀子　黄芩　黄连　生地黄　知母　金银花　蒲公英　羌活　防风　滑石　枳壳　大黄　甘草

【方歌】清热利湿祛风汤，胆草芩连生地黄，

栀子知母银公英，羌防枳滑大黄甘。

303.清热养心汤（《李传课眼科诊疗心得集》）：黄连　莲子心　麦冬　女贞子　墨旱莲　生地黄　牡丹皮　茯苓　甘草

【方歌】清热养心用莲子，二至地冬茯苓草，

黄连丹皮兼清热，养心除烦此方良。

304.清热凉血化瘀汤（《中西医眼科临证备要》）：桃仁　红花　生地黄　赤芍　当归　川芎　苏木　香附　黄连　黄芩　金银花　连翘　大黄　羌活　木贼　甘草

【方歌】清热凉血化瘀汤，桃红四物苏木参，

芩连大黄翘香附，木贼甘草银花羌。

305.清热散风燥湿汤（《中医眼科临床实践》）：金银花　蒲公英　天花粉　荆芥穗　防风　白芷　陈皮　白术　苍术　甘草

【方歌】清热散风燥湿汤，银花公英粉荆防，

芷皮二术与甘草，眼睑湿疹服之消。

306.清热解郁汤（《中医治疗眼底病》）：金银花　蒲公英　木贼　蝉蜕

【方歌】清热解郁汤银花，公英木贼与蝉蜕。

307. 清热解毒消肿汤（《中医眼科临床实践》）：金银花　蒲公英　天花粉　黄芩　赤芍　生地黄　荆芥　防风　甘草

【方歌】清热解毒消肿汤，胞睑肿痛服之良，

银花公英芩清热，粉芍荆防地甘草。

308. 清营汤（《温病条辨》）：犀角（用水牛角代替）　生地黄　玄参　竹叶心　麦冬　金银花　连翘　黄连　丹参

【方歌】清营汤是鞠通方，热入心包营血伤，

角地银翘玄连竹，丹麦清热佐之良。

309. 清营明目汤（《中西医眼科临证备要》）：犀角（水牛角代替）　山羊角　生地黄　黄连　竹叶心　金银花　连翘　玄参　麦冬　丹参　僵蚕　全蝎　蝉蜕　钩藤　菊花

【方歌】清营明目牛羊角，地黄丹玄连翘酌，

黄连蚕蝎蝉麦冬，银菊钩藤竹叶心。

310. 清燥救肺汤（《医门法律》）：桑叶　石膏　甘草　人参　胡麻仁　阿胶　麦冬　苦杏仁　枇杷叶

【方歌】清燥救肺参草杷，石膏胶杏麦胡麻；

经霜收下冬桑叶，清燥润肺效可嘉。

311. 绿风羚羊饮（《医宗金鉴》）：羚羊角（山羊角代替）　玄参　防风　茯苓　知母　黄芩　细辛　桔梗　车前子　大黄

【方歌】已成绿风有余证，羚羊角饮黑参防，

茯苓知母黄芩细，桔梗羚羊车大黄。

十二画

312. 搜风解毒汤（《眼科证治经验》）：防风　金银花　木通　薏苡仁　木瓜　皂角刺　白鲜皮　土茯苓

【方歌】搜风解毒防银瓜，通薏皂角鲜土苓，

熄风解毒兼除湿，杨梅结毒服之良。

313. 散风除湿活血汤（《中医眼科临床实践》）：羌活　独活　防风　当归　川芎　赤芍　鸡血藤　前胡　苍术　白术　忍冬藤　红花　枳壳　甘草

【方歌】散风除湿活血汤，芎当赤芍羌独防，

苍白两术忍冬藤，前枳甘草鸡血藤。

314. 紫金锭原名太乙紫金丹、玉枢丹（《片玉心书》）：雄黄　朱砂　麝香　五倍子　红芽大戟（去芦）　山慈菇（洗去皮毛）　续随子肉

【方歌】紫金锭中雄朱砂，山慈麝香红大戟，

千金子霜五倍子，外用醋磨敷患处。

315. 舒肝明目汤（《张怀安眼科临床经验集》）：柴胡　当归　白芍　白术　甘草　茯苓　夜交藤　决明子　桑椹　女贞子　桑寄生

【方歌】舒肝明目汤柴胡，当归茯苓白芍术，

寄生桑椹决明子，女贞甘草首乌藤。

316. 舒肝破瘀通脉汤（《中医眼科临床实践》）：当归　白芍　丹参　赤芍　银柴胡　茯苓　白术　羌活　防风　蝉蜕　木贼　甘草

【方歌】舒肝破瘀通脉汤，二芍柴苓归防风，

丹术羌蝉木贼草，肝郁血凝服之良。

317. 舒肝解郁生津汤（《中医眼科临床实践》）：当归　赤芍　茯苓　白术　丹参　白芍　银柴胡　麦冬　天冬　生地黄　五味子　陈皮　甘草

【方歌】疏肝解郁生津汤，归苓术草与二芍，

丹参银柴陈五味，天冬麦冬加生地。

318. 舒肝解郁益阴汤（《中医眼科临床实践》）：当归　白芍　茯苓　白术　丹参　赤芍　银柴胡　熟地黄　山药　生地黄　枸杞子　焦神曲　磁石　栀子　升麻　五味子　甘草

【方歌】舒肝解郁苓术当，二地二芍银胡山，

丹参升麻枸杞子，焦曲草栀味磁石。

319. 普济消毒饮（《东垣试效方》）：黄连　黄芩　甘草　玄参　柴胡　桔梗　连翘　板蓝根　马勃　牛蒡子　僵蚕　升麻　人参　陈皮　（后世诸家有用薄荷而不用人参者）

【方歌】普济消毒蒡芩连，甘桔蓝根勃翘玄；

升柴陈参僵蚕入，大头瘟毒服之痊。

320. 温中健脾汤（《中医眼科临床实践》）：吴茱萸　炮姜　附子　肉桂　苍术　白术　陈皮　神曲　半夏　甘草

【方歌】温中健脾姜附子，二术茱萸与肉桂，

陈皮神曲草半夏，中焦虚寒服之消。

321. 温胆汤（《三因极一病证方论》）：陈皮　半夏　白茯苓　甘草　枳实　竹茹

【方歌】温胆夏茹枳陈助，佐以苓草姜枣煮，

理气化痰利胆胃，胆郁痰扰诸症除。

322. 滋阴地黄丸（《原机启微》）：当归　黄芩　熟地黄　炒枳壳　天冬　柴胡　五味子　甘草　生地黄　黄连　地骨皮　人参

【方歌】滋阴地黄东垣方，气虚火旺视物虚，

二地柴芩归味冬，骨皮连参枳壳草。

323. 滋阴降火四物汤（《韦文贵眼科临床经验选》）：炒知母　黄柏　玄参　丹参　黄芩　生地黄　赤芍　全当归　川芎　淡竹叶　木通

【方歌】滋阴降火四物汤，玄丹竹叶与木通，

知柏黄芩清虚热，血虚发热此方良。

324. 滋阴降火汤（《审视瑶函》）：当归　川芎　生地黄　熟地黄　黄柏　知母　麦冬　白芍　黄芩　柴胡　甘草梢

【方歌】滋阴降火用四物，知柏柴芩麦地草。

325.滋阴养肝汤（《中医眼科临床实践》）：生地黄　熟地黄　天冬　麦冬　党参　枸杞子　女贞子　菟丝子　茯苓　牛膝　山药　刺蒺藜　石斛　五味子　决明子　青葙子　苦杏仁

【方歌】滋阴养肝二地黄，二冬枸杞贞五味，
　　　　参苓斛药膝菟葙，蒺藜决明苦杏仁。

326.滋阴退翳汤（《眼科临症笔记》）：玄参　知母　生地黄　麦冬　刺蒺藜　木贼　菊花　青葙子　蝉蜕　菟丝子　甘草

【方歌】滋阴退翳知地黄，玄麦藜草菊花尝，
　　　　蝉贼菟丝青葙子，阴虚翳障此方使。

327.滋阴退翳明目汤（《中西医眼科临证备要》）：玄参　生地黄　石决明　刺蒺藜　蝉蜕　木贼　谷精草　青葙子　车前子　防风　黄连　当归　甘草

【方歌】滋阴退翳地玄参，青葙当归石决明，
　　　　谷精蒺藜车防风，贼蝉黄连甘草成。

328.滋阴解郁汤（《中医眼科临床实践》）：生地黄　山药　枸杞子　女贞子　知母　沙参　白芍　生龙骨　生牡蛎　栀子　蝉蜕　木贼　黄芩　赤芍　墨旱莲　甘草

【方歌】滋阴解郁地二芍，芩贼药蝉栀知母，
　　　　旱莲枸杞与女贞，沙参龙骨牡蛎草。

329.滋补肝肾活血汤（《张怀安眼科临床经验集》）：熟地黄　山药　茯苓　泽泻　山茱萸　牡丹皮　枸杞子　菊花　当归　丹参　柴胡

【方歌】滋补肝肾活血汤，杞菊地黄归参柴，
　　　　补肾活血兼明目，肝肾亏虚此方良。

330.滋清活络汤（《中医治疗眼底病》）：生地黄　山药　川芎　菟丝子　女贞子　夏枯草　决明子　泽泻　黄芩　赤芍　川牛膝　当归尾　三七粉

【方歌】滋清活络用四物，菟丝女贞膝夏枯，
　　　　三七决明芩药泻，养血通络服之良。

331.滋潜渗湿汤（《中医治疗眼底病》）：生牡蛎　珍珠母　白茅根　薏苡仁　女贞子　菟丝子　决明子　楮实子　黄芪　车前子　菊花　夜明砂　茯苓　白术　柴胡　当归　白芍

【方歌】滋潜渗湿珍牡蛎，柴苓术芍菊贞归，
　　　　车前茅根决苡菟，楮实黄芪夜明砂。

332.犀角地黄汤《备急千金要方》）：犀角（水牛角代替）　生地黄　芍药　牡丹皮

【方歌】犀角地黄芍药丹，血热妄行吐衄斑，
　　　　蓄血发狂舌质绛，凉血散瘀病可痊。

333.疏风清肝汤（《一草亭目科全书》）：当归　赤芍　金银花　川芎　菊花　甘草　柴胡　连翘　栀子　薄荷　龙胆　荆芥穗　防风　牛蒡子　灯心草

【方歌】疏风清肝漏睛疮，清肝散风胆牛蒡，
　　　　归芍银心芎菊草，柴翘栀子薄荆防。

334.疏风散湿汤（《审视瑶函》）：赤芍　黄连　防风　铜绿（另入）　川花椒　当归尾　轻粉

（另入）　羌活　五倍子　荆芥　胆矾　明矾

【方歌】疏风散湿汤洗眼，荆防赤芍羌黄连，

铜绿花椒当归尾，轻粉胆明矾五倍。

335. 疏肝健脾利湿方（《李传课眼科诊疗心得集》）：柴胡　白芍　党参　白术　茯苓　薏苡仁　车前子　昆布　海藻　陈皮　山楂　丹参　益母草　葛根

【方歌】疏肝健脾利湿方，柴苓术芍车葛陈，

丹党苡仁与山楂，海藻昆布益母草。

336. 疏肝解郁通脉汤（《中西医眼科临证备要》）：柴胡　香附　郁金　川芎　白芍　赤芍　枳壳　丹参　茺蔚子　当归　茯苓　栀子　甘草

【方歌】疏肝解郁通脉汤，柴枳丹芎郁金香，

茺蔚茯苓栀当归，赤芍白芍甘草随。

十三画

337. 解毒活血汤（《眼科证治经验》）：生地黄　赤芍　当归尾　川芎　桃仁　红花　黄连　黄芩　紫花地丁　甘草　土茯苓

【方歌】解毒活血用四物，桃红连芩地丁草，

土苓除湿解毒强，瘀阻毒盛服之良。

338. 解热散血汤（《定静轩医学四种》）：生栀子　桑白皮　生地黄　黄芩　赤芍　厚朴　连翘　红花　枳壳　甘草

【方歌】解热散血汤栀子，桑白生地芩芍朴，

红翘枳壳与甘草，血热瘀阻可服用。

339. 瘀血灌睛方（《韦文贵眼科临床经验选》）：生地黄　焦栀子　当归尾　赤芍　炒荆芥　龙胆　黄芩　黄连　炙甘草　白芷　槐花

【方歌】瘀血灌睛地归芍，荆栀芩连草龙胆，

白芷槐花共成方，清肝祛瘀此方良。

340. 新制柴连汤（《眼科纂要》）：柴胡　川黄连　黄芩　赤芍　蔓荆子　栀子　木通　荆芥　防风　甘草　龙胆

【方歌】新制柴连治翳障，荆防芩芍蔓荆尝，

木通甘草栀龙胆，泻肝疏风效益彰。

十四画以上

341. 磁朱丸（《备急千金要方》）：神曲　磁石　朱砂

【方歌】磁朱丸中有神曲，安神潜阳治目疾，

心悸失眠皆可用，癫狂痫证宜服之。

342. 镇肝熄风汤（《医学衷中参西录》）：怀牛膝　生代赭石　生龙骨　生牡蛎　生龟甲　生白芍　玄参　天冬　川楝子　生麦芽　茵陈　甘草

【方歌】张氏镇肝熄风汤，龙牡龟牛治亢阳，

代赭天冬元芍草，茵陈川楝麦芽襄。

343.熟地丸（《中医眼科临床实践》）：熟地黄　生地黄　麦冬　天冬　山药　茯苓　枸杞子　车前子　桔梗　银柴胡　石斛　细辛　五味子　远志　炒酸枣仁　甘草

【方歌】熟地丸用二地黄，二冬山药远志枣，

车前苓杞石斛草，银柴桔梗辛五味。

344.糖网润燥饮（《中医治疗眼底病》）：生地黄　玄参　麦冬　天花粉　山药　玉竹　沙参　黄芪　丹参　金银花

【方歌】糖网润燥芪地黄，玄沙丹参与麦冬，

山药花粉金玉竹，滋阴润燥服之奇。

345.瞳缺泻肝汤（《医宗金鉴》）：黄芩　地骨皮　麦冬　知母　赤芍　茺蔚子　玄参

【方歌】瞳人干缺瞳形缺，左右上下不成圆，

色白脑脂流下患，色黑肝胆热虚愆。

色白泻肝芩地骨，麦知芍蔚黑参添；

色黑镇肝山药丸，参苓石决细车前。

346.蠲痹汤（《医学心悟》）：独活　羌活　秦艽　海风藤　桑枝　桂心　当归　川芎　乳香　木香　甘草

【方歌】蠲痹汤中羌独秦，桑枝桂心海风藤，

归芎甘草乳木香，祛风止痛此方良。

二、眼科测量正常值

（一）解剖生理部分

眼球　　前后径 24mm，垂直径 23mm，水平 23.5mm

眼内轴长（角膜内面～视网膜内面）22.12mm，容积 6.5mL，重量 7g。

突出度 12 ～ 14mm，两眼相差不超过 2mm

泪膜　　厚度 7μm，总量 7.4μL，更新速度 12% ～ 16%/ 分钟，pH6.5 ～ 7.6

渗透压 296 ～ 308mOsm/L

角膜　　横径 11.5 ～ 12.0mm，垂直径 10.5 ～ 11.0mm

厚度　中央部约 0.5mm，周边部约 1.0mm

曲率半径前面 7.8mm，后面 6.8mm

屈光力　前面 +48.83D，后面 –5.88D，总屈光力 +43D

屈光指数 1.337

内皮细胞数 2889±410/mm^2

角膜缘　宽 1.5 ～ 2mm

巩膜　　厚度　眼外肌附着处 0.3mm，赤道部 0.4 ～ 0.6mm，视神经周围 1.0mm

瞳孔　　直径 2.5 ～ 4.0（两眼差＜ 0.25mm）

瞳距男 60.9mm，女 58.3mm

睫状体 宽度为 6 ～ 7mm

脉络膜 平均厚度 0.25mm，脉络膜上腔间隙 10 ～ 35μm

视网膜 视盘　直径 1.50mm ～ 1.75mm

黄斑　直径 2mm，中心凹位于视盘颞侧缘 3mm，视盘中心水平线下 0.8mm

视网膜动静脉直径比例动脉：静脉 =2:3

视网膜中央动脉　收缩压 60 ～ 75mmHg，舒张压 36 ～ 45mmHg

视神经 全长 40mm（眼内段 1mm，眶内段 25 ～ 30mm，管内段 6 ～ 10mm，颅内段 10mm）

前房 中央深度 2.5 ～ 3.0mm

房水 容积 0.15 ～ 0.3mL，前房 0.2mL，后房 0.06mL

比重　1.006，pH7.5 ～ 7.6

屈光指数　1.3336 ～ 1.336

生成速率　2 ～ 3μL/min

流出易度　0.22 ～ 0.28μL（min·mmHg）

氧分压 55mmHg，二氧化碳分压 40 ～ 60mmHg

晶状体　直径 9mm，厚 4mm，体积 0.2mL

曲率半径前面 10mm，后面 6mm

屈光指数 1.437

屈光力　前 +7D，后面 +11.66D，总屈光力 +19D

玻璃体　容积 4.5mL，屈光指数 1.336

睑裂 平视时高 8mm，上睑遮盖角膜 1 ～ 2mm，长 26 ～ 30mm

内眦间距　30 ～ 35mm，平均 34mm

外眦间距　88 ～ 92mm，平均 90mm

睑板中央部宽度　上睑 6 ～ 9mm，下睑 5mm

睫毛 上睑 100 ～ 150 根，下睑 50 ～ 75 根，平视时倾斜度分别为 110°～ 130°、100°～ 120°，寿命 3 ～ 5 个月。拔除后 1 周生长 1 ～ 2mm，10 周可达正常长度

结膜 结膜囊深度（睑缘至穹窿部深处）上方 20mm，下方 10mm，穹窿结膜与角膜缘距离上下方均为 8 ～ 10mm，颞侧 14mm，鼻侧 7mm

泪器 泪点　直径 0.2 ～ 0.3mm，距内眦 6.0 ～ 6.5mm

泪小管　直径 0.5 ～ 0.8mm，垂直部 1 ～ 2mm，水平部 8mm

直径可扩张 3 倍

泪囊　长 10mm，宽 3mm，上 1/3 位于内眦韧带以上

鼻泪管　全长 18mm；下口位于下鼻甲前端之后 16mm

泪囊窝　长 17.86mm，宽 8.01mm

泪腺　眶部 20mm×11mm×5mm，重 0.75g

睑部　15mm×7mm×3mm，重 0.2g

泪液 正常清醒状态下,每分钟分泌 0.9 ~ 2.2μL

每眼泪液量 7 ~ 12μL

比重 1.008,pH7.35,屈光指数 1.336

渗透压 295 ~ 309mOsm/L,平均 305mOsm/L

眼眶 深 40 ~ 50mm,容积 25 ~ 28ml

视神经孔直径 4 ~ 6mm,视神经管长 4 ~ 9mm

有关的其他数据 眼外肌肌腱宽度 内直肌 10.3mm,外直肌 9.2mm,上直肌 10.8mm,下斜肌 9.8mm,上斜肌 9.4mm,下斜肌 9.4mm

直肌止点距角膜缘 内直肌 5.5mm,下直肌 6.5mm,外直肌 6.9mm,上直肌 7.7mm

锯齿缘距角膜缘 7 ~ 8mm

赤道部距角膜缘 14.6mm

黄斑部距下斜肌最短距离(下斜肌止端鼻侧缘内上)2.2mm,距赤道 18 ~ 22mm

涡静脉 4 ~ 6 条,距角膜缘 14 ~ 25mm

(二)检查部分

视功能检查

视野 用直径为 3mm 的白色视标,检查周边视野

正常:颞侧 90°,鼻侧 60°,上方 55°,下方 70°

用蓝、红、绿色视标检查,周边视野依次递减 10°左右

立体视觉 立体视敏度 < 60 弧秒

对比敏感度 函数曲线呈现倒 "U" 形,也称为山形或钟形

泪液检查

泪膜破裂时间 10 ~ 45s;< 10s 为泪膜不稳定

Schirmer 试验(10 ~ 15)mm/5min;< 10mm/5min 为低分泌,< 5mm/5min 为干眼

眼压和青光眼的有关数据

平均值 10 ~ 21mmHg;病理值 > 21mmHg

双眼差异不应大于 5mmHg

24h 波动范围不应大于 8mmHg

房水流畅系数(C)正常值 0.19 ~ 0.65μl(min・mmHg)

病理值 ≤ 0.12μl(min・mmHg)

房水流量(F) 正常值 1.84±0.05μl/min 为分泌过高

压畅比(P/C) 正常值 ≤ 100 病理值 ≥ 120

巩膜硬度(E)正常值 0.0215

C/D 比值 正常 ≤ 0.3,两眼相关 ≤ 0.2;C/D 比值 ≥ 0.6 为异常

饮水试验 饮水前后相差 正常值 ≤ 5mmHg 病理值 ≥ 8mmHg

暗室试验 试验前后眼压相差 正常值 ≤ 5mmHg 病理值 ≥ 8mmHg

暗室加俯卧试验 试验前后眼压相差正常值 ≤ 5mmHg 病理值 ≥ 8mmHg

眼底荧光血管造影

臂 – 脉络膜循环时间平均 8.4s

臂 – 视网膜循环时间平均 7 ～ 12s

三、中西医眼部解剖名称对照表

中医解剖名称	西医解剖名称
眼珠（睛珠、目珠）	眼球
白睛（白眼、白仁、白珠）	包括球结膜、球筋膜、前部巩膜
黑睛（黑眼、黑仁、黑珠、乌睛、乌珠等）	角膜
黄仁（眼帘、彩虹、睛帘）	虹膜
神水	房水
瞳神（瞳子、瞳人、瞳仁、金井）	瞳孔
晶珠（睛珠、黄精）	晶状体
神膏	玻璃体
视衣	包括脉络膜和视网膜
目系（眼系、目本）	包括视神经、包裹视神经的鞘膜及其血管
胞睑（约束、眼胞、眼睑、睥）	眼睑
上胞（上睑、上睥）	上眼睑
下睑（下胞、下睥）	下眼睑
睑弦（眼弦、睥沿）	睑缘
睫毛	睫毛
睑裂	睑裂
内眦（大眦）	内眦
外眦（锐眦、小眦）	外眦
泪泉	泪腺
泪窍（泪堂、泪孔）	泪点
眼带	眼外肌
眼眶（目眶）	眼眶

四、常见中西医眼科病名对照表

中医病名	西医病名	中医病名	西医病名
针眼	睑腺炎（麦粒肿）	宿翳	角膜瘢痕
胞生痰核	睑板腺囊肿	冰瑕翳	角膜云翳
睑弦赤烂	睑缘炎	厚翳	角膜白斑
风赤疮痍	病毒性睑皮炎	旋螺突起	角膜葡萄肿
倒睫拳毛	睑内翻、倒睫	疳积上目	角膜软化症
睥翻粘睑	睑外翻	圆翳内障	老年性白内障
上胞下垂	上睑下垂	金花内障	并发性白内障
冷泪	溢泪、鼻泪管阻塞	惊震内障	外伤性白内障
漏睛	慢性泪囊炎、新生儿泪囊炎	青风内障	原发性开角型青光眼
漏睛疮	急性泪囊炎	绿风内障	原发性闭角型青光眼
白涩症	干眼	瞳神紧小	葡萄膜炎
暴风客热	急性细菌性结膜炎	物损真睛	交感性眼炎
赤丝虬脉	慢性结膜炎	狐惑病	贝赫切特综合征
天行赤眼暴翳	流行性结角膜炎	血贯瞳神	前房积血、玻璃体积血
天行赤眼	流行性出血性结膜炎	云雾移睛	玻璃体混浊/变性/脱离/液化
椒疮	沙眼	络阻暴盲	视网膜动脉阻塞
时复证	春季角结膜炎	络瘀暴盲	视网膜静脉阻塞
时复目痒	过敏性结膜炎	视瞻有色	中心性浆液性脉络膜视网膜病变
金疳	泡性结膜炎	视瞻昏渺	年龄相关性黄斑变性
胬肉攀睛	翼状胬肉	消渴内障	糖尿病性视网膜病变
睑内结石	结膜结石	视衣脱离	视网膜脱离
白睛溢血	结膜下出血	高风内障	视网膜色素变性
火疳	巩膜炎	青盲	视神经萎缩
白睛青蓝	巩膜葡萄肿	通睛	共同性内斜
凝脂翳	细菌性角膜炎	风牵偏视	麻痹性斜视
聚星障	单孢病毒性角膜炎	鹘眼凝睛	甲状腺相关性眼病
湿翳	真菌性角膜炎	能近怯远	近视
混睛障	角膜基质炎	能远怯近	远视
花翳白陷	蚕食性角膜溃疡	老人眼昏	老视

续表

中医病名	西医病名	中医病名	西医病名
暴露赤眼生翳	暴露性角膜炎	撞击伤目	眼球钝挫伤
斑脂翳	粘连性角膜白斑	真睛破损	眼球穿通伤
云翳	角膜斑翳	异物入目	角结膜异物

五、纪念庞赞襄教授

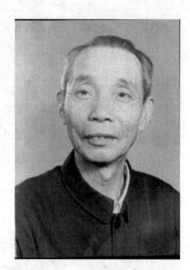

（著名中医眼科专家庞赞襄（1921
年1月28日—2005年5月19日）

今天，是现代中医眼科名家庞赞襄教授诞辰九十周年，河北省成立"河北庞氏眼科流派"学会并举行"纪念庞赞襄教授诞辰九十周年暨庞氏眼科学术研讨会议"。我虽不能亲临现场，但我感受到大家对先生的怀念和对其学术经验研究讨论的热烈气氛，并以"庞氏眼科学会永久名誉会长"及"湖湘张氏眼科流派"会长名义表示热烈的祝贺和庆祝。

认识庞赞襄教授是35年前从书店购买到1976年5月由河北人民出版社出版的庞赞襄教授著作《中医眼科临床实践》，此书虽然只有十余万字，定价也才0.39元，但它却是无价之宝，先生之书——《中医眼科临床实践》是根据中西医结合的原则，总结了眼病"经中西医诊断，中医辨证论治，临床反复实践，确有疗效的方剂和病例"。本书第一部分为眼的基本知识、第二部分为常见眼病的治疗，并附录个别病例介绍。虽然只涉及42个眼科病种，方剂不足100首。但诊断来自实践，方药临床有效。本书受到我的父亲我的导师张怀安先生的极高评价，他认为此书是现代中医眼科一本不可多得的好书，要我认真学习，悉心体会。并亲自用庞氏"银花复明汤治疗细菌性角膜炎""清肝解郁益阴渗湿汤治疗中心性浆液性脉络膜视网膜病变"等，临床收到显著的疗效，他认为《中医眼科临床实践》体现了继承与发扬、传统与现代、理论与实践的完美结合，既保持了中医的特点，又体现了继承性、科学性、先进性、启发性及实用性的原则。

我仅仅在1987年去山西参加全国中医、中西医结合眼科学术会议，顺道拜访过庞赞襄教授一次，庞老的谦虚谨慎、平易近人、对技术精益求精、对病人体贴入微，给我留下了极其深刻的印象。

现在大家纪念他，可见他的精神感人之深。我们大家要学习他在平凡岗位上无私奉献，从不放弃对任何一个患者的救治，全心全意地为患者服务，从不计较个人得失；要学习他刻苦钻研、勇于创新的敬业精神；学习他严谨务实、勇于探索、勤奋学习不断提高医术水平；学习他急人之难、乐于助人的崇高品质；学习他始终坚持对病人全力救治，与患者家属坦荡沟通，想方设法为困难家庭的患者降低成本，制定最佳治疗方案，在不影响疗效的前提下，精心选择质优价廉的方药，真正履行我们做医生职责和义务，坚持"以病人为中心，以质量为核心，为患者提供优质，便捷，高效，文明服务"的服务理念，更好地做好医疗服务工作。

今天，庞赞襄教授虽离我们远去，但他的一生平淡而充实，用自己的爱心、智慧与双手，给无数的眼疾患者送去了光明与美丽；给后学者留下的学术经验的启迪，却永远活在我们心中。他的中医眼科事业有"庞氏家族"及弟子们传承并将发扬光大。祝福"纪念庞赞襄教授诞辰九十周年暨庞氏眼科学术研讨会议"圆满成功！

湖南省名中医、湖南中医药大学第一附属医院眼科主任医师　张健
2011 年 10 月 22 日

六、纪念我的父亲我的导师张怀安先生一百周年诞辰

今天是我的父亲我的导师张怀安先生诞辰一百周年纪念日。父亲于 1918 年 9 月 25 日出生，1996 年 1 月 22 日仙逝，然而时过境迁，我对父亲的怀念却与日俱增，特别是在临床中每有患者持父亲药方就诊时，这种怀念父亲之情更为强烈。

父亲从小怀有"不为良相，便为良医"的志向，12 岁完小毕业后从名师学徒，16 岁时与当时年 18 岁伯父张利人合开"安乐医社"，悬壶济世，救危扶困，仁术济人，视发扬光大中医事业，为其毕生追求。父亲青少年时期即开始行医，自带中药药包行走乡里，任劳任怨为民众解除疾苦。新中国成立后，工作于望城荷叶塘联合诊所、白马卫生院、湖南中医药大学第一附属医院，坚持临床 60 余年。父亲一生勤勉敬业，虽生活艰辛，但"穷且益坚，不坠为医之志"，到了暮年仍执着地追求自己的理想，且不断教育子女努力上进，要求子女要树立高尚医德，为人诚实，工作学习

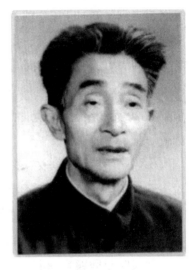

（著名中医眼科专家张怀安 1918 年 9 月 25 日—1996 年 1 月 22 日）

要脚踏实地，刻苦认真，精研医术。父亲常说："当一个好的医生要做到三个方面：一是要具有高尚的操守，不贪图名利；二是具有精湛的技艺，能妙手回春；三具有自己的学术思想，能著书立说。"他的教导时时刻刻鞭策着我，以他作为一个医者追求的最高境界。

刻苦好学　勤于阅读

父亲常言："临床唯精方为大，读书究理在于精。"在 60 余年的临床中，父亲深感"学到用时方恨少"，故其一生精勤不倦。他年幼时勤苦读书，手不释卷。启蒙于儒学，年少时即品读《黄帝内经》《难经》《伤寒杂病论》《神农本草经》，各种汤头、本草、药性及脉学书籍无不涉猎。其一生善于积累临床资料，常总结经验教训，不断提高临床治疗水平。他常教导子女：积累资料，平日可供回顾反思，久而久之，资料积累多了，就可以从中悟出许多治疗规律和独特的经验见解，从而能不断总结经验教训。他还说，岐黄奥秘在于探索、精研。为医者若能勤于观察研究，善于总结，涉猎越广，收获自丰，由广而专，由专而精，多读多思，才可大彻大悟。父亲一生临证始终保持中医特色，对其眼科疑难病症的治疗思路、辨证方法及创新见解，至今是留给子孙后代的宝贵财富。

注重临床　勤于实践

父亲临床常强调："熟读王叔和，不如临证多。"在临床实践中不断学习，学以致用，相辅相

成，方谓真知。其一生临证积累了丰富的经验，是公认的中医大家。他立方用药精专，特别善用《审视瑶函》之方，临诊时每方每药精研细品，常能收到显著疗效。对于眼科病人治疗，父亲提倡："外障眼病，祛风为先；内障眼病，治肝为要；中西互参，病证结合"，辨证强调整体，诊断强调运用现代技术，治疗突出中医特色。父亲学有源头，行有实践，一生行医左右逢源，得心应手，实为名医之风范。现在可以告慰父亲的是，我们整理他的专著：《张怀安眼科临床经验集》和《张怀安医案精华》均已由人民卫生出版，全国发行。

倾其相助　存仁立德

父亲教导我们："德不近佛者不可为医，才不近仙者不可为医。"要："常将人病如己病，救得他生似我生。"以"真心、诚心、爱心"对待每一位病友。记得1975年秋天的一个傍晚，村民抬来了一名患者到父亲时任工作的卫生院，高热达40℃，头痛、腰痛、眼眶痛，以及恶心、呕吐、胸闷、腹痛、腹泻、全身关节痛，皮肤黏膜、脸、颈和上胸部发红、眼结膜充血，不省人事状若酒醉貌。父亲追问病史，患者有田间老鼠咬伤史，果断判断为流行性出血热，因卫生院条件有限，建议转湘雅医院传染科治疗，但家属苦于没钱和粮票想放弃，父亲立即要母亲从柜箱中拿出家里仅有10斤粮票和30元钱给他们，患者因此获救。这样的实例很多，父母亲遇这样的事往往倾囊相助，从不计较。

作为名中医，父亲又是谦谦学者，他一向虚怀若谷，从善如流。对同事不卑不亢，和谐相处。对子女、对弟子循循善诱，竭力提携。其治学严谨，常怀"如临深渊，如履薄冰"之感。记得当年我侍诊家父，见他无论患者尊卑贵贱，无论常见病、疑难病，均仔细诊疗望、闻、问、切面面俱到，理、法、方、药，必求其精，全神贯注，往往让人肃然起敬。

父亲晚年回顾其一生，曾言："我行医一生，恪尽职守，虽也有难尽人意之处，但无愧我心。"的确，父亲把毕生精力献给了人类最美好的中医事业，他的形象、他的精神、他的名字、他的伟大功绩，永远活在我们每一个人的心中，铭刻在我们每一个继承者的脑海里。作为后人，把老祖宗留下来的中医瑰宝，世世代代传承下去，让"湖湘张氏眼科"发扬光大，为人民健康做出贡献，是我们这一代人义不容辞的责任。

湖南省名中医、湖南中医药大学第一附属医院眼科主任医师　张健
2018年9月25日

七、沉痛地悼念英年早逝的朋友张彬教授

刚刚听到朋友张彬教授于今天早晨在河北因心肌梗死去世的消息，当时真不敢相信自己的耳朵，他平常身体很健康啊！他今年才55岁。真是"痛英年早逝，哭良友难得"！

张彬出生于中医眼科世家，可惜他的父亲张宝钧先生53岁（1979年）英年早逝。叔父张宝林先生52岁（1984年）也是英年早逝。张彬1985年拜师于师伯——河北省人民医院中医眼科名家庞赞襄主任医师。张彬凭着对中医眼科的无限热爱和异常勤奋，总结了庞老的很多学术经验著作，并多有发挥，赢得了中医眼科同界的认可和患者的信赖，一路夺关斩将，累累破格，一直到晋升为主任医师、教授，并成为硕士研究生导师。

是同样出生背景以及共同的志向，所以我们特别聊得来。1987年趁去山西参加全国中医、中

西医结合眼科学术会议，我顺道去了他们医院中医眼科参观学习，张彬待人十分热情，像多年不遇的亲人一样接待了我，介绍了他们医院中医眼科发展的情况和远景目标。

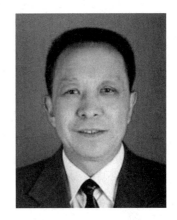

（著名中医眼科专家张彬 1961 年 6 月 21 日—2016 年 9 月 16 日）

近年来张彬出版了很多中医眼科专著，新书一旦出版，他便会及时给我快递过来，并恭恭敬敬签上：请兄长张健教授雅正。近年来我以他为榜样，不断学习，不断总结经验，如有新书出版，第一个就是想和他一起分享快乐。

去年和他一道参加"国际眼科会议"，我们同居一室，他便和我聊起一起合作出书计划。因为他比较忙，所以书稿由我牵头，他负责联系出版事宜。现在数十万字的书稿初稿已完成，我正要初校后，交他审阅，并要和他一起探讨其中的许多有关内容。谁知却阴阳两隔，让人无比痛心。

亲爱的朋友张彬，一夜之间你撒手人寰，让我们阴阳两隔，你的音容笑貌将永远活在我们心里。你的那张以青松翠柏为背景，以小桥流水为支点，憨憨地对着我们微笑的照片将永远定格在我们的记忆里。你的离去，让这个世界少了一个尽责的父亲，一个多情的丈夫，一名技术高超的中医眼科医生，一名优秀的教师，一个重义的朋友，苍天啊，你为何要用好人一生平安来欺骗这样善良的人啊！

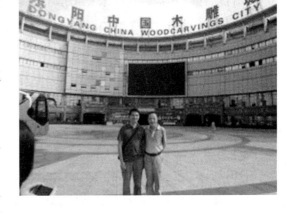

今天，我将带着朋友们深深的哀思和眷恋来与你告别。安息吧，亲爱的张彬教授。你不离不弃的妻子，一定会用她的坚强来完成你的夙愿；你聪明睿智的儿子，一定会用他的卓越来告慰你的亡灵；爱你的我们将永远牵挂九泉下的你，实现你没能实现的梦想。愿你一路走好，含笑九泉！

湖南省名中医、湖南中医药大学第一附属医院眼科主任医师　张健

2016 年 9 月 17 日

参考文献

[1] 孙思邈辑 . 银海精微 [M]. 上海：上海科学技术出版社，1956

[2] 明·傅仁宇撰 . 审视瑶函 [M]. 上海：人民卫生出版社，2006

[3] 庞赞襄 . 中医眼科临床实践 [M]. 石家庄：河北人民出版社，1976

[4] 庞荣，张彬 . 庞赞襄中医眼科验案精选 [M]. 北京：人民卫生出版社，2012

[5] 张彬 . 针刺治疗眼病图解 [M]. 北京：北京科学技术出版社，2005

[6] 张彬，霍双 . 针刺治疗常见眼病 [M]. 石家庄：河北科学技术出版社，2014

[7] 刘怀栋，张彬，魏素英 . 庞赞襄中医眼科经验 [M]. 石家庄：河北科学技术出版社，1994

[8] 张健，张明亮，张湘晖，等 . 张怀安医案精华 [M]. 北京：人民卫生出版社，2014

[9] 张明亮，张健，张湘晖，等 . 张怀安眼科临床经验集 [M]. 北京：人民卫生出版社，2012

[10] 张健 . 张健眼科医案 [M]. 北京：中国中医药出版社，2016

[11] 张健 . 中西医眼科临证备要 [M]. 太原：山西科学技术出版社，2008

[12] 张健，张明亮 . 眼病防治大盘点 [M].2 版 . 北京：人民军医出版社，2014

[13] 张健，张明亮 . 眼科汤头歌诀 [M]. 太原：山西科学技术出版社，2009

[14] 庞万敏 . 中医治疗眼底病 [M]. 石家庄：河北科学技术出版社，1991

[15] 彭清华 . 中医眼科学 [M]. 第 10 版 . 北京：中国中医药出版社，2016

[16] 段俊国 . 中西医结合眼科学 [M]. 第 10 版 . 北京：中国中医药出版社，2016

[17] 赵堪兴，杨培增 . 眼科学 [M]. 第 8 版 . 北京：人民卫生出版社，2016

[18] 金明 . 中医临床诊疗指南释义·眼科疾病分册 [M]. 北京：中国中医药出版社，2015

[19] 邱礼新，巢国俊，王颢 . 国医大师唐由之 [M]. 北京：中国医药科技出版社，2011

[20] 廖品正 . 中医眼科学 [M]. 上海：上海科学技术出版社，1986

[21] 赵峪，韦企平 . 韦玉英眼科经验集 [M]. 北京：人民卫生出版社，2004

[22] 罗国芬 . 陈达夫中医眼科临床经验 [M]. 成都：四川科学技术出版社，1985

[23] 萧国士 . 萧国士眼科学术经验集 [M]. 北京：人民卫生出版社，2012

[24] 姚和清 . 眼科证治经验 [M]. 上海：上海科学技术出版社，1979

[25] 张子述 . 中医眼科学简编 [M]. 西安：陕西科学技术出版社，1989

[26] 李传课 . 新编中医眼科学 [M]. 北京：人民军医出版社，1997

[27] 夏广坦，夏济勋.五轮临床夏氏眼科验录 [M].石家庄：河北科学技术出版社，2010

[28] 陆南山.眼科临证录 [M].上海：上海科学技术出版社，1979

[29] 姚芳蔚，汤抗美，姚亦伟，等.眼科名家姚和清学术经验集 [M].上海：上海中医药大学出版，1998

[30] 李传课.中医眼科临床手册 [M].上海：上海科学技术出版社，1987

[31] 中医研究院广安门医院.韦文贵眼科临床经验集 [M].北京：人民卫生出版社，1980

[32] 陈达夫.中医眼科六经法要 [M].成都：四川人民出版社，1978

[33] 陆绵绵.中西医结合治疗眼病 [M].北京：人民卫生出版社，1982

[34] 李传课，李波.李传课眼科诊疗心得集 [M].北京：中国中医药出版社，2014

[35] 李传课.角膜病证治经验 [M].北京：人民卫生出版社，1990

[36] 黄叔仁.眼病辨证论治 [M].合肥：安徽科学技术出版社，1978

[37] 张望之.眼科探骊 [M].郑州：河南科学技术出版社，1982

[38] 李传课.中医眼科学 [M].第 2 版.北京：人民卫生出版社，2011

[39] 姚芳蔚.眼底病的中医治疗 [M].上海：上海中医药大学出版社，1994

[40] 韦企平，魏世辉.视神经疾病中西医结合诊治 [M].北京：人民卫生出版社，2007

[41] 周奉建整理.张皆春眼科证治 [M].济南：山东科学技术出版社，1980

[42] 秦大军.中西医结合眼科证治 [M].北京：人民卫生出版社，1996

[43] 张仁俊，张铭连.常见眼病食疗 [M].北京：人民军医出版社，2012

[44] 旷惠桃.名医推荐家庭必备药膳 [M].长沙：湖南科学技术出版社，2015

[45] 彭清华，旷惠桃.眼耳鼻喉口腔疾病药疗食疗全书 [M].长沙：湖南科学技术出版社，2009

[46] 张健.中医眼科临床经验集 [M].北京：人民卫生出版社，2020

[47] 谢文军，谢思健.谢康明医案精华 [M].北京：人民卫生出版社，2016